黄帝内经考注语释

申洪砚　著

中医古籍出版社
Publishing House of Ancient Chinese Medical Books

图书在版编目（CIP）数据

黄帝内经考注语释 / 申洪砚著 . —北京：中医古籍出版社，
2021.12（2024.3 重印）
ISBN 978-7-5152-2153-3

Ⅰ . ①黄…　Ⅱ . ①申…　Ⅲ . ①《内经》—研究 ②《内经》—注释 ③《内经》—译文　Ⅳ . ① R221

中国版本图书馆 CIP 数据核字（2020）第 138887 号

黄帝内经考注语释
申洪砚　著

责任编辑　张　磊
封面设计　韩博玥
出版发行　中医古籍出版社
社　　址　北京市东城区东直门内南小街 16 号（100700）
电　　话　010-64089446（总编室）　010-64002949（发行部）
网　　址　www.zhongyiguji.com.cn
印　　刷　廊坊市靓彩印刷有限公司
开　　本　880mm×1230mm　1/16
印　　张　46.25
字　　数　1250 千字
版　　次　2021 年 12 月第 1 版　2024 年 3 月第 2 次印刷
书　　号　ISBN 978-7-5152-2153-3
定　　价　248.00 元

前　言

自《汉书·艺文志》载"《黄帝内经》十八卷"之书目以来，由于原书早已亡佚，以致《内经》的实质内容，直至《甲乙经·序》时，才被确定下来。《甲乙经·序》中说："按《七略》《艺文志》:《黄帝内经》十八卷。今有《针经》九卷，《素问》九卷，二九十八卷，即《内经》也。"唐代王冰在《重广补注黄帝内经素问序》中说："班固《汉书·艺文志》曰:《黄帝内经》十八卷，《素问》即其经之九卷也，兼《灵枢》九卷，乃其数焉。"《针经》是《灵枢》的前身，所以二者之说并无本质上的不同。此说延续至今，成了医界公认的《内经》十八卷的内容。

《汉书·艺文志》:"《黄帝内经》十八卷，《外经》三十七卷;《扁鹊内经》九卷，《外经》十二卷;《白氏内经》三十八卷，《外经》三十六卷。"看来，《内经》《外经》在当时已不是一家之说，而是时代所趋，医界通行的"经书"了。

《内经》之"内"，为"诊"字之音转，《内经》即《诊经》;《外经》之"外"，为"脉"字之通假，《外经》即《脉经》。《史记·扁鹊仓公列传》"阴阳外变"，《素问·玉版论要》"外变"作"脉变"，是"外"通"脉"之证。《素问·大奇论》:"胃脉沉鼓濇，胃外鼓大，心脉小坚急，皆鬲偏枯。"考前后文，"胃外"，即"胃脉"。"外"为"脉"之音转。《素问·调经论》"阳注于阴，阴满之外"，《素问·示从容论》"胃外归阳明也"，《素问·阴阳类论》"其气归膀胱，外连脾胃"。诸"外"，均为"脉"之音转。《国语·周语》韦昭注"脉，理也"，《礼记·大学》孔颖达疏"外，疏也"，《文选·江赋》李善注"疏，理也"，是"外""脉"又可义通而假。"内""中""之""直""诊"古并可通，因之"《诊经》"可音转为"《内经》"。《素问》中现在尚有"《诊经》"遗留的痕迹。《素问·示从容论》:"不引《比类》，是知不明也……明引《比类》《从容》，是以名曰《诊轻》。"《太素》"轻"作"经"，此正《诊经》之书名。

在刘向、刘歆编撰图书目录、辑录医书之前（刘向、刘歆的生活年代，约公元前77年至公元23年），只有《诊书》《脉书》之医书，而无《黄帝内经》《黄帝外经》之书名。也就是说，《黄帝内经》之书名，是首见于刘向、刘歆的《七略》中的。

《诊书》和《脉书》在刘向、刘歆之前就比较通行了。《史记·扁鹊仓公列传》:"使意尽去其故方，更悉以禁方予之，传黄帝、扁鹊之《脉书》《五色诊病》，知人死生，决嫌疑，定可治，及药论，甚精。”又据《史记·扁鹊仓公列传》《太平御览》《古今医统》等载，淳于意从公乘阳庆那里获得《五色诊病》后，又传授给多人。如宋邑从淳于意学“《五诊》《脉论》”之术，为当世良医；杜信从淳于意学“《上下经脉》《五诊》之法”等。

古之《诊书》《脉书》《针经》《诊经》《灸经》等，常会发生名称上的混淆。例如《甲乙经》就有《黄帝针灸经》《黄帝针经》《黄帝甲乙经》《黄帝三部针经》《黄帝三部针灸经》等多种名称。再如《后汉书·方术列传》载涪翁之《针经诊脉法》则直接将《针经》与《诊书》合二为一了。

今天的《灵枢经》与古之《针经》《脉书》等，有着不可分割的历史渊源关系。例如马王堆汉墓出土之帛书《阴阳十一脉灸经》中的“钜阳脉……是动则病肿头痛，脊痛，腰似折，脾不可以运，胭如结……其所产病头痛，耳聋，项痛……阳明脉……是动则病洒洒病寒……其所产病：颜通，鼻鼽……”等经脉病症，更详尽地出现在了今天的《灵枢·经脉篇》中：“膀胱足太阳之脉……是动则病冲头痛，目似脱，项如拔，脊痛，腰似折，髀不可以曲，腘如结，踹如裂……是主筋所生病者，痔疟，狂癫疾，头囟项痛，目黄泪出，鼽衄……”“足阳明之脉……是动则病洒洒振寒，善呻数欠，颜黑，病至则恶人与火……是主血所生病者，狂疟，温淫汗出，鼽衄，口㖞唇胗，颈肿喉痹，大腹水肿……”今天的《素问》，虽无直接袭录古之《上下经》《五色诊病》《奇咳术》《揆度》《阴阳外变》（见《史记·扁鹊仓公列传》）等之证据，但其望闻问切、阴阳脏象、生理病理、治疗大法等诸多基础论说，无疑是在前人基础上的极大发展。

今天《内经》的实质内容，虽不是《汉志》所载《黄帝内经》之内容，却也有不少艰涩难懂、屡有争议之处。例如《素问·上古天真论》篇题之“天真”一词，注家多以“真气”“元气”“肾气”“精气”等作解。张志聪：“天真，天一始生之真元也”，李东垣：“真气又名元气，乃先身生之精气也”，高士宗：“天真者，天性自然之真，毫无人欲之杂也”，吴崐：“此篇言保合天真，则能长有天命，乃上医治未病也”，胡天雄：“真气是古代道家常用之辞，道家认为此种真气，是自然所赋予，故谓之天真”。

其实，这里的“天真”，与《灵枢经》之“天年”，互文同义，均为“自然年寿”之义。“真”或为“齻”之脱简。该篇中“真牙”之“真”，即“齻”之脱。“真牙”即“齻牙”。王冰：“真牙，谓牙之最后生者。”可证此篇之“真”字为“齻”之脱。“齻”有“齿”义，“齿”有“年”主。“天齻”即“天年”之义，指人之自然年寿。《学汇》：“齻，牙末”；《六书故》：“齻，真牙也。男子二十四岁，女子二十一岁，真牙生。”《左传·文元年》注：“齿，年也”；《国语·周语》韦昭注：“齿，年寿也”。

再如《素问·举痛论》之“膜原”：“寒气客于肠胃之间，膜原之下”。什么是“膜原”？王冰：“膜，谓鬲间之膜；原，谓鬲肓之原”；张景岳：“凡肉理脏腑之间，其成片联络薄膜，皆谓之膜。所以屏障血气者也。凡筋膜所在之处，脉络必分，血气必聚，故又谓之膜原”；高士宗：“膜原内通脾土，外合肌腠”，吴崑：“膜原，膈膜之原系也。”这种周身而广泛的“膜原”含义，又怎能与前文之“肠胃之间”联系呢？此处“膜原”，为“腹脐”之义。解为“腹脐之下”，与前文“肠胃之间”，义理对应。《广雅·释器》“膜，膜也”，《集韵》“膜，腹也”，是“膜”有“腹”义。《公羊传·昭公元年》：“上平曰原”，《尔雅·释言》郝懿行疏：“齐者平也”。《素问·腹中论》张志聪注：“齐、脐同。”是“原”可引为“脐”义。

本书之体例，先列为原文，后附为释文，以便使读者原、释文对照时，一目了然。页下为考注部分，可供深入阅读者参考之用。本书词义之考释，除参考医家注疏外，亦每引录古之小学训诂之说，以为佐证。另，书中每有笔者一己之见，因之错失难免。恳盼读者及同道诸师斧正。

申洪砚

2019 年 10 月

总目录

黄帝内经素问考注语释

目　录

上古天真[①]论篇第一

昔在黄帝，生而神灵，弱[②]而能言[③]，幼[④]而徇齐[⑤]，长[⑥]而敦敏[⑦]，成[⑧]而登天[⑨]。

过去的黄帝，生下来就很机灵，小的时候就很有才能，十岁时特别懂事，二十岁时非常聪明，三十岁时博通古今，知识渊博。

乃问于天师[⑩]曰：余闻上古之人，春秋[⑪]皆度百岁，而动作不衰；今时之人，年半百而动作皆衰者，时世异邪？人将失之耶？

黄帝问岐伯道：我听说远古时代的人，年龄都能够超过百岁，而动作不衰减；现在的人，年龄只有五十岁，动作就都显得衰老了。这是世道不同了呢，还是人为造成的？

岐伯对曰："上古之人，其知道者，法[⑫]于阴阳，和[⑬]于术数[⑭]。食饮有节，起居有常，不妄作劳。故能形与神俱，而尽终其天年[⑮]，度百岁乃去。今时之人不然也，以酒为浆，以妄[⑯]为常，醉以入

---

① 天真："真"或为"齿真"之脱简。篇中"真牙"之"真"，即"齻"之脱，"真牙"，即"齻牙"。可证此篇题之"真"为"齻"之脱。"齻"为"齿"义，"齿"有"年"义。"天齻"，即"天年"义，指人之自然年寿。《学汇》："齻，牙末。"《六书故》："齻，真牙也。男子二十四岁，女子二十一岁，真牙生。"《左传·文公元年》注："齿，年也。"《国语·晋语》韦昭注："齿，年寿也。"

② 弱："小"义。《左传·文公十二年》注："弱，年少也。"

③ 能言：能指才能。"言"通"焉"，语末助词，无义。《荀子·正名》注："能，才能也"；《诗·大东》"睠言顾之"，《荀子·宥生》"言"作"焉"，是"言"通"焉"之证。

④ 幼：十岁。《曲礼》："十年曰幼。"

⑤ 徇齐：懂事，懂道理。《史记·五帝纪》索隐："徇，德也""齐，德也。"《易·系词》注："齐犹正也。"

⑥ 长：《公羊传·隐元年》注："长者，冠也。"即二十岁。《国语·晋语》注："冠，二十也。"

⑦ 敦敏：特别聪明。《方言·一》："敦，大也。""大"可引为"非常"义。《汉书·景帝纪》注："敏，才智速疾也。"

⑧ 成：三十岁。《淮南子·修务》注："成犹立也。"《论语·为政》："三十而立。"何晏注："有所成也。"

⑨ 登天："登"引为"通"义。通天，在此指博通古今、学识渊博义。《汉书·食货志》："进业曰登。"《史记·五帝黄帝纪》"成而登天"作"成而聪明"，义近。"登"与"蒸"通，"蒸"有"通"义。《广雅·释诂》王念孙疏："登，亦与蒸通。"《广雅·释诂》："蒸，娙也。"又"通，娙也"。

⑩ 天师：大师。指岐伯。《战国策·齐策》高诱注："天，大也。"是"天"有"大"义。

⑪ 春秋：年龄。《后汉书·乐恢传》李贤注"春秋，谓年也"；《庄子·至乐》成玄英疏："春秋，犹年纪也。"《汉书·苏武传》："陛下春秋高。"《战国策》："君之春秋高而封地未动。"

⑫ 法：遵、合义。《广雅·释诂二》："法，合也。"

⑬ 和：为"合"之音转，应合义。《史记·乐书》正义："合，应也。"

⑭ 术数：养生规律。张景岳："术数，修身养性之法。"

⑮ 天年：自然年寿。《庄子·天道》注："天者，自然也。"

⑯ 妄：《甲乙·卷十一》作"安"，宜从。

房，以欲[①]竭其精，以耗散其真，不知持满[②]，不时[③]御神[④]，务快其心，逆[⑤]于生乐，起居无节，故半百而衰也。

岐伯回答说：远古之人，懂得养生之道者，遵守阴阳规律，应合养生之法，饮食有节制，起居有规律，不过度劳累，所以能形神俱健，度过百岁乃逝。现在的人就不是这样了。把酒当作汤液来饮，把安逸当作日常之规，醉甚行房，以极力耗竭其精，耗散正气。不知养精，不知养神，只图快心，沉醉于寻乐，起居无常，所以不到五十岁就衰老了。

夫上古圣人之教下也，皆谓之虚邪[⑥]贼风，避之有时；恬惔虚无，真气[⑦]从之，精神内守[⑧]，病安从来？是以志闲而少欲，心安而不惧，形劳而不倦，气从以顺，各从其欲[⑨]，皆得所愿。故美其食，任其服，乐其俗，高下不相慕，其民故曰朴，是以嗜欲不能劳其目，淫邪不能惑其心，愚智贤不肖[⑩]，不惧于物[⑪]，故合于道，所以能年皆度百岁而动作不衰者，以其德[⑫]全不危也。

远古修身养性之高明者教导后人每说，虚邪贼风，要适时防避。心静无求，正气调顺，精神内固，病从哪里侵入呢？志安少欲，心安不乱，劳作不怠，气机顺从，各从其意，均得其愿。吃什么都感到香甜，穿什么都感到舒服，知足于世间。地位的高下互不羡慕，其民叫作朴实。不良习惯及嗜好不能扰乱其视听，淫邪乱说不能迷惑其心神。没有愚智、良恶之区别，不求取于物，因之合于养生之道。所以他们都能年过百岁而动作不衰老，是其气全不衰败啊。

帝曰：人年老而无子者，材力[⑬]尽邪？将天数[⑭]然也。

黄帝问道：人年老不能生育子女者，是身体之精血不足了呢，还是自然年寿使他这样呢？

岐伯曰：女子七岁，肾气盛，齿更发长；二七而天癸[⑮]至，任脉通，太冲脉盛，月事以时下，故有子；三七，肾气平均[⑯]，故真牙生而长极[⑰]；四七，筋骨坚，发长极，身体盛壮。五七，阳阴脉衰，面始焦，发始堕；六七，三阳[⑱]脉衰于上，面皆焦，发始白；七七，任脉虚，太冲脉衰少，天癸

---

① 欲：副词，极义。

② 持满："持"为"保养"义；满为"樠"之误，指精。《荀子·荣辱》注："持养，保养也"；《庄子·人间世》司马彪注："樠为脂出樠樠然。"

③ 时：为"知"之音转。"不知持满"，"不知御神"，例始合。《说文通训定声》："'时'，假借为'是'"；《管子集校》："'是'与'视'通用"；《广雅·释诂》："视，明也"；《吕览·恃君》高诱注："明，知"。

④ 御神：养神。《左传·昭廿九年》注："御亦养也。"张志聪："不时御神，不能四时调养其神也。"

⑤ 逆：为"溺"之音转。沉醉。

⑥ 虚邪：虚有虚人、袭人之义。虚邪，即袭人之邪。《文选·新漏刻铭并序》李周翰注"虚，损也"，虚邪与贼风互文同义。《灵枢·九宫八风》："风从其所居之乡来者为实风，主生、主长养万物；其从冲后来者为虚风，伤人者也。"

⑦ 真气：正气。《文选·古诗十九首》李善注："真犹正也。"《灵枢·邪客》："因冲而泻，因衰而补，如是者，邪气得去，真气坚固。"

⑧ 内守：内固。《太元·元错》："守也固。"

⑨ 欲：意。张志聪："五方之民，衣食居处，各从其欲，是以皆得所愿也。"

⑩ 愚智贤不肖：《灵枢·本藏》作"无愚智贤不肖"，义妥。

⑪ 不惧于物：敦霭春："按'惧'应作'攫'。'懼''攫'偏旁形误。'攫'有'取'义"。

⑫ 德：气义。《韩诗外传·卷五》："至精而妙乎天地之间者，德也。"《史记·乐书》："德者，性之端也"，《论语·乡党》刘宝楠正义："气，犹性也"；《庄子·骈拇》郭庆藩集释："德者，全生之本"；《管子·小称》尹知章注："气也者，所以生全其形。"是德、气同义。

⑬ 材力：材：身；力：精血。材力即人身之精血。《庄子》司马注："材，身也。"《左传·僖十五年》疏："内血为力。"

⑭ 天数：自然年寿。张景岳："天数，天赋之限数也。"

⑮ 天癸：人体自然之津血。马莳："天癸者，阴精也。"杨上善："天癸，精气也。"

⑯ 平均："平"为"盛"义；"均"为"钧"之音转，亦引为"盛"义。《谷梁·宣四年传》："平者成也。""成""盛"古字通。《易·系辞》"成象"，《释文》作"盛象"。《荀子·王霸》注："盛读为成。"

⑰ 极：尽心，引为"全"义。

⑱ 三阳："三"为"其"之脱误。即"其阳"，与下文"六八，阳气衰竭于上"例合。

竭，地道[①]不通，故形坏而无子也。

岐伯回答说：女子七岁，肾气开始旺盛，牙齿更换，毛发生长；十四岁身体自然之津血始旺，任脉通畅，冲脉旺盛，月经应时而下，所以能够孕子；二十一岁时，肾气旺盛，智齿生长，牙齿长全；二十八岁，筋骨坚固，毛发盛长，身体健壮；三十五岁时，阳明经脉开始衰退，面开始枯衰，头发开始脱落；四十二岁，其阳脉进一步衰退于上，面部满现枯老，头发变白；四十九岁，任脉虚退，冲脉衰减，津血枯少，胞宫不通，月经断绝，形体衰老而不能孕育了。

丈夫八岁，肾气实[②]，发长齿更；二八，肾气盛，天癸至，精气溢泻[③]，阴阳和，故能有子；三八，肾气平均，筋骨劲强，故真牙生而长极；四八，筋骨隆盛，肌肉壮满；五八，肾气衰，发堕齿槁；六八，阳气衰竭于上，面焦，发鬓颁白；七八，肝气衰，筋不能动，天癸竭，精少，肾藏衰，形体皆极[④]；八八，则齿发去。肾者主水，受五藏六府之精而藏之。故五藏盛，乃能泻。今五藏皆衰，筋骨解堕，天癸尽矣。故发鬓白，身体重，行步不正，而无子耳。

男子八岁，肾气始盛，头发生长，牙齿更换；十六岁时，肾气盛，体内精血始旺，此时可有精液泻出，男女交合，故可有子；二十四岁，肾气旺盛，筋骨坚强，智齿生长，牙齿长全；三十二岁，筋骨粗壮，肌肉壮实；四十岁，肾气始衰，头发始脱，牙齿始枯；四十八岁，阳脉之气衰退于上部，面色憔悴，发鬓变白；五十六岁，肝气衰，筋脉不灵，津血精液减少，肾机能减退，身体衰困；六十四岁，齿发大多脱去。肾藏主水，受五脏六腑之津液而藏之。五脏气盛，水液入出正常。现在五脏衰退，筋骨无力，精血衰竭，所以发白身重，行步不稳，不能再生育子女了。

帝曰：有其年已老而有子者何也？岐伯曰：此其天寿[⑤]过度，气脉常通，而肾气有余也。此虽有子，男不过尽八八，女不过尽七七，而天地[⑥]之精气皆竭矣。

黄帝问道：有人年已老而仍能再生子女，这是什么原因？岐伯说：这是因为他的自然年寿超常，气血经脉尚畅通，肾气仍旺盛。此种人虽然能够生育，但男的多不超过六十四岁，女的多不超过四十九岁。因为男女的精血都已衰竭了。

帝曰：夫道[⑦]者年皆百数，能有子乎？岐伯曰：夫道者能却老而全形，身年虽寿，能生子也。

黄帝问：养生修道之人，年龄大都百岁，他们能不能生子呢？岐伯回答说：养生修道者，能够防老而身健，他们虽然年龄高，仍能生育子女。

黄帝曰：余闻上古有真人[⑧]者，提挈天地[⑨]，把握[⑩]阴阳，呼吸精气[⑪]，独立守神[⑫]，肌肉若一[⑬]，故

---

① 地道：指女子胞宫。王冰："经水绝止，是谓地道不通。"

② 肾气实："实"为"盛"之音转。前文"女子七岁，肾气盛"。《圣济总录》引此，正作"盛"。

③ 溢泻："溢""泻"，均为"出"义。《广雅·释诂》："溢，出也。"男子十六岁时精血旺盛，故可有精液之排出。

④ 极：衰困义。《汉书·匈奴传》集注："极，困也。"

⑤ 天寿：自然年寿。《灵枢·本藏》："然有其独尽天寿，而无邪僻之病。"

⑥ 天地：指男女。《范子》："天者，阳也"；《白虎通》："地者，阴也"。《易·系辞》注："男女犹阴阳也。"

⑦ 道：养生修道义。王冰："是所谓得道之人也。"

⑧ 真人：养身修道纯正之人。《淮南子》："精神及于至真，是谓真人。"

⑨ 提挈天地：掌握顺应天地规律。《淮南子》："提挈天地，而委万物。"

⑩ 把握：掌握、顺应义。

⑪ 精气：清气。《礼运》"清明"，《汉书·于定国传》作"精明"，是"精""清"古通之证。

⑫ 独立守神：静心专神、默守意念。此指古人气功养生修炼之法。张景岳："神不外驰，故曰守神。"

⑬ 肌肉若一："一"，"无"义。由于专心静意养生修炼达到了至高境地，所以身体肌肉好像不存在了。《管子·内业》注："一谓无也。"

能寿敝[①]天地，无有终时，此其道生[②]。

黄帝说：我听说远古有养身修道纯正之人，掌握顺应天地、阴阳，呼吸清新之气，专心意念，身形若无，所以能够寿比天地，好像没有终时，这就在是养生修道之本质。

中古之时，有至人[③]者，淳[④]德全道，和于阴阳，调[⑤]于四时，去世离俗，积精全神，游行天地之间，视听八达[⑥]之外。此盖益其寿命而强者也，亦归于真人。

中古时代有明智于养生之人，养生之道修炼全满，合阴阳，顺四时，避开世俗，保全精神，云游天地四方之间，置身于八方之远。这是其增寿健身之法，亦可归属于真人之类。

其次有圣人[⑦]者，处天地之和[⑧]，从八风之理[⑨]，适嗜欲于世俗之间。无恚嗔之心[⑩]。行不欲离于世，被服章[⑪]，举不欲观[⑫]于俗。外不劳形于事，内无思想之患。以恬愉[⑬]为务，以自得为功，形体不敝[⑭]，精神不散，亦可以百数。

其次有精通养生之人，生活于天地之中，顺从八风之规律，适应于世俗间之饮食起居习惯。没有喜怒过甚之七情。行为不脱离世俗，穿戴平常，与普通人无异，举止不孤离于世俗。外不过劳，内不过虑。以清静为本，以知足为乐，身体不衰败，精神不耗散，也可以年至百岁。

其次有贤人[⑮]者，法则天地，象[⑯]似日月，辩[⑰]列星辰，逆从[⑱]阴阳，分别四时，将从上古合同于道，亦可使益寿而[⑲]有极时。

其次有善于养生之人，顺从天地，效法日月，辨识星辰之序，顺从阴阳变化，分从四时气候。迎合上古养生之道，同样可以益寿但有终尽之时。

---

① 敝：为“比”之音转。《说文通训定声》：“敝，假借为蔽”；《公羊传·哀公五年》陆德明释文：“比，本又作芘”；《札迻·说苑·善说》孙诒让桉：“芘、蔽声近义同”。是敝、比、蔽、芘古并通之证。

② 道生：道之本质。《庄子·骈拇》释文：“性，人之本体也。”《吕览·知分》注：“生，性也。”

③ 至人：明智于养生修炼之人。

④ 淳：全、满义。《国语·郑语》注：“淳，大也。”张景岳：“淳，厚也。”

⑤ 调：顺义。

⑥ 八达：八方。《大戴礼记本命》注：“八为方维。”张志聪：“神气充塞于天地之间，耳目聪明于八达之外。”

⑦ 圣人：精通养生之人。王冰：“与天地合德，与日月合明，与四时合其序……故曰圣人。”

⑧ 和：中。《礼记·中庸》：“发而皆中节谓之和。”

⑨ 理：次序规律。王冰：“顺八风之正理。”

⑩ 无恚嗔之心：没有喜怒七情。此奉恚怒以概七情。

⑪ 被服章：被服指穿戴。“章”通“常”，见《通假字字典》。被服章即穿戴平常（与普通人无区别）。

⑫ 观：去离义。《礼记·礼运》郑玄注：“观，阙也”，《国语·周语》韦昭注：“阙，缺也”，《广雅·释诂》：“缺，去也。”

⑬ 恬愉：清静。《淮南子·精神训》：“恬愉虚静”。

⑭ 敝：为“斃”之借。衰败义。《左传·僖公十年》：“敝于韩”，《论衡》作“斃于韩”，是“敝”“斃”古通之证。《玉篇·死部》：“斃，败坏也”。

⑮ 贤人：善于养生之人。张景岳：“贤，善也。”

⑯ 象：效法。《楚辞·怀沙》注：“象，法也。”

⑰ 辩：郭霭春云“应作‘辨’”。

⑱ 逆从：偏义词，从，顺从之义。吴崑：“逆从阴阳，明审干支也。”

⑲ 而：副词，“但”义。

四气调神[①]大论篇第二

春三月，此谓发陈[②]，天地俱生，万物以荣，夜卧早起，广步于庭。被发缓形[③]，以使志生[④]。生而勿杀，予而勿夺，赏而勿罚。此春气之应，养生之道也。逆之则伤肝，夏为寒变[⑤]，奉长者少。

春三月，叫作“发生”。天地间生气发动，万物始荣。人应夜卧早起，散步于庭，散发宽衣，使神之舒畅。能助生而不要逆生，能济予而不要夺失，能助长而不要克罚。这就是顺春气养生之法。违逆此法则伤肝，夏天成为寒病，养夏之气减少。

夏三月，此谓蕃秀[⑥]，天地气交[⑦]，万物华实。夜卧早起，无厌于日。使志无怒，使华英[⑧]成秀[⑨]，使气得泄，若所爱在外[⑩]。此夏气之应，养长之道也。逆之则伤心，秋为痎疟[⑪]，奉收者少，冬至重病。

夏三月，叫作“茂盛”。天地气盛，万物开花结果。人应夜卧早起，不烦日光，使神志无怒，使荣色秀丽，使气机疏泄，使所隐蔽之肢体外露，这就是顺夏气养生之法。违逆此法则伤心，秋成疟疾之病，养秋之气减少。

秋三月，此谓容平[⑫]，天气以急，地气以明，早卧早起，与鸡俱兴，使志安宁，以缓秋刑[⑬]。收敛神气，使秋气平，无外[⑭]其志，使肺气清[⑮]。此秋气之应，养收之道也。逆之则伤肺，冬为飧

---

① 四气：“气”通“时”。《尔雅》“四时”，《唐石经》作“四气”，是“气”“时”古通之证。
调神：调，养义。调神，即养身之义。篇中讲四时养身之道，故名“调神”。《史记》集释：“调护，营护也。”《史记·太史公自序》：“人所生者，神也”。

② 发陈：发生。“陈”引为“生”义。万物生发，故云“发陈”。《尔雅·释天》：“春为发生”，《尚书·尧典》正义：“春则生物。”《素问·五常政大论》：“发生之纪，是谓启陈。”此“发生”与“启陈”，正互文同义。

③ 缓形：“缓”引为“宽”义。“宽形”，指衣服穿戴宽松。马莳：“缓形而无所拘，使志意于此而发生。”

④ 以使志生：据下文例，当作“使志以生”。《墨子·天志》孙诒让注：“古‘志’字只作‘之’。”“以”，“如”义。《经词衍释》：“以，犹如也。”

⑤ 变：病义。《吕览·孟春》高诱注：“变，犹戾也”，《战国策·赵策》鲍彪注：“戾，疾也。”

⑥ 蕃秀：草木旺盛。马莳：“阳气已盛，物蕃且秀，故气象谓之蕃秀也。”

⑦ 天地气交：“交”，“盛”义。天地气交，即天地气盛义。《风俗通·祀典》：“交者，交易阴阳代兴也。”《读书杂志·荀子》王念孙按：“交，读为姣”；段玉裁《说文解字注》：“姣，谓容体壮大之好也。”

⑧ 华英：“英”通“荣”。“华荣”即“荣色”义。朱起凤：“‘荣’即‘英’字，声近义通也。”

⑨ 成秀：“成”为“盛”之音转。“盛秀”，十分秀丽。《释名》：“成，盛也”。

⑩ 若所爱在外：“若”，“使”义。“爱”通“薆”，隐蔽义。使所隐在外，即使小臂小腿等部位倮露于外（以适应夏季炎热之气候）。《尔雅·释言》：“薆，隐也”；《说文》：“薆，蔽不见也”。

⑪ 痎疟：同义复词，概指疟疾。马莳：“痎疟者，疟之总称也。”《广雅·释言》：“痎，疟也。”《疟论》张志聪注：“夜病者谓之痎，昼病者谓之疟。”

⑫ 容平：盛受、盛纳义，秋为收获之季节，故云“容平”。《荀子·解蔽》注：“容，受也。”《尔雅·释诂》：“平，成也。”“成”“盛”古通。

⑬ 秋刑：“刑”通“形”。“秋形”，即秋时自然之状态。《太素》正作“秋形”。

⑭ 外：泄义。张志聪：“收敛神气，无外其志。”

⑮ 清：静义，杨上善：“使肺气之无杂。”

泄[①]，奉藏者少。

秋三月，叫作“盛纳”。风急地阔。人应早卧早起，与鸡相同。使神志安宁，以顺和秋时之气候。收敛神气，以适应秋收之常气。无泄越精神，使肺气静。这就是顺秋气养生之法。违逆此法则伤肺，冬成水泻之病，养冬之气减少。

冬三月，此谓闭藏。水冰地坼，无扰乎阳。早卧晚起，必待日光，使志若伏若匿，若有私意[②]，若已有得[③]，去寒就温，无泄皮肤，使气亟夺[④]。此冬气之应，养藏之道也。逆之则伤肾，春为痿厥[⑤]，奉生者少。

冬三月，叫作“闭藏”。水冰地裂，人不要扰动阳气，早卧晚起，等待日光。使神志内藏，好像有私隐，好像身有障碍。避寒就温，不使汗大泄，使营卫之气不丧失。这就是顺应冬气养生之法。违逆此法则伤肾，春时成筋骨软弱之病，养春之气少。

天气，清净光明者也。藏德不止[⑥]，故不下[⑦]也。天明[⑧]则日月不明，邪害空窍。阳气者闭塞，地气者冒明[⑨]，云雾不精[⑩]，则上应白露不下，交通不表[⑪]，万物命故不施，不施则名木[⑫]多死。恶气不发[⑬]，风雨不节，白露不下，则菀槀[⑭]不荣。贼风数至，暴雨数起，天地四时不相保，与道相失，则未央[⑮]绝灭。唯圣人从之，故身无奇病[⑯]，万物不失，生气不竭。

苍天之气，清静明亮，藏气没有终尽，故不衰减。天昏暗则日月失明，如邪气壅塞孔窍。天气遮盖，地气昏暗，阴雾不晴，或正常雨水不降，气候变幻失调，万物之生命不茂，不茂则草木多死。雾气弥漫，风雨不调，雨水不下，草木枯槁不荣。邪风屡侵，暴雨屡下，天地四时之气失调不能保持常态，于是生命衰绝。所以高明养生者顺四时阴阳之气，才能身无疾病。同样，万物不失其养，其生命就不会衰竭。

逆春气，则少阳[⑰]不生，肝气内变。逆夏气，则太阳[⑱]不长，心气内洞。逆秋气，则太阴[⑲]不

---

① 飧泄：水泻之病。《玉篇》：“飧，水和饭也。”

② 若有私意：“意”为“隐”之音转。好像有私隐一样。张志聪：“若有私意，若已有得，神气内藏也。”《左传·昭公十年》：“季孙意如”，《公羊传》作“季孙隐如”，是“意”，“隐”古通之证。

③ 若已有得：“得”为“碍”之误。冬季之厚衣闭藏，如身有障碍。故云“若已有碍”。

④ 亟夺：郭霭春云“亟与极通，极有藏义”。即气藏，不丧失义。

⑤ 痿厥：筋骨软弱之病。马莳：“筋之不能举者为痿。”

⑥ 藏德不止：“德”为“气”义。《韩诗外传五》：“妙乎天地之间者，德也。”此“德”正指气。“藏德不止”，即“藏气无止尽”之义。

⑦ 下：衰义。

⑧ 天明：“明”通“冥”，昏暗义。《楚辞》“朱冥”，《尔雅》作“朱明”，是其古通之例。

⑨ 冒明：昏暗义。“明”通“瞑”，见《素问考注》。

⑩ 云雾不精：“精”通“晴”，即云雾不晴。《汉书·京房传》“阴雾不精”注：“精谓日光，清明也。”

⑪ 交通不表：“交通”，“变幻”义。“素”，“正”义。《淮南子·本经》高诱注：“素，正也。”“交通不调”，即气候变化失常之义。《周易正义》：“天地之道，谓四时也。冬寒夏暑春生秋杀之道，若气相交通，则物失其节，物失其节，则冬温夏寒秋生春杀。”此“交通”，正变幻互错之义。

⑫ 名木：“名”为“茗”之简脱，“草”义。茗木，即草木之义。

⑬ 恶气不发：“恶”为“雾”之假；“不”为“丕”之假，大义（见日·森立之《素问考注》）。雾气丕发，即雾气弥漫之义。

⑭ 菀槀：杨上善云“菀槀当作宛槁。宛，痿死；槁，枯也”。

⑮ 未央：“未”为“末”之误；“央”为“殃”之脱。“末殃”与“绝灭”互文同义。

⑯ 奇病：即疾病。证见森立之《素问考注》。

⑰ 少阳：指春天之阳气。少，初义。《独断》：“春为少阳。”《春秋繁露》：“春者，少阳之选也。”

⑱ 太阳：指夏天之阳气。太，大义。《独断》：“夏为太阳。”《春秋繁露》：“夏者，太阳之选也。”

⑲ 太阴：为“少阴”之误。少阴指秋天之阴气。《独断》：“秋为少阴。”《春秋繁露》：“秋者，少阴之选也。”

收，肺气焦满。逆冬气，则少阴[①]不藏，肾气独沉[②]。夫四时阴阳者，万物之根本也。所以圣人春夏养阳，秋冬养阴，以从其根，故与万物沉浮于生长之门[③]。逆其根，则伐其本，坏其真矣。故阴阳四时者，万物之终始也，死生之本也。逆之则灾害生，从之则苛疾不起，是谓得道。道者，圣人行之，愚者佩之。从阴阳则生，逆之则死，从之则治，逆之则乱。反顺为[④]逆，是谓内格[⑤]。

违逆春气，则春天之阳气不生，肝气内郁而病。违逆夏气，则夏天之阳气不旺，成心痛之病。违逆秋气，则秋天之阴气不常，肺病喘闷。违逆冬气，则冬天之阴气不藏，肾气独病。四时阴阳，是万物之根本。所以养生者春夏顺应阳气，秋冬顺应阴气，以顺从其根本，与万物共同顺应于四时阴阳之中。违逆其规律，则伤其根本，衰坏其身体。四时阴阳是万物之终始，死生之根本。违逆它则灾害生，顺从它则疾病不生，这就是知道了养生之道。养生之道，聪明者顺之，愚昧者逆之。顺从阴阳规律则生命健旺，违逆它则衰老死亡。顺从它则正常，违逆它则失常。反常而逆，叫作闭阻不通之病。

是故圣人不治已病治未病，不治已乱治未乱，此之谓也。夫病已成而后药之，乱已成而后治之，譬犹渴而穿井，斗而铸锥，不亦晚乎！

所以高明之人不治已病而注重防病，不治已乱而重视防乱。病已成再治之，乱已成再平之，好比渴了才去打井，临战时才去铸造兵器，不就晚了吗！

---

① 少阴：为"太阴"之误。太阴指冬天之阴气。《独断》："冬为太阴。"《春秋繁露》："冬者，太阴之选也。"

② 独沉："沉"通"淫"，引为"病"义。《经义述闻》："沉与淫古同声而通用。"

③ 门：中义。

④ 为：连词，"而"义。

⑤ 内格：气机逆阻不通之病。杨上善："不顺四时之养身，内有关格之病。"

生气通天[1]论篇第三

黄帝曰：夫自古通天者生之本，本于阴阳。天地之间，六合[2]之内，其气九州九窍，五藏、十二节[3]，皆通乎天气。其生五[4]，其气三[5]，数犯此者，则邪气伤人，此寿命之本也。

黄帝说：从古至今人身之气本来就与自然界相通，依合于阴阳。天地之间，四方之内，人体之九窍（耳、目、鼻、口、前后阴）、五藏、十二节，都和自然界之气相通。人身之气，其性和，其气平。屡犯乱人身平静之气，则邪气乘机伤人，阴阳气血平衡协调是寿命的根本。

苍天之气，清净则志意治，顺之则阳气固，虽有贼邪，弗能害也，此因[6]时之序也。故圣人传[7]精神，服[8]天气，而通神明。失之则内闭九窍，外壅肌肉，卫气散解。此谓自[9]伤，气之削也。

苍天之气，清静则神气正常，顺和则阳气坚固。虽有邪气，不能侵害人体，这是四时之常。所以善养生者固精神，顺天气，通阴阳之变化。不守养生之道，就会内闭九窍，外壅滞肌肉，阳气消散，这叫作"伤"，导致气之衰减。

阳气者，若天与日，失其所[10]，则折寿而不彰。故天运当以[11]日光明，是故阳因[12]而上，卫[13]外者也。

人体之阳气，像天和太阳一样，失其常，则折寿而不康。天体运行正常，所以太阳光明。人体之阳气，引而上，成为外。

---

① 生气通天：人身阴阳之气与自然界相通。吴崑："凡人有生，受气于天，一呼一吸，与阴阳运气相互流贯，故云生气通天也。"《汉书·礼乐志》颜师古注："生气，阴阳之气也。"

② 六合：上下四方。《吕览·审分》注："六合，四方上下也。"

③ 十二节：高士宗云"十二节，两手，两肘，两臂，两足，两腘，两髀，皆神气之游行出入者也"。

④ 其生五："生"通"性"。俞樾《诸子平议》："生与性，精与情，古字并通。"《大戴记·子张问入官》注："生谓性也。""五"为数之中，有"中"义。"中"有"平"义。《国语·晋语》注："中，平也。""其生五"，即"其性平"之义。《文选·游天台山赋》李善注："午，日中"；《仪礼·大射仪》正义："午与五声同，古相通用"。

⑤ 其气三："三"或为"平"之脱简。即"其气平"，指人身之气以平和为旨。

⑥ 因：张景岳云"因四时之序"。

⑦ 传：通"抟"，固义。俞樾："传读为抟。"《慧琳音义·卷十三》注："抟，固也。"

⑧ 服：顺义。《尚书·尧典》传："服，从也。"

⑨ 自：为"之"之音转。《文选·与满公琰书》注："自，一作'於'字"；《诸子平议·荀子》俞樾按："古'之'字与'於'字通用"。

⑩ 失其所："所"，自然、常义，失其所即失其常义。《礼记·衷公问》注："所犹道也"；《老子》注："道，自然也"。

⑪ 当以：是以，所以义。《墨子·经说》孙诒让注："当，犹言是。"

⑫ 因：《法言·问神》李轨注云"或因者，引而伸之"。

⑬ 卫：《荀子·臣道》杨倞注云"'为'，或为'违'"；《管子集校》："'违'之通作'围'"；《群经平议·尔雅》俞樾按："卫，围之假字"。

因于寒，欲如运枢[①]，起居如惊，神气乃浮[②]。因于暑，汗，烦则喘喝，静则多言[③]，体若燔炭，汗出而散。因于湿，首如裹，湿热不攘，大筋软短，小筋弛长，软短为拘，弛长为痿。因于气[④]，为肿，四维相代[⑤]，阳气乃竭。

感受寒邪，人体发热寒战像运枢一样。起居失常，神气就会乱。伤于暑，就会多汗，烦热，喘促有声，热盛则谵语，身体像烧炭一样发热。须发汗热才能退去。伤于湿邪，头重如裹。湿热不除，或大筋拘而不伸，或小筋弛而无力。筋拘急叫作“拘”，筋无力叫作“痿”。由于气滞津阻，导致肿胀之病。四肢肿大，阳气就会受到衰损。

阳气者，烦劳则张[⑥]，精绝，辟积于夏[⑦]，使人煎厥[⑧]。目盲不可以视，耳闭不可以听，溃溃[⑨]乎若坏都，汩汩[⑩]乎不可止。阳气者，大怒[⑪]则形气绝，而血菀于上，使人薄厥[⑫]。有伤于筋，纵，其若不容[⑬]，汗出偏沮，使人偏枯。汗出见湿，乃生痤疿。高梁之变，足生大丁[⑭]，受如持虚[⑮]。劳汗当风，寒薄为皶，郁乃痤。

人体之阳气，扰动邪侵则亢强，使阴津耗竭。疾病积累至甚，使人成津绝之证，目昏耳聋，病势像洪水溃堤，不可遏止。阳气太甚则阴气绝，血郁滞于头，使人暴病。筋伤则弛纵无力，肢体瘫痪不用。汗出偏身，可能导致偏枯。汗出湿侵，就会发生皮肤疮疖之类的痤疿病。多食甘肥食物之病，多成大热内热之病，体虚易病。劳累汗出受风，寒聚皮肤，成为粉刺之类的病，久可成为疮疖。

阳气者，精则养神[⑯]，柔则养筋[⑰]，开阖不得，寒气从[⑱]之，乃生大偻[⑲]，陷脉为瘘[⑳]，留连肉腠。

---

① 欲如运枢：“运枢”，喻发热寒战不止，如枢之运动不止。徐灵胎：“如枢之机，周流不息。”《读书杂志·汉书》王念孙按：“欲，当为姿”；《玉篇·女部》：“姿，姿态也”。

② 浮：引为“乱”义。

③ 静则多言：《札朴·卷一》：“静，当为诤”；《说文通训定声》：“诤，假借为争”；《礼记·月令》郑玄注：“争者，阳方盛，阴欲起也”。“多言”，指谵语。热盛神昏谵语，故云“争则多言”。

④ 因于气：气指气滞之病理变化。张景岳：“因于气者，凡卫气营气藏府之气，皆气也。一有不调，均能致疾。”《圣济总录》：“因于气者，以诸气属于肺，肺主皮毛，为风邪所搏，则郁而不通。”

⑤ 四维相代：“四维”指四肢。“代”为“大”之音转，肿大义。“四维相大”即“四肢肿胀”之义。尤怡：“四维，四肢也。相代，相继为肿也。”《左传·定公十年》“大心”，《公羊传》作“世心”，《楚辞》“前世”，《文选》引作“前代”。是代、大、世古并通之证。

⑥ 烦劳则张：“烦劳”，扰动义。王冰：“不当烦扰筋骨，动伤神气。”“张”为“强”义。《左传·昭十四年》注：“张，强也。”强正指阳亢之病理状态。

⑦ 辟积于夏：“辟”同“癖”，“病”义。《类经》：“辟，病也。”《左传·宣公九年》杜预注：“辟，邪也”。“夏”，“大”义。辟积于夏，即病积累发展至甚之义。《国语·周语》韦注：“夏，大也。”

⑧ 煎厥：吴崑：“是以迁延辟积，至于夏月，内外皆热，则火益炽盛而精益亏。”

⑨ 溃溃：疾急貌。《诗》毛传：“溃溃，怒也。”

⑩ 汩汩：疾流状。《方言》：“汩，去貌，疾若流水。”

⑪ 大怒：太甚之义。《管子》俞注：“怒读为努，语之过也。”《集韵》：“努，同彍”；《类篇》：“彍，弓强也。”

⑫ 薄厥：气血逆乱，暴病之证。张景岳：“相迫曰薄，气逆曰厥，气血俱乱，故为薄厥。”

⑬ 其若不容：“若”为“苦”之误”。“容”通“用”。即其苦不用。筋脉弛缓，肢体瘫痪之病状。《淮南子》俞注：“容亦用也。”《广雅·释诂》王念孙疏：“庸与容通”；《说文通训定声》：“庸，经传皆借为‘用’字。”

⑭ 足生大丁：“足”，引为“多”义。张景岳：“足，多也。”“丁”在此引指“病”义。大丁即大热之病义。王冰：“高粱之人，内多滞热。”

⑮ 受如持虚：王冰云“如持虚器受此邪毒”。

⑯ 精则养神：“精”为“静”之音转。平静之义。阳气平静不亢，所以神清志爽，故云“养神”。后文“清静则肉腠闭拒，虽有大风苛毒，弗之能害”。正此义。王念孙：“静与精同。”

⑰ 柔则养筋：“柔”，安义。阳气安和，则筋脉通畅，故云“柔则养筋”。《国语》韦注：“柔，安也。”

⑱ 从：为“纵”之音转，“中”，“伤”义。《论语》集解：“从，读曰纵。”

⑲ 大偻：筋脉拘急不柔之证。吴崑：“为寒所袭，则不能柔养乎筋，而筋拘急形容偻俯矣。”

⑳ 陷脉为瘘：《说文》：“瘤，肿也”。《集钧·宥韵》：“瘤，或作‘瘘’。”

俞①气化薄，传为善畏②，及为惊骇③。营气不从，逆于肉理，乃生痈肿。魄汗④未尽，形弱⑤而气烁，穴俞以闭，发为风疟。

人体之阳气，静则神聪志爽，安则筋脉通畅。腠理开合失调，寒邪伤之，则生筋脉拘急之证，侵入血脉为肿，肿连及肉腠。寒邪深入，成为发热恶寒之证，热盛则成神昏谵语之证。血气失调，逆行肉腠，则生痈肿之病。大汗不止，身热而气灼，俞穴闭阻，成为寒热互作之风疟病。

故风者，百病之始也。清静则肉腠闭拒，虽有大风苛毒，弗之能害，此因时⑥之序⑦也。

风是百病之开端。人体之气安和协调则腠理坚固，虽有大风邪毒，不能伤害。这是四时之常。

故病久则传化，上下不并⑧，良医弗为。故阳畜积病死，而阳气当隔，隔者当泻，不亟正⑨治，粗乃败之。故阳气者，一日⑩而主外。平旦人气生，日中而阳气隆，日西而阳气已虚，气门乃闭。是故暮而收拒，无扰筋骨，无见雾露，反此三时，形乃困薄。

病久则转化，上下不通，良医难治。阳盛之甚，导致死证。阳气阻闭不通，法当泻，不急救治，稍疏忽就会导致失败。阳气者，昼日而主外，早晨阳气生，日中阳气盛，日落而阳气衰，汗孔关闭。所以日暮时应收工静神，无扰筋骨，勿犯雾露。如果违反阳气三时之规律，身体就会困疲生病。

岐伯曰：阴者，藏精而起亟⑪也；阳者，卫外而为固也。阴不胜其阳，则脉流薄疾，并⑫乃狂。阳不胜其阴，则五藏气争⑬，九窍不通。是以圣人陈⑭阴阳，筋脉和同⑮，骨髓坚固，气血皆从。如是则内外调和，邪不能害，耳目聪明，气立⑯如故。

岐伯说：阴，藏精而藏气；阳，在外而为固护。阴不胜阳，则脉流急迫，甚则致狂；阳不胜阴，则五藏气静，九窍闭阻。高明养生之人顺从阴阳规律，筋脉畅通，骨骼坚固，气血调顺，如此则内外调和，邪气不能伤害，耳目聪明气血如常。

风客淫气，精乃亡，邪伤肝也。因而饱食，筋脉横解，肠澼⑰为痔。因而大饮，则气逆。因而强力，肾气乃伤，高骨⑱乃坏。

风邪伤气，精血伤耗，血伤及肝。由于过饱，胃肠筋脉松弛，成为痢疾或痔疮之病。由于过度

---

① 俞：《荀子·荣辱》杨倞注“俞，读为愈”，《管子集校》：“愈，即瘉”，《诗·斯干》郑玄注“瘉，病也”。

② 善畏：指发热畏寒之证。寒邪入侵，导致发热恶寒之证。

③ 惊骇：热盛神躁谵语之证。热盛扰神，所以出现谵语之“惊骇”证，与前文暑热之“多言”一类病也。

④ 魄汗：大汗。《礼记·祭义》：“魄也者，鬼之盛也。”丹波元简：“魄、白古通用，……魄汗即白汗为是。”

⑤ 形弱：《左传·昭元年》“齐国弱”，《公羊传》作“齐国酌”，《易·损》陈奂传疏：“酌与勺同”，《论文通训定声》：“勺，犹灼也”，《玉篇·火部》：“灼，热也。”

⑥ 因时：张景岳云“应春气以养生，应夏气养长，应秋气而养收，应冬气以养藏”。

⑦ 序：引为“常”义。

⑧ 上下不并：王冰云“并，谓气交通也”。

⑨ 正：为“拯”之音转。《左传·昭公十一年》杜预注：“拯犹救助也。”

⑩ 一日：“一”为“其”义。一日即其日义。

⑪ 起亟：《文选·前缓声歌》吕延济注：“栖，倚，《文选·登巴陵城楼作》李善注：“起伏，即倚伏也”。张景岳：“亟，即气也。”“栖内”即居内义，与阳之“卫外”正对举成文。

⑫ 并：盛义。

⑬ 争：为“静”之脱。郭霭春：“‘争’疑系‘静’之坏字。”阴盛则静，于义可通。

⑭ 陈：顺义。

⑮ 同：为“通”之音转，通畅义。《山海经·海内经》注：“同犹通。”

⑯ 气立如故：“立”为“血”字之误。形近致误。前文之“气血皆从”及后文之“气血以流”等句，可证。“故”为“常”义。

⑰ 肠澼：痢疾之病。杨上善：“泄脓血也。”

⑱ 高骨：“腰间脊骨之高者”（顾观光）。

饮酒，气逆而咳喘。由于强力房事，肾气受损，腰脊骨受伤。

凡阴阳之要，阳密①乃固。两者不和，若春无秋，若冬无夏。因而和之，是谓圣度。故阳强不能密，阴气乃绝。阴平阳秘②，精神乃治③，阴阳离决，精气乃绝。

阴阳之要，阳静为本。阴阳失和，似春无秋，似冬无夏，因此说阴阳调和，才是明智养生之术。如果阳气偏亢不静，则阴气伤耗。阴平阳静，形体精神才正常。阴阳相失不和，精气就要耗竭成病了。

因于露风，乃生寒热。是以春伤于风，邪气留连，乃为洞泄④。夏伤于暑，秋为痎疟。秋伤于湿，上逆而咳，发为痿厥。冬伤于寒，春必温病。四时之气，更⑤伤五藏。

感受风邪，会导致发热恶寒之证。春天伤于风邪，邪气留滞，夏天成为痛泄之病。夏天伤于暑邪，秋天成为疟疾之病。秋天伤于湿邪，冬天成为咳逆或为筋骨痿弱之病。冬天伤于寒邪，春天会生热性病。四时之邪气，互伤五藏。

阴之所生，本在五味，阴之五宫⑥，伤在五味。是故味过于酸，肝气以津⑦，脾气乃绝。味过于咸，大骨气劳，短肌⑧，心气抑⑨。味过于甘，心气喘满，色黑，肾气不衡。味过于苦，脾气不濡⑩，胃气乃厚⑪。味过于辛，筋脉沮弛，精神乃央。是故谨和五味，骨正筋柔⑫，气血以流，腠理以密，如是则骨气⑬以精。谨道如法，长有天命。

阴血等物质，本由五味饮食而生，而五藏之精血，又可伤于五味。过食酸，肝气盛，脾气乃伤。味过于咸，筋骨疲劳，肌肤干涩，心气损。过食甘，心气满闷，肾气失衡。过食苦，脾气不润，胃气则强。过食辛，筋脉失柔，精神萎靡。所以饮食五味合适，骨骼正常，筋脉和顺，气血畅通，腠理坚固，体气旺盛。遵道如法去养生，则自然寿命延长。

---

① 阳密："密"为"謐"之假。《尔雅·释诂》："謐，静也。"

② 阴平阳秘："秘"为"謐"之假，静义，即阴平阳静之义。

③ 精神乃治：精神指形体神态。"治"，正常之义。

④ 乃为洞泄："乃"为"夏"之脱误。与"邪气留连"义例始合。

⑤ 更：副词，"互"义。

⑥ 五宫：五藏。

⑦ 津：引为"盛义"。马莳："味过于酸，则肝气津淫。"

⑧ 短肌：皮肤干燥之类的病症。多纪元坚："先兄曰：盖是《阴阳别论》所谓'索译'，《山海经》所谓'体腊'也。"

⑨ 心气抑："抑"，"损"义。杜预《左传》注及《玉篇》均云："抑，损也。"郭霭春："抑有郁滞的意思。"

⑩ 濡：张志聪云"濡，润也"。

⑪ 厚："强"义。《国语·晋语》韦昭注："厚，犹强也。"

⑫ 骨正筋柔："正"，常义；"柔"和义。即骨骼正常，筋脉和顺。《离骚》注："正，平也"；《淮南子·诠言》："平者道之素也。"《后汉书·明帝纪》注："柔，和也。"

⑬ 骨气以精："精"，旺盛义。

金匮[①]真言论篇第四

黄帝问曰：天有八风，经有五风[②]，何谓？岐伯对曰：八风发[③]邪，以为经风，触五藏，邪气发病。所谓得四时之胜者，春胜长夏[④]，长夏胜冬，冬胜夏，秋胜春，所谓四时之胜也。

黄帝说：天有八方之风，人经脉病有五藏之风，怎么讲？岐伯答道：八风之邪，成为病风，伤五藏而发病。所说"四时之胜"者，春以风气盛为主，要远远超过长夏时的风量；长夏以湿气盛为主，要远远超过冬时之湿气量；冬以寒盛为主，要远远超过夏时的寒凉之气；夏以热气盛为主，要远远超过秋时之热量；秋以燥气盛为主，要远远超过春时之燥气量，这就是"四时之胜"。

东风生于春，病于肝，俞[⑤]在颈项；南风生于夏，病在心，俞在胸胁；西风生于秋，病在肺，俞在肩背；北风生于冬，病在肾，俞在腰股；中央[⑥]为土，病在脾，俞在脊。

东风生于春季，病多在肝，在外多反应于颈项；南风生于夏季，病多在心，外症多见于胸胁；西风生于秋季，病多在肺，外症见于肩背；北风生于冬季，病多在肾，外症见于腰股；长夏属土，病多在脾，外症多在脊背。

故春气者病在头，夏气者病在藏[⑦]，秋气者病在肩背，冬气者病在四肢。

春天病多在头面，夏天病多在肠胃，秋天病多在肩背，冬天病多在四肢关节。

故春善病鼽衄[⑧]，仲夏善病胸胁，长夏善病洞泄寒中[⑨]，秋善病风疟[⑩]，冬善病痹厥[⑪]。

春天多病感冒流涕之病，夏天多病胸胁之病，长夏多病肠炎痢疾之病，秋天多病发热恶寒之病，冬天多病四肢筋骨疼痛之病。

---

① 金匮：古人藏书之金属柜。《汉书·司马迁传》："金匮石室之书"；《史记·自序》："石室金匮之书"；《汉书·晁错传》："刻于玉版，藏于金匮"。《辞通》："古时重视策书，故特置金鐀以藏之。"

② 经有五风：张景岳云"经，经脉也"。"五风"指五藏之风。张景岳："五风，五藏之风也。"

③ 发：助词。《管子集校》："废，发古字通用"；《庄子·天地》陆德明释文："乏，废也"；《战国策·齐策》黄丕烈校："之，作乏"。

④ 春胜长夏：长夏指农历六月。春胜长夏，即春时以风气旺盛为主，要远远超过六月时之风量。后文"长夏胜冬""冬胜夏"等，例同此义。

⑤ 俞，应合义。周学海："俞，应也。非俞穴。"

⑥ 中央：指长夏，即阴历六月。

⑦ 藏：指肠胃。夏季痛泄、痢疾之病多，故云"在藏"。

⑧ 鼽衄：感冒流涕之病。"鼽"或为感冒打喷嚏时"阿求"之音。"衄"，此引指流涕。《素问·水热穴论》："冬取井荥，春不鼽衄"；《素问·缪刺论》："邪客于足阳明之经，令人鼽衄，上齿寒"，义均同此。

⑨ 洞泄寒中：指肠炎、痢疾之类病症。《吕览·仲春纪》："通精"，《后汉书·梁冀传》作"洞精"，《史记·仓公传》注"洞人四肢"。

⑩ 风疟：泛指发热恶寒之病。徐灵胎："秋凉束热，故病寒热风疟。"

⑪ 痹厥：四肢筋骨疼痛之病。吴崑："此所谓痹，寒痹也。"

故冬不按跷①，春不鼽衄②。春不③病颈项④，仲夏不病胸胁，长夏不病洞泄寒中，秋不病风疟，冬不病痹厥。飧泄，而汗出⑤也。

冬天不用按摩之法，春天不用发汗之法。春多病头项之病，夏多病胸胁之病，长夏多病肠炎痢疾之病，秋多病发热恶寒之病，冬多病四肢筋骨疼痛之病。飧泄，就是食入不化泻出之病。

夫精⑥者，身之本也。故藏于精者，春不病温。夏暑汗不出者，秋成风疟。此平人脉法也⑦。

津血是人身之根本。津血充沛，春不成温热之病。暑夏汗出不畅，秋天多成发热恶寒之病。常人一般如此。

故曰：阴中有阴，阳中有阳。平旦至日中，天之阳，阳中之阳也；日中至黄昏，天之阳，阳中之阴也；合夜⑧至鸡鸣，天之阴，阴中之阴也；鸡鸣至平旦，天之阴，阴中之阳也。故人亦应之。

阴中有阴，阳中有阳。从早晨到日中，为阳中之阳；日中到黄昏，为阳中之阴；黄昏至鸡鸣时，为阴中之阴；鸡鸣至早晨，为阴中之阳。人体阴阳之气也是这样。

夫言人之阴阳，则外为阳，内为阴。言人身之阴阳，则背为阳，腹为阴。言人身之藏府中阴阳，则藏者为阴，府者为阳。肝心脾肺肾，五藏皆为阴，胆胃大肠小肠膀胱三焦，六府皆为阳。所以欲知阴中之阴阳中之阳者何也？为冬病在阴，夏病在阳，春病在阴，秋病在阳⑨，皆视其所在，为施针石也。故背为阳，阳中之阳，心也；背为阳，阳中之阴，肺也；腹为阴，阴中之阴，肾也；腹为阴，阴中之阳，肝也；腹为阴，阴中之至阴⑩，脾也。此皆阴阳表里内外雌雄相输应也，故以应天之阴阳也。

就人之整体言，外为阳，内为阴。就人之躯干来说，背为阳，腹为阴。就藏府来说，肝心脾肺肾，五藏属阴，胆胃大肠小肠三焦膀胱，六府属阳。怎样知道阴中之阴，阳中之阳呢？冬病属阴，夏病属阳，春病属阳，秋病属阴。可视病之阴阳部位所在，针刺治疗。背为阳，阳中之阳是心，阳中之阴是肺。腹为阴，阴中之阴是肾，阴中之阳是肝，阴中之甚阴是脾。这都是人体内外表里之阴阳，与自然界阴阳变化相应合的例子。

帝曰：五藏应四时，各有收受⑪乎？岐伯曰：有。东方青色，入通于肝，开窍于目，藏精⑫于

---

① 冬不按跷：冬不用按摩之法去治病。冬季厚衣，按摩不便，故不用此法。

② 春不鼽衄：春天不用发汗之法。“鼽衄”指感冒流涕之证，在此引指发汗法。春季阳气在头，阳气外越，过汗则伤损阳气，故不用汗法。

③ 不：助词，“之”义转。下文之四“不”字，例均同此。“仲夏”“长夏”“秋”“冬”等句，均系上文“仲夏善病胸胁”等句内容重复，疑赘。《诗·清庙》陈传奂疏：“不，发声也”，《礼记·射义》郑玄注：“‘之’，发声也。”《太素·卷二十二·三刺》“精气不分”，《灵枢》作“精气之分”，是“不”“之”古通之证。

④ 颈项：指头部疾患。春季阳气上升，故易患头部疾患。

⑤ 而汗出：《广韵·志韵》：“饵，食也”；《释名·释饮食》：“饵，而也”。此解释飧泄之语。郭霭春：“《类说》引无‘飧泄’以下六字。”

⑥ 精：此指津血。津血充沛，阳邪难以伤耗，故后文云“藏于精者，春不病温”。张景岳：“人身之精，真阴也。为元气之本。耗精则阴虚，阴虚则阳邪易犯，故善温病。”

⑦ 此平人脉法也：王冰云“谓平人之脉法也”。

⑧ 合夜：“合夜即黄昏。‘合’疑‘台’字之形误，‘台’为‘始’字之声借。始夜为黄昏之变文”（于鬯）。

⑨ 春病在阴，秋病在阳：依四时寒热之气候来讲，此“阴”“阳”二字互易，义例始合。春温属阳，秋凉属阴。

⑩ 至阴：脾在腹之最内，故云“至阴”。“至”有“极”义。杨上善：“脾居腹中至阴之位。”

⑪ 收受：郭霭春云“‘收’应作‘攸’。‘攸’有‘所’义。‘受’作‘用’解，见《吕氏春秋·赞能》高注。‘攸受’即是‘所用’的意思”。

⑫ 精：气义。《淮南子·精神训》：“精者，人之气。”《春秋繁露》：“气之清者，为精。”

肝。其病发惊骇[①]，其味酸，其类草木，其畜鸡，其谷麦，其应四时，上为岁星。是以春气在头也，其音角，其数八，是以知病之在筋也，其臭[②]臊。

黄帝说：五藏与四时相应，各有所用吗？岐伯答：有。东方青色，与人肝气相应。肝开窍于目，藏气于肝，其病多筋骨痛瘦。其味酸，其应木，五畜中应鸡，五谷中应麦。在四时中上为岁星（木星）。春病多在头部。在五音中为角音，五行之成数为八。病之多伤筋，其气味应腥臊。

南方赤色，入通于心，开窍于耳[③]，藏精于心，故病在五藏。其味苦，其类火，其畜羊，其谷黍，其应四时，上为荧惑星，是以知病之在脉也。其音徵，其数七，其臭焦。

南方赤色，与人心气相应，心开窍于舌，藏气于心，生病多在内藏。其味苦，其应火，在五畜应羊，在五谷应黍，四时中上应火星。其病多伤脉，在五音中为徵音，在五行生成数中为七，其气味为焦气。

中央黄色，入通于脾，开窍于口，藏精于脾，故病在舌本[④]。其味甘，其类土，其畜牛，其谷稷，其应四时，上为镇星。是以知病之在肉也。其音宫，其数五，其臭香。

中央黄色，与人脾气相应。脾开窍于口，藏气于脾，其病多在脊背。其味甜，其应土，在五畜为牛，在五谷为稷，四时中上应土星。脾病多伤及肉。在五音为宫音，在五行生成数中为五，在气味为香。

西方白色，入通于肺，开窍于鼻，藏精于肺，故病在背。其味辛，其类金，其畜马，其谷稻，其应四时，上为太白星，是以知病之在皮毛也，其音商，其数九，其臭腥。

西方白色，与人肺气相应，肺开窍于鼻，藏气于肺，其病多涉背部。其味辣，其应金。在五畜为马，在五谷为稻，在四时中上应金星。肺病多伤及皮毛。在五音为商音，在五行生成数中为九，在气味为腥。

北方黑色，入通于肾，开窍于二阴，藏精于肾。故病在溪[⑤]，其味咸，其类水，其畜彘，其谷豆，其应四时，上为辰星，是以知病之在骨也。其音羽，其数六，其气腐。

北方黑色，与人肾气相应。肾开窍开前后二阴，藏气于肾。其病多在骨关节。其味咸，其应水。在五畜为猪，在五谷为豆，其在四时上为水星。肾病多伤及骨。在五音为羽音，在五行生成数为六，其气味为腐味。

故善为脉者，谨察五藏六府，一逆一从[⑥]，阴阳、表里、雌雄之纪，藏之[⑦]心意，合心于精[⑧]。非其人勿教，非其真[⑨]勿授，是谓得道。

善诊脉者，细察五藏六府，或逆或从，寒热、表里、阴阳之要，牢记于心，入心而神。不是诚心学医者不教，不是诚心治病救人者不传授，这才是得其传授之法。

---

① 惊骇：《文选·羽猎赋》李善注："惊，动也"；《吕览·审分》高诱注："恫，动"；《说文通训定声》："痫，假借为恫"。《玄应音义·卷二十》注："恀，痛也。"

② 臭：气味义。《荀子·王霸》注："臭，气也。"

③ 耳：郭霭春云"应作'舌'，《阴阳应象大论》：'南方生热……在窍为舌'"。王冰："舌为心之官，当言于舌，舌用非窍，故云耳也"。

④ 舌本：当为"脊"之分离致误。前文"中央为土，病在脾，俞在脊"。可证。

⑤ 溪：同谿。指关节腔隙。《庄子·外物》释文："谿，空也。"

⑥ 一逆一从："一"，连词，"或"义。即或逆或从义。《大戴礼记·夏小正》孔广森注："一犹或也。"

⑦ 藏之：引为"牢记"义。

⑧ 合心于精："合"，"入"义。"精"，"神"义。即入心而神之义。《文选·神女赋》注："精，神也。"

⑨ 真：为"人"之音转。《太素》作"人"。

阴阳应象大论篇第五

黄帝曰：阴阳者，天地之道[①]也，万物之纲纪，变化之父母，生杀之本始，神明[②]之府也。治病必求于本。故积[③]阳为天，积阴为地。阴静阳躁，阳生阴长，阳杀阴藏[④]。阳化气，阴成形。寒极生热，热极生寒。寒气生浊，热气生清。清气在下，则生飧泄；浊气在上，则生䐜胀。此阴阳反作[⑤]，病之逆从也。

黄帝说：阴阳是天地间之大道理，万物之纲领，事物变化之基础，生长存亡之根本，万物存亡变化机奥之源地。治病必求其根本。积阳为天，积阴为地。阴主静，阳主动。春生夏长，秋收冬藏。阳产生动力，阴主持形体。寒极会转变为热，热极会转变为寒。寒气产生浊质之气，热气产生清轻之气。清气在下，易为水谷不化泄泻之证；浊气在上，易为䐜胀腹满之病。这是阴阳之逆错，病证之上下。

故清阳[⑥]为天，浊阴[⑦]为地。地气上为云，天气下为雨。雨出地气，云出天气。故清阳出上窍，浊阴出下窍。清阳发腠理，浊阴走五藏。清阳实[⑧]四肢，浊阴归[⑨]六府。

阳气为天，阴质为地。地气上升成为云，天气下降成为雨。雨由地气上升成云而致，云由天气聚集而成。人体清阳之气善走口鼻等上窍，浊阴之质多走前后阴等下窍。清阳宣泄腠理，浊阴入滋五藏。清阳充四肢，浊阴入六府。

水为阴，火为阳。阳为气，阴为味。味归[⑩]形，形归气，气归精，精归化[⑪]。精食[⑫]气，形食味。化生精，气生形。味伤形，气伤精。精化为气，气伤于味。

水属阴，火属阳。阳是气，阴是味。饮食五味养形体，形养气，气养精，精养气。精靠气养，形靠味养。气可促进阴精之产生，气可促进属阴之形体形成。饮食不当可伤形体，气机偏亢可伤耗阴精。精可生气，气又可被饮食五味所伤。

阴味[⑬]出下窍，阳气出上窍。味厚者为阴，薄为阴之阳。气厚者为阳，薄为阳之阴。味厚则泄，

---

① 道：大道理。《庄子·缮性》："道，理也。"《广雅·释诂》："道，大也。"

② 神明：万物存亡变化之机奥。《淮南子》："其生物也，莫见其所养而物长；其杀物也，莫见其所丧而物亡。此之谓神明。"

③ 积：积聚。

④ 阳生阴长，阳杀阴藏：指春生夏长，秋收冬藏。

⑤ 阴阳反作："反作"，逆错义。阴阳失常而逆错。《千金方·卷十二》作"阴阳反错"。

⑥ 清阳：阳气。

⑦ 浊阴：阴质。

⑧ 实："充"义。《左传·宣公十二年》杜预注："实，犹充也。"张志聪："此言饮食所生之清阳，充实于四肢。"

⑨ 归："入"义。《资治通鉴·治纪三十四》胡三省注："归，入也。"

⑩ 归：通"馈"，养义，见《诗经辞典》。

⑪ 化：为"气"之互词。《素问·气交变大论》王冰注："化，和气也。"

⑫ 食：为"飤"之脱。供养义。"精食气"，即精靠气养义。

⑬ 阴味：指食味。

薄则通。气薄则发泄，厚则发热。壮火之[①]**气衰，少火之气壮。壮火食**[②]**气，气食少火，壮火散气，少火生气。气味，辛甘发散为阳，酸苦涌泄为阴。**

饮食五味从下窍排泄，清轻之气从上窍出泄。味厚浓者属阴，味薄淡属阴中之阳。气味厚者属阳，气味薄为阳中之阴。味厚有泄泻作用，味薄有通利作用，气薄有发散作用，气厚有助阳发热作用。盛火使气衰，小火使气壮。盛火伤气，常气生养阳火，亢阳盛火耗散津气，正常阳火产生生气。气味中，辛甘发散者属阳，酸苦通泄者属阴。

阴胜则阳病，阳胜则阴病。阳胜则热，阴胜则寒。重寒则热，重热则寒。寒伤形，热伤气。气伤痛，形伤仲。故先痛而后肿者，气伤形也；先肿而后痛者，形伤气也。风胜则动[③]**，热胜则肿，燥胜则干，寒胜则浮**[④]**，湿胜则濡泻。**

阴偏胜会导致阳病，阳偏胜会导致阴病。阳胜表现为热，阴胜表现为寒。寒甚会转化为热，热甚会转化为寒。寒邪伤人形体，热邪伤人气津。气伤不通则痛，形伤瘀阻则肿。先痛而后肿者，为气伤形；先肿而后痛者，为形伤气。风胜多疼痛之证，热胜多红肿之证，燥胜多干枯之证，寒胜多胀满之证，湿胜多泄泻之证。

天有四时五行，以生长收藏，以生寒暑燥湿风。人有五藏，化[⑤]**五气，以生喜怒悲忧恐。故喜怒伤气，寒暑伤形。暴怒伤阴，暴喜伤阳。厥气上行**[⑥]**，满脉去形**[⑦]**。喜怒不节，寒暑过度，生乃不固。故重阴必阳，重阳必阴。故曰：冬伤于寒，春必温病；春伤于风，夏生飧泄；夏伤于暑，秋必痎疟；秋伤于湿**[⑧]**，冬生咳嗽。**

天有春夏秋冬四时，于是万物才有生长收藏的变化，气候有寒暑燥湿风之产生。人有五藏，产生五藏之气，形成喜怒悲忧恐之情志。喜怒七情多伤神气，寒暑等气多伤形体。大怒伤阴，大喜伤阳。病气盛，伤脉坏形。情志失调，寒暑过度，生命就会受到伤害。阴寒之极，会向阳热方面转化，阳热之极，会向阴寒方面转化。所以说：冬伤于寒邪，春天多成温热病；春伤于风邪，夏天多成水泻病；夏伤于暑邪，秋天多成发热恶寒之证；秋伤于燥邪，冬天多成咳嗽之病。

帝曰：余闻上古圣人，论理人形，列别藏府，端络经脉，会通六合[⑨]**，各以其经。气穴所发，各有处名。谿骨属骨，皆有所起。分部逆从，各有条理。四时阴阳，尽有经纪。外内之应，皆有表里。其信然乎？**

黄帝说：我听说上古圣人，辨识人体，区识藏府，察辨经脉，知晓经脉之“六合”，皆顺调其经脉，俞穴部位，各有名称。肌肉连骨，均有起止。皮肤上下，均有条理。四时冷暖，均有规律。天人之应，均有表里关系。这是真的吗？

---

① 之：介词，“使”义。

② 食：通“蚀”，伤义。《史记·天官书》“薄蚀”，《汉书·天文志》作“薄食”。朱起风：“食、蚀同声，古多通用。”

③ 动：《类说》引此作“痛”。《吕览·审分》高诱注：“恫，动”，《说文通训定声》：“痛，假借为‘恫’，《说文》：“恫，痛也”。

④ 寒胜则浮：《左传·隐公八年》“浮来”，《谷粱传》作“包来”，《孟子正义》：“伏，古与包通”，《文选·西京赋》薛综注：“伏犹冯也”。《楚辞集注》：“冯，满也。”《异法方宜论》：“藏寒生满病。”可证。

⑤ 化：产生义。《素问·天元纪大论》：“物生谓之化。”

⑥ 厥气上行：“上行”引指发展至重。“厥气上行”，即“病气盛”之义。

⑦ 满脉去形：伤脉坏形之义。朱起风：“盈、满同义，书传互通”；《文选·古诗》注：“盈与嬴同，古字通”；《史记·信陵君传》索隐：“嬴音嬴瘦之嬴”。

⑧ 湿：疑“燥”之误。春风夏暑，秋燥冬寒，例始合。

⑨ 六合：指经脉之表里配合关系。王冰：“《灵枢经》曰：太阴阳明为一合；少阴太阳为一合；厥阴少阳为一合。手足之脉各三，则为六合也。”

岐伯对曰：东方生风，风生木，木生酸，酸生肝，肝生筋，筋生心，肝主目。其在天为玄①，在人为道②，在地为化③。化生五味，道生智，玄生神。神④在天为风，在地为木，在体为筋，在藏为肝，在色为青，在音为角，在声为呼，在变动为握，在窍为目，在味为酸，在志为怒。怒伤肝，悲胜怒。风伤筋，燥胜风。酸伤筋，辛胜酸。

岐伯答道：东方属春，产生风气。风促进木生，木气生酸味，酸味助养肝，肝促进筋之功能，筋助养心之功能。肝气通于目。其在天为风，在人为气，在地为生化。生化产生五味，气产生神。其在天应风，在地应木，在人体应筋，在五藏应肝，在五色应青色，在五音应角音，在五声应呼声。其变动为筋搐拳握，其窍为目，其味为酸，其情志为怒。怒可伤肝，悲可胜怒。风能伤筋，燥能胜风。酸味能伤筋，辛味能胜酸味。

南方生热，热生火，火生苦，苦生心，心生血，血生脾，心主舌。其在天为热，在地为火，在体为脉，在藏为心，在色为赤，在音为徵，在声为笑。在变动为忧，在窍为舌，在味为苦，在志为喜。喜伤心，恐胜喜。热伤气，寒胜热。苦伤气，咸胜苦。

南方属夏，产生热气。热促进火生，火产生苦味，苦味养心，心生血，血滋养脾，心气通于舌。其在天应热，在地应火，在体应脉，在五藏应心，在五色应红色，在五音应徵音，在五声应笑声。在变动为情志郁结。其窍为舌，其味为苦，其情志为喜。喜可伤心，恐可胜喜。热可伤气，寒可胜热。苦味可伤气，咸味能胜苦味。

中央生湿，湿生土，土生甘，甘生脾，脾生肉，肉生肺，脾主口。其在天为湿，在地为土，在体为肉，在藏为脾，在色为黄，在音为宫，在声为歌，在变动为哕，在窍为口，在味为甘，在志为思。思伤脾，怒胜思；湿伤肉，风胜湿。甘伤肉，酸胜甘。

中央属长夏，产生湿气。湿促进土生，土产生甘味，甘味养脾，脾促进肉生，促进肺之机能。脾气通于口。其在天应湿，在地应土，在人体应肉，在五藏应脾，在五色应黄色，在五音应宫音，在五声应歌声。在变动为呕逆哕吐。其窍为口，其味为甜，其情志为思。思可伤脾，怒可胜思。湿邪可伤肌肉，风可胜湿邪。甘味可伤肌肉，酸味可胜甘味。

西方生燥，燥生金，金生辛，辛生肺，肺生皮毛，皮毛生肾，肺主鼻。其在天为燥，在地为金，在体为皮毛，在藏为肺，在色为白，在音为商，在声为哭，在变动为咳，在窍为鼻，在味为辛，在志为忧。忧伤肺，喜胜忧。热⑤伤皮毛，寒胜热。辛伤皮毛，苦胜辛。

西方属秋，产生燥气。燥促进金生，金产生辛辣味，辣味养肺，肺促进皮毛生，肺促进肾机能。肺气通于鼻。其在天应燥气，在地应金，在人体应皮毛，在五藏应肺，在五色应白色，在五音应商音，在五声应哭声，在变动为咳嗽。其窍为鼻，其味为辣，其情志为忧。忧可伤肺，喜可胜忧。燥可伤皮毛，寒可胜热邪。辛味可伤皮毛，苦味可胜辛味。

北方生寒，寒生水，水生咸，咸生肾，肾生骨髓，髓生肝，肾主耳。其在天为寒，在地为水，在体为骨，在藏为肾，在色为黑，在音为羽，在声为呻，在变动为栗，在窍为耳，在味为咸，在志

---

① 玄：指风。风为玄冥之气，故当指风。

② 道：气义。《庄子·天地》："夫道，覆载万物者也。"《潜夫论·本训》："道者，气之根也；气者，道之使也"；《管子·小称》尹知章注："气也者，所以生全其形"；《管子·形势解》："道者，扶持众物，使得生育，而各终其生命者也"。

③ 化：化生。

④ 神："神字讹，当系'其'字。律以下文'其在天为热、为湿、为燥、为寒，皆作'其'字，可证"（沈祖帛）。

⑤ 热：《太素》作"燥"。例合。

为恐。恐伤肾，思胜恐。寒伤血[①]，燥[②]胜寒。咸伤血，甘胜咸。

北方属冬，产生寒气。寒促进水生，水产生咸味，咸味养肾，肾促进骨髓生，肾促进肝机能。肾气通于耳。其在天应寒气，在地应水，在人体应骨，在五藏应肾，在五色应黑色，在五音应羽音，在五声应呻声，在变动为寒慄。其窍为耳，其味为咸，其情志为恐。恐可伤肾，思可胜恐。寒可伤骨，热可胜寒。咸可伤骨，甘味可胜咸味。

故曰：天地者，万物之上下也；阴阳者，血气之男女也；左右者，阴阳之道路也；水火者，阴阳之征兆也；阴阳者，万物之能始[③]也。故曰：阴在内，阳之守也；阳在外，阴之使[④]也。

所以说：天地覆载万物，阴阳主持男女。东西方是阴阳循行的道路，水火是阴阳显现于外的征象，阴阳是万物起始之本。所以说，阴在内，阳卫外；阳在外，阴是它的佐助。

帝曰：法阴阳[⑤]奈何？岐伯曰：阳胜则身热，腠理闭[⑥]，喘粗为之俯仰[⑦]，汗不出[⑧]而热，齿干以烦冤，腹满死。能冬不能夏。阴胜则身寒，汗出[⑨]，身常清，数栗而寒，寒则厥，厥则腹满死，能夏不能冬。此阴阳更[⑩]胜之变，病之形能[⑪]也。

黄帝说：如何辨别阴阳之状？岐伯答道：阳胜则身热，腠理开，喘息气粗，不得坐卧，汗出而热，齿干烦闷，腹满甚，耐冬不耐夏。阴胜则身寒，汗不出，身常冷，战栗而寒，寒则手足凉，病则腹胀满甚，耐夏不耐冬。这是阴阳互胜之变，病之形态表现。

帝曰：调此二者奈何？岐伯曰：能知七损八益[⑫]，则二者可调。不知用此，则早衰之节也。年四十，而阴气自[⑬]半也，起居衰矣；年五十，体重，耳目不聪明矣；年六十，阴痿，气大衰，九窍不利，下虚上实[⑭]，涕泣俱出矣。故曰：知之则强，不知则老，故同出而名异耳。智者察同，愚者察异[⑮]。愚者不足，智者有余，有余则耳目聪明，身体轻强，老者复壮，壮者益治。是以圣人为无为之事，乐恬憺之能，从欲快志于虚无之守，故寿命无穷，与天地终，此圣人之治身也。

黄帝说：怎样调阴阳二者？岐伯说：能知其虚其实，则阴阳二者可调。不知此法，则早衰之因。人四十岁，阴气已衰减一半，动作开始衰老；五十岁，肢体沉重，耳目不聪；六十岁，筋骨软弱，气明显衰减，九窍不畅，下窍虚，上窍闭，涕泪俱出。所以说：知此则健康，不知此则衰老。同样的人体，结果却不一样。聪明者察其未病而先防，愚蠢者察其已病始知晓。愚者常感体力不足，智者精力充沛。体健则耳目聪明，身体轻巧有力，老者复如青壮年，青壮年身体更壮。明智之

---

① 血：《太素》作“骨”，与前文“在体为骨”例合。

② 燥：当为“热”之误。

③ 能始：起始义。《易·系辞》注：“始，犹生也。”

④ 阴之使：“使”，有“佐助”义。《尔雅·释诂》：“使，从也。”

⑤ 法阴阳：“法”引为“辨”义，即辨阴阳。《尔雅·释言》：“法，所以铨量轻重。”

⑥ 闭：疑为“开”之误。“閉”“開”形近致误。热当腠理开。《灵枢·五癃津液别篇》：“天暑衣厚则腠理开。”

⑦ 俯仰：喻喘咳坐卧不安状。张景岳：“喘粗不得卧，故为俯仰。”

⑧ 汗不出：“不”，助词，“之”义。即“汗出”义，阳热而汗出。

⑨ 汗出：“出”前疑脱“不”字，即“汗不出”。阴寒腠理闭，故汗不出。《灵枢·五癃津液别篇》：“天寒则腠理闭。”

⑩ 更：副词，“互”义。

⑪ 形能：“能”通“态”，即“形态”。胡澍：“能，读如态。”

⑫ 七损八益：“七”“八”均当为“其”字之脱简。即“其损其益”。指阴阳之损益。前文“阴阳者，天地之道也，万物之纲纪，变化之父母，生杀之本始”“阳胜则身热”“阴胜则身寒”。调节人体阴阳之失衡，是健身防病之本。

⑬ 自：副词，已。

⑭ 上实：“实”指耳聋、目花之上窍闭阻之证。下文“有余则耳目聪明”，可证。

⑮ 智者察同，愚者察异：聪明者察其未病先防，愚蠢者察其已病之状而知。高士宗：“察同者，于同年未衰之日，而省察之，智者之事也。察异者，于强老各异之日而省察之，愚省之事也。”

人顺天地之自然，乐清静无杂之状态，静心专志保持健康之体，所以寿命长在，与天地同存。这是明智之人养身之道。

天不足西北，故西北方阴也，而人右耳目不如左明也。地不满东南，故东南方阳也，而人左手足不如右强也。帝曰：何以然？岐伯曰：东方阳也，阳者其精[①]并于上，并于上则上明而下虚，故使耳目聪明而手足不便也。西方阴也，阴者其精[①]并于下，并于下则下盛而上虚，虚其耳目不聪明而手足便也。故俱感于邪，其在上则右甚，在下则左甚。此天地阴阳所不能全也，故邪居之。

西北地势高，天不能充满，所以西北方属阴。应合于人体，右耳目不如左耳目聪明。东南地势低，地不足于东南，所以东南方属阳。应合于人体，左手足不如右手足强而有力。黄帝说：怎样造成的？岐伯说：东方属阳，阳者其气甚于上，甚于上则上盛下虚，因此耳目聪明而手足不便利。西方属阴，阴者其气甚于下，甚于下则下盛而上虚，故耳目不聪明而手足灵活便利。同样感于邪气，在上部则右甚，在下部则左甚。这与天地阴阳之气不能完全平衡的道理一样。故邪气乘虚侵入。

故天有精[②]，地有形，天有八纪[③]，地有五里[④]，故能为万物之父母。清阳上天，浊阴归地，是故天地之动静，神明为之纲纪。故能以生长收藏，终而复始。惟贤人上配天以养头，下象地以养足，中傍人事[⑤]以养五藏。天气通于肺，地气通于嗌，风气通于肝，雷气通于心，谷气通于脾，雨气通于肾。六经为川，肠胃为海。九窍为水注之气[⑥]。以天地为之阴阳，阳之汗，以天地之雨名之；阳之气，以天地之疾风名之。暴气象雷，逆气象阳。故治不法[⑦]天之纪[⑧]，不用地之理，则灾害至矣。

天有气，地有形。天有八节气，地有五方位。所以能为万物之基础。清阳升天，浊阴降地。天地之动与静，阴阳为之纲领。四时生长收藏，终而复始。智者上从天以养头，下顺地以养足；中从人体以养五藏。天气与人之肺气相应通，地气与人之咽气相应通，风气与人之肝气相应通，雷气与人之心气相应通，谷气与人之脾气相应通，雨气与人之肾气相应通。六经像川一样流动，肠胃像海一样容纳。九窍为水。以天地之阴阳来比喻，人之汗像天地之雨，人之气像天地之风。怒气像雷，逆气如阳亢。所以治病不遵天之气，不从地之方位，灾害就要来临。

故邪风之至，疾如风雨。故善治者治皮毛，其次治肌肤，其次治筋脉，其次治六府，其次治五藏。治五藏者，半死半生也。故天之邪气，感则害人五藏；水谷之寒热，感则害于六府；地之湿气，感则害皮肉筋脉。

邪气之侵，快如风雨。善治病的医生，治病之浅表；不精医术者病至肌肤才治疗；其次者病至筋脉才治疗；更次者病至六府才治疗；最差者病至五藏才治疗。病至五藏再治者，只有一半治愈的希望了。天之风寒燥湿热等邪气，感人多使五藏受到伤害；饮食不洁，寒热失调，多使六府受到伤害；地之水湿之气侵袭，多伤害人之皮肉筋脉。

故善用针者，从阴引[⑨]阳，从阳引阴，以右治左，以左治右，以我知彼，以表知里，以观过与

---

① 精：气义。《淮南子·精神训》："精者人之气。"

② 精：气义。《春秋繁露》："气之清者为精。"

③ 八纪：纪指节气，立春、立夏、立秋、立冬、春分、秋分、夏至、冬至八个节气。

④ 五里：东南西北中五方。高士宗："东南西北中，五方之道理也。"

⑤ 中傍人事："傍"，"从"义。"人事"，指人体。即中从人体之义。

⑥ 水注之气：郭霭春云"按'注之气'三字行。'九窍为水'与上'为川''为海'句式一律。《医说》引无'注之气'三字，应据删"。

⑦ 法：遵义。

⑧ 纪："气"义。

⑨ 引：治义。"从阴引阳"即"从阴治阳"之义。下文"阳病治阴，阴病治阳"，可证。

不及之理，见微得[①]过，用之不殆。

善用针刺治病者，从阴经治阳病，从阳经治阴病，以右侧治左侧之病，针左侧治右侧之病。以此藏知彼藏，以表证知里证，察虚实之机理，见微状即知病，治疗起来不会失败。

善诊者，察色按脉，先别阴阳。审清浊[②]，而知部分[③]；视喘息，听音声，而知所苦；观权衡规矩[④]，而知病所主[⑤]；按尺寸，观浮沉滑涩，而知病所生。以治无过，以诊则不失矣。

良医治病，察色按脉，先辨阴阳。察其排泄物之清稀混浊就知道病所；望病人喘息之状，听其声音，就知道病之势态；望病人五官形态及面色，就知道病之轻重缓急；诊察尺肤之滑涩及寸口脉之浮沉，就知道病证之因。这样，治疗就不会有过失，诊断就不会有错误。

故曰：病之始起也，可刺而已，其盛，可待衰而已[⑥]。故因其轻而扬之，因其重而减之，因其衰而彰之。形不足者，温之以气；精不足者，补之以味。其高者，因[⑦]而越之；其下者，引[⑧]而竭之；中满者，泻之于内；其有邪[⑨]者，渍形以为汗；其在皮者，汗而发之；其慓悍者，按而收之[⑩]；其实者，散而写之。审其阴阳，以别柔刚，阳病治阴，阴病治阳。定其血气，各守其乡。血实宜决之，气虚宜掣引之。

所以说：病初起，针刺即愈；邪气盛，可治疗等其邪气衰退时再停止治疗。病症在表，可用发散之方法，病症在内，可用攻泻的方法；虚证要用补法；形体瘦弱，要用温补之法；阴精不足，要用滋阴之品；病位高，可涌吐发散；病位低，可泻下涤荡；胸腹胀满拒按者，可用泻下法；水湿之邪滞阻者，可用发汗法；病在表皮者，可用发汗法；邪气势盛者，攻其邪而平定之；实证，可用散法或泻法。审察阴阳，辨别虚实。阳病可治阴经，阴病也可治阳经。平其血气，各归其常。血实宜泻之，气虚宜补之。

---

① 得：知义。《吕览·义赏》注：“得犹知也。”

② 审清浊：清浊，指排泄物之清浊。

③ 部分：指病所。王冰：“部分谓藏府之位。”

④ 权衡规矩：指望诊面部五官形态及面色。“权衡”，有“曲直”义。杨树达《积微居小学金石论丛》：“藿声字多含曲义。《说文》：‘彏，弓曲也’，又‘趯，行曲脊貌’，《公羊传·桓公十一年》：‘权者，反于经然后有善者也’”。“规矩”，有“方圆”义。面部五官，有曲有直，有方有圆，故云“权衡规矩”。

⑤ 所主：指病之轻重缓急。《医经解惑论》：“谓量病之轻重缓急浅深。”

⑥ 可待衰而已：指治疗待其病衰而止，并非不治待其自衰。岂有病轻治疗病盛不治之理？病盛更应积极治疗。

⑦ 因：“谓升散之，吐涌之”（张景岳）。

⑧ 引：使邪下出。张景岳：“谓涤荡之、疏利之。”

⑨ 邪：此指水湿之邪。

⑩ 按而收之：“收”或为“攻”之误。形近致误。即平而攻之义。邪气盛，则当攻其邪而平定之。注家解作“按摩”“按得其状则可收而制”“抑而下降”等，义失。

阴阳离合[①]论篇第六

黄帝问曰；余闻天为阳，地为阴，日为阳，月为阴，大小月三百六十日[②]成一岁，人亦应之。今三阴三阳，不应阴阳，其故何也？岐伯对曰：阴阳者，数之可十，推之可百，数之可千，推之可万，万之大不可胜数，然其要一也。

黄帝问道：我听说天属阳，地属阴，日属阳，月属阴，日月运行三百六十五日为一年，人也与此相应。现在三阴三阳脉不与其相应合，是什么原因呢？岐伯回答说：阴阳之变，变之可十，扩之可百；变之可千，扩展之可万，直至变化扩展至不可数尽，但其基本规律却只有一个。

天覆地载，万物方生，未出地者，命曰阴处，名曰阴中之阴；则[③]出地者，命曰阴中之阳。阳予[④]之正[⑤]，阴为[⑥]之主。故生因[⑦]春，长因夏，收因秋，藏因冬。失常则天地四塞。阴阳之变，其在人者，亦数之可数。

天气覆盖，大地乘载，万物生长繁衍。草木未出地者，叫作阴处，又名阴中之阴；刚出地者，叫作阴中之阳。阳叫作生，阴叫作主。所以说生在春天，盛长在夏天，收贮在秋天，闭藏在冬天。四时失常则阴阳之气闭阻不通。阴阳的变化应合于人体，也是变之可再变。

帝曰：愿闻三阴三阳之离合[⑧]也。岐伯曰：圣人南面而立，前曰广明，后曰太冲。太冲之地，名曰少阴，少阴之上，名曰太阳，太阳根起于至阴，结于命门，名曰阴中之阳。中身而上，名曰广明，广明之下，名曰太阴，太阴之前，名曰阳明。阳明根起厉兑，名曰阴中之阳。厥阴之表，名曰少阳，少阳根起于窍阴，名曰阴中之少阳。是故三阳之离合也，太阳为开[⑨]，阳明为阖[⑩]，少阳为枢[⑪]。三经者，不得相失也。搏而勿浮[⑫]，命曰一[⑬]阳。

---

① 离合：或为“络”音之分离。“络”指“脉”。此篇讲三阴三阳经脉分布之大概，故当云“阴阳络论”。《素问》中“络”“脉”有混用之例。如《缪刺论》“邪客于手阳明之络”“邪客于足阳跷之脉”“邪客于足阳明之经”“邪客于是少阳之络”等。细揣该篇诸“络”义，又均可用“经”字作解。杨上善注“邪客于足少阴之络”条，则径直以经脉作解：“足少阴直脉从肾上入肺中……”

② 三百六十日：“日”后，《太素》有“五”字。

③ 则：通“才”。副词，刚刚义。《荀子・劝学》杨注：“则当为财，与才同”。

④ 予：《方言》戴震疏：“予，与亦声义通”；《墨子》孙诒让注：“与，吴抄本作於”；《古今文集解》：“曰、於古通”。

⑤ 正：王冰云“阳施正气，万物方生”。

⑥ 为：为“谓”之音转。“叫作”义。《左传・僖公四年》“为甚”，《唐石经》作“谓甚”，是为、谓古通之证。

⑦ 因：动词，“在”义。“生因春”，即生在春天之义。下文“长因夏”“收因秋”“藏因冬”等，例同。《经传释词》：“因，由也”；《礼记・杂记》孔颖达疏：“由，在也”。

⑧ 离合：疑为“络”音之分离。此指脉。

⑨ 开：“外”义。吴崑：“太阳在表，敷畅阳气，谓之开。”下文“外者为阳”。

⑩ 阖：“内”义。吴崑：“阳明在里，受纳阳气，谓之阖。”

⑪ 枢：引为“中”义。吴崑：“少阳在表里之间，转输阳气，犹枢轴焉，谓之枢。”

⑫ 搏而勿浮：“搏”，“动”义。指脉搏跳动。脉动而浮。《荀子・正论》：注：“搏，手击也。”

⑬ 一：《助字辨略》：“壹字在此犹云‘是’也”，又云“‘其日’，犹云‘是日’”。《诗・小宛》李富孙释：“壹，一古今字。”

黄帝说：我想知道三阴三阳之脉。岐伯说：智者面向南站立，前方叫作广明，后方叫作太冲。太冲所起之处，叫作少阴。少阴之上，叫作太阳。太阳经之下端起于至阴穴，其上止于睛明穴，叫作阴中之阳。半身以上，叫作广明，广明之下，叫作太阴，太阴之前，叫作阳明。阳明经下起于厉兑穴，叫作阴中之阳。厥阴之前，叫作少阳。少阳经下起于窍阴穴，叫作阴中之少阳。三阳经之脉，太阳为外，阳明为内，少阳为中。此三者不得失调。脉动而浮，叫作阳脉。

帝曰：愿闻三阴。岐伯曰：外者为阳，内者为阴，然则中为阴。其冲[①]在下，名曰太阴，太阴根起于隐白，名曰阴中之阴。太阴之后，名曰少阴，少阴根起于涌泉，名曰阴中之少阴。少阴之前，名曰厥阴，厥阴根起于大敦，阴之绝阳，名曰阴之绝阴。是故三阴之离合也，太阴为开，厥阴为阖，少阴为枢。三经者，不得相失也。搏而勿沉，名曰一阴。

黄帝说：愿意知道三阴经。岐伯说：外为阳，内为阴，中也为阴。直在下，叫作太阴。太阴脉起于隐白穴，叫作阴中之阴。太阴的后面，叫作少阴，少阴脉起于涌泉穴，叫作阴中之少阴。少阴之前，叫作厥阴。厥阴脉起于大敦穴，叫作阴中之绝阴。三阴经之脉，太阴为外，厥阴为内，少阴为中。此三者不得失调。脉动而沉，叫作阴脉。

阴阳〓〓，积传为一周，气里形表而为相成也。

阴阳之气，冲冲运行，其转昼日为人身一周。五藏六府，气血表里，相辅相成。

---

① 冲：《中说·王道》阮逸注："冲，直也"。

阴阳别[①]论篇第七

黄帝问曰：人有四经十二从[②]，何谓？岐伯对曰：四经应四时，十二从应十二月，十二月应十二脉。

黄帝问道：人有四肢十二纵节，怎么讲？岐伯答道：四肢应四时，十二纵节应十二月，十二月应十二脉。

脉有阴阳，知阳者知阴，知阴者知阳。凡阳有五，五五二十五阳。所谓阴者，真藏[③]也。见则为败，败必死也。所谓阳者，胃脘之阳也。别于阳者，知病处也；别于阴者，知死生之期。三阳在头，三阴在手，所谓一[④]也。别于阳者，知病忌[⑤]时；别于阴者，知死生之期。谨熟阴阳，无与众谋。

脉有阴阳，知阳脉相对比就知道阴脉，知阴脉相对比就知道阳脉。阳脉有五种，五藏五时之不同脉象共二十五种。所说的阴脉就是病藏脉，见则为败，败则必死。所说的阳脉，指正常有生气之脉。能辨别阳脉，就可以知道病位所在；能辨别阴脉，就可以知道死生之期。三阳经多察人迎之脉，三阴经多察寸口之脉，这是常规。熟悉阴阳之脉象，临症无须与他人商量。

所谓阴阳者，去[⑥]者为阴，至[⑦]者为阳；静[⑧]者为阴，动[⑨]者为阳；迟者为阴，数者为阳。凡持真脉之藏脉者，肝至悬绝[⑩]急，十八日死，心至悬绝，九日死；肺至悬绝，十二日死；肾至悬绝，七日死；脾至悬绝，四日死。

所讲的阴脉阳脉，脉落下为阴，脉搏起为阳；脉柔和为阴，脉躁疾为阳；脉迟滞为阴，脉疾数为阳。凡诊病藏之脉，肝病脉见弦急者，十八日死；心病脉见弦急者，九日死；肺病脉见弦急者，十二日死；肾病脉见弦急者，七日死；脾病脉见弦急者，四日死。

曰：二阳之病发心脾[⑪]，有不得隐曲[⑫]，女子不月，其传为风消[⑬]，其传为息贲[⑭]者，死不治。

---

① 别：通“辨”。《周礼·秋官》郑玄注：“故书‘别’为‘辨’。”钱大昕《廿二史考异》：“古书‘辨’与‘别’通。”

② 四经十二从：“经”为“迳”之音转。“四迳”指“四肢”。“从”为“纵”之音转。纵节指肢节，每肢三节，故云十二。《荀子·修身》“莫迳”，《贾谊新书》作“莫经”，是“迳”“经”古通之证。《论语》集解：“从，读曰纵”，是“从”“纵”古通之证。

③ 真藏：“真”为“瘨”之脱，“病”义。瘨藏指病藏脉。故下文云“见则为败，败必死也”。

④ 一：引为“常”义。《淮南子·精神训》注：“一谓道也。”《老子》注：“道谓自然之道。”“自然”即“常态”之义。

⑤ 别于阳者，知病忌时：丹波元简谓“滑云：‘二句申前说，或者为衍文亦可’”。此二句为前者之重复，当以丹波元简之说为是。

⑥ 去：脉落下。

⑦ 至：脉搏起。

⑧ 静：脉柔顺。

⑨ 动：脉躁疾。

⑩ 悬绝：指脉疾数而弦直有力之甚。《灵枢·九针十二原》：“去如弦绝。”

⑪ 心脾：指胸脘疼痛之证。《太素》“脾”作“痹”。

⑫ 有不得隐曲：“有”，“为”义。《经词衍释》：“有，犹为也。”“不得隐曲”，指阳痿之病。张景岳：“不得隐曲，阳道病也。”不得隐曲与女子不月，病正对举而言。枚乘《七发》：“纵姿于曲房隐间之中。”

⑬ 风消：发热消瘦之病。陈修园：“发热消瘦，胃主肌肉也。”

⑭ 息贲：指哮喘病。喘时气息奔急，故云“息贲”。马莳：“火乘肺金，而喘息上贲。”

阳明经病变，常见胸脘疼痛、阳痿、女子经闭等病证。其发展为发热消瘦之病，发展成哮喘后，其病难治。

曰：三阳为病发寒热，下为痈肿，及为痿厥腨痌①，其传为索泽②，其传为颓疝③。

太阳经病变，多见发热恶寒之证，下肢浮肿，肢体软弱无力，腿肚酸痛。其发展可成为消渴病，成为下阴肿痛之病。

曰：一阳发病，少气善咳善泄，其传为心掣④，其传为隔⑤。

少阳经病变，多咳嗽泄泻，其发展可成为心悸之证，可成为脾胃隔阻不通之证。

二阳⑥一阴发病，主惊骇⑦背痛，善噫善欠，名曰风厥。

厥阴经发病，多疼痛背痛之证，常逆气嗳气，病名叫作风厥。

二阴一阳⑧发病，善胀、心满、善气。

少阴经病变，多见胀满、胸闷、短气等证。

三阳⑨三阴发病，为偏枯、痿易⑩、四肢不举。

太阴经病变，多见偏瘫，四肢软弱无力，举动艰难之证。

鼓⑪一⑫，阳曰钩；鼓一，阴曰毛；鼓，阳胜急曰弦；鼓，阳至而绝曰石；阴阳相过曰溜⑬。

脉象中阳脉叫作钩，阴脉叫作毛；阳脉急而有力叫作弦，沉急有力叫作石。阴阳脉相失叫作病脉。

阴争⑭于内，阳扰于外，魄汗未藏，四逆而起，起则熏⑮肺，使人喘鸣。阴之所生，和本曰和⑯。是故刚与⑰刚，阳气破散，阴气乃消亡。淖则刚柔不和，经气乃绝。

阴气静于内，阳气乱于外，大汗不止，手足发凉，凉则动肺，使人哮喘。阴气之所生，其平叫作和。如果阳气强而又强，就会使阳气破散，阴津消亡。乱则阴阳失和，经脉之气就会衰竭。

死阴⑱之属，不过三日而死；生阳⑲之属，不过四日而死。所谓生阳死阴者，肝之心谓之生阳，

---

① 痿厥腨痌："痿厥"，肢体软弱之证；"腨痌"，腿肚酸痛之证。

② 索泽：求水之义。此指消渴病。

③ 颓疝："颓"指下阴，"疝"为肿痛之义。"颓"又作"穨""癞""馈"。

④ 心掣：心悸之证。张景岳："心动不宁，若有所引，名曰心掣。"

⑤ 隔：隔阻不通之证。张景岳："脾胃受伤，乃为隔证。"

⑥ 二阳：疑衍。前文讲"二阳""三阳""一阳"之病变。此当讲"一阴""二阴""三阴"等病变。不当再赘出阳经字样，其例始合。

⑦ 惊骇：《应玄音义》注："恔，痛也"。

⑧ 一阳：疑衍。

⑨ 三阳：疑衍。

⑩ 痿易：于鬯："易读为瘍"。病义。即痿病。四肢软弱无力之证。

⑪ 鼓：脉跳动之义。张志聪："鼓，动也。"

⑫ 一：助词，当"者"义。

⑬ 阴阳相过曰溜："过"，"失"义；"溜"通"瘤"，"病"义。《国语·鲁语》韦昭注："过，失也。"《文选·魏都赋》张载注："留，或作溜字"；《说文通训定声》："留，假借又为瘤"；《广雅·释诂》："瘤，病也"。

⑭ 争：为"静"之脱。

⑮ 熏：《太素》作"动"。

⑯ 和本曰和："和本"，平和之义。《国语·晋语》高诱注："和，和平也"；《史记·屈原贾生列传》张守节正义："本，常也。""常"亦"平"义。阴阳之气，均以"平"为宗旨。其平失调则成病态。故后文云"刚与刚，阳气破散，阴气乃消亡"。张景岳："阴之所生，以脏气和，脏之和，以阴阳之和也。"

⑰ 与：郭霭春云"'与'疑应作'愈'，'与'、'愈'声误。王注'阳胜又阳'，似王本就作'愈'。"

⑱ 死阴：盛阴、甚阴之义。吴崑："上文言偏阳偏阴之害，此则决其死期也。"意即此言偏阴偏阳之死期。

⑲ 生阳："生"，"盛"义。《文选·甘泉赋》张铣注："生，成也"；《释名·释言语》："成，盛也"。盛阳，阳气偏亢之证。

心之肺谓之死阴，肺之肾谓之重阴，肾之脾谓之辟阴[①]，死不治。

盛阴之类病证，不过三日而死；盛阳之类病证，不过四日而死。所说盛阳盛阴：肝病传心，叫作盛阳，心病传肺，叫作盛阴，肺病传肾，叫作重阴，肾病传脾，叫作盛阴，多不可治。

结阳[②]者，肿四肢。结阴者，便血一升，再结二升，三结三升。阴阳结斜[③]，多阴少阳曰石水，少腹肿。二阳结谓之消，三阳结谓之隔，三阴结谓之水，一阴一阳结谓之喉痹。阴搏阳别[④]谓之有子。阴阳虚肠辟[⑤]死。阳加[⑥]于阴谓之汗。阴虚阳搏谓之崩。

病在阳经者，四肢肿胀。病在阴经者，大便下血，再病加重，三病更甚。阴阳疾邪之病，寒多热少叫石水，小腹肿。阳明经之病常成消渴，太阳经之病常成隔阻不通之证，太阴经之病常成水阻之病，厥阴少阳经之病常成喉痹肿痛之证。沉取脉大浮取流畅是妊娠有子之脉象。沉取浮取皆无力是大便脓血之证，多不治。阳盛于阴多出汗。沉取无力浮取搏指，多是妇女血崩之病。

三阴俱[⑦]搏，二十日夜半死。二阴俱搏，十三日夕时死。一阴俱搏，十日死。三阳俱搏且鼓，三日死。三阴三阳俱搏，心腹满，发尽[⑧]不得隐曲[⑨]，五日死。二阳俱搏，其病温，死不治，不过十日死。

太阴经脉尽，二十天夜半死。少阴经脉尽大，十三天后傍晚死。厥阴脉尽大，十天后清晨死。太阳脉尽大急，三天即死。太阴太阳脉尽大，心腹胀满，发作时皆大小便不通，五天后即死。阳明脉大，为温热病，不可治，不过十天就会死去。

---

① 辟阴：亦即盛阴之证。

② 结：引为病义。下文诸“结”，均同此例。《文选·东武吟》“徒结”，五臣本作“徒积”；《荀子·富国》杨倞注：“积犹辟也”；《战国策·宋卫策》鲍彪注：“疾，犹癖也”。辟，癖古今字。《论语集注》：“疾，犹病也。”

③ 结斜：马莳云“阴经阳经为邪所结”。

④ 阴搏阳别：阴：沉取；阳：浮取。“搏”，“大”义。《汉书·食货志》颜师古注：“搏，大也。”“别”，引为“流畅”义。“别”有“决”义，“决”有“流泄”义。阴搏阳别，即沉取有力，浮取流畅义。

⑤ 肠辟：大便脓血之证。吴崑：“肠澼，后泄血沫也。”

⑥ 加：盛义。《礼记·少仪》注：“加犹多也。”

⑦ 俱搏：“俱”通“尽”。《墨子·备城门》孙诒让诂：“俱，吴钞本作尽。”“搏”通“博”，大义。《说文通训定声》：“博，假借又为搏”，《吕氏春秋·上德》高诱注：“博，大也。”

⑧ 尽：副词，“皆”义。《墨子》：“尽，莫不然也。”

⑨ 不得隐曲：隐曲在此指大小便。即大小便不通。王冰：“隐曲，谓便泻也。”

灵兰秘典论篇第八

黄帝问曰：愿闻十二藏之相使[①]，贵贱[②]何如？岐伯对曰：悉乎哉问也，请[③]遂言之。心者，君主[④]之官也，神明出焉；肺者，相傅[⑤]之官，治节[⑥]出焉；肝者，将军[⑦]之官，谋虑[⑧]出焉；胆者，中正[⑨]之官，决断[⑩]出焉；膻中[⑪]者，臣使[⑫]之官，喜乐出焉；脾胃者，仓廪之官，五味出焉；大肠者，传道之官，变化出焉；小肠者，受盛之官，化物出焉；肾者，作强[⑬]之官，伎巧[⑭]出焉；三焦者，决渎之官，水道出焉；膀胱者，州都之官，津液藏焉，气化则能出矣。凡此十二官者，不得相失也。故主[⑮]明则下[⑯]安，以此养生则寿，殁世不殆，以为天下则大昌，主不明则十二官危，使道闭塞而不通，形乃大伤。以此养生则殃，以为天下者，其宗大危，戒之戒之。

黄帝问道：我愿意知道十二藏之功能作用，位置高下怎样？岐伯答道：问得真详细啊，臣尽量说明。心为位置正中的器官，精神活动由此产生；肺处心之左右的藏器，气由此产生；肝为内藏中最重最大的器官，筋膜由它产生；胆为在内盛纳胆汁的器官，有排泄贮藏胆汁的功能；心包络维护心脏犹如臣使，辅助喜乐等七情产生；脾胃犹如粮食仓库般的藏器，饮食五味由此化生；大肠为

---

① 相使：指功能作用。《吕氏春秋·诚廉》高诱注："相，犹使也"；《管子·问》集校："使，用也"。《诗·烝也序》孔颖达疏："使，谓作用之。"

② 贵贱：位置高低之义。《吕览·尊师》注："贵，高也。"《广雅·释言》："贱，卑也。"

③ 请：指臣。

④ 君主：位置正中、中央义。"君"亦"主"义，"主"有"中"义。《国语·周语》注："主，正也。"《文选·东京赋》注："正，中也。"饶炯《部首订》之说亦可佐证此"君主"有"中央"之义："古《尚书》说（心）为土藏者，五行土位于中，举五藏之部位言也"。

⑤ 相傅：左右之义。肺居心之左右，如左右辅助之义，故云相傅之官。《周礼·夏官》郑玄注："相，左右。"

⑥ 治节：同义复词，"气"义。《说文通训定声》："治，假借为始"；《文选·女史箴》旧校："五臣本既作始字"；《经义述闻》："既，作气"。《太平御览·卷一》注："节，犹气也"；《周髀算经》赵君卿注："节者，谓中气也"。

⑦ 将军："大"义。肝藏在五藏中最重最大，故比喻如将军。《尔雅·释诂》："将，大也。"《素问·奇病论》："夫肝者，中之将也。取决于胆。"

⑧ 谋虑：《说文·肉部》徐锴系传："腜，犹谋也"；《说文通训定声》："腜，假借为摹""膜，假借为模"；《玄应音义·卷九》注："模，又作摹"。《说文·肉部》："膜，肉间胲膜也。"《痿论》："肝主身之筋膜。"

⑨ 中正："正"为"成"之音转，"成""盛"古通。中盛，即在内盛纳义。《礼·祭法》"正名"，《国语·鲁语》作"成命"。此"正""成"古通之证。《尔雅·释诂》郝懿行疏："成，通作盛。"《难经·四十二难》："胆……盛精汁三合。"

⑩ 决断："决"是"泄"义；"断"是"止"义，引为贮藏义。"决断"，指胆府排泄、贮藏胆汁的生理功能。《说文》："决，行流也"，《汉书·沟洫志》注："决，分泄也"。《易·系辞》释文："断，断绝。"

⑪ 膻中：为心包络之别名。汪昂："膻中即心包络"。《灵枢·胀论》："膻中者，心主之宫城也。"膻从"苫"音。"苫"有覆盖之义，覆盖心藏，故名膻中。

⑫ 臣使：维护心脏，如同臣使。

⑬ 作强：肾主封藏。《素问·六节藏象论》："肾者主蛰，封藏之本，精之处也。"

⑭ 伎巧：前阴与肾相通，肾开窍与二阴，所以说"其窍出焉"。《读书杂志·淮南内篇》王念孙按："伎之言支也"，《文选·檄吴将校部曲文》旧校："五臣本之作支"，《诸子平议·列子》俞樾按："之，即其也"。是"伎"通"其"之证。

⑮ 主：指储藏器。

⑯ 下：疑为"内"之误。

传导水谷之器官，饮食物在此发生转变；小肠为盛受水谷的器官，水谷之腐化在此进行；肾为封藏贮纳精气的器官，前阴之窍与此相通；三焦为流通水液的器官，水道由此产生；膀胱为贮纳水津的器官，津液贮藏于此，尿液由此排出。凡此十二藏器，不能相互失调。诸藏器功能正常，则内安身和，如此养生则能长寿，终身不病。如据此法治国则天下昌盛。诸藏器功能失常则十二器官都受害，气道闭阻不通，形体衰败。如此养身则必伤败。如以此治国，国家必将危亡，请警戒再警戒呀。

至道在微，变化无穷，孰知其原！窘乎哉！消[①]者瞿瞿，孰知其要！闵闵之当，孰者为良！恍惚之数，生于毫氂，毫氂之度，起于度量，千之万之，可以益大，推之大之，其形乃制。

养身之道，变化无穷；谁知其本源呢？难啊！精微之道，谁知其要领？高深之术，谁能作得好呢？微小之数，产生毫氂，毫氂之可见，就可以测量。即便变化万千，扩大再扩大，其形仍可测量而知。

黄帝曰：善哉，余闻精光之道，大圣之业，而宣明大道，非斋戒择吉日，不敢受也。黄帝乃择吉日良兆，而藏灵兰之室，以传保焉。

黄帝说：讲得好！我听说光明之道，伟大的事业，而传播这些道术，非诚心实意选择吉日，是不敢传播的。于是黄帝选择吉日良辰，将这些论述藏灵兰之室，以使它传流下去。

① 消:《太素》作“肖”。

六节[1]藏象论篇第九

黄帝问曰：余闻天以六六之节[2]，以成一岁，人以九九制会[3]，计人亦有三百六十五节[4]，以为天地久[5]矣。不知其所谓也？岐伯对曰：昭乎哉问也，请遂言之。夫六六之节，九九制会者，所以正天之度，气之教也。天度者，所以制日月之行也，气数者，所以纪化生之用也。天为阳，地为阴，日为阳，月为阴。行有分纪，周有道理，日行一度，月行十三度而有奇焉。故大小月三百六十五日而成岁，积气余而盈闰矣。立端于始，表正于中，推余于终，而天度毕矣。

黄帝问道：我听说天有六六之气，以成一岁，地有九九之合。人也有三百六十五气穴，与天地相合，不知其中的道理是什么？岐伯答道：问得真清楚啊！臣尽量讲解。六六之节、九九之会，是确定天度和气度的。天度是确定日月之行的，气度是衡量万物生死规律的。天属阳，地属阴，日属阳，月属阴。日月运行有轨道，万物生化有规律。日行周天一度，月行十三度有余，大小月三百六十五天为一年，余时积累，产生闰月。冬至为一年节气之开始，晷表测量日影变化来订正时令节气；最后再推算余闰，天度即成。

帝曰：余已闻天度矣，愿闻气数[6]何以合之？岐伯曰：天以六六之节，地以九九制会。天有十日，日六竟而周甲，甲六复而终岁，三百六十日法也。夫自古通天者，生之本，本于阴阳，其气九州九窍，皆通乎天气。故其生五，其气三。三而成天，三而成地，三而成人，三而三之，合则为九，九分为九野，九野为九藏。故形藏[7]四，神藏[8]五，合为九藏以应之也。

黄帝说：我已知天度之理，愿意再知道气度怎样合之。岐伯说：天有六六之气，地有九九之合。天有十干，六十个干日为一周甲，六周甲为一年，这是计算三百六十日的方法。自古人与自然相通是根本，其本基于天之阴阳寒暑变化。地之九州，人之九窍，均与天气相应。阴阳之气，其性和，其气平。天有三气，地有三气，人有三气。三三成九，九分地为九野，九野应人之九藏。藏物之藏有四个，藏神之藏有五个，合为九藏以应天地之气。

帝曰：余已闻六六九九之会也。夫子言积气盈闰，愿闻何谓气？请夫子发蒙解惑焉。岐伯曰：此上帝所秘，先师传之也。帝曰：请遂闻之。岐伯曰：五日谓之候，三候谓之气，六气谓之时，四时谓之岁，而各从其主治焉。五运相袭，而皆治之，终期之日，周而复始。时立气布，如环无端，

---

① 六节："节"有"气"义。"六节"即"六气"，指天之风、寒、暑、湿、燥、火六气。《诗·推度灾》注"节犹气也"。

② 天以六六之节："节"，"气"义。"以"，"有"之音转。《经词衍释》："'有'，古读为'以'。""六六"，指六气、六淫之类。

③ 人以九九制会："人"为"地"之误。郭霭春："应据后文改作'地'。""制"为"之"之音转。"六六之节""九九之会"，例始合。"会"，"合"义。《周语·楚语》注："合，会也。""九九"，指九州、九野之类。

④ 节：指气穴。《灵枢·九针十二原》："节之交，三百六十五会""所言节者，神气之所游行出入。"

⑤ 久：疑为"合"之误。

⑥ 气数："数"，"度"义。气数，气之制度。

⑦ 形藏：贮藏水谷等物之藏器。指胃、大肠、小肠、膀胱。张志聪："藏有形之物者，胃与大肠小肠膀胱也。"

⑧ 神藏：藏神之藏器。指心、肝、脾、肺、肾。张志聪："藏五藏之神者，心藏神，肝藏魂，脾藏意，肺藏魄，肾藏志也。"

候亦同法。故曰：不知年之所加[1]，气之盛衰，虚实之所起，不可以为工[2]矣。

黄帝说：我已知六六九九之说了。但您讲积余气成闰月，愿知什么是气？请您给予启发开导。岐伯说：这是先帝所秘藏，先师传授接给我的。黄帝说：请尽讲之。岐伯说：五日叫作候，三候叫作气，六气叫作时，四时叫作岁。治病应各考虑其气候。五气运行相承，而各有主时之气，年终重新开始循环。一年四时二十四节气，循环不止，气候也是这样，终而复始。所以说，不知年之气所主，气之盛衰，虚实之因，就不可以为医生。

帝曰：五运之始，如环无端，其太过不及何如？岐伯曰：五气更立，各有所胜，盛虚之变，此其常也。帝曰：平气何如？岐伯曰：无过者也。帝曰：太过不及奈何？岐伯曰：在经有[3]也。帝曰：何谓所胜？岐伯曰：春胜长夏，长夏胜冬，冬胜夏，夏胜秋，秋胜春。所谓得五行时之胜，各以气命其藏。帝曰：何以知其胜？岐伯曰：求其至也，皆归始春。未至而至，此谓太过，则薄所不胜，而乘所胜也，命曰气淫。不分邪僻内生工不能禁[4]。至而不至，此谓不及，则所胜妄行，而所生受病，所不胜薄之也，命曰气迫。所谓求其至者，气至之时也。谨候其时，气可与期。失时反候，五治[5]不分，邪僻内生，工不能禁也。

黄帝说：五气运行，循环无端，其太过和不及是怎样的？岐伯说：五气相互主时，各有所旺盛时。虚实变化，是其正常。黄帝说：平气怎样？岐伯说：无偏亢及不及。黄帝说：太过不及怎样？岐伯说：察其常可知。黄帝说：什么叫所胜？岐伯说：春风胜于长夏，长夏之湿胜于冬，冬寒胜于夏，夏热胜于秋，秋燥胜于春。这就是所说的五行之胜，各以其气应合相应之藏。黄帝说：怎样知其胜？岐伯曰：求其气至时间，以大寒节后，立春之前为准。不该至而至之气，叫作太过。太过则侵其所不胜之气，侮其所胜之气，叫作“气淫”。该至而不至的气，叫作不及。不及则己所胜之气就要妄行，所生之气因之受病，所不胜之气随之相迫，这叫作“气迫”。所说的求其至，就是气至之时。观察其时，是否与藏气相合。反天时，逆气候，五常不分，邪病内生，医生不能止。

帝曰：有不袭[6]乎？岐伯曰：苍天之气，不得无常也。气之不袭，是谓非常，非常则变矣。帝曰：非常而变奈何？岐伯曰：变至则病，所胜则微，所不胜则甚，因而重感于邪则死矣。故非其时则微，当其时则甚也。

黄帝说：有不合的情况吗？岐伯说：天之气，不得无常规。气之不合，叫作失常，失常则变而为害。黄帝说：失常而变是怎样的？岐伯说：变则使人生病。常时之气感则病轻，异时之气感则病甚，若重感于邪则病重死亡。所以说非邪盛之时则病轻，正值邪盛之时则病重。

帝曰：善！余闻气合而有形，因变以正名[7]。天地之运，阴阳之化，其于万物，孰多孰少，可得闻乎？岐伯曰：悉哉问也！天至广不可度，地至大不可量，大神灵[8]问，请[9]陈其方。草生五色，五色之变，不可胜视；草生五味，五味之美，不可胜极。嗜欲不同，各有所通。天食人以五气，地

---

① 加：引为“主”义。《吕氏春秋·离俗》高诱注：“加，上也”；《国语·晋语》韦昭注：“主，上也”。

② 工：医生。《说文》：“医，治病工也。”《史记·扁鹊传》：“知五藏者为上工。”

③ 在经有：“在”，“察”义；“经”，“常”义；“有”引为“知义”。“在经有”，即“察其常可知”义。《尔雅·释诂》：“在，察也。”《左传·宣公十二年》注：”经，常也。”

④ 不分邪僻内生工不能禁：此十字涉下文衍。

⑤ 五治：五常。正文“苍天之气，不得无常也”。

⑥ 不袭：“袭”有“合”义。“不袭”，即“不合”之义。《小尔雅·广言》：“袭，合也。”后文“余闻气合而有形”，则此“袭”，与“合”，互文同义。

⑦ 正名：即“成名”。《经义述闻》：“正，作定”；《说文通训定声》：“成，假借为定。”是“正”通“成”之证。

⑧ 灵：明义。

⑨ 请：为“臣”之音转。

食人以五味。五气入鼻，藏于心肺，上使五色修明，音色能彰；五味入口，藏于肠胃，味有所藏，以养五气，气和而生，津液相成，神乃自生。

黄帝说：讲得好！我听说天地之气相合而产生形体，万物之演变而产生各种名称。天地之气运行，阴阳之变化，其在万物之大小多少，可以知道吗？岐伯说：问得详细。天之大不可以测，地之大不可以量，帝君明问，臣尽量讲述其中道理。草有五种基本颜色，但五色之演变，是看不尽的；草有五种基本味道，但五味之演变，是尝不尽的。人的嗜欲不同，各有所喜。天供给人五气，地供给人五味。五气入鼻，内入心肺，上使面色秀明，音声洪亮。五味入口，内入肠胃，以养五藏之气。气和则有生机，津液佐助，神气自然旺盛。

帝曰：藏象何如？岐伯曰：心者，生之本，神之变①也，其华在面，其充②在血脉，为阳中之太阳，通于夏气；肺者，气之本，魄之处也，其华在毛，其充在皮，为阳中之太阴，通于秋气；肾者主蛰，封藏之本，精之处也，其华在发③，其充在骨，为阴中之少阴，通于冬气；肝者，罢极④之本，魂之居也，其华在爪⑤，其充在筋，以生血气，其味酸，其色苍，此为阳中⑥之少阳，通于春气；脾胃⑦大肠小肠三焦膀胱者，仓廪之本，营之居也，名曰器，能化糟粕，转味而入出者也，其华在唇四白⑧，其充在肌，其味甘，其色黄，此至阴之类，通于土气。凡十一藏取决⑨于胆也。

黄帝说：藏器之功能及外在征象是怎样的？岐伯说：心是身体之本，精神产生之处，其荣华外现于面，其养在血脉，为阳中之太阳，与夏气相应；肺是气之本，魄之产生处，其荣华外现在毛，其养在皮肤，为阳中之太阴，与秋气相应；肾主藏，是封藏之本，精之产生处，其荣华外现在齿，其养在骨，为阴中之少阴，与冬气相应；肝是皮筋之本，魂之产生地，其荣华外现在掌，其养在筋，促生血气。其主酸味，主青色，为阴中之少阳，与春气相应。脾是水谷之仓库，营气产生之处，叫作器。能转化水谷糟粕，主吸收、排泄。其荣华外现在唇口，其养在肌肉。其味应甘，其色应黄。此属于阴之类，与长夏之气相应。上述储藏器取泄于胆。

故人迎一盛，病在少阳，二盛病在太阳，三盛病在阳明，四盛已上为格阳。寸口一盛，病在厥阴，二盛病在少阴，三盛病在太阴，四盛已上为关阴。人迎与寸口俱盛四倍已上为关格。关格之脉赢，不能极于天地之精气，则死矣。

颈部人迎脉搏大一倍，病在少阳，大两倍，病在太阳，大三倍病在阳明，四倍以上叫格阳。手腕寸口脉搏大一倍，病在厥阴，大二倍病在少阴，大三倍病在太阴，大四倍以上叫关阴。人迎脉、寸口脉均搏大四倍以上，叫作关格。关格之脉不能接受人体阴阳之气，就会死亡。

---

① 变：为“处”之误。全元起本作“处”。

② 充：“养”义。《广雅・释诂》：“充，养也。”下文诸“充”，义例同此。

③ 其华在发：“发”当为“齿”之误。“发”与“毛”同义。前文已云“其华在毛”，此不当复出“其华在发”。《国语・齐语》韦昭注：“毛，发也”，《集韵》：“发，毛也”，是发、毛同义。肺主皮毛，前文“其华在毛”当不误。肾主骨，当作“其华在齿”。《上古天真论》王冰注：“齿为骨余。”

④ 罢极：肝主筋，皮与筋相连，《五藏生成篇》：“肝之合筋也，其荣爪也”，《阴阳应象大论》：“肝生筋”。《说文通训定声》：“罢，假借为披”，又“皮，假借为柀”。《方言・卷六》钱绎笺疏：“经传皆借披为柀”。

⑤ 爪：或为“爪”之误。《汉书・杨雄传》颜师古注：“爪，古掌字。”《阴阳应象大论》：“肝……在变动为握。”

⑥ 阳中：全元起本作“阴中”。

⑦ 胃：“胃”后九字，据郭霭春考证，属衍文。

⑧ 唇四白：“四”或为“口”之误赘。“白”字衍。即“唇口”。《阴阳应象大论》：“脾主口”“在窍为口。”

⑨ 决：泄义。《汉书・沟洫志》注：“决，分泄也。”

五藏生成篇第十

心之合脉也，其荣色也，其主[①]肾也；肺之合皮也，其荣毛也，其主心也；肝之合筋也，其荣爪也，其主肺也；脾之合肉也；其荣唇也，其主肝也；肾之合骨也，其荣发也，其主脾也。

心气通脉，其荣华见于面色，其脉通连肾；肺气通皮，其荣华见于毛，其脉通连心；肝气通筋，其荣华见于爪，其脉通连于肺；脾气通于肉，其荣华见于唇，其脉通连于肝；肾气通于骨，其荣华见于发，其脉通连脾。

是故多食咸，则脉凝泣而变色；多食苦，则皮槁而毛拔；多食辛，则筋急而爪枯；多食酸，则肉胝皱而唇揭；多食甘，则骨痛而发落。此五味之所伤也。故心欲苦，肺欲辛，肝欲酸，脾欲甘，肾欲咸，此五味之所合[②]也。

多吃咸物，使血脉凝滞，面色无泽；多吃苦物，使皮肤枯燥毫毛脱落；多吃辛物，使筋拘急爪甲枯槁；多食酸物，使肉厚唇缩；多食甜物，使骨痛发落。这是五味偏好所致之伤害。心宜苦味；肺宜辛味，肝宜酸味，脾宜甜味，肾宜咸味。此饮食五味之所宜。

五藏之气，故色见青如草兹[③]者死，黄如枳实者死，黑如炲[④]者死，赤如衃血者死，白如枯骨者死。此五色之见死也。

五藏外现于面之荣色，其色青如草籽者为死证，色黄如枳实者为死证，色黑如煤者为死证，色红如瘀血者为死证，色白如枯骨者为死证，这是五色的所见之死证。

青如翠羽者生，赤如鸡冠者生，黄如蟹腹者生，白如豕膏者生，黑如乌羽者生。此五色之见生也。生[⑤]于心，如以缟裹朱；生于肺，如以缟裹红；生于肝，如以缟裹绀；生于脾，如以缟裹栝楼实；生于肾，如以缟裹紫，此五藏所生之外荣也。

面色青如翠鸟之羽，为有生气；红如鸡冠，为有生气；黄如蟹腹，为有生气，白如猪脂，为有生气；黑如乌鸦羽毛，为有生气。这是五藏所见有生气之色。心有生气，面色如白绢裹朱砂；肺有生气，如白绢裹红色之物；肝有生气，如白绢裹青色之物；脾有生气，如白绢裹瓜蒌实；肾有生气，如白绢裹紫色之物，这是五藏有生气的外象。

色味当[⑥]五藏：白当肺辛，赤当心苦，青当肝酸，黄当脾甘，黑当肾咸。故白当皮，赤当脉，青当筋，黄当肉，黑当骨。

五色五味与五藏相应合：白色合肺之辛味，赤色合心之苦味，青色合肝之酸味，黄色合脾之甜

---

① 主：通"注"，脉络通连之义。《荀子·宥坐》注："主，读如注。"是主通注之证。

② 合：宜义。

③ 草兹：《公羊传·僖公四年》陆德明释文："慈，作兹"；《墨子·非儒》孙诒让诂："慈子字通"。

④ 炲：黑煤。《一切经音义》："积烟为炲煤。"

⑤ 生：生气之色。

⑥ 当：合义。《吕览·大乐》注："当，合。"

味，黑色合肾之咸味。所以白色合皮，赤色合脉，青色合筋，黄色合肉，黑色合骨。

诸脉者皆属①于目②，诸髓者皆属于脑，诸筋者皆属于节，诸血者皆属于心③，诸气者皆属于肺，此四肢八谿④之朝夕⑤也。

人体之经脉，皆走注于心；人体之骨髓，皆走注于脑；人体之筋，皆走注关节；人体之血，皆走注于肝；人体之气，皆走注于肺。这是四肢八谿周身之常态。

故人卧血归于肝，肝受⑥血而能视，足受血而能步，掌受血而能握，指受血而能摄。卧出而风吹之；血凝于肤者为痹，凝于脉者为泣，凝于足者为厥。此三者，血行不得反其空，故为痹厥也。人有大谷十二分，小谿三百五十四名，少十二俞⑦，此皆卫气之所留止，邪气之所客也，针石缘而去之。

人躺卧时，血归于肝藏，目得血而能视，足得血而能步，掌得血而能握，指得血而能拿物。醒而受风，血滞肌肤为痹证，血凝经脉为血滞证，血滞足部为足冷证。这三种病，都是由于血行不畅，不能正常回流所造成的，所以成为痹厥之病。人有大肌肉十二处，小肌肉三百五十四处，及十二关节。这些都是营卫之气流注之处，也是邪气容易侵袭的地方，针石因可去之。

诊病之始⑧，五决⑨为纪，欲知其始，先建其母⑩。所谓五决者，五脉也。

诊病之法，五脉为纲。欲知其方法，先知其本。所谓五决，就是五藏之脉。

是以头痛巅疾，上虚下实，过在足少阴、巨阳，甚则入肾。徇蒙招尤⑪，目冥耳聋，下实上虚，过在足少阳、厥阴，甚则入肝。腹满䐜胀，支膈胠胁，下厥上冒，过在足太阴、阳明。咳嗽上气，厥⑫在胸中，过在手阳明、太阴。心烦头痛⑬，病在膈中，过在手巨阳、少阴。

头痛之类的病，多是下虚上实，病在足少阴、太阳两经，病甚则入肾。头目眩晕，走路不稳，眼花耳聋之类的病，多是下实上虚，病在足少阳、厥阴二经，病甚则入肝。腹胀满，胸膈䐜胀之类的病，下冷上晕，病在足太阴、阳明两经。咳嗽气喘，病在胸中，病在手阳明、太阴两经。胸中痛，病位在膈中，病在手太阳、少阴两经。

---

① 属：《左传·成六年》注："注，属也。"

② 目：当为"心"之误。前文"心之合脉也"。

③ 心：当为"肝"之误。"肝"脱为"干"，遂误为"心"。下文"故人卧血归于肝"，另"肝藏血"。可证。

④ 四肢八谿：概指周身。"四肢"即"四肢"。"谿"，张景岳："手有肘与腋，足有髂与腘。"

⑤ 朝夕：疑为"治"音之分离。"常"义。

⑥ 受："得"义。《广雅·释诂》："受，得也。"

⑦ 少十二俞：程士德主编《素问注释汇粹》云"少十二俞四字，疑是后人旁注，误入正文"。

⑧ 始："法"义。《老子》注："始，道也。""道"有"法"义。方法。

⑨ 五决：《释名·释姿容》："㧔摘，犹谲摘也"，《荀子·儒效》杨倞注："谲与决同"，《说文通训定声》："谲，假借又为决"。《广韵·麦韵》："㧔，又作脈。"

⑩ 母："本"义。《淮南子·俶真》注："母，本也。"

⑪ 徇蒙招尤："徇"通"眩"，"蒙"通"瞀"，均眩转义。"招"为"掉"之假，"尤"为"摇"之假，均动摇之义。《管子·四时》孙星衍："徇，与循同义。"《说文通训定声》："眩，假借为眴"；《慧琳音义》注："'恂'，或作'循'字"。《庄子·田子方》陆德明释文："恂，本又作眴。"是徇、眩、恂、循古并通之证。王冰："眩，旋转也。"《战国策·秦策》鲍彪注："蒙，冒同"；《说文通训定声》："冒，假借为瞀"；《玄应音义》注："瞀，谓眩瞀也"。《说文》："掉，摇也"，张志聪："招，摇也"。孙诒让："尤与繇、摇字并通。"

⑫ 厥："病"义。

⑬ 必烦头痛：《甲乙》作"胸中痛"，例合。

夫脉之小大滑涩浮沉，可以指别；五藏之象，可以类推；五藏相[①]音，可以意识；五色微[②]诊；可以目察。能合脉色，可以万全。赤脉[③]之至也，喘而坚，诊曰有积[④]气在中，时害[⑤]于食，名曰心痹，得之外疾思虑而心虚，故邪从之。白脉之至也，喘而浮，上虚下实，惊，有积气在胸中，喘而虚[⑥]，名曰肺痹，寒热，得之醉而使内也。青脉之至也，长而左右弹，有积气在心下支胠，名曰肝痹，得之寒湿，与疝同法，腰痛足清头痛。黄脉之至也，大而虚，有积气在腹中，有厥气[⑦]，名曰厥疝，女子同法；得之疾使四肢汗出当风。黑脉之至也，上坚而大，有积气在小腹与阴，名曰肾痹，得之沐浴清水而卧。

脉搏之小大滑湿浮沉，可以指下区别；五藏之外象，可以比类推求；五藏之音声，可以用心辨识；五色之诊，可以目察。能色脉合参，可以万无一失。心脉之至，疾而有力，诊当是病气在中，妨碍饮食，病名叫心痹，它是由于思虑伤心，邪气侵袭所致。肺脉之至，疾而浮，脉上虚下实，有病气在胸中，喘息有声，名叫肺痹，发热恶寒。它是由于酒醉入房所致。肝脉之至，长而弦力，有病气在心下撑两胠，病名叫肝痹。它是由于寒湿所致，与疝病之因相同。腰痛、足冷、头痛。脾脉之至，大而虚，有病气在腹中，有寒气，名叫寒疝，女子同样有此证。它是由于劳累四肢汗出，受风所致。肾脉之至，浮取坚而大，有病气在小腹与下阴，名叫肾痹，它是由于沐浴冷水即睡所致的。

凡相[⑧]五色之奇脉，面黄目青，面黄目赤，面黄目白，面黄目黑者，皆不死也。面青目赤，面赤目白，面青目黑，面黑目白，面赤目青，皆死也。

凡察五色之病脉，面黄目青，面黄目赤，面黄目白，面黄目黑的，都是不死之征象；面青目赤，面赤目白，面青目黑，面黑目白，面赤目青的，都是死的征象。

---

① 相："之"义。"五藏之象""五藏之音"，义例始合。《文选·咏怀诗》旧校："相，五臣作自字"，《文选·与满公琰书》旧注："自，作於字"，《诸子平议·荀子一》俞樾按："古之字、於字通用"。

② 微：为"之"之音转。"五色微诊"，即"五色之诊"。

③ 赤脉：指心脉。心在色应赤色，故用赤脉指代心脉。下文例同，白脉指肺脉，青脉指肝脉等。

④ 积："病"义。

⑤ 害：《汉书·董仲舒传》颜师古注："害，犹妨也"。

⑥ 虚：为"嘘"之脱，指喘声。

⑦ 厥气："厥"有寒义，即寒气。《伤寒论·辨厥阴病脉证并治》："厥者，手足逆冷者是也。"是"厥"有"寒"义。

⑧ 相：察义。《国语·齐语》注："相，视也。"

五藏别[①]论篇第十一

黄帝问曰：余闻方士，或以脑髓为藏，或以肠胃为藏，或以为府，敢问更[②]相反，皆自谓是，不知其道，愿闻其说。

黄帝问道，我听到方士们对藏府的说法不一，有把脑髓叫作藏的，有把肠胃叫作藏的，也有叫作府的，其说互相反，却都说自己对，我不知其理，愿知道其说。

岐伯对曰：脑髓骨脉胆女子胞，此六者，地气之所生[③]也，皆藏于[④]阴而象于地，故藏而不泻，名曰奇恒之府。夫胃大肠小肠三焦膀胱，此五者，天气之所生也，其气象天，故泻而不藏。此受五藏浊气，名曰传化之府，此不能久留输泻者也。魄门亦为五藏使[⑤]，水谷不得久藏。所谓五藏者，藏精气而不泻也，故满而不能实；六府者，传化物而不藏，故实而不能满也。所以然者，水谷入口，则胃实而肠虚；食下，则肠实而胃虚，故曰实而不满，满而不实也。

岐伯答道：脑髓骨脉胆女子胞，此六者，地气所主，其藏皆似阴而象似地，故能藏物而不泻，叫作奇恒之府。胃大肠小肠三焦膀胱，此五者，天气所主，其气象天，故泻物而不能藏，它们受纳五藏浊气，叫作传化之府。水谷浊气不能久留而排出体外。魄门（肛门）也是五藏附属之器官，水谷浊物不能在此久藏。所说的五藏，其特征是藏精气而不泻，所以满而不宜充实。所说的六府，其特征是传输排泄物而不能久贮藏。所以如此，是水谷入口后，胃开始充实而肠空虚，食物下排，则肠充实而胃空虚，所以说它实而不满，满而不实。

帝曰：气口何以独为五藏主？岐伯曰：胃者，水谷之海，六府之大源也。五味入口，藏于胃以养五藏气。气口亦[⑥]太阴也。是以五藏六府之气味，皆出于胃，变见于气口。故五气入鼻，藏于心肺，心肺有病，而鼻为之不利也。凡治病必察其下[⑦]，适其脉，观其志意，与其病也。

黄帝说：诊气口脉为什么独知五藏之病？岐伯说：胃如水谷之海，六府之源。饮食五味入口，进胃后化生精微以养五藏之气。气口者，也是脾胃化生之精微所养。所以五藏六府之饮食精微之气，皆来源于脾胃，所以它们都可以相互反应于气口脉象上。五气入鼻，进入心肺，故心肺有病，鼻窍就不畅利了。凡治病必须察其上下，辨其脉、观其神气，才能合其病。

拘于鬼神者，不可与言至德[⑧]，恶于针石者，不可与言至巧[⑨]，病不许治者，病必不治，治之无

---

① 别：通“辨”。钱大昕《廿二史考异》：“古书‘辨’与‘别’通。”

② 更：副词，“互”义。《汉书·地理志》集注：“更，互也。”

③ 生：“主”义。《大戴记》：“地政曰生。”

④ 于：“藏于阴”，即“其藏似阴”之义，与后“象于地”互文同义。

⑤ 五藏使：“使”，引为“附属”之义。“五藏使”即“五藏附属之器官”义。《尔雅·释诂》：“使，从也”，即“从属”之义。

⑥ 亦：助词，“者”义。

⑦ 下：《太素·卷十四·人迎脉口诊》作“上下”。

⑧ 至德：指医疗道理。姚止庵：“医道精微，是谓至德。”

⑨ 至巧：治疗之奥妙。

功矣。

迷信鬼神者，无须向他讲医学道理；厌恶针刺者，无须向他讲针刺之奥妙；病人不许治者，病必不能治疗，治疗也不会有收效。

异法方宜论篇第十二

黄帝问曰：医之治病也，一病而治各不同，皆愈何也？岐伯对曰：地势使然也。故东方之域，天地之所始生①也。鱼盐之地，海滨傍水，其民食鱼而嗜咸，皆安其处，美其食。鱼者使人热中，盐者胜血，故其民皆黑色疏理，其病皆为痈疡，其治宜砭石②，故砭石者，亦从东方来。

黄帝问道：医生治病，一病而治法不同，病皆愈，这是什么道理？岐伯答道：这是地理环境所致。东方之地，气候温暖，天地间万物滋生，鱼盐盛产之地，依海临水，其民吃鱼嗜咸，安其住处，适其饮食。鱼吃多了生内热，盐吃多了会伤血。东方之人，大多皮肤黑，肌理疏松，痈肿之类病多。其治疗宜用石针，因此石针疗法，产生于东方。

西方者，金玉之域，沙石之处，天地之所收引③也。其民陵居而多风，水土刚强，其民不衣而褐荐④，其民华食而肥脂，故邪不能伤其形体，其病生于内，其治宜毒药⑤，故毒药者，亦从西方来。

西方之地，盛产金玉，沙石地带，为日落之方。其民依山居住，多风沙，水土质硬。人们穿粗布铺草席，喜欢吃多油鲜肉之食品而体胖，故邪气不能伤其外形，而病多生于内，其治疗需用药物。因此药物疗法，产生于西方。

北方者，天地所闭藏之域也。其地高陵居风寒冰冽，其民乐野处而乳食，藏寒生满病，其治宜灸焫。故灸焫者，亦以北方来。

北方之地，是寒冷闭藏之地，人们居住在山陵高地，风寒冰冻。人们多喜居野外食牛羊之乳汁。内寒多生胀满之病。其治疗宜用艾灸等法。故艾灸之法，产生于北方。

南方者，天地所长养，阳之所盛处也，其地下，水土弱⑥，雾露之所聚也。其民嗜酸而食胕⑦，故其民皆緻理而赤色，其病挛痹，其治宜微针。故九针⑧者，亦从南方来。

南方之地，天地间气候热，盛长万物，阳盛之地。其地势低，水土湿，雾露产生较多。人们喜吃酸腐之食品。其民皮肤细而发红色。其病多肢体麻木拘挛之证。其治疗宜用金属制作之细小之针。因此九针疗法，产生于南方。

中央者，其地平以湿，天地所以生万物也众，共民食杂而不劳⑨，故其病多痿厥寒热，其治宜导

---

① 始生：《群经平议·毛诗四》俞樾按："子字，亦当读为滋"，《经籍纂诂·支韵》："之作子"，《晏子春秋·内篇》孙星衍注："之作适"，《助词辨略·卷五》："适，始也，方也"，《助词辨略·卷三》："始字，犹云方也"。

② 砭石：石针。张景岳："砭石，石针也。"

③ 收引：指日落之方。太阳从西方落下，故谓之"收引"。

④ 其民不衣而褐荐："褐荐"，指粗布草席之类。意即其民之穿戴为粗布草席。《韩非子》"而攻"，《说苑》作"以攻"，《文选·九歌二首》"何以"，五臣本作"何为"，是而、为古通之证。

⑤ 毒药：概指药物。汪机："药谓草本鱼虫禽兽之类，以能攻病，皆谓之毒。"

⑥ 水土弱：沙石少，地湿，所以说"水土弱"。

⑦ 胕：俞樾云"胕即腐字"。

⑧ 九针：前文"其治宜微针"。

⑨ 不劳：此指不过度劳作，而非根本不劳动。

引按跷，故导引按跷者，亦从中央出也。

中央之地，地域平坦多湿，天地间万物生长丰富，人们吃五谷杂食而不过劳。其病多肌肉痿弱、发热恶寒之证。其治疗多用体操按摩之类方法。因此按摩之法，产生于中央之地。

故圣人杂合以治，各得其所宜，故治所以异而病皆愈者，得病之情，知治之大体也。

所以高明的医生综合而治，各得其当，病虽不同而都能治愈。这是因为知病之情况，知治疗之大法的缘故。

移精变气论篇第十三

黄帝问曰：余闻古之治病，惟其移精变气①，可祝由②而已。今世治病，毒药治其内，针石治其外，或愈或不愈，何也？岐伯对曰：往古人居禽兽之间，动作以避寒，阴居以避暑，内无眷慕之累，外无伸宦③之形。此恬憺之世，邪不能深入也。故毒药不能④治其内，针石不能治其外，故可移精祝由而已。当今之世不然，忧患缘于内，苦形伤其外，又失四时之从，逆寒暑之宜。贼风数至，虚邪朝夕⑤，内至五藏骨髓，外伤空窍肌肤，所以小病必甚，大病必死，故祝由不能已也。

黄帝问道：我听说古人治病，仅用转移精神之法，祈祷祝由而愈。现在医生治病，药物治其内，针石治其外，还是有愈有不愈者，这是为什么？岐伯答道：往古人穴居野外禽兽之间，运动以避寒，居住阴凉处以避暑。内无忧愁思虑之拖累，外无身患疾病之形证。在安静的环境里，邪气不能深入人体。故不需用药物治其内，也不需用针石治其外，仅用祈祷祝由法就能治愈。当今之世就不是这样了。七情忧愁因于内，劳苦形体伤于外，又逆四时之气，寒暑之序。贼风屡至，虚邪时时侵袭，内至五藏深处，外伤孔窍肌肤，所以小病成大病，大病致死证，所以祝由不能治愈了。

帝曰：善。余欲临病人，观死生，决嫌疑，欲知其要，如日月光，可得闻乎？岐伯曰：色脉者，上帝之所贵也，先师之所传也。上古使僦贷季理色脉而通神明，合之金木水火土四时，八风六合，不离其常。变化相移，以观其妙，以知其要。欲知其要，则色脉是矣。色以应日，脉以应月，常求其要，则其要也。夫色之变化，以应四时之脉，此上帝之所贵，以合于神明也。所以远死而近生，生道以长，命曰圣王⑥。中古之治病。至而治之，汤液十日⑦以去八风五痹之病。十日⑧不已，治以草苏草荄之枝⑨，本末⑩为助⑪，标本已得，邪气乃服。暮世之治病也则不然，治不本四时，不知

---

① 移精变气："精"为"神"义，"气"亦指神气，此指转移病人之精神，当今之心理疗法。吴崑："移易精神…引导营卫皆其事也。"

② 祝由：以符咒祈祷治病的心理疗法，唐太医署设有咒禁科，明太医院设有祝由科。祝由，古又叫作"祝榴"。《说文·示部》："榴，祝褶也"；段玉裁："祝由，即祝褶也"；《墨子·非攻》孙诒让诂："祝，谓祝由也"；《战国策·齐策》高诱注："祝，祈也"。

③ 伸宦：《集韵·真韵》："伸，通作申"；《经义述闻》："申，读为身"。《论语·泰伯》集解："自知免于患难"；刘宝楠《正义》："患难，谓刑辱颠陨之事"。此"患"，正"宦"之借字。陨通殒。《后汉书》李贤注："殒，绝也"；《孟子·尽心》赵岐注："殒，失也"。

④ 不能：不需之义。

⑤ 朝夕：引为"时时侵袭"之义。

⑥ 圣王："王"疑为"工"之误。"圣工"，指高明医生。

⑦ 十日：为"是"音之分离。

⑧ 十日：此"十日"涉前文而衍。

⑨ 草苏草荄之枝：马莳云"苏者，叶也；荄者，根也"。《群经平议·大戴礼记》俞樾按："枝与支通"；《大戴礼·保傅》王聘珍注："支，犹计也"；《读书杂志·管子》王念孙按："计，当作汁"。

⑩ 本末："本末"与后文"标本"互文同义。正气为"本"，邪气为"末"，病人为"本"，医生为"末"。如解作"草根，枝茎"之义，则与前文"草苏草荄之枝"义重，不例。

⑪ 助：《太素》作"眇"，"要"义。

日月，不审逆从。病形已成，乃欲微针治其外，汤液治其内，粗工凶凶，以为可攻。故病未已，新病复起。

黄帝说：好！我希望治病时能够懂得病之轻重，排除疑点确诊疾病，掌握其要领，如日月光一样明白可知，可以吗？岐伯说：色脉之诊是先帝所珍贵、先师所传授的方法。上古时名医僦贷季，精通色脉之诊，联系金木水火土五行及四时之气、八风六方等阴阳变化之常，知其奥妙，掌握其要领。要想知道诊病的要领，那就是色脉之诊。气色应合日，脉象应合月。常知色脉，为其纲要。色脉的变化与四时相应，这是先帝所重视，属于高明之诊法。掌握此法可以避死而存生，延长寿命，叫作圣工。中古医生治病，病至才治疗，服汤液所以去八风五痹之邪气，不愈，治用草叶草根之汁。正邪标本为治病之要，标本（医生病人）配合，病邪乃除。近世之治病不是这样，治病不顺四时之气，不知色脉，不审证之逆顺，病已盛，才用微针治其外，汤液药物治其内。劣医妄攻疾病，旧病未愈，新病复生。

帝曰：愿闻要道。岐伯曰：治之要极，无失色脉。用之不惑，治之大则。逆从到行，标本不得[①]，亡神失国。去故就新，乃得真人。帝曰：余闻其要于夫子矣，夫子言不离色脉，此余之所知也。岐伯曰：治之极于一[②]。帝曰：何谓一？岐伯曰：一者因[③]得之。帝曰：奈何？岐伯曰：闭户塞牖，系之[④]病者，数问其情，以从其意。得神者昌，失神者亡。帝曰：善。

黄帝说：愿知治病要理。岐伯说：治之纲要，不要离开色脉，用之才不败，这是治疗之大原则。逆顺反常，标本不知，亡身如丧国一般。去邪复正，才能恢复健康之体。黄帝说：我知您知其要领，您说不离色脉，这我已知道了。岐伯说：治之本于气。黄帝说：什么叫气？岐伯说：气者问可知之。黄帝说：怎样知道？岐伯说：关闭门窗，使环境安静，详细问病人，多问几次，以掌握其病。色脉好者病可治，色脉败者病不可治。黄帝说：讲得好！

---

① 得："知"义。《吕览·先己》高诱注："得犹知也。"

② 一：《说文句读》云"气，即一字"。

③ 因：王冰云"因问而得之"。

汤液[①]醪醴论篇第十四

黄帝问曰：为五谷汤液及醪醴[②]奈何？岐伯对曰：必[③]以稻米，炊之稻薪。稻米者完，稻薪者坚。帝曰：何以然？岐伯曰：此得天地之和，高下之宜，故能至完[④]。伐取得时，故能至坚也。

黄帝问道：怎样用五谷之汤液来制成醪醴呢？岐伯答道：将稻米用稻薪燃烧煮熟后酿制。稻米用其成熟完整者，稻薪用其成熟坚韧者。黄帝说：为什么会这样？岐伯说：这是因为稻米得天地之和气，生长在高下适宜之地，所以能成熟完整。稻薪割伐适当，所以能坚韧。

帝曰：上古圣人作[⑤]汤液醪醴，为[⑥]而不用何也？岐伯曰：自古圣人之作汤液醪醴者，以为备耳。夫上古作汤液，故为而弗服也。中古之世，道德稍衰，邪气时至，服之万全。帝曰；今之世不必已何也？岐伯曰：当今之世，必齐[⑦]毒药攻其中，镵石针艾治其外也。帝曰：形弊血尽而功不立者何？岐伯曰：神不使[⑧]也。帝曰：何谓神不使？岐伯曰：针石，道也。精神不进[⑨]，志意不治[⑩]，故病不可愈。今精坏神去，荣卫不可复收。何者？嗜欲无穷，而忧患[⑪]不止，精气弛坏，荣泣卫除，故神去之而病不愈也。

黄帝说：远古圣智之人创造了中药煎剂，有而不用于治病是为什么？岐伯说：古人创制中药煎剂，只作防备，所以有而不用。近古之时，道德开始衰退，邪气每侵人体之时，服用它可愈。黄帝说：现在有病服它不尽愈是为什么？岐伯说：当今之世，必用药物治其内，再用砭石针艾治其外。黄帝说：治疗导致病人形伤血衰而仍不见效果，是为什么？岐伯说：这是神气不行所致。黄帝说：什么是神不行？岐伯说：针石等，均是治病之方法。但是病人精神不精，神气萎靡不正常，所以病不易治愈。现在精败神丧，营卫之气不能正常固守。为什么？因为情欲无尽而不节制，所以疾病不除。精伤气坏，营卫之气消竭，所以丧失神气，疾病不愈。

---

① 汤液：指中药煎剂。宋代林亿《伤寒论》序：“晋皇甫谧序《甲乙针经》云：伊尹以元圣之才，撰用《神农本草》，以为汤液。汉张仲景论广汤液，为数十卷。”是汤液指中药煎剂。

② 为五谷汤液及醪醴：“为”，介词，“用”义。“汤”，指开水，“液”，“汁”义。《说文》：“汤，热水也”；《文选·思元赋》注：“液，汁也”。“五谷汤液”，指用粮食煎煮之稀粥。“及”，在此引为“制成”义。《管子·大匡》注：“及犹就也”；《汉书·陈汤传》注：“就亦成也”。“醪醴”均指酒类。《说文》：“醪，汁滓酒也”；《汉书·匡衡传》注：“醴，甘酒也”；《广雅·释器》：“清，醴酒也”。

③ 必：郭霭春云“《圣济经》卷十第十吴注引‘必’作‘醞’。按‘醞’与‘炊’对文”。

④ 完：“完谓取其完全”（王冰）。

⑤ 作：“创造”义。《易·系辞》惠栋述：“作，造也。”

⑥ 为：《孟子·惠梁王》“所为”，《说苑·贵德》作“所有”。

⑦ 齐：为“以”之音转。介词，“用”义。

⑧ 使：“行”义。《庄子·德充符》陆德明释文：“使，本作游”；《战国策·秦策》高诱注：“游，行也”。

⑨ 进：引为旺盛义。滑寿：“精神越，志意散。”

⑩ 治：常义。

⑪ 忧患：同义复词，“疾病”义。《孟子·公孙丑》赵岐注：“忧，病也。”

帝曰：夫病之始生也，极微极精，必先入结于皮肤。今良工[①]皆称曰病成[②]，名曰逆，则针石不能治，良药不能及也，今良工皆得其法，守其数。亲戚兄弟[③]远近[④]音声日闻于耳，五色[⑤]日见于目，而病不愈者，亦何暇不早乎？岐伯曰：病为本，工为标，标本不得，邪气不服，此之谓也。

黄帝说：病之初起，很轻浅，病邪先侵犯皮肤。这时现在的医生就说病已很重了，针石不能治，良药不能除了。现在的医生都各守其说其术，近在面前之病人，病声每入于耳，病色常见于目，可病就是治不好，为什么不早治呢？岐伯说：病人为本，医生是标，医生病人应相互配合，如果不相配合，那么病邪不除，就是这个道理。

帝曰：其有不从毫毛而生，五藏阳以竭也。津液充郭，其魄独居[⑥]，孤精[⑦]于内，气耗于外，形不可与衣相保，此四极急而动中[⑧]，是气拒[⑨]于内，而形施[⑩]于外，治之奈何？岐伯曰：平治于权衡[⑪]，去宛陈莝[⑫]，微动[⑬]四极，温衣，缪刺其处，以复其形。开鬼门，洁净[⑭]府，精以时服[⑮]。五阳已布，疎涤五藏，故精自生，形自盛，骨肉相保，巨气[⑯]乃平。帝曰：善。

黄帝说：有的病不从皮毛而生而直接由五藏伤竭所致。津液水邪充满皮肤，其阴水独盛。唯水邪盛于内，卫气散于外，身体肿大不能穿衣。这是四肢急病而动中，是水气病于内，而病证显于外，怎样治疗？岐伯说：辨治其病证之轻重，祛除积水，不肿四肢后，厚衣保暖。也可用针刺法左右互刺水病俞穴，使形体正气复原。发汗、利水，使津液复常。五藏阳气宣通，五藏之水邪被涤除，则神自然恢复生气，形体自然强盛，骨肉皮肤保持常态，病气于是平复。黄帝说：讲得好！

---

① 良工：泛指现在的医生。

② 成：通“盛”。指病重。

③ 亲戚兄弟：喻近。指面前之病人。

④ 远近：偏义词，“近”义。

⑤ 五色：指病色。

⑥ 其魄独居：“魄”在此指“阴”。水邪属阴。即“其阴独盛”义。《吕览·禁塞》注：“阳精为魂，阴精为魄。”是“魄”有阴义。

⑦ 孤精：独水之义。

⑧ 动中：四肢拘急而中气动。

⑨ 拒：引为“病”义。《广雅·释言》：“距，困也。”“距”与“拒”通。朱起风：“拒字古亦作距。《孟子》‘来者不拒’，《荀子·法行篇》作‘来者不距’，是其证也。”“困”，可引为“病”义。

⑩ 施：显现义。王冰：“水气格拒于腹膜之内，浮肿施张于身形之外”。

⑪ 平治于权衡：《尚书·尧典》“平章”，《汉书·叙传》作“辨章”。“权衡”，轻重之义。即辨治其病证之轻重。

⑫ 去宛陈莝：“宛陈”在此指积水。“莝”助词，无义。《左传·昭廿一年》：“叔辄”，《公羊传》作“叔痤”，《经义述闻》：“辄、辄古字通”；《说文通训定声》：“以‘辄’为‘之’”；《经传释词》：“之犹者也”；《素问·针解》篇：“菀陈则除之者”。张景岳：“谓去其水气之陈积。”

⑬ 微动：《曾子》阮元注“微犹无也”，《老子》河上公注“无，不也”。

⑭ 开鬼门：“鬼”为“气”义。“鬼门”即“气门”，指汗也。《礼记·乐记》郑玄注：“精气谓之鬼。”《论衡·订鬼》：“鬼，阳气也。”张志聪：“鬼门，毛孔也。”《生气通天论》：“日西而阳气已虚，气门乃闭。”

⑮ 服：恢复。《韩非子·解老》“蚤服”，《老子》“服”作“复”，是服、复古通之证。

⑯ 巨气：《管子·形势》集校云“巨，大也”，此“巨气”，指邪气。

玉版论要篇第十五

黄帝问曰：余闻揆度奇恒，所指不同，用之奈何？岐伯对曰：揆度者，度病之浅深也。奇恒者，言奇病①也。请②言道之至数，五色脉变，揆度奇恒，道在于一。神转不回③，回则不转，乃④失其机。至数⑤之要，迫近以微⑥，著之玉版，命曰合玉机。

黄帝问道：我听说揆度与奇恒之方法，所指不同，怎样运用？岐伯答道：揆度，指察辨病之深浅，奇恒，指疾病之异常。臣讲一讲医学之要术。五色和脉象的变化，揆度、奇恒等法，其原理是一样的。气血行则不病，病则不行。勿失其治病机会。治病大法之纲要，难知其精微，刻著于玉版，名字叫《玉机》。

容⑦色见上下左右，各在⑧其要。其色见浅者，汤液主治⑨，十日已；其见深者，必齐⑩主治，二十一日已；其见大深者，醪酒⑪主治，百日已。色夭面脱，不治。百日尽已。脉短气绝死。病温虚甚死。

病色见于面之上下左右，各察其要。其色见浅者，治疗用五谷汤液。十天可愈；其病色深者，治疗用药酒类治疗。二十一日可愈；其病色大深者，治疗用醪醴，百日可愈。面色枯槁失泽，病不易治愈。百日后死。脉短气绝者，是死证；发热身体衰弱之极者，是死证。

色见上下左右，各在其要。上为逆，下为从。女子右为逆，左为从；男子左为逆，右为从。易⑫，重阳⑬死，重阴死。阴阳反他⑭，治在权衡相夺⑮。奇恒事也，揆度事也。

---

① 奇病：即“疾病”。

② 请：指臣。

③ 神转不回：神，气血义；转，行义。“回”，疑为“固”之误，“固”通“痼”，病义，即气血行则不病之义。《左传·庄公三十二年》孔颖达疏：“神者，气也”；《八正神明论》：“血气者，人之神”。《楚辞·离骚》王逸注：“转，行也。”《说文·病部》段玉裁注：“‘痼’，多假‘固’为之”，又“痼，病也”。

④ 乃：疑为“勿”之形误。义倒始合。

⑤ 至数：“数”为“术”之音转。至术，指医学要求。

⑥ 迫近以微：迫，“难”义。近，“知”义。以，“其”义，即难知其精微之义。《慧琳音义·卷六》注：“迫，隘也”；《战国策·楚策》鲍彪注：“隘，犹阻”；《尚书·舜典》孔安国注：“阻，难也”。

⑦ 容：全元起本作“客”，指邪客，引为“病”义。

⑧ 在：“察”义。《尔雅·释诂》：“在，察也。”

⑨ 治：《诗·无逸》“治民”，《汉石经》作“以民”，《读书杂志·荀子》王念孙按：“之，本作以”，是治、之、以古并通之证。下同。

⑩ 必齐：指酿造之汁类，即酒类。《诗·楚茨》毛传：“将，齐也。”“将”即“浆”，又叫“齐”。《月令》命大酋为酒云：“秫稻必齐则为酒。”

⑪ 醪酒：“酒”，《圣济总录》作“醴”。

⑫ 易：《列子·黄帝》张湛注：“亦，当作易”；《潜夫论·述赦》汪继培笺：“亦，今作乃”；《经词衍释》卷五：“其犹乃也”，卷三：“云，犹其也”；《说文·雲部》段玉裁注：“古多借云为曰”。

⑬ 重阳：盛阳证。

⑭ 反他：《新校正》云“《阴阳应象大论》云‘阴阳反作’”。

⑮ 权衡相夺：“权衡”，轻重；“相”，引为“补”义，“夺”，失去，引为“泻”义，即轻重虚实补泻义。

病色见面之上下左右，各察其要。病色上现的，为逆；病色下落的，为顺。女子病色见右为逆，在左为顺；男子左为逆，右为顺。所以说：盛阳证死，盛阴证死。阴阳逆常，治疗应根据病证之轻重虚实而采用相应的补法或泻法，这就是奇恒之法和揆度之法。

搏脉，痹躄[①]，寒热之交。脉孤[②]为消气，虚泄为夺血。孤为逆，虚为从。行奇恒之法，以太阴[③]始。行所不胜曰逆，逆则死；行所胜曰从，从则活。八风四时之胜，终而复始，逆行一[④]过，不复可数[⑤]，论[⑥]要毕矣。

有力之脉，病急，寒热互交。脉鼓有力为消气，脉虚下无力为失血。失血证，脉鼓为逆，脉虚为顺。诊病之法，常从寸口脉进行。人不能胜病叫逆，逆则死；人胜病叫顺，顺则活。八风四时之主气，终而复始，违逆它则病，不复可救，诊要论述完毕。

---

① 躄："急"义。柳宗元《起废答》蒋之翘辑注："躄，亦作蹶"；《慧琳音义·卷七十九》注："蹶，急速之意。"

② 孤：浮而有力之脉。《周易章句》："孤，犹寡也"；《汉书·陈汤传》颜师古注："鼓，一作寡"。

③ 太阴：指寸口脉。马莳："气口成寸，以决死生，故当于此部而取之。"

④ 一：《经传释词·卷三》云"一，语助也"。

⑤ 数：疑为"救"之形误。

⑥ 论：为"诊"之误。《太素》作"诊"。

诊要经终论篇第十六

黄帝问曰：诊要何如？岐伯对曰：正月二月，天气始方[①]，地气始发，人气在肝；三月四月，天气正方，地气定发，人气在脾；五月六月，天气盛，地气高，人气在头；七月八月，阴气始杀，人气在肺；九月十月，阴气始冰，地气闭，人气在心；十一月十二月，冰复[②]，地气合，人气在肾。

黄帝问道：诊病的要领是什么？岐伯答道：正月二月，天气开始开放，地气开始生发，人气应在肝；三月四月，天气正放，地气正发，人气应在脾；五月六月，天气盛，地气热，人气在头；七月八月，寒气始收敛万物，人气应在肺；九月十月，寒气成冰，地气始冻，人气应在心；十一月十二月，冰覆盖，地冻闭，人气应在肾。

故春刺散俞[③]及与分理，血出而止，甚者传气，间者环[④]也。夏刺络俞，见血而止，尽气闭环，痛病必下。秋刺皮肤，循理，上下同法[⑤]，神变[⑥]而止。冬刺俞窍与分理，甚者直下，间者散下[⑦]。春夏秋冬，各有所刺，法其所在。

春天刺浅俞至肌肉分理，血出即止针。病重者邪气内传，病轻者即可恢复正常。夏刺孙络之俞，见血止针，邪去针孔闭合，病痛即消除。秋天刺皮肤至肌肉分理，浅刺深刺相同，获得针感后止针。冬天刺俞窍至分理，重者深刺，经者浅刺。春夏秋冬，各有刺之部位，各有其刺法。

春刺夏分，脉乱气微，入淫骨髓，病不能愈，令人不嗜食，又且少气。春刺秋分，筋挛逆气，环[⑧]为咳嗽，病不愈，令人时惊，又且哭。春刺冬分，邪气著藏，令人胀，病不愈，又且欲言语。

春天刺夏天的部位，可使脉乱气弱，邪气甚则入深，病不能愈，使人不想吃饭、气短。春天刺秋天之部位，会筋挛急、气喘，甚至还可为咳嗽之证。病不止，使人惊恐、欲哭。春天刺冬天之部位，病邪留居藏府，使人腹胀，病不止，使人多言语。

夏刺春分，病不愈，令人解堕。夏刺秋分，病不愈，令人心中欲无言，惕惕如人将捕之。夏刺冬分，病不愈，令人少气，时欲怒。

夏天刺春天之部位，病不止，使人肌肉无力。夏天刺秋天之部位，病不止，使人不愿言语，心悸如人将捕之状。夏刺冬天之部位，病不止，使人少气气短，常急怒。

秋刺春分，病不已，令人惕然，欲有所为，起而忘之。秋刺夏分，病不已，令人益嗜卧，又且

---

① 方：通放。《庄子·天地》“有人治道若相方”释文：“方，本亦作放。”是方、放古通之证。

② 复：覆盖义。《尔雅·释诂》郝懿行疏：“‘覆’，通作‘复’。”

③ 散俞：“散”引为“浅”义，即“浅俞”，浅表之俞穴。

④ 环：通“还”。恢复之义。《仪礼·士丧礼》注：“古文‘环’作‘还’。”《说文》：“还，复也。”

⑤ 上下同法：“上下”指针刺之深浅。即深刺浅刺相同之义。孙鼎宜：“上下，犹言浅深。”

⑥ 神变：指针刺之得气感，即产生针感。张景岳：“故但察其神气变异，异于未刺之前可止针矣。”

⑦ 散下：“散”引为“浅”义。即浅刺。《逸周书·文酌》朱右曾释：“浅，少也”；《国语·齐语》韦昭注：“散，谓亡失也”；《集韵》：“浅，灭也”。是散、浅每义近。

⑧ 环：通“还”，“至”义。《周书·周祝》注：“还谓至也。”

善梦。秋刺冬分，病不已，令人洒洒时寒。

秋天刺春天之部位，病不止，使人心悸不宁，准备作事，即刻就忘掉了。秋天刺夏天之部位，病不止，使人嗜睡，多梦。秋天刺冬天之部位，病不止，使人时时恶寒。

冬刺春分，病不已，令人欲卧不能眠，眠而有见。冬刺夏分，病不愈，气上，发为诸痹。冬刺秋分，病不已，令人善渴。

冬天刺春天之部位，病不止，使人想睡而不能，睡后又多梦。冬天刺夏天之部位，病不止，使人哮喘，成为痹痛之证。冬天刺秋天之部位，病不止，使人常常口渴。

凡刺胸腹者，必避五藏。中心者环[①]**死，中脾者五日死，中肾者七日死，中肺者五日死，中膈者，皆为伤中。其病虽愈，不过一岁必死。刺避五藏者，知逆从也。所谓从者，膈与脾肾之处，不知者反之。刺胸腹者，必以布憿著之，乃从单布上刺，刺之不愈复刺。刺针必肃**[②]**，刺肿**[③]**摇针，经**[④]**刺勿摇，此刺之道也。**

凡是刺胸腹之部位，必须避开五藏。如果刺中心，三日死，刺中脾，五日死，刺中肾，七日死，刺中肺，五日死。刺中膈，也为伤中，其病虽然暂时好转，但不过一年必死。针刺避五藏，要知道下针之逆顺方向。所谓顺，是知道膈与脾肾等内藏的位置所在，不知者叫作逆。刺胸腹部位时，应用布缠裹胸腹，然后从布上进针，刺后不愈，还可再刺。针刺时必须静神专心。刺重需摇动针柄以增强效果，刺轻不需摇针，这是针刺之方法要点。

帝曰：愿闻十二经脉之终奈何？岐伯曰：太阳之脉，其终也，戴眼，反折瘛疭，其色白，绝汗[⑤]**乃出，出则死矣。少阳终者，耳聋，百节皆纵，目睘绝系，绝系一日半死。其死也，色先青白，乃死矣。阳明终者，口目动作，善惊，妄言，色黄，其上下经盛，不仁**[⑥]**则终矣。少阴终者，面黑，齿长而垢，腹胀闭，上下不通而终矣。太阴终者，腹胀闭不**[⑦]**得息，善噫善呕，呕则逆，逆则面赤，不逆则上下不通，不通则面黑，皮毛焦而终矣。厥阴终者，中热嗌干，善溺心烦，甚则舌卷卵上缩而终矣。此十二经之所败也。**

黄帝说：我想知道十二经脉气绝的病状是怎样的？岐伯说：太阳经脉气绝，两眼上翻，身背反张，手足抽搐，面发白，大汗出，出则死。少阳经脉气绝，耳聋，周身关节松弛无力，目系绝断，绝断一日半死。其死时面色先发青白，随即死去。阳明经脉气绝，口眼搐动，常惊恐，乱言语，面色黄，其上下经脉邪盛不通而死。少阴经脉气绝，面黑，齿松动而有污垢，腹胀，上下不通而死。太阴经脉气绝，腹胀满闭塞，呼吸不畅，常呕吐，呕吐则气粗喘促，喘促则面红，不呕逆则上下不通，不通则面发黑，皮毛干枯而死。厥阴经脉气绝，内热，咽喉干燥，多尿，心烦。甚者舌卷，睾丸缩小而死。这是十二经脉气绝的病状。

---

① 环：通“旋”，即义。《说文通训定声》：“县，假借为环”；《释名·释疾病》：“眩，县也”；《五常政大论》王冰注：“眩，旋转也”；《玄应音义卷五》注：“旋，旋转也”。是环、旋、县、眩古并通之证。《助字辨略》：“不多时曰旋。”

② 肃：静义。

③ 肿：此指重刺。重刺需捻动摇摆针柄。张景岳：“摇大其窍，泻之速也。”下文“经刺勿摇”，与此对举。

④ 经：为“轻”之音转。指轻证。

⑤ 绝汗：与“魄汗”同类。大汗之义。《生气通天论》：“魄汗未尽，形弱而气烁”；《阴阳别论》：“阴争于内，阳扰于外，魄汗未藏，四逆而起”。

⑥ 不仁：“仁”为“行”之误。《甲乙》作“行”。“行”又当引为“通”义。下文少阴、太阴均言“上下不通”，可印证。

⑦ 不：《管子·权修》戴望校：“不，作无”；《经籍篡诂补遗》：“无，作是”；《说文通训定声》：“之，假借为是”；《诸子平议·列子》俞樾按：“之即其也”。

脉要精微[①]论篇第十七

黄帝问曰：诊法何如？岐伯对曰：诊法常以平旦，阴气未动，阳气未散[②]，饮食未进，经脉未盛，络脉调匀，气血未乱，故乃可诊有过之脉。

黄帝问道：怎样诊脉？岐伯答道：诊脉应早晨进行。此时阴气没有消耗，阳气没有动乱，未进饮食，经脉之气不会亢盛，络脉之气均和，气血不乱，所以可诊有病之脉。

切脉动静而视精明[③]，察五色，观五藏有余不足，六府强弱，形之盛衰，以此参伍，决死生之分。

诊脉察其动静变化之时同时应观察神气，察面部五色，以知五藏之虚实，六府之强弱，形体之盛衰，综合考虑，以定病之或死或生。

夫脉者，血之府也，长则气治，短则气病，数则烦心，大则病进，上盛则气高，下盛则气胀，代则气衰，细则气少，涩则心痛，浑浑革[④]至如涌泉，病进而色弊，绵绵[⑤]其去如弦绝，死。

脉是容纳血液之器官。脉长是气正常，脉短为气有病，脉数会烦躁心悸，脉大为病加重。上部脉盛，病气喘不宁，下部脉盛，病腹胀膜满。脉代为气衰证，脉细为气不足，脉涩为心痛。脉急至有力为病重色败，脉断绝而止为气竭证，必死。

夫精明五色者，气之华也，赤欲如白裹朱，不欲如赭；白欲如鹅羽，不欲如盐；青欲如苍璧之泽，不欲如蓝；黄欲如罗裹雄黄，不欲如黄土；黑欲如重漆色，不欲如地苍。五色精微象见矣，其寿不久也。夫精明者，所以视万物，别白黑，审短长。以长为短，以白为黑，如是则精衰矣。

面部五色，为神气之精华，赤色宜如白绸裹朱砂一般，不宜如赭石之色；白宜如鹅羽之有润泽，不宜如盐色；青宜如青玉之色，不宜如青靛之色；黄宜如罗裹雄黄，不宜如土色；黑宜如漆色，不宜如地炭之色。五病色经危之象显现，其寿命不长了。眼睛可以看万物，辨白黑，识别长短。如果长短、白黑不能辨别，那是精气衰败之证。

五藏者，中之守也，中盛藏满，气胜伤恐[⑥]者，声如从室中言，是中气之湿[⑦]也。言而微，终日乃复言者，此夺气也。衣被不敛，言语善恶，不避亲疏者，此神明之乱也。仓廪不藏者，是门户

---

① 精微：前篇云“经终”。本篇内有“五色精微象见矣，其寿不久也”。又有“心脉搏坚而长，当病舌卷不能言”“肺脉搏坚而长，当病唾血”等经危之病状。《读书杂志·史记》王念孙按：“危，本作微”；《尔雅·释诂》郝壹恣行疏：“微，通作危”。

② 散：引为“乱”义。下文“气血未乱”。

③ 精明：神气。马莳：“精明者，谓神气也。”

④ 革：高纪武：“通鞕。《说文》：鞕，急也。”

⑤ 绵绵：为“绰绰”之误。孙鼎宜：“绰绰者，弦绝之声。”

⑥ 恐：下文“是中气之湿也”，前文“中盛藏满”，皆云“中”。

⑦ 湿：下文云“言而微，终日乃复言者，此夺气也”。则此湿与下文之夺气，互文同义。《孟子正义》：“泆、失、溢音同义通”；《尔雅·释诂》郝懿行疏：“溢，又通作恤”，又“恤与湿同”。

不要[①]**也。水泉不止者，是膀胱不藏也。得守者生，失守者死。**

五藏是人体之固守。如果中盛气满，气盛伤中，声音发闷，是中气伤耗，语音低微，多时不能接续，这是伤气之证。穿戴不整，恶语狂言，不识亲疏，这是神智之错乱证。大小便失禁，这是阴窍不能约束。多尿不止，这是膀胱不能禁固。得五藏之固者生，失五藏之固者死。

夫五藏[②]**者，身之强也。头者，精明之府，头倾视深，精神将夺矣；背者胸中之府，背曲肩随，府将坏矣；腰者肾之府，转摇不能，肾将惫**[③]**矣；膝者筋之府，屈伸不能，行则偻附**[④]**，筋将惫矣；骨者髓之府，不能久立，行则振掉**[⑤]**，骨将惫矣。得强则生，失强则死。**

五腑是人体强健之基础。头是精神之府，头垂目胞凹下，是神气衰败之证；背是胸中之府，曲背垂肩，是胸府衰败之证；腰是肾之府，不能转动，是肾衰败之证；膝是筋之府，不能屈伸，行则曲背低头，是筋衰败之证；骨是髓之府，不能久站，行走摇晃，是骨衰败之证。得府之强健则生，失府之强健则死。

岐伯曰：反[⑥]**四时者，有余为精**[⑦]**，不足为消。应太过，不足为精**[⑧]**；应不足，有余为消**[⑨]**。阴阳不相应，病名曰关格。**

岐伯说：四时之脉，有余为甚，不足为消。脉应旺盛，反而不足，叫作消；脉应不足，反而过甚，叫作精。脉象与四时阴阳之气不相应合，叫作关格。

帝曰：脉其[⑩]**四时动奈何？知病之所在奈何？知病之所变奈何？知病乍**[⑪]**在内奈何？知病乍在外奈何？请问此五者，可得闻乎？岐伯曰：请言其与天运转大也。万物之外，六合之内，天地之变，阴阳之应，彼春之暖，为夏之暑，彼秋之忿，为冬之怒，四变之动，脉与之上下，以春应中规，夏应中矩，秋应中衡，冬应中权。是故冬至四十五日，阳气微**[⑫]**上，阴气微下。夏至四十五日，阴气微上，阳气微下。阴阳有时，与脉为期**[⑬]**，期而相失，知脉所分**[⑭]**，分之有期**[⑮]**，故知死时。微**[⑯]**妙在脉，不可不察，察之有纪，从阴阳始。始之有经**[⑰]**，从五行生。生之有度，四时为宜。补泻勿失，与天地如一，得一**[⑱]**之情，以知死生。是故声合五音，色合五行，脉合阴阳。**

黄帝说：脉之四时搏动之象怎样？病之所在部位怎样？病之变化怎样？病之在内怎样？病之在

---

① 要：通“约”。约束义。《荀子·儒效》“要节”，《三国志·高堂隆传》作“约节”，是其古通之证。
② 藏：为“府”之误。前文已言五藏，此论府。吴崑本作“府”。
③ 惫：衰败义。《周易》正义：“有疾惫而致危厉。”
④ 偻附：曲背低头之状。
⑤ 振掉：动摇晃动。《广雅·释诂》：“振，动也”；《说文》：“掉，摇也”。
⑥ 反：疑为“夫”之误。语首助词，无义。
⑦ 精：“甚”义。《吕览·至忠》注：“精犹甚。”
⑧ 精：此“精”当为“消”之误，义例始合。
⑨ 消：为“精”之误。
⑩ 其：《诸子平议·列子》俞樾按：“之即其也。”
⑪ 乍：助词。前文“知病之所在”“知病之所变”，可证。
⑫ 微：《尔雅·释诂》郝懿行疏：“微，通作危”；《庄子·渔父》陆德明释文：“危，或作伪”，《尔雅·释言》郝懿行疏：“为与伪古通用”；《经词衍释》：“为，犹之也”。
⑬ 期：“合”义。《书·大禹谟》传：“期，当也。”
⑭ 分：“异”义。
⑮ 期：引为“同”义。
⑯ 微“微”通“为”，“为”又通“其”。《文选·移书让太常博士》“为古文”，五臣本作“其古文”，是其证。
⑰ 经：“常”义。《左传·宣公十二年》注：“经，常也。”
⑱ 一：代词。“此”之义。指脉应四时。

外怎样？请问这五者，能否知道？岐伯说：臣讲一讲它与天运行之关系。万物之上，六方之内，天地之气变，阴阳冷暖之相应。春天之温暖，可以发展成夏天之炎暑；秋天之凉肃之气，可以发展成冬天之严寒。四时气候变化，脉象与其相适应。所以春天脉圆浮，夏天脉洪盛，秋时脉虚浮，冬时脉沉伏。冬至后四十五日，阳气之上，阴气之下；夏至后四十五日，阴气之上，阳气之下。冷暖有时，脉与之相合。合但有逆常之时，知脉象所异。异而有同，所以可知死时。其妙在脉象，不可不细察。察之有要领，从阴阳开始。始之有常，从五行春木气夏火气等之规律开始。五行有规律，四时有常气。补泻不误，与天地之气相合。得此之理，可知死生。所以人之五声合自然界之五音，五色合五行，脉象合四时阴阳。

是知阴盛则梦涉大水恐惧，阳盛则梦大火燔灼，阴阳俱盛则梦相杀毁伤。上盛则梦飞，下盛则梦堕。甚饱则梦予，甚饥则梦取。肝气盛则梦怒，肺气盛则梦哭。短虫多则梦聚众，长虫多则梦相击毁伤。

阴气盛可梦见渡大水，恐惧。阳气盛可梦见大火燃烧，阴阳俱盛，梦相互残杀。上部盛会梦见飞扬，下部盛会梦见坠落。过饱会梦见送给别人东西，过饥会梦见索取食物。肝气盛会梦见发怒，肺气盛会梦见哭。蛲虫多会梦见聚会，蛔虫多会梦见打斗。

是故持脉之道，虚静①为保。春日浮，如鱼之游在波；夏日在肤，泛泛乎万物有余；秋日下肤，蛰虫将去；冬日在骨，蛰虫周密，君子居室。故曰：知内者按而纪②之，知外者终③而始④之。此六者，持脉之大法。

诊脉之法，平心静气，专心为贵。春时之浮脉如鱼游水上；夏天之脉洪如万物茂盛；秋时之脉微沉如蛰虫将伏；冬日之沉脉如蛰虫藏闭地中，人们居室不出。所以说：察内证沉取而知之，察外证浮取而知之。春夏秋冬内外六者，为诊脉之要法。

心脉搏坚而长，当病舌卷不能言。其软而散⑤者，当消环自已⑥。肺脉搏坚而长，当病唾血。其软而散者，当病灌汗⑦，至今⑧不复，散发也。肝脉搏坚而长，色不⑨青，当病坠若搏，因血在胁下，令人喘逆。其软而散色泽者，当病溢饮。溢饮者，渴暴多饮，而易⑩入肌皮肠胃之外也。胃脉搏坚而长，其色赤，当病折髀⑪。其软而散者，当病食痹。脾脉搏坚而长，其色黄，当病少气。其软而散色不泽者，当病足骺肿，若水状也。肾脉搏坚而长，其色黄而赤者，当病折腰。其软而散者，当病少血，至今④不复也。

心病脉跳有力而长，其病症为舌硬难语。脉弱而乱，病消渴。肺病脉跳有力而长，病症为咳血。脉弱而乱，病汗出不止，至令不复，是卫气过于散发的缘故。肝病脉跳有力而长，色青，是跌仆损伤之病症，瘀血积滞胸胁，使人喘促气短。若脉弱而乱，皮肤润泽者，为溢饮病。溢饮病就是

① 虚静：平静专心义。
② 纪："知"义。《广雅·释诂》："纪，识也。"
③ 终：或为"轻"之音转。指脉之浮取。此"轻"与前文"按"相对应。一为沉取，一为浮取。沉取察内，浮取察外。
④ 始：为"纪"之形误。"知"义。
⑤ 散：引为"乱"义。脉乱失常。
⑥ 消环自已："环"为"渴"之误。《甲乙》《太素》均作"渴"。
⑦ 灌汗："灌"，《千金》作"漏"。漏汗，汗出不止之证。
⑧ 今：疑为"令"之误。
⑨ 不：助词，无义。
⑩ 易：通"溢"。《甲乙》作"溢"。
⑪ 折髀："髀"为"腰"之误。下文云"折腰"。

湿滞暴饮，水邪溢于肌肤所致。胃病脉跳搏坚而长，面色赤，病腰痛如折。其脉弱而乱，病食痞胃痛之症。脾病脉跳有力而长，面色黄，病少气。脉弱而乱，色光泽者，病足胫水肿如水状。肾病脉跳有力而长，面色黄赤，病腰痛如折。其脉弱而乱，病血少亏虚，至令不复。

帝曰：诊得心脉而急，此为何病？病形何如？岐伯曰：病名心疝，少腹当有形也。帝曰：何以言之？岐伯曰：心为牡藏，小肠为之使，故曰少腹当有形也。帝曰：诊得胃脉，病形何如？岐伯曰：胃脉实则胀，虚则泄。

黄帝说：诊其心脉急，这是什么病？病状如何？岐伯说：病名叫心疝，小腹可有肿物。黄帝说：何以知道？岐伯说：心为阳藏，小肠为之合，所以小腹有肿物。黄帝说：诊其胃脉异常，病状如何？岐伯说：胃脉实则病胀满，胃脉虚则病泄泻。

帝曰：病成①**而变何谓？岐伯曰：风成为寒热，瘅成为消中，厥**②**成为巅疾，久风为飧泄，脉风为疠**③**，病之变化，不可胜数。**

黄帝说：病重发生转化是怎样的？岐伯说：风邪转变为寒热之证，内热转变为消渴之病，寒邪可转变为头部之病，久风不止，转变为麻风病。病状变化多端，难以尽述。

帝曰：诸痈肿筋挛骨痛，此皆安生？岐伯曰：此寒气之肿④**也，八风之变也。帝曰：治之奈何？岐伯曰：此四时之病，以其胜治之**⑤**愈也。**

黄帝说：凡是痈肿、筋拘挛、骨痛等病症，是怎样产生的？岐伯说：这是寒邪所中，八风所侵造成的。黄帝说：怎样治疗？这是四时邪气所致之病，用其所胜治疗就可治愈。

帝曰：有故病，五藏发动⑥**，因伤脉色，各何以知其久暴至之病乎？岐伯曰：悉乎哉问也！征其脉小色不夺者，新病也；征其脉不夺其色夺者，此久病也；征其脉与五色俱夺者，此久病也；征其脉与五色俱不夺者，新病也。肝与肾脉并至，其色苍赤，当病毁伤，不见血，已见血，湿若中水**⑦**也。**

黄帝说：有旧病、五藏新病，伤及脉色，怎样区别其旧病新病呢？岐伯说：问得详细。验其脉虽小但色泽不衰，是新病；脉虽正常但色泽衰，是久病；验其脉与色均衰败，是久病；验其脉与色均不衰败，是新病。肝肾脉同见病象，面色青赤相间，此是跌伤所致。或出血，或不出血，其肿如水肿状。

尺⑧**内两傍，则季胁也。尺外以候肾，尺里以候腹。中附**⑨**上，左外以候肝，内以候膈，右外以候胃，内以候脾。上附上，右外以候肺，内以候胸中，左外以候心，内以候膻中。前以候前，后以候后。上竟**⑩**上者，胸喉中事也；下竟下者，少腹腰股膝胫足中事也。**

尺内两旁，小臂对应的部位，叫季胁。季胁后侧用以察肾，季胁前侧用以察腹。中部上，左外

---

① 成："盛"之音转。

② 厥："寒"义。《通评虚实论》："气逆者，足寒也"；《金匮真言论》张志聪注："厥者，手足逆冷也"。

③ 疠：麻风病。张志聪："疠者，麻癞恶疠之疾。"

④ 肿：经为"伤"义。犹"中风""中寒"之"中"义。

⑤ 以其胜治之：即寒证用热药、热证用寒药之类。

⑥ 发动："发"，"新"义，即"新病"之义，与前文"故病"对举而言。《史记·乐书》张守节正义："发，初也"；《大戴礼记》孔广森注："发，始也"。初始，即新病之义。《吕览·审分》高诱注："恫，动"；《说文通训定声》："痛假借为恫"。《文选·苦热行》"痛行"，五臣本作"病行"。

⑦ 中水：《太素》作"水中"。

⑧ 尺：王冰云"尺内，谓尺泽之内也。两旁，各谓尺之外侧也"。丹波元简："此即诊尺肤之部位。"

⑨ 附：《说文》"附娄"，《风俗通》引作"部娄"。

⑩ 竟："竟"疑为"章"之误，"章"为"之"之音转。助词。《文选》"旧章"，五臣本作"旧制"，《诗·墓门》"讯之"，《韩诗》作"讯止"，《广韵》："制，止也"，是章、之古通用之。

以察肝，其内以察膈。右外以察胃，其内以察脾。上部上，右外以察肺，其内以察胸中，左外以察心，其内以察膻中。胸腹前用以察胸腹内之藏器，背后以察背内之藏器。上部之上，可察胸、喉等病症；下部之下，可察小腹腰膝胫足之病症。

粗大者，阴不足阳有余，为热中也。来疾去徐，上实下虚，为厥[①]巅疾；来徐去疾，上虚下实，为恶风也。故中恶风者，阳气受也。有脉俱沉细数者，少阴厥也。沉细数散者，寒热也。浮而散者为眴仆。诸浮不[②]躁者皆在阳，则为热。其有躁者在手[③]。诸细而沉者皆在阴，则为骨痛。其有静者在足，数动一代者，病在阳之脉也，泄及便脓血。诸过者切之，涩[④]者阳气有余也，滑者阴气有余也。阳气有余为身热无汗，阴气有余为多汗身寒，阴阳有余则无汗而寒。推而[⑤]外之，内而不外，有心腹积[⑥]也。推而内之，外而不内，身有热也。推而上之，上而不下，腰足清也。推而下之，下而不上，头项痛也。按之至骨，脉气少者，腰脊痛而身有痹也。

脉洪大，是阴不足阳有余，为热中病。脉象来急去缓，是上实下虚，多病头部疾患。脉来缓去急，是上虚下实，为恶风之病。脉沉细数，是少阴经之病。脉沉细散乱，是寒热之病。脉浮而乱，是晕仆之病。脉浮而躁，病在表，多发热。其身躁者察手。脉细而沉者病在里，多为骨痛。其身静者察足。数脉而见歇止，其病在阳脉，可见泄泻及大便脓血之证。数脉为阳气有余，滑脉为阴气有余。阳气有余，身热无汗；阴气有余，多汗身寒；阴阳均盛，无汗身寒。脉应当外之，却内而不外，有心腹病。脉应当内之，却外而不内，为身发热之证。脉应当上之，上却不下，为腰足清冷之证。脉应当下之，下却不上，为头项疼痛证。如按脉至骨才得，是脉气虚，腰脊疼痛而身有寒湿痹邪。

---

① 厥：病义。

② 不：助词。

③ 有躁者在手："在"，"察"义。《管子集校》："在，察也。"即"身躁者察手"之义。

④ 涩：疑为"数"之误。数脉为阳，义例始合。

⑤ 推而："推"指按脉，在此作名词用，即"脉"义。"而"，副词，"应当"义。"推而"，即"脉应当"义。

⑥ 积：病义。《荀子·富国》杨倞注："积，犹辟也"；《汉书·贾谊传》颜师古注："辟，足病"。

平人气象[①]论篇第十八

黄帝问曰：平人何如？岐伯对曰：人一呼脉再动，一吸脉亦再动，呼息定息脉五动，闰以太息，命曰平人。平人者不病也。常以不病调病人。医不病，故为病人平息以调之为法。

黄帝问道：正常人脉象如何？岐伯答道：常人一呼脉跳两次，一吸脉也跳两次，加上呼吸间歇，脉共跳动五次。这是常人。常人无病，所以常人做比较来诊病人之脉。医生不病，所以可为病人辨息诊脉。

人一呼脉一动，一吸脉一动，曰少气。人一呼脉三动，一吸脉三动而躁[②]，尺热，曰病温。尺不热脉滑，曰病风。脉涩曰痹。人一呼脉四动以上曰死。脉绝不至曰死。乍疏乍数曰死。

人一呼脉跳一次，一吸脉跳一次，是气虚。人一呼脉跳三次，一吸脉跳三次，尺肤发热，是热性病。尺肤不热，脉滑，是风证。脉涩，是痹痛之证。人一呼脉跳动四次以上为死证，脉中断不复是死证，脉忽慢忽快是死证。

平人之常气禀于胃[③]，胃者，平人之常气也。人无胃气[④]曰逆，逆者死。

常人正常之气来源于脉，脉是正常之气之来源和动力。人无脉气叫作逆，逆则死。

春胃[⑤]微弦曰平，弦多胃少[⑥]曰肝病，但弦无胃曰死，胃而有毛曰秋病，毛甚曰今病[⑦]，藏真[⑧]散于肝，肝藏筋膜之气也。夏胃微钩[⑨]曰平，钩多胃少曰心病，但钩无胃曰死，胃而有石曰冬病，石甚曰今病。藏真通于心，心藏血脉之气也。长夏胃微软弱曰平，弱多胃少曰脾病，但代[⑩]无胃曰死，软弱有石曰冬病，弱甚曰今病。藏真濡于脾，脾藏肌肉之气也。秋胃微毛曰平，毛多胃少曰肺病，但毛无胃曰死。毛而有弦曰春病，弦甚曰今病。藏真高于肺，以行荣卫阴阳也。冬胃微石曰平，石

---

① 气象：脉气之象。即“脉象”义。此“气象”与篇中“胃气”“藏形”互文同义，三者均指脉象。“平人气象”，即正常人之脉象义。篇中首论正常人之脉象，故篇题云“平人气象”。

② 躁：郭霭春云“脉盛”。

③ 胃：为“脉”之音转。即“脉”。“脉”，古俗写作“[illegible]”，如马王堆出土汉墓帛书《足臂十一脉灸经》之“脉”字，多写作“[illegible]”。“[illegible]””易误为“温”，“温”与“胃”声近易致音转。下文“春胃微弦曰平”等句之“胃”，《难经·十五难》正作“脉”。可佐证。另，《方言》：“蝷，又慧也”，《集韵》：“慧，通作惠”，《诗·谷风》陆德明释文：“渭作谓”，《左传·僖公廿四年》“渭滨”，《韩非子》作“惠宝”，《春秋左传异文释》：“惠、谓音同”。《气厥论》：“谓之食㑊”，《太素》“谓”作“胃”。是脉、胃、谓、渭、慧、惠古并通之证。

④ 胃气：“胃”为“脉”之音转。即“脉气”。

⑤ 胃：为“脉”之音转。下文“夏胃”“长夏胃”“秋胃”“冬胃”等之“胃”均例同。

⑥ 胃少：指正常脉气少。

⑦ 今病：“今”为“矜”之脱。“矜”通“瘝”，病义。“矜病”，即“疾病”义。《诗·何草不黄》：“何人不矜？”《经义述闻·卷六》：“矜读为瘝……训为病”。是“矜”“瘝”古通之证。

⑧ 藏真：“藏”与“脉”互文同义。此藏，指脉。《经脉别论》：“太阳藏独至”、《离合真邪论》：“审其病藏以期之”、《通评虚实论》“以藏期之”等，“藏”皆“脉”义。

⑨ 钩：洪脉。徐灵胎：“钩即洪。”

⑩ 代：疑为“软”之误。律之前后文“但钩”“但毛”“但石”等及下文“软弱有石曰冬病”。可印证。

多胃少曰肾病，但石无胃曰死，石而有钩曰夏病，钩甚曰今病。藏真下于肾，肾藏骨髓之气也。

春脉微弦是正常。弦多正常脉气少是肝病。只弦无正常脉气是死证。脉见轻浮是秋病，轻浮之甚为病脉。脉气散于肝，肝藏筋膜之气。夏脉微洪是正常。洪多正常脉气少是心病。只洪无正常脉气是死证。脉见微沉是冬病，沉甚为病脉。脉气通于心，心藏血脉之气。长夏脉微软是正常。软多正常脉气少是脾病。只软无正常脉气是死证。脉见微沉是冬病，沉甚为病脉。脉气润于脾，脾藏肌肉之气。秋脉微浮是正常。浮多正常脉气少是肺病。只浮无正常脉气是死证。脉见微弦是春病，弦甚为病脉。脉气上入于肺，以行营卫阴阳之气。冬脉微沉是正常，沉多正常脉气少是肾病。只沉无正常脉气是死证。脉见微洪是夏病，洪甚是病脉。脉气下通肾，肾藏骨髓之气。

胃之大络，名曰虚里，贯膈络肺，出于左乳下，其动应衣，脉宗气①**也。盛喘数绝者，则病在中，结而横，有积矣。绝不至曰死。乳之下其动应衣，宗气泄也**②**。**

胃的大络，叫作虚里，穿膈络肺，出左乳下，其动应手。这是众脉所聚之气。脉大急数，病在中；脉坚盛，为积聚病；脉停止不至者，为死证。

欲知寸口太过与不及，寸口之脉中手短者，曰③**头痛。寸口脉中手长者，曰足胫痛。寸口脉中手促上击者，曰肩背痛。寸口脉沉而坚者，曰病在中。寸口脉浮而盛者，曰病在外。寸口脉沉而弱，曰寒热及疝瘕少腹痛**④**。寸口脉沉而横**⑤**，曰胁下有积**⑥**，腹中有横积**⑦**痛。寸口脉沉而喘，曰寒热。脉盛滑坚者，曰病在外，脉小实而坚者，病在内。脉小弱以涩，谓之久病。脉滑浮而疾者，谓之新病。脉急者，曰疝瘕少腹痛。脉滑曰风，脉涩曰痹。缓而滑曰热中，盛而紧曰胀。脉从阴阳，病易已；脉逆阴阳，病难已。脉得四时之顺。曰病无他**⑧**。脉反四时及不间藏**⑨**，曰难已。**

寸口脉太过及不及如何？寸口脉应手短，是头痛，应手长，是足胫痛，应手有力而数，是肩背痛，应手沉而紧，是病在中，应手浮大，病在外，应手沉弱，是寒热证，应手沉盛，是胁下有病，腹中有积块，甚痛。寸口脉沉而疾，是寒热证。脉盛滑坚是病在外，脉小坚实，是病在内。脉小涩，是久病，脉浮滑数，是新病。脉急，是疝气症瘕小腹疼痛之证。脉滑是风证，脉涩是痹证。脉滑缓是热中证。脉盛紧是腹胀。脉顺四时阴阳，病易愈；脉逆四时阴阳，病难愈。脉与四时相合，病不发作；脉逆四时之常，病难愈。

臂多青脉，曰脱血。尺脉缓涩，谓之解㑊⑩**。安卧脉盛，谓之脱血。尺涩脉滑，谓之多汗。尺寒脉细，谓之后**⑪**泄。脉尺粗**⑫**常热者，谓之热中。**

臂多青筋，是失血证。尺肤缓脉涩，叫作解疾。静卧脉大空，是失血证。尺肤涩脉滑，为多汗证。尺肤凉脉细，是下泻证。尺脉大，常身热，是热中证。

---

① 宗气：众脉气所聚之气。《广雅·释诂》："宗，聚也。"

② 乳之下其动应衣宗气泄也：此十一字与上文义重为衍文。全元起本、《甲乙》均无。

③ 曰："是"义。《吕览·不侵》毕沅校："是，旧本多作谓"；《诗·正月》陈奂传疏："曰与谓同义"。

④ 及疝瘕少腹痛：涉下文致衍。《甲乙》无。

⑤ 横：引为"盛"义。下文"脉盛滑坚""盛而紧曰胀"。

⑥ 积："病"义。《荀子·富国》杨倞注："积犹辟也"；《战国策·宋卫策》鲍彪注："疾，犹癖"。辟，癖古今字。《论语·卫灵公》何晏集注："疾犹病也。"

⑦ 横积：二字互易。"横"与"痛"连。"横痛"，即"盛痛""甚痛"之义。因腹中有积，故"甚痛"。

⑧ 他：为"作"之误。

⑨ 及不间藏：《太素》无此四字，宜从。

⑩ 解㑊：指倦怠无力之证。杨上善："解㑊，怠惰运动难也。"

⑪ 后："下"义。《史记索隐》："后，犹下也。"

⑫ 粗："大"义。《广雅·释诂》："粗，大也。"

肝见庚辛死，心见壬癸死，脾见甲乙死，肺见丙丁死，肾见戊己死，是皆谓真藏[①]见皆死。

肝病庚辛日死，心病壬癸日死，脾病甲乙日死，肺病丙丁日死，肾病戊己日死。这就是病脉死证之日期。

颈脉动喘疾咳，曰水。目里[②]微肿如卧蚕起之状，曰水。溺黄赤，安卧者，黄疸。已食如饥者，胃疸。面肿曰风，足胫肿曰水。目黄者曰黄疸。妇人手[③]少阴脉动甚者，妊子也。

颈脉搏动明显，咳嗽，是水饮病。眼胞肿胀如蚕卧其中，是水肿病。小便黄赤，无力，静卧，是黄疸病。食后仍饥，是胃热证。面肿是风证，足胫肿是水肿病。眼白黄是黄疸病。妇女足少阴脉动甚于常人的，是怀孕。

脉有逆从，四时未有藏形[④]，春夏而脉瘦，秋冬而脉浮大，命曰逆四时也。风热而脉静，泄而脱血脉实，病在中脉虚，病在外脉涩坚者，皆难治，命曰反四时也。

脉有逆顺，四时不见正常脉象，如春夏脉沉小，秋冬脉浮大，是逆四时之脉象。风热证脉反缓静，泄或失血脉反实大，病在内脉反虚，病在外脉反涩坚，均为难治之证，其与逆四时之脉象一样的道理。

人以水谷为本，故人绝水谷则死。脉无胃气[⑤]亦死。所谓无胃气者，但得真藏脉不得胃气也。所谓不得胃气者，肝不弦肾不石也。

人以水谷饮食为生命之根本。所以人断水谷即死。脉无脉气同样也死。所谓无脉气，是只见病脉而不见正常之脉。所说的不得脉气者，如肝脉微弦、肾脉微沉等正常之脉象之类的常脉。

太阳脉至，洪大以长[⑥]；少阳脉至，乍[⑦]数乍疏，乍短乍长；阳明脉至，浮大而短。

太阳经之脉象，浮大而短；少阳经之脉象，不快不慢，不短不长；阳明经之脉象，洪大而长。

夫平心脉来，累累如连珠，如循琅玕，曰心平。夏以胃气[⑧]为本。病心脉来，喘喘连属，其中微曲，曰心病。死心脉来，前曲后居[⑨]，如操带钩[⑩]，曰心死。平肺脉来，厌厌[⑪]聂聂，如落榆荚，曰肺平，秋以胃气为本。病肺脉来不上不下，如循鸡羽，曰肺病。死肺脉来，如物之浮，如风吹毛，曰肺死。平肝脉来，软弱招招，如揭长竿末梢，曰肝平。春以胃气为本。病肝脉来，盈实而滑，如循长竿，曰肝病。死肝脉来，急益劲，如新张弓弦，曰肝死。平脾脉来，和柔相离[⑫]，如鸡践地，曰脾平。长夏以胃气为本。病脾脉来，实而盈数，如鸡举足，曰脾病。死脾脉来，锐坚如乌之喙，如鸟之距[⑬]，如屋之漏，如水之流，曰脾死。平肾脉来，喘喘累累如钩[⑭]，按之而坚，曰肾平。冬以胃

---

① 真藏：“真”为“瘨”之脱。“病”义。“藏”，指“脉”。即病脉义

② 里：《太素》作“果”。“果”为“裹”之借字，指眼胞。

③ 手：全元起本作“足”。

④ 藏形：“藏”即“脉”。《素问》中“藏”每作“脉”字用。见“藏真”条注文。“藏形”，即“脉象”义。

⑤ 胃气：“胃”为“脉”之音转。即“脉气”。

⑥ 洪大以长：此与“浮大而短”互易。太阳主表，其脉当浮。阳明为阳之盛，其脉当洪大以长。

⑦ 乍：疑为“不”之误。太阳脉浮大短，阳明脉洪大长。少阳居太阳、阳明之中间，故当云“不短不长”，例始合。

⑧ 胃气：脉气。下同。

⑨ 前曲后居：“曲”，引喻脉之圆滑洪大。“居”弦直有力之喻。《说文通训定声》：“居，假借为倨”；《大戴礼记·劝学》王聘珍注：“倨，直也”。

⑩ 如操带钩：喻脉之紧直有力。孙鼎直：“此乃喻其直，非喻其曲。”

⑪ 厌厌：疑为“仄仄”之误。“上”义。

⑫ 离：郭霭春云“‘离’与‘丽’古通……有‘附著’之意”。

⑬ 如鸟之距：衍文。《玉机真藏论》无此四字。

⑭ 钩：疑为“钧”之误。沉重义。《考工记》疏：“钧，重三十斤。”

气为本。病肾脉来，如引葛，按之益坚，曰肾死。死肾脉来，发如夺索，辟辟如弹石，曰肾死。

正常心脉，流利如珠，如琅玕之圆滑，是平脉。夏以脉气为本。心之病脉，急促而洪，是心病。心之死脉，洪大紧直，如钩之坚直，是死证。

正常肺脉，轻浮而上，如吹榆叶，是平脉。秋以脉气为本。肺之病脉，上下如摩鸡羽，是肺病。肺之死脉，如草物之浮游无根，是死证。

正常肝脉，柔而长直，如竹竿梢直而兼软，是平脉。春以脉气为本。肝之病脉，弦满有力，如摩竹竿，是肝病。肝之死脉，急而紧力，如绷紧之弓弦，是死证。

正常脾脉，柔和相附，如鸡爪落地之缓和，是平脉。长夏以脉气为本。脾之病脉，满实而数，如鸡急走，是脾病。脾之死脉，坚力如鸟喙，如漏水之不止，是死证。

正常肾脉，沉滑如钧，按之有力，是平脉。冬以脉气为本。肾之病脉，如按葛藤，长而坚，是肾病。肾之死脉，如按绳索，如按弹石，急促坚硬，是死证。

玉机真藏[1]论篇第十九

黄帝问曰：春脉如[2]弦，何如而弦？岐伯对曰：春脉者肝也，东方木也。万物之所以始生也，故其气来，软弱轻虚而滑，端直以长，故曰弦。反此者病。帝曰：何如而反？岐伯曰：其气来实而强，此谓太过，病在外；其气来不实而微，此谓不及，病在中。帝曰；春脉太过与不及，其病皆何如？岐伯曰：太过则令人善忘[3]，忽忽眩冒而巅疾；其不及，则令人胸痛引背，下则两胁胠满。帝曰：善。

黄帝问道：春天的脉象弦，什么是弦？岐伯答道：春脉是肝脉，属东方木，象征万物之生长，所以其脉气软滑，直而长，所以叫作弦。反此者是病脉。黄帝说：什么是反？岐伯说：其脉气来直而紧力，叫作太过，病主外；其脉气来直而无力，叫作不及，病主内。黄帝说：春天之脉太过与不及，其病状如何？岐伯说：太过使人多怒，头晕头痛；其不及，使人胸痛连背，两胁胀满。黄帝说：讲得好！

夏脉如钩，何如而钩？岐伯曰：夏脉者心也，南方火也，万物之所以盛长也，故其气来盛去衰，故曰钩[4]，反此者病。帝曰：何如而反？岐伯曰：其气来盛去亦盛，此谓太过，病在外；其气来不盛去反盛，此谓不及，病在中。帝曰：夏脉太过与不及，其病皆何如？岐伯曰：太过则令人身热而肤[5]痛，为浸淫[6]；其不及则令人烦心，上见咳唾，下为气泄。帝曰：善。

夏天之脉象钩，什么是钩？岐伯说：夏脉是心脉，属南方火，象征万物盛壮。其脉气来盛去减，所以叫作钩。反此者病。黄帝说：什么是反？岐伯说：其脉气来盛去也盛，叫作太过，病主外：其脉气来不盛去反盛，叫作不及，病主内。黄帝说：夏脉太过与不及，其病状如何？岐伯说：太过使人身热骨痛，或为浸淫疮；其不及使人烦躁，咳唾，泄泻排气。黄帝说：讲得好！

秋脉如浮，何如而浮？岐伯曰：秋脉者肺也，西方金也，万物之所以收成也。故其气来轻虚以浮，来急去散，故曰浮，反此者病。帝曰：何如而反？岐伯曰：其气来，毛而中央坚，两傍虚，此谓太过，病在外；其气来，毛而微此谓不及，病在中。帝曰：秋脉太过与不及，其病皆何如？岐伯曰：太过则令人逆气而背痛，愠愠然；其不及，则令人喘，呼吸少气而咳，上气见血，下闻病音[7]。帝曰：善。

秋天之脉象浮，什么是浮？岐伯说：秋脉是肺脉，属西方金，象征万物收敛。其脉气来轻虚而

① 真藏："真"为"瘨"之脱。"病"义。"藏"，"脉"义。"真藏"，即"病脉"之义。《说文》："瘨，病也。"

② 如：语中助词，无义。《助字辨略》："此'如'字，语助词，不为义也。"

③ 忘：张景岳云"忘，当作怒。《本神篇》：肝气虚则恐，实则怒"。

④ 钩：徐灵胎云"钩即洪，指下属曲傍出，故曰钩"。

⑤ 肤：《甲乙》《太素》作"骨"。

⑥ 浸淫：黄水疮一类病症。高士宗："热伤肤表，故为浸淫而成疮。"

⑦ 下闻病音："下"指出气。《诗·豳风》毛传："出为下。""病音"指哮喘之音。出气时可听到哮鸣音。王冰："谓喘息则肺中有声也。"

浮，来急去散，所以叫作浮脉。反此者病。黄帝说：什么是反？岐伯说：其脉气来浮而中央坚，两旁虚，叫作太过，病主外；其脉气来毛而弱，叫作不及，病主内。黄帝说：秋脉太过与不及，其病状如何？岐伯说：太过使人逆气背痛，闷闷不舒；其不及，使人喘咳，咳血，呼气时有喘鸣音。黄帝说：讲得好！

冬脉如营①，何如而营？岐伯说：冬脉者肾也，北方水也，万物之所以合藏也。故其气来沉以搏②，故曰营，反此者病，帝曰：何如而反？岐伯曰：其气来如弹石者，此谓太过，病在外；其去如数③者，此谓不及，病在中。帝曰：冬脉太过与不及，其病皆何如？岐伯曰：太过则令人解㑊，脊脉④痛，而少气不欲言；其不及则令人心悬⑤如病饥，眇中清，脊中痛，少腹满，小便变。帝曰：善。

冬天之脉象营，什么是营？岐伯说：冬脉是肾脉，属北方水，象征万物闭藏，所以其脉气来沉而濡，所以叫作营。反此者病。黄帝说：什么是反？岐伯说：其脉气来如弹石之沉坚者，叫作太过，病主外；其脉气去如果细数无力的，叫作不及，病主内。黄帝说：冬脉太过与不及，其病状如何？岐伯说；太过使人患倦怠乏力之证，腹痛，气短不想说话；不及使人心烦如饥状，季胁下发凉，脊背痛，小腹满，小便黄赤。黄帝说：讲得好！

帝曰：四时之序，逆从之变异也。然脾脉独⑥何主？岐伯曰：脾脉者土也。孤⑦藏以灌四傍者也。帝曰：然则脾善恶，可得见之乎？岐伯曰：善者不可得见，恶者可见。帝曰：恶者何如而见？岐伯曰：其来如水之流者⑧，此谓太过，病在外；如鸟之喙者，此谓不及，病在中。帝曰：夫子言脾为孤藏，中央土以灌四傍，其太过与不及，其病皆何如？岐伯曰：太过则令人四支不举⑨；其不及则令人九窍不通，名曰重强。

黄帝说：四时有序，导致寒暑之转换有律，肝心肺肾脉与之相应合。而脾之脉象特应何时？岐伯说：脾脉属土，脾藏可通其他四藏。黄帝说：脾脉之好坏，可以知道吗？岐伯说：好者不需知道，其坏者应该知道。黄帝说：其坏者如何知道？岐伯说：其脉来如流水之软者，叫作不及，病主内；其脉来圆滑坚硬如鸟喙者，叫作太盛，病主外。黄帝说：你说脾为土藏，中央之土以通四旁之藏，其太过与不及，病状各如何？岐伯说：太过使人九窍不通，叫作重强。其脉气不及，使人四肢软弱，无力举动。

帝瞿然而起，再拜而稽首曰：善。吾得脉之大要，五色脉变，揆度奇恒，道在于一，神转不回，回则不转，乃⑩失其机。至数⑪之要，迫近以微，著之玉版，藏之藏府⑫，每旦读之，名曰玉机。

黄帝惊异地站起，再次稽首而拜，说：好！我已知诊脉之要，天下至理。五色与脉象之变化，

---

① 营：引为隐藏闭居义。《家语・问礼》注："掘地而居谓之营窟。"

② 搏：《甲乙》作"濡"。

③ 数：张景岳云"此真阴亏损之脉"。

④ 脊脉：《太素》作"腹"。

⑤ 心悬："悬"通"眩"，烦乱之义。《文选・重赠卢谌》旧校："悬，作玄"；《荀子・解蔽》杨倞注："玄，或读为眩"。《玄应音义卷二十二》注引《字林》："眩，乱也"；《小学蒐佚・考声四》："乱，烦也"。

⑥ 独："特"义。《经词衍释》："特训为独。"

⑦ 孤脏：指脾脏脉。前文"脾脉者，土也"，《太阴阳明论》："脾者，土也"。可证。

⑧ 其来如流水者：此句喻脉之软，当为不及之证。而下文"如鸟之喙"，喻脉之圆滑坚硬，当为太过证。二句互易。

⑨ 令人四肢不举：四肢无力举动，当为不及证。下文"令人九窍不通，名曰重强"又明为太过证。此二句互易，例始合。

⑩ 乃：疑为"勿"之误。

⑪ 至数：喻医术之重要。

⑫ 藏府：藏书之府库。

需要察辨常与异，其道理相同。神滞不行，行则不滞。勿失其机会。要术之珍贵，医术大法之精妙，可刻著于玉版，藏于府库。每晨读诵，叫作“玉机”。

五藏受[①]气于其所生，传之于其所胜，气舍[②]于其所生，死于其所不胜。病之且死，必先传行至其所不胜，病乃死。此言气之逆行也，故死。肝受气于心，传之于脾，气舍于肾，至肺而死；心受气于脾，传之于肺，气舍于肝，至肾而死；脾受气于肺，传之于肾，气舍于心，至肝而死；肺受气于肾，传之于肝，气舍于脾，至心而死；肾受气于肝，传之于心，气舍于肺，至脾而死。此皆逆死[③]也。一日一夜五分之，此所以占死生[④]之早暮也。黄帝曰：五藏相通，移皆有次，五藏有病，则各传其所胜，不治，法三月若六月，若三日若六日，传五藏而当死，是顺传所胜之次。故曰：别于阳者，知病从来；别于阴者，知死生之期，言知至其所困而死。

五藏传气于其所生之藏，传气于所克之藏，病气生于其所生之藏，死于克己之藏。病将死，必先传克己之藏，病人才死。这是病气逆行，所以死。肝传病气于心，传于脾，病气传于肾，至肺而死；心传病气于脾，传于肺，病气传于肝，至肾而死；脾传病气于肺，传于肾，病气好转于心，至肝而死；肺传病气于肾，传于肝，病气传于脾，至心而死；肾传病气于肝，传于心，病气传于肺，至脾而死。这都是死证。把一昼夜分为五等份，以此就可以预测推断五藏病死的时间了。黄帝说：五藏之气相通，病邪传变有次序。五藏之病，各传其所克之藏，不及时治疗，多则三个月、六个月，少则三天、六天，传至五藏即死。所以说，辨别四时五行，就可知道病之原因；辨别藏府病证，就可知道死生之时。也就是说知道它危重时所死之时。

是故风者百病之长也。今风寒客于人，使人毫毛毕直，皮肤闭而为热。当是之时，可汗而发也；或痹不仁肿痛，当是之时，可汤熨及火灸刺而去之。弗治，病入舍于肺，名曰肺痹，发咳上气，弗治，肺即传而行之肝，病名曰肝痹，一名曰厥，胁痛出食。当是之时，可按若刺耳。弗治，肝传之脾，病名曰脾风，发瘅，腹中热，烦心出[⑤]黄。当此之时，可按可药可浴。弗治，脾传之肾，病名曰疝瘕，少腹冤热[⑥]而痛，出白[⑦]，一名曰蛊。当此之时，可按可药。弗治，肾传之心，病筋脉相引而急，病名曰瘛。当此之时，可灸可药。弗治，满十日，法当死。肾因传之心，心即复反传而行之肺，发寒热，法当三岁[⑧]死，此病之次也。

风是百病之开端。风寒侵入人体，使人毫毛竖直，皮肤闭塞，成为发热之证。之时可发汗祛邪。如果肢体疼痛，麻木不仁，可用热慰、火灸、针刺等法治疗。不治，病邪入肺，叫作肺痹，咳嗽哮喘；不治，肺即传入肝，叫作肝痹，又叫厥。胁痛、呕吐。此时，可用按摩或针刺法治疗。不治，由肝传入脾，叫作脾风，病人发黄疸，腹中热，烦躁，目黄。此时，可用按摩、药物、药浴等法治疗。不治，由脾传入肾，叫作疝瘕，小腹郁热而痛，出汗，又叫蛊。此时，可用按摩，药物等法治疗。不治，由肾传于心，出现筋脉拘急，叫作瘛。此时，可用灸法，药物治疗。不治，十日后会死亡。肾邪传心，反传于肺，发热恶寒，三日即死。此病之传移次序。

---

① 受：通“授”，“传”义。《周礼·地官》孙诒让正义：“古者授、受通用”；《文选·君子行》张铣注：“授，谓传物也”。

② 气舍：气指病气。“舍”引为“传”义。《尔雅·释诂》郭璞注：“舍，放置。”

③ 逆死：“逆”与“死”同义，指病重。

④ 生：《甲乙》作“者”。

⑤ 出：或为“目”之误。

⑥ 冤热：《谷梁传·定公十四年》陆德明释文：“膰，本或作烦”；《左传·襄公二十二年》陆德明释文：“燔，本又作膰”；《玄应音义·卷四》注：“冤亦烦也”。《说文·火部》：“燔，热也。”

⑦ 出白：“白”后脱“汗”字。《经脉别论》：“厥气留薄，发为白汗。”

⑧ 三岁：滑寿云“三岁当作三日”。

然其卒发者，不必治于传。或其传化有不以次。不以次入者，忧恐悲喜怒，令不得以其次。故令人有大病矣。因而喜大虚则肾气乘矣，怒则肝气乘矣，悲则肺气乘矣，恐则脾气乘矣，忧则心气乘矣。此其道也。故病有五，五五二十五变，及其传化。传，乘之名也。

其突然发病的，不必依传变次序治疗。也有其传化不依次序的，是由于忧恐悲喜怒等情志造成的，所以不按次序相传，而突发疾病。大喜过度则肾气病，大怒则肝气病，大悲则肺气病，大恐则脾气病，大忧则心气病，这是其常变。情志病有五五二十五变，和传化之病不同。传，是病之名称。

大①**骨枯槁，大肉陷下，胸中气满，喘息不便，其气动形，期六月死。真藏**②**脉见，乃予之期日。大骨枯槁，大肉陷下，胸中气满，喘息不便，内痛引肩项，期一月死，真藏见，乃予之期日。大骨枯槁，大肉陷下，胸中气满，喘息不便，内痛引肩项，身热脱肉，破䐃，真藏见，十月**③**之内死。大骨枯槁，大肉陷下，肩髓内**④**消，动作益衰，真藏来**⑤**见，期一岁死，见其真藏，乃予之期日。大骨枯槁，大肉陷下，胸中气满，腹内痛，心中不便，肩项身热，破䐃脱肉，目眶陷，真藏见，目不见人，立死。其见人者，至其所不胜之时则死。**

骨骼枯痿，肌肉陷下，胸中闷，气喘，呼吸时肩胸俯仰，六个月死。病藏脉见，可预测死期。大骨枯痿，大肉陷下，胸闷气喘，痛引肩项，一月死。病脉见，可预知死期。大骨枯痿，大肉陷下，胸闷气喘，痛引肩项，身热，全身肌肉消瘦，病脉见。十日之内死。大骨枯痿，大肉陷下，肩垂肉消，动作无力，病脉未见，一年死。见病脉，可预测死期。大骨枯痿，大肉陷下，胸闷气喘，腹痛，心中不宁，身热，全身肌肉消瘦，目眶陷下，病脉见，目不能视，立即死。目能视者，至其不胜邪时死亡。

急虚身中⑥**卒至，五藏绝闭，脉道不通，气不往来，譬于堕溺，不可为期。其脉绝不来，若人一息五六至，其形肉不**⑦**脱，真藏虽不见，犹死也。**

急虚暴病，五藏闭阻，脉道不通，气不运行，比如坠落或溺水，不可预测死期。如脉停止不至，或脉一吸跳五六次，身体消瘦，病藏脉虽不见，也要死亡。

真肝脉⑧**至，中外急如循刀刃，责责然，如按琴瑟弦，色青白不泽，毛折**⑨**，乃死。真心脉至，坚而搏，如循薏苡子累累然，色赤黑不泽，毛折，乃死。真肺脉至，大而虚，如以毛羽中人肤，色白赤不泽，毛折，乃死。真肾脉至，搏而绝，如指弹石辟辟然，色黑黄不泽，毛折，乃死。真脾脉至，弱而乍数乍疏，色黄青不泽，毛折，乃死。诸真藏脉见者，皆死不治也。**

肝之病脉至，内外急如循刀刃，如按弓弦，面色青色不润泽，毛发枯，即死。心之病脉至，坚而搏指，如按苡子之圆坚，面色红黑不润，毛发枯，即死。肺之病脉至，浮大而虚，如毛羽着人皮肤，面色白赤不润，毛发枯，即死。肾之病脉至，坚而沉，如按弹石状，面色黑黄不润，毛发枯，

---

① 大：助词，无义。下文诸“大”字，例同。

② 真藏：“真”为“瘨”之脱，“病”义，即病藏。《说文》：“瘨，病也。”

③ 十月：郭霭春云“明抄本‘月’作‘日’”。

④ 内：吴崑本作“肉”。

⑤ 来：《甲乙》作“未”。

⑥ 急虚身中：“虚”，“病”义。《吕氏春秋·园道》高诱注：“虚，病。”

⑦ 不：助词。

⑧ 真肝脉：“真”为“瘨”之脱简。“病”义。即“病肝脉”。下文“真心脉”“真肺脉”等，例同。《说文》：“瘨，病也。”

⑨ 毛折：《集韵·豪韵》：“芼，通作毛”；《说文通训定声》：“冒，假借为芼”。是“毛”通“冒”之证。《读书杂志·史记第四·张仪列传》王念孙按：“折，读为制”；《集韵·祭韵》“猘，或作制。”《左转·襄公十七年》陆德明释文：“瘈，作猘”；《集韵·霁韵》：“瘛，或作瘈”。是折通瘛之证。下文“真心脉”“真肺脉”“真肾脉”“真脾脉”等之“毛折”，例均同此。

即死。脾之病脉至，软而或快或慢，面色黄青不润，毛发枯，即死。诸病藏脉见者，皆为死证，不可治。

黄帝曰：见真藏[①]**曰死，何也？岐伯曰：五藏者，皆禀气于胃，胃者五藏之本也。藏气者，不能自致于手太阴，必因于胃气；乃至于手太阴也，故五藏各以其时，自为**[②]**而至于手太阴也。故邪气胜者，精气衰也。故病甚者，胃气不能与之俱至于手太阴，故真藏之气独见，独见者病胜藏也，故曰死。帝曰：善。**

黄帝说：见病脉死，为什么？岐伯说：五藏皆受气于胃，胃是五藏之本。五藏之气不能自己到达手太阴寸口脉，必借胃脉气之推动，才能到达手太阴寸口处。所以五藏之气各以其时，自脉而至手太阴。邪气盛，精气就衰减，所以病重者，脉气不能与精气同至于手太阴，而病脉之气独见，独见是病邪胜藏府之正气，所以说是死证。黄帝说：讲得好！

黄帝曰：凡治病，察其形气色泽，脉之盛衰，病之新故，乃治之，无后其时。形气相得，谓之可治；色泽以浮，谓之易已；脉从四时，谓之可治；脉弱以滑，是有胃气，命曰易治。取之以时。形气相失，谓之难治；色夭不泽，谓之难已；脉实以坚，谓之益甚；脉逆四时，为不可治。必察四难，而明告之。

黄帝说：治病必须察其形气色泽，脉之虚实，病之新久，才可治疗。无失其时机。形体神气相合，为可治；色浅浮，为易愈；脉顺四时，为可治。脉柔和而滑，是有胃气，这是易治。治疗要适时。形体神气相失，为难治；色枯不泽，为难愈；脉实坚，为病甚；脉违逆四时，为不可治。必须察其难，而清楚地告诉病人。

所谓逆四时者，春得肺脉，夏得肾脉，秋得心脉，冬得脾脉，其至皆悬绝沉涩者，命曰逆。四时未有藏形[③]**，于春夏而脉沉涩，秋冬而脉浮大，名曰逆四时也。**

所谓违逆四时之脉，春天见浮脉，夏天见沉脉，秋天见洪脉，冬天见软脉，其脉至均弦急或沉涩不畅者，叫作逆。四时没有正常之脉象，如春夏脉沉涩，秋冬脉浮大，叫作逆四时。

病热脉静，泄而脉大，脱血而脉实，病在中脉实坚，病在外脉不实坚者，皆难治。

热病脉不数，泄泻病脉反大，失血证脉反实，病在里脉反坚实，病在外脉反不实坚，这都是难治之证。

黄帝曰：余闻虚实以决死生，愿闻其情。岐伯曰：五实死，五虚死。帝曰：愿闻五实五虚。岐伯说：脉盛、皮热、腹胀、前后不通、闷瞀，此谓五实。脉细、皮寒、气少、泄利前后、饮食不入，此谓五虚。帝曰：其时有生者，何也？岐伯曰：浆粥入胃，泄注止，则虚者活，身汗得后利，则实者活。此其候也。

黄帝说：我听说虚实可以断定死生，我愿知道其中的道理。岐伯说：五实证死，五虚证死。黄帝说：愿意知道什么是五实五虚。岐伯说：脉盛大、皮肤发热、腹胀满、大小便不通、头昏烦躁，这是五实。脉细小、皮肤凉、短气、泄利、饮食不进，这是五虚。黄帝说：其中也有治愈的，是什么道理？岐伯说：粥食入胃，泄利停止，则虚证可活。身出汗大便又通利了，则实证可活。这就是可死或时愈之证候。

---

① 真藏："真"为"瘨"之脱，"病"义。"藏"指"脉"。《说文》："瘨，病也。"

② 为：《气厥论》"谓之食亦"，《太素》"谓"作"胃"，《战国策·西周策》吴师道注："为、谓通借"。是为、胃古通之证。

③ 藏形："藏"指"脉"，即"脉象"。

三部九候论篇第二十

黄帝问曰：余闻九针于夫子，众多博大，不可胜数。余愿闻要道，以属子孙，传之后世，著之骨髓，藏之肝肺，歃血[①]而受，不敢妄泄，令合天道，必有终始，上应天光星辰历纪，下副四时五行。贵贱更立，冬阴夏阳，以人应之奈何？愿闻其方。岐伯对曰：妙乎哉问也！此天地之至数。帝曰：愿闻天地之至数，合于人形，血气通，决死生，为之奈何？岐伯曰：天地之至数，始于一，终于九焉。一者天，二者地，三者人，因而三之，三三者九，以应九野。故人有三部，部有三候，以决死生，以处百病，以调虚实，而除邪疾。

黄帝问道：我听说九针之法，繁多广泛，难以尽述，愿知其要点，嘱传子孙，传于后世，牢记内心。盟誓接受其学，不敢轻易泄露，使其术与天地相合而有始终，上应日月星辰之节气，下合四时五行之规律。阴阳盛衰互变，冬阴夏阳，人怎样与其相应？愿知其法。岐伯答道：问得好！这是天地的至理。黄帝说：愿知天地之至理，合于人体，通利血气，决定死生，怎样办呢？岐伯说：天地之至理，始于一，终于九。一为天，二为地，三为人，三三得九，以合九野。所以人有三部，部有三候，可以辨别死生，定百病，调虚实，而除病邪。

帝曰：何谓三部？岐伯：有下部，有中部，有上部，部各有三候。三候者，有天有地有人也。必指[②]而导之，乃以为真[③]。上部天，两额之动脉；上部地，两颊之动脉；上部人，耳前之动脉。中部天，手太阴也；中部地，手阳明也；中部人，手少阴也。下部天，足厥阴也；下部地，足少阴也；下部人，足太阴也。故下部之天以候肝，地以候肾，人以候脾胃之气。

黄帝说：什么是三部？岐伯说：有下部，有中部，有上部，每部各有三候。三候即天地人。必知而行之，才可以诊病。上部天，指两额之动脉；上部地，指两颊之动脉；上部人，指耳前之动脉。中部天，指手太阴经之动脉；中部地，指手阳明经之动脉；中部人，指手少阴经之动脉。下部天，指足厥阴经之动脉；下部地，指足少阴经之动脉；下部人，指足太阴经之动脉。所以下部之天用以察肝病，地以察肾病，人以察脾胃之病。

帝曰：中部之候奈何？岐伯曰：亦有天，亦有地，亦有人。天以候肺，地以候胸中之气，人以候心。帝曰：上部以何候之？岐伯曰：亦有天，亦有地，亦有人。天以候头角之气，地以候口齿之气，人以候耳目之气。三部者，各有天，各有地，各有人，三而成天，三而成地，三而成人，三而三之，合则为九，九分为九野，九野为九藏。故神藏五，形藏[④]四，合为九藏。五藏已败，其色必夭，夭必死矣。帝曰：以候奈何？岐伯曰：必先度其形之肥瘦，以调其气之虚实，实则泻之，虚则

---

① 歃血：盟誓仪式。《左传》正义："凡盟礼，杀牲歃血，告誓神明，若有违背，欲令神加殃咎，使如此牲也。"

② 指：《吕览·行论》高诱注："指，犹志"；《群经平议·礼记》俞樾按："知与志通"。

③ 为真：真、瘨、疹、诊古并通。

④ 形藏：指胃、大肠、小肠、膀胱。张志聪："胃主化水谷之津液，大肠主津，小肠主液，膀胱者津液之所藏，故以四府为形藏。"

补之。必先去其血脉[①]，而后调之，无问其病，以平为期。

黄帝说：中部之候是怎样的？岐伯说：也有天地人。天察肺，地察胸中之气，人察心。黄帝说：上部之候怎样？岐伯说：也有天地人。天察头部之气，地察口齿之气，人察耳目之气。上中下三部，各有天地人，天有三候，地有三候，人有三候，三三得九候。九候应九野，九野应九藏。藏神之藏有五个，藏物之藏有四个，合为九藏。五藏伤败，面色必枯夭，枯夭为死证。黄帝说：怎样察病？岐伯说：先看其胖瘦，来调其气的虚实。实则泻，虚则补。必先去其瘀血，然后调其正气。不管什么病，以阴阳气血达到平衡无偏为度。

帝曰：决死生奈何？岐伯曰：形盛脉细，少气不足以吸者危。形瘦脉大，胸中多气者死。形气相得者生，参伍不调者病。三部九候皆相失者死。上下左右之脉相应如参舂者病甚。上下左右相失不可数者死。中部之候虽独调，与众藏相失者死。中部之候相减者死。目内陷者死。

黄帝说：怎样辨别死生？岐伯说：形胖脉反细小，气短不接续，为死证。形瘦脉反大，气喘胸满，为死证。形体与脉相合者不死。脉错杂不调者病。三部九候之脉失调不一致者为死证。脉之上下左右不相合如舂杵者为病甚。上下左右之脉失调，杂乱难辨者为死证。中部之脉虽然协调，但与上下部之脉不协调者为死证，中部之脉过度衰竭者为死证，体瘦目内陷者为死证。

帝曰：何以知病之所在？岐伯曰：察九候，独小者病，独大者病，独疾者病，独迟者病，独热者病，独寒者病，独陷下者病。以左手足上，上去踝五寸按之，庶右手足当踝弹之，其应过五寸以上蠕蠕然者不病；其应疾[②]中手浑浑[③]然者病；中手徐徐然者病；其应上不能至五寸，弹之不应者死。是以脱肉身不[④]去者死。中部乍疏乍数者死。其脉代[⑤]而钩者，病在络脉。九候之相应也，上下若一，不得相失。一候后[⑥]则病，二候后则病甚，三候后则病危。所谓后者，应不俱也[⑦]。察其府藏，以知死生之期。必先知经脉，然后知病脉，真藏脉见者胜死[⑧]。足太阳气绝者，其足不可屈伸，死必戴眼。

黄帝说：怎样知病之所在？岐伯说：察其九候之脉。一部独小、独大、独疾、独迟、独滑、独紧、独沉者，均为病脉。用左手按病人足内踝上五寸处，用右手指在踝上微弹之，其脉气应手在五寸以上且有力者，是无病。其应手急而盛大者，是病脉。其应手不及五寸，弹之无反应，是死证。消瘦过度者为死证。中部之脉或慢或快者是死证。脉大而洪，病在络脉。九候脉之相应合，上下部应一致，不能失调。一候大，是病态；二候大，是病甚；三候大，是病危。察病藏，知死生，必须先知道什么是正常脉象，什么是病脉。病藏脉见者为邪盛。足太阳经脉气绝，足不能屈伸，死时眼上翻。

帝曰：冬阴夏阳奈何？岐伯曰：九候之脉，皆沉细悬绝[⑨]者为阴，主冬，故以夜半死。盛躁喘数者为阳，主夏，故以日中死。是故寒热病者，以平旦死。热中及热病者，以日中死。病风者，以

---

① 血脉：指瘀血。张景岳："凡有瘀血在脉，而为壅塞者，必先刺其壅滞，而后可调虚实也。"

② 疾：急义。《左传·襄公五年》杜预注："疾，急也。"

③ 浑浑：喻大而有力。《方言》："浑，盛也"；《广雅·释训》："浑浑，大也"。

④ 不：助词。《太素·卷二十二·三刺》："专意一神，精气不分。""不"，《甲乙》《灵枢》作"之"。是"不""之"通假之证。

⑤ 代：孙鼎宜："代，当作大"。

⑥ 后："大"义。《诸子平议·吕氏春秋》俞樾按："后、厚古通用。"《国语·鲁语》韦昭注："厚，大也。"

⑦ 所谓后者，应不俱也：八字疑注文窜入正文。

⑧ 死：衍文。《新校正》："《素问》无'死'字。"是林亿所据本无"死"字。"胜"，《甲乙》作"邪胜"。

⑨ 悬绝：弦甚之意。

日夕死。病水者，以夜半死。其脉乍疏乍数乍迟乍疾者，日乘四季[①]死。形肉已脱，九候虽调，犹死。七诊[②]虽见，九候皆从者不死。所言不死者，风气之病及经月之病，似七诊之病而非也，故言不死。若有七诊之病，其脉候亦败者死矣。必发哕噫，必审问其所始病，与今之所方病，而后各切循其脉，视其经络浮沉，以上下逆从循之。其脉疾者不[③]病，其脉迟者病，脉不往来者死。皮肤着[④]者死。

黄帝说：冬脉阴夏脉阳怎么讲？岐伯说：九候之脉，都沉细弦急的为阴，应合冬天，故夜半阴盛时死。脉盛有力而疾者，为阳，应合夏天，所以日中阳盛之时死。发热恶寒之病，早晨死。热性病，日中死。风病，傍晚死。水病，夜半死。脉或慢或快散乱者，可在早晨、中午、傍晚、夜半之时死。形体消瘦，九候脉虽然协调，仍是死证。死证虽见，九候之脉协调和顺者，不死。所说不死之证是风病和月经之病，虽似死证而实际上不是，所以说不死。似死证之病，其脉象败乱者也为死证。其证必发哕噫，必须先察问其始初之病，与现在之病，然后按脉看其搏动之浮沉，上下逆顺按之。其脉跳疾数者病，脉迟者病，脉停止不往来者死。消瘦皮肤著贴于骨者死。

帝曰：其可治者奈何？岐伯曰：经病者治其经，孙络病者治其孙络血，血病身有痛者治其经络。其病者在奇邪[⑤]，奇邪之脉则缪刺之。留瘦[⑥]不移，节[⑦]而刺之。上实下虚，切而从之，索其结络脉，刺出其血，以见通之。瞳子高者，太阳不足，戴眼者，太阳已绝。此决死生之要，不可不察也。手[⑧]指及手外踝上五指留针。

黄帝说：可治之病应该怎样治疗？岐伯说：病在经，刺其经。病在孙络，刺其孙络出血。瘀血身痛，刺其经与络。其病为病邪所致，病脉应左右互刺之。久病不去，灸而刺之。上实下虚证，刺而顺之，察其络脉瘀结处，刺出血，以通其气血。眼轻度上视，是太阳经气不足，眼上翻的，是太阳经气已绝。这是辨别生死之要法，不可不细察。

---

① 四季：指平旦、日中、日夕、此指死证。夜半。高士宗：“辰戌丑未，寄王于平旦、日中、日夕、夜半也。”

② 七诊：七、漆、淶、来、之、其古通；疹、诊、真、贞、正、证古通。

③ 不：助词。

④ 著：著贴之义。

⑤ 在奇邪：为病邪所致之义。

⑥ 留瘦：“瘦”疑为“瘤”之误。“留瘤”，久病之义。

⑦ 节：《吕览·大乐》高诱注：“节，止也”；《管子·小问》尹知章注：“距，止也”；《说文通训定声》：“距，假借为岠”；《说文解字注》：“久，本义训从后岠之”；《类篇》：“久，从后灸之”；段玉裁：“灸，古文作久”。

⑧ 手：郭霭春云“手指十一字，据王注，是错简文”。

经脉别[①]论篇第二十一

黄帝问曰：人之居处动静勇怯，脉亦为之变乎？岐伯对曰：凡人之惊恐恚劳[②]动静，皆为变也。是以夜行则喘[③]出于肾，淫气病肺。有所堕恐，喘出于肝，淫气害脾。有所惊恐，喘出于肺，淫气伤心。度水跌仆，喘出于肾与骨。当是之时，勇者气行则已，怯者则着而为病也。故曰：诊病之道，观人勇怯骨肉皮肤，能知其情，以为诊法也。

黄帝问道：人的环境、劳作、情志不同，脉象是否随之而发生变化呢？岐伯答道：凡人之惊恐恚怒，劳作安逸，脉象都随之变化。夜间远行劳累，病出于肾，邪气也可以伤及肺。跌仆坠落，病出于肝，邪气也可害脾。惊恐过度，病出于肺，邪气也可伤心。渡水溺仆，病出于肾，这时，健壮者气血流通可愈，体弱者则留而成病。所以说：诊病之法，应察病人形体之强弱，骨肉肌肤之状态，能知病状，才能去诊病。

故饮食饱甚，汗[④]出于胃；惊而夺精[⑤]，汗出于心；持重远行，汗出于肾；疾走恐惧，汗出于肝；摇体劳苦，汗出于脾。故春秋冬夏，四时阴阳，生病起于过用，此为常也。

过饱饮食，病出于胃；惊而大汗，病出于心；负重远行，病出于肾；快走恐惧，病出于肝；劳苦过度，病出于脾。一年四时，生病多因过度所致，这是常见之因。

食气入胃，散精于肝，淫气于筋。食气入胃，浊[⑥]气归心，淫精于脉。脉气流经，经气归[⑦]于肺，肺朝[⑧]百脉，输精于皮毛。毛脉合精[⑨]，行气于府。府精神明[⑩]，留[⑪]于四藏，气归于权衡[⑫]。权衡以[⑬]平，气口成寸[⑭]，以决死生。

谷食入胃，其精微之气输散至肝，行气于筋脉。谷食入胃，谷气走心，行气于脉，脉气流于经络，经气走肺。肺通百脉，行气于皮毛。气血之气，行流于府，府气精华，流于四藏。气血平衡，平衡即正常，气口形成正常之脉象，以此诊病决定死生。

---

① 别：通“辨”。《书·康诰》孙星衍疏：“‘别’，古与‘辨’通。”
② 劳：疑为“怒”之误。若作“劳”，与后文“动”义重。
③ 喘：引为“病”义。
④ 汗：引为“病”义。
⑤ 精：此指汗。
⑥ 浊：王冰：“浊气，谷气也”。
⑦ 归：引为“走”义。《广雅·释诂》：“归，往也。”
⑧ 朝：引为“通”义。
⑨ 毛脉合精：合、比、至、之古并通；“精”，气义。
⑩ 府精神明：“精”，“气”义。“神明”，在此指“精华”义。
⑪ 留：《说文通训定声》云“留，假借为流”。
⑫ 权衡：协调均匀，保持平衡。
⑬ 以：“而”义。
⑭ 成：《说文通训定声》：“名，假借为明”；《诗·周颂》马瑞辰笺：“明、成二字同义”。

饮入于胃，游溢精气，上输于脾。脾气散精，上归于肺。通调水道，下输膀胱。水精四布，五经并行，合于四时五藏阴阳揆度，以为常也。

水液入胃，流其津气，上输至脾。脾气布津，上走于肺，通达水道，下行膀胱。水津四布，在五藏经脉中流行，应合四时寒热之循行有度。这是正常之生理现象。

太阳藏①独至，厥②喘虚③气逆，是阴不足阳有余也，表里当俱泻，取之下俞④。阳明藏独至，是阳气重并也，当泻阳补阴，取之下俞。少阳藏独至，是厥气也，跷前卒大，取之下俞。少阳独至者，一阳之过也。太阴藏搏者，用心省真，五脉气少，胃气不平。三阴也。宜治其下俞，补阳泻阴。一阳独啸⑤，少阳厥也。阳并于上，四⑥脉争张，气归于肾⑦。宜治其经络，泻阳补阴。一阴至，厥阴之治也，真⑧虚痟⑨心。厥气留薄，发为白汗⑩，调食和药，治在下俞。

太阳脉之至，病喘嘘气逆，是阴不足阳有余之证，应当表里都泻，取其足部相应之俞穴。阳明脉之至，是阳气盛，应泻阳经，补阴经，取其足部相应之俞穴。少阳脉之至，是病气所致，跷脉忽然变大，取其足部相应之俞穴治疗。少阳脉之病是少阳经气偏亢所致。太阴脉跳动有力，应用心察辨。五脏脉跳无力，是胃气失和，这太阴经气失调所致，宜用其足部相应之俞穴治疗，泻阳经，补阴经。一阳脉之独盛，是少阳病。阳气盛于上，四脉争张，气败于身，宜治其经络，泻阳经。补阴经。一阴脉至，是厥阴经所主之病。病为身虚心痛。病气留滞，成为大汗不止之证。调食进药，治其足部相应之俞穴。

帝曰：太阳藏何象？岐伯曰：象三阳而浮也。帝曰：少阳藏何象？岐伯曰：象一阳也。一阳藏者，滑而不实也。帝曰：阳明藏何象？岐伯曰：象大浮也。太阴藏搏，言伏鼓⑪也。二阴搏至，肾⑫沉不浮也。

黄帝说：太阳脉何象？岐伯说：象大阳之上浮。黄帝说：少阳脉何象？岐伯说：象小阳之不坚实。少阳脉滑而不坚实。黄帝说：阳明脉何象？岐伯说：象阳盛之大而有力。太阴脉至，沉而有力。二阴脉至，甚沉不浮。

---

① 太阳藏："藏"即"脉"。"太阳藏"，即"太阳脉"。《素问》"藏"每作"脉"字用。如《平人气象论》"四时未有藏形"、《离合真邪论》"审其病藏以期之"、《通评虚实论》"以藏期之"等。

② 厥："病"义。

③ 虚：为"嘘"之脱。喘声。

④ 下俞：指足部的俞穴。

⑤ 啸：盛义。

⑥ 四：指心肝脾肺。

⑦ 气归于肾：《诸子平议・吕氏春秋》俞樾按："归，读为坏。"是"归"通"坏"之证。

⑧ 真：为"瘨"之脱。《说文》："瘨，病也。"

⑨ 痟心：心痛之证。

⑩ 白汗："魄汗"，大汗之义。

⑪ 伏鼓：言沉而有力之脉。张景岳："沉伏而鼓击。"

⑫ 肾：马莳云"厥阴为沉之甚"。

藏气法时论篇第二十二

黄帝问曰：合[①]人形以法四时五行而治[②]，何如而从？何如而逆？得失之意，愿闻其事。岐伯对曰：五行者，金木水火土也，更贵更贱，以知死生，以决成败，而定五藏之气，间甚之时，死生之期也。

黄帝问道：人体应合四时五行为正常。什么是顺？什么是逆？虚实之状，愿知其说。岐伯答道：五行就是金木水火土，互盛互衰，以此可推测死生之时，辨别成败之事，察辨五藏之气，病之重与轻，死生日期。

帝曰：愿卒闻之。岐伯曰：肝主春，足厥阴少阳主治[③]，其日甲乙，肝苦急，急食甘以缓之。心主夏，手少阴太阳主治，其日丙丁，心苦缓，急食酸以收之。脾主长夏，足太阴阳明主治，其日戊己。脾苦湿，急食苦[④]以燥之。肺主秋，手太阴阳明主治，其日庚辛，肺苦气上逆，急食苦以泄之。肾主冬，足少阴太阳主治，其日壬癸。肾苦燥，急食辛以润之，开腠理，致津液，通气也。

黄帝说：愿尽知之。岐伯说：肝主春，足厥阴少阳经主之。其主日为甲乙日。肝怕急躁，宜食甜味药缓和它。心主夏，手少阴太阳经主之，其主日为丙丁日。心怕涣散，宜食酸味药以收敛它。脾主长夏，足太阴阳明经主之，其主日为戊己日。脾怕湿，宜食咸味药以燥之。肺主秋，手太阴阳明经主之，其主日为庚辛日。肺怕气上逆，宜食苦味药以泄之。肾主冬，足少阴太阳经主之，其主日为壬癸日。肾怕燥，宜食辛味药以润之。辛味药有开腠理、发汗、行气之作用。

病在肝，愈于夏，夏不愈，甚于秋，秋不死，持于冬，起于春，禁当风。肝病者，愈在丙丁，丙丁不愈，加于庚辛，庚辛不死，持于壬癸，起于甲乙。肝病者，平旦慧，下晡甚，夜半静。肝欲散，急食辛以散之，用辛补之，酸泻之。

肝病夏天可愈，夏天不愈，秋天加重，秋天不死，持续至冬天，春天会有好转。禁止受风。肝病丙丁日可愈，丙丁日不愈，甚于庚辛日，庚辛日不死，持续至壬癸日，至甲乙日好转。肝病一般早晨较轻，傍晚较重，夜半病平稳。肝宜疏散，宜食辛味药疏散，辛味药可补，酸味药可泻。

病在心，愈在长夏，长夏不愈，甚于冬，冬不死，持于春，起于夏，禁温食热衣。心病者，愈在戊己，戊己不愈，加于壬癸，壬癸不死，持于甲乙，起于丙丁。心病者，日中慧，夜半甚，平旦静。心欲软，急食咸以软之，用咸补之，甘泻之。

心病长夏可愈。长夏不愈，冬天加重，冬天不死，持续至春天，夏天可好转。禁热食厚衣。心病愈在戊己日，戊己日不愈，壬癸日加重，壬癸日不死，持续至甲乙日，丙丁日好转。心病一般中午轻，夜半重，早晨病情平稳。心宜软，宜食咸味药以软之。用咸味可补，甜味可泻。

---

① 合：语首助词，无义。

② 而治："而"，"为"义。"治"，"常"义，即为正常之义。

③ 主治：同义复词，"主"义。

④ 苦：《素问绍识》云"苦是咸字之误"。

病在脾，愈在秋，秋不愈，甚于春，春不死，持于夏，起于长夏。禁温食饱食湿地濡衣。脾病者，愈在庚辛，庚辛不愈，加于甲乙，甲乙不死，持于丙丁，起于戊己。脾病者，日昳慧，日出甚，下晡静。脾欲缓，急食甘以缓之，用苦泻之，甘补之。

脾病秋天可愈。秋天不愈，春天加重，春天不死，持续至夏天，长夏可好转。禁过饱与潮湿环境。脾病庚辛日可愈，庚辛日不愈，甲乙日加重，甲乙日不死，持续至丙丁日，戊己日可好转。脾病午后轻，早晨重，傍晚平稳。脾宜缓和，宜食甘味药以缓和，用苦味泻，用甜味补。

病在肺，愈在冬，冬不愈，甚于夏，夏不死，持于长夏，起于秋，禁寒饮食寒衣。肺病者，愈在壬癸，壬癸不愈，加于丙丁，丙丁不死，持于戊己，起于庚辛。肺病者，下晡慧，日中甚，夜半静。肺欲收，急食酸以收之，用酸补之，辛泻之。

肺病冬天可愈。冬天不愈，夏天加重，夏天不死，持续至长夏。秋天好转。禁冷食薄衣受寒。肺病壬癸日可愈。壬癸日不愈，丙丁日加重，丙丁日不死，持续至戊己日，庚辛日可好转。肺病傍晚轻，中午重，夜半平稳。肺宜收敛。宜食酸味药以收敛之，用酸味补，用辛味泻。

病在肾，愈在春，春不愈，甚于长夏，长夏不死，持于秋，起于冬。禁犯焠㶸热食温炙衣。肾病者，愈在甲乙，甲乙不愈，甚于戊己，戊己不死，持于庚辛，起于壬癸。肾病者，夜半慧，四季甚，下晡静。肾欲坚，急食苦以坚之，用苦补之，咸泻之。

肾病春天可愈，春天不愈，长夏加重，长夏不死，持续至秋天，冬天好转。禁火与热衣热食。肾病甲乙日可愈，甲乙日不愈，戊己日加重，戊己日不死，持续至庚辛日，壬癸日可好转。肾病夜半轻，在辰戌丑未四个时辰会加重，傍晚平稳。肾宜坚固，宜用苦味药来坚固，用苦味药补，用咸味泻。

夫邪气之客于身也，以胜相加，至其所生而愈，至其所不胜而甚，至于所生而持，自得其位而起，必先定五藏之脉，乃可言间甚之时，死生之期也。

病邪侵入人体，以胜相凌，至所生藏之时日病可愈，至其不胜藏之时日病重，至生己之藏的时日时病持续，至本藏之时日时病好转。必须先察五藏之脉象，才能知病之轻重，死生之时日。

肝病者，两胁下痛引少腹，令人善怒。虚则目䀮䀮无所见，耳无所闻，善恐，如人将捕之，取其经，厥阴与少阳，气逆，则头痛耳聋不聪颊肿。取血者。

肝病之症，胁下痛牵引小腹痛，使人多怒。肝气虚则目昏花，耳鸣不听，多惊恐，像人将要捕捉一样。治疗取厥阴少阳之俞穴。如肝气逆，则头痛耳聋颊肿，刺厥阴少阳之经穴出血。

心病者，胸中痛，胁支满，胁下痛，膺背肩甲间痛，两臂内痛。虚则胸腹大，胁下与腰相引而痛。取其经，少阴太阳，舌下血者。其变病，刺郄中出血。

心病之症，胸痛，胁胀满疼痛，肩背及臂疼痛。心气虚则胸腹胀大，胁痛引腰。治疗取少阴太阳经之俞穴，并刺舌下出血。其转变之证。可刺委中穴出血。

脾病者，身重善饥，肉痿，足不收行，善瘛，脚下痛。虚则腹满，肠鸣，飧泄食不化，取其经，太阴阳明少阴血者。

脾病之症，身重，善饥饿，肌肉无力，腿软无力行走，足痛。脾气虚则腹胀满，肠鸣，水泄食物不消化。治疗刺太阴阳明经之俞穴出血。

肺病者，喘咳逆气，肩背痛，汗出，尻[1]阴股膝髀腨胻足皆痛。虚则少气不能报息，耳聋嗌干，

① 尻：尻、居古通用。“居”，古又读如“姬”音。《诗·常棣》陆德明释文：“脊，亦作即”；《广韵·职部》：“即，舍也”；《仪礼》胡培翚传：“舍亦居也”。《骨空论》：“八髎在腰尻分间。”

取其经，太阴足太阳之外厥阴内血者。

肺病之症，哮喘咳嗽，肩背痛，多汗，腰脊以下之下肢皆痛。肺气虚则气短、耳聋、咽干。治疗刺太阴足太阳厥阴经之俞穴出血。

肾病者，腹大胫肿，喘咳身重，寝汗出，憎风。虚则胸中痛，大腹小腹痛，清厥意不乐。取其经，少阴太阳血者。

肾病之症，腹肿大，足胫肿大，喘咳，体沉重，盗汗，怕风。肾气虚则胸痛，腹痛，四肢发凉，忧恐。治疗刺其少阴太阳经之俞穴出血。

肝色青，宜食甘，粳米牛肉枣葵皆甘。心色赤，宜食酸，小豆犬肉李韭皆酸。肺色白，宜食苦，麦羊肉杏薤皆苦。脾色黄，宜食咸，大豆豕肉栗藿皆咸。肾色黑，宜食辛，黄黍鸡肉桃葱皆辛。辛散、酸收、甘缓、苦坚、咸软。

肝应合青色，宜食甜食，粳米、牛肉、枣、葵都属甜味食物。心应合红色，宜食酸食，小豆、狗肉、李、韭都属酸味食物。肺应合白色，宜食苦味，麦、羊肉、杏、薤都属苦味食物。脾应合黄色，宜食咸食，大豆、猪肉、栗、豆叶等都是咸味食物。肾应合黑色，宜食辛味食物，黄黍、鸡肉、桃、葱等都是辛味食物。辛味有发散作用，酸味有收敛作用，甘味有缓和作用，苦味有坚燥作用，咸味有软坚作用。

毒药攻邪，五谷为养，五果为助，五畜为益，五菜为充。气味合而服之，以补益精气。此五者，有辛酸甘苦咸，各有所利，或散，或收，或缓，或急，或坚，或软，四时五藏，病随五味所宜也。

药物可攻邪治病，五谷养益身体，五果佐助人体，五畜之肉壮益人体，五菜充养人体。饮食物恰当，可以补益精气。五味中辛酸甘苦咸，各有所主之作用，或散，或收，或缓，或急，或坚，或软。治病应合四时五藏之气和饮食五味所宜。

宣明五气篇第二十三

五味所入：酸入肝，辛入肺，苦入心，咸入肾，甘入脾，是谓五入。

五味所入：酸味走肝，辛味走肺，苦味走心，咸味走肾，甘味走脾。这是五入。

五气所病：心为噫，肺为咳，肝为语，脾为吞，肾为欠为嚏，胃为气逆，为哕为恐[①]，大肠小肠为泄，下焦溢为水，膀胱不利为癃，不约为遗溺，胆为怒[②]，是谓五病。

五藏气之病证：心滞为噫气，肺逆为咳嗽，肝亢为谵语，脾病为吐食，肾病为呵欠，胃气上逆为哕。小肠大肠病为泄泻，下部水溢为下肢水肿，膀胱不通利为癃闭不通，失其约束则遗溺。胆病为呕，这是五藏气之病证。

五精[③]所并：精气并[④]于心则喜，并于肺则悲，并于肝则忧，并于脾则畏，并于肾则恐，是谓五并，虚而相并者也。

五神所并：神气聚于心则喜，聚于肺则悲，聚于肝则忧，聚于脾则畏，聚于肾则恐，这是五并。该藏气虚，所以神气聚之。

五藏所恶：心恶[⑤]热，肺恶寒，肝恶风，脾恶湿，肾恶燥，是谓五恶。

五藏所恶：心怕热，肺怕寒，肝怕风，脾怕湿，肾怕燥，这是五恶。

五藏化[⑥]液：心为汗，肺为涕，肝为泪，脾为涎，肾为唾，是谓五液。

五藏之液：心是汗，肺是涕，肝是泪，脾是涎，肾是唾，这是五液。

五味所禁：辛走气，气病无多食辛；咸走血，血病无多食咸；苦走骨，骨病无多食苦；甘走肉，肉病无多食甘；酸走筋，筋病无多食酸。是谓五禁。无令多食。

五藏病之饮食五味所禁：辛味走气，气病不能多食辛；咸味走血，血病不能多食咸；苦味走骨，骨病不能多食苦；甘味走肉，肉病不能多食甘；酸味走筋，筋病不能多食酸。这是饮食五禁，不要多食。

五病所发：阴病发于骨，阳病发于血，阴病发于肉，阳病发于冬，阴病发于夏。是谓五发。

五病所发之部位季节：阴病发生在骨；阳病发生在血；阴病发生在肉，阳病发生于冬季，阴病发生于夏季。这是五发。

五邪所乱[⑦]：邪入于阳则狂，邪入于阴则痹，搏阳则为巅疾，搏阴则为瘖。阳入之阴则静，阴出

---

① 为恐：当在肾条下属肾之病症。

② 怒：吴考槃《素问厘定》云“‘怒’为‘呕’字之误。《刺禁论》：‘刺中胆……其动为呕’”。

③ 精：神义。《管子·内业》注：“精谓神之至灵者也”。“五精”即“五神”之义。

④ 并：聚义。《后汉书·张衡传》注：“并犹聚也。”

⑤ 恶：“怕”义。《史记·仲尼弟子传》索隐：“恶，犹畏也。”

⑥ 化：《周礼·秋官》郑玄注：“化，犹生也。”

⑦ 乱：《太素》作“人”。

之阳则怒[①]，是谓五乱。

五邪所入：邪气入于阳则狂乱，邪气入于阴则痹痛，甚阳成为头项之疾，甚阴成为失音不语。阳邪入阴则病静，阴邪入阳则病动。这是五入。

五邪[②]所见：春得秋脉，夏得冬脉，长夏得春脉，秋得夏脉，冬得长夏脉。名[③]曰阴出之阳，病善怒者不治，是谓五邪。皆同命死不治[④]。

五时所见之逆脉：春天见秋脉，夏天见冬脉，长夏见春脉，秋天见夏脉，冬天见长夏脉。这是五时之逆脉。

五藏所藏：心藏神，肺藏魄，肝藏魂，脾藏意，肾藏志，是谓五藏所藏。

五藏所藏：心脏藏神，肺脏藏魄，肝脏藏魂，脾脏藏意，肾脏藏志，这是五脏所藏。

五藏所主：心主脉，肺主皮，肝主筋，脾主肉，肾主骨，是谓五主。

五藏所主：心主血脉，肺主皮毛，肝主筋脉，脾主肌肉，肾主骨髓，这是五脏所主。

五劳所伤：久视伤血，久卧伤气，久坐伤肉，久立伤骨，久行伤筋，是谓五劳所伤。

五劳所伤：长久视物伤血，长久卧床伤气，长久坐伤肉，长久站立伤骨，长久行走伤筋，这是五劳所伤。

五脉应象：肝脉弦，心脉钩，脾脉代，肺脉毛，肾脉石，是谓五藏之脉。

五藏之常脉：肝脉微弦，心脉微洪，脾脉微软，肺脉微浮，肾脉微沉，这是五藏之常脉。

---

① 怒：引为“动”义。

② 五邪：“邪”引“逆”义。“五邪”，即五时不正反逆之脉气。

③ 名：“名”后十一字为衍文。前文已有“阴出之阳为怒”，此复出，且文义不类，故当衍。

④ 皆同命死不治：衍文。文义与前不类。

血气形志篇第二十四

夫人之常数，太阳常多血少气，少阳常少血多气，阳明常多气多血，少阴常少血多气，厥阴常多血少气，太阴常多气少血。此天之常数。

人体气血分布之一般规律是：太阳经多血少气，少阳经少血多气，阳明经多气多血，少阴经少血多气，厥阴经多血少气，太阴经多气少血。这是人之常态。

足太阳与少阴为表里，少阳与厥阴为表里，阳明与太阴为表里，是为足阴阳也。手太阳与少阴为表里，少阳与心主为表里，阳明与太阴为表里，是为手之阴阳也。今知手足阴阳所苦①**，凡治病必先去其血**②**，乃去其所苦，伺之所欲，然后泻有余，补不足。**

足太阳膀胱经与足少阴肾经为表里关系，足少阳胆经和足厥阴肝经为表里关系，足阳明胃经和足太阴脾经为表里关系。这是足三阴三阳经之表里关系。手太阳小肠经和手少阴心经为表里关系，手少阳三焦经和手厥阴心包络经为表里关系，手阳明大肠经和手太阴肺经为表里关系。这是手三阴三阳经之表里关系。现在知道手足阴阳经之所病，所以凡治病必先去其邪气，才能除去其痛苦。然后察其所宜，泻其有余，补其不足。

欲知背俞，先度其两乳间，中折之，更以他草度去半已，即以两隅相拄也。乃举以度其背，令其一隅居上，齐脊大椎，两隅在下，当其下隅者，肺之俞也，复下一度，心之俞也，复下一度，左角肝之俞也，右角脾之俞也，复下一度，肾之俞也。是谓五藏之俞，灸刺之度也。

想知背部五藏俞穴的部位，先用一根草测量两乳间的距离，从中折断，再用他草以该草一半的长度从中折断，即成四分之一截。用此四分之一截两头对折成三角形。让病人举臂，使一个角在上，齐大椎穴，两个角在下，其处即是肺俞穴。再把上角从大椎穴处移至左右肺俞之连线中点，其两下角处是心俞穴。如此再下移，左为肝俞穴，右为脾俞穴，再下移，为肾俞穴。这是五藏之俞之部位，也是灸刺取穴的依据。

形乐志苦，病生于脉。治之以灸刺；形乐志乐，病生于肉，治之以针石；形苦志乐，病生于筋，治之以熨引；形苦志苦，病生于咽嗌③**，治之以百药**④**；形数惊恐，经络不通，病生于不仁，治之以按摩醪药，是谓五形志也。**

形体安逸而七情过度，病生在血脉，治疗宜灸刺；形体神志均安逸无劳，病生于肌肉，治疗宜针石；形体劳累而神志清静，病生于筋脉，治疗用熨灸导引按摩之法。形体劳困七情又伤，病成困竭虚劳之证。治疗宜甘味补益药物。形体神志屡受伤害，则经络不通，病成手足四肢麻木不仁之证，治疗宜按摩药物。这是五种形体神志之病证。

---

① 苦：引为“病”义。

② 血：《热论》“其血气盛，故不知人”，《伤寒总病论》引“血”作“邪”。

③ 咽嗌：《甲乙》作“困竭”。

④ 百药：《甲乙》作“甘药”。

刺阳明出血气，刺太阳出血恶气，刺少阳出气恶血，刺太阴出气恶血，刺少阴出气恶血，刺厥阴出血恶气也。

刺阳明经，可气血俱泻，刺太阳经宜出血不宜泻气，刺少阳经宜泻气不宜出血，刺太阴经宜泻气不宜出血，刺少阴经宜泻气不宜出血，刺厥阴经宜出血不宜泻气。

宝[①]命全形论第二十五

黄帝问曰：天覆地载，万物悉备，莫贵于人。人以天地之气生，四时之法成。君王众庶，尽欲全形，形之疾病，莫知其情，留淫日深，著于骨髓。心私虑之，余欲针除其疾病，为之奈何？岐伯对曰：夫盐之味咸者，其气令器津泄；弦绝者，其音嘶败；木敷[②]者，其叶发[③]；病深者，其声哕[④]。人有此三[⑤]者，是谓坏府[⑥]。毒药无治，短针[⑦]无取。此皆绝皮伤肉，血气争黑[⑧]。

黄帝问道：天气覆盖，地气乘载，万物尽成，其中人最宝贵。人靠天地之气生存，靠四时之气健壮。帝王百姓，都想无病延年。但形体之病，初时多不知晓，待病邪积深，深入内藏时才发现就已迟了。我忧虑百姓之疾患，想用针刺解除他们的痛苦，怎么办？岐伯答道：盐之味咸，可以使贮藏它的器具渗出津水；弦将断，其发声嘶破；树木腐烂，其叶枯落；病重者，其声音衰竭。人患此重病，叫作坏病。药物不治，针刺无效。这是病重皮肉气血衰败，邪气太盛的缘故。

帝曰：余念其痛，心为之乱惑，反甚其病，不可更代，百姓闻之，以为残贼，为之奈何？岐伯曰：夫人生于地，悬[⑨]命于天。天地合气，命之曰人。人能应四时者，天地为之父母。知万物者，谓之天子。天有阴阳，人有十二节[⑩]；天有寒暑，人有虚实。能经[⑪]天地阴阳之化者，不失四时；知十二节之理者，圣智不能欺也。能存八动[⑫]之变，五胜更立。能达虚实之数[⑬]者，独出独入，呿吟至微[⑭]，秋毫在目。

黄帝说：我怜百姓之病痛，心里有些迷乱，治疗时反使病加重了，自己又不能代替他们的痛苦，百姓以为我是粗劣的医生，怎么办？岐伯说：人生在地上，属命于天。天地之气共同养育，才

---

① 宝：通“保”。“宝命”，即“保命”。《易·系辞》“大宝”，《释文》：“‘宝’，孟作‘保’”。郝懿行：“‘宝’，通作‘保’。”此“宝”，“保”古通之证。

② 木敷：腐烂之义。

③ 发：通“废”。指树叶枯烂而废。《列子·仲尼》释文：“发，一作废。”是“发”“废”古通之证。

④ 哕：引为“竭”“无力”之义。《集韵》：“哕，声徐有节也。”

⑤ 三：张琦云“三字疑衍”。

⑥ 坏府：《广雅·释诂》王念孙疏：“疛、胕、府并通”。《广雅》：“疛，病也。”《伤寒论》：“太阳病三日，已发汗，若吐、若下、若温针，仍不解者，此为坏病。”是古有“坏病”之说，犹今人之“难治之病”。

⑦ 短针：短、断、碫、砭古通。

⑧ 血气争黑：“黑”，郭霭春云“血气争矣”。则“黑”为“矣”之误。

⑨ 悬：“属”义。《管子·侈靡》注：“悬，谓系属也。”《荀子·强国》注：“悬，联系之也。”

⑩ 十二节：“节”为“气”义。《太平御览·卷一》注：“节犹气也”；《阴阳应象大论》：“阳为气”。吴崑：“天有六阴六阳，人亦有六阴六阳以应之。”

⑪ 经：“遵”义。《礼记·礼器》疏：“经，法也。”“法”有“遵”义。

⑫ 八动：即“八风”。

⑬ 数：《庄子·天运》成玄英疏：“数，算术也”；《孙子兵法》贾林注：“数，算数也”。是数、术古通之证。

⑭ 呿吟至微：“呿”，“开”义。《庄子·秋水》陆德明释文：“呿，开也”，“开合”，引为“补泻”之义。“微”，“精微”义。“吟”通“含”，“合”义。《说文通训定声》：“吟，假借为含”；《释名·释饮食》：“含，合也”。

叫作人。人能顺应四时之气，天地之气就如同养育人之父母。知万物生化之理，可以叫作“天子”。天有阴阳，人有血气；天有寒暑，人有虚实。能遵天地阴阳之变化者，就不逆四时之气；知血气之理者，圣贤之人也不能超过他。能察八风之变化，五行之互旺，能通治病虚实之术者，医术超群，掌握补虚泻实之精微，诊病治病，秋毫在目。

帝曰：人生有形，不离阴阳，天地合气，别为九野，分为四时，月有小大，日有短长，万物并至，不可胜量，虚实呿吟，敢问其方。岐伯曰：木得金而伐，火得水而灭，土得木而达，金得火而缺，水得土而绝。万物尽然，不可胜竭①。故针有悬布②天下者五，黔首共余食③，莫知之也。一曰治④神，二曰知养身，三曰知毒药为真⑤，四曰制⑥砭石小大，五曰知府藏血气之诊⑦。五法俱立，各有所先。今末世之刺也，虚者实之，满者泄之，此皆众工所共知也。若夫法天则地，随应而动，和之者若响，随之者若影，道无鬼神，独来独往。

人身的形体，离不开阴阳。天地之气，可划分为九野，区分出四时。月有圆缺，昼日有短长，万物同至，不可尽去度量。虚实补泻，敢问其法。岐伯说：木遇金被克伐，火遇水被熄灭，土遇木被夺，金遇火被熔化，水遇土被阻绝。万物之理相同，不可尽说。针法公布于天下者有五种。普通百姓只知饮食，不知其法。第一是知神气；第二是知养身扶正；第三是知药物之真假，以配合针刺治疗；第四是知针具之小大等不同用途；第五是知藏府气血之病。五法虽全，但各有所长。现在后世之刺法，虚者补之，实者泻之，这是大家所共知之常法。针刺应顺应天地阴阳之理，随变而治，才能取得如响应声，如影随身的效果。医术高超如鬼神之神秘奥妙。

帝曰：愿闻其道。岐伯曰：凡刺之真⑧，必先治⑨神，五藏已定，九候已备，后乃存针。众脉⑩不见，众凶⑪弗闻。外内相得，无以形先⑫，可玩往来，乃施于人。人有虚实，五虚勿近，五实勿远⑬。至其当发，间不容瞚。手动若务⑭，针耀⑮而匀。静意视义⑯，观适之变。是谓冥冥，莫知其形。见其乌乌，见其稷稷，从⑰见其飞，不知其谁。伏如横弩，起如发机。

黄帝说：愿知其法。岐伯说：凡刺病，必须先知神气之状况。五藏之证已知，九候脉象已明，然后才可以针刺治病。众外物视而不见才能专心，众外声听而不闻才能够心静。外内脉证合参，不

---

① 竭：《阴阳离合论》：“万之大，不可胜数。”《三部九候论》：“众多博大，不可胜数。”

② 悬布：“悬”引为“公开”义。《淮南子·精神训》注：“悬，视也。”“视”“示”古通。《庄子·应帝王》释文：“示，本作视。”“示”有“公示”“公开”之义。“悬布”即“公布”义。

③ 黔首共余食：“黔首”指普通百姓。《书·多方》孙星衍疏：“恭，同共。”《太素》“余”作“饮”。

④ 治：为“知”之音转。

⑤ 为真：《庄子·德充符》郭象注云“古为、伪二字通用”。

⑥ 制：《经义述闻》：“知与折古字通”；《说文·刀部》段玉裁注：“古多假折为制”。

⑦ 诊：“病”义。《札·楪·卷一》：“殄，通作胗”；《说文通训定声》：“诊，假借为胗”；《文选·思玄赋》张铣注：“殄，病也”。

⑧ 真：为“瘨”之脱。《说文》：“瘨，病也。”

⑨ 治：《老子·六十五章》王弼注：“智犹治也”；《说文通训定声》：“智，假借为知”。是治、知、智古并通之证。

⑩ 脉：《尔雅》云“脉，视也”。

⑪ 凶：孙鼎宜云“凶，古通讻，聚讼之声”。

⑫ 无以形先：“形”指外象。“先”疑为“失”之误。即不要被外表现象所迷惑。

⑬ 五虚勿近，五实勿远：“近”，引为“补”义；“远”，引为泻义。“近”“远”二字当互易，下文“刺虚者须其实，刺实者须其虚”。可证。

⑭ 务：喻针刺手法之轻巧灵活。《尔雅》：“务，侮也”，段玉裁按：“务，为侮之假借”，《说文通训定声》：“舞，假借又为侮”。是务、侮、舞古并通之证。

⑮ 耀：摇动针柄。

⑯ 义：郭霭春云“应作‘息’，王注：‘故静息视息’”。

⑰ 从：于鬯云“从字盖徒字形近之误”。

要被表面现象所迷惑，才能熟练掌握针刺之法，才能够给病人施针治病。病证有虚实，五脏虚不能泻，五脏实不能补。至其病发或气至，一刻也不能耽误，应即时治疗。行针手动轻巧熟练如舞，行针摇动针柄均匀，静心察病人之呼吸，以行针时适应其变化。这种无形的针感变化，表面难以看出来。雄凤乌乌叫，雌凰稷稷叫，但见其飞，难知其谁，针之奥妙即如此。气不至时如张弓待发，气已至时如发动机钮之迅速。

帝曰：何如而虚，何如而实？岐伯曰：刺实者须其虚，刺虚者须其实，经气已至，慎守勿失，深浅在志，远近若一，如临深渊，手如握虎[①]，神无营[②]于众物。

黄帝说：什么是虚，什么是实？岐伯说：刺实证应用泻法使其虚，刺虚证应用补法使其实。针感已至，慎重小心，不失其机。深浅察之，远近相同。针刺之仔细，如临深渊之小心，如握猛虎之谨慎，神不注意他物，专心致志。

① 手如握虎：喻谨慎。

② 营："注意"义。《广雅·释诂》："营，度也"；《左传·恒十七年》注："不度，犹不意也"。

八正神明论篇第二十六

黄帝问曰：用针之服[①]，必有法则焉。今何法何则？岐伯对曰：法天则地，合以天光。

黄帝问道：用针之法，必然有法则可循，那么是什么法则呢？岐伯答道：以遵循天地之气为法则，并结合日月星辰之运转规律来针刺。

帝曰：愿卒闻之。岐伯曰：凡刺之法，必候日月星辰四时八正之气，气定乃刺之。是故天温日明，则人血淖液而卫气浮，故血易泻，气易行；天寒日阴，则人血凝泣而卫气沉。月始生则血气始精，卫气始行；月郭[②]满，则血气实，肌肉坚；月郭空，则肌肉减，经络虚，卫气去，形独居。是以因天时而调血气也。是以天寒无刺，天温无疑[③]。月生无泻，月满无补，月郭空无治，是谓得时而调之。因天之序，盛虚之时，移光定位，正立而待之。故曰月生而泻，是谓藏[④]虚；月满而补，血气扬溢，络有留血，命曰重实。月郭空而治，是谓乱经。阴阳相错，真邪不别，沉以留止，外虚内乱，淫邪乃起。

黄帝说：愿尽知之。岐伯说：刺疗大法，必须察日月星辰四时八正之气，气清楚了，才能进行针刺。天温日晴，人气血流畅，卫气外行，血易泻，气易行。天寒日阴，人气血滞涩，卫气沉伏。月始生，人气血始生，卫气始行；月圆时，人血气盛，肌肉坚实。月缺无光时，人肌肉无力，经络空虚，卫气不足，形廓独在。所以要顺天之时而调气血。天寒冷不用刺法，天炎热不用灸法。月初生不泻，月圆不补，月缺暗不治疗。这叫作得时而调。依从天时规律，盛虚之时，确定针刺方法，等待其恰当时机。所以说月生而泻，叫作重虚。月圆而补，血气满溢，导致经络瘀血，叫作重实。月缺暗而治，叫作乱经。阴阳相错，正邪不分，邪气伏留，外络虚，内经乱，病邪乘机而作。

帝曰：星辰八正何候？岐伯曰：星辰者，所以制日月之行也；八正[⑤]者，所以候八风虚邪以时至者也。四时者，所以分春秋冬夏之气所在，以时调之也。八正之虚邪，而避之勿犯也。以身之虚，而逢天之虚[⑥]，两虚相感，其气至骨，入则伤五藏，工候[⑦]救之，弗能伤也。故曰天忌不可不知也。

黄帝说：星辰八正怎样察？岐伯说：星辰可以测定日月循行规律。八正是察八方风邪因时而来的。四时是划分春夏秋冬气候的。可因时调气。八风虚邪是可以避躲的。因身体虚，再遇天之邪

---

① 服：《群经平议·大戴礼记》俞樾按："服，有法制之义。"
② 郭：通廓，指轮廓。《广雅·释诂》王念孙疏："郭与廓同。"
③ 疑：指灸法。《吕览·本味》王念孙注："炙，读为鸡跖之跖"；《文选·七命》吕延济注："跖，足也"；《左传·恒公十三年》杜预注："趾，足也"；《礼记·内则》陆德明释文："止，本作趾"；《诸子平议·荀子》俞樾按："疑，与止同义"。是疑、炙、跖、趾、止古并通。
④ 藏：郭霭春云"疑当作'重'"。
⑤ 正：方义。《楚辞·离骚》王逸注："正，方也。"
⑥ 虚：逆常之气为虚。《战国策·赵策》鲍彪注："虚，言其不合也。"一说寒凉之气为虚。《管子·侈靡》尹知章注："秋冬为虚。"
⑦ 候、弗：二字互易，文例始通。邪伤之甚，故工不能救，应为"工弗救之"。天之气能伤人，当为"候能伤也"。

气，两气相感，病邪入侵至骨，入则伤五藏，医不能救。天之邪气能伤人，所以说天时宜忌，不可不知。

帝曰：善。其法星辰者，余闻之矣。愿闻法往古者。岐伯曰：法往古者，先知《针经》也。验于来今者，先知日之寒温，月之虚盛，以候气之浮沉，而调之于身，观其立有验也。观于冥冥者，言形气荣卫之不形于外，而工独知之。以日之寒温，月之虚盛，四时气之浮沉，参伍相合而调之，工常先见之，然而不形于外，故曰观于冥冥焉通于无穷者，可以传于后世也。是故工之所以异也，然而不形见于外，故俱[①]不能见也。视之无形，尝之无味，故谓冥冥，若神仿佛。虚邪者，八正之虚邪气也。正邪者，身形若[②]用力，汗出，腠理开，逢虚风其中人也，微[③]，故莫知其情，莫见其形。上工救其萌芽，必先见三部九候之气，尽调不败而救之，故曰上工。下工救其已成，救其已败。救其已成者，言不知三部九候之相失，因病而败之也。知其所在者，知诊三部九候之病脉处而治之，故曰守其门户焉。莫知其情，而见邪形[④]也。

黄帝说：讲得好！针刺遵法日月星辰，我已知道了。愿意了解一下借鉴古人之针法。岐伯说：想借鉴古人针法，应先懂得《针经》。将古人针法验证于现在，应先知顺从太阳之寒温，月亮之圆缺，气候之盛衰等来针刺病人之身体。实践证明此法立有效验。所谓观其冥冥，是说营卫气血之病邪并未显现于外，而医生却先知道。医生能综合参考日之寒温、月之圆缺、四时气候之盛衰去治病。所以说医生常先知道，而这时病状并未显现于外，所以叫观其冥冥。医者医术精通，才可以传于后世而不误后学。医生医术高低之所以有差别，就是指病初外症未显现时能否察出来，所以不是都能察出来的。看不见症状，犹如尝不到味道，所以说它冥冥，如有神灵。虚邪是八风之邪气，正邪伤人，是乘人体劳苦用力过度，汗大出，皮肤汗孔纹理张开时遇风邪而致病的。风邪伤人之初，不见其症状，不见其表现。良医治病治其萌芽，必先察三部九候之脉气，调其不败之时而治之，所以叫良医。劣医治其病已成，治其病已重。治其已成，是说不知三部九候之失调，所以病不能治好而失败。知其所在，是说知道三部九候之脉位脉象，而依此治疗，所以说叫把守门户关口。劣医不知其病因，不知其病状表现。

帝曰：余闻补泻，未得其意。岐伯曰：泻必用方[⑤]，方者，以气方盛也，以月方满也，以日方温也，以身方定也，以息方吸而内针，乃复候其方吸而转针，乃复候其方呼而徐引针，故曰泻必用方，其气乃行焉。补必用员[⑥]，员者行也，行者移也，刺必中其荣，复以吸排针也。故员与方，非[⑦]针也。故养神者，必知形之肥瘦，荣卫血气之盛衰。血气者，人之神，不可不谨养。

黄帝说：我知补泻，但不知其理。岐伯说：泻必用放气之法。之所以放，是因为气正盛，月正圆，日正温，身正盛。其法是：吸气时进针，吸气时捻转针，呼气时出针。这叫泻必用放，气可流通。补必须用运行之法，员是行的意思。行就是移动。针刺应至肉腠荣分，吸气时出针。员与放，是行针之法。调养血气，应知人之胖瘦，荣卫气血的盛衰虚实。血气就是人的神，不可不谨慎调理养育。

---

① 俱：此字当在其后文“不能”之后，义例始与前合。因为医生医技有差异，所以不能俱见。

② 若：疑为“苦”之形误。

③ 微：引指病之初起。

④ 而见邪形：《管子·权修》戴望校：“而作无。”此而无古通之证。“邪”，赵本作“其”。“无见其形”，与前“莫知其情”例合。

⑤ 方：《庄子·天地》释文：“‘方’，本亦作‘放’”。是“方”“放”古通之证。

⑥ 员：运行义。《易·系辞》韩康伯注：“圆者运而不劳。”

⑦ 非：《太素》作“排”。

帝曰：妙乎哉论也！合[①]人形于阴阳四时，虚实之应，冥冥之期[②]，其非夫子，孰能通之。然夫子数言形与神，何谓形，何谓神，愿卒闻之。

黄帝说：讲得真妙！人体与阴阳四时相应，虚实之变应，神妙无形之气，不是您，谁能精通它。然而您数言形与神，什么是形，什么是神，愿尽知之。

岐伯曰：请[③]言形[④]。形乎形，目冥冥，问其所病，索之于经[⑤]，慧然在前，按之不得，不知其情，故曰形。帝曰：何谓神？岐伯曰：请言神[⑥]，神乎神，耳不闻，目明，心开而志先[⑦]，慧然独悟，口弗能[⑧]言，俱视独见。适若昏，昭然独明。若风吹云，故曰神。三部九候为之原，九针之论，不[⑨]必存[⑩]也。

岐伯说：臣讲一讲形医。形医，心目中昏暗不明，问其病证，他只知道去求外表之症象。明明白白在眼前之病，按脉不知，不知病因病况，所以叫形医。黄帝说：什么是神？岐伯说：臣讲一讲神医。神医，耳不用听病人讲，就心中明白，非常清楚地领悟病因病机，病人口不用讲，神医即知，好像昏暗中有灯光独明，又像风吹乌云晴日可见，所以叫神医。三部九候为治病之本，九针之论，必须仔细察辨应用。

---

① 合：语首助词，无义。
② 期："期""既""气"古并通。
③ 请：岐伯自称。
④ 形：形医。只注意外表现象的医生。
⑤ 经：外表症象。
⑥ 神：神医。医技高明之医生。
⑦ 先：《甲乙》作"光"。"光"为"明"义。义例合。
⑧ 弗能：不用。
⑨ 不：不、之、其古通。
⑩ 存："察"义。《尔雅·释诂》："存，察也。"

离合真邪[①]论篇第二十七

黄帝问曰：余闻九针九篇，夫子乃因而九之，九九八十一篇，余尽通其意矣。经言气之盛衰，左右倾移，以上调下，以左调右，有余不足，补泻于荥输，余知之矣。此皆荣卫之倾移，虚实之所生，非邪气从外入于经也。余愿闻邪气之在经也，其病人何如？取之奈何？岐伯对曰：夫圣人之起度数[②]，必应于天地，故天有宿度，地有经水，人有经脉，天地温和，则经水安静；天寒地冻，则经水凝泣；天暑地热，则经水沸溢；卒风暴起，则经水波涌而陇起。夫邪之入于脉也，寒则血凝泣，暑则气淖泽，虚邪因而入客，亦如经水之得风也。经之动脉，其至也亦时陇起，其行于脉中循循然，其至寸口中手也，时[③]大时小，大则邪至，小则平，其行无常处。在[④]阴与阳，不可为度[⑤]。从[⑥]而察之，三部九候，卒然逢[⑦]之，早遏其路。吸则内针，无令气忤；静以久留，无令邪布；吸则转针，以得气为故[⑧]；候呼引针，呼尽乃去。大[⑨]气皆出，故命曰泻。

黄帝问道：我听说九针九篇，您又增加为八十一篇。我已尽懂其意了。书中说气之盛衰，阴阳之变移，以上治下，以左治右，有余不足，补泻在俞穴，我已知道。这都是营卫之气运行失调，虚实所造成的。并非邪气从外侵入经脉所致。我愿意知道邪气入经，其病状如何？怎样治疗？岐伯答道：圣人定规矩，必合于天地。所以天有三百六十五度、二十八宿，地有十二经水，人有十二经脉。天地温和，经水安静；天寒地冻，经水凝闭；天酷热，经水沸溢；暴风起，经水起波涌。邪气侵入经脉，寒则血凝滞，热则血润泽。风邪入侵，如同经水遇风，经脉搏动也有波陇。邪气行于脉中疾而有力，至寸口脉可感到搏击感，或大或小。大为邪盛，小为邪静。邪气流行无常态，察脉之阴阳，其可为准。切按三部九候之脉，若突然脉盛，为邪气盛，应及早治疗，早断邪气传导之路。吸气进针，不使气逆；静止留针，不使邪散布；吸气转针，以得到针感为度；呼气开始出针，呼气完后针拔出。邪气皆出，所以叫作泻。

帝曰：不足者补之，奈何？岐伯曰：必先扪而循之，切而散之，推而按之，弹而怒[⑩]之，抓而

---

① 离合真邪："离合"，疑为"络"音之分离。全元起本篇名《经合论第五》，又有《真邪论第十二》一篇。是王冰合而为一。"合"为"络"之脱后致误。"真"为"正"之音转。"真邪"即"正邪"，是此篇之名本当为《经络正邪》。

② 度数：引为"规矩"义。

③ 时："或"义。

④ 在："察"义。《汉书·郊祀志》注："在，察也。"

⑤ 不可为度："度"引为"准"义。"不"为"其"误之音转。

⑥ 从：《甲乙》作"循"。

⑦ 逢：引为"盛"义。指邪气致脉盛。

⑧ 故：前文有"不可为度"。

⑨ 大："病邪"义。《战国策·泰策》鲍彪注："大，犹过"；《诗·伐木》毛传陈奂传："过，与病义相近。"

⑩ 怒：《卫生宝鉴》作"弩"。

下之，通[①]而取之，外引[②]其门，以闭其神[③]。呼尽内针，静以久留，以气至为故[④]，如待所贵，不知日暮[⑤]，其气以至，适而[⑥]自护，候吸引针，气不得出，各在其处。推阖其门，令神气存，大[⑦]气留止，故命曰补。

黄帝说：虚者补之，怎样操作？岐伯说：先按循穴位，指切俞穴使气散开，然后推按、弹引皮肤，下针至穴位，动摇其针以治之。出针时按闭针孔，以阻止气外泄。进针时待呼气尽时，留针不动，以获得针感为度。好像等待贵宾，不论早晚。其针感至后，宜使之维持。待吸气时出针，使气不泄出。出针后按闭针孔，使真气存，正气保留不泄，所以叫作补。

帝曰：候气奈何？岐伯曰：夫邪去络入于经也，舍于血脉之中，其寒温未相得，如涌波之起也，时来时去，故不常在。故曰方其来也，必按而止之，止而取之，无逢其冲[⑧]而泻之。真气者，经气也，经气太虚，故曰其来不可逢[⑨]，此之谓也。故曰候邪不审，大气[⑩]已过，泻之则真气脱，脱则不复，邪气复至，而病益蓄，故曰其往不可追，此之谓也。不可挂[⑪]以发者，待邪之至时而发针泻矣。若先若后者，血气已尽，其病不可下。故曰知其可取如发机，不知其取如扣锥。故曰知机道者不可挂以发，不知机者扣之不发，此之谓也。

黄帝说：怎样察气？岐伯说：邪气由络脉传入经脉，留于血脉之中，病初邪气未能适应人体寒温之环境，所以其发作如波之有起有落，或来或去，不是持续发作。邪气刚来，必须抑制它，及时治疗。不逢其盛而泻之。正气就是经脉之气。经脉之气太虚，其脉就不能盛大有力，就是这个道理。所以说审察邪气不仔细，其气已过，再泻则正气脱，脱则不易恢复，邪气乘机又发作，而病愈来愈重。因此说邪气衰退时不可再接着去泻，就是这个道理。不可虚发其针，必须等邪气来时而发针泻邪。过早或过迟地发针治病，都可能伤害气血，使病不易治愈。因此说知其可刺之时如发动机弩之迅速准确，不知刺之时者如击木椎而病无反应。所以说懂得时机道理的，不虚发针，不知时机的扣机也不能发动，就是这个道理。

帝曰：补泻[⑫]奈何？岐伯曰：此攻邪也。疾出以去盛血，而复其真气。此邪新客，溶溶未有定处也，推之则前，引[⑬]之则止，逆而刺之。温[⑭]血也，刺其出血，其病立已。

黄帝说：实者泻之，怎样操作？岐伯说：这就是攻邪，速刺出其邪盛之血，而恢复其正气。趁病邪刚刚侵入，尚未固定，助之则病加，行之则病止，所以应迎其邪而刺之。如为瘀血留滞之证，应刺出其血，其病立即可愈。

---

① 通：通“动”。
② 引：“按”义。
③ 神：“气”义。
④ 故：与“度”互文。
⑤ 日暮：早晚义。
⑥ 适而：《吕氏春秋·适威》高诱注：“适，宜也。”“而”，助词，“之”义。
⑦ 大：“正”义。《易·大壮·彖传》：“大者，正也。”
⑧ 无逢其冲：“冲”为“盛”义。
⑨ 逢：引为“盛”义。
⑩ 大气：邪气。
⑪ 挂：引为“虚”义。
⑫ 补泻：当作“有余者泻之”，与前文“不足者补之”例始合。
⑬ 引：行义。《文选·宋孝武宣贵妃诔》张铣注：“引，将行也。”
⑭ 温：《经籍纂诂》：“蕴，作温。”是温、蕴古通之证。

帝曰：善。然真邪以合，波陇[①]不起，候之奈何？岐伯曰：审扪循三部九候之盛虚而调之，察其左右上下相失[②]及相减者，审其病藏[③]以期之。不知三部者，阴阳不别，天地不分。地以候地，天以候天，人以候人，调之中府[④]，以定三部。故曰刺不知三部九候病脉之处，虽有大过且至，工不能禁也。诛罚无过，命曰大惑，反乱大经，真不可复。用实为虚，以邪为真，用针无义[⑤]，反为气贼，夺人正气。以从为逆，荣卫散乱，真气已失，邪独[⑥]内著，绝人长命[⑦]，予人天殃。不知三部九候，故不能久长。因不知合之四时五行，因加相胜，释邪攻正，绝人长命。邪之新客来也，未有定处，推[⑧]之则前，引之则止。逢[⑨]而泻之，其病立已。

黄帝说：讲得好！然而正邪交合，寸口脉不显现，怎样察辨？岐伯说：细心循按三部九候脉象之虚实而察之，看其左右上下之脉象是否大盛或衰减，审其病脉以定之。不知三部脉象，就分不清阴脉阳脉，阴证阳证不别。下部脉用以候察人体下部之病证，上部脉以察人体上部之病证，中部脉候察人体中内之病证，然后参合寸口脉，而定三部之病证。所以说针刺如不知三部九候病脉之位，虽有大病之至，医生却不能诊治禁止。如果攻伐无病之体，叫作大惑，反乱经脉，正气不可恢复。如果以实为虚，以邪为正，用针不当，反为邪气所伤，伤人正气。如果以顺证为逆证，则荣卫之气散乱，正气丧失，邪气内乘，伤人正常生命，给人造成大祸。不知三部九候之脉，医生不能维持长久。不知顺合四时五行之气，反而逆时助邪，或补邪攻正，则伤人正常生命。邪气初侵人体，尚无定处，行之则前，行之则止。邪盛之证而泻之，其病可立愈。

---

① 波陇：指寸口脉。

② 失：失、矢古通。《法言·五百》李轨注："矢，正也"；《易·大壮·象传》："大者正也"。"大"与"减"始例合。

③ 藏："脉"义。

④ 中府："府"指寸口脉。《吕氏春秋·情欲》毕沅校："府，作疛。""寸"一说即古"手"字。左安民《细说汉字》："寸字在甲骨文和金文作偏旁时，与手字并没有什么区别。"《广韵·有韵》："疛，同痔，《说文·肉部》徐锴系传："肘，寸口手腕脉动处也"。

⑤ 无义："不当"义。《老子·顺化》河上公注："无，不也"；《左传·昭公二十五年》孔颖达疏："义，宜也"；《汉书·张骞传》颜师古注："宜，犹当也"。

⑥ 独：段逸山云"《昭明文选·枚乘》引岐伯曰：邪气内著"。

⑦ 长命：正常生命。《诗·文王》郑玄笺："长，犹常也"。

⑧ 推："行"义。《淮南子·主术》高诱注："推，行也。"

⑨ 逢："盛"义。《荀子·儒效》杨倞注："逢，大也。"

通评虚实论篇第二十八

黄帝问曰：何谓虚实？岐伯对曰：邪气盛则实，精[①]气夺则虚。帝曰：虚实何如？岐伯曰：气虚者，肺虚也，气逆者，足寒也。非其时[②]则生，当其时[③]则死。余藏皆如此。

黄帝问道：什么是虚实？岐伯答道：邪气盛为实，正气夺为虚。黄帝说：虚实的具体情况怎样？岐伯说：气虚就是肺虚。气逆不行，足部就寒凉。非邪盛之时病可愈，当邪盛之时为死证。其他藏皆同此。

帝曰：何谓重实？岐伯曰：所谓重实者，言大热病，气热脉满，是谓重实。帝曰：经络俱实何如？何以治之？岐伯曰：经络皆实，是寸脉急而尺缓[④]也，皆当治之，故曰滑则从，涩则逆也。夫虚实者，皆从其物类始，故五藏骨肉滑利，可以长久也。

黄帝说：什么是重实？岐伯说：所说的重实，是说大热病，身热脉满大有力，这叫重实。黄帝说：经脉络脉都实是怎样的？怎样治疗？岐伯说；经脉络脉都实，寸口脉急有力，尺脉缓。经脉络脉应同时治疗。脉滑为顺，脉涩为逆。人之虚实与其他生物相类，五藏骨肉等润滑光泽，则身体健康长久。

帝曰：络气不足，经气有余，何如？岐伯曰：络气不足，经气有余者，脉口热而尺寒也。秋冬为逆，春夏为从。治主病者。帝曰：经虚络满，何如？岐伯曰：经虚络满者，尺热满脉口寒涩也[⑤]，此春夏死，秋冬生也。

黄帝说：络气不足，经气有余是什么情况？岐伯说：络气不足，经气有余，是寸口脉数而尺肤凉。秋冬出现为逆，春夏出现为顺，治其不足或有余之病证。黄帝说：经脉虚络脉实是什么情况？岐伯说：经虚络实，尺肤热而寸口脉却迟。春夏见为逆，秋冬见为顺。

帝曰：治此者奈何？岐伯曰：络满经虚灸阴刺阳，经满络虚刺阴灸阳。

黄帝说：此病怎样治疗？岐伯说：络实经虚的，灸阴刺阳，经实络虚的，刺阴灸阳。

帝曰：何谓重虚？岐伯曰：脉气上[⑥]虚尺虚，是谓重虚。帝曰：何以治之？岐伯曰：所谓气虚者，言无常[⑦]也。尺虚者，行步恇[⑧]然。脉虚者，不[⑨]象阴也。如此者，滑则生，涩则死也。

黄帝说：什么是重虚？岐伯说：寸口脉虚弱无力，尺部皮肤松弛无力，这叫重虚。黄帝说：怎

---

① 精：《难经・七十五难》作“真”。

② 非其时：非邪盛之时。

③ 当其时：当邪盛之时。

④ 缓：相对于寸脉之急而言。

⑤ 尺热满脉口寒涩：郭霭春云“满涩”二字衍。

⑥ 上：指寸口脉。

⑦ 言无常：指说话断续不接。《广雅・释诂》：“长，常也。”

⑧ 恇：此指腿软之证。

⑨ 不：助词，无义。

样治疗？岐伯说：所谓气虚，说话断续不接。尺肤松弛者，行走腿软。寸口脉虚者，为阴证。此病脉滑利可治愈，脉涩是死证。

帝曰：寒气暴上[①]**，脉满**[②]**而实何如？岐伯曰：实而滑则生，实而逆则死。帝曰：脉实满，手足寒，头热，何如？岐伯曰：春秋则生，冬夏则死。脉浮而涩，涩而身有热者死。帝曰：其形尽满何如？岐伯曰：其形尽满者，脉急大坚，尺涩而不应也。如是者，故从则生，逆则死。帝曰：何谓从则生，逆则死？岐伯曰：所谓从者，手足温也。所谓逆者，手足寒也。**

黄帝说：寒气骤大，脉大而实怎样？岐伯说：脉虽实但滑利者生，脉实而涩者死。黄帝说：脉实满，手足寒，头热，怎样？岐伯说：此病春秋时可生，冬夏之时则死。脉浮而涩，身热者也为死证。黄帝说：其身体尽肿满怎样？岐伯说：其身肿满，脉急大坚，尺肤枯涩不滑利，这样之病证，顺则生，逆则死。黄帝说：什么是顺则生，逆则死？岐伯说：从就是手足温，逆就是手足寒凉。

帝曰：乳子[③]**而病热，脉悬小者何如？岐伯曰：手足温则生，寒则死。帝曰：乳子中风，热，喘鸣肩息者，脉何如？岐伯曰：喘鸣肩息者，脉实大也，缓则生，急则死。**

黄帝说：新产生子后妇人发热，脉弦小是为什么？岐伯说：手足温为顺证可生，手足寒为逆证则死。黄帝说：新产后中风，发热，哮喘，其脉象怎样？岐伯说：哮喘脉应实大，脉缓和则生，脉急促则死。

帝曰：肠澼便血何如？岐伯曰：身热则死，寒则生。帝曰：肠澼下白沫何如？岐伯曰：脉沉则生，脉浮则死。帝曰：肠澼下脓血何如？岐伯曰：脉悬绝[④]**则死，滑大则生。帝曰：肠澼之属，身不热，脉不悬绝何如？岐伯曰：滑大者曰生，悬涩者曰死。以藏**[⑤]**期之。**

黄帝说：痢疾便血怎样？岐伯说：身热则死，身不热则生。黄帝说：痢疾大便脓沫怎样？岐伯说：脉沉则生，脉浮则死。黄帝说：痢疾大便脓血怎样？岐伯说：脉细小则死，滑大则生。黄帝说：痢疾之类病，身不热，脉不细小怎样？岐伯说：脉滑大则生，脉弦涩则死，以其脉定之。

帝曰：癫疾何如？岐伯曰：脉博大滑，久自已；脉小坚急，死不治。帝曰：癫疾之脉，虚实何如？岐伯曰：虚则可治，实则死。

黄帝说：癫疾之脉怎样？岐伯说：脉滑大，时间长了可治愈；脉小坚急，为死证。黄帝说：癫疾之脉虚实怎样？岐伯说：脉虚为可治，脉实为死证。

帝曰：消瘅虚实何如？岐伯曰：脉实大，病久可治，脉悬小坚，病久不可治。

黄帝说：内热口渴多食之病，其虚实怎样？岐伯说：脉实大，病虽久可治。脉弦小而坚，病久则不能治。

帝曰：形度骨度脉度筋度，何以知其度也？

帝曰：春亟[⑥]**治经络，夏亟治经俞，秋亟治六府；冬则闭塞，闭塞者，用药而少针石也。所谓少针石者，非痈疽之谓也。痈疽不得顷时回**[⑦]**，痈不知所，按之不**[⑧]**应手，乍来乍已，刺手太阴傍三痏与缨脉各二。腋痈大热，刺足少阳五。刺而热不止，刺手心主三。刺手太阴经络者，大骨之会各**

① 上：《礼记·少仪》郑玄注："上，阳也。"《诗·陈风》王先谦疏："伤，作阳。"

② 满：大义。

③ 乳子：生子之义。《说文》："人及鸟生子曰乳。"

④ 绝：急义。《后汉书·吴良传》李贤注："绝，狂极也"；《淮南子·精神》高诱注："极，急也"。

⑤ 藏：脉义。

⑥ 亟：助词，下同。

⑦ 回：犹虑义。《汉书·高后纪》注："徘徊，犹彷徨不进之意也。"

⑧ 不：当为衍文。涉前"不知所"之"不"致衍。痈肿按之痛甚，不当"不应手"。

三。暴痈筋软，随分而痛，魄汗不尽，胞气不足，治在经俞。

黄帝说：春天治病用络穴，夏天用俞穴，秋天用六府之合穴。冬天是闭藏之时，治病多用药物而少用针刺之法。所说的少用针刺，不包括痈疽病。痈疽病来不得半点犹虑，应立即治疗。痈肿疼痛不知所措，按之痛甚，痛一阵停一阵，刺手太阴脉三次，颈脉两侧二次。腋痈发热，刺足少阳脉五次，刺仍热不退，刺手厥阴心包脉三次，刺手太阴经之络穴及肩贞穴各三穴。急发之痈肿筋急，肉膝疼痛，大汗不止，为膀胱经病邪所致，应刺其经之俞穴。

腹暴满，按之不下，取手太阳经络者，胃之募也。少阴俞去脊三寸傍五，用员利针。霍乱，刺俞傍五，足阳明及上傍三。刺痫惊脉五，针手太阴各五，刺经太阳五，刺手少阴经络傍者一，足阳明一，上踝五寸刺三针。

急发腹满胀痛，按之胀痛不减，取手太阳经络穴，即胃的募穴和少阴肾俞穴五次，用员利针。霍乱，刺肾俞两傍的志室穴五次，刺足阳明胃俞及肾俞外两傍胃仓穴三次。刺惊痫病有五处：刺手太阴经的经渠穴五次，刺手太阳小肠经的阳谷穴五次，刺手少阴经络傍的支正穴一次，刺足阳明胃经解谿穴一次，刺足踝上五寸的筑宾穴三次。

凡治[①]**消瘅、仆击、偏枯、痿厥、气满发逆，甘肥贵人，则高粱之疾也。隔塞闭绝，上下不通**[②]**，则暴忧之病也。暴厥而**[③]**聋，偏塞闭，不通，内气暴薄也。不从内外**[④]**，中风之病，故瘦**[⑤]**留著也。蹠跛，寒风湿之病也。**

凡诊治消渴内热、突然仆地、半身不遂、腿软不行、中满气逆等病证，多是过食肥甘所致之病。经络闭阻不通，身体上下都不痛，此为暴忧情志所伤之偏枯类疾病。突然神昏耳聋，半身闭阻，肢体不遂，不疼，此为内气暴阻之中风病，身体内外不痛。中风为顽固之病，所以留滞不易痊愈。走路偏跛，多为风寒湿邪侵袭所致。

黄帝曰：黄疸暴痛，癫疾厥狂，久逆[⑥]**之所生也。五藏不平，六府闭塞之所生也。头痛耳鸣，九窍不利，肠胃之所生也。**

黄帝说：黄疸、骤然疼痛、癫狂，这都是气逆日久所致。五脏失调，这是六腑不通导致的。头痛耳鸣，九窍不利，这是肠胃病变导致的。

---

① 治：《诗·天逸》"治民"，《汉石经》作"以民"，《读书杂志·荀子》王念孙按："之，本作以"，《三家诗异文疏证》："诸，之义同"。是治通诸之证。

② 上下不通：此论述偏枯之病。《灵枢·热病》："痱之为病也，身无痛者，四肢不收，智乱不甚，其言微知。"是偏枯风痱之病，身不疼痛。"通""痛"古通。《群经平议》俞樾按："痛字当读作通。"是其证。

③ 而：为"耳"之假字。《太素》杨上善注引作"耳"。

④ 不从内外：从、同、恫、痛古并通。与上文"上下不通（痛）"互文同义。

⑤ 故瘦："瘦"，"病"义。《孝经》陆德明释文："瘦，本作病。"

⑥ 久逆：《列子·天瑞》殷敬顺释文："九，当作久"；《周礼·考工记》陆备明释文："逆犹却也"，《庄子·天道》陆德明释文："却，息也"，《论语·乡党》皇侃疏："息，亦气也"。前文有虚、实、缓、急、寒、热、逆从、疫气等论述，《调经证》亦有悲、恐、寒、热、惊、劳、思、怒、喜等九气之论述。

太阴阳明论篇第二十九

黄帝问曰：太阴阳明为表里，脾胃脉也。生病而异者何也？岐伯对曰：阴阳异位，更虚更实，更逆更从，或从内，或从外，所从不同，故病异名也。

黄帝问道：太阴与阳明两经互为表里，也就是脾胃二经脉。其生病不同是什么原因？岐伯答道：二经的循行部位不同，一虚一实，一上一下，一从内，一从外，所病不同，所以病名不同。

帝曰：愿闻其异状也。岐伯曰：阳者，天气也，主外；阴者，地气也，主内。故阳道实，阴道虚。故犯贼风虚邪者，阳受之；食饮不节，起居不时者，阴受之。阳受之则入六府，阴受之则入五藏。入六府，则身热不时[①]卧，上为喘呼；入五藏，则䐜满闭塞，下为飧泄，久为肠澼。故喉主天气，咽主地气。故阳受风气，阴受湿气。故阴气从足上行至头，而下行循臂至指端；阳气从手上行至头，而下行至足。故曰阳病者上行极而下，阴病者下行极而上。故伤于风者，上先受之；伤于湿者，下先受之。

黄帝说：愿知其不同状况。岐伯说：阳气象天主外，阴气象地主内。阳之外邪多致实证，阴之内邪多致虚证。所以风邪侵犯，阳先受害；饮食起居之致病，阴先受害。阳受病则传入六府，阴受病则传入五藏。病在六府，则身热，不能安卧；病在五藏，则胀满气滞，或大便水泻，久成为痢疾之病。喉出入气而主天气，咽入食而主地气。上受风气，下受湿气。阴脉从足上行至头，由头下循臂至指端；阳脉从手上行至头，再下至足。所以阳经的病邪，先上行至头，再向下行；阴经的病邪，先下行至足，再向上行。因此，伤于风邪，多感人上部；伤于湿邪，多感人下部。

帝曰：脾病而四支不用何也？岐伯曰：四支皆禀气于胃，而不得至经[②]，必因于脾，乃得禀也。今脾病不能为胃行其津液，四支不得禀水谷气，气日以衰，脉道不利，筋骨肌肉，皆无气以生，故不用焉。

黄帝说：脾病四肢软弱无力是为什么？岐伯说：四肢受气于胃中水谷之气之营养，但水谷之气不能直接到达四肢，必须经过脾的运化，其营养精微才能到达四肢。现在脾有病不能输送胃之水谷精微，四肢得不到水谷气之营养，日渐衰弱，经脉不畅通，筋骨肌肉都得不到充养，没有生气动力，所以软弱失用。

帝曰：脾不[③]主时何也？岐伯曰：脾者土也，治中央，常以四时长[④]四藏，各十八日寄治，不得独主于时也。脾藏者常著胃土之精也，土者生万物而法天地，故上下至头足，不得主时也。

黄帝说：脾之主时怎样？岐伯说：脾属土，居中央，常年四时助养其他四藏。季末十八日，更是脾气旺盛之时，不得独助一藏之一时。脾藏常藏胃之精气。脾如土生万物而功效同于天地之气，

---

① 时：《甲乙》作“得”。

② 至经：《太素》作“径至”。《玉机真藏论》：“藏气者，不能自至于手太阴。”《经义述闻》：“古字多以径为经也。”

③ 不：助词。

④ 长：“助”义。《庄子·庚桑楚》释文：“长，增也。”

所以人体上下头足，无处不受脾气滋润，所以不能单助一藏之一时。

帝曰：脾与胃以膜相连耳，而能为之行其津液何也？岐伯曰：足太阴者三阴也，其脉贯胃属脾络嗌，故太阴为之行气于三阴。阳明者表也，五藏六府之诲也，亦为之行气于三阳。藏府各因其经而受气于阳明，故为胃行其津液，四支不得禀水谷气，日以益衰，阴道[1]不利，筋骨肌肉无气以生，故不用焉。

黄帝说：脾与胃仅以膜相连，为什么能给胃行津液呢？岐伯说：足太阴脾经是三阴，其经脉通胃注脾络咽喉，所以太阴经脉能运行阳明之气走于三阴经脉。足阳明胃经是脾经之表，五藏六府谷气精微来源之海，也能运行水谷精微之气于三阳经。五藏六府通过其经脉接受太阴阳明运行之精气。所以脾能助胃行津液。四肢得不到水谷精微之气的营养，日渐衰退，脉道不通，筋骨肌肉无生气动力，所以软弱不用。

① 阴道：指脉道。张景岳：“阴道，血脉也。”

阳明脉解篇第三十

黄帝问曰：足阳明之脉病，恶人与火，闻木音[①]则惕然而惊，钟鼓不[②]为动。闻木音而惊何也？愿闻其故。岐伯对曰：阳明者胃脉也。胃者土也，故闻木音而惊者，土恶木也[③]。帝曰：善。其恶火何也？岐伯曰：阳明主肉，其脉血气盛，邪客之则热，热甚则恶火。

黄帝问道：足阳明经脉有病，病人怕见人与火，听到各种声音就惕然惊恐，钟鼓之声就更为之震惊。听到诸音而惊是为什么？愿知其因。岐伯答道：足阳明是胃的经脉，胃属土，土气通万物，所以听到各种声音就惊恐。黄帝说：讲得好！其怕见火是为什么？岐伯说：阳明主肌肉，它的经脉生理上多气多血，所以感受邪气容易成为火热之证，病人内热盛，所以喜凉而怕见火。

帝曰：其恶人何也？岐伯曰：阳明厥[④]则喘而惋[⑤]，惋则恶人。帝曰：或喘而死者，或喘而生者，何也？岐伯曰：厥逆连[⑥]藏则死，连经则生。

黄帝说：其怕人是为什么？岐伯说：阳明病则喘而哕，哕甚则心烦所以怕见人。黄帝说：有的喘会死，有的喘却能活，这是为什么？岐伯说：病至藏则死，至经则生。

帝曰：善。病甚则弃衣而走，登高而歌，或至不食数日，逾垣上屋，所上之处，皆非其素所能也，病反能者何也？岐伯曰：四支者，诸阳之本也，阳盛则四支实，实则能登高也。

黄帝说：讲得好！阳明病甚，病人脱衣乱跑，登高乱唱。或几天不吃饭，仍上墙登屋顶，这都是他未病时所做不到的事，病时反能做到，这是为什么？岐伯说：四肢是人体阳气体现之基本组织结构。阳气盛，所以四肢阳气充实，充实则动力大所以能登高越墙。

帝曰：其弃衣而走者何也？岐伯曰：热盛于身，故弃衣欲走也。

黄帝说：其脱衣乱跑是什么原因？岐伯说：阳明病，热盛于身，病人烦热躁动，所以脱衣乱跑。

帝曰：其妄言骂詈，不避亲疏而歌者何也？岐伯曰：阳盛则使人妄言，骂詈不避亲疏，而不欲[⑦]食。不欲食，故妄走也。

黄帝说：阳明病狂言乱骂，不识亲属，乱唱，这是为什么？岐伯说：阳气盛，使人狂言骂詈，不识亲疏，并且不知道吃饭。不知吃饭，所以出现狂言乱走等症。

---

① 木音：“木”疑为“术”之脱。术、乃、而、诸古并通。“木音”，即“诸音”，各种声音。

② 不：助词。

③ 土恶木也：四字衍。《脉解篇》无此四字。

④ 厥：引为“病”义。

⑤ 惋：《宣明五气篇》：“胃为气逆，为哕。”

⑥ 连：《经籍纂诂·先韵》云“连作达”。

⑦ 欲：《热论》云“阳明者……其血气盛，故不知人”。

热论篇第三十一

黄帝问曰：今夫热病者，皆伤寒之类也。或愈或死。其死皆以六七日之间，其愈皆以十日以上者何也？不知其解，愿闻其故。岐伯对曰：巨阳者，诸阳之属[①]也。其脉连于风府，故为诸阳主气也。人之伤于寒也，则为病热，热虽甚不死；其两[②]感于寒而病者，必不免于死。

黄帝问道：现在的热病，都是过去所说的伤寒一类疾病。其病有的愈，有的死。其死多在六七日之间，其愈多在十日以上。这是为什么？不知其义，愿知其中道理。岐伯答道：足太阳经为三阳经之主，其脉连于风府，所以能为诸阳经主气。人伤于寒邪，都表现为发热之证。初感热虽甚，但不死。其再次感于寒邪而病者，必死。

帝曰：愿闻其状。岐伯曰：伤寒一日，巨阳受之，故头项痛，腰脊强；二日阳明受之，阳明主肉，其脉侠鼻络于目，故身热目疼而鼻干，不得卧也；三日少阳受之，少阳主胆，其脉循胁络于耳，故胸胁痛而耳聋；三阳经络皆受其病，而未入于藏者，故可汗而已；四日太阴受之，太阴脉布胃中络于嗌，故腹满而嗌干；五日少阴受之，少阴脉贯肾络于肺，系舌本，故口燥舌干而渴；六日厥阴受之，厥阴脉循阴器而络于肝，故烦满而囊缩。三阴三阳，五藏六府皆受病，荣卫不行，五藏不通则死矣。

黄帝说：愿知伤寒之病状。岐伯说：伤寒第一天，太阳经受病，所以头项痛，腰背痛；第二天阳明经受病，阳明经主肌肉，其经脉挟鼻络目，所以身热、目痛、鼻干，不能安卧；第三天少阳经受病，少阳主胆，其经脉循胁络耳，所以胸胁痛、耳聋。三阳经相继受病，病邪尚未入府藏，可发汗来治愈。第四日太阴经受病，太阴经脉分布胃中，络于咽，所以腹胀满、咽干；第五日少阴经受病，少阴经脉通肾络肺，连接舌根，所以口燥舌干而渴；第六日厥阴经受病，厥阴经脉循阴器，络肝，所以烦躁、阴囊缩。如果三阴经三阳经、五藏六府都受病，营卫之气不行，府藏气闭不通，就要死亡。

其不[③]两感于寒者，七日巨阳病衰，头痛少愈；八日阳明病衰，身热少愈；九日少阳病衰，耳聋微闻；十日太阴病衰，腹减如故，则思饮食；十一日少阴病衰，渴止不满，舌干已而嚏[④]；十二日厥阴病衰，囊纵少腹微下，大气[⑤]皆去，病日已矣。帝曰：治之奈何？岐伯曰：治之各通其藏脉，病日衰已矣。其未满三日者，可汗而已；其满三日者，可泄而已。

其未再次感于寒邪者，第七天太阳经病邪衰退，头痛好转；第八天阳明经病邪衰退，身热好转；第九天少阳经病邪衰退，耳可听音；第十天太阴经病邪衰退，腹胀消退如常，于是想吃饭；第

① 属：下文“为诸阳主气”。
② 两：副词，“再次”之义。
③ 不：引为“未”义。
④ 嚏：引为“出”“去”义。
⑤ 大气：指邪气。

十一天少阴经病邪衰退，口渴、舌干均止而病去；第十二天厥阴经病邪衰退，阴囊松开，小腹舒缓，邪气皆去，病渐愈。黄帝说：怎样治疗？岐伯说：应通其臟腑气血。其不满三日者，可发汗治愈；三日以上，可用泻下法治愈。

帝曰：热病已愈，时有所遗者何也？岐伯曰：诸遗者，热甚而强食之，故有所遗也。若此者，皆病已衰，而热有所藏，因其谷气相薄，两热相合，故有所遗也。帝曰：善。治遗奈何？岐伯曰：视其虚实，调其逆从，可使必已矣。帝曰：热病当何禁之？岐伯曰：病热少愈，食肉则复，多食则遗，此其禁也。

黄帝说：热病已治好了，却时常有发热之后遗症，这是为什么？岐伯说：凡后遗症，都是热甚而强饮食造成的，所以有后遗症。这种情况，都是病邪已衰退，但是余热有所遗留，因强食与谷气所产之热相杂，两热相合，所以使发热证遗留不去。黄帝说：讲得好！怎样治疗后遗之热？岐伯说：视其虚实，调其顺逆，可使其愈。黄帝说：热病有什么禁忌？岐伯说：热病好转，吃肉则复发，多吃肉则遗留发热之证。这是其禁忌。

帝曰：其病两感于寒者，其脉应与其病形何如？岐伯曰：两感于寒者，病一日则巨阳与少阴俱病，则头痛口干而烦满；二日则阳明与太阴俱病，则腹满身热，不欲食，谵言；三日则少阳与厥阴俱病，则耳聋囊缩而厥，水浆不入，不知人，六日死。帝曰：五藏已伤，六府不通，荣卫不行，如是之后，三日乃死何也？岐伯曰：阳明者，十二经脉之长也，其血[1]气盛，故不知人，三日其气乃尽，故死矣。

黄帝说：其病再次感于寒邪者，其病状及脉象怎样？岐伯说：再次感于寒邪者，病第一天太阳经、少阴经都受病，头痛、口干、烦躁；第二天阳明经，太阴经都受病，腹胀满、身热、不想饮食、谵语；第三日少阳经、厥阴经都受病，耳聋、阴囊收缩、手足冷、汤水不入，昏不知人，六日死。黄帝说：五藏已伤，六府不通，营卫之气不行，如此之证三日后死，这是为什么？岐伯说：阳明经是十二经脉之要经，该经邪气盛，所以昏不知人。三日后阳明经气已尽，所以死亡。

凡病伤寒而成温者，先夏至日者为病温，后夏至日者为病暑。暑当[2]与汗皆出，勿止。

凡伤于寒邪而成热病者，早于夏至前的叫温病，晚于夏至后的叫暑病。暑邪常随汗液一同泄出体外，不能止其汗。

---

① 血:《伤寒总病论》引作“邪”。

② 当:《管子·正》戴望校:“当，读为常。”

刺热篇第三十二

肝热病者，小便先黄，腹痛多卧身热，热争[①]，则狂言及惊[②]，胁满痛，手足躁，不得安卧；庚辛甚，甲乙大汗[③]，气逆[④]则庚辛死。刺足厥阴少阳。其逆则头痛员员[⑤]，脉引冲头也。

肝热病，小便黄赤，腹痛、多躺卧、身热。热盛，就会狂言谵语、肌肉筋脉抽搐痉挛，胁胀痛，手足躁动，不能安卧。庚辛日加重，甲乙日热极生成大寒之证，手足凉，至庚辛日死。应刺其足厥阴、足少阳两经。病气逆上，则头痛头晕，脉跳冲头。

心热病者，先不乐[⑥]，数日乃热，热争，则卒心痛，烦闷善呕，头痛面赤，无汗。壬癸甚，丙丁大汗，气逆则壬癸死。刺手少阴太阳。

心热病，先不发热，几天后才发热，突然心痛烦闷、多呕吐，头痛面红赤，无汗。壬癸日加重，丙丁日热极成大寒之证，手足发凉，壬癸日死。应刺手少阴和手太阳两经。

脾热病者，先头重颊痛，烦心颜青，欲呕身热，热争，则腰痛不可用俯仰，腹满泄，两颔痛。甲乙甚，戊己大汗，气逆则甲乙死，刺足太阴阳明。

脾热病，先头沉重疼痛、烦躁、想呕吐、身热。热盛，则腰痛不能俯仰，腹胀满，颏下结喉上方痛。甲乙日加重，戊己日热极成大寒之证，手足发凉，至甲乙日死。应刺足太阴足阳明两经。

肺热病者，先淅然厥[⑦]，起毫毛，恶风寒，舌上黄身热，热争，则喘咳，痛走胸膺背，不得大息，头痛不堪，汗出而寒。丙丁甚，庚辛大汗，气逆则丙丁死。刺手太阴阳明，出血如大豆，立已。

肺热病，先突然冷，皮肤栗起，怕风，舌苔黄，身热。热盛，则咳喘，痛引胸背，不能大口呼吸，头痛难忍，冷汗出。丙丁日加重，庚辛日大热成大寒之证，手足凉，至丙丁日死。应刺手太阴、手阳明两经，出血如豆大，即愈。

肾热病者，先腰痛䯒痠，苦渴数饮，身热。热争，则项痛而强，䯒寒且痠，足下热，不欲言，其逆则项痛员员淡淡然。戊己甚，壬癸大汗，气逆则戊己死。刺足少阴太阳。诸[⑧]汗者，至其所胜日汗出也。

肾热病，先腰痛腿酸，口甚渴，多饮，身热。热盛则头项痛，腿凉且酸痛，足心发热，不想说话。病气逆上则头痛眩晕。戊己日加重，壬癸日大热极而成大寒之证，手足凉，至戊己日死。应刺

① 争：《太平圣惠方》引作“盛”。
② 惊：惊、柄、病、痉古并通，指热甚筋抽搐痉挛之证。
③ 汗：此热极生寒之证，故后文云“死”。下同。《廿二史考异》钱大昕按：“寒，当作罕，并作汗”，是汗寒古通之证。
④ 气逆：指手足发凉。
⑤ 员员：通“瘨瘨”，眩晕状。桂馥：“瘨瘨，头眩病也。”《通雅》：“头痛员员，正谓作晕。”
⑥ 乐：《尔雅·释诂》陆德明释文：“乐，本又作烁”；《文选·七发》李善注：“烁，亦热也”。
⑦ 厥：“冷”义。
⑧ 诸：“诸”后十一字，为衍文。《太素》无。

足少阴、足太阳两经。

肝热病者，左颊先赤；心热病者，颜先赤；脾热病者，鼻先赤；肺热病者，右颊先赤；肾热病者，颐先赤。病虽未发，见赤色者刺之，名曰治未病。热病从部[①]所起者，至期而已；其刺之反[②]者，三周而已。重逆则死。诸当汗者，至其所胜日[③]，汗大出也。

肝热病，左颊先见赤色；心热病，颜面先见赤色；脾热病，鼻口先赤；肺热病，右颊先见赤色；肾热病，颐部先见赤色。病尚未发作前，见赤色就可针刺，这叫治未病。热病见赤色从面部相应部位所起，至期可愈。其刺而病复发者，三周后可愈。再误治，则成为不治之死证。热病当汗之证，至其正气所胜时，汗大出而愈。

诸治热病，以饮之寒水，乃刺之。必寒衣之，居止寒处，身寒而止也。

凡刺热病，可先让病人喝些凉水，再针刺。并且让病人薄衣居阴凉之处，以促进热之消退，身热去而病愈。

热病先胸胁痛，手足躁，刺足少阳，补[④]足太阴。病甚者为五十九刺。热病始手臂痛者，刺手阳明太阴而汗出止[⑤]。热病始于头首者，刺项太阳而汗出止。热病始于足胫者，刺足阳明而汗出止。热病先身重骨痛，耳聋好暝[⑥]，刺足少阴。病甚为五十九刺。热病先眩冒而热，胸胁满，刺足少阴少阳。

热病先胸胁痛，手足躁动不宁，应刺足少阳、足太阴经。病重者用热病五十九刺的方法。热病先手臂痛，刺手阳明、手太阴二经，汗出而愈。热病起于头部的，刺足太阳经，汗出而愈。热病起于足胫的，刺足阳明经，汗出而愈。热病先身重、骨痛、耳聋耳鸣的，刺足少阴经。病重者为热病五十九刺法。热病先头晕发热，胸胁胀满，刺足少阴、足少阳两经。

太阳[⑦]之脉，色荣颧骨，热病也。荣未交[⑧]，曰今且得汗，待时而已，与厥阴脉争[⑨]见者，死期不过三日。其热病内连肾[⑩]，少阳之脉色也[⑪]。少阳之脉，色荣颊前，热病也。荣未交，曰今且得汗，待时而已。与少阴脉争见者，死期不过三日。

少阳经脉之病，色赤颧骨上，这是热病。荣色未枯夭，且能有汗，时间长了可愈。与厥阴脉病证同见者，不过三日即死。少阳经热病，色赤面颊，这也是热病之征象。如果荣色未枯夭，且能有汗，时间长了可愈。如果与少阴经病证同见，不过三日即死。

热病气穴：三椎下间主胸中热，四椎下间主膈[⑫]中热，五椎下间主肝热，六椎下间主脾热，七椎下间主肾热。荣在骶也[⑬]项上三[⑭]椎陷者中也。颊下逆颧为大瘕[⑮]，下牙车为腹满，颧后为胁痛。颊上者，膈上也。

---

① 部：张志聪云“部，面部也”。
② 反：“复”义。即病复作。
③ 所胜日：正气所胜时。
④ 补：当衍。去之义合。
⑤ 止：引为“愈”义。下同。
⑥ 暝：暝、眠、明、鸣古并通。
⑦ 太阳：据下文“少阳之脉色”“少阳之脉”等，此当为“少阳”之误。
⑧ 交：为“夭”之误。《甲乙》《太素》均作“夭”。
⑨ 争：“并”义。
⑩ 内连肾：郭霭春云“喜多村直宽说‘其热’六字，亦疑错简文”。
⑪ 少阳之脉色也：多纪元坚云“《太素》无‘少阳之脉色也’六字”。
⑫ 鬲：《甲乙》作“胃”。
⑬ 荣在骶也：《太素》无“骶也”二字。据孙鼎宜说，“荣”为“度量”义。
⑭ 三：为“之”之误。“项上之椎”指第七颈椎上脊突，此下之陷凹为度量各俞之起点。
⑮ 瘕：通蛊。指阴疝等下阴之病。《诗》“烈假”，唐公房碑作“厉蛊”。郝懿行：“蛊假音同。”瘕从假音，故可通蛊。

治疗热病的俞穴：第三脊椎下主泻胸肺之热，第四脊椎下主泻胃热，第五脊椎下主泻肝热，第六脊椎下主泻脾热，第七脊椎下主泻肾热。度量脊椎俞穴之法，从颈项之第七颈椎下的凹陷开始，即从大椎穴开始向下度量。热病赤色从面颊下上逆至颧，为阴疝类病症，赤色见于颊车的是腹胀满之证，赤色见于颧骨之后的，为胁痛病。色见于颊上的，为膈上脏器之病。

评[①]热病论篇第三十三

黄帝问曰：有病温者，汗出辄复热，而脉躁疾不为汗衰，狂言[②]不能食，病名为何？岐伯对曰：病名阴阳交[③]，交者死也。帝曰：愿闻其说。岐伯曰：人所以汗出者，皆生于谷，谷生于精。今邪气交争于骨肉而得汗者，是邪却而精胜也。精胜，则当能食而不复热。复热者，邪气也。汗者，精[④]气也。今汗出而辄复热者，是邪胜也。不能食者，精无俾也，病而留者[⑤]，其寿可立而倾也。且夫《热论》曰：汗出而脉尚躁盛者死。今脉不与汗相应，此不胜其病也，其死明矣。狂言者是失志，失志者死。今见三死，不见一生，虽愈必死也。

黄帝问道：有患热病者，汗出后又发热，脉象搏动仍然疾快，不因汗出而减，谵语，不能吃饭，这是什么病？岐伯说：病名叫阴阳交。交为死证。黄帝说：愿知其理。岐伯说：人之所以出汗，是由谷气所产生的，饮食水谷产生津液。现在邪气盛于身体而得以出汗，是邪退正气盛的原因。正气胜，当能饮食而不应重新发热。重新发热，是邪气所致。汗为津气，现在汗出后又重新发热，是邪气胜。不能吃饭，是正气不能补充，病因此留滞不去。病人的生命顷刻受到危害。况且《热论》说：汗出脉仍躁盛者死。现在脉象与汗出不相应合，这是正气不胜病邪，所以死证已明。谵语是失神志，失神志者死。今见三死之证候，不见一生之证候，所以病虽暂愈，其后必死。

帝曰：有病身热汗出烦满，烦满不为汗解，此为何病？岐伯曰：汗出而身热者，风也；汗出而烦满不解者，厥也，病名曰风厥。帝曰：愿卒闻之。岐伯曰：巨阳主气，故先受邪。少阴与其为表里也，得热则上从之，从之则厥也。帝曰：治之奈何？岐伯曰：表里刺之，饮之服汤。

黄帝说：有的热病身热、汗出、烦闷，烦闷不因汗出而消除，这是什么病？岐伯说：汗出身热，是由于风邪。汗出烦闷不解，是由于病气上逆。这个病叫风厥。黄帝说：愿尽知之。岐伯说：太阳在表，为诸阳经主气，所以先受邪气。少阴与太阳为表里。少阴经受太阳经热邪之害而气机上逆，上逆则成为手足寒凉之证。黄帝说：怎样治疗？岐伯说：刺足太阳经、足少阴经两经，并服用汤药。

帝曰：劳风为病何如？岐伯曰：劳风法[⑥]在肺下，其为病也，使人强上冥视[⑦]，唾出若涕，恶风

---

① 评：通“辨”。朱起风：“平、辨古音同。‘平章’通作‘辨章’是其例也。”《尔雅义疏》：“‘辩’，通作‘平’。”是平、评、辨、辩古均通。

② 狂言：热盛谵语之证。

③ 交：《读书杂志·荀子·劝学》王念孙按：“交读为姣”；《楚辞·九歌》旧注：“姣，作妖”；《庄子·大宗师》陆德明释文：“妖，作夭”。阴阳夭即亡阴亡阳之证。《素问·三部九候论》王冰注：“夭谓死色。”

④ 精：指津。

⑤ 留者：“者”为“著”之脱。《脉经》作“著”。

⑥ 法：《医垒元戎》引作“发”。

⑦ 强上冥视：指哮喘之证。

而振寒，此为劳风之病。帝曰：治之奈何？岐伯曰：以救俯仰①。巨阳引精②者三日，中年③者五日，不精者七日。咳出青黄涕，其状如脓，大如弹丸，从口中若鼻中出，不出则伤肺，伤肺则死也。

黄帝说：劳风是怎样一种病？岐伯说：劳风病发作在肺中，其症状是哮喘仰头呼吸，咳唾稠黏痰，怕风，寒慄，这是劳风之病。黄帝说：怎样治疗？岐伯说：治疗应救其哮喘。有神者三日愈，中者五日愈，无神者七日愈。七日不愈，则咳黄脓痰，大如弹丸，从口或鼻中出，不出则伤肺，伤肺则死。

帝曰：有病肾风者，面胕痝然壅，害于言④，可刺不？岐伯曰：虚不当刺，不当刺而刺，后五日其气必至。帝曰：其至何如？岐伯曰：至必少气时热，时热从胸背上至头，汗出，手热，口干苦渴，小便黄，目下肿，腹中鸣，身重难以行，月事不来，烦而不能食，不能正偃，正偃则咳甚，病名曰风水。论在《刺法》中。

黄帝说：肾风病面壅肿，妨于言，能刺否？岐伯说：虚证不可刺，误刺五日后邪气至。黄帝说：邪至是什么表现？岐伯曰：邪气至则短气，时热从胸背至头，汗出，手心热，口干渴，尿赤，目下肿，腹中鸣响，身肿行走不便，闭经，烦躁不能吃饭。不能仰卧，仰卧则咳嗽气短，病名叫风水。此说在《刺法》中有详细论述。

帝曰：愿闻其说。岐伯曰：邪之所凑，其气必虚。阴虚者，阳必凑之，故少气时热而汗出也。小便黄者，少腹中有热也。不能正偃者，胃中不和也。正偃则咳甚，上迫肺也。诸有水气者，微肿先见于目下也。帝曰：何以言？岐伯曰：水者阴也，目下亦阴也，腹者至阴之所居，故水在腹者，必使目下肿也。真⑤气上逆，故口苦舌干，卧不得正偃，正偃则咳出清水也。诸水病者，故不得卧，卧则惊⑥，惊则咳甚也。腹中鸣者，病本于胃也。薄脾则烦不能食，食不下者，胃脘隔也。身重难以行者，胃脉在足也。月事不来者，胞脉闭也。胞脉者属心而络于胞中，今气上迫肺，心气不得下通，故月事不来也。帝曰：善。

黄帝说：愿知其理。岐伯说：邪气之所侵，其正气必虚。阴气虚，则阳邪侵犯之，所以气短时热汗出。小便黄赤，是小腹中有热。不能仰卧，是胃中不和。仰卧咳嗽加重，是水邪上迫肺所致。凡水肿病，其初起先见于目下肿。黄帝说：怎么讲？岐伯说：水属阴，目下位置也属阴，腹为至阴之藏所居之处，所以腹中有水，必使目下先肿。病气上逆，所以口苦舌干，不能仰卧，仰卧则咳出清水。凡水肿病，不能仰卧，仰卧则心悸，心悸则咳嗽加剧。腹中鸣响，是脾胃虚寒。水气压迫脾胃则烦闷不能食。如果饮食不下，那是胃脘隔阻之证。身肿行动不便，是胃脉与足相连的原因。闭经，是胞脉闭塞。胞脉注于心而下络于胞宫中，水气迫肺，心气不能下通，所以经闭不来。黄帝说：讲得好！

---

① 俯仰：哮喘前俯后仰之状。

② 巨阳引精：据《病源・卷二・风热候》，“精”指“精神”。“巨阳引”三字疑衍。

③ 年：当为衍文。去之例合。

④ 害于言：《汉书・董仲舒传》颜师古注：“害，犹妨也”。

⑤ 真：为“瘨”之脱。《说文》：“瘨，病也。”

⑥ 惊：此指心悸之证。张志聪：“胃络上通于心。”

逆调[①]论篇第三十四

黄帝问曰：人身非常[②]温也，非常热也，为之热而烦满者何也？岐伯对曰：阴气少而阳气胜，故热而烦满也。帝曰：人身非衣寒也，中非有寒气也，寒从中生者何？岐伯曰：是人多痹气也，阳气少，阴气多，故身寒如从水中出。

黄帝问道：人身不是因为衣服温暖而发热烦闷，这是为什么？岐伯答道：这是由于阴气少，阳气盛，所以发热烦闷。黄帝说：人身不是由于衣服单薄而寒，体内也没有寒气，但寒证如同内生一样，这是为什么？岐伯说：此人多寒湿之气，阳气少，阴气盛，所以体寒如从水中出来一样。

帝曰：人有四支热，逢风寒如炙如火者何也？岐伯曰：是人者，阴气虚，阳气盛。四支者阳也，两阳相得，而阴气虚少，少水不能灭盛火，而阳独治，独治者，不能生长[③]也。独胜而止[④]耳，逢风而如炙如火者，是人当肉烁也。

黄帝说：病人四肢发热，遇风便热得像火烤一样，这是为什么？岐伯说：此人阴气虚少，阳气盛。四肢属阳，两阳相合，使阴气更加虚少，犹如小水不能灭大火一样，阳气独旺，阳气独盛则阴津不能长久。阳独胜所以气炽盛，遇风如火烤一般，其人肌肉必消瘦。

帝曰：人有身寒，汤火不能热，厚衣不能温，然不[⑤]冻栗，是为何病？岐伯曰：是人者，素肾气胜，以水为事。太阳气衰，肾脂[⑥]枯不长。一水不能胜两火。肾者水也，而生[⑦]于骨，肾不生，则髓不能满，故寒甚至骨也。所以不能冻栗者，肝一阳也，心二阳也，肾孤藏[⑧]也。一水不能胜二火，故不能冻栗，病名曰骨痹。是人当挛节也。

黄帝说：病人身体感到寒冷，热汤烤火不能热，厚穿衣服不能使其温暖，仍然冻慄不止，这是什么病？岐伯说：此人平素水气胜，以操作水湿为生活。太阳经气衰，肾水枯不生，犹如一水不能胜两火。肾为水藏而主骨。肾不主骨，则髓不能充满，所以寒甚至骨。所以冻栗寒战不止者，肝为一阳，心为二阳，肾为孤水之藏。一水不能胜二火，所以冻慄寒战不止。病名叫骨痹。此病人当骨节拘挛。

---

① 逆：异义；调：常义。逆调即异常之义。《荀子·非十二子》杨倞注："逆者，乖于常理。"《通评虚实论》王冰注："逆者，谓违背常候，与平人异也。"

② 常：通"裳"。于鬯："'常'本'裳'字。"

③ 生长：偏义词，义偏于"长"。即"长久"义。

④ 止：《礼记·内则》陆德明释文："止，本作趾"；《吕览·本味》王念孙注："炙，读为鸡跖之跖"；《文选·七命》李善注："跖与蹠同"；《易·鼎》郑玄注："趾，足也"；《淮南子·修务》高诱注："蹠，足也"。是炙、止、趾、跖古通之证。

⑤ 不：助词。

⑥ 脂：《诗·何人斯》马瑞辰笺："脂，即支字之假借"；《文选·檄吴将校部曲文》"之属"，五臣本作"支属"，是脂、之、支古并通之证。

⑦ 生：《太素》作"主"。

⑧ 肾孤藏：《广雅·释诂》："孤，独也"。《学林·卷四》："渎之言独也。"《文选·游天台山赋》李周翰注："渎，亦水也。"

帝曰：人之肉苛者，虽近衣絮，犹尚苛也，是谓何疾？岐伯曰：荣气虚，卫气实①也。荣气虚则不仁，卫气虚则不用。荣卫俱虚，则不仁且不用，肉如故②也。人身与志③不相有④，曰死。

黄帝说：病人肌肉麻木，虽加衣服，仍然麻木，这是什么病？岐伯说：营气虚卫气虚所致。营气虚则肢体肌肉麻木不仁，卫气虚则肢体动作不灵活。营卫之气俱虚，则麻木而不灵活，所以肉麻如木。人体与神气不相合，是死证。

帝曰：人有逆气不得卧而息有音者，有不得卧而息无音者，有起居如故而息有音者，有得卧行而喘者，有不得卧，不能行而喘者，有不得卧，卧而喘者，皆何藏使然？愿闻其故。岐伯曰：不得卧而息有音者，是阳明之逆也。足三阳者下行，今逆而上行，故息有音也。阳明者，胃脉也。胃者，六腑之海，其气亦下行，阳明逆不得从其道，故不得卧也。《下经》曰：胃不和则卧不安。此之谓也。夫起居如故而息有音者，此肺之络脉逆也。络脉不得随经上下，故留经而不行。络脉之病人也微，故起居如故而息有音也。夫不得卧，卧则喘者，是水气之客也。夫水者，循津液而流也。肾者水藏，主津液，主卧与喘⑤也。帝曰：善。

黄帝说：哮喘逆气之病，有不能平躺而呼吸有哮鸣音的，有不能平躺而呼吸没有哮鸣音的，有起居正常但呼吸有哮鸣音的，有能躺，但动则气短的，有不能躺，不动而喘的，有不能躺，躺下就喘的。这都是什么藏所致的病变？愿知其原因。岐伯说：不能躺而呼吸有哮鸣音，是阳明经气逆所致。足三阳经本当下行，现在气逆上行，所以呼吸有音。阳明经是胃脉，胃是六腑之大，其气也应下行。阳明气逆不顺行其道，所以不能平躺。《下经》说：胃不和则卧不安。就是指这种情况。起居正常而呼吸有哮鸣音，是肺之络脉气逆上所致。络脉之气不能随经脉之气流动，留滞经脉而不行于络脉，络脉之病较轻，所以起居如常但呼吸有音。不能平躺，平躺就喘的，是水气侵肺所致。水本是顺着津液之道而流行的。肾是水藏，主津液。所以躺下就会喘。黄帝说：讲得好！

---

① 卫气实：据下文，当作“卫气虚”。

② 故：故、苦、枯并通。《周礼·秋官》郑玄注引杜子春说：“枯，榆木名。”《太素》作“苛”。杨上善：“皆不仁之甚也。”

③ 志：“神”义。

④ 有：“合”义。

⑤ 主卧与喘：“与”，连词，“而”义。

疟论篇第三十五

黄帝问曰：夫痎[①]疟皆生于风，其蓄作[②]有时何也？岐伯对曰：疟之始发也，先起于毫毛，伸欠乃作，寒栗鼓颔，腰脊俱痛，寒去则内外皆热，头痛如破，渴欲冷饮。

黄帝问道：诸疟都生于风邪，其静止及发作有时间规律，这是为什么？岐伯答道：疟疾病之初发作，皮肤毫毛先寒，身体倦怠，接着寒战，腰背痛，寒战过后就发热，头痛剧烈，口渴，喜冷饮。

帝曰：何气使然？愿闻其道。岐伯曰：阴阳上下交争[③]，虚实更作，阴阳相移[④]也。阳并于阴[⑤]，则阴实而阳虚，阳明虚，则寒栗鼓颔也。巨阳虚，则腰背头项痛。三阳俱虚，则阴气胜。阴气胜则骨寒而痛。寒生于内，故中外皆寒。阳盛则外热，阴虚则内热，外内皆热则喘而渴，故欲冷饮也。

黄帝说：什么病邪使它这样？岐伯说：阴阳上下互盛，虚实相互交替，阴阳相互变化。阴胜于阳，则阴实而阳虚。阳明经气虚，就会寒战。太阳经气虚，就会腰背痛、头痛。三阳经均虚，于是阴气胜，阴气胜则骨寒冷疼痛。寒从内生，所以中外都感到冷。阳盛会生外热，阴虚会生内热，内外都热，就会喘促、口渴、喜冷饮。

此皆得之夏伤于暑，热气盛。藏于皮肤之内，肠胃之外，此荣气之所舍也。此令人汗空疏，腠理开，因得秋气，汗出遇风，及得之以浴，水气舍[⑥]于皮肤之内，与卫气并居。卫气者，昼日行于阳，夜行于阴。此气得阳而外出，得阴而内搏[⑦]，内外相薄[⑧]，是以日作。

疟病是因为夏伤于暑，热气太盛，留滞皮肤之内，肠胃之外，即留滞于营气之处。暑热使人汗孔开，腠理开，汗出遇秋之凉风，以及沐浴水气滞皮肤之内，与卫气相合。卫气白日行于阳分，夜间行于阴分。疟邪遇阳气就外出，遇阴气就内伏，内外互争，所以疟疾每日定时发作。

帝曰：其间日而作者何也？岐伯曰：其气之舍深，内薄于阴，阳气独发，阴邪内著，阴与阳争不得出，是以间日而作也。

黄帝说：疟疾隔日发作，这是为什么？岐伯说：其邪气侵入较深，内至阴分。阳独行于外，阴气滞留于内，阴与阳邪争搏不能按时出，所以隔日发作。

帝曰：善。其作日晏与其日早者，何气使然？岐伯曰：邪气客于风府，循膂而下，卫气一日一

---

① 痎：张景岳云“痎，皆也”。

② 蓄作：蓄，静止；作：发作。

③ 交争：互盛之义。

④ 相移：互变之义。

⑤ 阳并于阴：当作“阴并于阳”，阴胜于阳之义。

⑥ 舍：留止义。《荀子·成相》杨倞注：“舍，止也。”

⑦ 搏：通抟。聚义。

⑧ 相薄：互争。

夜大[①]会于风府，其明日[②]日下一节。故其作也晏。此先客于脊背也。每至于风府，则腠理开，腠理开则邪气入，邪气入则病作，以此日作稍益晏也。其出于风府，日下一节，二十五[③]日下至骶骨。二十六[④]日入于脊内，注于伏膂之脉[⑤]。其气上行，九日出于缺盆之中。其气日高，故作日益早也。其间日发者，由邪气内薄于五藏，横连募原也。其道远，其气深，其行迟，不能与卫气俱行，不得皆出，故间日乃作也。

黄帝说：讲得好！疟疾发作日渐晚与日渐早是什么原因？岐伯说：风邪侵犯风府，循脊而下。卫气一昼夜而会合于风府，其出于风府，每日下移一节，所以其发作渐晚。邪气先侵入脊背，卫气每至风府，则腠理开，腠理开则邪气乘机侵入，邪气侵入则病发作，其发作日渐晚。邪气出风府后，逐日下移一椎节，二十一日至骶骨，二十二日又入脊内，注于太冲之脉。再循太冲脉上行，九日出于天突穴处。因其邪气日上行，所以发作日见早。疟疾隔日发作，是由于邪气内迫五藏，横连脐下，距离远，邪气深，移行迟，不能与卫气同步运行而出，所以隔日才发作。

帝曰：夫子言卫气每至于风府，腠理乃发，发则邪气入，入则病作。今卫气日下一节，其气之发也，不当风府，其日作者奈何？岐伯曰：此邪气客于头项循膂而下者也。故虚实不同，邪中异所，则不得当其风府也。故邪中于头项者，气至头项而病。中于背者，气至背而病。中于腰脊者，气至腰脊而病。中于手足者，气至手足而病。卫气之所在，与邪气相合，则病作。故风无常府，卫气之所发，必开其腠理，邪气之所合，则其府也。

黄帝说：您说卫气每至风府，腠理就开，开则邪气入，入则病发作。现在卫气日下一节，并没有在风府之处，其病每天发作，这是为什么？岐伯说：这是邪气侵入头项，顺脊而下，由于虚实不同，邪气所伤部位不同，所以不在风府处也发病。邪气中于头项，卫气至头项时就发病。邪中于背，卫气至背时就发病。邪中于腰脊，卫气至腰脊时即发病。邪中于手足，卫气至手足时即发病。总之，卫气只要与邪气相合于所在之处，就发作疟病。所以风邪无固定之处，卫气所行处开其腠理，邪气与其相合之处，就是疟邪发病之处。

帝曰：善。夫风之与疟也，相似同类，而风独常在，疟得有时而休者何也？岐伯曰：风气留其处，故常在，疟气随经络，沉以内薄，故卫气应乃作。

黄帝说：讲得好！风与疟邪，似乎类似，但风邪常在而疟邪发作有休止之时是为什么？岐伯说：风邪留于一定之处，所以其病证常在。疟邪随经络传行，深入于内，要与卫气相遇才发作。

帝曰：疟先寒而后热者何也？岐伯曰：夏伤于大暑，其汗大出，腠理开发，因遇夏气凄沧之水寒，藏于腠理皮肤之中，秋伤于风，则病成矣。夫寒者，阴气也。风者，阳气也。先伤于寒而后伤于风，故先寒而后热也，病以时作，名曰寒疟。

黄帝说：疟病先寒后热是为什么？岐伯说：夏天伤于暑，汗大出，腠理开，此时遇水寒之气，藏留皮肤中，到秋天伤于风邪，导致疟疾之病。寒属阴，风属阳。先伤于寒后伤于风，所以先寒后热，发作定时，这叫作寒疟。

帝曰：先热而后寒者何也？岐伯曰：此先伤于风，而后伤于寒，故先热而后寒也，亦以时作，名曰温疟。其但热而不寒者，阴气先绝，阳气独发，则少气烦冤，手足热而欲呕，名曰瘅疟。

---

① 大：助词，无义。

② 其明日：据下文，当作“其出于风府”。

③ 五:《甲乙》作“一”。

④ 六:《甲乙》作“二”。

⑤ 伏膂之脉:《甲乙》作“太冲之脉”。

黄帝说：疟病先热而后寒是为什么？岐伯说：这是先伤于风邪，后伤于寒邪，所以先热后寒，也定时发作，这叫作温疟。疟疾但热不寒，这是阴气绝，阳气独盛，所以发作时气粗短、烦闷、手足发热、欲呕，这叫瘅疟。

帝曰：夫经言有余者泻之，不足者补之。今热为有余，寒为不足。夫疟者之寒，汤火不能温也。及其热，冰水不能寒也。此皆有余不足之类。当此之时，良工不能止。必须其自衰乃刺之，其故何也？愿闻其说。岐伯曰：经言无刺熇熇之热，无刺浑浑之脉，无刺漉漉之汗，故为其病逆，未可治也。夫疟之始发也，阳气并于阴，当是之时，阳虚而阴盛，外无气，故先寒栗也。阴气逆极，则复出之阳，阳与阴复并于外，则阴虚而阳实，故先热而渴。夫疟气者，并于阳则阳胜，并于阴则阴胜。阴胜则寒，阳胜则热。疟者，风寒之气不常也，病极则复，至病之发也，如火之热，如风雨不可当也。故经言曰：方其盛时必毁。因其衰也，事必大昌，此之谓也。夫疟之未发也，阴未并阳，阳未并阴，因而调之，真气得安，邪气乃亡。故工不能治其已发，为其气逆也。

黄帝说：医书说有余泻之，不足补之。现在发热为有余，发冷是不足。疟病之寒，热汤烤火不能使其温暖。至其发热，冰水又不能使其寒。这都属有余不足之类。当疟发作之时，良医不能制止，必待其寒战发热衰退时，才可针刺治疗。这是为什么？愿知其理。岐伯说：医书说不刺高热之证，不刺杂乱之脉，不刺大汗之证。这是因为病逆常候，不宜治疗。疟之初发，阳气被阴所并，此时阳虚阴盛，外无阳气，所以先寒慄。阴气内逆之极，复出之外，阴阳互争，阳胜而阴虚，所以先热口渴。疟病之邪，甚于阳则阳胜，甚于阴则阴胜。阴胜则身寒，阳胜则身热。疟邪是风寒之邪失常之气，病极则反，即寒极而热，热极而寒。疟病之发作，如火之燃，如风雨之至，不可阻挡。所以医书说：正其邪盛必伤正气，待其势衰，治可获效，就是这个道理。疟疾未发时，阴未胜阳，阳未胜阴，因此调治，正气得平，邪气可止。所以医生不能治其已发作之证，是由于气逆乱失常的原因。

帝曰：善。攻之奈何？早晏何如？岐伯曰：疟之且发也，阴阳之且移也，必从四末始也。阳已伤，阴从之，故先其时坚束其处，令邪气不得入，阴气不得出，审候见之，在孙络盛坚而血者皆取之。此真①往而未得并②者也。

黄帝说：讲得好？怎样治疗？早晚怎样掌握？岐伯说：疟病之将发作，阴阳开始转变，先从四肢开始。阳气伤，阴也受害。先其发作之时束缚四肢之末端，使邪气不能入，阴气不能出。细心审察，见其孙络充盈之处刺而出血。此邪气虽往但未盛，故宜及早治疗。

帝曰：疟不③发，其应何如？岐伯曰：疟气者，必更盛更虚，当气之所在也。病在阳，则热而脉躁；在阴，则寒而脉静。极则阴阳俱衰，卫气相离，故病得休。卫气集④，则复病也。

黄帝说：疟疾发作，其脉象怎样应合？岐伯说：疟疾发作，虚实更替，静作交互发生。根据其疟气发作部位而定其脉象。病在阳分，身热而脉躁疾；病在阴分，身冷而脉静缓。病甚则阴阳之气都衰，卫气与邪气分离，疟病因得静止。卫气至，则病又发作。

帝曰：时有间二日或至数日发，或渴或不渴，其故何也？岐伯曰：其间日者，邪气与卫气客于六府⑤，而有时相失，不能相得，故休数日乃作也。疟者，阴阳更胜也。或甚或不甚，故或渴或

---

① 真：为“瘨”之脱。《说文》：“瘨，病也。”

② 并：“盛”义。

③ 不：助词。

④ 集：引为“至”义。

⑤ 六府：《素问识》云“疑是‘风府’之讹”。

不渴。

黄帝说：疟疾有的隔二日，有的隔数日才发作，有的渴，有的不渴，这是为什么？岐伯说：其隔日发作，是因为邪气与卫气会于风府的时间有时相错，不能配合一致，所以静止数日才发作。疟疾之病是阴阳互胜，有时重，有时轻，所以有的渴，有的不渴。

帝曰：论言夏伤于暑，秋必病疟。今疟不必应者何也？岐伯曰：此应四时者也。其病异形者，反四时也。其以秋病者寒甚，以冬病者寒不甚，以春病者恶风，以夏病者多汗。

黄帝说：医书上说夏伤暑邪，秋天定为疟疾。现在疟疾发作不一定在秋天，这是为什么？岐伯说：疟病有应合四时规律发作者，其病异常的，则违反四时规律发病。秋天发病的，寒冷较甚。冬天发病的，寒冷不甚。春天发病的怕风，夏天发病的多汗。

帝曰：夫病温疟与寒疟而皆安舍，舍于何藏？岐伯曰：温疟者，得之冬中于风，寒气藏于骨髓之中，至春则阳气大发，邪气不能自出，因遇大暑，脑髓烁，肌肉消，腠理发泄，或有所用力，邪气与汗皆出，此病藏于肾，其气先从内出之于外也。如是者，阴虚而阳盛，阳盛则热矣。衰则气复反入，入则阳虚，阳虚则寒矣。故先热而后寒，名曰温疟。

黄帝说：温疟与寒疟各居何处？各入何藏？岐伯说：温疟是冬天感受风邪，风寒之气留滞骨髓，到春天阳气升发时，邪未能外出，至夏天遇到暑热，使人头昏消瘦，汗大出。或过于劳作，邪气与汗同出。此病邪藏于肾，其邪气从内出于外。如此之病，阴气虚，阳气盛，阳盛则发热。阳衰时则邪气重新侵入，入则阳气虚，阳虚则寒冷，所以先热而后寒，名叫温疟。

帝曰：瘅疟[①]何如？岐伯曰：瘅疟者，肺素有热，气盛于身，厥逆上冲，中气实[②]而不外泄，因有所用力，腠理开，风寒舍于皮肤之内，分肉[③]之间而发，发则阳气盛，阳气盛而不衰则病矣。其气不及于阴，故但热而不寒，气内藏于心[④]，而外舍于分肉之间，令人消烁脱肉，故命曰瘅疟。帝曰：善。

黄帝说：瘅疟是怎样的？岐伯说：瘅疟是肺平素有热，热气盛于身，气逆上冲，气盛实而不外泄，再逢劳作汗出，风寒侵入皮肤之间，肌肉之中，因而发病。发病时阳气盛，阳气盛而不衰则病甚。邪气不复于阴，所以但热而不寒。此病邪气藏于内，而外留肌肉之间，使人肌肉消瘦，所以叫作瘅疟。黄帝说：讲得好！

---

① 瘅疟：瘅，本是寒战之义。疟疾以寒战发热为主症，所以瘅疟可概指疾病。但此经文所述，仍为温疟之表现。《尔雅·释诂》："战，慄、慢也"，《玄应音义卷八》注："战凚、寒战极也"。

② 实：引为热义。《刺志论》："气实者，热也。"

③ 分肉：指肌肉。

④ 心：《楚辞·离骚》朱熹集注："身，一作心"。

刺疟篇第三十六

足太阳之疟，令人腰痛头重，寒从背起，先寒后热，熇熇暍暍然，热止汗出，难已。刺郄中出血；足少阳之疟，令人身体解㑊，寒不甚，热不甚，恶见人，见人心惕惕然，热多汗出甚，刺足少阳；足阳明之疟，令人先寒，洒淅洒淅，寒甚久乃热，热去汗出，喜见日月光火气乃快然。刺足阳明跗上；足太阴之疟，令人不乐[①]，好大息，不嗜食，多寒热[②]，汗出，病至则善呕，呕已乃衰。即取之[③]；足少阴之疟，令人呕吐甚，多寒热[④]，热多寒少，欲闭户牖而处，其病难已[⑤]；足厥阴之疟，令人腰痛少腹满，小便不利，如癃状，非癃也。数便意[⑥]，恐惧，气不足，腹中悒悒[⑦]，刺足厥阴。

足太阳经疟疾，使人腰痛、头重，寒从背部起，先寒后热，热势盛，热止汗出，不易愈。应刺委中出血；足少阳经疟疾，使人身体倦怠无力，寒热均不甚，怕见人，见人则心悸不宁，热甚汗出也甚，刺足少阳经；足阳明经疟疾，使人先瑟瑟发冷，冷后才发热，热退汗出，喜见光明而舒适。应刺足阳明足背处；足太阴经疟疾，使人先郁闷，善叹气，不想饮食，多寒少热，汗出。病发作时多呕吐，吐罢觉舒适。即刺足太阴经；足少阴经疟疾，热多寒少，愿意关闭门窗安静，其病难愈。刺足少阴经；足厥阴经疟疾，使人腰痛，小腹胀满，小便不利，如癃闭之病而实际上并不是癃闭之病。嗳气，心害怕，气短，腹中不适。刺足厥阴经。

肺疟者，令人心[⑧]寒，寒甚热，热间善惊，如有所见者，刺手太阴阳明；心疟者，令人烦心甚，欲得清水，反寒多，不甚热，刺手少阴；肝疟者，令人色苍苍然，太息，其状若死者。刺足厥阴见血；脾疟者，令人寒，腹中痛，热则肠中鸣，鸣已汗出，刺足太阴；肾疟者，令人洒洒然，腰脊痛，宛转，大便难，目眴眴然，手足寒，刺足太阳少阴；胃疟者，令人且病也，善饥而不能食，食而支[⑨]满腹大，刺足阳明太阴横脉出血。

肺疟使人内心寒，寒罢发热，热时则害怕，好像看见什么东西一样。刺手太阴手阳明两经；心疟使人烦躁，想喝冷水，寒多热少，刺手少阴经；肝疟使人面色青，气闷难忍如死人状。刺足厥阴经出血；脾疟使人发冷，腹痛，发热，肠鸣，汗出。刺足太阴经；肾疟使人洒洒恶寒，腰背痛不能转动，大便不通，目眩，手足冷，刺足太阳、足少阴两经；胃疟使人善饥不想吃饭，胁满腹胀。刺

---

① 不乐：郁闷。

② 多寒热：《甲乙》作“多寒少热”。

③ 即取之：《甲乙》“之”下有“足太阴”三字。

④ 多寒热：当为衍文。与下文“热多寒少”义重复。

⑤ 难已：郭谒春云“‘难已’下疑脱‘刺足少阴’四字”。

⑥ 数便意：《甲乙》作“数噫”。

⑦ 悒悒：《曾子·制言中》阮元注：“悒悒，不舒之貌也”。

⑧ 心：《楚辞·离骚》朱熹注：“身，一作心”。

⑨ 支：《孙子兵法·地形》杜佑注：“支，久也”；《战国策·齐策》高诱注：“长，久也”；《说文通训定声》：“长假借又为张”；《广雅·释诂》王念孙疏：“胀、张并通”。

足阳明、足太阴络脉出血。

疟发身方热，刺跗上动脉，开其空，出其血，立寒；疟方欲寒，刺手阳明太阴，足阳明太阴。疟脉满大急，刺背俞，用中[①]针，傍伍胠俞各一，适肥瘦出其血也。疟脉小实急，灸胫少阴，刺指井。疟脉[②]满大急，刺背俞，用五胠俞背俞各一，适行至于血也。

疟疾正发热，刺足背上动脉，开通其经穴，刺出血，热立时退去。疟病刚发寒时，刺手阳明、手太阴，足阳明、足太阴等经。疟疾脉满大急，刺背部俞穴，用锋针，五胠俞傍各取一穴，视病人胖瘦适度出血。疟疾脉小实急，灸胫部足少阴穴，并刺指末端之井穴。

疟脉缓大虚，便宜用药，不宜用针。凡治疟，先发如食顷乃可以治，过之则失时也。诸疟而脉不见，刺十指间出血，血去必已。先视身之赤如小豆者尽取之。十二疟者，其发各不同时，察其病形，以知其何脉之病也。先其发时如食顷而刺之，一刺则衰，二刺则知，三刺则已。不已，刺舌下两脉出血。不已，刺郄中盛经出血，又刺项已下侠脊者必已。舌下两脉者，廉泉也。

疟疾脉见缓大而虚，宜用药治疗，不宜用针刺。凡治疟疾，应先其发作之时约一顿饭工夫治疗，过此则失去时机。各种疟疾之证，如脉伏不见的，应刺十指之间出血，血去必愈。先看皮肤络脉红如小豆色者，都应针刺出血。十二种疟疾发作各不相同，察病人之病状，可知是何经之病。在发作前一顿饭工夫的时候进行针刺，刺一次病邪减退，刺二次效果明显，刺三次可愈。如不愈，刺舌下廉泉穴处出血。仍不愈，刺委中穴出血，并刺颈项下侠脊之经穴，必愈。舌下两脉就是廉泉穴。

刺疟者，必先问其病之所先发者，先刺之。先头痛及重者，先刺头上及两额两眉间出血。先项背痛者，先刺之。先腰脊痛者，先刺郄中出血。先手臂痛者，先刺手少阴阳明十指间。先足胫酸痛者，先刺足阳明十指间出血。风疟，疟发则汗出恶风，刺三阳经背俞之血者。骱酸痛甚，按之不可，名曰胕髓病，以镵针针绝骨出血，立已。身体小痛，刺至阴。诸阴之井无[③]出血，间日一刺。疟不渴，间日而作，刺足太阳，渴而间日作，刺足少阳[④]，温疟汗不出，为五十九刺。

凡刺疟病，先问其何症先发，刺先发之症。先头痛头重者，先刺头上两眉间出血。先项背痛者，先刺项背。先腰脊痛者，先刺委中穴出血。先手臂痛，先刺手十指间诸经孔穴。先足胫酸痛，先刺足十指间诸经孔穴。风疟，发作时汗出怕风，刺太阳经背部之俞穴出血。腿胫酸痛，痛不能按，名叫胕髓病，用镵针刺绝骨穴出血，立止。身体疼痛轻，刺诸阴经之井穴出血，隔日一刺。疟疾不渴，隔日发作，刺足太阳经。渴而隔日发作，刺足少阳经。温疟汗不出，用热病五十九刺的方法治疗。

---

① 中：《灵枢·九针论》云“四曰锋针，取法于絮针，筩其身，锋其末，长一寸六分，主泻热出血”。

② 疟脉：林亿《新校正》云“疟脉以下二十二字，与前文重复，当从删削”。

③ 无：《尔雅·释言》邵晋涵正义：“亡与无古通”；《读书杂志·逸周书》王引之注：“之，疑当作亡”。

④ 太阳、少阳：二者互易。渴当刺太阳，还渴当刺少阳。

气厥[1]论篇第三十七

黄帝问曰：五藏六府，寒热相移者何？岐伯曰：肾移[2]寒于肝[3]，痈[4]肿少气。脾移寒于肝，痈肿筋挛。肝移寒于心，狂隔中。心移寒于肺，肺消。肺消者饮一溲二，死不治。肺移寒于肾，为涌[5]水，涌水者，按腹不坚，水气客于大肠，疾行则鸣濯濯，如囊裹浆，水之病也。

黄帝问道：五藏六府，寒热之邪是怎样相互转移的？岐伯说：肾之寒邪转移至脾，出现壅肿、短气等病症。脾之寒邪转移至肝，病痈肿、筋脉拘挛。肝之寒邪转移至心，病狂、心闭不通之证。心之寒邪转移至肺，成肺消病。肺消病喝一份水，尿两份，是死证，不可治。肺之寒邪转移至肾，病肿水。肿水病，腹大但按之不坚。水气留滞大肠，快走则有水声作响，好像皮囊中裹着浆水一样，这是水气之病。

脾移热于肝，则为惊[6]衄。肝移热于心，则死。心移热于肺，传为膈[7]消。肺移热于肾，传为柔痓。肾移热于脾，传为虚[8]，肠澼，死，不可治。胞移热于膀胱，则癃，溺血。膀胱移热于小肠，膈[9]肠不便，上为口麋。小肠移热于大肠，为虙瘕[10]，为沉[11]。大肠移热于胃，善食而瘦入[12]，谓之食亦[13]。胃移热于胆，亦曰食亦。胆移热于脑，则辛頞鼻渊。鼻渊者，浊涕不止也。传为衄衊，瞑目，故得之气厥也。

脾之热邪转移至肝，成为惊恐鼻血之病。肝之热邪转移至心，为死证。心之热邪转移至肺，成为口燥、短气、津少之膈消病。肺之热邪转移至肾，成为痿弱无力或筋脉拘挛之证。肾之热邪转移至脾，成为泄，若大便脓血、发热，为死证，不可治。胞宫之热邪转移膀胱，成为淋病、尿血之证。膀胱之热邪转移至小肠，肠闭不便，口疮糜烂。小肠之热邪转移至大肠，成为阴疝类病证，或为痔疮。大肠之热邪转移至胃，多食却肌肉消瘦，叫作食亦病。胃之热邪转移至胆，也叫食亦病。胆之热邪转移至脑，出现鼻内辛酸、流浊涕不止之鼻渊病。鼻渊就是流黄稠鼻涕不止之病，也可成为鼻出血、目昏暗不明等症，这是热气上逆所致。

---

① 厥：《淮南子·览冥》“颠蹶”，《史记·楚世家》作“颠越”。《公羊传·桓公十年》注：“越犹走也。”

② 移：转移。《广雅·释诂》：“移，转也。”

③ 肝：《甲乙》作“脾”。

④ 痈：《战国策·赵策》鲍彪注：“雍，痈同”；《集韵》：“壅，通作雍”。

⑤ 涌：肿义。

⑥ 惊：通京，大义。

⑦ 鬲：《集韵·锡韵》：“鬲，或作铄”；《庄子·胠箧》陆德明释文：“铄，消也”。《广雅·释诂》王念孙疏：“消渴与痟瘍同”；《慧琳音义卷五十》注：“痟，亦渴也”。

⑧ 虚：《荀子·大略》杨倞注：“虚，读为居”；《疟论》王冰注：“舍犹居也”；《方言·卷七》戴震疏：“舍读为写”；《说文义证》：“写，俗作泻”。

⑨ 鬲：此鬲，闭阻义。

⑩ 虙瘕：《太素》作“密疝”，义近。

⑪ 沉：张志聪：“沉，痔也”。

⑫ 入：疑为“人”之误。

⑬ 食亦：亦，大、多义。《诗·丰年》郑玄笺：“亦，大也。”食亦即多食之证。

咳论篇第三十八

黄帝问曰：肺之令人咳何也？岐伯对曰：五藏六府皆令人咳，非独肺也。帝曰：愿闻其状。岐伯曰：皮毛者肺之合也，皮毛先受邪气，邪气以从其合也。其寒饮食入胃，从肺[1]脉上至于肺，则肺寒，肺寒则外内合[2]邪因而客之，则为肺咳。五藏各以其时受病，非其时，各传以与之。人与天地相参，故五藏各以治时，感于寒则受病，微[3]则为咳，甚则为泄为痛。乘秋则肺先受邪，乘春则肝先受之，乘夏则心先受之，乘至阴则脾先受之，乘冬则肾先受之。

黄帝问道：肺病使人咳嗽，这是为什么？岐伯答道：五藏六腑都可使人咳嗽，不只是肺藏。黄帝说：愿知其具体情况。岐伯说：皮毛是肺之合，所以皮毛先受病邪侵犯，这叫从其合。寒凉饮食入胃，从胃脉上至肺，于是肺受寒。肺寒则外内之邪入侵肺藏，成为肺咳之证。五藏在各自主时之时均可受病，非肺主时之时，都可传邪给肺。人与天地之气相应合。五藏在各自主时之时若感受寒邪均可成病，病则为咳，甚则成为泄泻、疼痛等证。秋天肺易受寒邪，春天肝易受邪，夏天心易受邪，长夏脾易受邪，冬天肾易受邪。

帝曰：何以异之？岐伯曰：肺咳之状，咳而喘息有音，甚则唾血。心咳之状，咳则心痛，喉中介介如梗状，甚则咽肿喉痹。肝咳之状，咳则两胁下痛，甚则不可以转，转则两胠下满。脾咳之状，咳则右胁下痛，阴阴[4]引肩背，甚则不可以动，动则咳剧。肾咳之状，咳则腰背相引而痛，甚则咳涎。

黄帝说：这些咳嗽有什么不同？岐伯说：肺咳，咳而喘息有声，病重则唾咳血。心咳，咳则心痛，喉中如物阻塞，甚则咽喉肿痛。肝咳，咳而两胁痛，痛甚不能转身，转则两胁痛满甚。脾咳，咳则右胁痛，隐隐牵引肩背痛，痛甚肩不能动，动则咳嗽加剧。肾咳，咳则腰背受牵引疼痛，甚则咳吐黏痰。

帝曰：六府之咳奈何？安所受病？岐伯曰：五藏之久咳，乃移于六府。脾咳不已，则胃受之。胃咳之状，咳而呕，呕甚则长虫出。肝咳不已，则胆受之，胆咳之状，咳呕胆汁。肺咳不已，则大肠受之，大肠咳状，咳而遗失。心咳不已，则小肠受之，小肠咳状，咳而失气，气与咳俱失[5]。肾咳不已，则膀胱受之，膀胱咳状，咳而遗溺。久咳不已，则三焦受之，三焦咳状，咳而腹满，不欲食饮。此皆聚于胃关于肺，使人多涕唾，而[6]，面浮肿，气逆也。

黄帝说：六府之咳病状怎样？怎样得之病？岐伯说：五藏咳久不止，才转移至六府。脾咳不

① 肺：疑为“胃”之误。
② 合：或为“之”之误。
③ 微：“病”义。《说文通训定声》：“微，字亦作癥。”
④ 阴阴：《大戴礼记》王聘珍注：“隐，闇也”；《广雅·释诂》：“阴，闇也”。王念孙疏：“阴、闇古同声而通用。”
⑤ 失：《太素》作“出”。
⑥ 而：疑为“喘”之脱文。

止，胃府受病。胃咳，咳而呕吐，呕甚则吐蛔虫。肝咳不止，胆府受病。胆咳，咳呕胆汁。肺咳不止，大肠受病。大肠咳，咳而遗屎。心咳不止，小肠受病。小肠咳，咳而放屁，咳与屁同出。肾咳不止，膀胱受病。膀胱咳，咳而遗尿。久咳不止，三焦受病。三焦咳，咳而腹胀满，不想吃饭。这都是邪气留滞胃府等府而连及于肺产生的咳嗽。咳嗽痰多，喘，面浮肿，这是肺气上逆所致。

帝曰：治之奈何？岐伯曰：治藏者治其俞，治府者治其合，浮肿者治其经。帝曰：善。

黄帝说：怎样治疗？岐伯说：五藏之咳，取俞穴；六府之咳，取合穴；咳而浮肿的，取经穴。黄帝说：讲得好！

举痛[1]论篇第三十九

黄帝问曰：余闻善言天者，必有验于人；善言古者，必有合于今；善言人者，必有厌[2]于己。如此，则道不惑而要数极，所谓明也。今余问于夫子，令言而可知，视而可见，扪而可得，令验于已而发蒙解惑，可得而闻乎？岐伯再拜稽首对曰：何道之问也？帝曰：愿闻人之五藏卒痛，何气使然？岐伯对曰：经脉流行不止，环周不休，寒气入经而稽迟，泣而不行，客于脉外则血少，客于脉中则气不通，故卒然而痛。

黄帝问道：我听说善于谈天理者，必能验证于人；善于谈古人之道者，必能应合今事；善于谈别人的，必能验证结合于自己。这样，则理不迷惑而医道才能精通。这就是“明”。我现在问你的是能够听得见、看得见、摸得着的医学方法，使我能够体验效果，发蒙解惑，可以吗？岐伯两次叩拜后答道：您问哪一方面的问题？黄帝说：我愿知道人的五藏突然疼痛，是什么气使他这样？岐伯答道：经脉中的气血流行不止，循环不停。寒气侵入经脉滞留，涩而不行。寒邪侵犯脉外则脉外之气血减少，侵入脉内则脉内之气血滞而不通，所以突然而痛。

帝曰：其痛，或卒然而止者，或痛甚不休者，或痛甚不可按者，或按之而痛止者，或按之而无益者，或喘动[3]应手者，或心与背相引而痛者，或胁肋与少腹相引而痛者，或腹痛引阴股者，或痛宿昔而成积者，或卒然痛死不知人，有少间复生者，或痛而呕者，或腹痛而后泄者，或痛而闭不通者。凡此诸痛，各不同形，别之奈何？

黄帝说：疼痛有突然停止的，有痛甚不止的，有痛甚不可按的，有按而痛止的，有按而无效的，有肌肉跳动可应手的，有胸背相引而都痛的，有胁肋与小腹牵引疼痛的，有腹痛引动阴股间疼痛的，有痛久成积聚病的，有突然痛甚昏不知人的，停一会儿有苏醒的。有痛而呕吐的，有腹痛并泄泻的，有腹痛大便不通的。凡此各种疼痛，表现不同，怎样区别？

岐伯曰：寒气客于脉外则脉寒，脉寒则缩蜷，缩蜷则脉绌急，绌急则外引小络，故卒然而痛，得炅则痛立止。因重中于寒，则痛久矣。

岐伯说：寒气侵犯脉外则脉寒，脉寒肢体蜷缩，肢体蜷缩使脉屈急，脉屈急外牵引小络脉收缩，所以突然疼痛。遇热则疼痛立即停止。由于伤寒邪较重，所以疼痛持久。

寒气客于经脉之中，与炅气相薄则脉满，满则痛不可按也。寒气稽留，炅气从上，则脉充大而血气乱，故痛甚不可按也。

寒邪侵犯经脉之中，与人体热气互交则脉胀满，胀满则痛不能按。寒气停留，热气从之，则脉充大而血气乱，所以痛而不能按。

---

① 举：《经词衍释补遗》：“举，犹凡也”；《经词衍释》：“诸，犹凡也”。

② 厌：下文“令验于已”。

③ 喘动：据下文“揣动应手”，则此“喘”为“揣”之误。揣动，同义复词，指肌肉跳动。

寒气客于肠胃之间，膜原[1]之下，血[2]不得散，小络急引故痛，按之则血气散，故按之痛止。

寒气侵犯肠胃之间，脐腹之下，邪气不能散，小络脉收缩所以痛，按之邪气散开，所以按之痛止。

寒气客于侠脊之脉，则深按之不能及，故按之无益也。

寒气侵犯督脉，邪深按而不能及，所以按之无效。

寒气客于冲脉，冲脉起于关元，随腹直上，寒气客则脉不通，脉不通则气因[3]之，故喘动应手矣。

寒气侵犯冲脉，冲脉自脐下关元穴起，随腹直向上行。寒气侵入则脉道不通，脉道不通则气从之而痛，所以腹肌跳动应手。

寒气客于背俞之脉则脉泣，脉泣则血虚，血虚则痛，其俞注于心，故相引而痛。按之则热气至，热气至则痛止矣。

寒气侵犯背俞脉，血气流行滞涩，滞涩则血虚，血虚气滞不通则痛。背俞与心通连，所以相牵引而痛。按之热气至，气血流通，所以热气至则疼痛止。

寒气客于厥阴之脉，厥阴之脉者，络阴器系于肝，寒气客于脉中，则血泣脉急，故胁肋与少腹相引痛矣。

寒气侵犯厥阴经脉，厥阴脉络阴器连系肝，寒气侵入该脉中，血滞脉急，所以胸胁与小腹相引而痛。

厥气客于阴股，寒气上及少腹，血泣在下相引，故腹痛引阴股。

寒气侵犯阴股，从阴股上于小腹，血滞而上下相引，所以腹痛牵引阴股疼痛。

寒气客于小肠膜原之间，络血之中，血泣不得注于大经，血气稽留不得行，故宿昔而成积矣。

寒气侵犯小肠膜原之间及络脉之中，血滞涩不能流注经脉，血气滞而不行，所以久久成积聚疼痛之证。

寒气客于五藏，厥逆上泄[4]，阴气竭，阳气未入，故卒然痛死不知人，气复反则生矣。

寒气侵犯五藏，气逆上行，阴气极，阳气不行，所以突然疼痛昏不知人。如气复返，则可苏醒。

寒气客于肠胃，厥逆上出，故痛而呕也。

寒气侵犯肠胃，气逆上行，所以痛而呕吐。

寒气客于小肠，小肠不得成聚，故后泄腹痛矣。

寒气侵犯小肠，小肠不能转化水谷、形成大便，所以泄泻腹痛。

热气留于小肠，肠中痛，瘅热焦渴，则坚干不得出，故痛而闭不通矣。

热气留滞小肠，肠中疼痛，发热干渴，大便坚硬不能排出，所以痛而大便不通。

帝曰：所谓言而可知者也。视而可见奈何？岐伯曰：五藏六府，固[5]尽有部，视其五色，黄赤为热，白为寒，青黑为痛。此所谓视而可见者也。帝曰：扪而可得奈何？岐伯曰：视其主病之脉，

---

① 膜原：腹脐之义。《广雅・释器》："膫，膜也"，《集韵》："膫，腹也"。是"膜"有"腹"义。《公羊传・昭公元年》："上平曰原"，《尔雅・释言》郝懿行疏："齐者平也"，《腹中论》张志聪注："齐、脐同"。是"原"有"脐"义。注家解此，作"肉膜""脂膜"等解，义太广泛，不妥。

② 血：通邪。

③ 因：吴崑云"气因之，气从之也"。

④ 泄：引为"行"义。

⑤ 固："病"义。

坚而血[①]及陷下者，皆可扪而得也。

黄帝说：以上即所谓言而可知之证。那视而可见是怎样的？岐伯说：五藏六府，病色在面各有其部位。黄赤之色为热，白色为寒，青黑之色为痛。这就是所说的视而可见。黄帝说：扪而可得是怎样的？岐伯说：视其有病之脉络，其坚硬及陷下者，都可通过触摸而察知。

帝曰：善。余知百病生于气也。怒则气上，喜则气缓，悲则气消，恐则气下，寒则气收，炅则气泄，惊则气乱，劳则气耗，思则气结。九气不同，何病之生？岐伯曰：怒则气逆，甚则呕血及飧泄[②]，故气上矣。喜则气和志达，荣卫通利，故气缓矣。悲则心系急，肺叶布举，而上焦不通，荣卫不散[③]，热气在中，故气消矣。恐则精却，却则上焦闭，闭则气还[④]，还则下焦胀，故气不行矣。寒则腠理闭，气不行，故气收矣。炅则腠理开，荣卫通，汗大泄，故气泄。惊则心无所倚，神无所归，虑无所定，故气乱矣。劳则喘息汗出，外内皆越，故气耗矣。思则心有所存，神有所归，正气留而不行，故气结矣。

黄帝说：讲得好！我知道百病生于气。大怒则气上逆，大喜则气缓散，悲甚则气消散，恐甚则气下陷，寒则气收敛，热则气外泄，受惊则气血乱，过劳则气消耗，思虑则气郁结。九气之变各不相同，它们能产生什么病？岐伯说：大怒气机上逆，甚则呕血吐食，所以气上逆。过喜则气缓和，营卫之气通利，所以气缓。悲哀太甚则心系急，肺叶张举，上焦之气不通，营卫之气不行，热气在内耗气，所以气消。恐甚神气怯弱，怯弱则上焦闭阻不通，闭则气滞，滞则下焦胀，所以气不行。寒气使腠理闭塞，营卫之气不行，所以气收。热则腠理开，营卫之气通利，汗大出，所以气泄。受惊则心气不能平定，神气不能归心，心中疑虑不静，所以气乱。过劳则气喘汗出，内外之气均外泄，所以气耗。思虑过度则精神呆滞，神气居止不动，其气留滞而不行，所以气结。

---

① 而血：郭霭春云"'而血'二字难解，疑有误"。

② 飧泄：《汉书·严助传》颜师古注："泄，吐也"；《左传·昭公元年》陆德明释文："飧，熟食也"。

③ 不散：不行之义。

④ 还：引为"滞"义。《周礼》注："还犹围也。""围"引为"滞"义。

腹中论篇第四十

黄帝问曰：有病心腹满，旦[①]食则不能暮[②]食，此为何病？岐伯对曰：名为鼓胀。帝曰：治之奈何？岐伯曰：治之以鸡矢醴[③]，一剂知，二剂已。帝曰：其时有复发者何也？岐伯曰：此饮食不节，故时有病也。虽然其病且已，时[④]故当病，气聚于腹也。

黄帝问道：有一种病心腹胀满，想吃但不能多吃，这是什么病？岐伯答道：病名叫鼓胀。黄帝说：怎样治疗？岐伯说：治用鸡内金，一剂好转，二剂治愈。黄帝说：其有的愈后又复发，这是为什么？岐伯说：这是由于饮食不节，所以有的复发，病虽愈，但饮食不注意，所以又犯病了，这是食气滞于腹内所致。

帝曰：有病胸胁支满者，妨于食，病至则先闻腥臊臭，出清液，先唾血，四肢清，目眩，时时前后血，病名为何？何以得之？岐伯曰：病名血枯[⑤]。此得之年少时，有所大脱血，若醉入房中，气竭伤肝，故月事衰少不来也。帝曰：治之奈何？复以何术[⑥]？岐伯曰：以四乌鲗骨一藘茹，二物并之，丸以雀卵，大如小豆，以五丸为后饭，饮以鲍鱼汁，利肠中及伤[⑦]肝也。

黄帝说：有一种病胸胁胀满，影响吃饭。病发作前先闻到腥臊气味，流清涕，唾血，四肢发凉，目眩晕，尿血，大便出血，这是什么病？怎样导致的？岐伯说：病名叫血枯。这是由于小时候曾有大失血，或醉后行房事，气耗肝伤，有的导致月经减少不来。黄帝说：怎样治疗？岐伯说：用四分乌贼骨，一份茜草，共制成丸，如雀卵之圆，大如小豆，饭前用鲍鱼汁送下五丸，鲍鱼汁有益肠养肝的功效。

帝曰：病有少腹盛，上下左右皆有根，此为何病？可治不？岐伯曰：病名曰伏梁。帝曰：伏梁何因得之？岐伯曰：裹大脓血，居肠胃之外，不可治，治之每切，按之致死。帝曰：何以然？岐伯曰：此下则因[⑧]阴，必下脓血，上则迫胃脘，生[⑨]膈，侠[⑩]胃脘内痈。此久病也，难治。居脐上为逆，居齐下为从。勿动亟夺，论在《刺法》中。

---

① 旦：疑为“且”之形误。

② 暮：引为“多”义。《小尔雅·广诂》：“莫，大也。”“莫”“暮”古今字。“大”可引为“多”义。

③ 鸡矢醴：“矢醴”为“肶胵”之音转。“鸡肶胵”即鸡内金。《神农本草经》名“鸡肶胵里黄皮”，《本草经集注》名“鸡肶胵”，直至宋《圣惠方》，仍名“鸡肶胵”。有健胃消食、除胀等功效。《吕览·贵卒》毕沅校：“至，一作矢”，《孟子正义》：“比，犹至也”，《公羊传·哀公五年》陆德明释文：“比，作毗”，《尔雅·释诂》郝懿行疏：“肶，通作毗”。此矢、肶古通之证。《说文通训定声》：“礼，假借为醴”，《管子·七法》戴望校：“礼，作理”，《管子·霸言》张佩纶注：“理，当作治”，《尹文子·大道》钱熙祚校：“藏本治作制”，《读书杂志·荀子》王念孙按：“至，当为制”。“胵”从“至”音。此胵、醴古通之证。

④ 时：时、司、伺、食古并通。

⑤ 血枯：“流血”“失血”之症。

⑥ 复以何术：此四字当衍。前文已有“治之奈何”，复出此四字，义重。

⑦ 伤：伤、阳、养三字古并通。

⑧ 因：孙鼎宜云“因，当作困，形误”。

⑨ 生：孙鼎宜云“‘生’当作‘至’，形误”。

⑩ 侠：《太素》作“使”。

黄帝说：有一种病小腹满，上下左右按之都发硬，这是什么病？能否治疗？岐伯说：病名叫伏梁。黄帝说：伏梁病是怎么得的？岐伯说：小腹内、胃肠外面有脓血，不能治疗。治疗每痛甚且病加剧，重按可以致死。黄帝说：为什么会这样？岐伯说：这是因为过泻困阴，大便泻脓血，上可迫胃至膈，使胃脘内生痈。这是久病，不易治疗。痈肿超过脐上为逆，痈肿限于脐下为顺。不要用攻泻之法。详论在《刺法》篇中。

帝曰：人有身体髀股䯒皆肿，环脐而痛，是为何病？岐伯曰：病名伏梁，此风根也。其气溢于大肠而著于肓①。肓之原在脐下，故环脐而痛也。不可动之，动之为水溺涩之病。

黄帝说：有的病髀、股、䯒都肿胀，绕脐疼痛，这是什么病？岐伯说：病名叫伏梁，风寒是其病因。风寒之气留于大肠而滞于腹，腹之根在脐下气海穴处，所以绕脐疼痛。不可攻之，攻之则变为津亏小便涩滞不畅之证。

帝曰：夫子数言热中消中，不可服高梁芳草石药。石药发瘨，芳草发狂。夫热中消中者，皆富贵人也。今禁高梁，是不合其心，禁芳草石药，是病不愈②。愿闻其说。岐伯曰：夫芳草之气美③，石药之气悍，二者其气急疾坚劲，故非缓心和人④，不可以服此二者。帝曰：不可以服此二者，何以然？岐伯曰：夫热气慓悍，药气亦然，二者相遇，恐内伤脾。脾者土也而恶木，服此药者，至甲乙日更论⑤。

黄帝说：您屡次说热中、消中证，不能服用甘肥精粮及芳香药及石类药物。石类药促发癫证，芳草药促发狂证。热中消中病，都是富贵人所患之病。现在禁食甘肥，是不称其心，禁用芳香走窜草药、石类所谓补药，是该病不宜使用这类药。愿知其中道理。岐伯说：芳香草药之性热，石类药其性猛烈。二者相加，其性更加急躁剧烈，不是强壮之人，不能服用此二类药。黄帝说：为什么不能服此二类药？岐伯说：热邪剧烈，药性也是这样，二者相合，恐怕内伤脾胃。脾属土而被木克，所以甲乙日病更重。

帝曰：善。有病膺肿颈痛胸满腹胀，此为何病？何以得之？岐伯曰：名厥逆。帝曰：治之奈何？岐伯曰：灸之则瘖，石之则狂，须其气并⑥，乃可治也。帝曰：何以然？岐伯曰：阳气重上，有余于上，灸之则阳气入阴，入则瘖，石之则阳气虚⑦，虚则狂。须其气并而治之，可使全⑧也。

黄帝说：讲得好！有一种病胸肿颈痛，胸腹胀满，这是什么病？是怎样得的？岐伯说：病名叫厥逆。黄帝说：怎样治疗？岐伯说：用灸法会声音不出，用石类药会发狂。要使其气平定，才能治疗。黄帝说：为什么？岐伯说：阳气重于上，则上部之气有余。灸之则阳气伤阴，伤则失音不语。用石类烈性药则阳气至，阳气至则阳更甚而发狂。待其气平而治之，可以痊愈。

帝曰：善。何以知怀子之且生也？岐伯曰：身有病而无邪脉也。

黄帝说：讲得好！怎样知道怀孕并且将要生了呢？岐伯说：身如有病而没有病脉。

---

① 肓："腹"义。《奇病论》张志聪注："肓者，即肠外之膏膜"，《痹论》王冰注："肓膜，谓五藏之间膈中膜也"。此肓有"膜"义。《广雅·释器》："膜，膜也"，《集韵》："膜，腹也"。是膜有"腹"义。

② 愈：引为"宜"义。愈通愉，愉有"和"义，"和""宜"义通。

③ 美：孙鼎宜云"美，当作羙火，形误，《说文》："当羙火，小热也"。

④ 缓心：缓，引为"强"义。"心"，"中"义。《广韵·缓韵》："缓，虜姓。"《方言·卷十二》："虜，强也。"

⑤ 论：《甲乙》作"当愈甚"。义近。

⑥ 并：《小尔雅·广言》胡承珙注："平、辨古字通"；《逸周书》朱右曾注："屏，《礼》作'辨'，声相近"；《读书杂志·管子》王念孙按："并，与屏同"。

⑦ 虚：《荀子·大略》杨倞注："虚，读为居"；《诗·玄鸟》郑玄笺："止，犹居也"；《诗·小旻》马瑞辰传："止，与至同义"。

⑧ 全：《甲乙》作"愈"。义同。

帝曰：病热而有所痛者何也？岐伯曰：病热者，阳脉也，以三阳之动[①]也。人迎一盛少阳，二盛太阳，三盛阳明。入阴也[②]。夫阳入于阴，故病在头与腹，乃䐜胀而头痛也。帝曰：善。

黄帝说：有一种病发热身痛是为什么？岐伯说：热病见阳脉，这是三阳之盛。人迎脉大寸口脉一倍，病在少阳，大寸口脉两倍，病在太阳，大寸口脉三倍，病在阳明。病邪由阳入阴，所以病从头至腹，于是腹胀并且头痛。黄帝说：讲得好！

① 动：为“盛”之音转。《甲乙》作“盛”。

② 入阴也：《甲乙》无此三字。

刺腰痛篇第四十一

足太阳脉令人腰痛，引项脊尻，背如重[①]状，刺其郄中太阳正[②]经出血，春无见血。

足太阳经脉引起的腰痛，痛引项背臀部，背如肿状，刺太阳经之委中穴出血。春天不要出血。

少阳令人腰痛，如以针刺其皮中，循循然不可以俯仰，不可以顾，刺少阳成骨[③]之端出血。成骨在膝外廉之骨独起者，夏无见血。

足少阳经引起的腰痛，如针刺其皮，病人不能俯仰，不能回头，刺成骨之端出血。成骨是膝外侧突起之骨。夏天不要出血。

阳明令人腰痛，不可以顾，顾如有见者，善悲，刺阳明于䯒前三痏。上下和[④]之出血，秋无见血。

足阳明经脉引起的腰痛，不能回头，回头如有所见，善悲痛。刺三里穴三次。上下刺之出血。秋天不要出血。

足少阴令人腰痛，痛引脊内廉，刺少阴于内踝上二痏，春无见血，出血太多，不可复也。

足少阴脉使人腰痛，痛引脊内，刺复溜穴两次。春天不要见血，出血过多，身体不易恢复。

厥阴之脉，令人腰痛，腰中如张弓弩弦，刺厥阴之脉。在腨踵鱼腹之外，循之累累然。乃刺之，其病令人善言，默默然不慧，刺之三痏。

足厥阴经脉引起的腰痛，腰肌紧硬如弓弦。刺厥阴脉腿肚与足跟之间鱼腹突出处之外侧。触摸有贯珠感，才刺之。其病使人多语或沉默郁闷。刺三次。

解脉令人腰痛，痛引肩，目𥉂𥉂然，时遗溲，刺解脉，在膝筋肉分间郄外廉之横脉出血，血变而止。

解脉引起的腰痛，痛引肩背，目晕花，常遗尿。刺解脉的膝后两筋间郄中外侧络脉出血，血色由紫变红后停止。

解脉令人腰痛如引带[⑤]，常如折腰状，善恐[⑥]，刺解脉，在郄中结络如黍米，刺之血射以黑，见赤血而已。

解脉引起的腰痛，腰痛如裂，时常如断腰般疼痛，多怒。刺解脉郄中处的络结，刺时有黑色射出，血变红色停止针刺。

同[⑦]阴之脉，令人腰痛，痛如小锤居其中，怫然肿。刺同阴之脉，在外踝上绝骨之端，为三痏。

---

① 重:《甲乙》作“肿”。

② 正：助词。《荀子集解》:“方止，各本作方正”;《经词衍释》:“止，亦或作之”。

③ 成骨：张景岳云“乃䯒骨之上端，所以成立其身，故曰成骨”。

④ 和：疑为“刺”之误。

⑤ 引带《甲乙》作“裂”。

⑥ 恐:《甲乙》作“怒”。

⑦ 同:《韩非子·亡征》“混通”、《汉书·地理志》作“混同”。朱起风:“同、通两字古互用。”

通阴之脉引起的腰痛，痛如小锤在腰内，腰突然肿胀。刺通阴之脉在外踝上绝骨之尽头，刺三次。

阳维之脉，令人腰痛，痛上怫然肿，刺阳维之脉，脉与太阳合腨下间，去地一尺所。

阳维之脉引起的腰痛，痛处突然肿。刺阳维之脉与太阳脉交合处之小腿肚下，离地约一尺高处。

衡络之脉，令有腰痛，不可以俯仰，仰则恐仆，得之举重伤腰，衡络绝，恶血归之，刺之在郄阳筋之间，上郄数寸，衡居为二痏出血。

衡络之脉引起的腰痛，不能俯仰，仰则欲跌倒。这是由于举重伤腰，衡络受伤，瘀血留滞所致。刺委阳、殷门两穴，两穴在郄上数寸，刺两穴两次并出血。

会阴之脉，令人腰痛，痛上漯漯然汗出，汗干令人欲饮，饮已欲走[①]，刺直阳[②]之脉上三痏，在跷上郄下五寸横居，视其盛者出血。

会阴之脉引起的腰痛，痛处有汗，汗止使人口渴欲饮水，饮罢又想尿。刺会阴之脉三次。在跷上郄下五寸处血络盛处刺其出血。

飞阳之脉，令人腰痛，痛上拂拂然，甚则悲以恐，刺飞阳之脉，在内踝上五寸[③]，少阴之前，与阴维之会。

飞阳之脉引起的腰痛，痛处跳动，甚则悲痛。刺飞阳之脉在内踝上五寸处，即少阴前与阴维交会之处。

昌阳之脉，令人腰痛，痛引膺，目䀮䀮然，甚则反折，舌卷不能言。刺内筋为二痏，在内踝上大筋前，太阴后，上踝二寸所。

昌阳之脉引起的腰痛，痛引胸部，目晕，甚则腰脊强直，舌缩不能言语。刺筋内复溜穴两次，在内踝上大筋前，太阴后上踝两寸处。

散脉令人腰痛而热，热甚生烦，腰下如有横木居其中，甚则遗溲。刺散脉，在膝前骨肉分间，络外廉束脉，为三痏。

散脉引起的腰痛，发热，热甚烦躁，腰如有横木般沉痛，痛甚会遗尿。刺散脉膝前肉分间，连外侧之脉三刺。

肉里之脉，令有腰痛，不可以咳，咳则筋缩急，刺肉里之脉为二痏。在太阳之外，少阳绝骨之后。

肉里之脉引起的腰痛，痛不能咳，咳即痛甚腰筋拘挛收缩。刺肉里之二次。该脉在太阳外侧，少阳经绝骨之端。

腰痛侠脊而痛至头，几几然[④]，目䀮䀮欲僵仆，刺足太阳郄中出血；腰痛上寒，刺足太阳阳明；上热，刺足厥阴；不可以俯仰，刺足少阳；中热而喘，刺足少阴，刺郄中出血。

腰痛连脊至头痛，头沉重，目晕，欲跌仆，刺足太阳郄中处出血。腰痛腰寒，刺足太阳、阳明两经。腰热，刺足厥阴经。不能俯仰，刺足少阳经。内热而喘，刺足少阴经，并刺郄中出血。

腰痛上寒，不可顾，刺足阳明；上热，刺足太阴；中热而喘，刺足少阴；大便难，刺足少阴；少腹满，刺足厥阴；如折，不可以俯仰，不可举，刺足太阳；引脊内廉，刺足少阴。

---

① 走：郭霭春云"'走'似应作'溲'，'走、溲'声误"。

② 直阳：林亿《新校正》云"直阳之脉，即会阴之脉"。

③ 五寸：《甲乙》作"二寸"。

④ 几几然：《太素》作"沉沉然"。

腰痛其寒，不能回头，刺足阳明经；腰热，刺足太阴经；内热而喘，刺足少阴经；大便秘不通，刺足少阴经；小腹胀满，刺足厥阴经；腰痛如折，不能俯仰，不能举臂，刺足太阳经；痛引脊内侧，刺足少阴经。

腰痛引少腹控胁，不可以仰，刺腰尻交者，两髁胂上，以月生死为痏数，发针立已。左取右，右取左。

腰痛牵引小腹至软肋处疼痛，不能仰，刺腰脊处之下髎穴，其穴在腰下两旁髂骨上坚肉处。刺时以月圆缺为针刺数，针刺立刻见效。左痛取右侧穴位，右痛取左侧穴位。

风论篇第四十二

黄帝问曰：风之伤人也，或为寒热，或为热中，或为寒中，或为疠风，或为偏枯，或为风[①]也。其病各异，其名不同，或内至五藏六府，不知其解，愿闻其说。岐伯对曰：风气藏于皮肤之间，内不得通，外不得泄。风者善行而数变，腠理开则洒然寒，闭则热而闷。其寒也则衰食饮，其热也则消肌肉，故使人怢栗[②]而不能食，名曰寒热。

黄帝问道：风邪伤人，有的成为寒热，有的成为热中，有的成为寒中，有的成为疠风，有的成为偏枯，以至成为各种风证。其病有别，其名不同，有的内至五藏六府。不知其理，愿听您讲解。岐伯答道：风邪侵入皮肤之间，内不得通行，外不能宣泄。风邪善于传行而多变，腠理开时会怕冷，腠理闭时会发热烦躁。寒则饮食减少，热则消耗肌瘦，使人口中无味，不能饮食，病名叫寒热。

风气与阳明入胃，循脉而上至目内眦，其人肥则风气不得外泄，则为热中而目黄，人瘦则外泄而寒，则为寒中而泣出。

风邪从阳明经入胃，循脉上至目内眦，若人肥风气不能宣泄，就成为热中病而目黄。若瘦人则气易外泄而寒，成为寒中之证而多泪。

风气与太阳俱入，行诸脉俞，散于分肉之间，与卫气相干，其道不利，故使肌肉愤䐜而有疡，卫气有所凝而不行，故其肉有不仁也。疠者，有荣气热胕[③]，其气不清，故使其鼻柱坏而色败，皮肤疡溃，风寒客于脉而不去，名曰疠风，或名曰寒热。

风气从太阳经侵入，行走各经俞穴，散布肌肉之间，与卫气相乱，卫气之道不利，所以肌肉肿起而成痈疡。卫气凝滞不行，所以肌肉麻木不仁。疠病是由于营气热，熏皮肤，使其气不通，所以鼻柱溃伤，面色枯败，皮肤溃烂。风寒之邪留滞经脉不去，病名叫疠风，也叫寒热。

以春甲乙[④]伤于风者为肝风，以夏丙丁伤于风者为心风，以季夏戊己伤于邪[⑤]者为脾风，以秋庚辛中于邪者为肺风，以冬壬癸中于邪者为肾风。

春季伤于风邪为肝风，夏季伤于风邪为心风，长夏伤于风邪为脾风，秋季伤于风邪为肺风，冬季伤于风邪为肾风。

风中五藏六府之俞，亦为藏府之风，各[⑥]入其门户所中，则为偏风。风气循风府而上，则为脑

---

① 风:《太素》、《千金》作“贼风”。

② 怢慄:《甲乙》作“失味”。

③ 荣气热胕：即“荣气热肤”。

④ 甲乙：春属木，甲乙代表木之阴阳属性，即阳木、阴木。春与甲乙互文同义，均指春季。下文“丙丁”“戊己”等，例同。

⑤ 邪:《甲乙》作“风”。

⑥ 各：疑为“半”之误。“偏”义。

风。风入系头，则为目风，眼寒。饮酒中风，则为漏风[①]。入房汗出中风，则为内风[②]。新沐中风，则为首风。久风入中，则为肠风飧泄。外在腠理，则为泄风。故风者百病之长[③]也。至其变化，乃为他病也。无常方，然致有[④]风气也。

风邪侵入五藏六府之俞穴，也可成为藏府之风证。偏中其半身，则成为偏风。风邪循风府上入脑，则成为脑风。风邪入头系，成为目风，眼寒凉。饮酒伤于风邪，成为酒风。入房汗出伤于风邪，成为纳风。洗沐伤于风邪，成为头风。久风入中，成为肠风水泄之证。风邪在肌表，是泄风。所以说风邪是百病之开端，至其变化，才变生成其它病证，没有一定规律，但是多由风邪所致。

帝曰：五藏风之形状不同者何？愿闻其诊及其病能。岐伯曰：肺风之状，多汗恶风，色皏然白，时咳短气，昼日则差，暮则甚，诊在眉上，其色白。

黄帝说：五藏风证表现不同，怎样不同？愿知其诊断要点及病状表现。岐伯说：肺风的病状，多汗怕风，面色苍白，时咳嗽气短，白天轻，傍晚重。诊察其眉上，色为白色。

心风之状，多汗恶风，焦绝[⑤]，善怒吓[⑥]，赤色，病甚则言不可快，诊在口[⑦]，其色赤。

心风的病状，多汗怕风，面色憔悴，常悲痛。病重时说话口舌不利，诊其舌色赤。

肝风之状，多汗恶风，善悲[⑧]，色微苍，嗌干善怒，时憎女子，诊在目下，其色青。

肝风的病状，多汗怕风，面色微青，咽干多怒，有时憎恶女子。诊其目下色青。

脾风之状，多汗恶风，身体怠墯，四支不欲动，色薄微黄，不嗜食，诊在鼻，其色黄。

脾风的病状，多汗恶风，身体困倦，四肢无力不愿动，面色赤，不想吃饭。诊其鼻上色黄。

肾风之状，多汗恶风，面痝然浮肿，脊痛不能正[⑨]立，其色炲，隐曲不利，诊在肌[⑩]上，其色黑。

肾风的病状，多汗恶风，面浮肿，腰脊疼痛，不能久立，面色黑，小便不利颐上色黑。

胃风之状，颈多汗恶风，食饮不下，膈塞不通，腹善满，失衣则䐜胀，食寒则泄，诊形瘦而腹大。

胃风的病状，头颈多汗，怕风，饮食不下，脘膈痞塞不通，腹胀满，衣薄则腹胀，饮食寒凉就泄泻，诊见其形体清瘦但腹胀大。

首风之状，头面多汗恶风，当先风一日，则病甚，头痛不可以出内，至其风日，则病少愈。

头风之病状，头面痛，多汗怕风，先其风胜之时，则病加重，头痛不能外出。至其风胜之时，病会好转。

漏风之状，或多汗，常不可单衣，食则汗出，甚则身汗[⑪]，喘息恶风，衣常[⑫]濡，口干善渴，不

---

① 漏风：《千金》正作“酒风”。

② 内风：“内”通“纳”，即“纳风”。

③ 长：“始”义。《骨空论》：“风者百病之始也。”王冰：“长，先也。”

④ 致有：“致”，“多”义。“有”，通“由”。即“多由”义。《老子》王弼注：“致，极也”；《文选·剧秦美新》吕延济注：“极，多也”。是致有多义。《尚书·康诰》孙星衍疏：“由，同犹”；《尸子》汪继培注：“有，作犹”。是有、由古通之证。

⑤ 焦绝：《医心方》作“憔悴”。

⑥ 善怒吓：《医心方》作“喜悲”。

⑦ 口：疑为“舌”之脱。

⑧ 善悲：衍文。肝志为怒，后文已有“善怒”，此不当复出“善悲”。

⑨ 正：《外台》引作“久”。

⑩ 肌：《太素》作“颐”。

⑪ 汗：《圣济总录》引作“寒”。

⑫ 常：通“裳”。《太素》作“裳”。

能劳事。

酒风之病状，多汗，衣服不能单薄，吃饭时多汗，汗出过多则身寒，喘息怕风，衣服被汗水浸湿，口渴干，不能劳累。

泄风之状，多汗，汗出泄[①]衣上[②]，口中干，上渍其风，不能劳事，身体尽痛则寒。帝曰：善。

泄风之病状，多汗，汗出沾衣裳，口干，因伤之风邪，不能劳事，全身疼痛并恶寒怕冷。黄帝说：讲得好！

① 泄:《医心方》作“沾”。

② 上：当为“裳”之音转。

痹论篇第四十三

黄帝问曰：痹之安生？岐伯对曰：风寒湿三气杂①至，合而为痹也。其风气胜者为行痹；寒气胜者为痛痹；湿气胜者为著痹也。

黄帝问道：痹病是怎样产生的？岐伯答道：风寒湿三种邪气合起来共同侵犯人体，成为痹病。风气多成为行痹；寒气多成为痛痹；湿气多成为着痹。

帝曰：其有五者何也？岐伯曰：以冬遇此者为骨痹，以春遇此者为筋痹，以夏遇此者为脉痹，以至阴遇此者为肌痹，以秋遇此者为皮痹。

黄帝说：痹病为什么分为五种？岐伯说：冬天得病的叫骨痹，春天得病的叫筋痹，夏天得病的叫脉痹，长夏得病的叫肌痹，秋天得病的叫皮痹。

帝曰：内舍五藏六府，何气使然？岐伯曰：五藏皆有合，病久而不去者，内舍于其合也。故骨痹不已，复感于邪，内舍于肾；筋痹不已，复感于邪，内舍于肝；脉痹不已，复感于邪，内舍于心；肌痹不已，复感于邪，内舍于脾；皮痹不已，复感于邪，内舍于肺。所谓痹者，各以其时，重感于风寒湿之气也。

黄帝说：痹病内入五藏六府，是怎样造成的？岐伯说：五藏与骨筋脉肉皮有应合关系。病邪久而不除，可以内入其合。所以骨痹不愈，重新受邪，就内入于肾；筋痹不愈，重新受邪，内入于肝；脉痹不愈，重新受邪，内入于心；肌痹不愈，重新受邪，内入于脾；皮痹不愈，重新受邪，内入于肺。所说的痹病，就是不同的时节感受风寒湿邪气所致。

凡痹之客五藏者，肺痹者，烦满喘而呕；心痹者，脉不通，烦则心下鼓，暴上气而喘，嗌干善噫，厥气上则恐②；肝痹者，夜卧则惊③，多饮数小便，上为引如怀④；肾痹者，善胀，尻以代踵⑤，脊以代头⑥；脾痹者，四肢解堕，发咳⑦呕汁，上为大塞⑧；肠痹者，数饮而出不得，中气喘争⑨，时发飧

---

① 杂：《甲乙》作“合”。

② 恐：《希麟音义》：“恐，惊也”；《文选》李善注：“惊，动也”；《吕览》高诱注：“恫，动”；《说文通训定声》：“痛，假借为恫”。

③ 惊：姚止庵云“肝主惊骇”。

④ 上为引如怀：下文有“淫气喘息”“淫气忧思”等。“怀”后，疑脱“炭”字。此“怀炭”与《生气通天论》之“燔炭”类同，又《奇病论》：“身热如炭”；《灵枢·刺节真邪篇》：“内热相搏，热于怀炭”。

⑤ 尻以代踵：“尻”，“腰”义。以腰骶代足。

⑥ 脊以代头：以脊骨代头。

⑦ 咳：郭霭春云“《全生指迷方》引‘咳’作‘渴’”。

⑧ 塞：疑为“寒”之误。脾痹寒邪之甚，所以说“上为大寒”。

⑨ 喘争：“喘争”，即“喘鸣”。《大戴礼记》王聘珍注：“争，辨也”；《周易略例》邢王寿注：“明，辨也”；《文选·运命论》李善注：“明与鸣古字通”。

泄；胞痹者，少腹膀胱，按之内痛，若沃[①]以[②]汤，涩于小便，上[③]为清涕。

痹邪侵犯五藏症：肺痹之病状，烦闷咳喘、呕吐；心痹的病状，血脉不通，心烦心悸，突然气短喘促，咽干，常嗳气，病气发作则胸痛；肝痹的病状，夜里躺下则惊，喝水多，小便多，上部淫热邪盛如怀炭；肾痹的病状，常肿胀，以腰骶代足，以脊骨代头；脾痹的病状，四肢无力，口渴呕清汁，上部大寒；肠痹的病状，多饮水而尿少，腹中鸣响，时时水泻；胞痹的病状，小腹膀胱处按之疼痛，或尿似汤一样混浊，小便短涩不利，口鼻流清涕。

阴气[④]者，静则神藏[⑤]，躁则消亡。饮食自[⑥]倍，肠胃乃伤。淫气[⑦]喘息，痹[⑧]聚在肺；淫气忧思，痹聚在心；淫气遗溺，痹聚在肾；淫气乏竭，痹聚在肝；淫气肌绝，痹聚在脾。

五藏之气，平和则神静，躁动扰乱则神气耗散。饮食过量，肠胃会受伤。病气喘促，病邪聚滞在肺；病气过忧，病邪聚滞在心；病气遗尿，病邪聚滞在肾；病气困乏，病邪聚滞在肝；病气肌肉消瘦，病邪聚滞在脾。

诸痹不已，亦益[⑨]内也。其风气胜者，其人易已也。帝曰：痹，其时有死者，或疼久者，或易已者，其故何也？岐伯曰：其入藏者死，其留连筋骨间者疼久，其留皮肤间者易已。

各种痹证不愈，可以转入内藏。风气较多的痹证，容易治愈。黄帝说：痹证有的成为死证，有的疼痛经久不愈，有的则容易治愈，这是什么原因？岐伯说：痹邪入藏者有的成为死证，痹邪留滞筋骨之间者疼痛经久不愈，痹邪浅在皮肤之间者容易治愈。

帝曰：其客于六府者何也？岐伯曰：此亦其食饮居处，为其病本也。六府亦各有俞，风寒湿气中其俞，而食饮应之，循俞而入，各舍其府也。帝曰：以针治之奈何？岐伯曰：五藏有俞，六府有合，循脉之分，各有所发，各随[⑩]其过，则病瘳也。

黄帝说：痹邪为什么侵犯六府？岐伯说：这也是由于饮食居处失宜，为其致病基本原因。六府各有俞穴，风寒湿之气侵犯其俞，循俞而入，可留滞于府。黄帝说：怎样针刺治疗？岐伯说：五藏有俞穴，六腑有合穴，沿经脉之不同，都可有其发病部位。各治其有病之处，病就会痊愈。

帝曰：荣卫之气，亦令人痹乎？岐伯曰：荣者，水谷之精气也，和调于五藏，洒陈于六府，乃能入于脉也。故循脉上下，贯五藏，络六府也。卫者，水谷之悍[⑪]气也，其气慓疾滑利，不能入于脉也，故循皮肤之中，分肉之间，熏于肓膜，散于胸腹，逆其气则病，从其气则愈，不与风寒湿气合，故不为痹。

黄帝说：营卫之气，也可以使人得痹证吗？岐伯说：营卫是水谷精微之气，和通五藏，散布六府，再进入脉中，所以循经脉上下，通五藏，络连六府，卫气是水谷强劲之气，其气快速滑利，不

---

① 沃：指尿。
② 以：《易·明夷》释文："以，荀向本作'似'"。是以、似古通之证。
③ 上：指口鼻。
④ 阴气：指五藏之气。五藏在内属阴，所以说是"阴气"。
⑤ 藏：引为"静"义。
⑥ 自：助词。
⑦ 淫气：乱气。引指病气。
⑧ 痹：指病邪。
⑨ 益：通"溢"，引为"转入"义。
⑩ 随：《甲乙》作"治"。
⑪ 悍：通忓，精义。此忓气与上文之精气，互文同义。《广韵·清韵》："精，善也"；《广韵·翰韵》："忓，善也"。《慧琳音义卷六十七》注："悍，字或作忓也。"《灵枢·营卫生会》："谷入于胃，以传于肺，五藏六府，皆以受气。其清者为营，浊者为卫。营在脉中，卫在脉外。"是营卫之气均为水谷之精气。

能进入脉中。循行皮肤之中，肌肉之间，布于内藏隔膜，络于胸腹。卫气逆行则病重，卫气顺行则病易愈。卫气不与风寒湿之气相合，则不成为痹证。

帝曰：善。痹或痛，或不痛，或不仁，或寒，或热，或燥，或湿，其故何也？岐伯曰：痛者，寒气多也，有寒故痛也。其不痛不仁者，病久入深，荣卫之行涩，经络时疏，故不通[①]。皮肤不营，故为不仁。其寒者，阳气少，阴气多，与病相益，故寒也。其热者，阳气多，阴气少，病气胜，阳遭[②]阴，故为痹热。其多汗而濡者，此其逢湿甚也，阳气少，阴气盛，两气相感，故汗出而濡也。

黄帝说：讲得好！痹病有的痛，有的不痛，有的麻木不仁，有的寒，有的热，有的燥，有的湿，这是什么原因？岐伯说：疼痛是寒气多，有寒邪所以疼痛。不痛但麻木不仁，是病久邪深，营卫之气运行迟滞，经络尚通，所以不痛。皮肤失其营气之养，所以麻木不仁。寒证明显，是由于阳气虚，阴气盛，与病相加，所以寒。热证明显，是由于阳气盛，阴气虚，阳乘阴，所以热。汗多湿衣，湿邪太甚，阳气虚，阴气盛，阴与湿邪相感，所以汗出而成湿证。

帝曰：夫痹之为病，不痛何也？岐伯曰：痹在于骨则重，在于脉则血凝而不流，在于筋则屈不伸，在于肉则不仁，在于皮则寒。故具此五者则不痛也。凡痹之类，逢寒则虫[③]，逢热则纵。帝曰：善。

黄帝说：痹病有的不痛是为什么？岐伯说：痹在骨则身重，在脉则血滞而行迟，在筋则不能屈伸，在肉则麻木不仁，在皮则寒凉。此五种情况不以疼痛为主。凡痹病，遇寒则痛加重，遇热则肌肉松弛痛减轻。黄帝说：讲得好！

---

① 通：《甲乙》作“痛”。

② 遭：《甲乙》作“乘”。

③ 虫：通“疼”。孙诒让：“‘虫’当为‘痋’之借字。”段玉裁：“‘痋’即‘疼’字。”

痿论篇第四十四

黄帝问曰：五藏使人痿何也？岐伯对曰：肺主身之皮毛，心主身之血脉，肝主身之筋膜，脾主身之肌肉，肾主身之骨髓。故肺热叶[①]焦，则皮毛虚弱急薄，著则生痿躄[②]也。心气热，则下脉厥而上[③]，上则下脉虚[④]，虚则生脉痿，枢折挈，胫纵而不任地也。肝气热，则胆泄口苦筋膜干，筋膜干则筋急而挛，发为筋痿。脾气热，则胃干而渴，肌肉不仁，发为肉痿。肾气热，则腰脊不举，骨枯而髓减，发为骨痿。

黄帝问道：五藏为什么都能使人发生痿病？岐伯答道：肺主全身的皮毛，心主全身的血脉，肝主全身的筋脉，脾主全身的肌肉，肾主全身的骨及髓。所以肺热在上焦，则皮毛虚而枯燥，留则成痿病。心气热，血脉病而伤，伤则血脉虚，虚则成脉痿，关节失用，胫软弱松弛不能持地。肝气热，胆气上逆，口苦，筋膜干枯，干则筋拘急，成为筋痿。脾气热，胃干口渴，肌肉麻木，成为肉痿。肾气热，腰脊疼痛不能活动，骨枯髓减，成为骨痿。

帝曰：何以得之？岐伯曰：肺者，藏之长[⑤]也，为心之盖也，有所失亡[⑥]，所求不得[⑦]，则发肺鸣，鸣则肺热叶焦，故曰：五藏因肺热叶焦，发为痿躄，此之谓也。悲哀太甚，则胞络绝，胞络绝，则阳气内动，发则心下崩，数溲血也。故《本病》曰：大经空虚，发为肌痹，传为脉痿。思想无穷，所愿不得，意淫于外，入房太甚，宗筋弛纵，发为筋痿[⑧]，及为白淫。故《下经》曰：筋痿者，生于肝使内也。有渐[⑨]于湿，以水为事，若有所留，居处相[⑩]湿，肌肉濡渍，痹而不仁，发为肉痿。故《下经》曰；肉痿者，得之湿地也。有所远行劳倦，逢大热而渴，渴则阳气内伐[⑪]，内伐则热舍于肾，肾者水藏也。今水不胜火，则骨枯而髓虚，故足不任身，发为骨痿。故《下经》曰：骨痿者，生于大热也。

黄帝说：痿病是怎样产生的？岐伯说：肺居五藏之本，为心之顶盖，有所伤，其气失和，则成

---

① 叶：或为“上”之误。《金匮要略》：“热在上焦者，因咳为肺痿。”

② 躄：引为“病”义。

③ 下脉厥而上：《淮南子·泰族训》“崩而下”，《太平御览》作“崩而亡”；《列子·仲尼》殷敬顺注：“亡，一本作止”，《读书杂志·荀子》王念孙按：“正，群书治要作止”；《左传·哀公二年》“邮无恤”，《国语·晋语》作“邮无正”；《说文通训正声》：“血，假借为恤”。是下、血古通之证。《太玄》司马光注：“上，举也”，《楚辞》王逸注：“杨，举也”，《说文通训定声》：“扬，假借又为伤”。是上、伤古通之证。

④ 上则下脉虚：即“伤则血脉虚”义。

⑤ 长：上义。《吕氏春秋·论威》高诱注：“上，长”。

⑥ 失亡：伤耗。

⑦ 所求不得：《淮南子·说山》高诱注：“求犹得也”，《孟子正义》：“得与德通”。《庄子集释》：“德者，全生之本”，《管子·小称》尹知章注：“气也者，所以生全其形”。

⑧ 筋痿：与阳痿同义。《灵枢·经筋》：“热则筋弛纵不收，阴痿不用。”

⑨ 渐：浸渍。《荀子·议兵》杨倞注：“渐，浸渍也。”

⑩ 相：《甲乙》作“伤”。

⑪ 伐：“发”义。《礼记》注：“伐，发也。”

喘鸣之证。喘鸣则肺热于上焦，所以说五藏由于肺热于上焦，发为痿病，即此义。悲伤过甚，则心包络气竭，气竭则阳气动扰，心血下崩、屡尿血之证。所以《本病》中说：经脉空虚，成为肌痹，发展可成脉痿。嗜欲无止尽，所想所求得不到，神气乱于外，房事过度，众筋松弛，成为阴痿，或为遗精、白带之类病证。所以《下经》说：阴痿由于房事过度所致。感于湿邪，阴水邪盛，或湿邪留滞，居处伤湿，肌肉被湿邪侵渍，痛而麻木，成为肉痿。所以《下经》说：肉痿是由于久居湿地所致。远行劳累，大热口渴，渴则阴虚而阳气内发，内发则热留于肾。肾是水藏，现在阴不胜阳，于是骨枯髓减，足胫不能支持体重，成为骨痿。所以《下经》说：骨痿是由于大热所致。

帝曰：何以别之？岐伯曰：肺热者色白而毛败，心热者色赤而络脉溢，肝热者色苍而爪枯，脾热者色黄而肉蠕动，肾热者色黑而齿槁。

黄帝说：怎样辨别痿证？岐伯说：肺热的面色白而毛发枯败，心热的面色赤而络脉隆起，肝热的面色青而爪甲枯萎，脾热的面色黄而肌肉搐动，肾热的面色黑而齿枯槁。

帝曰：如夫子言可矣，论言治痿者独取阳明，何也？岐伯曰：阳明者，五藏六府之海，主润宗筋，宗筋主束骨而利机关也。冲脉者，经脉之海也，主渗灌溪谷，与阳明合于宗筋，阴阳①**总宗筋之会，会于气街，而阳明为之长，皆属于带脉，而络于督脉。故阳明虚则宗筋纵，带脉不引，故足痿不用也。**

黄帝说：如您所说是对的，医书上说治痿证独取阳明，这是什么道理？岐伯说：阳明是五藏六府水谷精微之源泉，主滋润众筋脉，众筋脉主约束骨肉并滑利关节。冲脉是经脉血液之源泉，能渗灌肌肉，与阳明之脉合于众筋脉，阳明主众筋之会合，会合于气街，而阳明为之主导，又都注于带脉，络于督脉。所以阳明虚则众筋松弛，带脉失用，足于是痿弱失用。

帝曰：治之奈何？岐伯曰：各补其荥而通其俞，调其虚实，和其逆顺，筋脉骨肉各以其时受月②**，则病已矣。帝曰：善。**

黄帝说：怎样治疗？岐伯说：分别补其荥气，通其俞气，调其虚实，和其逆常，筋脉骨肉依次接受血液之营养，则病即愈。黄帝说：讲得好！

---

① 阴阳：当为“阳明”之误，例始合。

② 各以其时受月：“时”，顺序。即各以顺序接受血液营养之义。《五藏生成篇》“足受血而能步，掌受血而能握，指受血而能摄”，与此同义。《论衡·说日》：“月者，水也”；《管子·四时》尹知章注：“血，亦水之类”。

厥[①]论篇第四十五

黄帝问曰：厥之寒热者何也？岐伯对曰：阳气衰于下，则为寒厥。阴气衰于下，则为热厥。帝曰：热厥之为热也，必起于足下者何也？岐伯曰：阳气起于足五指之表。阴脉者集于足下，而聚于足心，故阳气胜则足下热也。帝曰：寒厥之为寒也，必从五指而上于膝者何也？岐伯曰：阴气起于五指之里，集于膝下而聚于膝上，故阴气胜，则从五指至膝上寒，其寒也，不从外，皆从内也。

黄帝问道：病之寒热是怎样形成的？岐伯答道：阳气衰退在下部，成为寒病，阴气衰退在下部，成为热病。黄帝说：热病之热，必生于足下是为什么？岐伯说：阳气走足五指的外侧，聚于足心，所以阳气胜，足下就发热。黄帝说：寒病之寒，必从足五指而上至膝这是为什么？岐伯说：阴气走足五指之内侧，上聚于膝，所以阴气胜，其寒从足五指上至膝。其寒不是外邪所致，而是阳虚寒从内生所致。

帝曰：寒厥何失[②]而然也？岐伯曰：前阴者，宗筋[③]之所聚，太阴阳明之所合也。春夏则阳气多而阴气少，秋冬则阴气盛而阳气衰。此人者质[④]壮，以秋冬夺于所用[⑤]，下气上争不能复，精气溢下，邪气因从之而上也。气因于中，阳气衰，不能渗营其经络，阳气日损，阴气独在，故手足为之寒也。

黄帝说：寒病是怎样导致的？岐伯说：前阴是众筋脉所聚集之处，是太阴与足阳明经会合之处。春夏阳气多阴气少，秋冬阴气盛阳气衰。此病人平素体壮，因为秋冬伤于津汗等阴气，下阴上浮不能恢复，精气也随着衰减，邪气因而上犯伤害人体。寒邪困于中，阳气衰减，不能运行渗透经络，阳气日虚，阴气独盛，所以手足寒。

帝曰：热厥何如而然也？岐伯曰：酒入于胃，则络脉满而经脉虚。脾主为胃行其津液者也，阴气虚则阳气入[⑥]，阳气入则胃不和，胃不和则精气[⑦]竭，精气竭则不营其四肢也。此人必数醉，若饱以入房，气聚脾中不得散，酒气与谷气相薄，热盛于中，故热遍[⑧]于身，内热而溺赤也。夫酒气盛而慓悍，肾气有[⑨]衰，阳气独胜，故手足为之热也。

黄帝说：热病是怎样导致的？岐伯说：酒进入胃中，使络脉充盈，经脉空虚。脾主为胃运行津

---

① 厥：《广雅·释诂》云"瘚，病也"。"厥"又可通"病"。《五藏生成篇》"咳嗽上气，厥在胸中"，《甲乙》"厥"作"病"，可证。本篇中之"厥"字，又多为"病"义。

② 失：疑为"如"之误。

③ 宗筋：《甲乙·卷七》作"众"。

④ 质：平素义。

⑤ 夺于所用："夺"，"伤"义。"所用"，指津汗等阴液。"夺于所用"，即伤于津汗等阴液之义。上文"秋冬阴气盛"可印证。

⑥ 入：孙鼎宜："'入'，当作'实'声误"。

⑦ 精气：即"津气"。精、蓳古通，蓳从津音，故精可通津。《太阴阳明论》："不能为胃行其津液"，郭霭春校："赵本、吴本、藏本'津'并作'精'"。是精、津通假之证。

⑧ 偏：《说文通训定声》云"偏，假借为遍"。

⑨ 有：《甲乙》作"日"。

液，阴气虚则阳气实，阳气实则胃气不和，胃不和则津气竭乏，津气竭乏则不能渗润四肢。此病人必是经常醉酒，饱食后行房，气滞脾中不能散。酒气与谷气相合，热盛于内，所以遍身发热，内热而尿黄赤。酒气性烈而急，肾气日衰，阳气独盛，所以手足发热。

帝曰：厥或令人腹[①]满，或令人暴不知人，或至半日远至一日乃知人者何也？岐伯曰：阴气盛于上则下虚，下虚则腹胀满。阳气盛于上，则下气重[②]上，而邪[③]气逆，逆则阳气乱，阳气乱则不知人也。

黄帝说：病有的使人烦满，有的使人突然昏迷不醒，有的昏迷半日至一日又可苏醒，这是为什么？岐伯说：阴气盛于上则下虚，下部虚使人腹胀烦闷。阳气盛于上，下部之阴气偏亢，血气上逆，逆则阳气乱，阳气乱所以昏不知人。

帝曰：善。愿闻六经脉之厥状病能[④]也。岐伯曰：巨阳之厥，则肿首头重，足不能行，发为眴仆；阳明之厥，则癫疾欲走呼，腹满不得卧，面赤而热，妄见而妄言；少阳之厥，则暴聋颊肿而[⑤]热，胁痛，骱不可以运；太阴之厥，则腹满䐜胀，后不利，不欲食，食则呕，不得卧；少阴之厥，则口[⑥]干溺赤，腹满心痛；厥阴之厥，则少腹肿痛，腹胀，泾溲不利，好卧屈膝，阴缩肿[⑦]，骱内热。盛则泻之，虚则补之，不盛不虚，以经[⑧]取之。

黄帝说：讲得好！愿知六经脉的病状是怎样的。岐伯说：太阳病，头沉重，足不能行，可突然晕倒；阳明病，癫狂乱走呼叫，腹满不能卧，面红而热，有的妄见乱说；少阳病，突然耳聋颊肿面热，胁痛，腿腰痛不能动；太阴病，腹胀满，大便不利，不愿饮食，食则呕吐，不能安卧；少阴病，舌干尿赤，腹满心痛；厥阴病，小腹肿痛，腹胀，小便不利，乏力喜卧，腿蜷膝屈，阴囊收缩，腿内发热。邪盛则泻之，体虚则补之，使之不盛不虚，以平为度。

太阴厥逆，骱挛急，心痛引腹治主病[⑨]者；少阴厥逆，虚满呕变，下泄清治主病者；厥阴厥逆，挛，腰痛，虚满前闭，谵言治主病者；三阴俱逆，不得前后，使人手足寒，三日死，太阳厥逆，僵仆，呕血善衄治主病者；少阳厥逆，机关不利，机关不利者，腰不可以行，项不可以顾，发肠痈不可治，惊[⑩]者死；阳明厥逆，喘咳身热，善惊[⑪]，衄呕血。

太阴病逆常，表现为小腿拘急挛缩，心痛连及腹部等诸病症；少阴病逆常，表现为腹满、呕逆、下泄清水等诸病症；厥阴病逆常，表现为筋挛，腰痛，小便不通，谵语等诸症。三阴病都逆常，大小便不通，手足寒凉，三日死，太阳病逆常，表现为肌肉强直仆倒，呕血、衄血等诸病症；少阳病逆常，关节不利，关节不利所以腰不能转动，颈项不可回转，出现肠痈者不易治愈，毒气入心者死；阳明病逆常，喘咳，身发热，惊骇谵语，衄血，呕血。

---

① 腹：通“愎”，怒，烦义。《楚辞·天问》旧校：“愎，一作腹。”是腹、愎古通之证。

② 重：通冲。

③ 邪：《热论》：“其血气盛，故不知人”，《伤寒总病论》引“血”作“邪”。是血、邪通假之证。

④ 病能：郭霭春云“‘病能’二字疑衍”。郭说是。“厥状”与“病能”义同，不当重复。

⑤ 而：当为“面”之误。

⑥ 口：为“舌”之脱。《太素》《病源》《千金》作“舌”。

⑦ 肿：《甲乙》无此字。义合。即云“缩”，不当复言“肿”。

⑧ 经：引为“常”“平”义。

⑨ 治主病：《诗·无逸》“治民”，《汉石经》作“以民”，《读书杂志·荀子》王念孙按：“之，本作以”。是治、之古通之证。《战国策·秦策》姚宏注：“主，谓诸侯。”

⑩ 惊：吴崑云“惊则毒气入心”。

⑪ 善惊：此指惊骇谵语之类的病证。

手太阴厥逆，虚[①]满而咳，善呕沫治主病者；手心主、少阴厥逆，心痛引喉，身热死，不可治；手太阳厥逆，耳聋泣出，项不可以顾，腰不可以俯仰治主病者；手阳明、少阳厥逆，发喉痹、嗌肿，痓[②]治主病者。

手太阴病逆常，表现为胸满咳嗽，痰多等诸病症；手心主、手少阴病逆常，心痛牵引喉痛，身热为死证，不能治疗；手太阳病逆常，表现为耳聋流泪，颈项不能转动，腰痛不能俯仰等诸病症；手阳明、手少阳病逆常，表现为发生喉痹嗌肿，疼痛等诸病症。

---

① 虚满：张志聪云“肺主气，故虚满而咳”。

② 痓:《甲乙》作“痛”。

病能[①]论篇第四十六

黄帝问曰：人病胃脘痈[②]者，诊当何如？岐伯对曰：诊此者当候胃脉，其脉当沉细，沉细者气逆，逆者人迎甚盛，甚盛则热。人迎者胃脉也，逆而盛，则热聚于胃口而不行，故胃脘为痈也。

黄帝问道：有人病胃脘痈，应当怎样诊断？岐伯答道：应当诊察其胃脉，其脉当沉细，沉细为胃气上逆，上逆则人迎脉跳动有力，人迎脉有力则有内热。人迎是胃脉，气逆而盛，热邪聚于胃内不行散，所以胃脘痈。

帝曰：善。人有卧而有所不安[③]者何也？岐伯曰：藏有所伤，及精[④]有所之寄[⑤]则安[⑥]，故人不能悬其病[⑦]也。

黄帝说：讲得好！有人卧而不能眠这是为什么？岐伯说：内藏有所伤损，以及神有所思则卧不能眠，所以人烦乱不能安其静卧。

帝曰：人之不得偃卧者何也？岐伯曰：肺者藏之盖也，肺气盛则脉大，脉大则不得偃卧，论在《奇恒阴阳》中。

黄帝说：有人不能仰卧是什么原因？岐伯说：肺为五藏之上如盖，肺气盛则脉充大，脉充大，于是不能仰卧。详论在《奇恒阴阳》篇中。

帝曰：有病厥[⑧]者，诊右脉沉而紧，左脉浮而迟，不然[⑨]病主安在？岐伯曰：冬诊之右脉固当沉紧，此应四时。左脉浮而迟，此逆四时。在左当主病在肾，颇关在肺[⑩]，当腰痛也。帝曰：何以言之？岐伯曰：少阴脉贯肾络肺，今得肺脉，肾为之病，故肾为腰痛之病也。

黄帝说：有人病寒证，诊其右脉沉紧，左脉浮迟，不知病变在哪里？岐伯说：冬天诊其右脉，本当沉紧，这是应四时。左脉浮迟，这是逆四时之脉象，当主肾病。肾为腰之府，其涉在肺，所以应当腰痛。黄帝说：为什么这样说？岐伯说：少阴脉通肾连肺，现在见肺脉，所以为肾病，因此成为腰痛之证。

---

① 能："能"通"態"，即今之"态"字。"病能"即"病态"，病状之义。《史记·屈原传》"庸態"，《论衡》作"庸能"，是能、态古通之证。

② 痈：吴崑云"痈，毒也"。

③ 不安：即"不眠"症。

④ 精：神义。《左传·昭公七年》孔颖达疏："精，亦神也。"

⑤ 寄：引为"思"义。

⑥ 安：《甲乙》作"不安"，例合。

⑦ 悬其病：《荀子·非相》杨倞注："县，读为悬"；《天对》蒋之翘注："县，一作玄"；《说文》："燕，玄鸟也"；《易·象传》焦循注："宴与燕同"；《说文通训定声》："宴，假借为安"。

⑧ 厥："寒"义。《伤寒论·三百三十七条》："厥者，手足逆冷者是也。"

⑨ 然：《甲乙》作"知"。

⑩ 颇关在肺：《后汉书·宦者列传》李贤注："关，涉也"。

帝曰：善。有病颈痈者，或石治之，或针灸治之，而皆已。其真①安在？岐伯曰：此同名异等者也。夫痈气之息②者，宜以针开除去之，夫气盛血聚者，宜石而泻之，此所谓同病异治也。

黄帝说：讲得好！有人病颈部痈肿，有的用砭石治疗，有的用针刺治疗，都能治愈，其治法有何不同？岐伯说：这是病同原因不同。痈肿气聚无脓的，应用针刺泻其气。痈肿血聚成脓的，应用砭石泻其血脓。这就是同病异治。

帝曰：有病怒狂者，此病安生？岐伯曰：生于阳也。帝曰：阳何以使人狂？岐伯曰：阳气者，因暴折③而难决④，故善怒也，病名曰阳厥。帝曰：何以知之？岐伯曰：阳明者常动，巨阳少阳不动⑤，不动而动，大疾，此其候也。帝曰：治之奈何？岐伯曰：夺其食即已。夫食入于阴，长气于阳，故夺其食即已。使之服生铁落为饮，夫生铁落者，下气疾也。

黄帝说：有怒狂之病，是怎样产生的？岐伯说：产生于阳气过盛。黄帝说：阳气为什么使人狂？岐伯说：阳气由于突然郁滞，难于疏泄，所以常怒狂，病名叫阳厥。黄帝说：怎样知道的？岐伯说：阳明经之人迎脉常动而有力，太阳经的天窗与少阳经之天容脉与之不同，动力较弱。不同的却大动有力，为大病。这是其征象。黄帝说：怎样治疗？岐伯说：减少其饮食，就能治愈。因为饮食入胃，助长阳气，所以减少食物即愈。同时可服生铁落饮。生铁落有降气镇惊的功效。

帝曰：善。有病身热解堕，汗出如浴，恶风少气，此为何病？岐伯曰：病名酒风。帝曰：治之奈何？岐伯曰：以泽泻、术各十分，麋衔五分，合，以三指撮，为后饭。

黄帝说：讲得好！有病身热，四肢无力，汗出如洗浴，怕风，气短，这是什么病？岐伯说：病名叫酒风。黄帝说：怎样治疗？岐伯说：用泽泻、白术各十份，麋衔五份，共为末，每次服三指撮之量，饭前服。

所谓深之细者，其中手如针也，摩之切之，聚者坚也，博者大也。《上经》者，言气之通天也；《下经》者，言病之变化也；《金匮》者，决死生也；《揆度》者，切度⑥之也；《奇恒》者，言奇⑦病也。所谓奇者，使奇病不得从四时死⑧也；恒者，得以四时死也。所谓揆者，方⑨切求之也。言切求其脉理也。度者，得其病处，以四时度之也。

所说的沉细脉，其应手像针一样细。推之，按之，其脉气仍有力，是气聚所致之坚脉。脉宽有力，是大脉。《上经》是讲人与自然相通的；《下经》是讲疾病变化的；《金匮》，是讲诊病治病，辨别死生的；《揆度》，是讲诊脉的；《奇恒》，是讲疾病异常的。所谓奇，是疾病逆四时之常的病变，恒，是顺从四时之常的病变。所谓揆，是细细辨别诊察脉象，研究其脉理。度，是察其病位并结合四时逆顺的。

---

① 真：治、正、真古并通。

② 息："肿"义。《方言》钱绎疏："瘜、息字异义同。"

③ 折：引为"郁"义。

④ 决："泄"义。

⑤ 不动：据杨上善注，此当作"不同"。

⑥ 切度：指诊脉。

⑦ 奇：引为"逆"义。

⑧ 死：引为"病"义。《广雅·释诂》："死，穷也"，《荀子·富国》注："穷，困"，困可引为病义。《中华大字典》解"困"云："疾甚也。"

⑨ 方：《广雅·释诂》云"方，始也"。

奇病[①]论篇第四十七

黄帝问曰：人有重身[②]，九月而瘖，此为何也？岐伯对曰：胞之络脉绝也。帝曰：何以言之？岐伯曰：胞络者系于肾，少阴之脉，贯肾系舌本，故不能言。帝曰：治之奈何？岐伯曰：无治也，当十月复。《刺法》曰：无损不足，益有余，以成其疹[③]。然后调之[④]。所谓无损不足者，身羸瘦，无用镵石也；无益其有余者，腹中有形[⑤]而泄[⑥]之，泄之则精出而病独擅中，故曰疹成也。

黄帝问道：妇人怀孕，九个月时说话无音，这是什么病？岐伯答道：这是因为胞宫中的络脉阻塞所致。黄帝说：怎么讲？岐伯说：胞宫之络脉，连于肾。少阴肾脉通肾连舌根，所以说话无音。黄帝说：怎样治疗？岐伯说：不需治疗，到十月分娩后自然恢复。《刺法》上说：不要泻虚证，不要补实证，以加重其病。所谓不泻虚证，身消瘦，不用针石治疗。不补其实证，腹中有邪而补之，补之则精泻而病独居中，所以说病盛也。

帝曰：病胁下满气逆[⑦]，二三岁不已，是为何病？岐伯曰：病名曰息积[⑧]。此不妨于食，不可灸刺积[⑨]，为导引服药，药不能独治也。

黄帝说：有人病胸胁胀满，哮喘，二三年不愈，这是什么病？岐伯说：病名叫息贲。此病不影响吃饭，不宜灸刺，可用导引、药物等方法治疗，不能单用药物治疗。

帝曰：人有身体髀股骱皆肿，环脐而痛，是为何病？岐伯曰：病名曰伏梁。此风根也。其气溢于大肠，而著于肓，肓之原在脐下，故环脐而痛也。不可动之，动之为水溺涩之病也。

黄帝说：有人身体的髀、大腿、小腿都肿，绕脐疼痛，这是什么病？岐伯说：病名叫伏梁。这主要是风邪为病因。水气布于大肠之外，留于肓膜，而肓膜的系带在脐下，所以绕脐而痛。不可攻之，攻之则导致小便短涩不利之病。

---

① 奇病："奇病"即"疾病"。《生气通天论》："唯圣人从之，故身无奇病"；《缪刺论》："今邪客于皮毛……而生奇病也"。"奇"，均"疾"之音转。是《素问》中，"奇"每作"疾"用。《集韵》："奇，或作倚"，《楚辞》王逸注："倚，辟也"，《战国策》鲍彪注："疾，犹辟"，《礼记》郑玄注："疾，犹非也"，《淮南子》高诱注："非常曰奇"。

② 重身：当作"身重"。怀孕之义。《诗·大明》毛传："身重，重谓怀孕也。"

③ 疹：引为"病"义。《文选·思玄赋》张铣注："疹，病也。"

④ 然后调之：《甲乙》无此四字。

⑤ 有形：孙鼎宜云"形，谓积聚之类"。

⑥ 泄：孙鼎宜云"'泄'，当作'补'"。

⑦ 气逆：指哮喘症。

⑧ 息积：《甲乙》作"息贲"，是。"息贲"亦指哮喘症。气急上奔，所以叫息贲。

⑨ 积：《庄子·逍遥遊》成玄英疏："积，聚也"；《管子·水地》尹知章注："都，聚也"。《经义述闻》："诸、都古字通"；《尔雅·释鱼》郝懿行疏："诸与者同"。

帝曰：人有尺脉数甚[①]，筋急而见，此为何病？岐伯曰：此所谓疹筋[②]，是人腹必急[③]，白色黑色见[④]，则病甚。

黄帝说：有人尺部皮肤枯燥干甚，青筋明显，这是什么病？岐伯说：这就是所说的病筋。其人腹必痛，面色忽深忽浅不定，是病重的表现。

帝曰：人有病头痛以数岁不已，此安得之？名为何病？岐伯曰：当有所犯大寒，内至骨髓，髓者以脑为主，脑逆故令头痛，齿亦痛，病名曰厥逆。帝曰：善。

黄帝说：有人头痛数年不愈，是怎样得的？叫什么病名？岐伯说：此人应感受过大寒之邪，深入骨髓，髓以脑为主，寒邪上犯脑，所以使人头痛，同时牙齿也痛，病名叫厥逆。黄帝说：讲得好！

帝曰：有病口甘[⑤]者，病名为何！何以得之？岐伯曰：此五气[⑥]之溢[⑦]也，名曰脾瘅，夫五味入口，藏于胃，脾为之行其精气[⑧]，津液在[⑨]脾，故令人口甘也。此肥美之所发也，此人必数食甘美而多肥也。肥者令人内热，甘者令人中满，故其气上溢[⑩]，转为消渴。治之以兰，除陈气[⑪]也。

黄帝说：有人病口干，叫什么病名？怎样得的？岐伯说：这是饮食五味过食所致，病名叫脾瘅。饮食五味入口，进入胃，脾为其运行津液，现在津液滞阻于脾，不能上运，所以使人口干。这是多食甘肥之人易患的病。病人平素常多食肥美甘之食物。食物肥，使人生内热，食物甜，使人易中满。所以热气上盛，成为消渴病。治疗用兰草，清热生津液。

帝曰：有病口苦，取阳陵泉，口苦者病名为何？何以得之？岐伯曰：病名曰胆瘅。夫肝者，中之将也，取决于胆。咽为之使。此人者，数谋虑不决[⑫]，故胆虚气上溢，而口为之苦。治之以胆募，俞治在阴阳十二官相使中。

黄帝说：有的病口苦针刺阳陵泉穴治疗，这是什么病？怎样得的？岐伯说：病名叫胆瘅。肝藏为内藏中之最大者，取泄于胆，咽喉受它支配。这样的病人，因胆汁屡次滞而不按正常之道疏泄，所以胆气失常，胆汁上逆至咽，所以口苦。治疗用胆募穴，该穴在侧胁腋下处，臂胁相挟之中。

帝曰：有癃者，一日数十溲，此不足也。身热如炭，颈膺如格[⑬]，人迎躁盛，喘息气逆，此有余也。太阴脉微细如发者，此不足也。其病安在？名为何病？岐伯曰：病在太阴，其盛[⑭]在胃，颇在

---

① 尺脉数甚：《周礼·春官》郑玄注："数，当为缩"；《广韵·屋韵》："缩，敛也"；《管子·国蓄》尹知章注："啬，敛也"；《说文》："濇，不滑也"。

② 疹筋："疹"，"病"义。"疹筋"即病筋之义。

③ 急：引为"痛"义。《急就篇》王应麟注："急，疾也"；《公羊传·庄公四年》何休注："疾，痛也"。

④ 白色黑色见：因疼痛导致面色深浅变化不定。

⑤ 甘："口甘"即"口干"。《齐民要术》："甘蔗……或为芉蔗，或为干蔗。"

⑥ 五气：指饮食五味。下文"五味入口"，可证。

⑦ 溢：过食之义。

⑧ 精气："精气"即"津气"，指津液。

⑨ 在：引为"滞"义。

⑩ 溢：引为"盛"义。

⑪ 除陈气：消渴病阴虚津亏，所以兰草清热生津。《国语·晋语》韦昭注："除，去也"；《荀子·大略》杨倞注："出，去也"。《礼记》孔颖达疏："出，即除服也。"《说文》段玉裁注："秦水，即溱水也"；《释名·释州国》："秦，津也"。《灵枢·决气》："汗出溱溱，是谓津。"是陈、津古通之证。

⑫ 谋虑不决："谋虑"，"思"义。引为"滞"义。"决"，"泄"义。"谋虑不决"，即胆汁滞而不泄。

⑬ 格：《晋书音义》云"烙，一作格"。

⑭ 盛：《墨子·明鬼》孙诒让注："胜者，盛也"；《吕览·权动》高诱注："乘，犹胜也"。

肺，病名曰厥[①]，死不治。此所谓得五有余二不足[②]也。帝曰：何谓五有余二不足？岐伯曰：所谓五有余者，五病之气有余也。二不足者，亦病气之不足也。今外得五有余，内得二不足，此其身不表不里，亦正死明矣。

黄帝说：有病，一天尿数十次。这多是不足之证。病人身热如炭火，颈胸如火烙，人迎脉躁盛有力，气粗喘息，为有余之证。太阴寸口脉微细如发的，为不足之证。这是哪里的病？病名叫什么？岐伯说：其病在太阴经，乘犯于胃，病状甚在肺，病名叫厥逆，为不治之死证，这就是所说的其有余其不足病之甚者。黄帝说：什么是其有余其不足？岐伯说：所谓其有余，其病气有余。其不足，也是病气不足。现在外见其有余，内见其不足，此病人身上之邪气不表不里，所以其死证明显可见。

帝曰：人[③]生而有病巅疾者，病名曰何？安所得之？岐伯曰：病名为胎病。此得之在母腹中时，其母有所大惊，气上而不下，精气并居，故令子发为巅疾也。

黄帝说：小儿生下来就有得癫痫病的，病名叫什么？怎样得的？岐伯说：病名叫胎病。这是由于胎儿在母亲腹中时，其母亲受到大惊恐，气逆上而不下，惊气聚滞，影响胎儿，所以使小儿生下来就病癫痫。

帝曰：有病痝然肿，如有水状，切其脉大紧，身无痛者，形不瘦，不能食，食少，名为何病？岐伯曰：病生在肾，名为肾风。肾风而不能食，善惊[④]，惊已[⑤]，心气痿者死。帝曰：善。

黄帝说：有人突然而肿，像水在皮肤下，诊其脉大紧，身不痛，形体不消瘦，不能吃，或吃得很少，这是什么病？岐伯说：这种病病因在肾，叫作肾风。肾风病不能吃饭，经常水肿，不愈，则心藏软弱无力而死。黄帝说：讲得好！

---

① 厥："厥"后，拟脱"逆"字。《素问》中多种病证均称为"厥逆"。本篇前文即有"脑逆故令头痛，齿亦痛，病名曰厥逆"。

② 五有余二不足："五""二"，疑均为"其"之脱误。下文凡"五""二"，均同此例。

③ 人：指小儿。

④ 善惊：《文选·羽猎赋》李善注："惊，动也"；《释名·释律吕》："钟，动也"；《释名·释疾病》："肿，钟也"。

⑤ 惊已：《甲乙》作"不已"。义合。

大奇[1]论篇第四十八

肝满[2]肾满肺满皆实，即为肿。肺之雍[3]，喘而两胠满；肝雍，两胠满，卧则惊[4]，不得小便；肾雍，脚下至少腹满，胫有大小，髀䯒大跛，易[5]偏枯。

肝脉满大肾脉满大肺脉满大并且都实，就是水肿之证。肺之水肿，气喘两胁满；肝水肿，两胁胀满，躺下则惊骇，小便不利；肾水肿，脚至小腹肿，胫肿，走路沉重不稳，可变成偏枯证。

心脉满大，痫瘛筋挛；肝脉小急，痫瘛筋挛；肝脉骛暴[6]，有所惊骇，脉不[7]至若瘖[8]，不治自已。

心脉满而大，会出现癫痫筋脉挛缩之证；肝脉小而急，也会出现癫痫筋脉挛缩之证；肝脉突然浮大，为惊骇之证；脉之至失音，不治自愈。

肾脉小急，肝脉小急，心脉小急，不[9]鼓皆为瘕[10]。肾脉并[11]沉为石水，并浮为风水，并虚为死，并小弦欲惊。肾脉大急沉，肝脉大急沉，皆为疝[12]。心脉搏[13]滑急为心疝，肺脉沉搏为肺疝。三阳急为瘕，三阴急为疝；二阴急为痫厥，二阳急为惊[14]。

肾、肝、心等脉小急而有力者，为瘕病。肝肾脉甚沉为石水病，甚浮为风水病，甚虚为死证，甚小弦为惊骇证。肾脉大急沉，肝脉大急沉，都是寒证。心脉滑急有力为心寒证，肺脉沉而有力为肺寒证。三阳脉急为瘕证，三阴脉急为寒证。心肾二阴脉急，为癫痫病。胃、大肠二阳脉急，为惊。

脾脉外[15]鼓[16]，沉为肠澼，久自已。肝脉小缓为肠澼，易治。肾脉小搏沉，为肠澼下血，血温[17]

---

① 奇："病"义。
② 满："满"前拟脱"脉"字。下文"心脉满大"，可证。王冰："满，谓脉之满实也。"下文"肾满""肺满"例同。
③ 雍：水肿义。《列子・黄帝》释文："雍，河水决出复还入也。"
④ 惊：惊骇不安。
⑤ 易：《国语・齐语》韦昭道："易，变也"。
⑥ 骛暴：突然浮大。王冰："骛，言其迅急。"
⑦ 不：助词。
⑧ 瘖：失音。
⑨ 不：助词，无义。
⑩ 瘕：《诗・大雅・思齐》马瑞辰笺："假，即瘕之假借"；《广雅・释诂》王念孙疏："假，作格"；《荀子・议兵》王先谦集解："烙，作格"。《集韵・铎韵》："烙，烧也。"
⑪ 并："甚"义。
⑫ 疝：寒义。王冰："疝者，寒气结聚之所为也。"
⑬ 搏：通博，大义。《急救篇》颜师古注："博，大也"；《病能论》："博者，大也"。《说文通训定声》："博，假借又为搏。"是搏、博古通。
⑭ 惊：张景岳云"木邪乘胃，故发为惊"。
⑮ 外：疑为"小"之误。下文"肝脉小缓为肠澼""肾脉小搏沉为肠澼下血"，均言"小"。可证。
⑯ 鼓：急义。《文选》刘良注："鼓，激"，吕向注："激，急也"。
⑰ 温：尤怡云"'温'，当作'溢'"。

身热者死。心肝澼[①]亦下血，二藏同病者可治[②]，其脉小沉涩为肠澼，其身热者死，热见[③]，七日死。

脾脉小有力而沉，是肠澼病，久可自愈。肝脉小缓，是肠澼病，容易治疗。肾脉小沉有力，是肠澼泻血之证，血出多，身热者死。心脉肝脉都见病象，是肠澼泻血之证，二藏同病，可二藏同时治疗。肠澼脉小沉湿，身发热者死。或热甚者，七日死。

胃脉沉鼓涩，胃外[④]鼓大，心脉小坚急，皆膈[⑤]偏枯。男子发[⑥]左，女子发右，不瘖舌转，可治，三十日起。其从[⑦]者，瘖，三岁起[⑧]。年不满二十者，三岁死。

胃脉沉涩有力，胃脉鼓大，心脉小坚急，都是偏枯之脉象。男子废左侧，女子废右侧。不能说话但舌可转动者，可治，三十日愈。其半身肌肉弛纵瘫痪的，不能说话，三年愈。年不满二十岁患病的，三年死。

脉至而搏，血衄身热者死，脉来悬钩浮为常脉。脉至如喘，名曰暴厥。暴厥者，不知与人言[⑨]。脉至如数，使人暴惊[⑩]，三四日自已。

脉来有力，衄血身热的，为死证。脉来浮大空者，为衄血者常见之脉。脉跳暴急，是突然之病。突然病昏倒的，人事不知。脉至疾速，使人神昏易惊，三四日后有的自愈。

脉至浮合[⑪]，浮合如[⑫]数，一息十至以上，是经气予[⑬]不足也，微见，九十日死；脉至如火薪然，是心精之予[⑭]夺也，草干而死；脉至如散叶，是肝气予虚也，木叶落而死；脉至如省客[⑮]，省客者，脉塞而鼓[⑯]，是肾气予不足也，悬去枣华而死；脉至如丸泥，是胃精予不足也，榆荚落而死；脉至如横格，是胆气予不足也，禾熟而死；脉至如弦缕，是胞精予不足也，病善言，下霜而死，不言，可治；脉至如交漆[⑰]，交漆者，左右傍[⑱]至也，微见三十日死；脉至如涌泉，浮鼓肌中，太阳气予不足也，少气味，韭英而死；脉至如颓土之状，按之不得，是肌气予不足也，五色[⑲]先见，黑白曐[⑳]发死；脉至如悬雍，悬雍者，浮揣切之益大，是十二俞之予[㉑]不足也，水凝而死；脉至如偃刀，偃刀者，浮之小急，按之坚大急，五藏菀熟，寒热独并于肾也，如此其人不得坐，立春而死；脉至如丸

---

① 心肝澼："澼"前，拟脱"肠"字，指心肝脉同时见病象之肠澼证。
② 可治：可同时治疗。
③ 见：《甲乙》作"甚"。
④ 外：《史记·扁鹊仓公列传》"阴阳外变"，《素问·玉版论要》作"阴阳脉变"。是"外""脉"通假之证。
⑤ 鬲：瘖隔。
⑥ 发：为"废"之音转。《外台秘要》引此正作"废"。
⑦ 从：弛纵义，即偏瘫。《论语》集解："'从'，读曰'纵'。"是从、纵古通之证。
⑧ 起：引为"愈"义。
⑨ 不知与人言：暴厥昏迷，故不知人。
⑩ 惊：张琦云"神昏易惊"。
⑪ 合：合有覆盖义，引为浮义。
⑫ 如：《荀子·儒效》注："'如'，读为'而'"。
⑬ 予：助词。下同。
⑭ 之予：《甲乙》无"之"字。例合。
⑮ 省客：疑为"雀容"之误。指脉点涩不齐。
⑯ 脉塞而鼓："塞"，涩甚。"鼓"，有力义。
⑰ 交漆：喻脉涩之甚。
⑱ 傍："互"义。
⑲ 五色："五"疑为"土"之误。"五色"，即"土色"。
⑳ 黑白曐："曐"为"櫐"之误。即藤。"黑白櫐"即"黑白藤"义。《尔雅》注："今江东呼櫐为藤。"
㉑ 之予：《甲乙》"之"后有"气"字。

滑不直[①]手，不直手者，按之不可得也，是大肠气予不足也，枣叶生而死；脉至如华[②]者，令人善怒，不欲坐卧，行立常听[③]，是小肠气予不足也，季秋而死。

脉至浮，浮而且疾数，一息十次以上，是人体正气不足，其见，九十日死；脉如火燃烧之疾速，是心气之伤，秋天草干时而死；脉跳散乱，是肝气虚，冬季树叶落而死；脉至如雀容点涩不齐，雀容，是脉涩而有力，是肾气不足，枣树花落时死亡；脉跳如丸泥坚滑，是胃气不足，榆荚落时死；脉来如横木之坚涩，是肝气不足，禾谷熟时死；脉来如弦缕之细，是胞气不足，病者多言语，下霜时死，病人少言，可治；脉来如左右腿交膝，交膝是指脉左右互至，其见，三十日死；脉来如泉水一样，浮动脉中，是太阳经气不足，韭菜盛长时死；脉来如土地之沉于下，按之不见，是脾气不足，土色先见，黑白藤生发时死；脉来如悬肿一般，悬肿就是浮取脉大，是十二经俞之气不足，水结冰时死；脉来如按刀，按刀者，浮取小急，按之坚急，这是五藏蕴热，热盛于肾，病人多烦躁不安，不能安生，立春时死；脉来如丸滑不著手，不着手就是按之不得，是大肠气不足，枣叶生时死；脉来如春，上下不齐，使人善恐，不能坐卧，行走站立常耳鸣，是小肠气不足，深秋而死。

---

① 直:《甲乙》作“著”。

② 华:《甲乙》作“春”。上下不齐。

③ 听：杨上善云“心虚，耳中如有物声，故恒听”。

脉解篇第四十九

太阳所谓肿腰脽痛者，正月太阳寅，寅太阳也。正月阳气出在上，而阴气盛，阳未得自次也，故肿腰脽痛也。病偏虚[①]为跛者，正月阳气冻解地气而出也。所谓偏虚者，冬寒颇有不足者，故偏虚为跛也。所谓强上[②]引背者，阳气大上而争，故强上也。所谓耳鸣者，阳气万物盛上而跃，故耳鸣也。所谓甚则狂巅疾者，阳尽在上，而阴气从下，下虚上实，故狂巅疾也。所谓浮为聋者，皆在气也。所谓入中为瘖者，阳盛已衰，故为瘖也。内夺而厥，则为瘖俳，此肾虚也。少阴不至者，厥也。

太阳经腰肿臀部疼痛，是因为正月建寅，属太阳。正月阳气初升在上，而阴气尚盛，阳气不能到达其位，所以腰肿臀痛。病偏废跛行，因为阳气从冻解之地气初出，冬寒之气尚盛，阳气不能遍身畅行而偏废一侧，为跛行之症。所说的气上哮喘，牵引背部，是阳气逆上偏争，所以哮喘气逆。所说的耳鸣，是阳气上跃脑窍，所以耳鸣。所说的狂癫之病，阳气偏上，阴气在下，下虚上实，所以为狂癫之病。所说的脉浮为聋，都是气逆所致。所说的入内为音哑不语，阳气若衰，则为音哑失语之证。所说的内夺精气病成失音肢体软弱之瘖痱病。这是因为肾虚，少阴经气不通所致。少阴不通，则成为厥逆之病。

少阳所谓心胁痛者，言少阳盛[③]也，盛者心之所表[④]也。九月阳气尽而阴气盛，故心胁痛也。所谓不可反侧者，阴气藏物也，物藏则不动，故不可反侧也。所谓甚则跃[⑤]者，九月万物尽衰，草木毕落而堕，则气去阳而之阴，气盛[⑥]而阳之下长，故谓跃。

少阳经所说的心胁痛病症，是因为少阳属九月，月建在戌，戌是少阳之脉。九月阳气将尽，阴气始盛，所以心胁痛。所说的腰胁痛不能转侧的，犹如阴气盛藏物之不动，阳气衰不能运行，所以不能转侧。所说的甚则阳气夭亡的，九月草木尽衰枯，草枯叶落堕地，阳气衰而渐入阴，阴气盛而阳气消，所以叫作“夭”。

阳明所谓洒洒振寒者，阳明者午也，五月盛阳之阴也，阳盛而阴气加之，故洒洒振寒也。所谓胫肿而股不收者，是五月盛阳之阴也。阳者衰[⑦]于五月，而一阴气上，与阳始争。故胫肿而股不收也。所谓上喘而为水者，阴气下而复上，上则邪客于藏府间，故为水也。所谓胸痛少气者，水气

---

① 偏虚：“虚”为“墟”之脱，“废”义。“偏墟”，即“偏废”之义。
② 强上：头仰喘状。
③ 盛：《太素》作“戌”。例合。
④ 表：发义。
⑤ 跃：《尔雅·释训》郭璞注：“跃跃，皆盛疾之貌”；《诗·凯风》毛传：“夭夭，盛貌”。
⑥ 气盛：“气”前脱“阴”字。例义始合。
⑦ 衰：前文云“五月盛阳之阴也”，此不当言“衰”。

在藏府也。水者阴气也，阴气在中，故胸痛少气也。所谓甚则厥[①]，恶人与火，闻木音[②]则惕然而惊者，阳气与阴气相薄，水火相恶，故惕然而惊也。所谓欲独闭户牖而处者，阴阳相薄也，阳尽而阴盛，故欲独闭户牖而居。所谓病至则欲乘高而歌，弃衣而走者，阴阳复争，而外并于阳，故使之弃衣而走也。所谓客孙脉则头痛鼻鼽腹肿者，阳明并于上，上者则其孙络太阴也，故头痛鼻鼽腹肿也。

阳经所说的洒洒振寒之症，是因为阳明经月建在午，五月属阳明。五月盛阳之气遇阴，阳盛而阴气合之，所以洒洒振寒。所说的胫肿股不能屈伸症，是因为五月盛阳遇阴，阳气盛于五月，但此时阴气已初上，与阳开始争搏，阴阳失和，所以胫肿股不能屈伸。所说的喘而水肿之证，因阴气以下逆上，侵犯藏府之间，所以成为水肿之证。所说的胸痛少气，是水气停滞藏府所致。水为阴邪，阴邪在中，所以胸痛少气。所说的甚则为寒，怕水与火，听到各种声音易突然惊恐，是由于阴阳相争，水火相反，所以突然而惊。所说的愿意关闭门窗独居，是因为阴阳搏争，阳退而阴盛，所以愿意闭门窗独居。所说的病来则登高乱歌，赤身乱走，是由于阴阳争搏，阳盛于外，所以赤身乱走。所说的邪犯孙络头痛流涕小腹肿，是因为阳明经邪气盛于上，侵犯孙络太阴之脉，所以头痛流涕小腹肿。

太阴所谓病胀者，太阴子也。十一月万物气皆藏于中，故曰病胀。所谓上走心为噫者，阴盛而上走于阳明，阳明络属心，故曰上走心为噫也。所谓食则呕者，物盛满而上溢，故呕也。所谓得后与气则快然如衰者，十二月[③]阴气下衰，而阳气且出，故曰得后与气则快然如衰也。

太阴经所说的腹胀症，是由于太阴经旺于十一月，月建在子。十一月万物收藏于内，邪气入中，所以腹胀。所说的气上走心为噫，是阴盛上犯阳明，阳明经络注心，所以上走心为噫。所说的食则呕，是因为食满不化，气上逆，所以呕。所说的大便排气后则腹减舒适的，是因为十一月阴气在下，阳气开始运行，所以排便排气后腹减轻松。

少阴所谓腰痛者，少阴者肾[④]也，十[⑤]月万物阳气皆伤，故腰痛也。所谓呕咳上气喘者，阴气在下，阳气在上，诸阳气浮，无所依从，故呕咳上气喘也。所谓色色[⑥]不能久立久坐，起则目䀮䀮无所见者，万物阴阳不定未有主也，秋气始至，微霜始下，而方杀万物，阴阳内夺，故目䀮䀮无所见也。所谓少气善怒者，阳气不治，阳气不治，则阳气不得出，肝气当治而未得，故善怒，善怒者，名为煎厥，所谓恐如人将捕之者，秋气万物未有毕去，阴气少，阳气入，阴阳相薄，故恐也。所谓恶闻食臭者，胃无气，故恶闻食臭也。所谓面黑如地色者，秋气内夺，故变于色也。所谓咳则有血者，阳[⑦]脉伤也。阳气未盛于上而脉满，满则咳，故血见于鼻也。

少阴经所说的腰痛证，因为少阴月建在申，七月人体阳气与万物一样开始衰退，所以腰痛。所说的呕吐气逆而喘，是由于阴气在下，阳气在上，阳浮于上，不能依附于阴，所以呕吐气逆喘咳。所说的瑟瑟颤抖，不能久立久坐，起则目昏花看不清东西，是因为阴阳不静，没有主气之时，秋凉之气至，寒霜始下，而正收敛万物，阴阳内伤，所以目昏不可见物。所说的短气善怒，是阳气不

---

① 厥："寒"义。

② 木音："木音"，即"诸音"。

③ 十二月：郭霭春云"胡本、读本、赵本、吴本、朝本、藏本、熊本、守校本'二'，并作'一'"。

④ 肾：当为"申"。例始合。

⑤ 十：《太素》作"七"。

⑥ 色色：颤抖状。《尔雅·释训》："瑟，慄也。"《公羊传·哀公六年》何休注："色然，惊骇貌"，《集韵》："洒然，惊貌"；《文选·赠从弟》吕向注："瑟瑟风声"，杜甫《雨》仇兆鳌注："淅淅，风细声"，《集韵》："洒，洒也"。

⑦ 阳：阳络。

旺，不旺则阳气不行，肝气当正常疏泄而不能，气滞所以多怒，多怒，叫作煎厥。所说的惊恐如人追捕一般，秋天万物阳气还未尽去，阴气少生，阳气渐内入，阴阳相争，所以善惊恐。所说的怕闻食物气味，是因为胃中虚，无气，所以怕闻食物气味。所说的面黑如地色，秋凉之气内伤，所以面变色。所说的咳痰带血，是络脉损伤所致。阳气不盛，阴气上满，满则咳，络脉伤所以出血见于鼻。

厥阴所谓㿉疝，妇人少腹肿者，厥阴者辰也，三月阳中之阴，邪在中，故曰㿉疝少腹肿也。所谓腰脊痛不可以俯仰者，三月一①振荣华，万物一俯而不仰②也。所谓㿉癃疝肤胀者，曰阴亦盛而脉胀不通，故曰㿉癃疝也。所谓甚则嗌干热中者，阴阳相薄而热，故嗌干也。

厥阴经所说的下阴部㿉疝之证，妇女小腹肿，是因为厥阴月建在辰，三月生阳，阳遇阴，邪在中，所以成㿉疝小腹肿之证。所说的腰背痛不能俯仰，三月阳气生发万物之荣华，腰痛不能动如万物之生仰而不降俯一样。所说的㿉疝癃淋肤胀证，是厥阴盛，脉胀不通所致，所以出现㿉疝癃淋等证。所说的甚则咽干内热，阴阳相争而热，热所以咽干。

---

① 一：助词。无义。

② 俯、仰：二字互易，例义始合。三月阳生不当言万物之“俯”。

刺要篇第五十

黄帝问曰：愿闻刺要。岐伯对曰：病有浮沉，刺有浅深，各至其理，无过其道。过之则内伤，不及则生外壅①，壅则邪从②之。浅深不得，反为大③贼。内动五藏，后生大病。故曰：病有在毫毛腠理者，有在皮肤者，有在肌肉者，有在脉者，有在筋者，有在骨者，有在髓者。

黄帝说：愿知针刺要点。岐伯说：病有轻重，刺有浅深，各至其适度位置，不能超过，超过则内伤，不及则生外肿。肿则邪气乘机侵犯。浅深不当，反为大害，内害五藏，产生大病。所以说病位不同：有的在毫毛腠理，有的在皮肤，有的在肌肉，有的在脉，有的在筋，有的在骨，有的在髓。

是故刺毫皮腠理无伤皮，皮伤则内动肺，肺动则秋病温疟，溯溯④然寒栗；刺皮无伤肉，肉伤则内动脾，脾动则七十二日四季之月，病腹胀烦，不嗜食；刺肉无伤脉，脉伤则内动心，心动则夏病心痛；刺脉无伤筋，筋伤则内动肝，肝动则春病热而筋弛；刺筋无伤骨，骨伤则内动肾，肾动则冬病胀、腰痛；刺骨无伤髓，髓伤则销铄胻酸，体解㑊然不去矣。

刺毫毛腠理不要损伤皮肤，皮伤则内及肺，肺受影响则秋天病热疟，淅淅恶寒发热；刺皮不要损伤肌肉，肌肉伤则内及脾，脾受影响则每季末十八日，腹胀烦闷，不想吃饭；刺肌肉不要损伤脉，脉伤则及心，心受影响则夏天病心痛；刺脉不要损伤筋，筋伤则内及肝，肝受影响则春天病热证并且筋弛无力；刺筋不要损伤骨，骨伤则内及肾，肾受影响则冬天病肿胀、腰痛等症；刺骨不要损伤髓，髓伤髓液消枯，腿酸无力，身体无力，筋骨软弱，不能行走。

---

① 生外壅：《廿二史考异》钱大昕按："生，作甥"，《史记·晋世家》司马贞索隐："少，作甥"，《周礼·夏官》孙诒让正义："眚即省之假字"，是生、眚古通。《易·说卦》陆德明释文："眚，病也。"

② 从：通纵。横行义。

③ 大贼：张志聪云"大害"。

④ 泝泝：《甲乙》作"淅淅"。恶寒状。

刺齐[①]论篇第五十一

黄帝问曰：愿闻刺浅深之分。岐伯对曰：刺骨者无伤筋，刺筋者无伤肉，刺肉者无伤脉，刺脉者无伤皮。刺皮者无伤肉，刺肉者无伤筋，刺筋者无伤骨。

黄帝问道：愿知针刺深浅之区分。岐伯答道：深刺时刺骨不要伤筋，刺筋不要伤肉，刺肉不要伤脉，刺脉不要伤皮。浅刺时刺皮不要伤肉，刺肉不要伤筋，刺筋不要伤骨。

帝曰：余未知其所谓，愿闻其解。岐伯曰：刺骨无伤筋者，针至筋而去，不及骨也；刺筋无伤肉者，至肉而去，不及筋也；刺肉无伤脉者，至脉而去，不及肉也；刺脉无伤皮者，至皮而去，不及脉也。

黄帝说：我不知其意，愿知其理。岐伯说：所说的刺骨不要伤筋，针刺至筋的位置而止，不达骨的深度；刺筋不伤肉，针至肉即止，不达筋的深度；刺肉不伤脉，针至脉而止，不达肉的深度；刺脉不伤皮，针至皮而止，不达脉的深度。

所谓刺皮无伤肉者，病在皮中，针入皮中，无伤肉也；刺肉无伤筋者，过肉中筋也；刺筋无伤骨者，过筋中骨也。此之谓反也。

所说的刺皮不伤肉，病在皮肤，针刺入皮中即可，不要深至肌肉而伤肉；刺肉不伤筋，刺肉病不能深刺过肉而伤筋；刺筋不伤骨，刺筋病不能深刺过筋而伤骨。这是所谓针刺之逆。

① 齐：《史记·楚世家》“费无忌”，《左传》作“费无极”，《楚辞·远逝》王逸注：“极，中也”，《左传·文公十八年》杜预注：“齐，中也”。是齐、忌古通之证。

刺禁论篇第五十二

黄帝问曰：愿闻禁数[①]。岐伯对曰：藏有要害，不可不察。肝生于左，肺藏于右，心部于表[②]，肾治于里，脾为[③]之使，胃为之市[④]，膈肓之上，中有父母[⑤]，七节之傍，中有小心[⑥]，从之有福，逆之有咎。

黄帝问道：愿知针刺禁律。岐伯答道：五藏有要害之处，不可不察辨。肝生在左，肺位于右，心居于中，肾位于里。脾叫作役使，胃叫作市。膈肓之上，有重要的阴阳藏器。七椎之旁，内有心包络。顺其解剖位置针刺，则病愈有效，反伤内藏则有害。

刺中心，一日死，其动为噫；刺中肝，五日死，其动为语[⑦]；刺中肾，六日死，其动为嚏；刺中肺，三日死，其动为咳；刺中脾，十日死，其动为吞；刺中胆，一日半死，其动为呕。

针刺中心，一日死，其表现为嗳气；刺中肝，五日死，其表现为打哈欠；刺中肾，六日死，其表现为打喷嚏；刺中肺，三日死，其表现为咳；刺中脾，十日死，其表现为咽；刺中胆，一日半死，其表现为呕。

刺跗上，中大脉，血出不止死。刺面[⑧]，中溜脉[⑨]，不幸[⑩]为盲。刺头，中脑户，入脑立死。刺舌下，中脉太过，血出不止为喑。刺足下布络中脉，血不出为肿。刺郄中大脉，令人仆脱色。刺气街中脉，血不出，为肿鼠仆[⑪]。刺脊间中髓，为伛。刺乳上，中乳房，为肿根蚀。刺缺盆中内陷，气泄，令人喘咳逆。刺手鱼腹内陷，为肿。

刺足背伤大血脉，血出不止死。刺目，中大血脉，失明为盲。刺头入脑中立死。刺舌下血脉太深，血出不止成为失音证。刺足下散络，伤脉为血肿。刺委中太深伤大血脉，使人晕仆，面色苍白。刺气街穴处伤血脉，鼠鼷穴处肿胀。刺脊椎伤脊髓，成为曲背之证。刺乳房伤损乳房，红肿，甚则底部溃烂。刺天突穴处太深，使气泄而使人喘咳气逆。刺手鱼际处太深，成为血肿。

---

① 数：《荀子·劝学》杨倞注："数，术也"，《淮南子·本经》高诱注："术，数也"。

② 表：圭表。引指"中"义。

③ 为：《战国策·西周策》吴师道云"为，谓通借"。

④ 市：喻容纳水谷义。

⑤ 父母：指阴阳藏器。张志聪："中有父母者，谓心为阳脏而居膈之上，肾为阴脏而居肓之上。"

⑥ 中有小心：指心包络。马莳："心之下有心包络，其形有黄脂裹心者，属手厥阴经，自五椎之下而推之，则包络当垂至第七节而止，故曰七节之旁，中有小心。"《甲乙》"小"作"志"。《墨子·天志》孙诒让注："古志字只作之。"可印证。

⑦ 语：《甲乙》作"欠"。

⑧ 面：疑为"目"之误。

⑨ 溜脉："溜"通"流"。"流"有"大"义。"流脉"，即"大脉"之义。与前文之"大脉"例合。《国语·晋语》注："流，大也。"《山海经·西山经》"长留"，《颜氏家训》作"长流"；《战国策·韩策》"石溜"，《文选·左思魏都赋》作"石留"。是流、留、溜古通之证。

⑩ 不幸：《应玄音义》注："幸，冀望也"；《国语·鲁语》韦昭注："冀，望也"；《广雅》："望，视也"；《春秋繁露》："视曰明"。

⑪ 鼠仆：《新校正》云"别本'仆'作'鼷'"。指鼠鼷穴。

无刺大醉，令人气乱。无刺大怒，令人气逆，无刺大劳人，无刺新[1]饱人，无刺大饥人，无刺大渴人，无刺大惊人。

不要刺大醉之人，否则使人脉气更乱。不要刺大怒之人，否则使人气逆更甚。不要刺过于劳累之人，不要刺甚饱之人，不要刺大饥饿之人，不要刺大渴之人，不要刺过度惊恐之人。

刺阴股中大脉，血出不止死。刺客主人内陷中脉，为内漏，为聋。刺膝髌出液，为跛。刺臂太阴脉，出血多立死。刺足少阴脉，重虚出血，为舌难以言。刺膺中陷，中肺，为喘逆仰息。刺肘中内陷，气归[2]之，为不屈伸。刺阴股下三寸内陷，令人遗溺。刺腋下胁间内陷，令人咳。刺少腹，中膀胱，溺出，令人少腹满。刺腨肠内陷，为肿。刺匡上陷骨中脉，为漏为盲。刺关节中液出，不得屈伸。

刺大腿内侧伤大血脉，血不止死。刺客主人穴过深伤脉，成为耳流水、耳聋之证。刺膝关节出液体，成为跛足。刺臂内侧动脉，出血多立死。刺足少阴经脉，反复出血，成为舌硬说话困难之证。刺胸前肋间太深，伤肺，成为喘咳气急之证。刺肘部太深，气溃散，使肘关节不能屈伸。刺大腿内侧下三寸之处太深，使人遗尿。刺腋下胁间太深，使人咳嗽。刺小腹，伤膀胱，使人流尿，小腹胀满。现小腿肚太深，为血肿。刺目眶骨过深伤血脉，成为流泪不止，或目失明之证。刺关节深，使关节液流出，使关节不能屈伸。

① 新:《广雅·释草》王念孙疏:“新与辛同”,《逸周书》孔晁注:“辛苦，穷也”,《助字辨略》:“甚犹极也”,《吕览·论人》高诱注:“极，穷也”。

② 归:《荀子·王制》杨倞注:“归，读为馈”,《诗·抑》马瑞辰笺:“溃与馈同”,《战国策·赵策》是师道注:“溃，坏也”。

刺志论篇第五十三

黄帝问曰：愿闻虚实之要。岐伯对曰：气实形实，气虚形虚，此其常也。反此者病。谷盛气盛，谷虚气虚，此其常也。反此者病。脉实血实，脉虚血虚，此其常也。反此者病。

黄帝问道：愿知虚实之要点。岐伯答道：气实形体盛，气虚形体虚，这是正常表现。反此为病态。吃饭多形体盛，吃饭少体虚，这是正常情况。反此为病态。脉实血气充盛，脉虚血气亏少，这是正常情况，反此为病态。

帝曰：如何[①]**而反？岐伯曰：气虚身热**[②]**，此谓反也。谷入多而气少，此谓反也。谷不入而气多，此谓反也。脉盛血少，此谓反也。脉少血多，此谓反也。**

黄帝说：什么是反常？岐伯说：形体盛，身反怕冷；形体虚，身反躁热，此是反常。吃饭多而气反虚，此是反常。不能吃气反盛，此是反常。脉实盛血气反虚，这是反常。脉小血气反盛，这是反常。

气盛身寒，得之伤寒。气虚身热，得之伤暑。谷入多而气少者，得之有所脱血，湿居下也。谷入少而气多者，邪在胃及与肺也。脉小血多者，饮中热也。脉大血少者，脉有风气，水浆不入，此之谓也。

形体盛而身寒冷，是因为伤于寒邪。形体虚而身发热，是伤于暑邪。吃得多而气虚少，是有失血或伤于湿邪的原因。吃得少而气盛，是邪气在胃和肺。脉小而血实，是由于饮酒内热。脉大而血虚，是脉中有风邪，所以汤水不进。

夫实者，气入也；虚者，气出也。气实者，热也；气虚者，寒也。入[③]**实者，左手开针空也；入虚者，左手闭针空也。**

实证是邪气侵入所致，虚证是正气耗散丧失所致。气实为热证，气虚为寒证。刺实证，左手开针孔以泻邪气；刺虚证，左手闭针孔以补正气。

---

① 如何：当作“何如”。

② 气虚身热：“气”前，《甲乙》有“气盛身寒”四字。

③ 入：引为“刺”义。

针解篇第五十四

黄帝问曰：愿闻九针之解，虚实之道。岐伯对曰：刺虚则实之者，针下热也，气实乃热也；满而泄之者，针下寒也，气虚乃寒也。菀陈则除之者，出恶血也。邪胜则虚之者，出针勿按；徐而疾则实之者，徐出针而疾按之；疾而徐则虚者，疾出针而徐按之。言实与虚者，寒温气多少也。若无若有者，疾不可知也。察后与先者，知病先后也。为虚与实者，工勿失其法。若得若失者，离其法也。虚实之要，九针最妙者，为其各有所宜也。补泻之时者，与气开阖相合也。九针之名，各不同形者，针穷其所当补泻也。

黄帝问道：愿知九针之解，虚实之理。岐伯答道：刺虚用补法，指针下有热感，气至所以热。刺实证用泻法，指针下有凉感，气泄所以凉。除瘀积，指泻出瘀血。邪胜应用泻法，出针不按针孔。先慢后快为补，指慢出针快按针孔。先快后慢为泻，指快出针而慢按针孔。说实与虚，指针感寒热的多少。如果寒热之针感似有似无，则病症的虚实难以断定。察后与先，指辨别先病后病。用补与泻，医生应守法治疗，不能违背。补泻不明，就是离其法则了。补泻的关键，主要体现在九针的灵活应用上，九针各有其相应的适应症。补泻适时，是说应与人体气的开合相适应。九针形状各不相同，针当尽其所用而进行补泻之法。

刺实须其虚者，留针阴气隆至，乃去针也；刺虚须其实者，阳气隆至，针下热乃去针也；经气已至，慎守勿失者，勿变更也；深浅在志者，知病之内外也；近远如一者，深浅其候等也；如临深渊者，不敢堕也；手如握虎者[①]，欲其壮也；神无营于众物者，静志观病人；无左右视也；义无邪下者，欲端以正也；必正其神者，欲瞻病人目制[②]其神，令气易行也；所谓三里者，下膝三寸也；所谓跗之[③]者，举膝分易见也；巨虚者，跷足骺独陷者；下廉者，陷下者也。

刺实证要用泻法，留针待凉气至，然后去针；刺虚证要用补法，等待阳气至，针下有热感，然后去针；针感已至，应保持原针刺手法，不要改变手法。针刺的深浅应根据病证内外的不同而定，要心中有数；远近穴位一样，是说其针刺深浅等手法是相同的；如临深渊，是说不要怠慢大意；手如握虎，是说针法坚定有力；神不外视，是要求专心治病，不左右视看；针不斜下，是说针应端直；必正其神，是说观病人之眼神以制其神气，使针感之气易行；所说的三里穴在膝下三寸；所说的跗上脉，其脉举膝在足背显而易见；巨虚上廉穴，举足在胫骨外侧陷下处；巨虚下廉穴，在陷中的下部。

帝曰：余闻九针，上应天地四时阴阳，愿闻其方，令可传于后世以为常也。岐伯曰：夫一天、二地、三人、四时、五音、六律、七星、八风、九野，身形亦应之。针各有所宜，故曰九针。人皮

---

① 手如握虎：张景岳云“持针如握虎，欲其坚而有力也”。

② 制：马莳云“制其神气，使之专一”。

③ 跗之：《新校正》云“‘跗之’，疑作‘跗上’”。

应天，人肉应地，人脉应人，人筋应时，人声应音，人阴阳合[①]气应律，人齿面目应星，人出入气应风，人九窍三百六十五络应野[②]。故一针皮，二针肉，三针脉，四针筋，五针骨，六针调阴阳，七针益精，八针除风，九针通九窍，除三百六十五节气，此之谓各有所主也。人心意应八风，人气应天，人发齿耳目五声应五音六律，人阴阳脉血气应地，人肝目应之九[③]。

黄帝说：我知道九针，上应天地四时阴阳，愿知其法，使可传于后世，以长久不衰。岐伯说：一天、二地、三人、四时、五音、六律、七星、八风、九野，人的形体与之相应合，针也是这样，所以相应合为九针。人的皮肤应天，人的肌肉应地，人的脉应人，人的筋应四时，人的声音应五音，人体阴阳之气应律，人牙齿面目应星，人出入口鼻之气应风，人的九窍三百六十五络脉应九野。所以第一种针刺皮，第二种针刺肉，第三种针刺脉，第四种针刺筋，第五种针刺骨，第六种针调阴阳，第七种针补精气，第八种针除风邪，第九种针通九窍，出三百六十五关节之气。这就是所说的九针各有其适应症。人心意应八风，人气应天，人发齿耳目五声应五音六律，人阴阳经脉血气应地，人肝目应九野。

---

① 合：助词。

② 野：当作“九野”。

③ 九：“九”后，当脱“野”字。

长刺节论[①]篇第五十五

刺家不[②]诊，听病者言，在头，头疾痛，为藏[③]，针之，刺至骨，病已上[④]，无伤骨肉及皮，皮者道也。

针刺医生诊病，先听病人自诉。病在头，头痛甚，诊其脉，然后针刺，深刺至骨，病愈，去针。不要损伤骨肉和皮。皮是针出入之路径。

阴[⑤]刺，入一[⑥]傍四处，治寒热。深专[⑦]者，刺大藏[⑧]。迫藏[⑨]刺背，背俞也。刺之迫藏，藏会[⑩]，腹中寒热去而止。与[⑪]刺之要，发针而浅出血。

阳刺，指刺脊柱旁四处，治疗恶寒发热之证。病深聚的，刺大脉，病脉刺背俞。刺之近脏，为藏气聚会处。腹中寒热气去，病止。其刺之要点，出针时少出点血。

治腐[⑫]肿者刺腐上，视痈小大深浅刺，刺大者多血，小者深之，必端内针为故止。

治痈肿，针刺其痈上，根据痈的大小浅深刺其出脓血，大的多出，小的少出，以端直进针法为准。

病在少腹有积，刺皮髓[⑬]以下，至少腹而止，刺侠脊两傍四椎间，刺两髂髎季胁肋间，导腹中气热下，已。

治疗小腹积聚病，刺脐以下至小腹而止，再刺第四腰椎两旁孔穴及髂骨两侧居髎穴、季肋间等穴，使腹中热气至，病已。

病在少腹，腹痛不得大小便，名曰疝，得之寒，刺少腹两股间，刺腰髁骨间，刺而多[⑭]之，尽炅病已。

病在小腹，腹痛不能大小便，病名叫作疝。是因为伤于寒邪。刺小腹两股间，刺腰与髁骨之间，刺后再灸，等小腹全热，病即愈。

---

① 节：《吕氏春秋·大乐》高诱注："节，止也"，《管子·小问》尹知章注："距，止也"，《说文通训定声》："距，假借为歫"，《说文·夂部》段玉裁注："夂，本义训从后歫之"，《类篇·夂部》："夂，从后灸之"，段玉裁："灸，古文夂"。

② 不：助词。

③ 为藏："藏"，"脉"义。"为藏"，即诊脉之义。

④ 上：郭霭春云"朝本、明抄本'上'并作'止'"。

⑤ 阴：《太素》作"阳"。

⑥ 一：《庄子·徐无鬼》陆德明释文："一，身也"，《广雅·释亲》："体，身也"，《礼经释例》："中体谓之脊"。

⑦ 深专："专"通"抟"。"聚"义。"深抟"，病深聚之义。

⑧ 大藏："藏"，"脉"义。"大藏"，即"大脉"之义。

⑨ 迫藏：《说文》："迫，近也"。

⑩ 会：聚会。

⑪ 与："其"义。

⑫ 腐：《甲乙》作"痈"。

⑬ 皮髓：为"脐"之别名。

⑭ 多：郭霭春云"疑当作'灸'"。

病在筋，筋挛节痛，不可以行，名曰筋痹。刺筋上为故[①]，刺分肉[②]间，不可中骨也。病起筋炅，病已，止。

病在筋，筋拘挛，关节痛，不能行走，叫作筋痹。以刺筋上为准则，刺筋与肌肉之间，不可刺至骨。病好转则筋发热，病愈，止针。

病在肌肤，肌肤尽痛，名曰肌痹，伤于寒湿。刺大分、小分，多发针而深之，以热为故。无伤筋骨，伤筋骨，痈发若变[③]。诸分尽热，病已，止。

病在肌肤，肌肤疼痛，叫作肌痹，是受寒湿所致，刺大小肌肉之处，多针几穴并深刺，以肌肤发热为度。不要过深伤筋骨，伤筋骨则寒邪复发变它症。待诸肉分处尽热，病愈，止针。

病在骨，骨重不可举，骨髓酸痛，寒气至，名曰骨痹。深者刺，无伤脉肉为故。其道大分小分，骨热病已，止。

病在骨，骨重难举动，骨髓酸痛，寒气甚，叫作骨痹。宜深刺，以不伤脉及肌肉为度。经大小分肉之间刺至骨，骨热病愈，止针。

病在诸阳脉，且寒且热，诸分且寒且热，名曰狂。刺之虚[④]脉，视分尽热，病已，止。病初发，岁一发，不治，月一发，不治，月四五发，名曰癫病。刺诸分诸脉，其无寒者以针调之，病止。

病在阳经，大小分肉或寒或热，叫作狂病。刺使其虚，至分肉有热感，病已，止针。病开始一年犯一次，不治则一月犯一次，不治则每月发作四、五次，叫作癫痫病。应刺相应的大小分肉，无恶寒之症者，只以针调治痫病，病可止。

病风且寒且热，炅汗出，一日数过[⑤]，先刺诸分理络脉，汗出且寒且热，三日一刺，百日而已。

病时寒时热，热汗出，一天病数次发作，先刺分肉皮肤络脉。仍然汗出时寒时热的，三天一刺，治疗一百天即愈。

病大风，骨节重，须眉堕，名曰大风，刺肌肉为故，汗出百日，刺骨髓，汗出百日。凡二百日，须眉生而止针。

病疠风，骨节沉重，须眉脱落，叫作疠风病。针刺以肌肉为度，使之汗出。百日后再深刺骨髓，使之汗出，再刺一百天。前后共二百天，至其须眉复生，停止针刺。

---

① 故：《战国策 · 赵策》吴师道注："固、故通"，《礼记 · 祭仪》朱彬训："固亦倨也"，《尔雅 · 释畜》陆德明释文："倨，本作居"，《方言》钱绎笺："度，作居"。

② 分肉：分通肦。肦指肥肉。此处肦与肉同义复词，指肌肉。《史通 · 载言》浦起龙释："分，一作纷"，《仪礼》郑玄注："古文肦作纷"。是分、肦古通之证。下文诸"分"字，例同此。

③ 痈发若变："痈"，《甲乙》作"寒"。

④ 虚：张景岳云"使之虚也"。

⑤ 过：病义。

皮部论篇第五十六

黄帝问曰：余闻皮有分部，脉有经纪，筋有结络，骨有度量。其所生病各异，别其分部，左右上下，阴阳所在，病之始终，愿闻其道。岐伯对曰：欲知皮部以经脉为纪[①]者，诸经皆然。阳明之阳[②]，名曰害蜚，上下同法。视其部中有浮络者，皆阳明之络也。其色多青则痛，多黑则痹，黄赤则热，多白则寒。五色皆见，则寒热也。络盛则入客于经，阳主外，阴主内。

黄帝问道：我听说皮肤上有十二经脉的分属部位，脉有横纵，筋有结络，骨有长短大小之测量。它们所生的病各不相同。区别其皮肤分部，左右上下，内外前后所在，可知病的始终变化，愿知其说。岐伯答道：要想知道皮部之划分，是以经脉循行路线部位为标记的，各条经脉皮部划分都是这样。阳明经的外侧皮部，叫作害蜚，上下手足经相同。见其皮部中有浮络的，都是阳明经之络脉。其色多青为痛证，多黑为痹证，多黄赤为热证，多白为寒证。五色互见，为寒热之证。络中邪气盛，就会侵入其经脉。阳络主外，阴经主内。

少阳之阳，名曰枢持，上下同法。视其部中有浮络者，皆少阳之络也。络盛则入客于经。故在阳者主内，在阴者主出[③]，以渗于内，诸经皆然。

少阳经的外侧皮肤，叫作枢持。手足上下经相同。见其皮部中有浮络的，都是少阳经的络脉。络脉邪盛则入侵于该经脉。少阳经在阳之内，阴之外而居中。邪可从少阳经侵于内。邪气由外及内侵犯，各经脉大致相同。

太阳之阳，名曰关枢，上下同法。视其部中有浮络者，皆太阳之络也。络盛则入客于经。

太阳经的外侧皮部，叫作关枢。手足上下经相同。见其皮部中有浮络的，都是太阳经的络脉。络脉邪气盛，则入侵于经。

少阴之阴，名曰枢儒，上下同法。视其部中有浮络的，皆少阴之络也。络盛则入客于经。其入经也，从阳部注于经，其出者，从阴内注于骨。

少阴经的内侧皮部，叫作枢儒，手足上下经相同。见其皮部中有浮络的，都是少阴经的络脉。络脉邪盛则入侵于该经。邪之入深，从络部注于经，邪之出泄，先从阴经走于骨。

心主之阴，名曰害肩，上下同法。视其部中有浮络者，皆心主之络也。络盛则入客于经。太阴之阴，名曰关蛰，上下同法。视其部中有浮络者，皆太阴之络也。络盛则入客于经。凡十二经络脉者，皮之部也。

厥阴经的内侧皮部，叫作害肩，手足上下经相同。见其皮部中有浮络的，都是厥阴经的络脉。络脉邪盛则入侵于该经。太阴经的内侧皮部，叫作关蛰。手足上下经相同。见其皮部中有络脉的，都是太阴经的络脉。络脉邪盛则入侵于该经。凡此十二经脉，都有其相应的皮部。

---

① 纪：《释名·释言语》王先谦疏：“纪、记二字古通”，《吕览·任数》高诱注：“记，识也”。

② 阳：外义。《礼记·表记》郑玄注：“阳为外。”

③ 在阳者主内，在阴者主出：少阳经在阳之内，阴之外，所以言此。

是故百病之始生也，必先于皮毛，邪中之则腠理开，开则入客于络脉。留而不去，传入于经，留而不去，传入于府，廪于肠胃。邪之始入于皮也，诉[①]然起毫毛，开腠理。其入于络也，则络脉盛色变。其入客于经也，则感虚[②]乃陷下。其留于筋骨之间，寒多则筋挛骨痛，热多则筋弛骨消，肉烁䐃破，毛直而败。

百病之初起，必先产生于皮毛之表，邪中皮使腠理开，开则邪侵入络脉，滞留不去，可传入经脉，留经不去，可传于府之肠胃。邪气始侵入皮肤，使人淅然恶寒，毫毛竖起，腠理张开。邪气侵入络脉，络脉就充盈而色改变。邪气由络侵入经脉，则感受邪气而陷下。邪气留于筋骨之间，若寒气多则筋拘挛，骨骼疼痛；若热多，则筋弛纵而骨弱无力，肌肉消瘦，皮毛枯败。

帝曰：夫子言皮之十二部，其生病皆何如？岐伯曰：皮者脉之部也，邪客于皮则腠理开，开则邪入客于络脉，络脉满则注于经脉，经脉满则入舍于府藏也。故皮者有分部，不与[③]，而生大病也。帝曰：善。

黄帝说：您所说的十二皮部，其生病是怎样的？岐伯说：皮肤是络脉分布的区域，邪气侵入皮肤则腠理张开，开则邪气入侵于络脉，络脉邪气盛则侵注于经脉，经脉邪气盛则入侵留滞于府藏。所以病在皮之分部，不愈，会进一步深入发展成为重病。黄帝说：讲得好！

---

① 泝：《甲乙》作“淅”。

② 虚：《诗·北风》陆德明释文：“虚，作徐”，《尔雅·释训》邢昺疏：“徐，作邪”。

③ 不与：《甲乙》作“不愈”。

经络论第五十七

黄帝问曰：夫络脉之见也，其五色各异，青黄赤白黑不同，其故何也？岐伯对曰：经有常色而络无[①]常变也。帝曰：经之常色何如？岐伯曰：心赤、肺白、肝青、脾黄、肾黑，皆亦应其经脉之色也。

黄帝问道：络脉之见于外，五色各不相同，青黄赤白黑不一样，这是为什么？岐伯答道：经脉的颜色多不变而络脉的颜色常变。黄帝说：经脉的常色是怎样的？岐伯说：心赤、肺白、肝青、脾黄、肾黑，其经脉的主色都与其相应。

帝曰：络之阴阳，亦应其经乎？岐伯曰：阴络之色应其经，阳络之色变无常，随四时而行也。寒多则凝泣，凝泣则青黑；热多则淖泽，淖泽则黄赤。此皆常色，谓之无病。五色具见者，谓之寒热。帝曰：善。

黄帝说：阴络阳络之色，是否应合经脉之色。岐伯说：阴络的颜色与其经脉相应，阳络的颜色变化无常，常随四时季节而变化。寒冷甚则血凝泣，血凝泣则色变青黑；炎热甚则血流畅色润泽，润泽则色成黄赤。这都是正常之色，叫作无病。五色互见的，叫作寒热之病。黄帝说：讲得好！

---

① 无：《尔雅·释言》邵晋涵正义："亡与无古通用"；《读书杂志·逸周书》王引之注："之，疑当作亡"。

气穴论篇第五十八

黄帝问曰：余闻气穴三百六十五，以应一岁，未知其所，愿卒闻之。岐伯稽首再拜对曰：窘乎哉问也！其非圣帝，孰能穷其道焉！因请①溢意尽言其处。帝捧手逡巡而却曰：夫子之开余道也，目未见其处，耳未闻其数②，而目以明，耳以聪矣。岐伯曰：此所谓圣人易语，良马易御也。帝曰：余非圣人之易语也，世言真数开人意③，今余所访问④者真数，发蒙解惑，未足以论也。然余愿闻夫子溢志尽言其处，令解其意。请藏之金匮，不敢复出。

黄帝问道：我知道人身三百六十五个孔穴，以应一年之天数，但不知道其位置，愿尽知之。岐伯叩头再拜答道：这是个难题，若不是圣明之帝，谁能尽究其理？臣愿详尽讲述。黄帝拱手让步谦逊地说：您启发于我啊，眼虽未见穴处，耳虽未听其方术，却能目明耳聪。岐伯说：这叫作圣人易于领悟，良马容易驾驭。黄帝说：我算不上圣人易领悟。世俗说真才实术能够开解人疑，我现在问的是医道至术，可使人发蒙解惑，还不足以立论著说。所以我愿听您详尽之解，使知其本义，遂将其藏于金匮，不敢失掉。

岐伯再拜而起曰：臣请言之。背与心相控而痛，所治天突与十椎及上纪⑤，上纪者，胃脘也。下纪者，关元也。背胸邪系阴阳左右，如此其病前后痛涩，胸胁痛而不得息，不得卧，上气短气偏⑥痛，脉满起，斜出尻脉，络胸胁，支心贯膈，上肩加天突，斜下肩交十椎下。

岐伯再拜说：臣尽言述。如果胸背相引而痛，针刺治疗取天突穴和背部十椎处的中枢穴，以及脐上的中脘穴、脐下的关元穴。胸背阴阳左右相连，所以病发作时前后都痛闷。胸胁痛甚时不能呼息，不能躺卧，气短，胸部满痛，该脉满大，斜走尻脉，络胸，走心通膈，上至天突穴，再斜下肩至第十椎之下。

藏俞五十穴，府俞七十二穴，热俞五十九穴，水俞五十七穴。头上五行行五，五五二十五穴，中𦛗傍各五，凡十穴；大椎上⑦两傍各一，凡二穴；目瞳子浮白二穴，两髀厌分中二穴，犊鼻二穴，耳中多所闻二穴，眉本二穴，完骨二穴，顶⑧中央一穴，枕骨二穴，上关二穴，大迎二穴，下关二穴，天柱二穴，巨虚上下廉四穴，曲牙二穴，天突一穴，天府二穴，天牖二穴，扶突二穴，天窗二穴，肩解二穴，关元一穴，委阳二穴，肩贞二穴，瘖门一穴，脐一穴，胸俞十二穴，背俞二穴，膺俞十二穴，分肉二穴，踝上横二穴，阴阳蹻四穴，水俞在诸分，热俞在气穴，寒热俞在两骸厌中二

---

① 请：指“臣”。岐伯自称。

② 数：《孟子》赵岐注：“数，技也”，《集韵》：“术，一曰技也”。是数、术古通之证。下文“真数”，即“真术”。

③ 意：《读书杂志·墨子》王念孙按：“意，度也”，《类篇》：“疑，度也”。

④ 访问：同义复词，“问”义。《后汉书·皇甫规传》注：“访，问也”。

⑤ 纪：《淮南子·原道》高诱注：“纪，通也”，《尚书》孔颖达疏：“齐训通也”，《说文通训定声》：“齐，假借又为脐”。

⑥ 偏：《新校正》云“别本‘偏’，一作‘满’”。

⑦ 上：郭霭春云“‘上’，疑是‘下’之误”。

⑧ 顶：《太素》作“项”。

穴，大禁二十五[①]，在天府下五寸，凡三百六十五穴，针之所由行也。

藏俞有五十个穴位，府俞有七十二个穴位，治热病的俞穴有五十九个，治水肿病的俞穴有五十七个。头上五行，每行五穴，共二十五穴。脊骨两旁各有五穴，共十穴。大椎下两旁二穴，目瞳子浮白各二穴，两侧髀枢中环跳二穴，犊鼻二穴，听宫二穴，攒竹二穴，完骨二穴，项中风府一穴，窍阴二穴，上关二穴，大迎二穴，下关二穴，天柱二穴，上下巨虚四穴，地仓二穴，天突一穴，天府二穴，天牖二穴，扶突二穴，天窗二穴，肩井二穴，关元一穴，委阳二穴，肩贞二穴，哑门一穴，神阙一穴，胸俞十二穴，膈俞二穴，膺俞十二穴，分肉二穴，踝上横骨内踝上之交信穴，外踝上之附阳穴，左右共四穴，阴跷阳跷四穴。治水肿病的俞穴是其相应的五十七穴等处，治热病是其相应的五十九穴等处。寒热俞在两骸厌中处，大禁之穴五里，在天府下五寸处。凡三百六十五穴，是针刺操作运行之处。

帝曰：余已知气穴之处，游针之居，愿闻孙络谿谷，亦有所应乎？岐伯曰：孙络三百六十五穴会[②]，亦以应一岁，以溢[③]奇邪，以通荣卫。荣卫稽留，卫散荣溢，气竭血著，外为发热，内为少气，疾泻无怠，以通荣卫，见而泻之，无问所会[④]。

黄帝说：我已知气穴所在，行针之处。愿知孙络溪谷，也有所应合吗？岐伯说：孙络三百六十五穴俞，也应一岁。孙络有抵抗病邪，疏通营卫的作用。营卫之气滞阻，则卫散营失，气浊血滞，外成为发热，内成为短气之证。邪实之证，应速泻邪，不要怠慢，以使营卫畅通。见邪实即泻，无问其忌讳。

帝曰：善。愿闻溪谷之会也。岐伯曰：肉之大会为谷，肉之小会为溪，肉分之间，溪谷之会，以行荣卫，以会[⑤]大气，邪溢气壅，脉热肉败，荣卫不行，必将为脓，内销骨髓，外破大䐃，留于节凑，必将为败。积寒留舍，荣卫不居，卷肉缩筋，肋[⑥]肘不得伸，内为骨痹，外为不仁，命曰不足。大寒留于溪谷也。溪谷三百六十五穴会，亦应一岁。其小痹淫溢，循脉往来，微针所及，与法相同。

黄帝说：讲得好！愿知溪谷之会。岐伯说：肌肉之大会合叫谷，小会合叫溪。肌肉纹理之间，溪谷大小肌肉交合之处，可以行营卫之气，留滞病邪。如果邪盛气实，血热肉败，营卫之气滞阻不行，必将成肿成脓。热邪内消骨髓，外败大䐃肉。邪气留于关节肉腠，必将成为败证。久寒留滞，营卫不行，肌肉筋脉拘挛，膝肘不能屈伸，内成为骨痹，外成为不仁之证，这叫作不足，是大寒之气留滞溪谷所致。溪谷三百六十五穴俞，也应一岁。小痹邪盛，循脉传播发展，微针可治，其刺法与一般刺法相同。

帝乃辟左右而起，再拜曰：今日发蒙解惑，藏之金匮，不敢复出，乃藏之金兰之室，署曰气穴所在。岐伯曰：孙络之别经者，其血盛而当泻者，亦三百六十五脉，并注于络，传注十二络[⑦]脉，

---

① 二十五：孙鼎宜云“五里，手阳明穴，以五往而竭其俞，因以二十五为之别号”。

② 会：当为“俞”之误。形近致误。

③ 溢：为“御”之音转。“抵抗”义。《读书杂志·荀子》王念孙按：“溢，满也”，《广雅·释诂》：“凴，满也”，《文选·杂诗》李善注：“御，犹凴也”，《管子集校》：“御、禦古通”，《小尔雅·广言》：“禦，抗也”。

④ 会：《书·禹贡》“东会”，《汉书·地理志》作“东至”，《周礼·考工记》郑玄注：“达犹至也”，《文选》“违事”，五臣本作“达事”，《诸子平议》俞樾按：“讳读为违”。是会、讳古通之证。

⑤ 会：《甲乙》作“舍”。

⑥ 肋：疑为“膝”之误。肋不能伸屈。“膝肘不得伸”，例合。

⑦ 络：指经。《素问》中“络”、“经”每有互用。《缪刺论》“邪客于足阳明之经”与“邪客于手阳明之络”“邪客于足少阳之络”等并列互用。杨上善直以“足少阴直脉”注解“邪客于足少阴之络”等，是其证。

非独十四络脉也。内解泻于中者十脉。

黄帝退去左右随从再拜说：今天受您启发，解除了疑惑之处。其论将藏于金柜，不敢散失，藏于金兰之室，题名叫《气穴所在》。岐伯说：孙络之病与经脉之病不同，孙络血盛应泻出。三百六十五孙脉，气血同时流注络脉。络脉之气血或病邪，均可转注十二经脉及至十四经脉。孙络之气血或病邪，也可内走注泻于五藏之脉。

气府论篇第五十九

足太阳脉气所发者七十八穴：两眉头各一，入发至项[1]三寸半，傍五，相去三寸，其浮气在皮中者凡五行，行五，五五二十五，项中大筋两傍各一，风府两傍各一，侠背[2]以下至尻尾二十一节，十五[3]间各一，五藏之俞各五，六府之俞各六，委中以下至足小指旁各六俞。

足太阳经脉之气发生七十八个穴位：两眉陷中各一穴，眉头上至前项长三寸半，为居中之行，其两侧相距三寸处，左右各两行穴位，共五行。每行五个穴位，五五二十五穴。项中大筋两侧各一穴（天柱穴），风府穴两侧各一穴（风池穴）。脊两旁大椎至尾骶共二十一节，十三个椎间左右各一穴。五藏之俞左右各五，六府之俞左右各六，委中至足小指左右各六穴。

足少阳脉气所发者六十二穴：两角上各二，直目上发际内各五，耳前角上各一，耳前角下各一，锐发下各一，客主人各一，耳后陷中各一，下关各一，耳下牙车之后各一，缺盆各一，腋下三寸，胁下至胠，八间各一，髀枢中傍各一，膝以下至足小指次指各六俞。

足少阳经脉气发生六十二穴：两头角各一穴，自目直上发际内各有五穴（临泣、目窗、正营、承灵、脑空），耳前角上各一穴（颔厌），耳前角下各一穴（悬厘），锐发下各一穴（和髎），客主人穴左右各一，耳后陷中各一穴（翳风），下关穴各一，耳下牙车之后各一穴（颊车），缺盆各一，腋下三寸三穴（渊腋、辄筋、天池），胁下至胠之间隙各一（日月、章门、带脉、五里、维道、居髎），髀枢中一穴（环跳），膝至足小指次指六穴（阳陵泉、阳辅、丘墟、临泣、侠溪、窍阴）。

足阳明脉气所发者六十八穴：额颅发际傍各三，面鼽骨空各一，大迎之骨空各一，人迎各一，缺盆外骨空各一，膺中骨间各一，侠鸠尾之外，当乳下三寸，侠胃脘各五，侠脐广三寸各三，下脐二寸侠之各三，气街动脉各一，伏兔上各一，三里以下至足中指各八俞，分之所在穴空。

足阳明经脉之气发生六十八穴：额颅发际旁各三穴（悬颅、阳白、头维），颧骨孔中间各一穴（四白），大迎穴各一，缺盆外骨孔陷中各一穴（天髎），胸骨间隙各一穴（气户、库房、屋翳、膺窗、乳中、乳根），鸠尾穴外，正乳下三寸，胃脘左右各五穴（不容、承满、梁门、关门、太乙），侠脐横开三寸左右各三穴（滑肉门、天枢、外陵），脐下二寸，左右各三穴（大巨、水道、归来），气街穴在脉动处左右各一，伏兔穴上各一（髀关），三里以下至足中趾各八穴（三里、上廉、下廉、解溪、冲阳、陷骨、内庭、历兑），它们分布在趾间孔窍处。

手太阳脉气所发者三十六穴：目内眦各一，目外各一，鼽骨下各一，耳郭上各一，耳中各一，巨骨穴各一，曲掖上骨穴各一，柱骨上陷者各一，上天窗四寸各一，肩解各一，肩解下三寸各一，肘以下至手小指本各六俞。

手太阳经脉之气发生三十六穴：目内眦各一穴（睛明），目外眦各一穴（瞳子髎），颧骨下颧

---

① 项：《新校正》云"'项'，当作'顶'"。

② 背：《太素》作"脊"。

③ 十五：王冰云"《中诰孔穴图经》所存者十三穴，左右共二十六穴"。

髎各一穴，耳廓上各一穴（角孙），耳中各一穴（听宫），巨骨穴各一，曲掖上各一穴（臑俞），柱骨上陷中各一穴（肩井），天窗上四寸处各一穴（窍阴），肩隙各一穴（秉风），肩隙下三寸各一穴（天宗），肘至小指端共六穴（小海、阳谷、腕骨、后溪、前谷、少泽）。

手阳明脉气所发者二十二穴：鼻空外廉、项上各二，大迎骨空各一，柱骨之会各一，髃骨之会各一，肘以下至手大指次指本各六俞。

手阳明经脉之气发生二十二穴：鼻孔外侧、项上各二穴（迎香、扶突），大迎穴在骨孔中各一穴，项骨与肩交会处各一穴（天鼎），肩臂交会处各一穴（肩髃），肘以下至大指次指间共六穴（曲池、阳溪、合谷、三间、二间、商阳）。

手少阳脉气所发者三十二穴：鼽骨下各一，眉后各一，角上各一，下完骨后各一，项中足太阳之前各一，侠扶突各一，肩贞各一，肩贞下三寸分间各一，肘以下至手小指次指本各六俞。

手少阳经脉之气发生三十二穴：颧骨下各一穴（颧髎），眉后各一穴（丝竹空），角上各一穴（颔厌），下完骨后各一穴（天牖），项中足太阳经之前各一穴（风池），扶突穴各一，肩贞穴各一，肩贞穴下三寸肉分间各一（肩髎，臑会，消泺），肘以下至小指端各六穴（天井、支沟、阳池、中诸、液门、关冲）。

督脉气所发者二十八穴：项中央二，发际后中八，面中三，大椎以下至尻尾及傍十五穴，至骶下凡二十一节，脊椎法也。

督脉经气所发生二十八穴：项中央二穴（风府、哑门），发际正中向后八穴（神庭、上星、囟会、前顶、百会、后顶、强间、脑户），面正中三穴（素髎、水沟、兑端），大椎下至尻尾及旁十五穴（大椎、陶道、身柱、神道、灵台、至阳、筋缩、中枢、脊中、悬枢、命门、阳关、腰俞、长强、会阳）。大椎至尾骶共二十一节，这是依脊椎定穴之处的方法。

任脉之气所发者二十八穴：喉中央二，膺中骨陷中各一，鸠尾下三寸，胃脘五寸，胃脘以下至横骨六寸半一[①]**，腹脉法也。下阴别一，目下各一，下唇一，龂交一。**

任脉经气所发生二十八穴：喉中央二穴（廉泉、天突），胸中骨陷中各一穴（璇玑、华盖、紫宫、玉堂、膻中、中庭），鸠尾下三寸之上脘穴至脐中五寸，脐中至横骨毛际六寸半，每寸各有一穴（鸠尾、巨阙、上脘、中脘、建里、下脘、水分、阴交、气海、石门、关元、中极、曲骨），这是腹部取穴法。下阴正中有会阴穴，目下各一穴（承泣），唇下一穴（承浆），龂交一穴。

冲脉气所发者二十二穴：侠鸠尾外各半寸至脐寸一，侠脐下傍各五分至横骨寸一，腹脉法也。

冲脉经气所发生二十二穴：侠鸠尾外两旁横开寸半到脐部共六穴（幽门、通谷、阴都、石关、商曲、肓俞），每穴相距一寸。脐旁横开五分至横骨处共五穴（中柱、四满、气穴、大赫、横骨），每穴相距一寸，这也是腹部取穴的方法。

足少阴舌下，厥阴毛中急脉各一，手少阴各一，阴阳跷各一，手足诸鱼际脉气所发者[②]**，凡三百六十五穴也。**

足少阴经脉之气发生在舌下二穴（任脉廉泉穴及肾经廉泉穴），厥阴经在毛际中各有一个急脉穴，手少阴经各一穴（阴郄），阴跷穴、阳跷穴各一。手鱼际穴（手鱼际）足鱼际穴（大都）各一。上共三百六十五穴。

---

① 一：顾观光云"'一'上当脱'寸'字，'寸一'，谓每寸一穴也"。
② 者：孙鼎宜云"'者下'脱'各一'二字"。

骨空[①]论篇第六十

黄帝问曰：余闻风者百病之始也，以针治之奈何？岐伯对曰：风从外入，令人振寒，汗出头痛，身重恶寒，治在风府，调其阴阳，不足则补，有余则泻。

黄帝问道：我听说风邪为百病之起因，用针刺怎样治疗？岐伯答道：风邪从外侵入，使人寒战，汗出，头痛，体重怕风寒。治疗取风府穴，调和阴阳，不足用补法，有余用泻法。

大[②]风颈项痛，刺风府，风府在上椎。大[②]风汗出，灸譩譆，譩譆在背下侠脊旁三寸所，厌之，令病者呼譩譆，譩譆应手。

风颈项痛，刺风府穴。风府在第一颈椎之上。头风多汗，灸譩譆穴。譩譆穴在背部六椎旁天三寸处，用手压其穴，使病人感到酸痛而发出“譩譆”之声，其声音之颤动可感应到医者的手指上。

从[③]风憎风，刺眉头。失枕，在肩上横骨间折[④]，使揄臂齐肘[⑤]，正灸脊中。

伤于风邪，怕风，刺眉头（攒竹穴）。落枕颈项痛，在肩上横骨间针刺，并使病人臂肘呈伏案状，灸其脊正中处（大椎穴）。

䏚[⑥]络季胁引少腹而痛胀，刺譩譆。

䏚及季胁痛胀牵引小腹的，刺譩譆穴。

腰痛不可以转摇，急引阴卵，刺八髎与痛上。八髎在腰尻分间。

腰痛不能转动，牵引阴卵疼痛，刺八髎穴及腰痛处，八髎穴在腰脊骶骨两侧凹陷中。

鼠瘘[⑦]，寒热还[⑧]，刺寒府。寒府在附膝外解营[⑨]，取膝上外者使之拜，取足心者使之跪。

鼠瘘瘰疬之病，寒热往来，刺寒府穴。寒府穴有二，一在趺部足背之外侧凹陷中（申脉穴），一在膝上外侧之凹隙中（膝阳关穴）。取膝上外侧穴时使病人呈拜姿易于取穴，取足心涌泉穴时使病人呈跪姿易于取穴。

任脉者，起于中极之下，以上毛际，循腹里上关元，至咽喉，上颐循面入目。冲脉者，起于气

---

① 骨空：“空”通“孔”。“骨空”，即“骨孔”。《诗·七月》疏“隙孔”，《续汉书·五行志注》作“隙空”。是其“空”“孔”古通之证。

② 大：助词，无义。

③ 从：通“纵”，引为“发”“伤”义。

④ 折：助词。

⑤ 使榆臂齐肘：“榆”，《太素》作“揄”。《广雅·释诂》：“揄，引也”；《庄子·渔父》释文：“揄，谓手垂衣内而行也”。由此，“揄”为“弯曲”之义。“揄臂齐肘”，指臂肘呈伏案状，此姿势有利于低头灸脊背。

⑥ 䏚：王冰云“䏚谓侠脊两旁空软处也”。

⑦ 鼠瘘：今之淋巴结核一类病证。张景岳：“鼠瘘，瘰疬也”。

⑧ 寒热还：郭霭春云“‘还’上疑脱‘往’字”。“寒往还”，即“寒热往来”之义。

⑨ 寒府在附膝外解营：此指寒府穴有二。一在足背骨之外侧（“附”为“趺”之音转）。当指申脉穴。申脉穴在足外踝正下方凹陷中，可治头目项背以及癫痫等病证。一指膝阳关穴，该穴在膝上外侧股骨外踝上方凹陷中。

街，并少阴[①]之经，侠脐上行，至胸中而散。任脉为病，男子内结七疝，女子带下瘕聚。冲脉为病，逆气里急。

任脉起于腹部正中下端的中极穴下而，上行至毛际，沿腹正中上至关元穴，直上到咽喉，再上颐，循面进入目之承泣穴。冲脉起于气街穴，与阳明经相并，侠脐上行至胸中分散开。任脉的病变，男子为七疝之病，女子为带下瘕聚之病。冲脉的病变，可气逆上冲，腹中急痛。

督脉为病，脊强反折。督脉者，起于少腹以下骨中央，女子入系廷孔。其孔，溺孔之端也。其络循阴器合篡[②]间，绕篡后，别绕臀，至少阴与巨阳中络者，合少阴上股内后廉，贯脊属肾，与太阳起于目内眦，上额交巅，上入络脑，还出别下项，循肩髆，内侠脊抵腰中，入循膂络肾。其男子循茎下至篡，与女子等。其少腹直上者，贯脐中央，上贯心入喉，上颐还唇，上系两目之下中央。此生病，从少腹上冲心而痛，不得前后，为冲[③]疝。其女子不孕，癃痔遗溺嗌干。督脉生病治督脉，治在骨上，甚者在脐[④]下营。

督脉之病，脊柱强直反张。督脉起于小腹正中下端两骨中间，女子连接阴孔。阴孔是尿道的外端。其脉络循两阴之间，绕肛之外侧，再绕臀部至少阴，与太阳经之络相合。少阴经从股内后侧上行，通脊柱走肾，与足太阳经起于目内眦，上额，交于头顶，入络脑，再出脑下颈项，循肩髆，内侠脊至腰中，循膂而络于肾，男子则循阴茎下至会阴，与女子相同。再从会阴处沿小腹直上，达脐中央，上通心入喉，上颐，绕唇，再至于两目下。督脉之病，从小腹上正冲心而痛，不能大小便，或为痛疝。在女子则为不孕、淋、痔、遗尿、咽干等病证。督脉之病治督脉，治疗多在脊骨之穴上治疗，甚者可治脊下凹处。

其上气有音者，治其喉中央，在缺盆中者。其病上冲喉者治其渐[⑤]，渐者，上侠颐也。

病上气哮喘的，治取喉下中央处的天突穴，其穴在骨缺盆之正中。病逆气上冲喉部的，治取颈侧肌腱前的人迎穴，该肌斜上至颐后。

蹇[⑥]，膝伸不屈，治其楗[⑦]。坐而膝痛，治其机。立而暑[⑧]解，治其骸关[⑨]。膝痛，痛及拇指[⑩]，治其腘。坐而膝痛如物隐[⑪]者，治其关。膝痛不可屈伸，治其背[⑫]内，连骱若折，治阳明中俞髎[⑬]若[⑭]，别

---

① 少阴:《甲乙》作“阳明”。

② 篡:《甲乙》作“纂”。

③ 冲:《方言》云“冲，动也”，《吕览·审分》高诱注:“恫，动”;《说文》:“恫，痛也”;《说文通训定声》:“痛，假借为恫”。是冲、痛古通之证。

④ 齐:《公羊传·庄公二十年》陆德明释文:“脐，本或作齌”。

⑤ 渐：指颈侧人迎穴处的肌腱，即胸锁乳突肌肌腱。胸锁乳突肌在人迎穴后斜上至颐后侧，所以后文云“侠颐”。人迎穴主治气喘、咽喉肿痛等证，与文中所云病证气上冲喉相合。从肌腱伸缩运动的角度来说，其义犹如关门之“楗”。从肌腱之坚韧状态来说，其义如“立”“坚”等义。下文“治其楗”之“楗”王冰注:“楗谓髀辅骨上，横骨下，股外之中，侧立摇动取之，筋动应手”。

⑥ 蹇：行走困难状。《汉书·贾谊传》集注:“蹇，跛也”;《楚辞·怨思》注:“蹇，难也”。

⑦ 楗：指膝部之肌腱。

⑧ 暑：尤怡云“暑，当是骨字”。

⑨ 骸关：指膝关节隙之犊鼻穴和膝眼穴。下文“膝解为骸关”，可证。

⑩ 拇指：指足拇指。

⑪ 隐：高士宗云“隐犹藏也”。

⑫ 背：疑为“骨”之误。指膝关节骨内。

⑬ 中俞髎：高士宗云“足中指间，陷谷穴也”。

⑭ 若：助词。《集韵·药韵》:“若，语词”;《集韵·姥韵》:“者，语词”。

治巨阳少阴荥。淫泺胫痠，不能久立，治少阳之维①，在外②上五寸。

行走困难，膝关节伸而不能屈，治其膝部之肌腱。坐时膝关节痛，治其膝关节内。站立而骨软弱如懈散一样，治其膝关节隙之犊鼻和膝眼穴。膝痛，痛连拇指，治其腘部。坐时膝痛如物藏内的，治膝关节腘上之部位。膝痛不能屈伸，治膝关节骨内。膝痛牵连胫骨，疼痛如折，治取阳明经的陷谷穴，另可取太阳少阴经的荥穴。膝酸痛无力，不能久立，治取少阳之络，穴在外踝上五寸处。

辅骨③上，横骨④下为楗⑤，侠髋为机⑥，膝解为骸关，侠膝之骨为连骸⑦。骸下为辅，辅上为腘，腘上为关⑧，头横骨为枕⑨。

腓骨上，膝关节横骨下叫作楗，膝关节内狭宽不等，叫作机。膝前覆盖之骨叫连骸，连骸之下是腓骨，腓骨之后上是腘，腘之上是膝关节之后，叫作关。头上的横骨叫枕骨。

水俞五十七穴者，尻上五行，行五；伏兔上两行，行五，左右各一行，行五；踝上各一行，行六穴，髓空在脑后三分，在颅际锐骨之下，一在断基下，一在项后中复⑩骨下，一在脊骨上空在风府上；脊骨下空，在尻骨下空，数髓空在面侠鼻，或骨空在口下当两肩；两髆骨空，在髆中之阳，臂骨空在臂阳，去踝四寸两骨空之间；股骨上空在股阳，出上膝四寸；骭骨空在辅骨之上端，股际骨空在毛中动下；尻骨空在髀骨之后，相去四寸。扁骨有渗理腠⑪，无髓孔，易髓无空。

治水肿病的俞穴有五十七个：尻骨上有五行，每行五穴；伏菟上有两行，每行五穴，另左右各一行，每行五穴；足内踝上各一行，每行六穴。髓孔在脑后三分，颅骨边际锐骨之下，其一孔在龈基下，一孔在项后伏骨下，一孔在脊骨上孔的风府穴上面；脊骨下端之孔，在脊骨下面。面部鼻两旁有数处髓孔。或骨孔在口颊下对两肩之处。肩的髆骨孔在肩髆外侧；臂骨孔在臂外侧，离手踝四寸处两骨间；股骨上孔在股外侧至膝四寸之处；骭骨孔在辅骨上端；股际骨孔在阴毛中动脉上面；尻骨孔在髀骨后面约四寸处。扁骨只有渗灌气血的纹理，骨无孔，髓也无孔。

灸寒热之法，先灸项大椎，以年为壮数。次灸橛骨⑫，以年为壮数。视背俞陷者灸之，举臂肩上陷者灸之，两季胁之间灸之，外踝上绝骨之端灸之，足小指次指间灸之，腨下陷脉灸之，外踝后灸之，缺盆骨上切之坚痛如筋者灸之，膺中陷骨间灸之，掌束骨下灸之，脐下关元三寸灸之，毛际动脉灸之，膝下三寸分间灸之，足阳明跗上动脉灸之，巅上一灸之。犬所啮之处灸之三壮，即以犬伤病法灸之。凡当灸二十九处。伤食灸之，不已者，必视其经之过于阳⑬者，数刺其俞而药⑭之。

---

① 维：为“络”之误。《新校正》：“按《甲乙经》外踝上五寸，乃足少阳之络。此云‘维’者，字之误也。”
② 外：《太素》作“外踝”。
③ 辅骨：指腓骨。下文“辅上为腘”，正指腓骨。腓骨之上正是膝后腘处。
④ 横骨：指股骨下端宽厚之处（含内外髁在内）。因其粗大，所以叫横骨。注家解作前阴横骨、腰横骨等，义失。此节细讲膝关节之解剖结构，与腰无涉。
⑤ 楗：指连接膝关节之肌腱及韧带。
⑥ 侠髋为机：指膝关节内狭宽不等。“机”，指膝关节之内。
⑦ 连骸：髌骨之别称。《医宗金鉴》：“膝盖骨即连骸，亦名髌骨。”
⑧ 关：指膝关节之后部。
⑨ 头横骨为枕：王冰云“头上之横骨，为枕骨”。
⑩ 复：张景岳云“‘复’，当作‘伏’”。
⑪ 溱：《太素》无此字。
⑫ 橛骨：《说文》云“骨厥，臀骨也”。“厥”音有“尽头”之义。《素问·阴阳离合论》“厥阴根起于大敦”，王冰注：“厥，尽也”。此骨厥骨，指脊骨之尽头骶尾骨之处长强穴。
⑬ 阳：“盛”义。《水热穴论》：“所谓盛经者，阳脉也。”
⑭ 药：《诗·板》“不可救药”，《韩诗外传》作“不可救疗”。

灸寒热证的方法：先灸项后的大椎穴，以病人不同年龄而分别灸以不同的壮数。次灸骶尾骨处的长强穴，以年龄决定所灸壮数。见背中凹陷处灸之，臂肩上凹陷处灸之，季胁间京门灸之，足外踝上绝骨端阳辅穴灸之，足小指次指间的侠溪穴灸，小腿肚下凹陷处承山穴灸，外踝后昆仑穴灸，缺盆骨上按如坚痛的如筋硬者灸其处，胸部陷骨间的天突穴用灸法，掌横骨下的阳池穴用灸法，脐下三寸的关元穴用灸法，毛际边缘脉跳动处的气冲穴用灸法，膝下三寸之足三里穴用灸法，足阳明经足背动脉处的冲阳穴用灸法，头顶百会穴灸其处。如果被犬咬伤，伤口处灸三壮，再按犬伤病法灸法。以上当灸之处共二十九处。伤于饮食用灸法，不愈者，必视其经络之过于盛盈者，数刺其俞穴出其血而疗之。

水热穴论篇第六十一

黄帝问曰：少阴何以主肾？肾何以主水？岐伯对曰：肾者，至阴也。至阴者，盛水也。肺者，太阴也。少阴者，冬脉也，故其本在肾，其末在肺，皆积水也。帝曰：肾何以能聚水而生病？岐伯曰：肾者，胃[1]之关也，关门不利，故聚水而从其类[2]也。上下溢于皮肤，故为胕肿，胕肿者，聚水而生病也。

黄帝问道：少阴为什么主肾？肾为什么主水？岐伯答道：肾是极阴之藏，极阴之藏可盛纳水液。肺属太阴之藏。少阴肾，与冬季主水相类。肾在下犹如本，肺在上犹如末，二藏皆可积水为病。黄帝说：肾为什么能积水而生病？岐伯说：肾叫作水关，关门不利，所以积水而成水类病，水上下都溢于皮肤，因此成水肿之病。水肿病就是积水溢出导致的病证。

帝曰：诸水皆生[3]于肾乎？岐伯曰：肾者，牝藏也。地气上者属于肾，而生水液也，故曰至阴。勇而劳甚则肾[4]汗出，肾汗出逢于风，内不得入于藏府，外不得越于皮肤，客于玄府，行于皮里，传为胕肿，本之于肾，名曰风水。所谓玄府者，汗空也。

黄帝说：所有的水病都是肾藏导致的吗？岐伯说：肾是阴藏。阴气属肾而生水液，叫作极阴。壮者劳甚则甚汗出，甚汗出遇风，使汗孔闭，汗液内不能回藏府，外不能越泄皮肤，留于玄府，滞于皮内，成为水肿之证。因肾为主水之本，所以叫作风水。所说的玄府，就是汗孔。

帝曰：水俞五十七处者，是何主也？岐伯曰：肾俞五十七穴，积阴之所聚也，水所从出入也。尻上五行行五者，此肾俞，故水病下为胕[5]肿大腹，上为喘呼不得卧者，标本俱病。故肺为喘呼，肾为水肿。肺为逆不得卧，分为相输俱受者[6]，水气之所留也。伏兔上各二行行五者，此肾之街[7]也。三阴之所交结于脚也。踝上各一行行六者，此肾脉之下行也，名曰太冲。凡五十七穴者，皆藏之阴络，水之所客也。

黄帝说：水病五十七穴，是何藏所主？岐伯说：肾俞五十七穴，是阴气所聚之处。水可以从这里流行出入。尻上五行，每行五穴，这都是肾水之穴。水病下为足胫肿、腹肿大，上为气喘不能卧，这是标本俱病，所以说肺之水病为喘，肾之水病为水肿。肺气上逆所以不能躺卧，肺肾主水气流行，水气留滞成水肿病。伏兔上各二行，每行五穴，这是肾气通行的道路。三阴经交结于足，踝上各一行，每行六穴，这是肾经脉气下行之穴，叫作太冲。所有水病五十七穴，都属藏之阴络，水液所停留之处。

---

① 胃：通“谓”。《气厥论》“谓之食亦”，《太素》“谓”作“胃”。是其通假之证。

② 类：指水类病。

③ 生：《甲乙》作“主”。

④ 肾：孙鼎宜云“‘肾’字蒙上‘甚’字声衍”。

⑤ 胕：《类篇·肉部》云“胕，足也。”

⑥ 分为相输俱受者：《太素》作“分之相输受也”。

⑦ 街：高士宗云“肾脉从胫而上，故曰此肾之街也”。

帝曰：春取络脉分肉何也？岐伯曰：春者木始治，肝气始生，肝气急，其风疾，经脉常深，其气少，不能深入，故取络脉分肉间。

黄帝说：春天针刺为什么要取络脉分肉？岐伯说：春为木气所主，肝气生发。肝气急，像风之迅速，经脉之气尚深未盛于表，阳气少，不能充盛于经脉，所以刺取络脉分肉。

帝曰：夏取盛经分腠何也？岐伯曰：夏者火始治，心气始长，脉瘦气弱[①]，阳气留[②]溢，热熏分腠，内至于经，故取盛经分腠。绝[③]肤而病去者，邪居浅也。所谓盛经者，阳脉也。

黄帝说：夏天针刺为什么取盛经分腠？岐伯说：夏为火气所主，心气始旺，脉瘦气热，阳气流溢，热湿分腠，内盛于经脉，所以刺取盛经分腠。治皮肤能去病，是因为病邪浅。所说的盛经，就是阳气充盛之脉。

帝曰：秋取经俞何也？岐伯曰：秋者金始治，肺将收杀[④]，金将胜火，阳气在合，阴气初胜，湿气及体，阴气未盛，未能深入，故取俞以泻阴邪，取合以虚阳邪。阳气始衰，故取于合。

黄帝说：秋天针刺为什么取经俞？岐伯说：秋为金气所主，肺气将收敛，金旺反胜火，阳气在经脉的合穴。阴气初旺，湿气未尽仍可伤体。阴气未盛，不能深入人体，所以取俞穴泻阴邪，取合穴泻阳邪。因为阳气初衰气在合，所以取合穴。

帝曰：冬取井荥何也？岐伯曰：冬者水始治，肾方闭[⑤]，阳气衰少，阴气坚盛，巨阳伏沉，阳脉乃去，故取井以下阴逆，取荥以实阳气，故曰冬取井荥，春不鼽衄[⑥]，此之谓也。

黄帝说：冬天针刺为什么取井荥？岐伯说：冬为水气所主，肾气藏闭，阳气虚，阴气盛，太阳之气沉伏，阳气渐去，所以取井穴以降阴盛之逆，取荥穴以实阳气之衰，所以说：冬取井荥，春不病感冒流涕之证，就是这个道理。

帝曰：夫子言治热病五十九俞，余论[⑦]其意，未能领[⑧]别其处，愿闻其处，因闻其意。岐伯曰：头上五行行五者，以越诸阳之热逆也；大杼、膺俞、缺盆、背俞，此八者，以泻胸中之热也；气街、三里、巨虚上下廉，此八者，以泻胃中之热也；云门、髃骨、委中、髓空，此八者，以泻四肢之热也；五藏俞傍五，此十者，以泻五藏之热也。凡此五十九穴者，皆热之左右也。

黄帝说：您说治疗热病的五十九个穴位，我知其意，但未能知其俞穴部位，愿知其穴位的位置所在，以知其用。岐伯说：头上五行，每行五穴，所以泻阳经上逆的热邪；大杼、膺俞、缺盆、背俞等八穴，可以泻胸中的热邪；气街、三里、上巨虚、下巨虚等八穴，可以泻胃中的热邪；云门、髃骨、委中、髓空等八穴，可以泻四肢的热邪；五藏的背部俞穴在脊旁左右共十个，可以泻五藏之热邪。以上五十九个穴位，都是治疗热病离不开的俞穴。

帝曰：人伤于寒而传为热，何也？岐伯曰：夫寒盛则生热也。

黄帝说：人感受寒邪为什么会转化为发热之证？岐伯说：寒邪太甚，使阳气闭阻，郁积而生热证。

---

① 脉瘦气弱：《左传》“齐国弱”，《公羊传》“弱”作“酌”，《易》陈奂传疏：“酌与勺同”，《说文通训定声》：“勺，犹灼也”。《玉篇》：“灼，热也”。

② 留：《甲乙》作“流”。

③ 绝：《管子·法禁》戴望校：“绝，截之借字”。《诗·长发》陈奂传疏：“截，治也。”

④ 收杀：同义复词。“收敛”之义。

⑤ 方闭：肾与冬同类而主封藏。

⑥ 鼽衄：指感冒流涕之类病证。“鼽”为感冒时打喷嚏时“阿求”之“求”音；“衄”为“流”之音转。

⑦ 论：“知”义。《淮南子·说山》高诱注：“论，知也。”

⑧ 领：衍文。《太素》无此字。

调经论篇第六十二

黄帝问曰：余闻刺法言，有余泻之，不足补之，何谓有余？何谓不足？岐伯对曰：有余有五，不足亦有五，帝欲何问？帝曰：愿尽闻之。岐伯曰：神有余有不足，气有余有不足，血有余有不足，形有余有不足，志有余有不足。凡此十者，其气不等也。

黄帝问道：我听刺法上说，病有余用泻法，病不足用补法，什么是有余，什么是不足呢？岐伯说：有余证有五种，不足证也有五种，不知帝要问哪一种？黄帝说：愿尽知之。岐伯说：神有有余和不足之证，气有有余和不足之证，血有有余和不足之证，形有有余和不足之证，志有有余和不足之证。凡此十种，其病状不同。

帝曰：人有精气津液、四肢、九窍、五藏、十六部[①]，三百六十五节，乃生百病。百病之生，皆有虚实。今夫子乃言有余有五，不足亦有五，何以生之乎？岐伯曰：皆生于五藏也。夫心藏神，肺藏气，肝藏血，脾藏肉，肾藏志，而此成形。志意[②]通，内连骨髓，而成身形五藏。五藏之道，皆出于经隧，以行血气。血气不和，百病乃变化而生，是故守经隧焉。

黄帝说：人有精气津液、四肢、九窍、五藏、十六部、三百六十五骨节，能够产生百病。百病都可有虚实之分。现在你说有余证有五种，不足证也有五种，这是怎样产生的？岐伯说：都因五藏而发生。心藏神，肺藏气，肝藏血，脾藏肉，肾藏志，而成五藏之形。神气通，肌肉附连骨髓，而成身形五藏。五藏之通道，都出自经脉，所以运行气血。如果气血失和，则各种病证因此产生。所以诊治疾病，要本于经脉。

帝曰：神有余不足何如？岐伯曰：神有余则笑不休，神不足则悲[③]。血气未并[④]，五藏安定。邪客于形，洒淅起于毫毛，未入于经络也，故命曰神[⑤]之微。帝曰：补泻奈何？岐伯曰：神有余，则泻其小络之血，出血勿之深斥[⑥]，无中其大经，神气乃平。神不足者，视其虚络[⑦]，按而致之，刺而利[⑧]之，无出其血，无泄其气，以通其经，神气乃平。帝曰：刺微奈何？岐伯曰：按摩勿释[⑨]，著针勿斥[⑩]，移[⑪]气于不足，神气乃得复。

---

① 十六部：高士宗云“形体之十六部，谓两肘、两臂、两股，身之前后左右，头之前后左右也”。

② 志意：概指神气。王冰：“志意者，通言五神之大凡也。”

③ 悲：《甲乙》作“忧”。

④ 血气未并：“并”，偏盛义。张景岳：“并，偏聚也。”

⑤ 神：“气”义。《左传·庄公三十二年》孔颖达疏：“神者，气也。”

⑥ 斥：《书·禹贡》孙星衍注云“斥，一作泽”，《说文通训定声》：“泽，假借为择”；《墨子·尚同》孙诒让注：“择，当依篇读为措”；《淮南子·缪称》高诱注：“措，刺也”。

⑦ 虚络：指“血络”。

⑧ 利：《甲乙》作“和”。

⑨ 勿释：“释”，引为放松之义。

⑩ 勿斥：“斥”，引为“刺”义。

⑪ 移：“补”义。《广雅·释诂》王念孙疏：“移与杉同义。”《广雅·释诂》：“杉，加也。”

黄帝说：神有余和不足证是怎样的？岐伯说：神有余则笑不止，神不足则忧郁。血气未偏盛，五藏安定不乱。邪气侵犯形体，出现恶寒症，是邪气初在肌表毫毛，没有侵入经络，所以叫气之微。黄帝说：怎样补泻？岐伯说：神有余，刺其小络脉出血，出血后不要深刺，不要刺伤大经脉，神气可平。神不足，视其血络，按切使气至，刺而和其气血，不要刺出其血，不泄其气，仅通其经气即可，神气可平复。黄帝说：怎样刺轻证？岐伯说：按摩不放松，留针不刺，补气于不足，神气才可恢复。

帝曰：善。有[①]余不足奈何？岐伯曰：气有余则喘咳上气，不足则息利[②]少气。血气未并，五藏安定。皮肤微病，命曰白气微泄。帝曰：补泻奈何？岐伯曰：气有余，则泻其经隧，无伤其经，无[③]出其血，无泄其气。不足，则补其经隧，无出其气。帝曰：刺微奈何？岐伯曰：按摩勿释，出针视之，曰我将深之，适人必革，精气自伏，邪气散乱，无所休息，气泄腠理，真气乃相得。

黄帝说：讲得好！气有余和不足是怎样的？岐伯说：气有余就会喘咳气逆，不足就会呼息不接续、短气。血气未偏盛，五藏之气安定不乱。如果邪感皮肤微病，叫作肺气微泄。黄帝说：怎样补泻？岐伯说：气有余，则泻其经脉之气，但不要伤其经脉，以出其血，以泄其气。气不足，则补其经气，不要泄其气。黄帝说：怎样刺轻证？岐伯说：按摩放松皮肤，出针时看着病人说：我要深刺了，病人必神色变得紧张，正气自收缩而不从针孔外泄。邪气散，之所休止。邪气从腠理泄出，正气得以保存。

帝曰：善！血有余不足奈何？岐伯曰：血有余则怒，不足则恐。血气未并，五藏安定。孙络水[④]溢，则经有留血。帝曰：补泻奈何？岐伯曰：血有余，则泻其盛经出其血；不足，则视[⑤]其虚经内针其脉中，久留而视。脉大，疾出其针，无令血泄。帝曰：刺留血奈何？岐伯曰：视其血络，刺出其血，无令恶血得入于经，以成其疾。

帝曰：善！形有余不足奈何？岐伯曰：形有余则腹胀，泾溲不利，不足则四肢不用。血气未并，五藏安定。肌肉蠕动，命曰微风。帝曰：补泻奈何？岐伯曰：形有余则泻其阳经，不足则补其阳络[⑥]。帝曰：刺微奈何？岐伯曰：取分肉间，无中其经，无伤其络，卫气得复，邪气乃索[⑦]。

黄帝说：讲得好！形有余和不足是怎样的？岐伯说：形有余则腹部胀满，小便不利；形不足，则四肢软弱无力。血气未偏盛，则五藏之气安定不乱。若见肌肉轻微搐动，叫作微风。黄帝说：怎样补泻？岐伯说：形有余，泻其盛阳之经；形不足，补其虚损之阳脉。黄帝说：怎样刺轻证？岐伯说：刺分肉间，不要刺中其经，不要伤其络。卫气得以恢复，邪气才能散尽。

帝曰：善！志有余不足奈何？岐伯曰：志有余则腹胀飧泄，不足则厥[⑧]。血气未并，五藏安定，骨节有动[⑨]。帝曰：补泻奈何？岐伯曰：志有余则泻然筋[⑩]血者，不足则补其复溜。帝曰：刺未并奈

① 有：《太素》作“气有”。

② 息利：郭霭春云“‘息’下脱‘不’字”。

③ 无：“无出其血，无泄其气”，即“以出其血，以泄其气”，与气实证之治疗始合。《易·归妹》陆德明释文：“不，本亦作无”，《太素·卷二十二》“精气不分”，《灵枢》作“精气之分”，《读书杂志·荀子》王念孙按：“之，本作以”。是无、以、不、之古并通。

④ 水：疑为“血”之误。“水溢”，即“血溢”。

⑤ 视：《太素》作“补”。

⑥ 络：此“络”与前文之“经”，互文同义，均指经脉。《素问》中，“络”“脉”两字每互用。

⑦ 索：“尽”义。王冰：“索，散尽也。”

⑧ 厥：“寒”义。杨上善：“足厥冷也。”

⑨ 骨节有动：“有”通“不”；“动”为“伤”之误。《甲乙》作“伤”。“骨节不伤”，与前文“五藏安定”例合。《经词衍释》：“有，古读为以”，《谷梁传·昭五年》：“以者，不以者也”。是有、不古通之证。

⑩ 然筋：《新校正》云“‘前’字误作‘筋’字”。“然前”，指然骨之前。

何？岐伯曰：即取之，无中其经，邪所乃能立虚[①]。

黄帝说：讲得好！志有余和不足是怎样的？岐伯说：志有余则腹胀水泻，志不足常手足冷。血气未偏盛，五藏之气安定不乱，骨节不伤。黄帝说：怎样补泻？岐伯说：志有余应泻然骨前之血络，志不足则补复溜穴。黄帝说：怎样刺未盛之证？岐伯说：立刻刺之，不要伤其经，以去除其邪气。

帝曰：善！余已闻虚实之形，不知其何以生？岐伯曰：气血以并[②]，阴阳相倾，气乱于卫，血逆于经，血气离居，一实一虚。血并[③]于阴，气并于阳，故为惊狂；血并于阳，气并于阴，乃为炅中；血并于上，气并于下，心烦惋善怒；血并于下，气并于上，乱而喜忘。帝曰：血并于阴，气并于阳，如是血气离居，何者为实？何者为虚？岐伯曰：血气者，喜温而恶寒，寒则泣不能流，温则消而去之。是故气之所并为血虚，血之所并为气虚。

黄帝说：讲得好！我已知虚实之病状，但不知其怎样产生的？岐伯说：气血不平，阴阳相倾偏，气乱于卫分，血乱于经脉，血气失常，或实或虚。血盛于阴，气盛于阳，所以成为惊狂之证；血盛于阳，气盛于阴，成为热中之证；血盛于上，气盛于下，多成心烦善怒之证；血盛于下，气盛于上，气乱上逆而喜忘。黄帝说：血盛于阴，气盛于阳，如此就会血气失常。那什么是实？什么是虚？岐伯说：血气好比水，喜温暖而怕寒冷。寒则泣滞不能畅流，温则血畅而流行顺利。所以气之所盛为血虚，血之所盛为气虚。

帝曰：人之所有者，血与气耳。今夫子乃言血并为虚，气并为虚，是无实乎？岐伯曰：有者为实，无者为虚。故气并则无血，血并则无气。今血与气相失，故为虚焉。络之与孙脉俱输[④]于经，血与气并，则为实焉。血之与气并走于上，则为大厥[⑤]，厥则暴死。气复反则生，不反则死。

黄帝说：人体所有的生命活动，都离不开血与气。现在您说血盛为气虚，气盛为血虚，难道没有实证吗？岐伯说：有为实，没有为虚。所以气盛则血少，血盛则气少。现在血和气相互减少，所以成为虚证。络和孙脉之气血都流注于经脉，血和气盛，所以成为实证。若血与气同逆走于上，则成大病，病则突然昏死。如气能复返则可活，如气不能复返则死。

帝曰：实者何道从来？虚者何道从去？虚实之要，愿闻其故。岐伯曰：夫阴与阳，皆有俞会，阳注于阴，阴满之外[⑥]，阴阳匀平，以充其形。九候若一，命曰平人。夫邪之生也，或生于阴，或生于阳。其生于阳者，得之风雨寒暑；其生于阴者，得之饮食居处，阴阳喜怒。

黄帝说：实从什么地方来？虚从什么地方去？虚实要领，愿知其机理。岐伯说：阴经与阳经，都有俞合之穴。阳气注入阴血，阴血充满经脉。阴阳气血均平，可以充实人的形体。九部之脉上下相同，叫作正常人。邪气导致的病变，有的因于内，有的因于外。因于外的，是感受风雨寒暑等邪气所致；因于内的，是饮食不节，起居失调，情欲情志过度等所致。

帝曰：风雨之伤人奈何？岐伯曰：风雨之伤人也，先客于皮肤，传入于孙脉，孙脉满则传入于

---

① 邪所乃能立虚：《甲乙》作“以去其邪”。

② 气血以并：以与不，并与平，古并通。“气血不平”，与下文“阴阳相倾”对举成文。《太素》“精气不分”，《灵枢》作“精气之分”，《读书杂志》王念孙按：“之，本作以”。是以、不古通之证。《说文通训定声》：“平，假借为姘”，《说文·女部》段玉裁注：“姘，又以并为之”。是并、平古通之证。

③ 并：“盛”义。

④ 输：《甲乙》作“注”。

⑤ 厥：“病”义。

⑥ 阴满之外：“阴”，指阴血。“外”，通“脉”。

络脉，络脉满则输[①]于大经脉。血气与邪并客于分腠之间，其脉坚大，故曰实。实者外坚充满，不可按之，按之则痛。帝曰：寒湿之伤人奈何？岐伯曰：寒湿之中人也，皮肤不[②]收，肌肉坚紧，荣血泣，卫气去，故曰虚。虚者聂辟[③]，气不足，按之则气足以温之，故快然而不痛。

黄帝说：风雨是怎样伤人的？岐伯说：风雨伤人，先侵犯皮肤，再传入孙脉，孙脉邪盛，再传入络脉，络脉邪盛，传注于大经脉。血气和邪气共同在分腠之间，于是络脉坚大，这叫作实。实证络脉坚大充满，不能按，按之则疼痛。黄帝说：寒湿怎样伤人？岐伯说：寒湿之邪伤人，皮肤收，肌肉坚紧，营血滞，卫气消，所以叫作虚。虚者多恐惧害怕，气虚不足而喜按。按之气至而感到温热，所以舒适而不疼痛了。

帝曰：善！阴之生实奈何？岐伯曰：喜怒不节，则阴气上逆，上逆则下虚，下虚则阳气走之，故曰实矣。帝曰：阴之生虚奈何？岐伯曰：喜[④]则气下；悲则气消，消则脉虚空，因寒饮食，寒气熏满，则血泣气去，故曰虚矣。

黄帝曰：讲得好！阴的实证是怎样产生的？岐伯说：喜怒不节制，阴气就会上逆，阴气上逆，下部就会虚，下部虚，阳气逆走于上，所以叫作实证。黄帝说：阴的虚证是怎样产生的？岐伯说：过恐则气下散，过悲则气消，气消则使血脉空虚。再加上寒饮食，寒气伤脉，血滞气损，所以叫作虚证。

帝曰：经言阳虚则外寒，阴虚则内热，阳盛则外热，阴盛则内寒。余已闻之矣，不知其所由然也。岐伯曰：阳受[⑤]气于上焦，以温皮肤分肉之间，今[⑥]寒气在外，则上焦不通，上焦不通，则寒气独留于外，故寒栗。帝曰：阴虚生内热奈何？岐伯曰：有所劳倦，形气衰少，谷气不盛，上焦不行，下脘不通，胃气热，热气熏胸中，故内热。帝曰：阳盛生外热奈何？岐伯曰：上焦不通利，则皮肤致密，腠理闭塞，玄府不通，卫气不得泄越，故外热。帝曰：阴盛生内寒奈何？岐伯曰：厥[⑦]气上逆，寒气积于胸中而不泻，不泻则温气去，寒独留，则血凝泣，凝则脉不通，其脉盛大以涩，故中寒。

黄帝说：医书上说阳虚则外寒，阴虚则内热，阳盛则外热，阴盛则内寒，我已知道了，但不知其所以然。岐伯说：阳行气于上焦，以温暖皮肤肌肉。现在寒气在表，上焦不能通利，上焦不通，寒邪滞留肌表不散，所以寒慄而外寒。黄帝说：阴虚是怎样产生内热的？岐伯说：劳累过度，形气虚损，食少，上焦气不行，下脘气不通，胃气蕴热，热气充满胸内，所以内热。黄帝说：阳盛是怎样产生外热的？岐伯说：阳邪壅滞上焦，上焦不通利，皮肤紧，腠理闭，汗孔不通，卫气不能宣泄于皮肤，所以蕴积而成外热之证。黄帝说：阴盛是怎样产生内寒的？岐伯说：寒气上逆，寒气积滞胸中不能消去，不去则温气削减，寒气独留，于是血凝泣，脉不通畅，其脉象大而涩，所以成内寒之证。

---

① 输：《甲乙》作“注”。
② 不：“不收”，即“之收”。与下文“肌肉坚紧”，例合。
③ 聂辟：“聂”，《太素》作“慑”。恐惧之状。
④ 喜：郭霭春云“‘喜’字误，似应作‘恐’。《举痛论》：‘恐则气下’。”
⑤ 受：引为“行”义。
⑥ 为“今”之误。郭霭春：“金本、读本、赵本、朝本‘令’并作‘今’。”
⑦ 厥：“寒”义。

帝曰：阴与阳并[①]，血气以并[②]，病形以成[③]，刺之奈何？岐伯曰：刺此者，取之经隧，取血于营，取气于卫，用形[④]哉，因四时多少高下。帝曰：血气以并，病形以成，阴阳相倾，补泻奈何？岐伯曰：泻实者气盛乃内针，针与气俱内，以开其门，如[⑤]利其户[⑥]。针与气俱出，精气不伤，邪气乃下。外门不闭，以出其疾。摇大其道，如利其路，是谓大泻，必切[⑦]而出，大[⑧]气乃屈。帝曰：补虚奈何？岐伯曰：持针勿置，以定其意，候呼内针，气出针入，针空四塞，精无从去，方实[⑨]而疾出针，气入针[⑩]出，热不得还[⑪]，闭塞其门，邪气布散，精气乃得存。动气候时，近气不[⑫]失，远气[⑬]乃来，是谓追之。

黄帝说：阴与阳偏盛，血气不平，病证而盛，怎样针刺？岐伯说：刺这样的病证，取经脉刺之，刺脉中的营血，又刺脉外的卫气，并根据四时气候之不同和人体胖瘦高低的不同而具体用针。黄帝说：血气不平，病证而盛，阴阳偏失，怎样补泻？岐伯说：泻实证邪气盛时进针，其针邪气并入。以开其针孔，以利其通路，使出针时针与邪气同出，而正气不伤，邪气可除去。针孔不闭，以出其邪，摇大针孔，以通利其出路，这叫作大泻。必急出针，其邪气才能屈伏。黄帝说：怎样补虚？岐伯说：持针先不入刺，安定其神气，待呼气时进针，气呼针入，使针孔四边塞闭，正气不能出，待其有热感时急出针，气至针出，热气不能散泄。闭按针孔，邪气消散，正气得以保存。得气察时，使已至之正气不散失，使未至之正气引来，这叫作补法。

帝曰：夫子言虚实者有十生于五藏，五藏五脉耳。夫十二经脉皆生其[⑭]病，今夫子独言五藏。夫十二经脉者，皆络三百六十五节，节有病，必被经脉。经脉之病，皆有虚实，何以合[⑮]之？岐伯曰：五藏者，故[⑯]得六府与为表里，经络支节，各生虚实。其病所居，随而调之。病在脉，调之血；病在血，调之络；病在气，调之卫；病在肉，调之分肉；病在筋，调之筋；病在骨，调之骨。燔针劫[⑰]刺其下及与急者。病在骨，淬针药熨；病不知所痛，两跷为[⑱]上；身形有痛，九候莫病，则缪刺之；痛[⑲]在于左而右脉病者，巨[⑳]刺之。必谨察其九候，针道备[㉑]矣。

---

① 并：偏盛。
② 血气以并：以通不，并通平。
③ 成：通盛。
④ 用形：即“施针”之义。吴崑：“施针法也”。
⑤ 如：“以”义。
⑥ 户：门户，引为“通路”义。
⑦ 切：王冰云“切，谓急也”。
⑧ 大：助词，无义。
⑨ 实：此指热感。
⑩ 入：“至”义。
⑪ 还：引为“去”义。
⑫ 近气：指已至之正气。
⑬ 远气：指未至之正气。
⑭ 其：《甲乙》作“百”。
⑮ 合：疑为“知”之误，例义始合。
⑯ 故：通“固”。“本来”义。
⑰ 劫：《诗·终风》陆德明释文：“劫，本又作跲”；《说文通训定声》：“跲，假借又为给”；《荀子》杨倞注：“给，急也”。《淮南子·精神》高诱注：“劫，迫也”；《书·洪范》蔡沈传：“急，迫也”。是劫、急古通。
⑱ 为：助词。
⑲ 痛：《甲乙》作“病”。
⑳ 巨：疑为“互”之误。“巨刺”即“互刺”，左右互刺之义。
㉑ 备：《甲乙》作“毕”。

黄帝说：您说虚实之证有十种，生于五脏，是指五脏之脉。十二经脉可生百病，您独言五脏之脉。十二脉都可与三百六十五节联络，骨节有病必波及经脉。经脉之病，又都有虚实，怎样知之？岐伯说：五脏本来与六府为表里。经络肢节，各可生虚实之证。视其病所在之处，随其病而调治之。病在脉，可调治血；病在血，可调治络脉；病在气，可调治卫分；病在肉，可调治肌肉；病在筋，可调治筋；病在骨，可调治骨。用火针急刺其病处及急痛处。病在骨，可用火针加药熨；病说不清痛处，刺阴蹻阳蹻脉上之络脉；身体疼痛，但九候脉象无病象，则采用左右互刺的方法治疗；病在左侧而右侧见病脉的，用左右互刺的方法治疗。必须用心察辨九候的脉象。针术就算完备了。

缪刺论篇第六十三

黄帝问曰：余闻缪刺[1]，未得其意，何谓缪刺？岐伯对曰：夫邪之客于形也，必先舍于皮毛，留而不去入舍于孙脉，留而不去入舍于络脉，留而不去入舍于经脉，内连五藏，散于肠胃。阴阳俱感，五藏乃伤。此邪之从皮毛而入，极于五藏之次也。如此则治其经焉。今邪客于皮毛，入舍于孙络，留而不去，闭塞不通，不[2]得入于经，流溢于大络，而生奇[3]病也。夫邪客大络者，左注右，右注左，上下左右，与经相干，而布于四末。其气无常处，不入于经俞，命曰缪刺。

黄帝问道：我听说缪刺，不知其意，什么是缪刺？岐伯答道：邪气侵犯人体，必先犯皮毛，留滞不去则邪入孙脉，留滞不去则邪入络脉，留滞不去则邪入经脉，内及五藏，散布肠胃。阴阳经脉俱受邪，五藏即受伤害。这是邪从皮毛侵入，最后至于五藏的次序。这样则需治其经脉。现在邪侵犯皮毛，侵入孙络，留滞不去，孙络闭塞不畅，邪得入于经脉，流溢于大经，而生疾病。邪侵入大经脉，从左进入右，从右进入左，上下与经气相干，流布于四肢。邪气流窜无固定之处，不能固定于经俞，所以治疗要用缪刺法。

帝曰：愿闻缪刺以左取右以右取左奈何？其与巨刺[4]何以别之？岐伯曰：邪客于经，左盛则右病，右盛则左病，亦有移易者，左痛未已而右脉先病，如此者，必巨刺之，必中其经，非络脉也。故络病者，其病与经脉缪处，故命曰缪刺。

黄帝说：愿知缪刺法以左取右以右取左是怎样的？它与互刺法有什么区别？岐伯说：邪气侵犯经脉，左侧邪盛则右脉发病，右侧邪盛则左脉发病。也有改变不一样的，左痛还没有好而右脉已开始发病。这样的情况，必须用互刺的方法，互刺与缪刺的不同处是，互刺必须刺中经脉，而不是刺络脉。络脉病所致的疼痛与经脉所致的疼痛不在一处，所以叫作缪刺。

帝曰：愿闻缪刺奈何？取之如何？岐伯曰：邪客于足少阳之络，令人卒心痛，暴胀，胸胁支满，无积者，刺然骨之前出血，如食倾而已。不已，左取右，右取左。病新发者，取五日，已。

黄帝说：愿知怎样缪刺，刺法怎样？岐伯说：邪气侵入足少阴络脉，使人突然心痛，腹胀，胸胁撑满，其无积血，刺然谷穴出血，约一顿饭工夫即愈。不愈，用左病刺右，右病刺左的方法。新发之病，五日可愈。

邪客于手少阳之络，令人喉痹舌卷，口干心烦，臂外廉痛，手不及头，刺手中指次指爪甲上，去端如韭叶各一痏，壮者立已，老者有顷已。左取右，右取左，此新病数日已。

邪气侵入手少阳络脉，使人喉痛肿，舌卷，口干，心烦，臂外侧痛，不能抬举至头。刺中指小指爪甲上旁开韭叶宽之处各一次。年壮者立愈。老年人一会儿即愈。病在左刺右，病右刺左。新发

---

① 缪刺：张景岳云“左病刺右，右病刺左。刺异其处，故曰缪刺”。

② 不：助词，“其”义。

③ 奇病：助词，即“疾病”。

④ 巨刺：“巨”疑为“互”之误。“巨刺”，即“互刺”。指左右互刺之法。

之病，数日即愈。

邪客于足厥阴之络，令人卒疝暴痛，刺足大指爪甲上，与肉交者各一痏，男子立已，女子有顷已，左取右，右取左。

邪气侵入足厥阴络脉，使人突然患疝气暴痛，刺足大指爪甲旁与肉相交处的大敦穴一次。男子立愈，女子一会儿即愈。左病刺右，右病刺左。

邪客于足太阳之络，令人头项肩痛，刺足小指爪甲上，与肉交者各一痏，立已。不已，刺外踝下三痏，左取右，右取左，如食顷已。

邪气侵入足太阳络脉，使人头项痛，肩痛，刺足小指爪甲上与肉交之处的至阴穴各一次，立愈。不愈，刺外踝下金门穴三次，左病刺右，右病刺左，约一顿饭工夫可愈。

邪客于手阳明之络，令人气满胸中，喘息而支胠，胸中热，刺手大指、次指爪甲上，去端如韭叶各一痏。左取右，右取左[①]。如食顷已。

邪气侵入手阳明经络脉，使人胸中胀满，喘逆胁胀，胸内热，刺手大指次指爪甲旁开韭叶宽处的商阳穴各一次，约一顿饭时间病可愈。

邪客于臂掌之间，不可得屈，刺其踝后，先以指按之痛，乃刺之，以月死生为数，月生一日一痏，二日二痏，十五日十五痏，十六日十四痏。

邪气侵入臂掌间的络脉，手腕不能屈伸，刺腕关节之后侧。先用手指按痛处，然后刺之。以月的圆缺决定针刺数，即初一针一针，初二针二针……十五针十五针，十六日针十四针，依次渐减。

邪客于足阳跷之脉，令人目痛从内眦始，刺外踝之下半寸所各二痏，左刺右，右刺左，如行十里顷而已。

邪气侵入阳跷脉，使人目痛，其痛先从目内角开始。刺外踝下半寸处的申脉穴各二次。左病刺右，右病刺左，约行走十里路的时间可愈。

人有所堕坠，恶血留内，腹中胀满，不得前后，先饮利药，此上伤厥阴之脉，下伤少阴之络，刺足内踝之下，然骨之前血脉出血。刺足跗上动脉，不已，刺三毛上各一痏，见血立已。左刺右，右刺左。善悲惊不乐，刺如右方。

人跌扑损伤，瘀血留内，腹胀满，不能大小便，先服泻瘀血药。这是上伤厥阴之脉络，下伤少阴之脉络。刺足内踝下然骨前的络脉出血。同时刺足背动脉处的冲阳穴。不愈，刺足大趾三处的大敦穴各一次，出血立愈。左病刺右，右病刺左。多悲痛不乐，刺法与上述相同。

邪客于手阳明之络，令人耳聋，时不闻音，刺大指次指爪甲上去端如韭叶各一痏，立闻。不已，刺中指爪甲上与肉交者，立闻。其不时闻者，不可刺也。耳中生风者，亦刺之如此数，左刺右，右刺左。

邪气侵入手阳明经络脉，使人耳聋，常听不见声音；刺手大指之次指爪甲旁开韭叶宽的商阳穴，各一次，立刻听见。不愈，刺中指爪甲肉交处的中冲穴，立刻听见。其不时听到的，是经络气不能通，不可再刺。耳鸣之证，刺法同此术。左病右刺，右病刺左。

凡痹往来行无常处者，在分肉间痛而刺之，以月死生为数。用针者随气盛衰，以为痏数。针过其日数则脱气，不及日数则气不泻。左刺右，右刺左，病已，止。不已，复刺之如法。月生一日一痏，二日二痏，渐多之。十五日十五痏，十六日十四痏，渐少之。

痹证疼痛无常处，刺分肉间痛处。以月亏盈作为针刺次数。用针以人气之盛衰随月亏盈变化而

---

① 左取右，右取左：六字在此当衍。因喘病无左右之分。

为刺数。针过其日数会伤气，不及日数邪气不去。左病刺右，右病刺左。病愈，止刺。不愈，重新如法针刺。初一刺一针，初二刺二针，渐多之。十五刺十五针。十六日刺十四针，依次渐少之。

邪客于足阳明之经，令人鼽衄[1]上齿寒，刺足中指次指爪甲上与肉交者各一痏，左刺右，右刺左。

邪气侵犯足阳明经络，使人感冒流涕，上齿恶寒。刺足中指次指爪甲与肉交合之处的厉兑穴各一次。左病刺右，右病刺左。

邪客于足少阳之络，令人胁痛不得息，咳而汗出，刺足小次指[2]爪甲上，与肉交者各一痏，不得息立已，汗出立止。咳者温衣饮食，一日已。左刺右，右刺左，病立已。不已，复刺如法。

邪气侵犯足少阳经络，使人胁痛不能呼吸，咳嗽出汗，刺足小趾爪甲上肉交处的窍阴穴各一次。不能呼吸症立愈，汗出立止。咳嗽的要温饮食，穿暖和衣服，一天即愈。左病刺右，右病刺左，病立愈。不愈，重新刺如前法。

邪客于足少阴之络，令人嗌痛，不可内食，无故善怒，气上走贲上，刺足下中央之脉各三痏，凡六刺，立已。左刺右，右刺左。

邪气侵入足少阴经络，使人咽痛，不能进食，无故多怒，气上喘逆，刺足下正中之涌泉穴，各三次，共六刺，立愈。左病刺右，右病刺左。

嗌中肿，不能内唾，时不能出唾者，缪刺然骨之前，出血立已。左刺右，右刺左。

咽喉肿，不能咽唾液，或不能吐痰涎，刺然骨穴出血，立愈。左病刺右，右病刺左。

邪客于足太阴之络，令人腰痛，引少腹控眇，不可以仰息，刺腰尻之解，两胂之上，是腰俞，以月死生为数。发针立已。左刺右，右刺左。

邪气侵入足太阴经络，使人腰痛，痛引小腹季胁，不能仰胸呼吸，刺腰骶之隙，两髁胂上的下髎穴，以月亏盈决定针刺次数，发针立愈。左病刺右，右病刺左。

邪客于足太阳之络，令人拘挛背急，引胁而痛，刺之从项始，数脊椎侠背，疾按之应手如痛，刺之旁三痏，立已。

邪气侵入足太阳经络，使人筋脉拘挛，背强硬，引胁疼痛，刺从项后脊椎开始，循次向下按脊椎两旁，病人感觉痛时，即刺其痛处旁三次，立愈。

邪客于足少阳之络，令人留于枢中痛，髀不可举，刺枢中以毫针，寒则久留针，以月死生为数，立已。

邪气侵入足少阳经络，使人环跳处疼痛，大腿不能抬，刺环跳穴用毫针，寒气多则久留针。以月亏盈为针刺数，立愈。

治诸经刺之，所过者不[3]病，则缪刺之。

治各经络之病，用针刺法，经络循行所经过之处的病变，用缪刺法针刺。

耳聋，刺手阳明，不已，刺其通脉[4]出耳前者。

耳聋，刺手阳明的商阳穴，不愈，刺其经脉过耳前的听宫穴。

齿龋，刺手阳明，不已，刺其脉入齿中，立已。

龋齿，刺手阳明的商阳穴，不愈，刺其入齿中之脉，立愈。

---

① 鼽衄：指感冒流涕之证。
② 次指：《甲乙》无此二字。
③ 不：助词。
④ 通脉：《甲乙》作“过脉”。

邪客于五藏之间，其病也，脉引而痛，时来时止，视其病，缪刺之于手足爪甲上，视其脉，出其血，间日一刺，一刺不已，五刺已。

邪气侵犯五脏之间，其病脉络疼痛，时发时止，视其病处，用缪刺法刺手足爪甲旁的俞穴，并使其病处脉络出血。隔日一次。一刺不愈，五刺愈。

缪[①]传引上齿，齿唇寒痛，视其手背脉血者去之，足[②]阳明中指爪甲上一痏，手大指次指爪甲上各一痏，立已。左取右，右取左。

病传至上齿，齿唇寒痛，视病者手背的络脉，针刺出血，并刺足阳明经中指爪甲上的内庭穴和手次指爪甲旁的商阳穴各一次，立愈。左病刺右，右病刺左。

邪客于手足少阴太阴足阳明之络，此五络，皆会于耳中，上络左角，五络俱竭，令人身脉皆动，而形无知也，其状若尸，或曰尸厥，刺其足大指内侧爪甲上，去端如韭叶，后刺足心，后刺足中指[③]爪甲上各一痏，后刺手大指内侧去端如韭叶。后[④]刺手心主，少阴锐骨之端各一痏，立已。不已，以竹管吹其两耳，鬄其左角之发方一寸，燔治，饮以美酒一杯，不能饮者灌之，立已。

邪气侵入手足少阴经、手足太阴经、足阳明等经的络脉，此五经之络脉都络于耳中，上络左额角。五络衰竭，会使人体的脉虽然跳动，但形体神志却失去知觉，犹如死尸，也可以叫作尸厥。应刺足大趾爪甲内侧旁开一韭叶处的隐白穴，再刺足心的涌泉穴，接着刺足次趾的厉兑穴各一次。然后再刺手大指爪甲内侧旁开一韭叶处的少商穴和掌后锐骨端少阴经的神门穴各一次，立愈。不愈，用竹管吹病人两耳，剃左头角之头发一寸见方，用火烧成炭存性，研末，用好酒一杯送服。病人不能饮用，将酒灌入其口中，立即可愈。

凡刺之数[⑤]，先视其经脉，切而从[⑥]之，审其虚实而调之。不调者，经[⑦]刺之。有痛而经不[⑧]病者缪刺之。因视其皮部有血络者尽取之，此缪刺之数也。

凡针刺之法，先察病人的经脉，用手按摩审察它的虚实而调其气血。如果气血失调，用正常的针刺方法治疗。如果有疼痛之处而经络有病变的，用缪刺法治疗。应见其皮部血络充盛之处，全部刺其出血，这就是缪刺的方法。

---

① 缪：引为“病”义。

② 足：《甲乙》“足”上有“刺”字。

③ 中指：郭霭春云“‘中指’，应作‘大指次指’。《医心方·卷二》：‘厉兑在足大指次指之端，主暴厥欲死，脉动如故，其形无知’”。

④ 后：《太素》无“后”后五字。

⑤ 数：“方法”义。

⑥ 从：《甲乙》作“循”。“按”义。

⑦ 经：“经”有“常”义。“经刺”，即正常之刺法针刺之义。

⑧ 不：助词。

四时刺逆从论篇第六十四

厥阴有余，病阴痹；不足，病生热痹。滑则病狐疝风[1]，涩则病少腹积气。

厥阴经气盛，病寒痹，气不足，病热痹。脉滑病下阴小腹时痛时止的狐风疝病，脉涩病小腹胀气。

少阴有余，病皮痹隐疹；不足，病肺痹。滑则病肺风疝[2]，涩则病积[3]溲血。

少阴经气盛，病皮痹、皮肤疹病，气不足，病肺痹。脉滑病肺风病，脉涩病尿血症。

太阴有余，病肉痹寒中[4]；不足，病脾痹。滑则病脾风疝，涩则病积心腹时满。

太阴经气盛，病肌肉痹证、脾痹，气不足，病寒中。脉滑病脾风病，脉涩病心腹时胀满。

阳明有余，病脉痹，身时热；不足，病心痹。滑则病心风疝，涩则病积时善惊。

阳明经气盛，病脉痹，身常发热，气不足，病心痹。脉滑病心风病，脉涩病常惊恐。

太阳有余，病骨痹身重；不足，病肾痹。滑则病肾风疝，涩则病积善时巅疾。

太阳经气盛，病骨痹身重，气不足，病肾痹。脉滑病肾风病，脉涩病头部之疾。

少阳有余，病筋痹胁满；不足，病肝痹。滑则病肝风疝，涩则病积时筋急目痛。

少阳经气盛，病筋痹、胁胀满，气不足，病肝痹。脉滑病肝风病，脉涩病筋拘挛、目疼痛。

是故春气在经脉，夏气在孙络，长夏气在肌肉，秋气在皮肤，冬气在骨髓中。帝曰：余愿闻其故。岐伯曰：春者，天气始开，地气始泄，冻解冰释，水行经通，故人气在脉；夏者，经满气溢，入孙络受血，皮肤充实；长夏者，经络皆盛，内溢肌中；秋者，天气始收，腠理闭塞，皮肤引急；冬者盖藏，血气在中，内著骨髓，通于五藏。是故邪气者，常随四时之气血而入客也，至其变化，不可为度。然必从其经气，辟除其邪，除其邪，则乱气不生。

春天人气在经脉，夏天人气在孙络，长夏人气在肌肉，秋天人气在皮肤，冬天人气在骨髓。黄帝说：愿知其道理。岐伯说：春季天气开始生发，地气开始发泄，冻解冰化，水畅流，经川通，所以人气在脉；夏季经脉充满气盛，邪入孙络受血充盈，所以皮肤充实；长夏经脉络脉都充盛，气血注溢肌肉之中，所以人气在肌肉；秋季天气开始收敛，腠理闭，皮肤收缩，所以人气在皮肤；冬季主闭藏，血气在内，内留骨髓，通于五藏，所以人气在骨髓。所以邪气常随四时失常之气而入侵人体，至于其变化，则没有规律，但治疗时必须顺其经气，排除病邪。祛除病邪，则乱气不产生。

帝曰：逆四时而生乱气奈何？岐伯曰：春刺络脉，血气外溢，令人少气；春刺肌肉，血气环[5]

---

① 狐疝风：张景岳云“疝者，前阴少腹之痛，男女五藏皆有之。狐之昼伏夜出，阴兽也。疝在厥阴，其出入上下不常，与狐相类，故曰狐疝风”。

② 肺风疝：此“疝”为“病”义。“肺风疝”，即“肺风病”之义。《平人气象论》：“脉滑曰风。”此滑脉当指风证，与疝之下阴之病无关。《广雅·释诂》：“疝，病也。”是“疝”有“病”义。下文“脾风疝”“心风疝”等，例同此。

③ 病积：“疾病”义。下文“病积心腹痛”“病积时善惊”等，同此。

④ 寒中：“寒中”与下文“脾痹”互易，义例始合。

⑤ 环：通“营”，上义。《广雅·释诂》：“营，上也。”《说文假借义证》：“环为营之假借。”

逆，令人上气；春刺筋骨，血[①]气内著，令人腹胀。夏刺经脉，血气乃竭，令人解㑊；夏刺肌肉，血气内却，令人善恐；夏刺筋骨，血气上逆，令人善怒。秋刺经脉，血气上逆，令人善忘；秋刺络脉，气不[②]外行，令人卧不欲动；秋刺筋骨，血气内散，令人寒栗。冬刺经脉，血气皆脱，令人目不明；冬刺络脉，内[③]气外泄，留为大痹；冬刺肌肉，阳气竭绝，令人善忘。凡此四时刺者，大逆[④]之病，不可不从也。反之，则生乱气相淫病焉。故刺不知四时之经，病之所生，以从为逆，正气内乱，与精[⑤]相薄。必审九候，正气不乱，精气不转[⑥]。帝曰：善。

黄帝说：违逆四时之气是怎样产生气血逆乱之气的？岐伯说：春天误刺络脉，血气外散，使人短气；春天误刺肌肉，血气上逆，使人喘逆上气；春天误刺筋骨，邪气内留，使人腹胀。夏天误刺经脉，血气伤竭，使人肌肉无力；夏天误刺肌肉，血气内闭，使人善恐；夏天误刺筋骨，血气逆上，使人多怒。秋天误刺经脉，气血逆上，使人善忘；秋天误刺络脉，经气外行，使人嗜睡不想动；秋天误刺筋骨，血气内散，使人寒战发冷。冬天误刺经脉，血气虚脱，使人目昏不明；冬天误刺络脉，血气外泄，成为久痹；冬天误刺肌肉，阳气衰竭，使人善忘。凡是四时针刺六经之病，不可不从四时之气。反之，就会产生气血逆乱而使疾病加重。所以说刺不知四时气之常，生病的具体情况，以顺为逆，就会使正气内乱，邪与正气相搏。治病必须审察九候之脉，正确治疗，使正气不失，精气不受搏击。黄帝说：讲得好！

刺五藏，中心一日死，其动为噫；中肝五日死，其动为语[⑦]；中肺三日死，其动为咳；中肾六日死，其动为嚏欠[⑧]；中脾十日死，其动为吞。刺伤人五藏必死，其动则依其藏之所变，候知其死也。

刺五藏之病，刺中心，一天即死，其征象是噫气；刺中肝，五日死，其征象为打哈欠；刺中肺，三日死，其征象为咳；刺中肾，六日死，其征象为喷嚏；刺中脾，十日死，其征象为欲吞咽。针刺伤人五藏必死，其征象为其藏之病变所致，所以察其征象即可知其死证。

---

① 血：“血气内著”，即“邪气内著”。《诊要经终论》：“春刺冬分，邪气著藏。”可证。《热论》“其血气盛，故不知人”，《伤寒总病论》“血”作“邪”，是血、邪通假之证。

② 不：助词。

③ 内：郭霭春云“‘内’是‘血’字之误。《诊要经终论》林校引本文作‘血’”。

④ 大逆：《新校正》云“按全元起本作‘六经之病’”。

⑤ 精：指正气。

⑥ 转：郭霭春云“转，疑应作搏”。

⑦ 语：《甲乙》作“欠”。

⑧ 欠：《甲乙》无此字。

标本病传论篇第六十五

黄帝问曰：病有标本，刺有逆从奈何？岐伯对曰：凡刺之方，必别阴阳，前后相应，逆从得施，标本相移。故曰：有其在标而求之于标，有其在本而求之于本，有其在本而求之于标，有其在标而求之于本。故治有取标而得者，有取本而得者，有逆取而得者，有从取而得者。故知逆与从，正行无问，知标与本，万举万当，不知标本，是谓妄行。

黄帝问道：病有标病有本病，刺有逆治从治，这是怎么回事？岐伯答道：凡刺之法，必须先辨别病的阴阳，病的先后关系，治疗的逆顺相宜，病的标本转化。所以说：有的病在标而治标，有的病在本而治本，有的病在本而治标，有的病在标而治本。病有治标而获效的，有治本而获效的，有反治而获效的，有正治而获效的。知道逆从之治，可放手治疗而无疑虑，知道治之标本，治疗可万无一失，不知标本，叫作乱治。

夫阴阳逆从标本之为道也，小而大，言一而知百病之害。少而多，浅而博，可以言一而知百也。以浅而知深，察近而知远，言标与本，易而勿及[①]。

阴阳逆从标本之医理，由小而知大，知一病之害就可知百病之害。由少而知多，由浅而知深广，可以知一而知百。以浅知深，以近知远。所以说标与本，顺从它而不要违逆它。

治反为逆，治得为从。先病而后逆者治其本，先逆而后病者治其本，先寒而后生病者治其本，先病而后生寒者治其本，先热而后生病者治其本。先热而后生中满者治其标，先病而后泄者治其本，先泄而后生他病者治其本。必且调之，乃治其他病。先病而后先[②]中满者治其标，先中满而后烦心者治其本。人有客气，有同[③]气。小大不利治其标，小大利治其本。病发而有余，本而标之，先治其本，后治其标；病发而不足，标而本之，先治其标，后治其本。谨察间甚，以意调之。间者并行，甚者独行。先小大不利而后生病者治其本。

反其证而治是逆治，顺其证而治是从治。先病而后气血逆乱的治其在先的本病，先气血逆乱而后生他病的治其气血逆乱之本，先感寒邪而后生他病的治其寒邪之本，先有他病而后生寒的治其先病之本，先有热病而后生他病的治其热病之本，先有热病而后生中满证的治其中满证之标，先有他病而后生泄泻的治其先病之本，先泄泻而后生他病的治其泄泻之本，必先调治其本病，再治变生之他病。先他病而后之中满的治其中满之标，先中满而后烦心的治其中满证之本。人有暂侵之邪气，有病久之邪气。大小便不利应先治其标，大小便通利的，应先治其本。有余之证，由本及标，即先治其本，后治其标；不足之证，由标及本，即先治其标，后治其本。认真审察病的轻重，用心调治。轻证可以标本同治，重证应单治标或本。先大小便不通而后生他病的，应治其大小便不通之本。

---

① 易而勿及："易"，引为"顺"义。"及"，疑为"反"之误。

② 先：郭霭春云"明抄二'而后'下无'先'字"。

③ 同：为"固"之误。《新校正》："按全元起本'同'作'固'。""固"为"久"义。

夫病传者，心病先心痛，一日而咳，三日胁支满，五日闭塞不通，身痛体重。三日不已，死。冬夜半，夏日中。

疾病的传变，心病先心痛，一天可传至肺而咳嗽，三天可传至肝而胁胀满，五天可传至脾而大便不通，身体痛重。再三天不愈即死。冬天在半夜，夏天在中午。

肺病喘咳，三日而胁支满痛，一日身重体痛，五日而胀。十日不已，死。冬日入，夏日出。

肺病喘咳，三天传至肝而胁肋胀痛，再一天传至脾而身体沉重疼痛，再五日而传至肾，发生水肿。过十日不愈即死。冬天在日落时，夏天在日出时。

肝病头目眩，胁支满，三日体重身痛，五日而胀，三日腰脊少腹痛，胫酸。三日不已，死。冬日入[①]，夏早食。

肝病头目眩晕，胁肋胀满，三日传至脾而体重身痛，五日传至胃而腹胀，后三日传至肾而腰背小腹痛，腿酸。后三日不愈即死。冬天在日中，夏天在早饭时。

脾病身痛体重，一日而胀，二日少腹腰脊痛胫痠，三日背䏝筋痛，小便闭，十日不已，死。冬人定，夏晏食。

脾病身痛体重，一日传至胃而腹胀，二日传至肾而腰背痛，腿酸，后三日传至膀胱而背脊筋痛，小便不通。过十日不愈即死。冬天在入睡之时，夏天在晚饭时。

肾病少腹腰脊痛，䯒痠，三日背䏝筋痛，小便闭，三日腹胀，三日两胁支痛。三日不已，死。冬大[②]晨，夏晏晡。

肾病小腹腰背痛，腿酸，三天传至膀胱，背脊筋痛，小便不通，后三日传至小肠而小腹胀满，再三天传至心而胁肋疼痛。过三日不愈，即死。冬天在天亮时，夏天在傍晚。

胃病胀满，五日少腹腰脊痛，䯒酸，三日背䏝筋痛，小便闭，五日身体重。六日不已，死。冬夜半后，夏日昳。

胃病胀满，五天传至肾而小腹腰脊痛，腿酸。后三日传至膀胱而背脊筋痛，小便不通。再五日传至脾而身体沉重。过六日不愈，即死。冬天在半夜后，夏天在午后。

膀胱病小便闭，五日少腹胀，腰脊痛，䯒酸，一日腹胀，一日身体痛。二日不已，死。冬鸡鸣，夏下晡。

膀胱病小便不通，五日传至肾而小腹胀满，腰脊疼痛，腿酸。后一天传至小肠而腹胀。再一天传至心而身体重痛。过两天不愈即死。冬天在半夜后，夏天在午后。

诸病以次是相传，如是者，皆有死期，不可刺[③]。间一藏止[④]，及至三四藏者，乃[⑤]可刺也。

各种病依次传变，如重者，都有死期。死证不必再针刺。病一藏及至病三四藏的，仍可针刺治疗。

---

① 入：《甲乙》作“中”。

② 大晨：天亮之时。

③ 不可刺：此指死证不必再针刺。

④ 间一藏止：《灵枢·病传》无“止”字。

⑤ 乃：副词，“仍”义。

天元纪[①]大论篇第六十六

黄帝问曰：天有五行，御五位，以生寒暑燥湿风。人有五藏化五气，以生喜怒思忧恐。论言五行相袭而皆治之，终期之日，周而复始，余已知之矣，愿闻其与三阴三阳之候奈何合之？鬼臾区稽首再拜对曰：昭乎哉问也。夫五运阴阳者，天地之道也。万物之纲纪，变化之父母，生杀之本始，神明之府也，可不通乎！故物生谓之化，物极谓之变，阴阳不测谓之神，神用无方[②]谓之圣。夫变化之为用也，在天为玄[③]，在人为道，在地为化，化生五味，道生智，玄生神。神在天为风，在地为木；在天为热，在地为火；在天为湿，在地为土；在天为燥，在地为金；在天为寒，在地为水。故在天为气，在地成形，形气相感而化生万物矣。然天地者，万物之上下也，左右者，阴阳之道路也；水火者，阴阳之征兆也；金木者，生成之终始也。气有多少，形有盛衰，上下相召，而损益彰矣。

黄帝问道：天有五行，主五方之位，因而产生寒暑燥湿风的气候变化。人有五藏，产生五气，因而产生喜怒思忧恐。《六节藏象论》中说五行相承而主时，一年为一个周期，然后重新循环开始。我已知道此理，愿知五运与三阴三阳六气是怎样配合的？鬼臾区叩首行礼后答道：您问得很清楚。五运阴阳是天地间的主要规律，是所有事物的纲领，物质变化的基础，生长衰亡的根本，智慧圣明的源泉，能不精通它吗？万物的生长叫作“化”，万物的盛极叫作“变”。阴阳变化不可揣测叫作“神”，灵活运用无常叫作“圣”。五运阴阳的变化，在天为气，在人为理，在地为生化。生化产生植物五味，理产生智慧，气产生神妙的动力。神妙之气在天为风，在地为树木植物；在天为热气，在地为火；在天为湿气，在地为土；在天为燥气，在地为金属；在天为寒气，在地为水。总体上说，在天为无形之气，在地为有形之物，形气相合而产生万物。天地是万物的上下大体，左右是阴阳升降运行的道路，水火是阴阳具体表现的征象，金秋木春是万物生长收成的始终。运气有多少，五行有盛衰，天之六气与地之五行上下相应，不足有余则显而易见。

帝曰：愿闻五运之主时也何如？鬼臾区曰：五气运行，各终期日，非独主时也。帝曰：请闻[④]其所谓也。鬼臾区曰：臣积[⑤]考《太始天元册》文曰：太虚廖廓，肇基化元，万物资始，五运终天，布气真灵，总统坤元，九星[⑥]悬朗，七曜[⑦]周旋，曰阴曰阳，曰柔曰刚，幽显既位，寒暑弛张，生生化化，品物咸章。臣斯十世，此之谓也。

---

① 天元纪：“天运”之义。《尚书·伊训》：“惟元祀，十月有二。”孔安国传：“祀，年也。夏曰岁，商曰祀，周曰年。”本篇论述五运主岁，所以用“天祀”指代运。

② 方：“常”义。《国语·晋语》注：“方，常也。”

③ 玄：“气”义。《后汉·张衡传》注：“玄者天也。”《论衡谈天》：“天，气也。”

④ 闻：《国语·越语》“声闻”，《汉书·苏武传》作“声问”。此“闻”“问”古通之证。

⑤ 积：当为“稽”之音转。“查”义。

⑥ 九星：王冰云“九星谓天蓬、天芮、天冲、天辅、天禽、天心、天任、天柱、天英”。

⑦ 七曜：王冰云“七曜，谓日月五星”。

黄帝说：愿知五运之气怎样主时？鬼臾区说：五气运行，各主一年，并不是单独主某一时令。黄帝说：请问其所说。鬼臾区说：臣查考《太始天元册》中说：广阔的太空，是万物化生之源，万物资生之始。五运周天运行，施布生气于宇宙间的生灵，统摄大地生化之气。九星高挂明朗，七曜行转生辉。有阴有阳，有柔有刚，暗明有规律，寒暑短长有序。生生化化不息，万物皆昌。臣家传十世，就是研究此道之理的。

帝曰：善。何谓气有多少，形有盛衰？鬼臾区曰：阴阳之气各有多少，故曰三阴三阳也。形有盛衰，谓五行之治，各有太过不及也。故其始也，有余而往，不足随之；不足而往，有余从之。知迎知随，气可与期。应天为天符，承岁为岁直，三合为治。

黄帝说：讲得好！什么叫作气有多少，形有盛衰？鬼臾区说：阴气和阳气，都有多少的不同，所以产生了三阴三阳。形有盛衰，是说五行主岁运，各有太过与不及。如果开始的一运太过，下一运随之就是不足。开始而来的一运是不足，随之而来的下一运就是太过。知道太过不及之规律，就可以预测气的来去。运气与司天之气相应的叫作“天符”，运气与该岁的年支相符的叫作“岁直”，运气、天气、年支都相合的，叫作“三合”。

帝曰：上下相召奈何？鬼臾区曰：寒暑燥湿风火，天之阴阳也，三阴三阳上奉之；木火土金水火，地之阴阳也，生长化收藏下应之。天以阳生阴长，地以阳杀阴藏。天有阴阳，地亦有阴阳。木火土金水火，地之阴阳也，生长化收藏①。故阳中有阴，阴中有阳。所以欲知天地之阴阳者，应天之气，动而不息，故五岁而右迁②。应地之气，静而守位，故六期而环会③。动静相召，上下相临，阴阳相错，而变由生也。

黄帝说：上下相应是怎样的？鬼臾区说：寒暑燥湿风火，是天的阴阳，人身的三阴三阳与它相应。木火土金水，是地的阴阳，万物的生长化收藏与它相应。天的阴阳主生长，地的阴阳主收藏。天有阴阳，地也有阴阳。阳中有阴，阴中有阳。所以应知天地的阴阳。应天五运之气，运行不息，五年即由东向西迁移一步。应地之六气，静而有序，六年循环一周。动静相感，上下相合，阴阳交错，变化由此产生。

帝曰：上下周纪，其有数乎？鬼臾区曰：天以六为节，地以五为制。周天气者，六期为一备，终地纪者，五岁为一周。君火以明，相火以位，五六相合，而七百二十气为一纪，凡三十岁。千四百四十气，凡六十岁而为一周。不及太过，斯皆见矣。

黄帝说：天地的周与纪，有定数吗？鬼臾区说：天以六气为节，地以五行为制。周天六气，六年循环一周。五运地制，五年循环一周。天火等六气在上，地火等五行在下，五六相合，七百二十个节气为一纪，共三十年。一千四百四十个节气，共六十年为一个甲子周期，不及与太过，都可显现其中。

帝曰：夫子之言，上终天气，下毕地纪，可谓悉矣。余愿闻而藏之，上以治民，下以治身，使百姓昭著，上下和亲，德泽下流，子孙无忧。传之后世，无有终时，可得闻乎？鬼臾区曰：至数之机，迫迮④以微，其来可见，其往可追，敬之者昌，慢之者亡。无道行私⑤，必得夭殃，谨奉天道，

---

① 藏：“藏”上十五字，涉前文重复，当衍。
② 右迁：自东而西迁移。
③ 环会：地气应十二支，六年一周转，叫作环会。
④ 迮：张景岳云“谓天地之气数，其精微切近”。
⑤ 私：邪、不正。

请[1]言真要。

黄帝说：您所讲，上止于天气，下尽于地纪，可谓是详尽。我愿记而藏于内心，上治民之疾苦，下护自身之健康，使百姓和睦相处，道德传流，子孙无忧虑，世世代代流传后世而永不亡失。可以再听一遍吗？鬼臾区说：五运六气的规律，近在眼前，其来可见，其去可知。顺其规律则健康，逆其规律则伤亡。违逆其道行事，必遭祸殃，所以要谨顺五运的自然规律。臣讲得是重要之理。

帝曰：善言始者，必会于终。善言近者，必知其远。是则至数极而道不惑，所谓明矣。愿夫子推而次之，令有条理，简而不匮，久而不绝，易用难忘，为之纲纪。至数之要，愿尽闻之。鬼臾区曰：昭乎哉问！明乎哉道！如鼓之应桴，响之应声也。臣闻之：甲己之岁，土运统之，乙庚之岁，金运统之，丙辛之岁，水运统之，丁壬之岁，木运统之，戊癸之岁，火运统之。

黄帝说：善谈开始的，必应知终结。善讲近的，心应知远。如此则道理精而理不迷，所以说是明智。愿您进一步发挥，使有条理，简要而不短缺内容，使久传不绝，易于运用而不容易忘记，成为纲要之说。五运六气之要点，我想尽知道。鬼臾区说：问得清楚，问得明白！如鼓槌之应声而响。我听说甲年、己年是土运主岁，乙年、庚年是金运主岁，丙年、辛年是水运主岁，丁年、壬年是木运主岁，戊年、癸年是火运主岁。

帝曰：其于三阴三阳，合之奈何？鬼臾区曰：子午之岁，上见少阴；丑未之岁，上见太阴；寅申之岁，上见少阳；卯酉之岁，上见阳明；辰戌之岁，上见太阳；巳亥之岁，上见厥阴，少阴所谓标也，厥阴所谓终也。厥阴之上，风气主之；少阴之上，热气主之；太阴之上，湿气主之；少阳之上，相火主之；阳明之上，燥气主之；太阳之上，寒气主之。所谓本也，是谓六[2]元。帝曰：光乎哉道！明乎哉论！请著之玉版，藏之金匮，署曰《天元纪》。

黄帝说：五运六气与三阴三阳怎样相合？鬼臾区说：子年、午年是少阴司天，丑年、未年是太阴司天，寅年、申年是少阳司天，卯年、酉年是阳明司天，辰年、戌年是太阳司天，巳年、亥年是厥阴司天。年支的次序以子午年少阴为始，以巳亥年厥阴为终。厥阴主风气，少阴主热气，太阴主湿气，少阳主火气，阳明主燥气，太阳主寒气。所说的本气，是风热湿火燥寒六气为三阴三阳的主气。黄帝说：光辉之理，你讲得真清楚。请刻著玉版，藏之金匮，叫作《天元纪》吧。

---

① 请：指臣。

② 六：《新校正》云“按别本‘六元’作‘天元’”。

五运行大论篇第六十七

黄帝坐明堂，始正天纲，临观八极，考建五常。请天师而问之曰：论言天地之动静，神明为之纪。阴阳之升降，寒暑彰其兆。余闻五运之数于夫子，夫子之所言，正五气之各主岁尔。首甲定运，余因论之。鬼臾区曰：土主甲己，金主乙庚，水主丙辛，木主丁壬，火主戊癸。子午之上，少阴主之；丑未之上，太阴主之；寅申之上，少阳主之；卯酉之上，阳明主之；辰戌之上，太阳主之；巳亥之上，厥阴主之。不合阴阳，其故何也？岐伯曰：是明道也。此天地之阴阳也。夫数之可数者，人中之阴阳也，然所合，数之可得者也。夫阴阳者，数之可十，推之可百，数之可千，推之可万。天地阴阳者，不以数推，以象之谓也。

黄帝坐在明堂，开始校正天文，观看八方地理，考究五运阴阳之常律，请岐伯来问他道：书中说天地的运行，日月可作为标记；阴阳的升降盛衰，寒暑可作为其征兆。我曾听您讲五运的规律，您所讲得仅是五运主岁。关于甲子为五运之首的问题，我曾和鬼臾区进行讨论。鬼臾区说：土运主甲己，金运主乙庚，水运主丙辛，木运主丁壬，火运主戊癸。子午年是少阴司天，丑未年是太阴司天，寅申年是少阳司天，卯酉年是阳明司天，辰戌年是太阳司天，巳亥年是厥阴司天。与您讲的阴阳分属不同，这是为什么？岐伯说：这个道理显而易见，五运六气是天地间的大阴阳。可以清楚而知的是人体内的阴阳，他与天地间阴阳的应合，可以类推而得。阴阳之理，由十可以扩展至百，由百可以扩展为千，千可扩展至万。但天地间的阴阳，不能用数字类推的方法来准确计算，只能以其自然现象来推求。

帝曰：愿闻其所始也。岐伯曰：昭乎哉问也！臣览《太始天元册》文，丹天之气，经于牛女戊分；黅天之气，经于心尾己分；苍天之气，经于危室柳鬼；素天之气，经于亢氐昴毕；玄天之气，经于张翼娄胃。所谓戊己分者，奎璧角轸，则天地门户也。夫候之所始，道之所生，不可不通也。

黄帝说：愿知运气是怎样起始的。岐伯说：问得明白！我读《太始天元册》之文：赤色的天气横布于牛女宿与西北方戊位之间；黄色的天气横布于心尾二宿与东南方己位之间；青色的天气横布于危室二宿与柳鬼二宿之间；白色的天气横布于亢氐二宿与昴毕二宿之间；黑色的天气横布于张翼二宿与娄胃二宿之间。所说的戊位和己位，就是奎壁二宿和角轸二宿的方位。太阳之视运动位于奎壁二宿时，正值由春入夏之时，位于角轸二宿时，正当由秋入冬之时。夏阳冬阴，所以为天地之门户。气候时令的开始，天地阴阳之发端，不可不知。

帝曰：善。论言天地者，万物之上下，左右者，阴阳之道路。未知其所谓也。岐伯曰：所谓上下者，岁上下见阴阳之所在也。左右者，诸上见厥阴，左少阴，右太阳；见少阴，左太阴，右厥阴；见太阴，左少阳，右少阴；见少阳，左阳明，右太阴；见阳明，左太阳，右少阳；见太阳，左厥阴，右阳明。所谓面北而命其位，言其见也。

黄帝说：讲得好！书中说天地是万物的上下，左右是阴阳运行的道路，我不知其含义。岐伯说：所谓上下，是一年之中司天、在泉所在位置上的阴阳属性。所说的左右，指司天之气的左右二间气。如厥阴司天，左边是少阴，右面是太阳；少阴司天，左边是太阴，右面是厥阴，太阴司天，左边是少阳，右边是少阴；少阳司天，左边是阳明，右边是太阴；阳明司天，左边是太阳，右边是少阳；太阳司天，左边是厥阴，右边是阳明。这是面向北方而确定的左右位置。

帝曰：何谓下？岐伯曰：厥阴在上，则少阳在下，左阳明，右太阴；少阴在上，则阳明在下，左太阳，右少阳；太阴在上，则太阳在下，左厥阴，右阳明；少阳在上，则厥阴在下，左少阴，右太阳；阳明在上，则少阴在下，左太阴，右厥阴；太阳在上，则太阴在下，左少阳，右少阴。所谓面南而命其位，言其见也。上下相遘，寒暑相临，气相得则和，不相得则病。帝曰：气相得而病者何也？岐伯曰：以下临上，不当位也。

黄帝说：什么叫作下？岐伯说：下即在泉。如厥阴司天，则少阳在泉，以在泉定位，则左边是阳明，右边是太阴；少阴司天，则阳明在泉，左边是太阳，右边是少阳；太阴司天，则太阳在泉，左边是厥阴，右边是阳明；少阳司天，则厥阴在泉，左边是少阴，右边是太阳；阳明司天，则少阴在泉，左边是太阴，右边是厥阴；太阳司天，则太阴在泉，左边是少阳，右边是少阴。这是面向南方而确定的位置。司天与在泉之气上下相加，寒暑往来的客气加临于主气之上。气相顺应则和而无病，气相克逆则害而生病。黄帝说：六气虽和但仍有病的，这是为什么？岐伯说：这是以下临上，六气不能安其位所造成的。

帝曰：动静何如？岐伯曰：上者右行，下者左行，左右周天，余而复会也。帝曰：余闻鬼臾区曰：应地者静。今夫子乃言下者左行，不知其所谓也，愿闻何以生之乎？岐伯曰：天地动静，五行迁复，虽鬼臾区其上候而已，犹不能遍明。夫变化之用，天垂象，地成形，七曜纬虚，五行丽地。地者，所以载生成之形类也。虚[①]者，所以列应天之精气也。形精[②]之动，犹根本与枝叶也。仰观其象，虽远可知也。

黄帝说：司天在泉之气的运转是怎样的？岐伯说：司天之气向右运转，在泉之气向左运转。左右运转一周，为一年，回复原位。黄帝说：我听鬼臾区说，地气主静，现在您说下者左转，不知其理，愿知为什么产生动转？岐伯说：天地有动有静，五行循环不止。鬼臾区虽知天运之候，却不能尽知其理。天地变化的作用，使天有星象，地有万物的形体。日月五星循行天空，五行之气附著于大地。地载万物而有形类，天之虚所以盛列天之星日之气。行星之运行，好比太空之根树之中枝叶之动，所以仰观天象，太空虽深远仍可根据行星之动来了解它。

帝曰：地之为下否乎？岐伯曰：地为人之下，太虚之中者也。帝曰：冯乎？岐伯曰：大气举之也。燥以干之，暑以蒸之，风以动之，湿以润之，寒以坚之，火以温之。故风寒在下，燥热在上，湿气在中，火游行其间，寒暑六入，故令虚而生化也。故燥胜则地干，暑胜则地热，风胜则地动，湿胜则地泥，寒胜则地裂，火胜则地固[③]矣。

黄帝说：地是不是在下面？岐伯说：地虽在人的下面，但它却处于太空之中。黄帝说：凭什么能在太空中？岐伯说：由于大气的托举，所以不致坠落。燥气能干燥它，暑气能蒸熏它，风气能推动它，湿气能滋润它，寒气能坚固它，火气能温烤它。所以风寒之气在下，燥热之气在上，湿气在中央，火气游行于诸气之间。寒暑六气分别影响大地，使万物得以生化。燥气胜使大地干燥，暑气胜使大地发热，风气胜使大地物动，湿气胜使大地湿润，寒气胜使大地冻裂，火气胜使大地干涸。

---

① 虚：指天气。

② 形精：指行星。

③ 固：通涸。

帝曰：天地之气，何以候之？岐伯曰：天地之气，胜复之作，不[①]形于诊也。《脉法》曰：天地之变，无以[②]脉诊，此之谓也。

黄帝说：司天、在泉之气怎样在脉搏上诊察呢？岐伯说：天地之气，胜复变化，其显现在脉象中。《脉法》说：天地的变化，也可以在脉诊中察出来，就是这个道理。

帝曰：间气何如？岐伯曰：随气所在，期于左右。帝曰：期之奈何？岐伯曰：从其气则和，违其气则病，不当其位者病，迭移其位者病，失守其位者危，尺寸反者死，阴阳交者死。先立其年，以知其气，左右应见，然后乃可以言死生之逆顺。

黄帝说：间隔于司天在泉之中的气如何体现于脉象？岐伯说：随间气的位置，可以诊察左右的脉搏。黄帝说：其相应合怎样？岐伯说：脉与间气相应为和顺，违逆其气为病害。不当其位会生病，左右相反会生病，出现相克之脉是本气失守而病危，尺寸都相反者死。阴阳脉气夭亡者死。先定其当年的岁运，才能知道它的左右间气，然后才可以推测死生逆顺。

帝曰：寒暑燥湿风火，在人合之奈何？其于万物何以生化？岐伯曰：东方生风，风生木，木生酸，酸生肝，肝生筋，筋生心。其在天为玄，在人为道，在地为化。化生五味，道生智，玄生神，化生气。神在天为风，在地为木，在体为筋，在气为柔，在藏为肝。其性为暄，其德为和，其用为动，其色为苍，其化为荣，其虫毛，其政为散，其令宣发，其变摧拉，其眚为陨，其味为酸，其志为怒。怒伤肝，悲胜怒；风伤肝，燥胜风；酸伤筋，辛胜酸。

黄帝说：天之寒暑燥湿风火六气怎样与人体相应合？其在万物是怎样生化的？岐伯说：东方产生风，风促进木生长，植物木可产生酸味物质，酸味物质滋生肝脏，肝滋养筋脉，筋脉促进心脉的作用。其在天为气，在人为理，在地为生化，生化产生五味，理产生智慧，气产生动力，生化产生气机。动力在天为风，在地成木，在体应筋脉，在气为柔软，在藏应肝。其性为温，其性为和，其作用为动。其色为青，其变化为荣盛，其动物应虫，其布政为发散，其时令为宣发，其变动异常为摧折，其害为陨坠，其味为酸，其情志为怒。怒可伤肝，悲可胜怒；风可伤肝，燥可胜风；酸味能伤筋，辛味能胜酸味。

南方生热，热生火，火生苦，苦生心，心生血，血生脾。其在天为热，在地为火，在体为脉，在气为息，在藏为心，其性为暑，其德为显，其用为躁，其色为赤，其化为茂，其虫羽，其政为明，其令郁蒸，其变炎烁，其眚燔焫，其味为苦，其志为喜。喜伤心，恐胜喜；热伤气，寒胜热；苦伤气，咸胜苦。

南方产生热，热产生火，火促进苦味生成，苦味促进心生成，心促进血生成，血促进脾生成。其在天为热气，在地为火，在人体为脉，在气为长，在藏为心，其气为暑，其性为显明，其作用为躁动，其色为赤，其变化为繁茂，在动物中应鸟之有羽之类。其布政为明，其时令为热蒸，其变动为酷热，其灾害为火灾，其味为苦，其情志为喜。喜可伤心，恐能胜喜；热可伤气，寒能胜热；苦可伤气，咸味可胜苦味。

中央生湿，湿生土，土生甘，甘生脾，脾生肉，肉生肺。其在天为湿，在地为土，在体为肉，在气为充，在藏为脾。其性静兼，其德为濡，其用为化，其色为黄，其化为盈，其虫倮，其政为谧，其令云雨，其变动注，其眚淫溃，其味为甘，其志为思，思伤脾，怒胜思；湿伤肉，风胜湿；甘伤脾，酸胜甘。

---

① 不：连词，其义。

② 无以：偏义词。“可以”“也可以”之义。《国语·鲁语》注：“‘无亦’，亦也。”是其例。

中央土可产生湿，湿促进土生，土促进甘味物质产生，甘味促进脾功能，脾促进肌肉产生，肌肉促进肺产生。其在天为湿气，在地为土，在人体为肌肉，在气为充实，在藏为脾。其气凉静，其性濡湿，其作用为生化，其色为黄，其变化为盈满，其动物应无鳞甲之动物，其布政为静，其时令为云雨，其变异为久雨流注，其害为水灾。其味为甘，其情志为思。思可伤脾，怒可胜思；湿可伤肌肉，风能胜湿；甘味可伤脾，酸味能胜甘味。

西方生燥，燥生金，金生辛，辛生肺，肺生皮毛，皮毛生肾。其在天为燥，在地为金，在体为皮毛，在气为成，在藏为肺。其性为凉，其德为清，其用为固，其色为白，其化为敛，其虫介，其政为劲，其令雾露，其变肃杀，其眚苍落。其味为辛，其志为忧。忧伤肺，喜胜忧；热伤皮毛，寒胜热；辛伤皮毛，苦胜辛。

西方产生燥气，燥促进金气旺盛，金气促进辛味物质产生，辛味促进肺气，肺促进皮毛产生，皮毛促进肾机能。其在天为燥气，在地为金属，在人体为皮毛，在气为收盛，在藏为肺，其气凉，其性为清冷，其作用为坚固，其色为白，其变化为收敛，其动物应有甲之类，其布政为急劲，其时令为雾露，其变异为疾速收敛，其害为植物凋落，其味为辛，其情志为忧。忧可伤肺，喜能胜忧；热可伤皮毛，寒能胜热；辛味能伤皮毛，苦味能胜辛味。

北方生寒，寒生水，水生咸，咸生肾，肾生骨髓，髓生肝。其在天为寒，在地为水，在体为骨，在气为坚，在藏为肾。其性为凛，其德为寒，其用为[①]**，其色为黑，其化为肃，其虫鳞，其政为静，其令**[②]**，其变凝冽，其眚冰雹，其味为咸，其志为恐。恐伤肾，思胜恐；寒伤血，燥胜寒；咸伤血，甘胜咸。五气更立，各有所先，非其位则邪，当其位则正。**

北方产生寒气，寒促进水生成，水促进咸味物质生成，咸味促进肾机能，肾促进骨髓生成，骨髓促进肝生成。其在天为寒气，在地为水，在人体为骨，在气为坚闭，在藏为肾。其气为冷，其性为寒，其作用为闭藏，其色为黑，其变化为肃闭，其动物应有鳞之类，其布政为静，其时令为霰雪，其变异为冻裂，其害为冰雹，其味为咸，其情志为恐。恐可伤肾，思能胜恐；寒能伤血，燥能胜寒；咸味可伤血，甘味可胜咸味。五方之气相互交替循环，各有所主，失其主时之令所致为邪气，正当其时令所致为正气。

帝曰：病生之变何如？岐伯曰：气相得则微，不相得则甚。帝曰：主岁何如？岐伯曰：气有余，则制己所胜而侮所不胜；其不及，则己所不胜侮而乘之，己所胜轻而侮之。侮反[③]**受邪，侮而受邪**[④]**，寡**[⑤]**于畏也。帝曰：善。**

黄帝说：病与五气的变化有什么关系？岐伯说：气与时令相合则病轻，气与时令不合则病重。黄帝说：五气怎样主岁？岐伯说：五运之气太过，则克己所胜之气，同时反侮己所不胜之气；五运之气不及，则己不胜之气侵而犯之，己所胜之气也反侮之。侮而受其邪害，是因为弱于其所侵之气。黄帝说：讲得好！

---

① 其用为：郭霭春云“明抄本‘为’下补‘藏’字”。

② 其令：郭霭春云“明抄本‘令’下补‘霰雪’二字”。

③ 反：疑为“而”之误。后文“侮而受邪”。

④ 侮而受邪：四字涉前文而衍，若存之义与“侮反受邪”重复，不类。

⑤ 寡：“弱”义。《左传·成公十三年》注：“寡，弱也。”

六微旨[1]大论篇第六十八

黄帝问曰：呜呼！远哉！天地之道也，如迎[2]浮云，若视深渊。视深渊尚可测，迎浮云莫知其极。夫子数言谨奉天道，余闻而藏之，心私异之，不知其所谓也。愿夫子溢志尽言其事，令终不灭，久而不绝，天之道可得闻乎？岐伯稽首再拜对曰：明乎哉问，天之道也，此因天之序，盛衰之时也。

黄帝问道：天之道理真深奥啊！好像仰看浮云，俯视深渊。俯视深渊尚可测量，但仰看浮云则不知其边际。您屡次说要顺应天时，我听而记在心里，却又暗自疑虑，不知其原理，愿听您详尽解释其理，使它永久不衰灭，久传于世。天运的道理可以知道吗？岐伯叩头再拜答道：问得明白！所谓天运之道，就是天气自然变化的时序和盛衰。

帝曰：愿闻天道六六之节盛衰何也？岐伯曰：上下有位，左右有纪。故少阳之右，阳明治之；阳明之右，太阳治之；太阳之右，厥阴治之；厥阴之右，少阴治之；少阴之右，太阴主之；太阴之右，少阳治之。此所谓气之标。盖南面而待也。故曰：因天之序，盛衰之时。移光定位，正立而待之。此之谓也。

黄帝说：愿知天之六六制律及盛衰是怎样的？岐伯说：气之上下六步有一定的位置，左右升降有一定的规律。少阳的右面是阳明所主；阳明右面，是太阳所主；太阳右面，是厥阴所主，厥阴右面，是少阴所主；少阴右面，是太阴所主；太阴右面，是少阳所主。这是六气运行的标志，是面向南方而定的方位。所以说：六气的时序与盛衰，是靠观看日光移影来确定的，面南正立而定，就是指此而言。

少阳之上，火气治之，中见厥阴；阳明之上，燥气治之，中见太阴；太阳之上，寒气治之，中见少阴；厥阴之上，风气治之，中见少阳；少阴之上，热气治之，中见太阳；太阴之上，湿气治之，中见阳明。所谓本也。本之下，中之见也。见之下，气之标也。本标不同。气应异象。

少阳上面是火气所主，中气是厥阴；阳明上面是燥气所主，中气是太阴；太阳上面是寒气所主，中气是少阴；厥阴上面是风气所主，中气是少阳；少阴上面是热气所主，中气是太阳；太阴上面是湿气所主，中气是阳明。上气就是所说的本，本之下是中气，中气下面是六气的“标”。标本之气不同，所以其表现也不同。

帝曰：其有至而至，有至而不至，有至而太过，何也？岐伯曰：至而至者和；至而不至，来气不及也；未至而至，来气有余也。帝曰：至而不至，未至而至如何？岐伯曰：应则顺，否则逆，逆

---

① 六微旨：“微”古与“徽”通，“徽”又通“挥”“辉”。“辉”有“光”义，“光”有“气”义。由此，则“六微”即“六气”之义。本篇讲风火热湿燥寒六气变化运动之规律，所以篇名义为“六气之大论”。《晋书·天文志》“太微”，《易林》作“大徽”，是“微”“徽”古通之证。《文选·东京赋》注：“‘徽’与‘挥’古字通。”《文选·王仲宣从军诗》注：“‘挥’，当为‘辉’。”是“徽”通“挥”、“挥”通“辉”之证。《说文》：“辉，光也。”《礼记》注：“光犹气也。”

② 迎：或为“仰”之音转。“仰视”义。《庄子·人间世》：“仰而视其细枝。”

则变生，变则病。帝曰：善。请言其应。岐伯曰：物生其应也，气脉其应也。

黄帝说：气有应时而至的，有应至不至的，有至而太过的，这是为什么？岐伯说：应时而至的，是和平正常之气，应至不至的，是该气不及，不应至而至的，是该气有余。黄帝说：应至不至，不应至而至怎么讲？岐伯说：时与气相应，叫作顺；不应，叫作逆。逆就要生变而成病。黄帝说：讲得好！请讲讲其相应。岐伯说：万物生长的正常与否，是其是否相应的表现；气脉的正常与否，也是其是否相应的表现。

帝曰：善。愿闻地理之应六节气位何如？岐伯曰：显明之右，君火之位也；君火之右，退行一步，相火治之；复行一步，土气治之；复行一步，金气治之，复行一步，水气治之，复行一步，木气治之，复行一步，君火治之。

黄帝说：讲得好！愿知地气怎样与六气的时位相应？岐伯说：春分之后是少阴君火所主的时位，君火右面，退行一步（六十日八十七刻半），是少阳相火的时位，再退一步，是阳明燥金的时位，再退一步，是太阳寒水所主的时位，再退一步，是厥阴风木所主的时位，再退一步，是少阴君火所主的时位。

相火之下，水气承之；水位之下，土气承之；土位之下，风气承之；风位之下，金气承之；金位之下，火气承之；君火之下，阴精承之。帝曰：何也？岐伯曰：亢则害，承乃制，制则生化，外列盛衰；害则败乱，生化大病。

相火的下面，有水气上乘来制约它；水气的下面，有土气来制约它；土气的下面，有风气来制约它；风气的下面，有金气来制约它；金气的下面，有火气来制约它。君火的下面，有阴精来制约它。黄帝说：为什么？岐伯说：六气亢盛则造成伤害，承就是制约它。有约制才能正常生化。承制失常则气见盛衰之极，则为害为乱，产生大病。

帝曰：盛衰何如？岐伯曰：非其位则邪，当其位则正。邪则变甚，正则微。帝曰：何谓当位？岐伯曰：木运临卯，火运临午，土运临四季，金运临酉，水运临子，所谓岁会。气之平也。帝曰：非位何如？岐伯曰：岁不与会也。

黄帝说：六气盛衰是怎样的？岐伯说：不合其五方正位的是邪气，合于五方正位的是正常之气。邪气引起的变化剧烈，正气引起的变化轻微。黄帝说：什么叫当位？岐伯说：木运遇卯年，火运遇午年，土运遇辰戌丑未年，金运遇酉年，水运遇子年，这就是所说的岁会，是气的正常状态。黄帝说：什么是不当其位？岐伯说：即不是岁会之年。

帝曰：土运之岁，上见太阴；火运之岁，上见少阳、少阴；金运之岁，上见阳明；木运之岁，上见厥阴；水运之岁，上见太阳。奈何？岐伯曰：天之与会也，故《天元册》曰天符。

黄帝说：土运主岁，太阴司天；火运主岁，少阴或少阳司天；金运主岁，阳明司天；木运主岁，厥阴司天；水运主岁，太阳司天。这是怎样的？岐伯说：这是司天之气与主岁之气相合，《天元册》叫作天符。

天符岁会何如？岐伯曰：太一天符之会也。

黄帝说：如果既是天符又是岁会怎么讲？岐伯说：这叫作太一天符。

帝曰：其贵贱何如？岐伯曰：天符为执法，岁位为行令，太一天符为贵人。帝曰：邪之中也奈何？岐伯曰：中执法者，其病速而危；中行令者，其病徐而特[①]；中贵人者，其病暴而死。帝曰：位之易也何如？岐伯曰：君位臣则顺，臣位君则逆，逆则其病近，其害速；顺则其病远，其害微。所

---

① 特：郭霭春云“赵本、吴本、藏本、朝本‘特’并作‘持’”。

谓二火也。

黄帝说：它们的主次作用怎样？岐伯说：天符好比执法者在上，岁会如执行命令者在下，太一天符为贵人之上下俱行。黄帝说：感受邪气与这三者有什么关系？岐伯说：执法之时感受邪气，其病急而危；行令之时感受邪气，其病慢而持久；贵人之时感受邪气，其病多暴死。黄帝说：气位的改变会怎样？岐伯说：上制下则顺，下犯上则逆，逆者其病急，其危害迅速；顺则其病慢，其害较轻。这就是所谓二火。

帝曰：善。愿闻其步何如？岐伯曰：所谓步者，六十度而有奇，故二十四步积盈百刻而成日也。

黄帝说：讲得好！愿知什么叫步？岐伯说：所谓步，就是六十日而有零。二十四步的余数合起来正好是百刻，也就是一日。

帝曰：六气应五行之变何如？岐伯曰：位有终始，气有初中，上下不同，求之亦异也。帝曰：求之奈何？岐伯曰：天气始于甲，地气始于子，子甲相合，命曰岁立，谨候其时，气可与期。帝曰：愿闻其岁，六气始终，早晏何如？岐伯曰：明乎哉问也？甲子之岁，初之气，天数始于水下一刻，终于八十七刻半；二之气，始于八十七刻六分，终于七十五刻；三之气，始于七十六刻，终于六十二刻半；四之气，始于六十二刻六分，终于五十刻；五之气，始于五十一刻，终于三十七刻半；六之气，始于三十七刻六分，终于二十五刻。所谓初六，天之数也。

黄帝说：六气与五行相应合是怎样变化的？岐伯说：六气主时，都有始有终。每一气都有初气、中气及天气、地气的分别，所以推求起来就不一样了。黄帝说：怎样推求？岐伯说：天气从甲计数开始，地支从子计数开始，子与甲组合在一起，叫作岁立。谨察其时，气可预测。黄帝说：愿知不同之年，六气的始终与早晚是怎样的？岐伯说：问得明白！甲子年，第一气开始于计时壶水开始下滴的第一刻，终于八十七刻半；第二气，开始于八十七刻六分，终于七十五刻；第三气，开始于七十六刻，终于六十二刻半；第四气，开始于六十二刻六分，终于五十刻；第五气，开始于五十一刻，终于三十七刻半；第六气，开始于三十七刻六分，终于二十五刻。这是六气第一周，终始的刻数。

乙丑岁，初之气，天数始于二十六刻，终于一十二刻半；二之气，始于一十二刻六分，终于水下百刻；三之气，始于一刻，终于八十七刻半；四之气，始于八十七刻六分，终于七十五刻；五之气，始于七十六刻，终于六十二刻半；六之气，始于六十二刻六分，终于五十刻。所谓六二，天之数也。

乙丑年，第一气始于二十六刻，终于十二刻半；第二气始于十二刻六分，终于百刻；第三气，始于一刻，终于八十七刻半；第四气，始于八十七刻六分，终于七十五刻；第五气，始于七十六刻，终于六十二刻半；第六气，始于六十二刻六分，终于五十刻。这是六气第二周的始终刻数。

丙寅岁，初之气，天数始于五十一刻，终于三十七刻半；二之气，始于三十七刻六分，终于二十五刻；三之气，始于二十六刻，终于一十二刻半；四之气，始于一十二刻六分，终于水下百刻；五之气，始于一刻，终于八十七刻半；六之气，始于八十七刻六分，终于七十五刻。所谓六三，天之数也。

丙寅年，第一气始于五十一刻，终于三十七刻半；第二气，始于三十七刻六分，终于二十五刻；第三气，始于二十六刻，终于一十二刻半；第四气，始于一十二刻六分，终于百刻；第五气，始于一刻，终于八十七刻半；第六气，始于八十七刻六分，终于七十五刻。这是六气第三周的始终刻数。

丁卯岁，初之气，天数始于七十六刻，终于六十二刻半；二之气，始于六十二刻六分，终于五十刻；三之气，始于五十一刻，终于三十七刻半；四之气，始于三十七刻六分，终于二十五刻；五之气，始于二十六刻，终于一十二刻半；六之气，始于一十二刻六分，终于水下百刻。所谓六四，天之数也。次戊辰岁，初之气复始于一刻，常如是无已，周而复始。

丁卯年，第一气始于七十六刻，终于六十二刻半；第二气，始于六十二刻六分，终于五十刻；第三气，始于五十一刻，终于三十七刻半；第四气，始于三十七刻六分，终于二十五刻；第五气，始于二十六刻，终于一十二刻半；第六气，始于一十二刻六分，终于百刻。这是六气第四周的始终刻数。其次是戊辰年，第一气重新从水下一刻开始，按上述次序循环不止，周而复始。

帝曰：愿闻其岁候何如？岐伯曰：悉乎哉问也！日行一周，天气始于一刻，日行再周，天气始于二十六刻，日行三周，天气始于五十一刻，日行四周，天气始于七十六刻，日行五周，天气复始于一刻，所谓一纪也。是故寅午戌岁气会同，卯未亥岁气会同，辰申子岁气会同，巳酉丑岁气会同，终而复始。

黄帝说：愿知怎样以年来推算？岐伯说：问得真详细！太阳运行第一周，天气始于一刻；太阳运行第二周，天气始于二十六刻；太阳运行第三周，天气始于五十一刻；太阳运行第四周，天气始于七十六刻；太阳运行第五周，天气复始于一刻。所谓四年为一纪。所以寅年、午年、戌年，天气始终的时刻相同；卯年、未年、亥年，天气始终的时刻相同；辰年、申年、子年，天气始终的时刻相同；巳年、酉年、丑年，天气始终的时刻相同。循环不止，周而复始。

帝曰：愿闻其用也。岐伯曰：言天者求之本，言地者求之位，言人者求之气交。帝曰：何谓气交？岐伯曰：上下之位，气交之中，人之居也。故曰：天枢之上，天气主之；天枢之下，地气主之；气交之分，人气从之，万物由之。此之谓也。帝曰：何谓初中？岐伯曰：初凡三十度而有奇，中气同法。帝曰：初中何也？岐伯曰：所以分天地也。帝曰：愿卒闻之。岐伯曰：初者地气也，中者天气也。

黄帝说：愿知六气的作用。岐伯说：讲天应求六气这个本，讲地应求主时的步位，讲人应求天地气交互对人的影响。黄帝说：什么是气交？岐伯说：天气在上，地气在下，天降地升，气交合于中，正为人居处之中。所以说平脐的天枢穴以上，为天气所主；天枢穴以下，为地气所主。气交于中，人气从中而顺天地之气，万物尽然。就是这个道理。黄帝说：什么叫初中？岐伯说：初气三十度有零，中气也是三十度有零。黄帝说：为什么要分为初气、中气？岐伯说：这是要区分天地之气。黄帝说；愿尽知之。岐伯说：初就是地气，中就是天气。

帝曰：其升降何如？岐伯曰：气之升降，天地之更用也。帝曰：愿闻其用何如？岐伯曰：升已而降，降者谓天；降已而升，升者谓地。天气下降，气流于地；地气上升，气腾于天。故高下相召，升降相因，而变作矣。帝曰：善。寒湿相遘，燥热相临，风火相值，其有间乎？岐伯曰：气有胜复，胜复之作，有德有化，有用有变，变则邪气居之。

黄帝说：什么是升降？岐伯说：气的升降，是天地相互作用造成的。黄帝说：愿知天地是怎样相互作用的？岐伯说：升极而降，能够降所以叫天；降极而升，能够升所以叫地。天气下降，其气流布至地；地气上升，其气腾布于天。所以上下相引，升降相依，变化因此发生。黄帝说：讲得好！寒与湿相类，燥与热相近，风与火相合，可以知道它们的变化作用吗？岐伯说：六气中有胜有复，胜复的相互作用，使六气有本有标，有正常作用，有异常变化，异变则邪气乘机侵居。

帝曰：何谓邪乎？岐伯曰：夫物之生从于化，物之极由乎变，变化之相薄，成败之所由也。故气有往复，用有迟速，四者之有，而化而变，风之来也。帝曰：迟速往复，风所由生而化而变，故

因盛衰之变耳。成败倚伏游乎中何也？岐伯曰：成败倚伏生乎动，动而不已，则变作矣。

黄帝说：什么是邪？岐伯说：万物的生长由于气化，万物之极点产生转变，变化相作用，是成败的原因。所以气有往返，作用有快慢，从往返快慢中产生变化，从变化运动中产生风气。黄帝说：快慢往返，产生风气，又因风气的变化，而产生盛衰的变化。六气之成败起伏潜在其中是为什么？岐伯说；成败起伏是由于六气的运动，运动不止，各种变化因此产生。

帝曰：有期乎？岐伯曰：不生不化，静之期也。帝曰：不生化乎？岐伯曰：出入废则神机化灭，升降息则气立孤危。故非出入，则无以生长壮老已，非升降，则无以生长化收藏。是以升降出入，无器[①]**不有。故器者生化之宇，器散则分**[②]**之。生化息矣。故无不出入，无不升降，化有小大，期有近远，四者之有，而贵常守，反常则灾害至矣。故曰：无形无患，此之谓也。帝曰：善。有不生不化乎？岐伯曰：悉乎哉问也！与道合同，惟真人也。帝曰：善。**

黄帝说：有静止的时候吗？岐伯说：不生化时，就是静止之时。黄帝说：有不生化的吗？岐伯说：内外出入的作用废止，则生化息灭；上下升降的运动停止，则气止衰危。所以说没有出入，就没有万物的生长壮衰亡；没有升降，就没有万物的生长化收藏。因此升降出入，无物不有。物是生化的物质基础，物散亡则生化停止。万物没有不出入，没有不升降的。生化有小大之分，时间有早晚之别，四者具备，重要的是保持正常，反常则灾害发生。所以说：没有形体，才能没有灾害，就是这个道理。黄帝说：讲得好！有不生化，静心长生的人吗？岐伯说：问得真详细啊！与天地之气相融合的人，只有真人。黄帝说：讲得好！

---

① 器：物义。

② 分：张景岳云“各相离分”。

气交变大论篇第六十九

黄帝问曰：五运更治，上应天期，阴阳往复，寒暑迎随，真邪相薄，内外分离，六经波荡，五气倾移，太过不及，专胜兼并，愿言其始，而有常名，可得闻乎？岐伯稽首再拜对曰：昭乎哉问也！是明道也。此上帝所贵，先师传之，臣虽不敏，往闻其旨。帝曰：余闻得其人不教，是谓失道，传非其人，慢泄天宝。余诚菲德，未足以受至道。然而众子哀其不终，愿夫子保于无穷，流于无极，余司其事，则而行之奈何？岐伯曰：请[①]遂言之也。《上经》曰：夫道者上知天文，下知地理，中知人事，可以长久，此之谓也。帝曰：何谓也？岐伯曰：本气位也。位天者，天文也；位地者，地理也；通于人气之变化者，人事也。故太过者先天，不及者后天，所谓治化而人应之也。

黄帝问道：五运互主，上与天之六气相应。阴阳往来，寒暑相随，正邪相交，内外失调，六经不平，五藏之气失衡，出现了太过之专胜及不及之兼并情况。愿知其因及名称，可以得知吗？岐伯叩首再拜后答道：问得真明白！这是圣明之术，先帝所珍重，先师所传授的。我虽不聪明，但曾听说过其要点。黄帝说：我听说遇诚实求学者不教，叫作失道。若所传非有为之人，是乱泄天宝。我固然才德薄浅，不一定能很好地接受此术，但我怜悯众民之病痛伤亡，请您保护众民之生衍繁息，使医道永远流传，让我主其医事而行之于民怎么样？岐伯说：臣即详讲。《上经》说：医道应上知天文，下知地理，中知人事，才可以精通并永久传流，就是指这个说的。黄帝说：具体怎么讲？岐伯说：其本质是运气的步位。在天的气位就是天文，在地的气位就是地理，通晓人气的变化，就是人事。所以运气太过，则先其时而至；运气不及，则后其时而至。这就是所说的运气治化作用，人体之气与其相应。

帝曰：五运之化，太过如何？岐伯曰：岁木太过，风气流行，脾土受邪。民病飧泄，食减，体重、烦冤，肠鸣，腹支满，上应岁星。甚则忽忽善怒，眩冒巅疾。化气不政，生气独治，云物飞动，草木不宁，甚而摇落，反胁痛而吐甚，冲阳绝者死不治，上应太白星。

黄帝说：五运的气化，太过是怎样的？岐伯说：岁木之气太过，风气流行，脾土受邪侵害，民病水泻，食少，身体沉重，肠鸣腹胀满，上应天之征象，为木星明亮。风邪过甚则骤然多怒，头晕目花等头部病患。土气不主，木气独旺，云飞物动，草木不静，甚则枝叶堕落。在人则胁痛吐甚。胃脉绝者为死证不治。此时上应天之征象，金星明亮。

岁火太过，炎暑流行，金肺受邪。民病疟，少气咳喘，血溢血泄注下，嗌燥耳聋，中热，肩背热，上应荧惑星。甚则胸中痛，胁支满，胁痛，膺背肩胛间痛，两臂内痛，身热骨痛而为浸淫。收气不行，长气独明，雨水霜寒，上应辰星，上临少阴少阳，火燔焫，冰泉涸，物焦槁，病反谵妄狂越，咳喘息鸣，下甚，血溢泄不已，太渊绝者死不治，上应荧惑星。

岁火之气太过，炎热流行，肺藏受害，民病疟疾，气短，咳喘，吐衄血，泻血，水泻如注，咽

① 请：指臣。

干耳聋，内热，肩背热。上应天之征象，火星明亮。火邪过甚，则胸中痛，胁胀满疼痛，胸背肩痛，两臂内侧痛，身热肤痛而成黄水疮。金气不行，火气独主。水气乘之而见雨水霜寒的变化。上应天之征象，水星明亮。若遇少阴、少阳司天，则火热燔衍，水泉干枯，树木枯槁，人病谵语狂乱，喘鸣有声，二便下血不止。肺脉绝者死不治。上应天之征象，火星明亮。

岁土太过，雨湿流行，肾水受邪，民病腹痛，清厥，意不乐，体重烦冤，上应镇星。甚则肌肉萎，足痿不收，行善瘈，脚下痛，饮发中满，食减，四肢不举。变生得位，藏气伏，化气独治之。泉涌河衍，涸泽生鱼，风雨大至，土崩溃，鳞见于陆。病腹满溏泄肠鸣，反下甚而太溪绝者，死不治。上应岁星。

岁土之气太过，雨湿流行，肾藏受害。民病腹痛，清冷，郁郁不乐，体重，烦闷。上应天之征象，土星明亮。土气过甚则肌肉萎弱，足弱软不能行走，肌肉常抽搐，足跟痛，水溢胀满，食少，四肢无力举动。土气得位，水气失职，土气独主。所以河泉水涌，枯泽水满而生鱼，风雨急至，河堤崩溃，鱼冲至陆上。在人则病腹满胀，大便溏泄，肠鸣，利下不止。肾脉绝者，为死证，不可治疗。上应天之征象，木星明亮。

岁金太过，燥气流行，肝木受邪，民病两胁下少腹痛，目赤痛眦疡，耳无所闻。肃杀而甚，则体重烦冤，胸痛引背，两胁满且痛引少腹，上应太白星。甚则喘咳逆气，肩背痛，尻阴股膝髀腨䯒[①]足皆病，上应荧惑星。收气峻，生气下，草木敛，苍干雕陨，病反暴痛，胠胁不可反侧，咳逆甚而血溢，太冲绝者死不治，上应太白星。

岁金之气太过，燥气流行，肝藏受害。民病两胁下及小腹痛，目赤痛，眼角溃烂，耳聋不闻。收气过甚，则人病体重，烦闷，胸痛引背，两胁胀满，痛引小腹。上应天之征象，金星明亮。金气太甚，人病喘咳气逆，肩背痛，下肢全病。上应天之征象，火星明亮。金气急，木气下，草木收敛，苍干凋落，在人则病暴胁痛，不能转身，咳甚则咳血。肝脉绝者为死证，不治。上应天之征象，金星明亮。

岁水太过，寒气流行，邪害心火，民病身热烦心，躁悸，阴厥，上下中寒，谵妄心痛，寒气早至，上应辰星。甚则腹大胫肿，喘咳，寝汗出，憎风，大雨至，埃雾朦郁，上应镇星。上临太阳，雨冰雪，霜不时降，湿气变物，病反腹满肠鸣，溏泄食不化，渴而妄冒，神门绝者死不治，上应荧惑辰星。

岁水之气太过，寒气流行，心藏受害。民病身热，烦躁，心悸，内寒，身上中下皆寒。谵语，心痛。寒气早来。上应天之征象，水星明亮。水邪太甚则人病腹肿大，腿肿，喘咳，盗汗，怕风。在天则大雨至，埃雾昏朦。上应天之征象，土星明亮。如遇太阳司天，冰雹霜雪不因时而降，湿气使物变形。在人则病腹胀满，肠鸣，溏泄，水谷不化，渴而眩晕。心脉绝者为死证，不可治疗。上应天之征象，水星明亮。

帝曰：善。其不及何如？岐伯曰：悉乎哉问也！岁木不及，燥乃大行，生气失应，草木晚荣，肃杀而甚，则刚木辟著，柔萎苍干，上应太白星。民病中清，胠胁痛，少腹痛，肠鸣溏泄，凉雨时至，上应太白星。其谷苍。上临阳明，生气失政，草木再荣，化气乃急，上应太白、镇星，其主苍早。复则炎暑流火，湿性燥，柔脆草木焦槁，下体再生，华实齐化。病寒热疮疡疿疹痈痤，上应荧惑、太白。其谷白坚，白露早降，收杀气行，寒雨害物，虫食甘黄，脾土受邪，赤气后化，心气晚治，上胜肺金，白气乃屈，其谷不成，咳而鼽，上应荧惑、太白星。

---

① 骨：《新校正》曰“《玉机真藏论》云：心脉太过则令人身热而肤痛为浸淫。此云骨痛者，误也”。

黄帝说：讲得好！五运的不及是怎样的？岐伯说：问得详细！岁木之气不及，燥气流行，生气不至，草木晚荣，金气盛，则坚硬的树木可裂，枝叶尽干枯。上应天象，金星明亮。人病内寒，胁肤疼痛，小腹痛，肠鸣泄泻。凉雨时下，上应天象，金星明亮。其谷类青苍不熟。如遇阳明司天，木气失主，土旺草荣，土气急。上应天象，金星、土星明亮。其谷苍而不收。火气复至，则炎火流行，湿气干燥，草木枯槁，木体根部再生枝叶，花实同见。在人则病寒热，疮疡、疿疹、痈痤之类病证。上应天象，火星、金星明亮。其谷物白坚而不丰。白露早降，收敛气行，寒雨降，伤害植物，虫灾生，植物损。在人则脾土受邪，火气后生，心气晚旺，火胜肺金，肺气受抑。在谷物不能成熟。在人咳而流涕。上应天之征象，火星、金星明亮。

岁火不及，寒乃大行，长政不用，物荣而下，凝惨而甚，则阳气不化，乃折荣美，上应辰星。民病胸中痛，胁支满，两胁痛，膺背肩胛间及两臂内痛，郁冒朦昧，心痛暴瘖，胸腹大，胁下与腰背相引而痛，甚则屈不能伸，髋髀如别，上应荧惑、辰星、其谷丹。复则埃郁，大雨且至，黑气乃辱，病鹜溏腹满，食饮不下，寒中肠鸣，泄注腹痛，暴挛痿痹，足不任身，上应镇星、辰星，玄谷不成。

岁火之气不及，寒气流行，火气失用，植物茂而衰落，凉气甚，则阳气不生，植物荣美受摧。上应天之征象，水星光明。在人病胸中痛，胁支胀满，两胁痛，胸背肩胛及两臂内痛，眩晕头昏，心痛突然失音，胸腹胀大，胁腰相引而痛，甚则不能俯仰，髋股痛如裂。上应天之征象，火星暗，金星亮。其谷物色红而不熟。土气复至，大雨至，水气受抑，在人则大便溏泄，腹胀满，食饮不下，肠寒鸣响，注泄如水，腹痛，突然肌肉拘挛，足不能行走。上应天之征象，土星明，水星暗。其谷物色黑不熟。

岁土不及，风乃大行，化气不令，草木茂荣，飘扬而甚，秀而不实，上应岁星。民病飧泄霍乱，体重腹痛，筋骨繇复，肌肉瞤酸，善怒，藏气举事，蛰虫早附，咸病寒中，上应岁星、镇星，其谷黅。复则收政严峻，名木苍雕，胸胁暴痛，下引少腹，善大息，虫食甘黄，气客于脾，黅谷乃减，民食少失味，苍谷乃损，上应太白、岁星。上临厥阴，流水不冰，蛰虫来见，藏气不用，白乃不复，上应岁星，民乃康。

岁土之气不及，风气流行，土气不行，风吹草木旺盛。风吹之甚，物秀而不实。上应天之征象，木星明亮。在人病水泻，霍乱，体重腹痛，筋骨摇晃不稳，肌肉瞤动酸痛，多怒，水气始兴，虫类早伏，人多病寒中。上应天之征象，木星明，土星暗。其谷物色黄不实。金气复至，收敛气急，草木苍凋。人则胸胁突然痛，下引小腹痛，常叹气，虫灾，食谷物。邪气侵犯脾藏。谷黄实减，人吃得少，口无味。青色谷物受损。上应天之征象，金星明，木星暗。如遇厥阴司天，则气温流水不冰，蛰虫早见，水气失用，金气不复。上应天之征象，木星光亮。在人则可健康。

岁金不及，炎火乃行，生气乃用，长气专胜，庶物以茂，燥烁以行，上应荧惑星。民病肩背瞀重，鼽嚏血便注下，收气乃后，上应太白星，其谷坚芒。复则寒雨暴至，乃零冰雹霜雪杀物，厥阴且格，阳反上行，头脑户痛，延及囟顶发热，上应辰星，丹谷不成。民病口疮，甚则心痛。

岁金之气不及，炎气流行，木气主持，生气独旺，万物茂盛，燥热同行。上应天之征象，火星明亮。人病则肩背沉重，流清涕，便血，泄泻，秋收之气延迟。上应天象，金星暗。其谷物白而不熟。水气复至，冰雹霜雪下降，收剑闭藏万物。在人则内寒而逆，阳气逆上，头痛，头顶发热。上应天象，水星明亮。谷物红色但不熟。人则病口疮，甚则心痛。

岁水不及，湿乃大行，长气反用，其化乃速，暑雨数至，上应镇星。民病腹满身重，濡泄寒疡流水，腰股痛发，腘腨股膝不便，烦冤，足痿，清厥，脚下痛，甚则跗肿，藏气不政，肾气不衡，

上应辰星，其谷秬。上临太阴，则大寒数举，蛰虫早藏，地积坚冰，阳光不治。民病寒疾于下，甚则腹满浮肿，上应镇星，其主黅谷。复则大风暴发，草偃木零，生长不鲜，面色时变，筋骨并辟，肉瞤瘛，目视䀮䀮，物疏璺，肌肉胗发，气并膈中，痛于心腹，黄气乃损，其谷不登，上应岁星。

岁水之气不及，湿气流行，火气行令，生化过程加快，大雨屡降。上应天象，土星光明，在人则病腹胀满，身体沉重，泄泻，疮疡久溃流稀水，腰股疼痛，膝胫行动不便，烦闷，足软无力，清冷，足下痛，甚则足肿。水气失主，肾气不平。上应天象，水星暗。其谷物色黑不熟。如遇太阴司天，则大寒之气屡至，蛰虫早藏，地冻冰坚，阳光不足。在人则病下寒，甚则腹满浮肿。上应天象，土星明亮。其谷物黄色。木气复至，则大风突起，草伏树叶落，生长之植物失泽。在人则面色改变，筋骨疼痛，肌肉搐动，目昏花，物燥裂，肌肤风疹，气满于胸膈，心腹疼痛。土气受损，黄色谷物不丰。

帝曰：善。愿闻其时也。岐伯曰：悉哉问也！木不及春有鸣条律畅之化，则秋有雾露清凉之政。春有惨凄残贼之胜，则夏有炎暑燔烁之复，其眚东，其藏肝，其病内舍胠胁，外在关节。

黄帝说：讲得好！愿知运气与四时的关系。岐伯说：问得真详细啊！木运不及，如春天有和风条畅之气，那么秋天就会有雾露清凉的正常气候。如春天见寒凉收克之金气，则夏天会有炎热酷烈的气候。其灾害在东方，在人为肝藏，病邪内入胠胁，外在关节。

火不及，夏有炳明光显之化，则冬有严肃霜寒之政。夏有惨凄凝冽之胜，则不时有埃昏大雨之复，其眚南，其藏心，其病内舍膺胁，外在经络。

火运不及，如果夏天有明显的温热和气，那么冬天会有正常的严寒霜雪气候。如果夏天反见凄凉的气候，就会有大雨昏雾的到来。其灾害为南方，在人为心藏，病邪内入胸胁，外在经络。

土不及，四维有埃云润泽之化，则春有鸣条鼓拆之政。四维发振拉飘腾之变，则秋有肃杀霖霪之复，其眚四维，其藏脾，其病内舍心腹，外在肌肉四肢。

土运不及，如果四方有雾雨的和气，那么春天会有和畅而草木萌动发生的正常气候。如果四方有大风飞扬的气候，那么秋天会有阴凉久雨的气候。其害为四方。在人为脾藏，病邪内入心腹，外在肌肉四肢。

金不及，夏有光显郁蒸之令，则冬有严凝整肃之应。夏有炎烁燔燎之变，则秋有冰雹霜雪之复，其眚西，其藏肺，其病内舍膺胁肩背，外在皮毛。

金运不及，如果夏天有明显的湿热之气，那么冬天会有严寒之正常气候。如果夏天有过于酷热的变化，那么秋天会有冰雹霜雪寒气的到来。其灾害为西方。在人为肺藏。病邪内入胸胁肩背，外在皮毛。

水不及，四维有湍润埃云之化，则不时有和风生发之应，四维发埃昏骤注之变，则不时有飘荡振拉之复，其眚北，其藏肾，其病内含腰脊骨髓，外在溪谷踹膝。夫五运之政，犹权衡也，高者抑之，下者举之，化者应之，变者复之，此生长化成收藏之理，气之常也。失常则天地四塞矣。故曰：天地之动静，神明为之纪，阴阳之往复，寒暑彰其兆，此之谓也。

水运不及，如果四方有湿潮之气候，那么会常有和风发生。如果四方有大雾暴雨之变化，就会有大风飞扬的到来。其灾害为北方。在人为肝藏。病邪内入腰脊骨髓，外在肌肉胫膝。五运之气好像秤一样，不能失衡。所以太过者应抑制，不及者应助之，正常气化应随和之，变异的应恢复其原貌。这是万物生长收藏之理，气的正常运化规律。失常则天地之气不通。所以说：天地的动静，有日月可以衡量；阴阳之往来，有寒暑为其征象，就是这个道理。

帝曰：夫子之言五气之变，四时之应，可谓悉矣。夫气之动乱，触遇而作，发无常会，卒然灾

合，何以期之？岐伯曰：夫气之动变，固不常在，而德化政令灾变，不同其候也。帝曰：何谓也？岐伯曰：东方生风，风生木，其德敷和，其化生荣，其政舒启，其令风，其变振发，其灾散落。南方生热，热生火，其德彰显，其化蕃茂，其政明曜，其令热，其变销烁，其灾燔焫。中央生湿，湿生土，其德溽蒸，其化丰备，其政安静，其令湿，其变骤注，其灾霖溃。西方生燥，燥生金，其德清洁，其化紧敛，其政劲切，其令燥，其变肃杀，其灾苍陨。北方生寒，寒生水，其德凄沧，其化清谧，其政凝肃，其令寒，其变溧冽。其灾冰雪霜雹。是以察其动也，有德有化，有政有令，有变有灾，而物由之，而人应之也。

黄帝说：您讲五运之气的变化，四时与之应合，已很详尽。但气之动乱，相遇而发，发作无规律，突然灾至，怎样预测？岐伯说：气的变动，虽无常规，但德、化、政、令、变、灾，还是既有不同之处，又有一定规律可循的。黄帝说：怎么讲？岐伯说：东方产生风，风促木生，其性为敷布生发之气，其生化作用是促进万物生长，其主开发，其时令之气为风，其变异为大风飘扬，其灾害为草木散落。南方产生热，热产生火，其性光明，其生化作用为万物盛茂，其主明盛，其时令之气为热，其变异为酷热，其灾害为燔灼万物。中央产生湿，湿产生土。其性湿软，其生化作用为盛壮，其主静，其时令之气为湿气，其变异为大雨暴注，其灾害为水灾。西方产生燥，燥促金产生。其性清冷，其生化作用为收敛，其主急劲，其时令之气为燥气。其变异为收敛过甚，其灾害为陨落青色植物。北方产生寒，寒产生水。其性凄冷，其生化作用为冷闭，其主冷凝，其时令之气为寒气，其变异为酷冷，其灾害为冰雪霜雹。所以察其气之变动，有德、化、政、令、变、灾之不同，而万物均由此，人也应合于它。

帝曰：夫子之言岁候，其不及太过，而上应五星。今夫德化政令，灾眚变易，非常而有也，卒然而动，其亦为之变乎？岐伯曰：承天而行之，故无妄动，无不应也。卒然而动者，气之交变也，其不应焉。故曰：应常不应卒。此之谓也。帝曰：其应奈何？岐伯曰：各从其气化也。

黄帝说：您言岁气的不及与太过，上应天之五星。现在德、化、政、令，灾害变异，不是正常时所有，突然之变，五运是否随之而变呢？岐伯说：五运承天气而行，所以没有其妄动而天之五星不相应的。但突然而至的胜复变化，是气相互作用而致变的，五星不与它相应。所以说：五星应常不应变。就是这个道理。黄帝说：五星怎样与岁运相应？岐伯说：分别顺应其天运之气而变化。

帝曰：其行之徐疾逆顺何如？岐伯曰：以道留久，逆守而小，是谓省下；以道而去，去而速来，曲而过之，是谓省遗过也；久留而环，或离或附，是谓议灾与其德也；应近则小，应远则大，芒而大倍常之一，其化甚；大常之二，其眚即也；小常之一，其化减；小常之二，是谓临视，省下之过与其德也。德者福之，过者伐之。是以象之见也，高而远则小，下而近则大，故大则喜怒迩，小则祸福远。岁运太过，则运星北越；运气相得，则各行以道。故岁运太过，畏星失色而兼其母，不及则色兼其所不胜。肖者瞿瞿，莫知其妙，闵闵之当，孰者为良，妄行无征，示畏[1]**侯王。**

黄帝说：五星运行为什么有快慢逆顺的不同？岐伯说：五星若滞留其道不行，其光芒就微小，这叫作察其小。五星顺道行驰，去而速回，或迂回而过，这叫作察其迟速。如五星久留，回环旋转，或离开或停滞，这叫作察其灾变与常气。气候变化时间短则五星的光芒小，气候变化时间长则五星的光芒大。光芒大正常一倍，其气化亢盛；大正常两倍，灾害将至；小正常一倍，气化不及；小正常两倍，叫作气化近期减失。这是察不及与太过、祸与福。五星和是有利的象征，五星逆常是克伐之象征。所以正常五星之象，高而远就小，下而近就大。大表示运气近期将有变动，小表示远

① 示畏：疑为"此谓"之音转。前文有"是谓省下"。

期运气将有变动。岁运太过，它的运星就向北越出常轨。运气相和，五星各行其道轨。岁运太过，它所克之星光色暗淡而兼涉生己之星；运气不及，则色兼及其所不胜之星。天道高明而深奥，难以尽知其奥秘。高深之术，谁能精通？但若五星妄行无制，这是运气旺盛之象。

帝曰：其灾应何如？岐伯曰：亦各从其化也。故时至有盛衰，凌犯有逆顺，留守有多少，形见有善恶，宿属有胜负，征应有吉凶矣。

黄帝说：五星怎样征验灾害？岐伯说：也是随其运气不同而不同。所以岁时有盛有衰，运星的侵犯有方向的逆顺，时间有多有少，星象有善有恶，星宿有胜有负，有克有生，征验有凶有福。

帝曰：其善恶何谓也？岐伯曰：有喜有怒，有忧有丧，有泽有燥，此象之常也，必谨察之。帝曰：六者高下异乎？岐伯曰：象见高下，其应一也，故人亦应之。

黄帝说：星象的善恶怎么讲？岐伯说：星象中有喜、怒、忧、丧、泽、燥之不同，这是常见的变化现象。必须谨慎细心观察。黄帝说：六者高下有什么不同吗？岐伯说：星象高低位置不同，其应验是一样的，所以人的应验也是一样的。

帝曰：善。其德化政令之动静损益皆何如？岐伯曰：夫德化政令灾变，不能相加也。胜复盛衰，不能相多也。往来小大，不能相过也。用之升降，不能相无也。各从其动而复之耳。

黄帝说：讲得好？其德、化、政、令等的动静损益变化又是怎样的？岐伯说：德、化、政、令、灾、变等临时之气变化，是不能相加于星象的；临时胜复盛衰之气候变化，也不能相加于星象；五星运行之往来小大，都不能越过其轨道；五行阴阳的升降运动，都不可一时缺少。胜复之气的产生，也都是从其运动变化中产生的。

帝曰：其病生何如？岐伯曰：德化者气之祥，政令者气之章，变易者复之纪，灾眚者伤之始，气相胜者和，不相胜者病，重感于邪则甚也。

黄帝说：岁气对疾病有什么影响？岐伯说：德与化是运气祥和的征象，政与令是运气显著的征象，变异是复气来至的要素，灾眚是运气失常伤害的开始。气相调者和，气失调者病，重感于邪气则病重。

帝曰：善。所谓精光之论，大圣之业，宣明大道，通于无穷，究于无极也。余闻之，善言天者，必应于人，善言古者，必验于今，善言气者，必彰于物，善言应者，同天地之化，善言化言变者，通神明之理。非夫子孰能言至道欤！乃择良兆而藏之灵室，每旦读之，命曰《气交变》，非斋戒不敢发，慎传也。

黄帝说：讲得好！所谓光明之论，伟大之业，宣扬大理，流传世世代代，发扬至其无止境。我听说：善谈天的，必应验于人；善谈古的，必应验于今；善讲气的，必明证于物；善讲应合的，必明证于天地之生化；善讲生化与变化的，必然精通日月五星运行之理。不是您，谁能精通此至圣之道呢！于是择良日藏于灵兰之室，每晨读之，叫作《气交变》。非诚意不敢开卷，谨慎传于后世。

五常政大论篇第七十

黄帝问曰：太虚寥廓，五运回薄，衰盛不同，损益相从，愿闻平气何如而名？何如而纪？岐伯对曰：昭乎哉问也！木曰敷和，火曰升明，土曰备化，金曰审平，水曰静顺。

黄帝问道：太空广阔，五运循行，衰盛不同，损益相随。愿知平气怎样命名，怎样识别？岐伯答道：问得真明白！木的平气，叫敷和；火的平气，叫升明；土的平气，叫备化；金的平气，叫审平；水的平气，叫静顺。

帝曰：其不及奈何？岐伯曰：木曰委和，火曰伏明，土曰卑监，金曰从革，水曰涸流。帝曰：太过何谓？岐伯曰：木曰发生，火曰赫曦，土曰敦阜，金曰坚成，水曰流衍。

黄帝说：其不及怎样命名？岐伯说：木气不及，叫作委和；火气不及，叫作伏明；土气不及，叫作卑监；金气不及，叫作从革；水气不及，叫作涸流。黄帝说：其太过怎样命名？岐伯说：木气太过，叫作发生；火气太过，叫作赫曦；土气太过，叫作敦阜；金气太过，叫作坚成；水气太过，叫作流衍。

帝曰：三气之纪，愿闻其候。岐伯曰：悉乎哉问也！敷和之纪，木德周行，阳舒阴布，五化宣平，其气端，其性随，其用曲直，其化生荣，其类草木，其政发散，其候温和，其令风，其藏肝，肝其畏清，其主目，其谷麻，其果李，其实核，其应春，其虫毛，其畜犬，其色苍，其养筋，其病里急支满，其味酸，其音角，其物中坚，其数八。

黄帝说：平气、不及、太过三气之义已知，愿知其气之表现。岐伯说：问得真详细啊！敷和之气，木气流畅，阳舒阴和，生化气平，其气瑞和，其性随顺，其作用于植物，其生荣茂，其应类草木，其主发散，其征象温和，其时令为风，其应藏为肝，肝木畏肺金。其主目，其谷类应麻，其果类应李，其果实应核，其时应春，其虫类应毛虫，其畜应犬，其色应青，其所养为筋，其病多里急胀满，其味应酸，其音应角，其物应中坚类，其生成数为八。

升明之纪，正阳而治，德施周普，五化均衡，其气高，其性速，其用燔灼，其化蕃茂，其类火，其政明曜，其候炎暑，其令热，其藏心，心其畏寒，其主舌，其谷麦，其果杏，其实络，其应夏，其虫羽，其畜马，其色赤，其养血，其病瞤瘛，其味苦，其音徵，其物脉，其数七。

升明之气，其阳气主持，火气行令，流行遍布，生化均衡。其气走高，其性急速，其作用燃烧，其生繁盛，其应类为火，其主明光，其征象为炎热，其时令为热气，其应藏为心。心火畏肾水之寒。其主舌，其谷类应麦，其果类应杏，其果实应络，其时应夏，其虫类应羽虫，其畜应马，其色应赤，其所养为血，其病多肌肉搐动，其味应苦，其音应徵，其物类应脉，其生成数是七。

备化之纪，气协天休，德流四政，五化齐修。其气平，其性顺，其用高下，其化丰满，其类土，其政安静，其候溽蒸，其令湿，其藏脾。脾其畏风，其主口，其谷稷，其果枣，其实肉，其应长夏，其虫倮，其畜牛，其色黄，其养肉，其病否[①]，其味甘，其音宫，其物肤，其数五。

---

① 否：脾胃闷滞不舒之证。

备化之气，气调天和，气达四方，生化茂实。其气平，其性和顺，其作用于高低之中，其生丰满，其应类为土，其主安静，其征象为湿蒸之气。其时令为湿气，其应藏为脾，脾土畏肝木之风。其主口，其谷类应稷，其果类应枣，其果实应肉，其时应长夏，其虫类应倮虫，其畜应牛，其色应黄，其所养为肉，其病多胸腹痞闷。其味应甘，其音应宫，其物类应肤，其生成数为五。

审平之纪，收而不争，杀而无犯，五化宣明，其气洁，其性刚，其用散落，其化坚敛，其类金，其政劲肃，其候清切，其令燥，其藏肺。肺其畏热，其主鼻，其谷稻，其果桃，其实壳，其应秋，其虫介，其畜鸡，其色白，其养皮毛，其病咳，其味辛，其音商，其物外坚，其数九。

审平之气，收而不甚，敛而不伤，生化显明，其气凉洁，其性刚坚，其作用使植物散落，其生坚敛，其应类为金属，其主劲急，其征象为凉急，其时令为燥气，其藏应肺，肺金畏心火。其主鼻，其谷类应稻，其果类应桃，其果实应壳，其时应秋，其虫类应介虫，其畜应鸡，其色应白，其所养为皮毛，其病多咳，其味应辛，其音应商，其物类应外壳坚硬之类，其生成数为九。

静顺之纪，藏而勿害，治而善下，五化咸整，其气明，其性下，其用沃衍，其化凝坚，其类水，其政流演，其候凝肃，其令寒，其藏肾。肾其畏湿，其主二阴，其谷豆，其果栗，其实濡，其应冬，其虫鳞，其畜彘，其色黑，其养骨髓，其病厥，其味咸，其音羽，其物濡，其数六。

静顺之气，藏而不伤，其主多内多下，生化完整，其气明，其性向下，其作用为流布，其生坚凝，其类应水，其主流行，其征象为凝固，其时令为寒气，其藏应肾，肾水畏脾土之湿。其主前后阴，其谷类应豆，其果类应栗，其果实应汁液，其时应冬，其虫类应鳞虫，其畜应猪，其色应黑，其所养为骨髓，其病多逆冷，其味应咸，其音应羽，其物应液体类，其生成数为六。

故生而勿杀，长而勿罚，化而勿制，收而勿害，藏而勿抑，是谓平气。

所以说生而不收，长而不逆，化而不制，收而不伤，藏而不止，叫作平气。

委和之纪，是谓胜生。生气不政，化气乃扬，长气自平，收令乃早。凉雨时降，风云并兴，草木晚荣，苍干凋落，物秀而实，肤肉内充。其气敛，其用聚，其动软戾拘缓，其发惊骇，其藏肝，其果枣李，其实核壳，其谷稷稻，其味酸辛，其色白苍，其畜犬鸡，其虫毛介，其主雾露凄沧，其声角商。其病摇动注恐，从金化也，少角与判商同，上角与正角同，上商与正商同。其病肢废痈肿疮疡，其甘虫，邪伤肝也。上宫与正宫同。萧飋肃杀，则炎赫沸腾，眚于三，所谓复也。其主飞蠹蛆雉，乃为雷霆。

委和之气，叫作作生。木气不主，土气发扬，火气平静，收金之气早至。凉雨时降，风云同作，草木晚荣。植物色败凋落，籽结而实，皮肉充实。其气收，其作用聚敛，其变动在人则肌肉拘急弛缓，病易发惊骇，其应藏为肝，其应果类为枣李，其应果实为核壳，其谷物应稷稻，其味应酸辛，其色应白青，其畜应狗鸡，其虫应毛介之类，其主雾露寒凉之气，其声应角商，其病身体动摇恐惧。这都是木运不及，而从金气之征象，所以不及之木气同不及金气，若遇厥阴风木司天，与木之平气相同，遇阳明燥金司天，其气与平金之气相同。人病则为四肢痿废，痈肿疮疡，虫痟积岁，这是邪气伤肝所致。如遇太阴湿土司天，其气与土之平气相同。收敛过甚，炎火即盛，其灾害应于东方，这是火气来复。其时多飞虫、蛀虫、蛆虫、雉，及为雷霆。

伏明之纪，是谓胜长。长气不宣，藏气反布，收气自政，化令乃衡，寒清数举，暑令乃薄。承化物生，生而不长，成实而稚，遇化已老。阳气屈伏，蛰虫早藏。其气郁，其用暴，其动彰伏变易。其发痛，其藏心，其果栗桃，其实络濡，其谷豆稻，其味苦咸，其色玄丹，其畜马彘，其虫羽鳞，其主冰雪霜寒，其声徵羽。其病昏惑悲忘，从水化也。少徵与少羽同，上商与正商同。邪伤心也。凝惨凛冽则暴雨霖霪，眚于九。其主骤注雷霆震惊，沉黔淫雨。

伏明之气，叫作胜长。火气不旺，水气反布，金气主政。寒冷屡见，暑热气微，土化生物，生而不壮，成实稚小，至时已老。阳伏火屈，虫类早藏。其气滞，其作用急，其变动为显伏不定。其发病疼痛，其应藏为心，其果类应栗桃，其果实应络汁，其谷应豆稻，其味应苦咸，其色应黑赤，其畜应马猪，其虫应羽鳞之类，其主冰雪霜寒之气，其声应徵羽，其病多昏乱悲忘，火气不及，反从水气。不及火气与不及水气同，若遇阳明燥金司天，其气与金之平气同。在人邪易伤心。其时多寒凉暴雨大雾，其灾害应于南方。暴雨骤注，雷霆震动，久阴雨湿。

卑监之纪，是谓减化，化气不令，生政独彰，长气整，雨乃愆，收气平，风寒并兴，草木荣美，秀而不实，成而粃也。其气散，其用静定，其动疡涌分溃痈肿。其发濡滞，其藏脾，其果李栗，其实濡核，其谷豆麻，其味酸甘，其色苍黄，其畜牛犬，其虫倮毛，其主飘怒振发，其声宫角，其病留满否塞，从木化也，少宫与少角同，上宫与正宫同，上角与正角同。其病飧泄，邪伤脾也。振拉飘扬，则苍干散落，其眚四维，其主败折虎狼，清气乃用，生政乃辱。

卑监之气，叫作减化。土气不行，木气独主，火气正常，雨水延期，金气平，风寒俱见，草木荣美，秀而不结实，成而粃籽。其气布散，其作用静平，其变动为疡痈溃烂、肿痛。其病多水滞，其藏应脾。其果类应李栗，其果实应软肉核，其谷类应豆麻，其味应酸甘，其色应青黄，其畜应牛狗，其虫应倮毛类，其主风气，其声音宫角，其病多肿满痞塞，土不及，从木之气，不及之土与不及之木同气。若遇太阴湿土司天，其与平土之气同，遇厥阴风木司天，其气与平木之气同。人病多水泄，邪伤脾所致。土衰木胜，征见飘扬震动，枝干叶落，其灾害四方。其时多寒凉急速之气，生气受抑。

从革之纪，是谓折收，收气乃后，生气乃扬，长化合德，火政乃宣，庶类以蕃，其气扬，其用躁切，其动铿禁瞀厥，其发咳喘，其藏肺，其果李杏，其实壳络，其谷麻麦，其味苦辛，其色白丹，其畜鸡羊，其虫介羽，其主明曜炎烁，其声商徵，其病嚏咳鼽衄，从火化也。少商与少徵同，上商与正商同，上角与正角同。邪伤肺也。炎光赫烈，则冰雪霜雹，眚于七。其主鳞伏彘鼠，岁气早至，乃生大寒。

从革之气，叫作折收。金气后至，生气发扬，土火合气，火气宣发，万物繁茂。其气宣扬，其作用躁急，其变动咳、瘖、昏冒，其发病喘咳，其应藏为肺，其果类应李杏，其果实应壳络，其谷类应麻麦，其味应苦辛，其色应白赤，其畜应鸡羊，其虫应介羽之类。其主明热，其声应商徵，其病多流涕、咳、鼻流血，金气不及，其从火气。不及之金与不及之火同。若遇阳明燥金司天，其气与平金之气同，若遇厥阴风木司天，其气与平木之气同。邪易伤肺。炎热过后，则冰雪霜雹寒冷至，其灾害于西方。其时多见鳞、小爬虫、猪、鼠繁衍，冬气早至，大寒产生。

涸流之纪，是谓反阳，藏令不举，化气乃昌，长气宣布，蛰虫不藏，土润水泉减，草木条茂，荣秀满盛。其气滞，其用渗泄，其动坚止，其发燥槁，其藏肾，其果枣杏，其实濡肉，其谷黍稷，其味甘咸，其色黅玄，其畜彘牛，其虫鳞倮，其主埃郁昏翳，其声羽宫，其病痿厥坚下，从土化也。少羽与少宫同，上宫与正宫同，其病癃閟，邪伤肾也。埃昏骤雨，则振拉摧拔，眚于一，其主毛显狐狢，变化不藏。

涸流之气，叫作反阳。水气不昌，土气主盛，火气布散，虫类不藏土中，土润泽，水泉少，草木旺茂，万物丰盛。其气滞塞，其作用渗泄，其变动为坚闭，其发病为津液枯燥，其藏应肾。其果类应枣杏，其果实应汁肉，其谷类应黍稷，其味应甘咸，其色应黄黑，其畜应猪牛，其虫应鳞倮类，其主昏雾之气，其声应羽宫，其病多肌肉软弱，下腹坚结。水气不及，气从土气。不及之水气与不及之土同。若遇太阴湿土司天，其气与平土之气同。其病多淋闭不通，此由于邪气伤肾。其时大雾暴雨，大风摧动，其灾害于北方。其时狐狢之类繁衍，物变化而不闭藏。

故乘危而行，不速而至，暴虐无德，灾反及之，微者复微，甚者复甚，气之常也。

五运之气不及，其所胜之气就会乘虚而至，残疟侵害，灾害即及，胜气轻微，复气也轻微，胜气甚，复气也甚，这是运气胜复的一般规律。

发生之纪，是谓启陈。土疏泄，苍气达，阳和布化，阴气乃随，生气淳化，万物以荣，其化生，其气美，其政散，其令条舒，其动掉眩巅疾，其德鸣靡启坼，其变振拉摧拔，其谷麻稻，其畜鸡犬，其果李桃，其色青黄白，其味酸甘辛，其象春，其经足厥阴少阳，其藏肝脾，其虫毛介，其物中坚外坚，其病怒。太角与上商同。上征则其气逆，其病吐利。不务其德，则收气复，秋气劲切，甚则肃杀，清气大至，草木凋零，邪乃伤肝。

发生之气，叫作启陈。土气疏泄，草木青旺，阳气温和，阴气相随，生气淳厚，万物兴荣。其气主生，其性和美，其主散，其时令生发舒展，其变动为颤抖、眩晕等头部疾患。其本性温和散布，其变异振摇摧拔，其谷应麻稻，其畜应鸡狗，其果类应李桃，其色应青黄白，其味应酸甘辛，其气象应春，其经脉应足厥阴肝经、足少阳胆经，其藏应肝脾，其虫应毛介类，其物应中外皆坚硬类，其病多怒。太过之木气与太过之金气同。遇少阴火气司天则气上逆，病上吐下泻。火气不守其性，则金气来复，可见秋气急速，甚于收敛，寒凉气至，草木凋落，邪气可伤肝。

赫曦之纪，是谓蕃茂，阴气内化，阳气外荣，炎暑施化，物得以昌。其化长，其气高，其政动，其令鸣显，其动炎灼妄扰，其德暄暑郁蒸，其变炎烈沸腾，其谷麦豆，其畜羊彘，其果杏栗，其色赤白玄，其味苦辛咸，其象夏，其经手少阴太阳，手厥阴少阳，其藏心肺，其虫羽鳞，其物脉濡，其病笑疟疮疡血流狂妄目赤，上羽与正徵同，其收齐，其病痓，上征而收气后也。暴烈其政，藏气乃复，时见凝惨，甚则雨水霜雹切寒，邪伤心也。

赫曦之气，叫作蕃茂，阴气内伏，阳气外荣，炎热施布，万物昌盛。其气长，其性向上，其主动，其时令明、热，其变动炎热妄扰，其本性暑热湿蒸，其变异炎热沸腾，其谷类应麦豆，其畜应羊猪，其果类应杏栗，其色应赤白黑，其味应苦辛咸，其气象应夏，其经脉应手少阴心经、手太阳小肠经，手厥阴心包络经、手少阳三焦经。其藏应心肺，其虫应羽鳞之类，其物应脉汁类，其病多狂笑、疟疾、疮疡、狂妄、目赤。如遇太阳寒水之气司天，其气与火之平气同，金气平，其病多痉痓。如遇少阴火气司天，金气推迟，火气过烈，水气来复，可见寒凉之象，甚则见雨水霜雹之寒，邪气可伤心。

敦阜之纪，是谓广化，厚德清静，顺长以盈，至阴内实，物化充成，烟埃朦郁，见于厚土，大雨时行，湿气乃用，燥政乃辟，其化圆，其气丰，其政静，其令周备，其动濡积并稸，其德柔润重淖，其变震惊飘骤崩溃，其谷稷麻，其畜牛犬，其果枣李，其色黅玄苍，其味甘咸酸，其象长夏，其经足太阴阳明，其藏脾肾，其虫倮毛，其物肌核，其病腹满，四肢不举，大风迅至，邪伤脾也。

敦阜之气，叫作广化。土气主静，物昌而满实，土气内盛，物生充实，雾埃湿气，见于丘陵，大雨时下，湿气为用，燥气消退。其气润，其性实，其主静，其时令丰满万物。其变动水湿积滞，其本性柔软润泽，其变异飘动水流泄崩溃，其谷类应稷麻，其畜应牛狗，其果类为枣李，其色应黄黑青，其味应甘咸酸，其气象应长夏，其经脉应足太阴脾经，足阳明胃经，其藏应脾肾，其虫类应倮毛之类，其物应肉、核之类，其病多腹胀满，四肢运动无力，土太过，风木来复，邪可伤脾。

坚成之纪，是谓收引，天气洁，地气明，阳气随，阴治化，燥行其政，物以司成，收气繁布，化洽不终。其化成，其气削，其政肃，其令锐切，其动暴折疡疰，其德雾露萧飋，其变肃杀凋零。其谷稻黍，其畜鸡马，其果桃杏，其色白青丹，其味辛酸苦，其象秋，其经手太阴阳明，其藏肺

肝，其虫介羽，其物壳络，其病喘喝，胸凭仰息。上徵与正商同，其生齐，其病咳。政暴变，则名木不荣，柔脆焦首，长气斯救，大火流，炎烁且至，蔓将槁，邪伤肺也。

坚成之气，叫作收引。天气清，地气明，阳气和，阴主气，燥气主持，物熟而成，收气遍布，土气渐终。其气收盛，其性坚削，其主敛，其时令急切，其变动折伤、疡疰，其本性寒凉收敛，其变异急敛凋落，其谷应稻黍，其畜应鸡马，其果类应桃杏，其色应白青赤，其味应辛酸苦，其气象应秋，其经脉应手太阴肺经、手阳明大肠经，其藏应肺肝，其虫应介羽之类，其物应壳、络之类，其病多喘鸣，胸仰抬肩，呼吸急促。如遇少阴之气司天，其气与金之平气同，木气平，其病多咳。骤然变异，则草木不荣，叶焦枝干，长气若复，则炎热流行，野草枯槁，邪气可伤肺。

流衍之纪，是谓封藏。寒司物化，天地严凝，藏政以布，长令不扬。其化凛，其气坚，其政谧，其令流注，其动漂泄沃涌，其德凝惨寒雰，其变冰雪霜雹，其谷豆稷，其畜彘牛，其果栗枣，其色黑丹黅，其味咸苦甘，其象冬，其经足少阴太阳，其藏肾心，其虫鳞倮，其物濡满，其病胀，上羽而长气不化也。政过则化气大举，而埃昏气交，大雨时降，邪伤肾也。故曰：不恒其德，则所胜来复，政恒其理，则所胜同化。此之谓也。

流衍之气，叫作封藏。寒主物变，天地严寒，闭藏广泛，长气不显。其气寒，其性坚闭，其主密，其时令水凝滞。其变动流漂涌泄，其本性寒冷，其变异为冰雪霜雹。其谷类应豆稷，其畜应猪牛，其果类应栗枣，其色应黑赤黄，其味应咸苦甘，其气象应冬。其经脉应足少阴肾经、足太阳膀胱经，其藏应肾心，其虫应鳞倮之类，其物应汁液充实之类，其病多肿胀。水气盛，生长之气不主。水气过后则土气大发，征见昏雾大雨，邪气可伤肾。所以说：其气不守，则所胜之气来复；气守其常，则所胜之气与已同和。就是这个道理。

帝曰：天不足西北，左寒而右凉；地不满东南，右热而左温。其故何也？岐伯曰：阴阳之气，高下之理，太少之异也。东南方，阳也，阳者其精降于下，故右热而左温。西北方，阴也，阴者其精奉于上，故左寒而右凉。是以地有高下，气有温凉，高者气寒，下者气热。故适寒凉者胀，之温热者疮。下之则胀已，汗之则疮已。此腠理开闭之常，太少之异耳。

黄帝说：天气不及于西北，所以北方寒，西方凉；地气不满于东南，所以南方热，东方温。这是什么原因？岐伯说：天气之寒热，地理之高低，多少不同。东南方属阳，阳者其气降于下，所以南方热，东方温；西北方属阴，阴者其气走于上，所以西方凉，北方寒。所以地理有高低，气候有温凉，地势高的气寒，地势低的气热。去寒凉之处多患胀病，去温热之处多患疮疡。胀满者泻下则愈，疮疡之初，发汗则愈。这是寒热影响腠理开闭的正常情况，寒热的多少及地理的高低不同。

帝曰：其于寿夭何如？岐伯曰：阴精所奉其人寿，阳精所降其人夭。帝曰：善。其病也，治之奈何？岐伯曰：西北之气散而寒之，东南之气收而温之，所谓同病异治也。故曰：气寒气凉，治以[①]寒凉，行水渍之；气温气热，治以温热，强其内守[②]，必同[③]其气，可使平也。假者反之。帝曰：善。一州之气，生化寿夭不同，其故何也？岐伯曰：高下之理，地势使然也。崇高则阴气治之，污下则阳气治之，阳胜者先天，阴胜者后天，此地理之常，生化之道也。帝曰：其有寿夭乎？岐伯曰：高者其气寿，下者其气夭。地之小大异也，小者小异，大者大异。故治病者，必明天道地理，阴阳更胜，气之先后，人之寿夭，生化之期，乃可以知人之形气矣。

---

① 以："治以寒凉"，即"治其寒凉"。

② 强其内守：阳热之气盛于内。张景岳："阳气不泄，而固其中。"

③ 同：通"通"。《国语·周语》"合通"，《盐铁论·险固》作"合同"。是"同""通"古通之证。

黄帝说：它对人的寿命长短有什么影响？岐伯说：阴寒之处人多寿，阳热之处人多夭折。黄帝说：讲得好！其病怎样治疗？岐伯说：西北方气散而寒冷，东南方气聚而温暖，所以说同病异治。所以说：气寒凉，治其寒凉，可用热水浸渍散寒；气温热，治其温热，阳热内盛，必须通其气，以泻热气使其平复。假寒假热之证应用反治法。黄帝说：讲得好！一方之气，生化寿夭却不同，这是为什么？岐伯说：这是地势高低不同所致。地势高则寒气主之，地势低则热气主之。阳气胜，气候早至；阴气胜，气候迟至。这是地理的常态，生化的规律。黄帝说：地势与夭寿有关吗？岐伯说：地势高，其人寿，地势低，其人易夭折。地势高低不同，差别小的差异小，差别大的差异大。所以治病，必须明白天气地理，阴阳互胜，气候的先后，人的寿夭，生化的规律，才可以知道人体的生理病理。

帝曰：善。其岁有不病，而藏气不应不用者何也？岐伯曰：天气制之，气有所从也。帝曰：愿卒闻之。岐伯曰：少阳司天，火气下临，肺气上从，白起金用，草木眚，火见燔焫，革金且耗，大暑以行，咳嚏鼽衄鼻窒，曰疡，寒热胕肿，风行于地，尘沙飞扬，心痛胃脘痛，厥逆膈不通，其主暴速。

黄帝说：讲得好！其运气变有的不病，藏气也不相应，这是为什么？岐伯说：这是司天之气相制，人气相从的缘故。黄帝说：愿尽知其理。岐伯说：少阳司天，火气下降，肺气上应，金从火，草木受灾，火酷烈，变金耗金，大暑流行，人病咳嗽、流涕、鼻血、鼻塞，痈疡、寒热、浮肿等。风气在地，尘沙飞扬，人病心痛，胃脘痛，手足冷，膈塞不通，病多暴发。

阳明司天，燥气下临，肝气上从，苍起木用而立，土乃眚，凄沧数至，木伐草萎，胁痛目赤，掉振鼓慄，筋痿不能久立。暴热至，土乃暑，阳气郁发，小便变，寒热如疟，甚则心痛，火行于稿[①]，流水不冰，蛰虫乃见。

阳明司天，燥气下降，肝气上应，木从金化，土气受灾，寒凉数至，木坏草枯，人病胁痛目赤，甚则心痛，火盛木槁，流水不冰，蛰虫早见。

太阳司天，寒气下临，心气上从，而火且明，丹起金乃眚，寒清时举，胜则水冰，火气高明，心热烦，嗌干善渴，鼽嚏，喜悲数欠，热气妄行，寒乃复，霜不时降，善忘，甚则心痛，土乃润，水丰衍，寒客至，沉阴化，湿气变物，水饮内稸，中满不食，皮痹肉苛，筋脉不利，甚则胕肿，身后痈。

太阳司天，寒气下降，心气上应，火从水用，金气受害，寒冷之气时起，甚则水结冰。火气上炎，人病心热烦躁，咽干口渴，流涕，易悲，打哈欠。热气妄行，寒气复至，霜常降，人病多忘，甚则心痛。土气润，水流溢，寒气至，久阴寒，湿气使物变形。人病水饮内积，中满不食，肌肉麻木，筋脉不利，甚则水肿，身大肿。

厥阴司天，风气下临，脾气上从，而土且隆，黄起，水乃眚，土用革，体重，肌肉痿，食减口爽，风行太虚，云物摇动，目转耳鸣，火纵其暴，地乃暑，大热消烁，赤沃下，蛰虫数见，流水不冰，其发机速。

厥阴司天，风气下降，脾气上应，风从木化，土气用，水气受灾，土用也可发改变。人病体重，肌肉萎弱，食减口味伤。风行天空，云物摇动，人病目转耳鸣。火气若横行，大地暑热，大热消灼，人病赤痢，蛰虫早见，流水不冰，病发急速。

少阴司天，热气下临，肺气上从，白起金用，草木眚，喘呕寒热，嚏鼽衄鼻窒，大暑流行，甚

---

① 于稿：疑“于”为“木”之误；“稿”通“槁”。

则疮疡燔灼，金烁石流，地乃燥清，凄沧数至，胁痛善太息，肃杀行，草木变。

少阴司天，热气下降，肺气上应，金从火用，草木受灾，人病喘、呕、发热、流涕、鼻衄、鼻塞。大暑流行，甚则病疮疡躁热。火气伤金，燥气行地，寒凉之气屡至，人病胁痛，多叹气。收敛行事，草木萎变。

太阴司天，湿气下临，肾气上从，黑起水变，埃冒云雨，胸中不利，阴痿，气大衰，而不起不用[1]**。当其时，反腰脽痛，动转不便也，厥逆。地乃藏阴，大寒且至，蛰虫早附，心下否痛，地裂冰坚，少腹痛，时害于食，乘金则止水增，味乃咸，行水减也。**

太阴司天，湿气下降，肾气上应，水为土用。阴雾云雨，人病胸中不利，阳萎，气衰。土起水用。其时人病腰脊痛，不能转动，足冷。地藏阴气，大寒至，蛰虫早藏。人病心下痞痛。地裂冰坚，人病小腹痛，妨碍饮食。水气乘金则静水盛，味变咸，流水减少。

帝曰：岁有胎、不孕、不育，治之不全，何气使然？岐伯曰：六气五类，有相胜制也。同者盛之，异者衰之，此天地之道，生化之常也。故厥阴司天，毛虫静，羽虫育，介虫不成。在泉，毛虫育，倮虫耗，羽虫不育；少阴司天，羽虫静，介虫育，毛虫不成。在泉，羽虫育，介虫耗不育；太阴司天，倮虫静，鳞虫育，羽虫不成。在泉，倮虫育，鳞虫不成；少阳司天，羽虫静，毛虫育，倮虫不成。在泉，羽虫育，介虫耗，毛虫不育；阳明司天，介虫静，羽虫育，介虫不成。在泉，介虫育，毛虫耗，羽虫不成。太阳司天，鳞虫静，倮虫育。在泉，鳞虫耗，倮虫不育。诸乘所不成之运，则甚也。故气主有所制，岁立有所生，地气制己胜，天气制胜己，天制色，地制形，五类盛衰，各随其气之所宜也。故有胎孕不育，治之不全，此气之常也，所谓中[2]**根也。根于外**[3]**者亦五，故生化之别，有五气五味五色五类五宜也。帝曰：何谓也？岐伯曰：根于中者，命曰神机，神去则机息。根于外者，命曰气立，气止则化绝。故各有制，各有胜，各有生，各有成。故曰：不知年之所加，气之同异，不足以言生化。此之谓也。**

黄帝说：每年虫类有的能胎孕繁殖，有的不能胎孕，不能繁育，这是什么造成的？岐伯曰：六气与五行的虫类，是相胜相克的。六气与运气相同，生物就繁盛，六气与运气不同，生物就衰退，这是自然界孕育之机理，生化的规律。所以厥阴司天，毛虫生育正常，羽虫繁育，介虫不生。厥阴在泉，毛虫繁育，倮虫衰退，羽虫不育；少阴司天，羽虫正常，介虫繁育，毛虫不生。少阴在泉，羽虫繁育，介虫减退不育；太阴司天，倮虫正常，鳞虫繁育，羽虫不生。太阴在泉，倮虫繁育，鳞虫不生；少阳司天，羽虫正常，毛虫繁育，倮虫不生。少阳在泉，羽虫繁育，介虫减退，毛虫不育；阳明司天，介虫正常，羽虫繁育，介虫不生。阳明在泉，介虫繁育，毛虫减退，羽虫不生；太阳司天，鳞虫正常，倮虫繁育。太阳在泉，鳞虫减退，倮虫不育。凡值其不盛之运，就更加严重了。所以六气各有所胜所制，岁运各有所生化作用。地气能克制己所胜，天气能克制胜己之气。天生化虫类之颜色，地气生化虫类之形体，五行所应合的虫类盛衰，各随适宜己之天地气相宜时繁殖生育。所以存在着胎孕与不育的自然现象，这是生化不全的结果，也是正常自然规律，这就是所说的天根。根于地的也有五种，所以生化有别。有五气、五味、五色等五类之不同。黄帝说：怎么讲？岐伯说：本于天气的，叫作神机。天气去则生化息。本于地气的，叫作气立，地气止而生化绝。因此各有制，各有胜，各有生，各有盛。所以说：不知岁运及六气的加减，气的同异，不足以

---

① 不起不用：《新校正》云“‘不用’二字，当作‘水用’”。

② 中：前文“天制色”。

③ 外：前文“地制形”。

讲生化之机理。就是这个道理。

帝曰：气始而生化，气散而有形，气布而蕃育，气终而象变，其致一也。然而五味所资，生化有薄厚，成熟有少多，终始不同，其故何也？岐伯曰：地气制之也。非天不生地不长也。帝曰：愿闻其道。岐伯曰：寒热燥湿，不同其化也。故少阳在泉，寒毒不生，其味辛，其治苦酸，其谷苍丹。阳明在泉，湿毒不生，其味酸，其气湿，其治辛苦甘，其谷丹素。太阳在泉，热毒不生，其味苦，其治淡咸，其谷黅秬。厥阴在泉，清毒不生，其味甘，其治酸苦，其谷苍赤，其气专，其味正。少阴在泉，寒毒不生，其味辛，其治辛苦甘，其谷白丹。太阴在泉，燥毒不生，其味咸，其气热，其治甘咸，其谷黅秬。化淳则咸守，气专则辛化而俱治。

黄帝说：气产生就有生化作用，气运行就能产生形质，气布散可使生物蕃育，气终止可使生物变形，其原理一致。至于五味所生，生化有薄厚，成熟有多少，结果与初始不同，这是为什么？岐伯说：这是在泉地气所致，并不是天之生地之长所致。黄帝说：愿知其理。岐伯说：寒热燥湿，其气不同。少阳之气主地气时，寒气不生，植物味辛，其治用苦酸之味。其谷类色多青赤。阳明主地气，湿气不生，植物味酸，其主湿气，其治用辛、苦、甘味。其谷多赤、白色。太阳主地气，热气不生，植物味苦。其治用淡味、咸味。其谷黄色、黑色。厥阴主地气，凉气不生，植物味甘，其治用酸味苦味。其谷色多青、赤。其气化专一，其味纯正。少阴主地气，寒气不生，植物味辛，其治用辛味、苦味、甘味。其谷物多白色赤色。太阴主地气，燥气不生，植物味咸，其性热，其治用甘味咸味。其谷类多黄色黑色。气化淳厚则土气固守，气化专一则土可生金，土金俱旺。

故曰：补上，下者从之，治上，下者逆之。以所在寒热盛衰而调之。故曰：上取下取，内取外取，以求其过。能毒[1]者以厚药，不胜毒者以薄药，此之谓也。气反者，病在上，取之下；病在下，取之上；病在中，傍取之。治热以寒，温而行之；治寒以热，凉而行之；治温以清，冷而行之；治清以温，热而行之。故消之削之，吐之下之，补之泻之，久新同法。

所以说：补其上，下气从之；制其上，下气同时受克逆。根据其寒热盛衰不同而调治。所以说：上治下治，内治外治，均求其病本。耐药者给予重剂量的药，不耐药者给予轻剂量的药，就是指此。病气相反，病在上，治其下；病在下，治其上；病在中，治其左右。治热证用寒药，热气除而病邪散；治寒证用热药，凉气除而病邪散；治温证用清凉药，冷气行而热病除；治凉证用温药，气热而病邪散。因此不论是消法、削法，还是吐法、下法、补法、泻法，久病新病相同。

帝曰：病在中而不[2]实不坚，且聚且散，奈何？岐伯曰：悉乎哉问也！无积者求其藏，虚则补之，药以祛之，食以随之，行水渍之，和其中外，可使毕已。

黄帝说：病在腹中，腹中坚实，时聚时散，怎样治疗？岐伯说：问得真详细啊！如不是积聚病，应求其脏腑的虚实而治。虚者补之，药可祛邪，另辅以饮食调节，药渍外浴，和其内外，则均可使愈。

帝曰：有毒无毒，服有约乎？岐伯曰：病有新久，方有大小，有毒无毒，固宜常制矣。大毒治病，十去其六；常毒治病，十去其七；小毒治病，十去其八；无毒治病，十去其九。谷肉果菜，食养尽之。无使过之，伤其正也。不尽，行复如法，必先岁气，无伐天和，无盛盛，无虚虚，而遗人夭殃，无致邪，无失正，绝人长命。帝曰：其久病者，有气从不康，病去而瘠，奈何？岐伯曰：昭

---

① 毒：此处概指药物。古人统称药物为“毒药”。“毒”与后文“药”，互文同义。

② 不：助词。

乎哉圣人之问也！化不可代[①]，时不可违。夫经络以通，血气以从，复其不足，与众齐同。养之和之，静以待时，谨守其气，无使倾移，其形乃彰，生气以长，命曰圣王。故《大要》曰：无代化，无违时，必养必和，待其来复。此之谓也。帝曰：善。

黄帝说：药的有毒无毒，治疗上有什么限制吗？岐伯说：病有新久不同，药方有大小的不同，有毒的药和无毒的药，本来就有常规制约。大毒之药治病，病去十分之六，不可再服；一般毒药治病，病去十分之七，不可再服；小毒之药治病，病去十分之八，不可再服；无毒之药治病，病去十分之九，不可再服。粮食肉水果蔬菜养其身体而使其最终病愈。药物使用不要超量或时间过长，以免伤其正气。病不愈，可重新按前法治疗。治病必须顺应岁气，无伐天和之气，不能补实证，泻虚证，以免遗留祸患。不要助邪气，不要伤正气，以断绝人之正常生命。黄帝说：有的久病之人，气血已顺，却不康复，病邪已去，却形体消瘦，怎样治疗？岐伯说：问得真明白啊？生化之气不可克伐，四时之气不可违逆。经络通，气血调，就会复其不足之形体，与常人相同。要食物调养，和补其气血，慢慢等待，保护已恢复之正气，不使其再失调，形体自然可康盛，生气久长，这叫作圣王之法。所以《大要》中说：不要克伐生化，不要违逆天时，必须配合饮食调养调和，等待其康复。就是这个道理。黄帝说：讲得好！

① 代：疑为“伐”之误。“伐”与后文“违”对举互文。

六元正纪大论篇第七十一

黄帝问曰：六化六变，胜复淫治，甘苦辛咸酸淡先后，余知之矣。夫五运之化，或从五气①，或逆天气，或从天气而逆地气，或从地气而逆天气，或相得，或不相得，余未能明其事。欲通天之纪，从地之理，和其运，调其化，使上下合德，无相夺伦，天地升降，不失其宜，五运宣行，勿乖其政，调之正味，从逆奈何？岐伯稽首再拜对曰：昭乎哉问也！此天地之纲纪，变化之渊源，非圣帝孰能穷其至理欤！臣虽不敏，请陈其道，令终不灭，久而不易。

黄帝问道：六气有六变，有胜气，有复气，有邪气，有常气。甘苦辛咸酸淡等味之生化先后不同，我已知道。而五运之气，或顺天气，或逆天气；或顺天气逆地气；或顺地气逆天气；或相生，或相克，我不能明其理。若从天之律，顺地之理，和其运气，调其生化，使上下相应，不相克制，使天地升降，不失其宜，五运气行，不逆其主，调以五味及气化逆从，该怎么办？岐伯叩头再拜答道：问得真明白！这是天地运行的纲领，六气变化的源泉，不是圣明之帝，谁能这样详究其理，臣虽没有才能，却愿尽述其理，使它久传不衰，长久不变。

帝曰：愿夫子推而次之，从其类序，分其部主，别其宗司，昭其气数，明其正化，可得闻乎？岐伯曰：先立其年以明其气，金木水火土运行之数，寒暑燥湿风火临御之化，则天道可见，民气可调，阴阳卷舒，近而无惑，数之可数者，请②遂言之。

黄帝说：请你进一步讲解其类属、次序，分部与主时，别其所主，明其运气规律，知其正常生化过程，可以知道吗？岐伯说：先定年的主岁之气，然后知金木水火土五行运行之规律，寒暑燥湿风火六气的司天在泉以及相互加临的变化，这样天地运动规律就可知见了。民病可依此调治。阴阳盛衰变化，也知而不惑，并能举一而知十，拓展无尽。我尽量讲解。

帝曰：太阳之政奈何？岐伯曰：辰戌之纪也。

太阳　太角　太阴　壬辰　壬戌　其运风，其化鸣紊启坼，其变振拉摧拔，其病眩掉目瞑。

太角初正　少徵　太宫　少商　太羽终

太阳　太徵　太阴　戊辰　戊戌同正徵。其运热，其化暄暑郁燠，其变炎烈沸腾，其病热郁。

太徵　少宫　太商　少羽终　少角初

太阳　太宫　太阴　甲辰岁会同天符　甲戌岁会同天符　其运阴埃，其化柔润重泽，其变震惊飘骤，其病湿下重。

太宫　少商　太羽终　太角初　少徵

太阳　太商　太阴　庚辰　庚戌　其运凉，其化雾露萧飔，其变肃杀凋零，其病燥背瞀，胸满。

① 五气：《新校正》云"'五气'，疑作'天气'"。

② 请：指臣。

太商　少羽终　少角初　太徵　少宫

太阳　太羽　太阴　丙辰天符　丙戌天符。其运寒，其化凝惨栗冽，其变冰雪霜雹，其病大寒留于溪谷。

太羽终　太角初　少徵　太宫　少商

黄帝说：太阳寒水司天的年份，运气情况是怎样的？岐伯说：凡见辰戌年的，都是太阳寒水司天，太阴湿土在泉。木运太过，应壬辰、壬戌两年。其运主风，正常时风和物萌，异常时振摇摧折树木。人病多头晕目眩。客运、主运都始于太角，终于太羽。

火运太过，应戊辰、戊戌两年。运气表现为火运平气。其运主热，正常时暑热郁蒸如常，异常时气候炎热酷烈。人多热滞之病。客运始太徵，终少角，主运起少角，终少阴。

土运太过，应甲辰、甲戌两年。甲乙、辰戌均属土，故此二年为岁会。其运主湿。正常则雨露滋润，异常则雷电暴风骤雨。人多湿病下肿。客运始于太宫，终于少徵。主运始于太角，终于太羽。

金运太过，应庚辰、庚戌两年。其运主凉。正常则雾露秋风，异常则风急敛甚，草木凋落。人病多燥干、背闷、胸满。客运始于太商，终于少宫。主运起于少角，终于少羽。

水运太过，应丙辰、丙戌两年。司天与中运相同，故为天符。岁运主寒。正常则气候寒冷，异常则冰雪霜雹。人病多寒滞肌肉。客运始于太羽，终于少商。主运起于太角，终于太羽。

凡此太阳司天之政，气化运行先天，天气肃，地气静，寒临太虚，阳气不令，水土合德，上应辰星镇星，其谷玄黅，其政肃，其令徐。寒政大举，泽无阳焰，则火发待时。少阳中治，时雨乃涯，止极雨散，还于太阴，云朝北极，湿化乃布，泽流万物，寒敷于上，雷动于下，寒湿之气，持于气交。民病寒湿，发肌肉痿，足痿不收，濡泻血溢。初之气，地气迁，气乃大温，草乃早荣，民乃厉，温病乃作，身热头痛呕吐，肌腠疮疡。二之气，大凉反至，民乃惨，草乃遇寒，火气遂抑，民病气郁中满，寒乃始。三之气，天政布，寒气行，雨乃降，民病寒反热中，痈疽注下，心热瞀闷，不治者死。四之气，风湿交争，风化为雨，乃长乃化乃成，民病大热少气，肌肉痿，足痿，注下赤白。五之气，阳复化，草乃长，乃化乃成，民乃舒。终之气，地气正，湿令行，阴凝太虚，埃昏郊野，民乃惨凄，寒风以至，反者孕乃死。故岁宜苦以燥之温之，必折其郁气，先资其化源，抑其运气，扶其不胜，无使暴过而生其疾，食岁谷以全其真，避虚邪以安其正。适气同异多少制之。同寒湿者燥热化，异寒湿者燥湿化，故同者多之，异者少之。用寒远寒，用凉远凉，用温远温，用热远热。食宜同法。有假者反常，反是者病，所谓时也。

凡是太阳寒水司天的年份，运气先时而至，则天气清，地气静，寒至太空，阳气不常。水土合气，上与水星、土星相应。其主岁的谷物多黑色、黄色。其主清冷，时令迟至。寒气大至，阳气被制，川泽不温。阴盛极而阳生，至少阳主令时，雨露时降，雨止后太阴重新主气，乌云北移，湿气布散，雨水润泽万物。寒在上，雷气在下，阴阳相交，寒湿之气相持于气交之中。人病多寒湿，肌肉痿弱，足痿弱不行，泄泻、出血等。

初之气，地气迁移，气候温暖，草木繁荣，人病疫疠，温病，身热，头痛，呕吐，疮疡等病。

二之气，寒凉至，人与草木一样俱受寒侵，火热之气受抑，人病气郁，胸腹胀满。寒气开始。

三之气，太阳当令，寒气流行，雨水降。人病寒却内热，痈疽，泻利，心热，昏闷，不急治即死。

四之气，风湿交合，风从湿化，雨水降，万物生长繁盛。人病多高热，短气，肌肉软弱，足软弱，痢疾等病。

五之气，阳气复行，草木生长，可生可盛，民气平。

终之气，地气盛，湿气行，阴聚天空，雾昏气寒，寒风时至，病多不孕、损胎。

太阳司天之年，宜用苦温燥湿，必须开其郁气，补其生化之源，抑制太过，扶助不及，不使其过盛过虚而生疾病。饮食宜相应的岁谷以补身，避邪气，安正气。根据气运的不同，调整用药的多少。气运与六气同属寒湿，用燥热之药；岁运与六气寒湿不同，用燥湿之药。气运相同的多用药，气运不同的少用药。用寒药避免寒时，用凉药避免凉时，用温药避免温时，用热药避免热时。饮食宜忌同此。如天气反常，应用相反的方法治疗。违逆此会增新病，这就是所谓因时制宜。

帝曰：善。阳明之政奈何？岐伯曰：卯酉之纪也。

阳明　少角　少阴　清热胜复同，同正商。丁卯岁会　丁酉　其运风清热

少角[初正]　太徵　少宫　太商　少羽[终]

阳明　少徵　少阴　寒雨胜复同　同正商。癸卯[同岁会]　癸酉[同岁会]　其运热寒雨

少徵　太宫　少商　太羽[终]　太角[初]

阳明　少宫　少阴　风凉胜复同。己卯　己酉　其运雨风凉

少宫　太商　少羽[终]　少角[初]　太徵

阳明　少商　少阴　热寒胜复同，同正商。

乙卯天符　乙酉岁会　太一天符。其运凉热寒。

少商　太羽[终]　太角[初]　少徵　太宫

阳明　少羽　少阴　雨风胜复同　同少宫。辛卯　辛酉　其运寒雨风。

少羽[终]　少角[初]　太徵　太宫　太商

黄帝说：讲得好！阳明燥金司天的年份，运气变化怎样？岐伯说：凡见卯，酉年份的，都是阳明燥金司天，少阴君火在泉。若木运不及，应丁卯、丁酉两年。木运不及，金克火复，所以清气热气胜复相同，气运同金运平气。客运与主运均始于少角，终于少羽。

若火运不及，应癸卯、癸酉两年，均是同岁会年。火不及，水克土复，所以寒雨胜复相同，气运与金之平气同。其运主热，其变为寒雨。客运始于少徵，终于太角。主运始于太角，终于太羽。

若土运不及，应己卯、己酉二年。土不及，木克金复，所以风与凉胜复相同。其运主雨，其变为风凉。客运起于少宫，终于太徵。主运起于少角，终于少羽。

若金运不及，应乙卯、乙酉年。二年均为太乙天符年。金不及，火克水复，所以寒气与热气胜复同，气运与金之平气同。其运主凉，其变为热寒。客运起于少商，终于太宫。主运起于太角，终于太羽。

若水运不及，应辛酉、辛卯两年。水不及，土克木复，所以雨与风胜复同，辛卯年与土运不及年同。其运主寒，其变为雨风。客运始于少羽，终于太商。主运始于少角，终于少羽。

凡此阳明司天之政，气化运行后天，天气急，地气明，阳专其令，炎暑大行，物燥以坚，淳风乃治，风燥横运，流于气交，多阳少阴，云趋雨府，湿化乃敷。燥极而泽，其谷白丹，间谷命太者，其耗白甲品羽，金火合德，上应太白荧惑。其政切，其令暴，蛰虫乃见，流水不冰。民病咳嗌塞，寒热，发暴振栗，癃闷，清先而劲，毛虫乃死，热后而暴，介虫乃殃。其发躁，胜复之作，扰而大乱，清热之气，持于气交。初之气，地气迁，阴始凝，气始肃，水乃冰，寒雨化，其病中热，胀，面目浮肿，善眠，鼽衄，嚏欠，呕，小便黄赤，甚则淋。二之气，阳乃布，民乃舒，物乃生荣。厉大至，民善暴死。三之气，天政布，凉乃行，燥热交合，燥极而泽，民病寒热。四之气，寒雨降，病暴仆，振栗谵妄，少气，嗌干引饮，及为心痛痈肿疮疡疟寒之疾，骨痿血便。五之气，春

令反行，草乃生荣，民气和。终之气，阳气布，候反温，蛰虫来见，流水不冰，民乃康平，其病温。故食岁谷以安其气，食间谷以去其邪。岁宜以咸以苦以辛，汗之，清之，散之，安其运气，无使受邪，折其郁气，资其化源。以寒热轻重少多其制。同热者多天化，同清者多地化。用凉远凉，用热远热，用寒远寒，用温远温，食宜同法。有假者反之，此其道也。反是者，乱天地之经，扰阴阳之纪也。

凡是阳明燥金司天之年，气化运行后于天时，天气急，地气明，阳气主令，炎热流行，万物燥坚，风气主时。风燥之气横行，行于天地气交之中，多晴少雨，至湿气来临，雨湿施布，燥气得以润泽。主岁谷物为白、红二色，间气之谷茂盛，甲虫，羽虫减少。金火合气，上应太白、荧惑二星。其主急，其气暴，蛰虫早见，流水不冰。人病咳嗽，咽闭塞，寒热，突然战栗，癃闭等病证。凉气早见，毛虫死亡，热气迟至而烈，介虫遭殃。气候变异急躁，胜复之气互作，气候乱而失常，清热之气，持于天地气交之中。初之气，湿土气迁，阴凝气急，水结冰，寒雨至。人病多内热胀满，面目浮肿，嗜睡，流涕，呵欠，呕吐，尿黄赤，甚则淋病。

二之气，阳气布，民气平，草木繁荣。疫病或生，人有暴死之证。

三之气，燥金司天，凉气行，燥热交合，燥极生雨湿而润泽。人病多寒热。

四之气，寒雨下降，人病多突然仆倒，战栗，谵妄，气短，咽干求水，心痛，痈肿疮疡，寒疟，骨软弱无力，便血等病。

五之气，春风行令，草木生荣，民气和平。

终之气，阳气施布，气候反温，蛰虫出见，流水不冰，民气康平，但易患温病。

饮食宜白色、红色的岁谷，以安正气。吃间谷可去邪气。用药宜咸味、苦味、辛味，宜用汗法、清法、散法以适应其运气，无使受邪，开其郁气，资助生化之源，以寒热轻重多少调其方药。运与气同热的用清凉药，运与气同寒的用温热药。用凉药避免凉天，用热药避免热天，用寒药避免寒天，用温药避免温天，饮食调食同此。天气反常，用相反的方法。违逆此，乱天地之常，扰阴阳的规律。

帝曰：善。少阳之政奈何？岐伯曰：寅申之纪也。

少阳　太角　厥阴　壬寅同天符　**壬申**同天符　**其运风鼓，其化鸣紊启坼，其变振拉摧拔，其病掉眩，支胁，惊骇。**

太角初正　**少徵　太宫　少商　太羽**终

少阳　太徵　厥阴　戊寅天符　戊申天符。其运暑，其化暄嚣郁燠，其变炎烈沸腾，其病上热，郁，血溢血泄，心痛。

太徵　少宫　太商　少羽终　**少角**初

少阳　太宫　厥阴　甲寅　甲申　其运阴雨，其化柔润重泽，其变震惊飘骤，其病体重，胕肿痞饮。

太宫　少商　太羽终　**太角**初　**少徵**

少阳　太商　厥阴　庚寅　庚申同正商　其运凉，其化雾露清切，其变肃杀雕零，其病肩背胸中。

太商　少羽终　**少角**初　**太徵　少宫**

少阳　太羽　厥阴　丙寅　丙申　其运寒肃，其化凝惨栗冽，其变冰雪霜雹，其病寒浮肿。

太羽终　**太角**初　**少徵　太宫　少商**

黄帝说：讲得好！少阳相火司天的年份，运气变化怎样？岐伯说：凡见寅、申的年份都是少阳相火司天，厥阴风木在泉。若木运太过，应壬寅、壬申两年，均是同天符年。其运主风，风和则万物萌生，风变则振动摧拔。人病多头眩、支胁胀满，惊骇等症。客运主运均起于太角，终于太羽。

若火运太过，应戊寅、戊申二年，均是天符年。其运主暑，常则湿热气蒸，变则炎火沸腾。人病多上热，闷，出血症、心痛等。客运起太徵，终于少角，主运起少角，终少羽。

若土运太过，应甲寅、甲申二年。其运主湿，常则湿润滋布，变则风骤雨注。人病多身体沉重，浮肿、痞闷、痰饮等病症。客运起太宫，终少徵，主运起太角，终于太羽。

若金运太过，应庚寅、庚申二年。其气运与主运平气相同。其运主凉，正常则雾露秋风清凉，变异则风急草木凋落。人病多肩背痛，胸中痛。客运起于太商，终于少宫。主运起于少角，终于少羽。

若水运太过，应丙寅、丙申二年。其运主寒。常则冷清寒栗，变则冰雪霜雹。人病多寒，浮肿。客运起于太羽，终于少商。主运起于太角，终于太羽。

凡此少阳司天之政，气化运行先天，天地正，地气扰，风乃暴举，木偃沙飞，炎火乃流，阴行阳化，雨乃时应，火木同德，上应荧惑岁星，其谷丹苍，其政严，其令扰，故风热参布，云物沸腾，太阴横流，寒乃时至，凉雨并起。民病寒中，外发疮疡，内为泄满。故圣人遇之，和而不争，往复之作，民病寒热疟泄，聋瞑呕吐，上怫肿色变。初之气，地气迁，风胜乃摇，寒乃去，候乃大温，草木早荣。寒来不杀，温病乃起，其病气怫于上，血溢目赤，咳逆头痛，血崩胁满，肤腠中疮。二之气，火反郁，白埃四起，云趋雨府，风不胜湿，雨乃零，民乃康，其病热郁于上，咳逆呕吐，疮发于中，胸嗌不利，头痛身热，昏愦脓疮。三之气，天政布，炎暑至，少阳临上，雨乃涯，民病热中，聋瞑血溢，脓疮咳呕，鼽衄渴，嚏欠喉痹目赤，善暴死。四之气，凉乃至，炎暑间化，白露降，民气和平，其病满，身重。五之气，阳乃去，寒乃来，雨乃降，气门乃闭，刚木早雕，民避寒邪，君子周密。终之气，地气正，风乃至，万物反生，霿雾以行，其病关闭不禁，心痛，阳气不藏而咳。抑其运气，赞所不胜，必折其郁气，先取化源，暴过不生，苛疾不起。故岁宜咸辛宜酸，渗之泄之，渍之发之，观气寒温以调其过，同风热者多寒化，异风热者少寒化，用热远热，用温远温，用寒远寒，用凉远凉，食宜同法。此其道也。有假者反之，反是者病之阶也。

凡是少阳相火司天之年，气化运行先于天时。天气正，地气扰乱。风木太过则暴风作，树倒沙飞，风火相合，炎火流行，阴从阳化，雨水时降。火木同气，上应荧惑岁星。主岁谷物多为红色、青色。其气正，其行扰动。风热互动，云物沸腾，太阴主令之时，寒气至，凉雨下。人病多寒中，外发疮疡，内为胀满，泄泻。明智之人遇此情况，顺其气而不违逆它。水火之气往复发作，人病寒热，疟疾，泄泻，耳聋，目昏，呕吐，上部浮肿，皮肤色变。

初之气，地气迁移，风胜木摇，寒气过后气大温，草木早荣，寒来不能为害，温病发生，气郁于上，出血，目赤，咳喘，头痛，血崩，胁满，皮肤生疮。

二之气，火气减，湿气起，云聚雨降，风不胜湿，雨降下，民不康。人病多热聚于上，咳喘呕吐，疮发身中，胸咽不利，头痛身热，昏愦脓疮。

三之气，少阳主事，主客气同。炎暑至，热气上，雨下降。人病多热中，耳聋目昏，出血，脓疮，流涕，口渴，喷嚏，哈欠，喉痹，目赤，甚则暴死。

四之气，凉气至，炎热时至，白露降，民气平。病则腹满，四肢沉重。

五之气，阳气去，寒气至，雨下降，汗孔闭，树木早凋谢，人避寒邪，居室不出。

终之气，地气正，风气临，万物欲生，阴雾行。人病多二便不禁，心痛，咳嗽。

抑制其太过之气，扶助其不足之气，开其郁气，先利其生化之源，则暴病不生，沉疾不起。其岁运宜食咸、辛、酸。治疗宜用渗泄、渍发之法。根据气的寒温调其病。运与气同为风热的用寒药，运与气不同的少用寒药。用热药避免天热，用温药避免天温，用寒药避免天寒，用凉药避免天凉。饮食宜忌同此。这是其常法。天气反常的，用反治法。违逆此，是致病的基础。

帝曰：善。太阴之政奈何？岐伯曰：丑未之纪也。

太阴　少角　太阳　清热胜复同，同正宫。丁丑　丁未　其运风清热。

少角初正　太徵　少宫　太商　太羽终

太阴　少徵　太阳　寒雨胜复同　癸丑　癸未　其运热寒雨。

少徵　太宫　少商　太羽终　太角

太阴　少宫　太阳　风清胜复同，同正宫。己丑太一天符　己未太乙天符　其运雨风清。

少宫　太商　少羽终　少角初　太徵

太阴　少商　太阳　热寒胜复同　乙丑　乙未　其运凉热寒。

少商　太羽终　太角初　少徵　太宫

太阴　少羽　太阳　雨风胜复同，同正宫。辛丑同岁会　辛未同岁会　其运寒雨风。

少羽终　少角初　太徵　少宫　太商

黄帝说：讲得好！太阴湿土司天，其运气变化是怎样的？岐伯说：凡见丑、未二年的，都是太阴湿土司天，太阳寒水在泉。若木运不及，应丁丑、丁未二年。木不及，金克火复，所以清气与热气胜复相同。气运与土运平气相同。客运和主运都始于少角，终于少羽。

若火运不及，应癸丑、癸未二年。火不及，水克土复，寒与雨胜复气同。其运主热，其变为寒雨。客运始于少徵，终于太角。主运起于太角，终于太羽。

若土运不及，应己丑、己未二年，均为太一天符年。土不及，木克金复，风气与清气胜复相同，气运与土之平气同。其运主雨，其变为风、清。客运始于少宫，终于太徵。主运起于少角，终于少羽。

若金运不及，应乙丑、乙未二年。金不及，火克水复，热气与寒气胜复相同。其运主凉，其变为热、寒。客运起于少商，终于太宫。主运起于太角，终于太羽。

若水运不及，应辛丑、辛未二年，都是同岁会年。水不及，土克木复，雨气与风气胜复相同。其气运与土运平气相同。其运主寒，其变为雨风。客运始于少羽，终于太商。主运起于少角，终于少羽。

凡此太阴司天之政，气化运行后天，阴专其政，阳气退辟，大风时起，天气下降，地气上腾，原野昏霿，白埃四起，云奔南极，寒雨数至，物成于差夏。民病寒湿，腹满，身䐜愤，胕肿，痞逆寒厥拘急。湿寒合德，黄黑埃昏，流行气交，上应镇星辰星。其政肃，其令寂，其谷黅玄。故阴凝于上，寒积于下，寒水胜火，则为冰雹，阳光不治，杀气乃行。故有余宜高，不及宜下，有余宜晚，不及宜早，土之利，气之化也，民气亦从之，间谷命其太也。初之气，地气迁，寒乃去，春气正，风乃来，生布万物以荣，民气条舒，风湿相薄，雨乃后。民病血溢，筋络拘强，关节不利，身重筋痿。二之气，大火正，物承化，民乃和，其病温厉大行，远近咸若，湿蒸相薄，雨乃时降。三之气，天政布，湿气降，地气腾，雨乃时降，寒乃随之。感于寒湿，则民病身重胕肿，胸腹满。四之气，畏火临，溽蒸化，地气腾，天气痞隔，寒风晓著，蒸热相薄，草木凝烟，湿化不流，则白露阴布，以成秋令。民病腠理热，血暴溢，疟，心腹满热，胪胀，甚则胕肿。五之气，惨令已行，寒露下，霜乃早降，草木黄落，寒气及体，君子周密，民病皮腠。终之气，寒大举，湿大化，霜乃积，阴乃凝，水坚冰，阳光不治。感于寒，人病关节禁固，腰脽痛，寒湿推于气交而为疾也。必折

其郁气，而取化源，益其岁气，无使邪胜。食岁谷以全其真，食间谷以保其精。故岁宜以苦燥之温之，甚者发之泄之。不发不泄，则湿气外溢，肉溃皮坼而水血交流。必赞其阳火，令御甚寒，从气异同，少多其判也。同寒者以热化，同湿者以燥化，异者少之，同者多之。用凉远凉，用寒远寒，用温远温，用热远热。食宜同法。假者反之，此其道也。反是者病也。

凡是太阴湿土司天之年，气化运行后于天时，阴主其气，阳气减退，大风时起，天气降，地气升，阴雾昏冒，云聚南方，寒雨屡下，植物成熟于夏秋之交。人病多寒湿，腹胀满，肢体胀，浮肿，痞闷，气逆，手足凉，四肢拘急。湿寒合气，天地昏暗，气流行于天地气交之中，上应镇星、辰星。其湿气急，水气静，岁谷多黄黑色。阴湿于上，寒水于下，寒水胜火，成为冰雹之变。阳光不温，阴寒气行。运气有余之年，宜高地栽种谷物；运气不及之年，宜低地栽种谷物。有余之年宜晚种，不及之年宜早种，这是因气运及地理变化来决定的。人气也与此相应合。间气过甚，则间谷旺盛。

初之气，地气迁动，寒气去，春木之气至，风气来，万物生荣，人气畅舒。风湿之气相交，雨期延迟。人病出血，筋脉拘急，关节不利，身沉重，筋弱无力等。

二之气，火气主令，物盛长，人气盛和，其病多温疫流行，远近相同，湿气上蒸，雨水时降。

三之气，湿主令，湿气降，地湿上升，雨水时降，寒气随之而至，感受寒湿，人病身重浮肿，胸腹满胀。

四之气，少阳相火主令，火热蒸化，地气升腾，湿热隔阻天地，早晚有寒凉之风。湿热相交，雾罩草木，湿气不流，白露满布，成为秋之时令。人病皮腠发热，突然出血，疟疾，心腹满热，肚腹胀满，甚则浮肿。

五之气，凉燥气行，寒露下，霜早降，草木凋落，寒气侵体，人避寒居室中不出，人病多在皮肤腠理之中。

终之气，寒气起，湿气布，寒霜积聚。阴湿凝结，水结坚冰，阳光不温。感于寒邪则人病关节僵硬，腰椎痛，这都是寒湿在气交之中而导致的疾病。

必须开其郁气，资其化源，益其岁气，不使邪胜。宜食黄黑色之岁谷以健全其身，食间气之谷以保扶其正。其年治病，可用苦燥法祛湿邪，用温法散寒邪，重者用发散、清泄之法。湿气不发不泄，则湿气外溢，皮肉溃烂折损，流血水。应扶助阳火，抵御阴寒，根据气运的多少来制定用药方剂的大小多少。运与气同寒的，用热药化解；运与气同湿的，用燥湿药化解。运与气不同，用药少；运与气相同，用药多。用凉药避开天凉时，用寒药避开天寒时，用温药避开天温时，用热药避开天热时。饮食辅助同此。气候反常的，用反治法。这是一般治疗常规，违逆此会导致疾病发生。

帝曰：善。少阴之政奈何？岐伯曰：子午之纪也。

少阴　太角　阳明　壬子　壬午　其运风鼓，其化鸣紊启拆，其变振拉摧拔，其病支满。

太角[初正]　少徵　太宫　少商　太羽[终]

少阴　太徵　阳明　戊子天符　戊午太一天符　其运炎暑，其化暄曜郁燠，其变炎烈沸腾，其病上热血溢。

太徵　少宫　太商　少羽[终]　少角[初]

少阴　太宫　阳明　甲子　甲午　其运阴雨，其化柔润时雨，其变震惊飘骤，其病中满身重。

太宫　少商　太羽[终]　太角[初]　少徵

少阴　太商　阳明　庚子[同天符]　庚午[同天符]　同正商　其运凉劲，其化雾露萧瑟，其变肃杀凋零，其病下清。

太商　少羽终　少角初　太徵　少宫

少阴　太羽　阳明　丙子岁会　丙午　其运寒，其化凝惨栗冽，其变冰雪霜雹，其病寒下。

太羽终　太角初　少徵　太宫　少商

黄帝说：讲得好！少阴君火司天的年份，运气变化是怎样的？岐伯说：凡见子、午年的，都是少阴君火司天，阳明燥金在泉。若木远太过，应壬子、壬午二年。其运主风动。常则和风物生，变则动摇摧拔。人病支胁满。主运、客运均起于太角，终于太羽。

若火运太过，应戊子，戊午二年。戊子为天符年，戊午为太一天符年。其运主热。常则气热物茂，变则炎热酷烈。人病上热血出等症。客运起于太征，终于少角。主运起于少角，终于少羽。

若土运太过，应甲子、甲午二年。其运主湿。常则雨润物柔，变则震风大雨。人病多中满胀，身体沉重。客运始于太宫，终于少征。主运始于太角，终于太羽。

若金运太过，应庚子、庚午二年，均是同天符年。金运虽盛但被司天之火所克，所以其运同金之平气。其运主凉急。常则秋风雾露，变则风急草木凋落。人病多下部清寒。客运起于太商，终于少宫。主运起于少角，终于少羽。

若水运太过，应丙子（岁会年），丙午二年。其运主寒，常则天寒水凝，变则冰雪霜雹。人病多下寒。客运起于太羽，终于少商。主运起于太角，终于太羽。

凡此少阴司天之政，气化运行先天，地气肃，天气明，寒交暑，热加燥，云驰雨府，湿化乃行，时雨乃降，金火合德，上应荧惑太白。其政明，其令切，其谷丹白。水火寒热持于气交而为病始也。热病生于上，清病生于下，寒热凌犯而争于中，民病咳喘，血溢血泄，鼽嚏，目赤，眦疡，寒厥入胃，心痛，腰痛，腹大，嗌干肿上。初之气，地气迁，燥将去，寒乃始，蛰复藏，水乃冰，霜复降，风乃至，阳气郁，民反周密，关节禁固，腰脽痛，炎暑将起，中外疮疡。二之气，阳气布，风乃行，春气以正，万物应荣，寒气时至，民乃和，其病淋，目瞑目赤，气郁于上而热。三之气，天政布，大火行，庶类蕃鲜，寒气时到。民病气厥心痛，寒热更作，咳喘目赤。四之气，溽暑至，大雨时行，寒热互至，民病寒热，嗌干，黄瘅，鼽衄，饮发。五之气，畏火临，暑反至，阳乃化，万物乃生乃长荣，民乃康，其病温。终之气，燥令行，余火内格，肿于上，咳喘，甚则血溢。寒气数举，则霜雾翳，病生皮腠，内舍于胁，下连少腹而作寒中，地将易也，必抑其运气，资其岁胜，折其郁发，先取化源，无使暴过而生其病也。食岁谷以全真气，食间谷以辟虚邪。岁宜咸以软之，而调其上，甚则以苦发之，以酸收之，而安其下，甚则以苦泄之，适气同异而多少之。同天气者以寒清化，同地气者以温热化。用热远热，用凉远凉，用温远温，用寒远寒。食宜同法。有假则反，此其道也，反是者病作矣。

凡是少阴君火司天之年，气化运行先于天时，地气清，天气明，寒暑相交，热燥相加，云聚雨行，湿气大作，雨水时降，金火合气，上应荧惑、太白二星。其主明，其气急，其岁谷应赤、白二色。水火寒热互交于气交之中，导致疾病发生。热病生于上，寒病和于下，寒热互杂而病在中。人病多咳喘，血溢血泄，喷嚏流涕，目赤眦疡，寒疾入胃，心痛，腰痛，腹肿大，咽肿等。

初之气，地气动，燥气去，寒气始，蛰虫再藏，水结冰，霜又降，风气至，阳气滞，民又居室不出，关节强直不利，腰椎痛，至炎暑时，中外生疮疡。

二之气，阳气布，风气行，春风和顺，万物生荣，寒气或至，民气平。人有病，为淋，眼昏，目赤，气郁上部而热等。

三之气，少阴君火司天，少阳相火主气，故大火主令，万物茂华。寒气仍有。人病气病心痛，寒热互作，咳喘，目赤。

四之气，湿暑至，大雨降，寒热互交。人病寒热，咽干，黄疸，鼻血，水饮病等。

五之气，热暑至，阳气盛，万物生茂，民气康盛。人病多温病。

终之气，燥气行，余热内滞，上部肿胀，咳喘，甚则出血。寒气屡作，阴雾障碍，人病皮腠之疾，内留于胁，下连小腹而寒中泄泻。地气将变。

必须抑制过胜之运气，资助其不及之运气，开其郁，利其源，不使暴过而生病。食岁谷以全正气，食间谷以避虚邪。其年治病，宜用咸味以软坚，而调其上部郁火。甚则以苦味发散邪气，以酸味收敛，安下部燥气，甚则用苦泄之品清其热。根据运与气之不同决定用药多少。运与司天之气相同的用寒药清化，运与在泉之气相同的用热药以温化。用热药避免热时，用凉药避免凉时，用温药避免温时，用寒药避免寒时。饮食忌同此。气候反常的，用反治法。这是因时治疗常规。违反此，导致疾病发生。

帝曰：善。厥阴之政奈何？岐伯曰：巳亥之纪也。

厥阴　少角　少阳　清热胜复同，同正角。丁巳天符，丁亥天符，其运风清热。

少角(初正)　太徵　少宫　太商　少羽(终)

厥阴　少徵　少阳　寒雨胜复同　癸巳(同岁会)　癸亥(同岁会)　其运热寒雨。

少徵　太宫　少商　太羽(终)　太角(初)

厥阴　少宫　少阳　风清胜复同　同正角。己巳、己亥　其运雨风清。

少宫　太商　少羽(终)　少角(初)　太徵

厥阴　少商　少阳　热寒胜复同　同正角。乙巳　乙亥　其运凉热寒。

少商　太羽(终)　太角(初)　少徵　太宫

厥阴　少羽　少阳　雨风胜复同。辛巳　辛亥　其运寒雨风。

少羽(终)　少角(初)　太徵　少宫　太商

黄帝说：讲得好！厥阴风木司天之年，其运气变化怎样？岐伯说：凡见巳、亥之年，均为厥阴风木司天，少阳相火在泉。若木运不及，应丁巳、丁亥二年，均为天符年。木运不及，金克火复，所以清气与热气胜复相同，其运同木运平气。其运主风，其变为清、热。客运主运均始于少角，终于少羽。

若火运不及，应癸巳、癸亥二年，均为同岁会年。火不及，水克土复，寒与雨胜复相同。其运主热，其变为寒、雨。客运始于少徵，终于太角。主运起于太角，终于太羽。

若土运不及，应己巳、己亥二年。土不及，木克金复，所以风气与清气胜复同，其运同木运平气。其运主雨湿，其变为风、清。客运始于少宫，终于太徵。主运始于少角，终于少羽。

若金运不及，应乙巳、乙亥二年。金不及，火克水复，所以热气与寒气胜复同，其运同木运平气。其运主凉，其变为热、寒。客运始于少商，终于太宫。主运起于太角，终于太羽。

若水运不及，应辛巳、辛亥二年。水不及，土克木复，所以风气与雨气胜复相同。其运主寒，其变为雨、风。客运始于少羽，终于太商。主运起于少角，终于少羽。

凡此厥阴司天之政，气化运行后天，诸同正岁，气化运行同天。天气扰，地气正，风生高远，炎热从之，云趋雨府，湿化乃行，风火同德，上应岁星荧惑。其政挠，其令速，其谷苍丹，间谷言太者，其耗文角品羽。风燥火热，胜复更作，蛰虫来见，流水不冰，热病行于下，风病行于上，风燥胜复形于中。初之气，寒始肃，杀气方至，民病寒于右之下。二之气，寒不去，华雪水冰，杀气施化，霜乃降，名草上焦，寒雨数至，阳复化，民病热于中。三之气，天政布，风乃时举，民病泣出耳鸣掉眩。四之气，溽暑湿热相薄，争于左之上，民病黄瘅而为胕肿。五之气，燥湿更胜，沉阴

乃布，寒气及体，风雨乃行。终之气，畏火司令，阳乃大化，蛰虫出见，流水不冰，地气大发，草乃生，人乃舒，其病温厉，必折其郁气，资其化源，赞其运气，无使邪胜。岁宜从辛调上，以咸调下，畏火之气，无妄犯之。用温远温，用热远热，用凉远凉，用寒远寒，食宜同法。有假反常，此之道也。反是者病。

凡是厥阴风木司天之年，气化运行后于天时，但诸气相互协调，气运与正常岁运相同，气化运行与天气同。天气扰动，地气正常。风气高，热气行，云聚雨居，湿气行。风火合气，上应岁星、荧惑星。其主木，其气急，其岁谷应青赤二色，间谷繁盛。角虫羽虫减耗。风燥火热，交互发作，蛰虫早见，流水不冰，热病可在下部发病，风病可在上部发病，风燥交于气中。

初之气，凉燥气兴，人病寒病于右下。

二之气，寒留水冰，气收敛，霜气降，草叶枯，寒雨时下，阳气复始，人病热病于中。

三之气，风主气，大风时作，人病流泣，耳鸣，眩晕、振颤等。

四之气，湿热相交，交争于左上，人病黄疸，浮肿。

五之气，燥湿互作，沉阴施布，寒邪伤体，风雨时行。

终之气，相火主事，阳气行，蛰虫早见，流水不冰，地气生，草木萌，人气舒。其病多温疫。

必须开其郁气，助其生化之源，资其不足之运气，不使邪气胜。该年治病宜用辛味调治上部，用咸味调治下部。不触犯温热之邪。用温药避免天温时，用热药避免天热时，用凉药避免天凉时，用寒药避免天寒时。饮食宜忌同此。气候反常的用反常治法。这时治疗的一般规律。违反此，会发生疾病。

帝曰：善。夫子之言可谓悉矣，然何以明其应乎？岐伯曰：昭乎哉问也！夫六气者，行有次，止有位，故常以正月朔日平旦视之，睹其位而知其所在矣。运有余，其至先，运不及，其至后，此天之道，气之常也。运非有余非不足，是谓正岁，其至当其时也。帝曰：胜复之气，其常在也。灾眚时至，候之奈何？岐伯曰：非气化者，是谓灾也。

黄帝说：讲得好！您讲得可算是详尽，但怎样知其相应呢？岐伯说：问得真明白啊！六气运行，有次序，有方位，所以以正月初一早晨天亮时观察，看其气位，即可知其应与不应。运气有余，则先至，运气不及，则后至，这是天的规律，六气之常态。运气不盛不衰，叫作正岁。气至恰与节气同时。黄帝说：胜复之气常在，灾害时至，怎样察辨？岐伯说：气化不当其位，就是灾害。

帝曰：天地之数，终始奈何？岐伯曰：悉乎哉问也！是明道也。数之始，起于上而终于下，岁半之前，天气主之；岁半之后，地气主之。上下交互，气交主之，岁纪毕矣。故曰位明，气月可知乎，所谓气也。帝曰：余司其事，则而行之，不合其数何也？岐伯曰：气用有多少，化治有盛衰，衰盛多少，同其化也。帝曰：愿闻同化何如？岐伯曰：风温春化同，热曛昏火夏化同，胜与复同，燥清烟露秋化同，云雨昏瞑埃长夏化同，寒气霜雪冰冬化同。此天地五运六气之化，更用盛衰之常也。

黄帝说：天气地气的制度，终始是怎样的？岐伯说：问得真详细啊！这是明理。天地之气行，开始于天气，终止于地气，上半年天气所主，下半年地气所主。上下相交，为气交所主。年度尽了。所以说气位明，气所主之月即可知。这就是气度。黄帝说：我主其事，遵而行之，但有运气与岁候不全的，这是什么原因？岐伯说：运气有过与不及，六气有盛衰。气化盛衰多少不同，所以产生了同化之说。黄帝说：愿知同化是怎样的？岐伯说：风温与春木同气，炎热熏蒸之气与夏火同气，胜气与复气也有同气，燥清之气与秋金同气，寒霜雪之气与冬水同气。这是天地五运六气之气化，盛衰互见的常规。

帝曰：五运行同天化者，命曰天符，余知之矣。愿闻同地化者何谓也？岐伯曰：太过而同天化者三，不及而同天化者亦三。太过而同地化者三，不及而同地化者亦三。此凡二十四岁也。帝曰：愿闻其所谓也。岐伯曰：甲辰甲戌太宫下加太阴，壬寅壬申太角下加厥阴，庚子庚午太商下加阳明，如是者三。癸巳癸亥少徵下加少阳，辛丑辛未少羽下加太阳，癸卯癸酉少徵下加少阴，如是者三。戊子戊午太徵上临少阴，戊寅戊申太徵上临少阳，丙辰丙戌太羽上临太阳，如是者三。丁巳丁亥，少角上临厥阴，乙卯乙酉少商上临阳明，己丑己未少宫上临太阴，如是者三。除此二十四岁，则不加不临也。帝曰：加者何谓？岐伯曰：太过而加同天符，不及而加同岁会也。帝曰：临者何谓？岐伯曰：太过不及，皆曰天符，而变行有多少，病形有微甚，生死有早晏耳。

黄帝说：岁运与司天之气一致，叫作天符，我已知道。愿知岁运与在泉之气一致时是怎样的？岐伯说：岁运太过与司天之气相同的有三，岁运不及与司天相同的也有三；岁运太过与在泉之气相同的有三，岁运不及与在泉之气相同的也有三，这样共有二十四年。黄帝说：愿知其含义。岐伯说：甲辰甲戌是土运太过，下加太阴，与在泉同气；壬寅壬申，木运太过，下加厥阴，与在泉同气；庚子庚午，金运太过，下加阳明，与在泉同气。这是太过与在泉相同的三种情况。癸巳癸亥，火运不及，下加少阳，与在泉同气；辛丑辛未，水运不及，下加太阳，与在泉同气；癸卯癸酉，火运不及，下加少阴，与在泉同气。这是不及与在泉相同的三种情况。戊子戊午，火运太过，上临少阴，与司天同气；戊寅戊申，火运太过，上临少阳，与司天同气；丙辰丙戌，水运太过，上临太阳，与司天同气。这是太过与司天相同的三种情况。丁巳丁亥，木运不及，上临厥阴，与司天同气；乙卯乙酉，金运不及，上临阳明，与司天同气；己丑己未，土运不及，上临太阴，与司天同气。这是不及与司天相同的三种情况。除此二十四年外，岁运与司天在泉就没有相同的了。黄帝说：加怎样讲？岐伯说：太过下加，与在泉相同的，叫作同天符，不及下加，与在泉相同的，叫作同岁会。黄帝说：临怎样讲？岐伯说：太过、不及上临司天，都叫作天符，但其运行变化有多少不同，病情有轻重之分，生死有早晚之别。

帝曰：夫子言用寒远寒，用热远热，余未知其然也。愿闻何谓远？岐伯曰：热无犯热，寒无犯寒，从者和，逆者病，不可不敬畏而远之，所谓时兴六位也。帝曰：温凉何如？岐伯曰：司气以热，用热无犯，司气以寒，用寒无犯，司天以凉，用凉无犯，司气以温，用温无犯，间气同其主无犯，异其主则小犯之，是谓四畏，必谨察之。帝曰：善。其犯者何如？岐作曰：天气反时，则可依及胜其主则可犯，以平为期，而不可过，是谓邪气反胜者。故曰：无失天信，无逆气宜，无翼其胜，无赞其复，是谓至治。

黄帝说：您讲用寒远寒，用热远热，我不知其所以然，愿知什么是远？岐伯说：热药不要和天之热相犯，寒药不和天之寒相犯。顺此者和，逆此者病。不可不敬畏而远避之。这就是所说的主气与客气。黄帝说：温凉怎样讲？岐伯说：气运热，避免用热药，气运寒，避免用寒药，气运凉，避免用凉药，气运温，避免用温药。间气与主气一样，应避免无犯，间气与主气不同，可以小有违逆。这叫作四畏。必须谨慎审察。黄帝说：讲得好！违反的怎么讲？岐伯说：客气与主气相反，治疗以主气为主。客气胜过主气，治疗逆客气之性而治疗，以平为度，不可太过，这是邪气反胜主气的原因。所以说：不违天时，不逆气运，不助胜气，也不助复气，这是最好的治法。

帝曰：善。五运气行主岁之纪，其有常数乎？岐伯曰：臣请次之。

黄帝说，对，五运轮流主岁，有没有常规呢？岐伯答：请允许我按次序叙述下去。

甲子　甲午岁

上[①]少阴火　中[②]太宫土运　下[③]阳明金　热化二[④]，雨化五，燥化四，所谓正化日[⑤]也。其化上咸寒[⑥]，中苦热，下酸热，所谓药食宜也。

甲子　甲午年

在上少阴君火司天，中运为太宫土运，在下阳明燥金在泉。热为火气，天二生火，故热化二；而为湿土之气，天五生土，故雨化五；燥为金气，地四生金，故燥化四，这就是所谓没有胜复变化的正化日。气化致病，在上为火，故宜用咸寒之味；在中为湿，故宜用苦热之味；在下为燥，故宜酸热之品。这就是根据气候特点所规定的药物和食品。

乙丑　乙未岁

上太阴土　中少商金运　下太阳水　热化寒化胜复同[⑦]，所谓邪气化日[⑧]也。灾七宫[⑨]。湿化五，清化四，寒化六，所谓正化日也。其化上苦热，中酸和，下甘热，所谓药食宜也。

乙丑　乙未年

上临太阴湿土司天，中运是少商金运，下加太阳寒水在泉。以上两年金运不及，火胜热化，水复寒化都是相同的，因此不是正化而是胜复之气的邪化。因为金运还及，所以损害都发生在正西方的七宫。太阴湿土之化是五，阳明燥之清化为四，太阳寒水之化为六，天一生水，地六成之，此言水之成数，这是本气的正化。气化所致的时令病，司天湿土之气引起的宜用苦热，中运清气引起的宜用酸和，在泉寒水之气引起的宜用甘热，这就叫药食和气候的相适宜。

丙寅　丙申岁

上少阳相火，中太羽水运，下厥阴木，火化二，寒化六，风化三，所谓正化日也。其化上咸寒，中咸温，下辛温，所谓药食宜也.

丙寅　丙申年

在上少阳相火司天，中运为太弱水运，在下厥阴风木在泉。火气化二，寒水化六，风气化三，为正化日。气火致病，在上为火，故以咸寒清泄；在中为寒，故以咸温之味；在下为风，故以辛温发散。这就是本年饮食，用药之宜。

丁卯岁会　丁酉岁

上阳明金，中少角木运，下少阴火，清化热化胜复同，所谓邪气化日也，灾三宫。燥化九，风化三，热化七，所谓正化日也。其化上苦小温，中辛和，下咸寒，所谓药食宜也。

丁卯（岁会年）丁酉年

在上阳明燥金司天，中运为少角木运，在下为少阴君火在泉，木运不及，金胜清化，火复寒化都是相同的，属胜复之气的邪化日，其气化致病，在上为凉，故以苦微湿之味；在中为风，故以辛散和调；在下为火，故以咸寒清泄，这就是本年饮食、用药之宜。

---

① 上：指司天之气。

② 中：指统主一岁之中运之气。

③ 下：指在泉之气。

④ 热化二：指五行之生成数。具体是：水生数一，成数六，火为二、七，木为三、八，金为四、九，土为五、十。寒从水，热从火，风从木，燥从金，湿从土，雨从土，清从金。如“热化二”“雨化五”等。

⑤ 正化日：本年无胜复之气，叫正化日。或叫正化度。张景岳：“正化即正气所化，度即日也，日即度也。”

⑥ 其化上咸寒：化，指运气。上，指司天之气。咸寒，指所用药物、食物宜咸寒。

⑦ 热化寒化胜复同：凡运气不及，即有胜气（克其）之气和复气（生其）之气出现。金不及，所以火克水复，所以说是热化、寒化之气。下同此。

⑧ 邪气化日：有胜气和复气之年，因非本年正常之气，所以叫“邪气化日”。

⑨ 七宫：此指方位。七宫指西方。其他三宫指东方，一宫指北方，九宫指南方。此据九宫八卦方位而来。

戊辰　戊戌岁

上太阳水　中太徵火运　下太阴土，寒化六，热化七，湿化五，所谓正化日也。其化上苦温，中甘和，下甘温，所谓药食宜也。

戊辰　戊戌年

在上为太阳寒水司天，中运为太徵火运，在下为太阴湿土在泉，寒水化六，热气化七，湿气化五，为正化日。气化致病，在上为寒，故以苦温之味；在中为运不及，故以甘缓和调；在下为湿，以甘温除之。这是本年饮食、用药之宜。

己巳　己亥岁

上厥阴木　中少宫土运，下少阳相火，风化清化胜复同，所谓邪气化日也。灾五宫。风化三，湿化五，火化七，所谓正化日也。其化上辛凉，中甘和，下咸寒，所谓药食宜也。

己巳　己亥年

在上为厥阴风木司天，中运为少宫土运，在下为少阳相火有泉。土运不及，木胜风化，金复消化都是相同的，属胜复之气的邪化日，土运不及，所以灾害发生在中央的五宫。风气化三，湿气化五，火气化二，为正化日。气化致病，在上为风，故以辛凉发散，在中为土运不及，故以甘缓调补；在下为火，故以咸寒清泄，这是本年饮食、用药之宜。

庚午同天符　**庚子岁**同天符

上少阴火，中太商金运，下阳明金，热化七，清化九，燥化九，所谓正化日也。其化上咸寒，中辛温，下酸温，所谓药食宜也。

庚午　庚子年（均为同天符年）

在上为少阴君火司天，中运为太商金运，

在下为阳明燥金在泉，热气化七，清气化九，燥气化九，为正化日。气化致病，在上为火，故以咸寒清泄；在中为燥，故以辛温之味，在下为燥，故以酸温润燥。这是本年饮食、用药之宜。

辛未同岁会　**辛丑岁**同岁会

上太阴土，中少羽水运，下太阳水，雨化风化胜复同，所谓邪气化日也。灾一宫。雨化五，寒化一，所谓正化日也。其化上苦热，中苦和，下苦热，所谓药食宜也。

辛未　辛丑年（均为同岁会年）

在上为太阴湿土司天，中运为少羽水运，在下为太阳寒水在泉。水运不及，土胜雨化，木复风化都是相同的，属胜复之气的邪化日。水运不及，所以灾害发生在正北方的一宫。雨化五，寒水为一，为正化日。气化致病，在上为湿，故以苦热之味；在中水运不及，故以苦味和调；在下为水，故以苦热之味。这是本年饮食、用药之宜。

壬申同天符　**壬寅岁**同天符

上少阳相火　中太角木运　下厥阴木，火化二，风化八，所谓正化日也。其化上咸寒，中酸和，下辛凉，所谓药食宜也。

壬申　壬寅年（均为同天符年）

在上为少阳相火司天，中运为太角木运，在下为厥阴风木在泉。火气化二，风气化八，为正化日。气化致病，在上为火，故以咸寒清泄，在中为太过的木运，故以酸收和调；在下为风，故以辛凉之味。这是本年饮食、用药之宜。

癸酉同岁会　**癸卯岁**同岁会

上阳明金　中少徵火运　下少阴火，寒化雨化胜复同，所谓邪气化日也。灾九宫。燥化九，热

化二，所谓正化日也。其化上苦小温，中咸温，下咸寒，所谓药食宜也。

癸酉　癸卯年（均为同岁会年）

在上为阳明燥金司天，中运为少徵火运，在下为少阴君火在泉。火运不及，水胜寒化，土复雨化都是相同的，属胜复之气的邪化日。火运不及，所以灾害发生在正南的九宫。燥气化九，热气化二，为正化日。气化致病，在上为燥，故以苦微温之品；在中为寒，故以咸温之品，在下为火，故以咸寒之清泄。这是本年饮食、用药之宜。

甲戌岁会同天符　**甲辰岁**岁会同天符

上太阳水　中太宫土运　下太阴土，寒化六，湿化五，正化日也。其化上苦热，中苦温，下苦温，药食宜也。

甲戌　甲辰年（均为岁会，同天符年）

在上为太阳寒水司天，中运为太宫土运，在下为太阴湿土在泉。寒气化六，湿气化五，为正化日。其气化致病，在上为寒，故以苦热之品；在中在下都是湿，故均以苦温燥之，这是本年饮食、用药之宜。

乙亥　乙巳岁

上厥阴木，中少商金运　下少阳相火，热化寒化胜复同，邪气化日也。灾七宫。风化八，清化四，火化二，正化度也。其化上辛凉，中酸和，下咸寒，药食宜也。

乙亥　乙巳年

在上为厥阴风木司天，中运为少商金运，在下为少阳相火在泉。金运不及，火胜热化，水复寒化都是相同的，为胜复之气的邪化日。金运不及，所以灾害发生在正西方的七宫。风气化八，清气化四，火气化二，为正化日。气化致病，在上为风，故以辛凉之品；在中为燥，故以酸收之品和润；在下为火，故以咸寒清泄。这是本年饮食、用药之宜。

丙子岁会　**丙午岁**

上少阴火　中太羽水运　下阳明金，热化二，寒化六，清化四，正化度也。其化上咸寒，中咸热，下酸温，药食宜也。

丙子（岁会年）　丙午年

在上为少阴君火司天，中运为太羽水运，在下为阳明燥金在泉。热气化二，寒气化六，清气化四，为正化日。其气化致病，在上为火，故以咸寒清泄；在中为寒，故以咸热之品，在下为燥，故以酸温润燥。这是本年饮食、用药之宜。

丁丑　丁未岁

上太阴土，中少角木运，下太阳水，清化热化胜复同，邪气化度也。灾三宫。雨化五，风化三，寒化一，正化度也。其化上苦温，中辛温，下甘热，药食宜也。

丁丑　丁未年

在上为太阴湿土司天，中运为少角木运，在下为太阳寒水在泉。木运不及，金胜清化，火复热化都是相同的，为胜复之气的邪化日。木运不及，所以灾害发生在正东方的三宫。雨化五，风化三，寒化一，为正化日。其气化致病，在上为湿，故以苦温燥湿；在中为风，故以辛温发散；在下为寒，故以甘热之品，这是本年饮食、用药之宜。

戊寅　戊申岁天符

上少阳相火，中太徵火运，下厥阴木，火化七，风化三，正化度也。其化上咸寒，中甘和，下辛凉，药食宜也。

戊寅　戊申年（天符年）

在上为少阳相火司天，中运为太徵火运，在下为厥阴风木在泉。火气化七，风气化三，为正化日。其气化致病，在上为火，故以咸寒清泄；在中为火，以甘和之；在下为风，故以辛凉散之，这是本年饮食、用药之宜。

己卯　己酉岁

上阳明金，中少宫土运，下少阴火，风化清化胜复同，邪气化度也，灾五宫。清化九，雨化五，热化七，正化度也。其化上苦小温，中甘和，下咸寒，药食宜也。

己卯　己酉年

在上为阳明燥金司天，中运为少宫土运，在下为少阴君火在泉。土运不及，木胜风化，金复清化都是相同的，为胜复之气的邪化。土运不及，所以灾害发生在中央的五宫。清气化九，雨化五，热气化五，为正气日。气化致病，在上为燥，故以苦微温润之；在中为土运不及，故以甘味调补；在下为火，故以咸寒清泄。这是本年饮食、用药之宜。

庚辰　庚戌岁

上太阳水，中太商金运，下太阴土，寒化一，清化九，雨化五，正化度也。其化上苦热，中辛温，下甘热，药食宜也。

庚辰　庚戌年

在上为太阳寒水司天，中运为太商金运，在下为太阴湿土在泉，寒气化一，清气化九，雨化五，为正化日。其气化致病，在上为寒，故以苦热之品，在中为燥，故以辛温之品，在下为湿，故以甘热之品，这是本年饮食、用药之宜。

辛巳　辛亥岁

上厥阴木　中少羽水运　下少阳相火，雨化风化胜复同，邪气化度也。灾一宫。风化三，寒化一，火化七，正化度也。其化上辛凉，中苦和，下咸寒，药食宜也。

辛巳　辛亥年

在上为厥阴风本司天，中运为少羽水运，在下为少阳相火在泉。水运不及，土胜雨化，木复风化都是相同的，为胜复之气的邪化，水运不及，所以灾害发生在正北方的一宫。风气化三，寒气化一，火化七，为正气日，气化致病，在上为风，故以辛凉发散，在中为寒，以苦味和调；在下为火，故以咸寒清泄，这是本年饮食、用药之宜。

壬午　壬子岁

上少阴火，中太角木运，下阳明金，热化二，风化八，清化四，正化度也。其化上咸寒，中酸凉，下酸温，药食宜也。

壬午　壬子年

在上为少阴君火司天，中运为太角木运，在下为阳明燥金在泉，热气化二，风气化八，清气化四，为正化日，其气化致病，在上为火，故以咸寒清泄，在中为风，故以酸收清凉之品，在下为燥，故以酸湿润燥，这是本年饮食、用药之宜。

癸未　癸丑岁

上太阴土　中少徵火运　下太阳水，寒化雨化胜复同，邪气化度也。灾九宫。雨化五，火化二，寒化一，正化度也。其化上苦温，中咸温，下甘热，药食宜也。

癸未　癸丑年

在上为太阴湿土司天，中运为少徵火运，在下为太阳寒水在泉。火运不及，火胜寒化土复雨化都是相同的，为胜复之气的邪化。火运不及，所以灾害发生在正南方的九宫。雨化五，火化二，寒化一，为正化日，气化致病，在上为湿，故以苦湿燥之；在中为火运不及，故以咸温之品调之；在下为寒，故以甘热之品。这是本年饮食、用药之宜。

甲申　甲寅岁

上少阳相火，中太宫土运，下厥阴木，火化二，雨化五，风化八，正化度也。其化上咸寒，中咸和，下辛凉，药食宜也。

甲申　甲寅年

在上为少阳相火司天，中运为太宫土运，在下为厥阴风木在泉。火气化二，雨化五，风气化八，为正化日。气化致病，在上为火，故以咸寒清泄，在中为湿，故以咸味和调，在下为风，故以辛凉发散。这是本年饮食、用药之宜。

乙酉太一天符　**乙卯岁**天符

上阳明岁，中少商金运，下少阴火，热化寒化胜复同，邪气化度也。灾七宫，燥化四，清化四，热化二，正化度也。其化上苦小温，中苦和，下咸寒，药食宜也。

乙酉（太一天符年）乙卯年（天符年）

在上为阳明燥金司天，中运为少商金运，在下为少阴君火在泉，金运不及火胜热化，水复寒化都是相同的，为胜复之气的邪化。燥化四，清化四，热化二，为正化日。气化致病，在上为燥，故以苦微温之品；在中为金运不及，故以苦味和调，在下为火，故以咸寒清泄。这是本年饮食、用药之宜。

丙戌天符　**丙辰岁**天符

上太阳水，中太羽水运，下太阴土，寒化六，雨化五，正化度也。其化上苦热，中咸温，下甘热，药食宜也。

丙戌　丙辰年（均为天符年）

在上为太阳寒水司天，中运为太羽水运，在下为太阴湿土在泉。寒气化六，雨化五，为正化日，气化致病，在上为寒，故以苦热之品；在中为寒，故以咸温之品；在下为湿，故以甘热之品。这是本年饮食、用药之宜。

丁亥天符　**丁巳岁**天符

上厥阴木，中少角木运，下少阳相火，清化热化胜复同，邪气化度也。灾三宫。风化三，火化七，正化度也。其化上辛凉，中辛和，下咸寒，药食宜也。

丁亥　丁巳年（均为天符年）

在上为厥阴风本司天，中运为少角木运，在下为少阳相火在泉。木运不及，金胜清化，火复热化都是相同的，为胜复之气的邪化。木运不及，所以灾害发生在正东方的三宫。风气化三，火气化七，为正化日。气化致病，在上为风故以辛凉发散；在中为木运不及，故以辛味和调；在下为火，故以咸寒清泄，这是本年饮食、用药之宜。

戊子天符　**戊午岁**太一天符

上少阴火，中太徵火运，下阳明金，热化七，清化九，正化度也。其化上咸寒，中甘寒，下酸温，药食宜也。

戊子（天符年）　戊午年（太一天符年）

在上为少阴君火司天，中运为太徵火运，在下为阳明燥金在泉。热气化七，清气化九，为正化日。气化致病，故以咸寒清泄；在中为火，故以甘寒之品，在下为燥，故以酸温润燥。这是本年饮食、用药之宜。

己丑太一天符 **己未岁**太一天符

上太阴土，中少宫土运，下太阳水，风化清化胜复同，邪气化度也。灾五宫，雨化五，寒化一，正化度也。其化上苦热，中甘和，下甘热，药食宜也。

己丑　己未年（均为太一天符年）

在上为太阴湿土司天，中运为少宫土运，在下为太阳寒水在泉。土运不及，相生风化，金复清化都是相同的，为胜复之气的邪化。土运不及，所以灾害发生在中内的五宫。雨化五，寒气化一，为正化日。气化致病，在上为温，故以苦热之品；在中为土运不及，故以甘味调补；在下为寒，故以甘热之品，这是本年饮食、用药之宜。

庚寅　庚申岁

上少阳相火，中太商金运，下厥阴木，火化七，清化九，风化三，正化度也。其化上咸寒，中辛温，下辛凉，药食宜也。

庚寅　庚申年

在上少阳相火司天，中运为太商金运，在下为厥阴风木在泉，火气化土，清气化九，风气化三，为正化日。气化致病，在上为火，故以咸寒清泄，在中为燥，故以辛温之品，在下为风，故以辛凉发散，这是本年饮食、用药之宜。

辛卯　辛酉岁

上阳明金，中少羽水运，下少阴火，雨化风化胜复同，邪气化度也。灾一宫，清化九，寒化一，热化七，正化度也。其化上苦小温，中苦和，下咸寒，药食宜也。

辛卯　辛酉年

在上为阳明燥金司天，中运为少羽水运，在下为少阴君火在泉，水运不及，土胜雨化，木复风化都是相同的，为胜复之气的邪化。水运不及，所以灾害发生在正北方的一宫，清气化九，寒气化一，热气化七，为正化日。气化致病，在上为燥。故以苦微温之品润之；在中为水运不及，故以苦味和调；在下为火，故以咸寒清泄。这是本年饮食、用药之宜。

壬辰　壬戌岁

上太阳水，中太角木运，下太阴土，寒化六，风化八，雨化五，正化度也。其化上苦温，中酸和，下甘温，药食宜也。

壬辰　壬戌年

在上为太阳寒水司天，中运为太角木运，在下为太阴湿土在泉。寒气化六，风气化八，雨化五，为正化日。气化致病，在上为寒，故以苦温之品，在中为风，故以酸收和调；在下为湿，故以甘温之品，这是本年饮食、用药之宜。

癸巳同岁会 **癸亥**同岁会

上厥阴木，中少徵火运，下少阳相火，寒化雨化胜复同，邪气化度也。灾九宫，风化八，火化二，正化度也。其化上辛凉，中咸和，下咸寒，药食宜也。

癸巳　癸亥年（均同为岁会年）

在上为厥阴风木司天，中运为少徵火运，在下为少阳相火在泉。火运不及，水胜寒化，土复雨化都是相同的，为胜复之气的邪化。火运不及，所以灾害发生在正南方的九宫。风气化八，火气化二，为正化日。气化致病，在上为风，故以辛凉发散；在中为火运不及，故以咸味和调；在下为火，故以咸寒清泄，这是本年饮食、用药之宜。

凡此定期之纪，胜复正化，皆有常数，不可不察。故知其要者一言而终，不知其要，流散无穷，此之谓也。

在以上所说的六十年运气变化的周期中，岁运不还及之年的胜复变化和岁运太过之年的正化，都有一定的常规，不可不认真研究。所以说：能抓住关键的人，一句话就可以说明问题，抓不着关键的人，就会感到对问题的认识茫然无措，不知要害所在。

帝曰：善。五运之气，亦复岁乎？岐伯曰：郁极乃发，待时而作也。帝曰：请问其所谓也？岐伯曰：五常之气，太过不及，其发异也。帝曰：愿卒闻之。岐伯曰：太过者暴，不及者徐，暴者为病甚，徐者为病持。帝曰：太过不及，其数何如？岐伯曰：太过者数成，不及者数生，土常以生也。

黄帝说：讲得好！五运之气，也有胜复之气发作吗？岐伯说：五运之气，盛衰至极，即有复气产生，积累至一定的时间发作。黄帝说：请问其道理是什么？岐伯说：五运之气，太过或不及不同，其复气也有异。黄帝说：愿尽知之。岐伯说：气太过，发作急剧；气不及，发作徐缓。气暴者病甚，气缓者病持久。黄帝说：太过不及，有无定数？岐伯说：太过应五行的成数，不及应五行的生数。土气只应生数。

帝曰：其发也何如？岐伯曰：土郁之发，岩谷震惊，雷殷气交，埃昏黄黑，化为白气，飘骤高深，击石飞空，洪水乃从，川流漫衍，田牧土驹，化气乃敷；善为时雨，始生始长，始化始成。故民病心腹胀，肠鸣而为数后，甚则心痛胁䐜，呕吐霍乱，饮发注下，胕肿身重。云奔雨府，霞拥朝阳，山泽埃昏，其乃发也，以其四气，云横天山，浮游生灭，怫之先兆。

黄帝说：复气发作是怎样的？岐伯说：土运复气发作，岩谷震动，雷雨交加，天地昏暗，雾昏风骤，飞沙走石，洪水漫衍，田地淹没，湿气敷布，雨水应时，万物生长壮茂。人病心腹胀满，肠鸣泄泻，甚则心痛，胁胀，呕吐，霍乱，水饮水泻，浮肿身重。云聚低空，朝霞绕日，山川昏暗，这是土运复气发作的征兆。在太阴湿土主第四气时发作，云聚天山，浓厚游动变幻，是其气发之征兆。

金郁之发，天洁地明，风清气切，大凉乃举，草树浮烟，燥气以行，霿雾数起，杀气来至，草木苍干，金乃有声。故民病咳逆，心胁满，引少腹，善暴痛，不可反侧，咽干面尘色恶，山泽焦枯，土凝霜卤，怫乃发也，其气五。夜零白露，林莽声凄，怫之兆也。

金运复气发作，天清地明，风清气急，大凉气至，草木变色，燥气流行，霜雾时见，收杀气至，草木干苍，金风有声。人病咳喘，心胁胀满引小腹不适，常突然腰胁痛，不能转身，咽干，面色枯白。山泽枯干，地见白霜，是金气复作的征兆，它发作于第五气金气主时之时。夜降白露，风吹林木发声，这是金运复气发作的征兆。

水郁之发，阳气乃辟，阴气暴举，大寒乃至，川泽严凝，寒雾结为霜雪，甚则黄黑昏翳，流行气交，乃为霜杀，水乃见祥。故民病寒客心痛，腰脽痛，大关节不利，屈伸不便，善厥逆，痞坚腹满。阳光不治，空积沉阴，白埃昏暝，而乃发也。其气二火前后，太虚深玄，气犹麻散，微见而隐，色黑微黄，怫之先兆。

水运复气的发作，阳气减，阴气兴，大寒至，川泽结冰，寒湿之气结为霜雪，甚则天昏雾降，流行于气交之中，霜杀草木，水冰封藏。人病寒侵心痛，腰椎痛，关节强硬不利，屈伸不便，手足常冷，痞硬腹满。阳光不主，沉阴凝聚，天昏地暗，是水运复气发作的先兆。其发作时间多在君火、相火当令之前后。天昏兼风，云远时隐时见，是水运复气发作的征兆。

木郁之发，太虚埃昏，云物以扰，大风乃至，屋发折木，木有变。故民病胃脘当心而痛，上肢

两胁，膈咽不通，食饮不下，甚则耳鸣眩转，目不识人，善暴僵仆。太虚苍埃，天山一色，或气浊色，黄黑郁若，横云不起，雨而乃发也，其气无常。长川草偃，柔叶呈阴，松吟高山，虎啸岩岫，怫之先兆也。

木运复气的发作，天空昏暗，主动风急，屋声折木，木气变异，人病胃脘心痛，上撑两胁，咽闭不通，饮食不下，甚则耳鸣目眩，昏不识人，常突然倒仆。天昏暗，山天不分，气昏浊，黄黑色聚，厚云起，雨降下，其发作无规律。长川草伏，树叶反背，山松有声，岩石有音如虎啸，这是木运复气发作的先兆。

火郁之发，太虚肿翳，大明不彰，炎火行，大暑至，山泽燔燎，材木流津，广厦腾烟，土浮霜卤，止水乃减，蔓草焦黄，风行惑言，湿化乃后。故民病少气，疮疡痈肿，胁腹胸背，面首四肢膜愤，胪胀，疡痱，呕逆，瘈疭骨痛，节乃有动，注下温疟，腹中暴痛，血溢流注，精液乃少，目赤心热，甚则瞀闷懊侬，善暴死。刻终大温，汗濡玄府，其乃发也，其气四。动复则静，阳极反阴，湿令乃化乃成。华发水凝，山川冰雪，焰阳午泽，怫之先兆也。有怫之应而后极也，皆观其极而乃发也。木发无时，水随火也。谨候其时，病可与期，失时反岁，五气不行，生化收藏，政无恒也。

火运复气的发作，天空昏暗失明，烈火炎暑，山泽如烤，树木流汁，大厦罩烟，土地浮尘，井、池之水减少，草枯黄，湿气迟至。人病短气，疮病痈肿，胁腹背胸头面四肢一身尽肿，腹胀，疡痱，呕吐，肌肉抽搐，骨关节疼痛，关节或肿，泻下，湿疟，腹中暴痛，血出，瘰疬，津少，目赤，心热，甚则昏闷烦躁，常突然死亡。刻终零时，气仍大温不凉，汗湿肌肤，为其发作之兆。它发作时在第四气当令之时。动极复静，阳极成阴，湿气始布，物因化生。花落水凝时，山川冰雪，阳光无泽，是火气虚极之兆。有虚极就有随后极复之气。都是察其极端时才有复气发生的。木发不定时，水的复气，发生在火令的前后。细察其时，病可预期，失时违背岁气，五运之气失常，生化收藏，其规律也就无常了。

帝曰：水发而雹雪，土发而飘骤，木发而毁折，金发而清明，火发而曛昧，何气使然？岐伯曰：气有多少，发有微甚，微者当其气，甚者兼其下，征其下气而见可知也。

黄帝说：水运复气发前见雹雪，土运复气发前见大风，木运见折断树木，金运见天地清冷，火运见昏闷燥热，这是什么气造成的？岐伯说：五运之气有太过不及，发作有轻有重，轻者当其本气，重者兼及其下承之气。只要观察它的下气，就知道其发作的微甚了。

帝曰：善。五气之发，不当位者何也？岐伯曰：命其差。帝曰：差有数乎？岐伯曰：后皆三十度而有奇也。

黄帝说：讲得好！五气发作不应时是为什么？岐伯说：气有差数。黄帝说：其差有定数吗？岐伯说：其先后的差数都是三十天有零。

帝曰：气至而先后者何？岐伯曰：运太过则其至先，运不及则其至后，此候之常也。帝曰：当时而至者何也？岐伯曰：非太过非不及，则至当时，非是者眚也。帝曰：善。气有非时而化者何也？岐伯曰：太过者当其时，不及者归其己胜也。

黄帝说：气至先后不同是为什么？岐伯说：岁运太过气先至，岁运不及气迟至，这是常规。黄帝说：正时而至是为什么？岐伯说：既不太过，也非不及，正其时而至。反此易生灾害。黄帝说：讲得好！气不在其时而主化的是为什么？岐伯说：气太过，在其时主其令，气不及，在其时反显胜己之气的作用。

帝曰：四时之气，至有早晏高下左右，其候何如？岐伯曰：行有逆顺，至有迟速，故太过者化先天，不及者化后天。

黄帝说：四时气至，有早晚高下，左右的不同，怎样察辨？岐伯说：气行有逆顺，气至有慢快，气太过，其气化早于天时而至，气不及，其气化迟于天时。

帝曰：愿闻其行何谓也？岐伯曰：春气西行，夏气北行，秋气东行，冬气南行。故春气始于下，秋气始于上，夏气始于中，冬气始于标。春气始于左，秋气始于右，冬气始于后，夏气始于前。此四时正化之常。故至高之地，冬气常在，至下之地，春气常在。必谨察之。帝曰：善。

黄帝说：愿知气行是怎样的？岐伯说：春气生于东，向西而行；夏气生于南，向北而行；秋气生于西，向东而行；冬气生于北，向南而行。所以春气始于下，可向上升发；秋气始于上，可向下收敛；夏气始于内，可向外散发；冬气始于表，可向内闭藏。春气始于东，秋气始于西，冬气始于北，夏气始于南。这是四时正常之气化。所以至高之地，冬寒之常在，极低之地，春湿之气常在，必须仔细察辨。黄帝说：讲得好！

黄帝问曰：五运之气之应见，六化之正，六变之纪何如？岐伯对曰：夫六气正纪，有化有变，有胜有复，有用有病，不同其候，帝欲何乎？帝曰：愿尽闻之。岐伯曰：请遂言之。夫气之所至也，厥阴所至为和平，少阴所至为暄，太阴所至为埃溽，少阳所至为炎暑，阳明所至为清劲，太阳所至为寒雰，时化之常也。

黄帝问道：五运之气可应现于外，那么六气的常态和变异是怎样的呢？岐伯答道：六气的运行，有常化，有变化，有胜气，有复气，有正常作用，有异常灾害，其状不同，您想问什么？黄帝说：愿尽知之。岐伯说：臣尽言述。气之所至，厥阴之气和煦，少阴之气温热，太阴之气润湿，少阴之气炎热，阳明之气清凉急切，太阳之气寒冷。这是四时之常气。

厥阴所至为风府，为璺启；少阴所至为火府，为舒荣；太阴所至为雨府，为员盈；少阳所至为热府，为行出；阳明所至为司杀府，为庚苍；太阳所至为寒府，为归藏，司化之常也。

厥阴为风之出处，象征昔日萌生；少阴为火之出处，象征草木繁荣；太阴为湿之出处，象征物之丰满；少阳为热之出处，象征气行外散；阳明为收敛之出处，象征万物之苍老；太阳为寒之出处，象征万物闭藏。这是六气司主变化之常态。

厥阴所至为生，为风摇；少阴所至为荣，为形见；太阴所至为化，为云雨；少阳所至为长，为番鲜；阳明所至为收，为雾露；太阳所至为藏，为周密。气化之常也。

厥阴气至，万物生发，风吹物动；少阴气至，万物繁荣，盛见于外；太阴气至，万物化生，雨湿滋润；少阴之气，万物长养，草木蕃茂；阳明之气，万物收敛，雾露下降；太阳之气，万物闭藏，蛰出密藏。这是六气变化之常。

厥阴所至为风生，终为肃；少阴所至为热生，中为寒；太阴所至为湿生，终为注雨；少阳所至为火生，终为蒸溽；阳明所至为燥生，终为凉；太阳所至为寒生，中为温，德化之常也。

厥阴气至为风生，终极可变凉肃；少阴气至为热生，极可变寒；太阴气至为湿生，终极变雨；少阳气至为火生，终变湿热；阳明气至为燥生，终变为凉；太阳气至为寒生，终极变温，这是六气性之常。

厥阴所至为毛化，少阴所至为羽化，太阴所至为倮化，少阳所至羽化，阳明所至为介化，太阳所至为鳞化，德化之常也。

厥阴气至毛虫繁育，少阴气至羽虫繁育，太阴所至倮虫繁育，少阳气至羽虫繁育，阳明气至介虫繁育，太阳气至鳞虫繁育，这是六气性之常。

厥阴所至为生化，少阴所至为荣化，太阴所至为濡化，少阳所至为茂化，阳明所至为坚化，太阳所至为藏化，布政之常也。

厥阴气至为生化，少阴气至为昌荣，太阴气至为湿化，少阳气至为茂盛，阳明气至为坚实，太阳气至为闭藏，这是六气布化的常见规律。

厥阴所至为飘怒大凉，少阴所至为大暄寒，太阴所至为雷霆骤注烈风，少阳所至为飘风燔燎霜凝，阳明所至为散落温，太阳所至为寒雪冰雹白埃，气变之常也。

厥阴气变为大风气凉，少阴气变为大热大寒，太阴气变为雷雨狂风，少阳气变为风热交加，夜有霜凝，阳明气变为草木枯落，气反见温，太阳气变，冰雪铺地，这是六气变异的一般规律。

厥阴所至为挠动，为迎随；少阴所至为高明，焰为曛；太阴所至为沉阴，为白埃，为晦暝；少阳所至为光显，为彤云，为曛；阳明所至为烟埃，为霜，为劲切，为凄鸣；太阳所至为刚固，为坚芒，为立，令行之常也。

厥阴气至为扰动，有飘摇之象；少阴气至为气高，有黄赤光焰之象；太阴气至为阴雾，有昏暗之象；少阳气至为光亮红云，有炎热之象；阳明气至为燥尘凉霜，有风急秋虫鸣叫之象；太阳气至为坚闭，有物盛藏之象，这是六气主令之常。

厥阴所至为里急；少阴所至为疡胗身热；太阴所至为积饮否隔；少阳所至为嚏呕，为疮疡；阳明所至为浮虚；太阳所至为屈伸不利，病之常也。

厥阴气至为筋急之病；少阴气至为疡疹身热之病；太阴气至为停饮胸腹痞闷之病；少阳气至为流涕呕吐疮疡之病；阳明气至为浮肿病；太阳气至为关节屈伸不利之病，这是六气生病的一般规律。

厥阴所至为支痛；少阴所至为惊惑，恶寒，战慄，谵妄；太阴所至为稸满；少阳所至为惊躁，瞀昧，暴病；阳明所至为鼽，尻阴股膝髀腨胻足病；太阳所至为腰病，病之常也。

厥阴气至为胁痛；少阴气至为惊疑，恶寒，战栗，谵妄；太阴气至为腹中胀满；少阳气至为惊躁，昏闷，暴病；阳明气至为流涕，尻部以下皆痛；太阳气至为腰痛，这是六气生病之常。

厥阴所至为软戾；少阴所至为悲妄衄衊；太阴所至为中满霍乱吐下；少阳所至为喉痹，耳鸣呕涌；阳明所至皴揭；太阳所至为寝汗，痉，病之常也。

厥阴气至为肌肉软弱拘挛；少阴气至为悲伤，狂妄，鼻出血；太阴气至为腹满霍乱吐泻；少阳气至为喉痹疼痛，耳鸣，呕吐；阳明气至为皮肤干燥；太阳气至为盗汗，筋抽缩强直，这是六气生病之常。

厥阴所至为胁痛呕泄；少阴所至为语笑；太阴所至为重胕肿；少阳所至为暴注，瞤瘛，暴死；阳明所至为鼽嚏；太阳所至为流泄禁止，病之常也。

厥阴气至为胁病，呕吐，泄泻；少阴气至为多语狂笑；太阴气至为肢体沉重，浮肿，少阳气至为暴泻，肌肉搐动，突然死亡；阳阴气至为流涕；太阳气至为泄泻；二便不通，这是六气生病之常。

凡此十二变者，报德以德，报化以化，报政以政，报令以令。气高则高，气下则下，气后则后，气前则前，气中则中，气外则外，位之常也。故风胜则动，热胜则肿，燥胜则干，寒胜则浮，湿胜则濡泄，甚则水闭胕肿，随气所在，以言其变耳。

凡此十二种变化，万物与六气的德化政令相应，即以德应德，以化应化，以政应政，以令应令。六气的位置不同，自然界万物也与它相应。即以高应高，以下应下，前后中外相同。风胜多动，热胜多肿，燥胜多干燥，寒胜多痛，湿胜多水泻，甚则小便不通，水肿。根据气的不同，而言病的变化不同。

帝曰：愿闻其用也。岐伯曰：夫六气之用，各归不胜而为化，故太阴雨化，施于太阳；太阳寒

化，施于少阴；少阴热化，施于阳明；阳明燥化，施于厥阴；厥阴风化，施于太阴。各命其所在以征之也。帝曰：自得其位何如？岐伯曰：自得其位，常化也。帝曰：愿闻所在也。岐伯曰：命其位而方月可知也。

黄帝说：愿知六气的气化作用。岐伯说：六气的气化作用，都是加于不胜之气而产生的。太阴湿气，加于太阳而生化；太阳寒气，加于少阴而生化；少阴热气，加于阳明而生化；阳明燥气，加于厥阴而生化；厥阴风气，加于太阴而生化。各随六气之所在为其指证。黄帝说：六气的常位怎样？岐伯说：自得其方位，是其生化的常态。黄帝说：愿知其所在的方位。岐伯说：六气定名后其方位及月时即可知道了。

帝曰：六位之气盈虚何如？岐伯曰：太少异也。太者之至徐而常，少者暴而亡。帝曰：天地之气盈虚何如？岐伯曰：天气不足，地气随之，地气不足，天气从之，运居其中而常先也。恶所不胜，归所同和，随运归从而生其病也。故上胜则天气降而下，下胜则地气迁而上，多少而差其分，微者小差，甚者大差，甚则位易气交易，则大变生而病作矣。《大要》曰：甚纪五分，微纪七分，其差可见。此之谓也。

黄帝说：六气盈虚怎样？岐伯说：太过不及是不同的。太过之气时间长，不及之气时间短。黄帝说：司天与在泉气的盈虚怎样？岐伯说：司天之气不足，在泉之气随之增加；在泉之气不足，司天之气随之增强。岁运之气在气交中常先于天气地气。岁运之气恶其所不胜的司天在泉之气，而归属于其同和之气，运气归从则胜，所以产生疾病。司天之气胜，其气降而下可影响在泉之气；在泉之气胜，其气上而升可影响司天之气。多少决定其升降的差数。胜气微的差别小，胜气甚的差别大。甚则位移气变，气大变则病产生。《大要》中说：胜气甚的占十分之五，胜气微的占十分之七。这就是所说的差别之数。

帝曰：善。论言热无犯热，寒无犯寒。余欲不远寒，不远热奈何？岐伯曰：悉乎哉问也！发表不远热，攻里不远寒。帝曰：不发不攻而犯寒犯热何如？岐伯曰：寒热内贼，其病益甚。帝曰：愿闻无病者何如？岐伯曰：无者生之，有者甚之。帝曰：生者何如？岐伯曰：不远热则热至，不远寒则寒至，寒至则坚否腹满，痛急下利之病生矣，热至则身热，吐下霍乱，痈疽疮疡，瞀郁注下，瞤瘛肿胀，呕，鼽衄头痛，骨节变，肉痛，血溢血泄，淋閟之病生矣。帝曰：治之奈何？岐伯曰：时必顺之，犯者治以胜也。

黄帝说：讲得好！论中说热病不犯热时，寒病不犯寒时，我想不避忌寒时，也不避忌热时，怎么办？岐伯说：问得真详细啊？发表不必忌讳热时，攻里不必忌讳寒时。黄帝说：如果不发表，不攻里，犯了寒热忌讳怎么办？岐伯说：寒热之邪将内伤脏腑，加剧病情。黄帝说：无病之人怎样说？岐伯说：无病的人，犯了会生病，有病的人，犯了会加重病证。黄帝说：犯忌讳后生病怎么办？岐伯说：不避热会生热病，不避寒会生寒病。寒病则胸部痞坚，腹胀满，腹痛下利等病产生；热病则身热，呕吐不利，霍乱，痈疽疮疡病，头昏，泻下如水，肌肉搐动，肿胀，呕吐，鼻出血，头痛，关节肌肉痛，吐血，便血，淋，小便不通等病证产生。黄帝说：怎样治疗？岐伯说：必顺四时之气的寒热温凉而治疗。犯了忌讳的，应热病用寒药，寒病用热药治疗。

黄帝问曰：妇人重身，毒之何如？岐伯曰：有故无殒，亦无殒也。帝曰：愿闻其故何谓也？岐伯曰：大积大聚，其可犯也，衰其太半而止，过者死。

黄帝问道：妇女怀孕，怎样用药？岐伯答道：有病用药，则不损孕妇，也不损胎儿。黄帝说：你所指的是什么病？岐伯说：大积大聚之类的病，就可以不避禁忌去攻其邪，但病愈多半就应停药，用药过度，会使孕妇死亡。

帝曰：善。郁之甚者治之奈何？岐伯曰：木郁达之，火郁发之，土郁夺之，金郁泄之，水郁折之，然调其气，过者折之，以其畏也，所谓泻之。帝曰：假者何如？岐伯曰：有假其气，则无禁也。所谓主气不足，客气胜也。帝曰：至哉圣人之道！天地大化运行之节，临御之纪，阴阳之政，寒暑之令，非夫子孰能通之？请藏之灵兰之室，署曰《六元正纪》。非斋戒不敢示，慎传也。

黄帝说：讲得好！运气太过，怎样治疗？岐伯说：木气太过应疏通它，火气太过应发泄它，土气太过应泻除它，金气太过应疏泄它，水气太过应利导抑制它。这就是调和其气。太过应折伤其势，用其相制之药，这就是泻除其胜气。黄帝说：反时之假气怎样治疗？岐伯说：有反时之假气，不必遵守用热远热，用寒远寒的禁忌，这是因为主气不及而客气胜的原因。黄帝说：五运六气的学说真是太高深了！天地气运行之常，加临之理，阴阳之主，寒暑之令，不是您谁能精通它。请让我藏于灵兰之室，署名叫《六元正纪》。不经斋戒沐浴之诚心，不示人看，慎传于世。

刺法论篇第七十二（存亡　待考）

本病论篇第七十三（存亡　待考）

至真要大论篇第七十四

黄帝问曰：五气交合，盈虚更作，余知之矣。六气分治，司天地者，其至何如？岐伯再拜对曰：明乎哉问也！天地之大纪，人神之通应也。帝曰：愿闻上合昭昭，下合冥冥奈何？岐伯曰：此道之所主，工之所疑也。

黄帝问道：五运之气互交，虚实互作，我已知道了。六气分时，司天在泉之气到来时是怎样的？岐伯再叩首答道：问得真明白啊！这是天地的大理，人与自然相应的规律。黄帝说：愿知上合天气，下合地气是怎样的？岐伯说：这是医道之所宗，医工之所疑难的问题。

帝曰：愿闻其道也。岐伯曰：厥阴司天，其化以风；少阴司天，其化以热；太阴司天，其化以湿；少阳司天，其化以火；阳明司天，其化以燥；太阳司天，其化以寒。以所临藏位，命其病者也。

黄帝说：愿知其理。岐伯说：厥阴司天，气从风化；少阴司天，气从热化；太阴司天，气从湿化；少阳司天，气从火化；阳明司天，气从燥化；太阳司天，气从寒化。六气司天，其偏胜之气侵临五藏，而依此定其病名。

帝曰：地化奈何？岐伯曰：司天同候，间气皆然。帝曰：间气何谓？岐伯曰：司左右者，是谓间气也。帝曰：何以异之？岐伯曰：主岁者纪岁，间气者纪步也。帝曰：善。岁主奈何！岐伯曰：厥阴司天为风化，在泉为酸化，司气为苍化，间气为动化；少阴司天为热化，在泉为苦化，不司气化，居气为灼化；太阴司天为湿化，在泉为甘化，司气为黅化，间气为柔化；少阳司天为火化；在泉为苦化，司气为丹化，间气为明化；阳明司天为燥化，在泉为辛化，司气为素化，间气为清化；太阳司天为寒化，在泉为咸化，司气为玄化，间气为藏化。故治病者，必明六化分治，五味五色所生，五藏所宜，乃可以言盈虚病生之绪也。

黄帝说：在泉之地气怎样？岐伯说：与司天相同。间气也是这样。黄帝说：什么叫间气？岐伯说：司天在泉左右之气，叫作间气。黄帝说：怎样察辨？岐伯说：司天在泉之气，二者共主一年的气化。间气主六十天的气化。黄帝说：讲得好！主岁之气是怎样的？岐伯说：厥阴司天为风气，在泉之物为酸味，该气所主生物多青色，间气从风而动；少阴司天为热气，在泉之物为苦味，该气所主，生物色不从单一之色，间气从热化；太阴司天为湿气，在泉之物为甘味，该气所主，生物多黄色，间气从湿化。少阴司天为火气，在泉之物为苦味，该气所主，生物多赤色，间气从热化；阳明司天为燥气，在泉之物多辛味，该气所主，生物多白色，间气从凉化；太阳司天为寒气，在泉之物多咸味，该气所主，生物多黑色，间气从寒而闭藏化。所以治病，必须明白六气所主，五味、五色所生不同，五藏所宜，才可以言虚实生病之理。

帝曰：厥阴在泉而酸化，先余知之矣。风化之行也何如？岐伯曰：风行于地，所谓本也。余气同法。本乎天者，天之气也，本乎地者，地之气也。天地合气，六节分而万物化生矣。故曰：谨候气宜，无失病机，此之谓也。

黄帝说：厥阴在泉物酸化，我早已知道，风气之行怎样？岐伯说：风行于地，所谓本于地之气，其它五气与此相同。本于天的是天气，本于地的是地气。天地之气相合，六节划分而万物生化。所以说：细察气运，不要失掉病的基本变化规律，就是这个道理。

帝曰：其主病何如？岐伯曰：司岁备物，则无遗主矣。帝曰：先岁物何也？岐伯曰：天地之专精也。帝曰：司气者何如？岐伯曰：司岁者主岁同，然有余不足也。帝曰：非司岁物何谓也？岐伯曰：散也，故质同而异等也，气味有薄厚，性用有躁静，治保有多少，力化有浅深，此之谓也。

黄帝说：治病之药怎样？岐伯说：根据岁气采备药物，就不会有遗憾了。黄帝说：为什么要采备岁气化生的药物？岐伯说：这是因为能得天地的精气。黄帝说：运气所主的药物怎样？岐伯说：运气所主的药物与岁气之药相同，但有有余和不足的区别。黄帝说：不是岁气化生的药物怎样？岐伯说：其气散而不纯，虽然形质相同，但等次却不相同，气味厚薄不一，性能躁静不一，疗效多少不同，药力大小不同，就是这个道理。

帝曰：岁主藏害何谓？岐伯曰：以所不胜命之，则其要也。帝曰：治之奈何？岐伯曰：上淫于下，所胜平之，外淫于内，所胜治之。帝曰：善。平气何如？岐伯曰：谨察阴阳所在而调之，以平为期，正者正治，反者反治。

黄帝说：主岁之气，伤害五藏是怎样的？岐伯说：五藏受其所不胜之气的侵袭，就会发生疾病，这是其要点。黄帝说：怎样治疗？岐伯说：司天之气偏胜，用所胜的药味平复它；在泉之气偏胜，用所胜的药味治疗它。黄帝说：讲得好！岁的平气怎样治疗？岐伯说：细察阴阳所在的司天在泉之气而调治，以平为度。常病用正治法。逆反之假证用反治法。

帝曰：夫子言察阴阳所在而调之，论言人迎与寸口相应，若引绳小大齐等，命曰平，阴之所在寸口何如？岐伯曰：视岁南北，可知之矣。帝曰：愿卒闻之。岐伯曰：北政之岁，少阴在泉，则寸口不应；厥阴在泉，则右不应；太阴在泉，则左不应。南政之岁，少阴司天，则寸口不应；厥阴司天，则右不应；太阴司天，则左不应。诸不应者，反其诊则见矣。帝曰：尺候何如？岐伯曰：北政之岁，三阴在下，则寸不应，三阴在上，则尺不应。南政之岁，三阴在天，则寸不应，三阴在泉，则尺不应。左右同。故曰：知其要者，一言而终，不知其要，流散无穷，此之谓也。

黄帝说：您讲细察阴阳所在而调治，但书上说人迎脉与寸口脉相应合，像引绳两端一样，大小相同，这叫作常人。病之应寸口怎样？岐伯说：观察岁气的南政北政，就可以知道了。黄帝说：愿尽知之。岐伯说：北政的年份（巳、午、未、申、酉、戌年），少阴在泉时，则寸口不同常脉；厥阴在泉，则右脉不同；太阴在泉，则左脉不同。南政的年份（亥、子、丑、寅、卯、辰年），少阴司天时，寸口脉不同常脉；厥阴司天时，右脉不同；太阴司天时，左脉不同。各种不同，都是反其脉之常，所以显而易见。黄帝说：怎样察尺？岐伯说：北政的年份，三阴在泉，则寸口脉不同；三阴在上司天，则尺不同。南政的年份，三阴在天，则寸脉不同，三阴在泉，则尺不同。左右脉相同。所以说：知其要领，一句话可概括。不知其要领，漫无边际，就是这个道理。

帝曰：善。天地之气，内淫而病何如？岐伯曰：岁厥阴在泉，风淫所胜，则地气不明，平野昧，草乃早秀，民病洒洒振寒，善伸数欠，心痛支满，两胁里急，饮食不下，膈咽不通，食则呕，腹胀善噫，得后与气，则快然如衰，身体皆重。

黄帝说：讲得好！天地之气，侵入人体而致病是怎样的？岐伯说：厥阴在泉，风气胜，则地面不明，田野昏暗，草木早实。人病多恶寒发热，常伸腰哈欠，心痛胁满，两胁拘急，饮食不下，膈咽不利，食后即吐，腹胀多噫气，排便或屁后，腹中突然轻松胀减，身体沉重。

岁少阴在泉，热淫所胜，则焰浮川泽，阴处反明。民病腹中常鸣，气上冲胸，喘不能久立，寒

热皮肤痛，目瞑齿痛顸肿，恶寒发热如疟，少腹中痛，腹大，蛰虫不藏。

少阴在泉，热气偏胜，川泽蒸热，阴处也明亮。人病腹鸣，气上逆胸，喘，不能久立，寒热，皮肤病，目昏，齿痛，顸部肿，恶寒发热似疟疾，小腹痛，腹胀大，蛰虫早见。

岁太阴在泉，草乃早荣，温淫所胜，则埃昏岩谷，黄反见黑，至阴之交。民病饮积，心痛，耳聋，浑浑焞焞，嗌肿喉痹，阴病血见，少腹痛肿，不得小便，病冲头痛，目似脱，项似拔，腰似折，髀不可以回，腘如结，腨如别。

太阴在泉，草木早茂，湿气偏胜，山川昏暗，黄色变黑，湿土交互之象。人病饮邪积聚，心痛，耳聋不听，咽肿喉痛，阴部出血，小腹肿痛，不能小便，正头痛，目如脱出，项似拔出一般，腰如折断，痛不可转动，腘如固定，腨如分离。

岁少阳在泉，火淫所胜，则焰明郊野，寒热更至。民病注泄赤白，少腹痛，溺赤，甚则血便，少阴同候。

少阳在泉，火气偏胜，川野明亮，寒热互至。人病痢疾，小腹痛，尿赤，甚则血尿，与少阴在泉时病同。

岁阳明在泉，燥淫所胜，则霿雾清瞑。民病喜呕，呕有苦，善太息，心胁痛不能反侧，甚则嗌干而尘，身无膏泽，足外反热。

阳明在泉，燥气偏胜，雾气昏蒙。人病多呕吐，呕见苦汁，常叹气，心胁疼痛不能转身，甚则咽干面枯，身肤枯燥无泽，足外部发热。

岁太阳在泉，寒淫所胜，则凝肃惨栗。民病少腹控睾，引腰脊，上冲心痛。血见，嗌痛颔肿。

太阳在泉，寒气偏胜，天地凝结寒冷。人病小腹痛引睾丸，引腰脊痛，上脘正心口处痛，出血，咽干，下颏肿。

帝曰：善。治之奈何？岐伯曰：诸气在泉，风淫于内，治以辛凉，佐以苦，以甘缓之，以辛散之；热淫于内，治以咸寒，佐以甘苦，以酸收之，以苦发之；湿淫于内，治以苦热，佐以酸淡，以苦燥之，以淡泄之；火淫于内，治以咸冷，佐以苦辛，以酸收之，以苦发之；燥淫于内，治以苦温，佐以甘辛，以苦下之；寒淫于内，治以甘热，佐以苦辛，以咸泻之，以辛润之，以苦坚之。

黄帝说：讲得好！怎样治疗？岐伯说：凡在泉之气，风邪伤人，治用辛凉药物，佐以苦甘之药，用甘味缓和，用辛味发散；热邪伤人，治用咸寒药物，佐以甘苦之药，用酸味收敛，用苦味发散；湿邪伤人，治用苦热药物，佐以酸淡药，用苦燥湿，用淡味泄湿；火邪伤人，治用咸冷药物，佐以苦辛药，用酸收敛，用苦味发散；燥邪伤人，治用苦温药物，佐以甘辛药，用苦下热；寒邪伤人，治用甘热药物，佐以苦辛药，用咸味药润下，用辛味药润散开泄，用苦味药坚实。

帝曰：善。天气之变何如？岐伯曰：厥阴司天，风淫所胜，则太虚埃昏，云物以扰，寒生春气，流水不冰。民病胃脘当心而痛，上支两胁，膈咽不通，饮食不下，舌本强，食则呕，冷泄腹胀，溏泄，瘕水闭，蛰虫不去，病本于脾。冲阳绝，死不治。

黄帝说：讲得好！司天之气变化是怎样的？岐伯说：厥阴司天，风气偏胜，天空昏暗，云物扰动，寒天有春气，流水不冰。人病胃脘痛，上撑两胁，膈咽不利，饮食不下，舌根强硬，食则呕吐，腹冷腹泻，胀满，大便稀薄，气瘕结聚，小便不通，蛰虫之出。木克土，病根于脾，冲阳脉绝，为死证，不可治。

少阴司天，热淫所胜，怫热至，火行其政。民病胸中烦热，咽干，右胠满，皮肤痛，寒热咳喘。大雨且至，唾血血泄，鼽衄嚏呕，溺色变，甚则疮疡胕肿，肩背臂臑及缺盆中痛，心痛肺䐜，腹大满，膨膨而喘咳，病本于肺，尺泽绝，死不治。

少阴司天，热气偏胜，郁热至，火主其令。人病胸中烦热，咽干，右胁满胀，皮肤病，寒热，咳喘。大雨时至，唾血，便血，鼻出血，流涕，呕吐，尿黄，甚则疮疡，浮肿，肩、背、臂、缺盆等处疼痛，心痛，胸肺胀，腹胀大，气喘咳嗽。火克金，病根于肺。尺泽脉绝为死证，不可治。

太阴司天，湿淫所胜，则沉阴且布，雨变枯槁，胕肿骨痛阴痹，阴痹者，按之不得，腰脊头项痛，时眩，大便难，阴气不用，饥不欲食，咳唾则有血，心如悬，病本于肾，太溪绝死不治。

太阴司天，湿气偏胜，沉阴密云，雨润枯槁。人病浮肿，骨痛，阴寒痹证。阴痹就是按之不痛，腰脊头项痛，头时眩晕，便秘，阴器痿弱失用，饥不欲食，咳唾有血，心悸不宁。土克水，病根于肾，太溪脉绝为死证，不可治。

少阳司天，火淫所胜，则温气流行，金政不平。民病头痛，发热恶寒而疟，热上皮肤痛，色变黄赤，传而为水，身面胕肿，腹满仰息，泄注赤白，疮疡，咳，唾血，烦心，胸中热，甚则鼽衄，病本于肺。天府绝，死不治。

少阳司天，火气偏胜，温热气行，金气不行。人病头痛，发热恶寒如疟，皮肤热痛，尿黄赤，传为积水，身面浮肿，腹满气短，痢疾，疮疡，咳血，心烦，胸中热，甚则鼻出血。火克金，病根于肺。天府脉绝为死证，不可治。

阳明司天，燥淫所胜，则木乃晚荣，草乃晚生，筋骨内变，民病在胠胁痛，寒清于中，感而疟，大凉革候，咳，腹中鸣，注泄鹜溏，名木敛，生菀于下，草焦上首，心胁暴痛，不可反侧，嗌干面尘腰痛，丈夫㿗疝，妇人少腹痛，目昧眦，疡疮痤痈，蛰虫来见，病本于肝。太冲绝，死不治。

阳明司天，燥气偏胜，木晚荣，草晚生，筋骨多病。人病在胁痛，中寒，感寒成疟，大凉气变，病咳嗽，肠鸣，大便清稀，草木收敛，生气伏下，草叶枯焦。人病心胁急痛，不可转身，咽干面枯，腰痛，男子㿗疝，女子小腹痛，目昏不明，疮疡痤痈，蛰虫反见。金克木，病根于肝。太冲脉绝为死证，不可治。

太阳司天，寒淫所胜，则寒气反至，水且冰，血变于中，发为痈疡。民病厥心痛，呕血血泄鼽衄，善悲，时眩仆，运火炎烈，雨暴乃雹，胸腹满，手热肘挛掖肿，心淡淡大动，胸胁胃脘不安，面赤目黄，善噫，嗌干，甚则色炲渴而欲饮，病本于心。神门绝，死不治，所谓动气知其藏也。

太阳司天，寒气偏胜，寒气屡至，水结冰，血病于中，发为痈疡。人病急心痛，呕血，便血，鼻出血，常悲痛，时眩晕仆倒。火气若胜，则暴雨兼冰雹，人病胸腹满，手、肘、掖挛搐疼痛，心悸，胸胁胃脘不适，面赤目黄，多噫气，咽干，甚则面色黑，渴想饮水。水克火，病根于心。神门脉绝为死证，不可治。这就是所说的脉动之气，可知内藏的病状。

帝曰：善。治之奈何？岐伯曰：司天之气，风淫所胜，平以辛凉，佐以苦甘，以甘缓之，以酸泻之；热淫所胜，平以咸寒，佐以苦甘，以酸收之；湿淫所胜，平以苦热，佐以酸辛，以苦燥之，以淡泄之。湿上甚而热，治以苦温，佐以甘辛，以汗为故而止。火淫所胜，平以酸冷，佐以苦甘，以酸收之，以苦发之，以酸复之，热淫同；燥淫所胜，平以苦湿，佐以酸辛，以苦下之；寒淫所胜，平以辛热，佐以甘苦，以咸泻之。

黄帝说：讲得好！怎样治疗？岐伯说：司天之气，风邪偏胜，平其胜气用辛凉之药，佐以苦甘之药，以甘味药缓和，以酸味药泻散；热邪偏胜，平其胜气用咸寒药，佐以苦甘药，用酸味收敛；湿邪偏胜，平其胜气用苦热药物，佐以酸辛药，用苦味燥湿，用淡味泄湿。上部湿热盛，治用苦湿药，佐以甘辛药，以汗出为度；火邪偏胜，平其胜气用酸冷之药，佐以苦甘药，以酸味收敛，以苦味泻发，以酸味复阴液。热邪治疗同此。燥邪偏胜，平其胜气用苦湿之药，佐以酸辛之药，以苦味润泻；寒邪偏胜，平其胜气用辛热之药，佐以甘苦之药，以咸味药泻其寒邪。

帝曰：善。邪气反胜，治之奈何？岐伯曰：风司于地，清反胜之，治以酸温，佐以苦甘，以辛平之；热司于地，寒反胜之，治以甘热，佐以苦辛，以咸平之；湿司于地，热反胜之，治以苦冷，佐以咸甘，以苦平之；火司于地，寒反胜之，治以甘热，佐以苦辛，以咸平之；燥司于地，热反胜之，治以平寒，佐以苦甘，以酸平之，以和为利；寒司于地，热反胜之，治以咸冷，佐以甘辛，以苦平之。

黄帝说：讲得好！邪气反胜之病怎样治疗？岐伯说：风气主地，清凉气反胜，治用酸温药，佐以苦甘药，用辛味药平其气；热气主地，寒气反胜，治用甘热药，佐以苦辛药，用咸味药平其气；湿气主地，热气反胜，治用苦冷药，佐以咸甘药，用苦味药平其气；火气主地，寒气反胜，治用甘热药，佐以苦辛药，用咸味药平其气；燥气主地，热气反胜，治用凉寒药，佐以苦甘药，用酸味药平其气，以和为度；寒气主地，热气反胜，治用咸冷药，佐以甘辛药，用苦味药平其气。

帝曰：其司天邪胜何如？岐伯曰：风化于天，清反胜之，佐以甘苦；热化于天，寒反胜之，治以甘湿，佐以苦酸辛；湿化于天，热反胜之，治以苦寒，佐以苦酸；火化于天，寒反胜之，治以甘热，佐以苦辛；燥化于天，热反胜之，治以辛寒，佐以苦甘；寒化于天，热反胜之，治以咸冷，佐以苦辛。

黄帝说：司天之气邪反胜怎样治疗？岐伯说：风气在天，凉气反胜，治用酸温药，佐以甘苦药；热气在天，寒气反胜，治用甘温药，佐以苦酸辛药；湿气在天，热气反胜，治用苦寒药，佐以苦酸药；火气在天，寒气反胜，治用甘热药，佐以苦辛药；燥气在天，热气反胜，治用辛寒药，佐以苦甘药；寒气在天，热气反胜，治用咸冷药，佐以苦辛药。

帝曰：六气相胜奈何？岐伯曰：厥阴之胜，耳鸣头眩，愦愦欲吐，胃膈如寒。大风数举，倮虫不滋，胠胁气并，化而为热，小便黄赤，胃脘当心而痛，上肢两胁，肠鸣飧泄，少腹痛，注下赤白，甚则呕吐，膈咽不通。

黄帝说：六气相互的胜气是怎样的？岐伯说：厥阴胜气，耳鸣头眩，恶心欲吐，胃膈寒，大风屡起，倮虫不生，胠胁气盛，成为热证，小便黄赤，胃脘痛，上撑两胁，肠鸣，水泻，小腹痛，痢疾，甚则呕吐，膈咽不利。

少阴之胜，心下热善饥，齐下反动，气游三焦，炎暑至，木乃津，草乃萎，呕逆躁烦，腹满痛，溏泄，传为赤沃。

少阴胜气，心下热，常饥，脐下痛，热布上中下全身。炎暑至，树林蒸汁，草枯萎，人病呕吐，烦躁，腹满痛，大便稀薄，变为血尿。

太阴之胜，火气内郁，疮疡于中，流散于外，病在胠胁，甚则心痛热格，头痛喉痹项强，独胜则湿气内郁，寒迫下焦，痛留顶，互引眉间，胃满，雨数至，燥化乃见，少腹满，腰脽重强，内不便，善注泄，足下温，头重足胫胕肿，饮发于中，胕肿于上。

太阴胜气，火气滞内，成为疮疡，热气散外，病在胠胁，甚则心痛热闭，头痛，喉痹，项强。湿气独盛，内滞于中，寒湿下迫，头顶痛，引动眉间痛，胃胀满。大雨屡下，燥气不见，小腹满，腰椎沉重强直，屈伸不便，常泄泻，足下热，头重，足胫浮肿，饮病发中，浮肿在外。

少阳之胜，热客于胃，烦心心痛，目赤欲呕，呕酸善饥，耳痛溺赤，善惊谵妄，暴热消烁，草萎水涸，介虫乃屈，少腹痛，下沃赤白。

少阳胜气，热气侵胃，烦心，心痛，目赤，恶心欲呕，呕吐酸水，常饥，耳痛，尿赤，常惊，谵妄。酷热灼物，草枯水干，介虫减伏，人病小腹痛，痢疾等。

阳明之胜，清发于中，左胠胁痛，溏泄，内为嗌塞，外为癞疝，大凉肃杀，华英改容，毛虫乃殃，胸中不便，嗌塞而咳。

阳明胜气，凉气发于内，左胠胁痛，大便稀薄，内为咽喉痹阻，外为阴肿疝气。大凉之气收敛，草木萎落变貌，毛虫死亡，人病胸中不利，咽喉闷滞，咳嗽。

太阳之胜，凝溧且至，非时水冰，羽乃后化，痔疟发，寒厥入胃，则内生心痛，阴中乃疡，隐曲不利，互引阴股，筋肉拘苛，血脉凝泣，络满色变，或为血泄，皮肤否肿，腹满食减，热反上行，头项囟顶脑户中痛，目如脱，寒入下焦，传为濡泻。

太阳胜气，寒冷气至，冰早结，羽虫迟生，痔、疟病发，寒气入胃则心痛，阴部生疮，大小便不利，痛引阴股，筋肉拘急麻木，血脉凝滞，络脉充盈色深，或便血，皮肤水肿，腹胀满，食少，热逆上行，则头项头顶头中痛，目似脱，寒侵下焦则泄泻。

帝曰：治之奈何？岐伯曰：厥阴之胜，治以甘清，佐以苦辛，以酸泻之；少阴之胜，治以辛寒，佐以苦咸，以甘泻之；太阴之胜，治以咸胜，佐以辛甘，以苦泻之；少阳之胜，治以辛寒，佐以甘咸，以甘泻之；阴明之胜，治以酸温，佐以辛甘，以苦泄之；太阳之胜，治以甘热，佐以辛酸，以咸泻之。

黄帝说：怎样治疗？岐伯说：厥阴胜气，治用甘清药物，佐以苦辛，用酸味泻邪；少阴胜气，治用辛寒药，佐以苦咸药，用甘味泻其邪；太阴胜气，治用咸热药，佐以辛甘药，用苦味泻其邪；少阳胜气，治用辛寒药，佐以甘咸药，用甘草泻其邪气；阳明胜气，治用酸温药，佐以辛甘药，用苦味泻其邪气；太阳胜气，治用甘热药，佐以辛酸药，用咸味泻其邪气。

帝曰：六气之复何如？岐伯曰：悉乎哉问也！厥阴之复，少腹坚满，里急暴痛，偃木飞沙，倮虫不荣，厥心痛，汗发呕吐，饮食不入，入而复出，筋骨掉眩，清厥，甚则入脾，食痹而吐。冲阳绝，死不治。

黄帝说：六气的复气怎样？岐伯说：问得真详细啊！厥阴的复气，小腹坚硬胀满，腹内急痛。树伏飞沙，倮虫不育。人病心痛，汗出，呕吐，食饮不进，进而吐出，筋骨振颤，头眩，清冷，甚则入脾，食痹吐食。冲阳脉绝为死证，不可治。

少阴之复，燠热内作，烦躁鼽嚏，少腹绞痛，火见燔焫，嗌燥，分注时止，气动于左，上行于右，咳，皮肤痛，暴瘖心痛，郁冒不知人，乃洒淅恶寒，振栗谵妄，寒已而热，渴而欲饮，少气骨痿，隔肠不便，外为浮肿，哕噫，赤气后化，流水不冰，热气大行，介虫不复，病疿胗疮疡，痈疽痤痔，甚则入肺，咳而鼻渊。天府绝，死不治。

少阴复气，闷热内生，烦躁，鼻流血，小腹剧痛，身热如灼，咽干。便利时下时止，气动于左侧上行于右，咳嗽，皮肤痛，突然失音，心痛，昏不知人，恶寒，战栗、谵妄，寒罢而热，渴而想喝水，气短，骨软弱，肠闭不便，外为浮肿，哕，噫气，火气迟化，流水不冰，热气大行，介虫不藏。人病痱疹疮疡，痈疽痤痔，甚则入肺，咳嗽，鼻塞流涕。天府脉绝为死证，不可治。

太阴之复，湿变乃举，体重中满，食饮不化，阴气上厥，胸中不便，饮发于中，咳喘有声。大雨时行，鳞见于陆，头顶痛重，而掉瘛尤甚，呕而密默，唾吐清液，甚则入肾，窍泻无度。太溪绝，死不治。

太阴复气，湿气变异流行，身体沉重，中满，食物不化，湿气上逆，胸中不利，水饮病于中，咳喘哮鸣，大雨时降，鱼类见于陆地。人病头顶重痛，震颤尤甚，呕吐，不欲动，唾吐清水，甚则入肾，泄泻不止。太溪脉绝，为死证，不可治。

少阳之复，大热将至，枯燥燔爇，介虫乃耗，惊瘛咳衄，心热烦躁，便数憎风，厥气上行，面

如浮埃，目乃瞤瘛，火气内发，上为口糜，呕逆，血溢血泄，发而为疟，恶寒鼓栗，寒极反热，嗌络焦槁，渴引水浆，色变黄赤，少气脉萎，化而为水，传为胕肿，甚则入肺，咳而血泄。尺泽绝，死不治。

少阳复气，大热行，物干灼热，介虫伤耗，惊恐，抽搐，心热烦躁，小便频数，怕风，病气上行，面色如浮土，目跳动，火气内发，口糜烂，呕吐，血溢便血，发为疟疾，恶寒战抖，寒极生热，咽干舌槁，渴饮汤水，尿黄赤，短气脉弱，传为水滞，传为水肿。甚则入肺，咳嗽出血。尺泽脉绝，为死证，不可治。

阳明之复，清气大举，森木苍干，毛虫乃厉。病生胠胁，气归于左，善太息，甚则心痛否满，腹胀而泄，呕苦咳哕，烦心，病在膈中头痛，甚则入肝，惊骇筋挛。太冲绝，死不治。

阳明复气，凉气大行，树木干苍，毛虫疫病。胠胁疼痛，气滞左侧，常叹气，甚则心痛痞满，腹胀，泄泻，呕吐苦汁，咳嗽，哕，烦躁。病在膈中，头痛，甚则入肝，惊骇，筋挛。太冲脉绝为死证，不可治。

太阳之复，厥气上行，水凝雨冰，羽虫乃死，心胃生寒，胸膈不利，心痛否满，头痛善悲，时眩仆，食减。腰脽反痛，屈伸不便，地裂冰坚，阳光不治。少腹控睾，引腰脊，上冲心，唾出清水，及为哕噫，甚则入心，善忘善悲。神门绝，死不治。

太阳复气，寒气上行，冰雪降，羽虫死亡。心胃有寒，胸膈不利，心痛痞满，头痛，常悲痛，时眩晕仆倒，食少，腰椎痛，屈伸不便，地裂冰坚，阳光不主，小腹痛引睾丸，引腰脊痛，上引心痛，唾清水，哕，噫气，甚则入心，多忘多悲，神门脉绝，为死证，不可治。

帝曰：善。治之奈何？岐伯曰：厥阴之复，治以酸寒，佐以甘辛，以酸泻之，以甘缓之；少阴之复，治以咸寒，佐以苦辛，以甘泻之，以酸收之，辛苦发之，以咸软之；太阴之复，治以苦热，佐以酸辛，以苦泻之，燥之、泄之；少阳之复，治以咸冷，佐以苦辛，以咸软之，以酸收之，辛苦发之，发不远热，无犯温凉，少阴同法；阳明之复，治以辛温，佐以苦甘，以苦泄之，以苦下之，以酸补之；太阳之复，治以咸热，佐以甘辛，以苦坚之。治诸胜复，寒者热之，热者寒之，温者清之，清者温之，散者收之，抑者散之，燥者润之，急者缓之，坚者软之，脆者坚之，衰者补之，强者泻之，各安其气，必清必静，则病气衰矣。归其所宗，此治之大体也。

黄帝说：讲得好！怎样治疗？岐伯说：厥阴复气，治用酸寒药，佐用甘辛药，用酸味泻邪，用甘味缓和邪气；少阴复气，治用咸寒药，佐以苦辛药，用甘味泻邪，用酸味药收敛，有辛苦药发散，用咸味药软坚；太阴复气，治用苦热药，佐以酸辛药，以苦味泻邪、燥湿、泄湿；少阳复气，治用咸冷药，佐以苦辛药，用咸味软坚，用酸味收敛，用辛苦味发散。发汗不避天热，不用温凉之药，与少阴复气治法同；阳明复气，治用辛温药，佐以苦甘药，用苦味药泄邪，用苦味药泻邪，用酸味药补虚；太阳复气，治用咸热药，佐以甘辛药，用苦味软坚。治疗各种胜复之气，气寒的用热药，气热的用寒药，气温用凉药，气凉用温药，气耗散的收敛，气聚滞的发散，气燥滋润，气急的缓和，病邪坚实的软坚，气脆弱的坚固它，气衰的补益，气盛的泻除。各平其气，使其和静不偏，则病气除去，各归其常，这是治疗之大法。

帝曰：善。气之上下，何谓也？岐伯曰：身半以上，其气三矣，天之分也，天气主之。身半以下，其气三矣，地之分也，地气主之。以名命气，以气命处，而言其病。半，所谓天枢也。故上胜而下俱病者，以地名之，下胜而上俱病者，以天名之。所谓胜至，极气屈服而未发也。复至则不以天地异名，皆如复气为法也。帝曰：胜复之动，时有常乎？气有必乎！岐伯曰：时有常位，而气无必也。帝曰：愿闻其道也。岐伯曰：初气终三气，天气主之，胜之常也。四气尽终气，地气主之，

复之常也。有胜则复，无胜则否。帝曰：善。复已而胜何如？岐伯曰：胜至则复，无常数也，衰乃止耳。复已而胜，不复则害，此伤生也。帝曰：复而反病何也？岐伯曰：居非其位，不相得也。大复其胜则主胜之，故反病也，所谓火燥热也。

黄帝说：讲得好！人体之气为什么分上下？岐伯说：身半以上，应司天之三气，为天之份，为天气所主；身半以下，应在泉之三气，为地气之份，为地气所主。以病名应合六气，以六气应合病位，所以讲疾病应合天地之气。半，就是平脐天枢穴处。上气胜，下气病的，用地气的名称命名疾病；下部胜，上部病的，用天气的名称命名疾病。所谓胜气将至，指报复之气郁聚尚未发作，而复气到来时，就不以司天在泉之气来区别其名称，而以复气的变化来定病名。黄帝说：胜气复气的变化有规律吗？有固定的时间吗？岐伯说：四时有常规，而胜气复气没有一定的时间。黄帝说：愿知其理。岐伯说：第一气到第三气，为天气所主，是胜气常发生的时间。第四气到第六气，为地气所主，是复气常发作的时间。有胜气就有复气，没有胜气就没有复气。黄帝说：讲得好！复气之后又有胜气发生是怎么回事？岐伯说：胜气产生就会有复气，并无常规，直到气衰为止。复气后又会有胜气产生，如果有胜气没有复气，就会产生灾害，伤害人体生命。黄帝说：有复气却病是为什么？岐伯说：复气不是其主令之时而至，气与时位不合，所以致病。过复其气则主气胜，复气反病，这一般指火、燥、热三气而言。

帝曰：治之何如？岐伯曰：夫气之胜也，微者随之，甚者制之。气之复也，和者平之，暴者夺之。皆随胜气，安其屈伏，无问其数，以平为期，此其道也。

黄帝说：怎样治疗？岐伯说：治疗胜气之病，轻证顺其气的性质用药治疗，重证逆其气性制止它。复气之病，缓证平调其气，急证削减其势。总之，各随胜复气之不同，按其盛衰，不问治疗次数，以平为度，这是治疗法则。

帝曰：善。客主之胜复奈何？岐伯曰：客主之气，胜而无复也。帝曰：其逆从何如？岐伯曰：主胜逆，客胜从，天之道也。

黄帝说：讲得好！客气和主气的胜复怎样？岐伯说：客气与主气之间，只有胜气而没有复气。黄帝说：其逆顺怎样区别？岐伯说：主气胜是逆，客气胜是从，这是自然界的一般规律。

帝曰：其生病何如？岐伯曰：厥阴司天，客胜则耳鸣掉眩，甚则咳。主胜则胸胁痛，舌难以言；少阴司天，客胜则鼽嚏，颈项强，肩背瞀热，头痛少气，发热耳聋目瞑，甚则胕肿血溢，疮疡咳喘。主胜则心热烦躁，甚则胁痛支满；太阴司天，客胜则首面胕肿，呼吸气喘。主胜则胸腹满，食已而瞀；少阳司天，客胜则丹胗外发，及为丹熛疮疡，呕逆喉痹，头痛嗌肿，耳聋血溢，内为瘛疭。主胜则胸满咳，仰息，甚而有血，手热；阳明司天，清复内余，则咳衄嗌塞，心膈中热，咳不止而白出血者死；太阳司天，客胜则胸中不利，出清涕，感寒则咳，主胜则喉嗌中鸣。

黄帝说：司天在泉之气生病怎样？岐伯说：厥阴司天，客气胜就会耳鸣头晕，甚则咳嗽。主气胜会胸胁痛，舌强难言；少阴司天，客气胜会鼻流血，流涕，颈项强，肩背郁热，头痛，气短，发热，耳聋目昏，甚则水肿，出血，疮疡，咳喘。主气胜则心热，烦躁，甚则胸胁痛胀满；太阴司天，客气胜则头面浮肿，呼吸气喘。主气胜则胸腹满，食后神昏；少阳司天，客气胜则皮肤发疹，丹毒，疮疡，呕吐，喉痹，头痛，咽肿，耳聋，出血，肌肉拘急。主气胜则胸满，咳嗽，气喘，甚则咳血，手心热；阳明司天，清复之气有余，咳嗽，鼻出血，咽滞塞，心膈内热，咳不止，面色苍白，血出者为死证；太阳司天，客气胜则胸中不利，流清涕，遇寒则咳嗽，主气胜则哮喘鸣响。

厥阴在泉，客胜则大关节不利，内为痉强拘瘛，外为不便。主胜则筋骨繇并，腰腹时痛；少阴在泉，客胜则腰痛，尻股膝髀腨骱足病，瞀热以酸，胕肿不能久立，溲便变。主胜则厥气上行，心

痛发热，膈中众痹皆作，发于胠胁，魄汗不藏，四逆而起；太阴在泉，客胜则足痿下重，便溲不时，湿客下焦，发而濡泻，及为肿隐曲之疾。主胜则寒气逆满，食饮不下，甚则为疝；少阳在泉，客胜则腰腹痛而反恶寒，甚则下白溺白。主胜则热反上行而客于心，心痛发热，格中而呕，少阴同候；阳明在泉，客胜则清气动下，少腹坚满而数便泻。主胜则腰重腹痛，少腹生寒，下为鹜溏，则寒厥于肠，上冲胸中，甚则喘不能久立；太阳在泉，寒复内余，则腰尻痛，屈伸不利，股胫足膝中痛。

厥阴在泉，客气胜则关节不利，内为拘急痉挛，外为活动不便。主气胜则筋骨颤摇，腰腹疼痛；少阴在泉，客气胜则腰痛，尻股以下均病，胀热而酸，足肿，不能久立，尿色赤。主气胜则病气上行，心痛，发热，身中多处痹痛，病发于胠胁，大汗不止，手足发凉；太阴在泉，客气胜则足软，下肢沉重，大小便失常，湿侵下焦，成为湿泻证，或为阴肿，小便不利之病。主气胜则寒气上满，饮食不下，甚则成疝；少阳在泉，客气胜则腰腹痛，怕冷，甚则白带，尿白浊。主气胜则热上行至心，心痛，发热，中阻呕吐，少阴与此相同；阳明在泉，客气胜则清气下侵，小腹坚满，屡次便泻。主气胜则腰重腹痛，小腹寒，下为稀便，是寒病在肠。邪气上逆胸中，甚则喘，不能久站；太阳在泉，寒复气盛，会腰尻疼痛，屈伸不便，胫股足膝均痛。

帝曰：善。治之奈何？岐伯曰：高者抑之，下者举之，有余折之，不足补之，佐以所利，和以所宜，必安其主客，适其寒温，同者逆之，异者从之。

黄帝说：讲得好！怎样治疗？岐伯说：气上的降下，气下的上提，盛者衰之，不足补之，佐以气益之药，和以所适之药，必须平其主、客偏差之气，适其寒热之气。主客气同，逆其气而治；主客不同，顺其气而治。

帝曰：治寒以热，治热以寒，气相得者逆之，不相得者从之，余以知之矣。其于正味何如？岐伯曰：木位之主，其泻以酸，其补以辛；火位之主，其泻以甘，其补以咸；土位之主，其泻以苦，其补以甘；金位之主，其泻以辛，其补以酸；水位之主，其泻以咸，其补以苦。厥阴之客，以辛补之，以酸泻之，以甘缓之；少阴之客，以咸补之，以甘泻之，以咸收之；太阴之客，以甘补之，以苦泻之，以甘缓之；少阳之客，以咸补之，以甘泻之，以咸软之；阳明之客，以酸补之，以辛泻之，以苦泄之；太阳之客，以苦补之，以咸泻之，以苦坚之，以辛润之，开发腠理，致津液，通气也。

黄帝说：治寒用热，治热用寒，主客相同用逆治法，主客不同用从治法。我已知道了。其五味所治怎样？岐伯说：风气之病，用酸味泻，用辛味补；火气之病，用甘味泻，用咸味补；湿土气之病，用苦味泻，用甘味补；燥气之病，用辛味泻，用酸味补；水气之病，用咸味泻，用苦味补。厥阴客气之病，用辛味补，用酸味泻，用甘味缓；少阴客气之病，用咸味补，用甘味泻，用咸味收；太阴客气之病，用甘味补，用苦味泻，用甘味缓；少阳客气之病，用咸味补，用甘味泻，用咸味软；阳明客气之病，用酸味补，用辛味泻，用苦味疏；太阳客气之病，用苦味补，用咸味泻，用苦味坚，用辛味润。开疏腠理，调理津液，宣通阳气。

帝曰：善。愿闻阴阳之三也何谓？岐伯曰：气有多少，异用也。帝曰：阳阳何谓也？岐伯曰：两阳合明也。帝曰：厥阴何也？岐伯曰：两阴交尽也。

黄帝说：讲得好！愿知阴阳各有三种是什么道理？岐伯说：阴阳之气各有多少，所以其性质作用不同。黄帝说：阳明怎样讲？岐伯说：比太阳、少阳相合之甚，所以叫阳明。黄帝说：厥阴怎样讲？岐伯说：比太阴、少阴之气极甚，所以叫厥阴。

帝曰：气有多少，病有盛衰，治有缓急，方有大小，愿闻其约奈何？岐伯曰：气有高下，病有

远近，证有中外，治有轻重，适其至所为故也。《大要》曰：君一臣二，奇之制也；君二臣四，偶之制也；君二臣三，奇之制也；君二臣六，偶之制也。故曰：近者奇之，远者偶之，汗者不以奇，下者不以偶，补上治上制以缓，补下治下制以急。急则气味厚，缓则气味薄，适其至所，此之谓也。病所远而中道气味之者，食而过之，无越其制度也。是故平气之道，近而奇偶，制小其服也。远而奇偶，制大其服也。大则数少，小则数多。多则九之，少则二之。奇之不去则偶之，是谓重方。偶之不去，则反佐以取之，所谓寒热温凉，反从其病也。

黄帝说：气有多少不同，病有盛衰不同，治有缓急不同，方有大小不同。愿知其制度怎样？岐伯说：气有高下之分，病有远近之分，证有中外之分，治有轻重之分，以适其病为准则。《大要》说：主药一辅药二，是奇数之方；主药二辅药四，是偶数之方；主药二辅药三，是奇数之方；主药二辅药六，是偶数之方。所以说：病位近用奇数之方，病位远用偶数之方。发汗不用奇法，攻下不用偶法。补上、治上方宜缓，补下、治下方宜急。急就是用药多，缓就是用药少，适应其病为准。就是这个道理。病位远而半道药力就已不及的，应食前服，不要违反其规律。平调气血之法，病近不论奇偶，其方宜小；病远不论奇偶，其方宜大。大方是药味少，药量重，小方是药味多，药量轻。多如九味之例，少如二味之例。小奇之方病不除，则用大偶之方，叫作重方。大偶之方病仍不愈，就用反治之法，就是所说的反其病证用寒热温凉等药对病本进行治疗。

帝曰：善。病生于本，余知之矣。生于标者，治之奈何？岐伯曰：病反其本，得标之病，治反其本，得标之方。

黄帝说：讲得好！病生于本，我已知道了。病生于标的怎样治疗？岐伯说：病与本相反，就是标之病。治疗与其本相反，就是治标之法。

帝曰：六气之胜，何以候之？岐伯曰：乘其至也。清气大来，燥之胜也，风木受邪，肝病生焉；热气大来，火之胜也，金燥受邪，肺病生焉；寒气大来，水之胜也，火热受邪，心病生焉；湿气大来，土之胜也，寒水受邪，肾病生焉；风气大来，木之胜也，土湿受邪，脾病生焉。所谓感邪而生病也。乘年之虚，则邪甚也。失时之和，亦邪甚也。遇月之空，亦邪甚也。重感与邪，则病危矣。有胜之气，必有来复也。

黄帝说：讲得好！六气的胜气，怎样察辨？岐伯说：趁其气到来时观察。清凉气明显至时，是燥气胜，风木易受邪，肝藏易生病；热气明显来时，是火气胜，火克金，金燥受邪，肺藏易生病；寒气明显来时，是水气胜，水克火，火热易受邪，心藏易生病；湿气明显来时，是土气胜，土克水，寒水易受邪，肾藏易生病；风气明显来时，是木气胜，木克土，土湿易受邪，脾藏易生病。这就是感不胜之邪而生病。乘岁气虚，则邪气甚。时气失和，邪气也甚。遇月缺不圆，邪气同样甚。再次感受邪气，病多危重。有胜气，必有复气。

帝曰：其脉至何如？岐伯曰：厥阴之至其脉弦，少阴之至其脉钩，太阴之至其脉沉，少阳之至大而浮，阳明之至短而涩，太阳之至大而长。至而和则平，至而甚则病。至而反者病，至而不至者病，未至而至者病，阴阳易者危。

黄帝说：应六气的脉象怎样？岐伯说：厥阴气至脉弦，少阴气至脉钩，太阴气至脉沉，少阳气至脉大浮，阳明气至脉短涩，太阳气至脉大长。气至脉和为常，气至脉甚为病，脉反六气为病，应至不至为病。不应至而至为病，脉阴阳交错为病危。

帝曰：六气标本，所从不同奈何？岐伯曰：气有从本者，有从标本者，有不从标本者也。帝曰：愿卒闻之。岐伯曰：少阳太阴从本，少阴太阳从本从标，阳明厥阴，不从标本从乎中也。故从本者，化生于本，从标本者有标本之化，从中者以中气为化也。帝曰：脉从而病反者，其诊何如？

岐伯曰：脉至而从，按之不鼓，诸阳皆然。帝曰：诸阴之反，其脉何如？岐伯曰：脉至而从，按之鼓甚而盛也。

黄帝说：六气的标本，为什么变化所从不同？岐伯说：六气有从本的，有从标本的，有不从标本的。黄帝说：愿尽知这。岐伯说：少阳太阴从其本气化，少阴太阳从本又从标，阳明厥阴不从标本而从中气。从本的，病生于本气；从标本的，病或从本，或从标；从中气的，病生于中气。黄帝说：脉相从而病相反，怎样诊断？岐伯说：脉与症一致，但按之无力，这是假阳证，各种阳的脉证都是这样。黄帝说：阴证脉症相反，其脉怎样？岐伯说：脉症一致，但脉按之甚有力而盛。

是故百病之起，有生于本者，有生与标者，有生于中气者，有取本而得者，有取标而得者，有取中气而得者。有逆取而得者，有从取而得者。逆，正顺也；若顺，逆也。故曰：知标与本，用之不殆。明知逆顺，正行无问。此之谓也。不知是者，不足以言诊，是以乱经。故《大要》曰：粗工嘻嘻，以为可知，言热未已，寒病复始。同气异形，迷诊乱经。此之谓也。夫标本之道，要而博，小而大，可以言一而知百病之害，言标与本，易而勿损，察本与标，气可令调。明知胜复，为万民式，天之道毕矣。

所以百病之生，有生于本气的，有生于标气的，有生于中气的。有治本而愈的，有治标而愈的，有治中气而愈的，有治标本而愈的。有反治而愈的，有正治而愈的。反其症而治，是正治，顺其症而治，是反治。所以说：知标与本，用之不败，明知逆顺，治疗无误，就是这个道理。不知此，不可以言诊治疾病，却足以乱正常治疗。所以《大要》说：劣医一知半解，以为知病。治热病未愈。寒病却生。不知气同病不同，所以误诊乱常。就是这个道理。标本之理，简要而广博，以小及大，可以知一病之害而推知百病之害。知标与本，易治而不伤，察觉标与本，可使气调，可明知六气胜复，为万民之理法，自然界变化之理尽于此。

帝曰：胜复之变，早晏何如？岐伯曰：夫所胜者，胜至已病，病已愠愠，而复已萌也。夫所复者，胜尽而起，得位而甚。胜有微甚，复有少多。胜和而和，胜虚而虚，天之常也。帝曰：胜复之作，动不当位，或后时而至，其故何也？岐伯曰：夫气之生，与其化衰盛异也。寒暑温凉盛衰之用，其在四维。故阳之动，始于温，盛于暑；阴之动，始于清，盛于寒。春夏秋冬，各差其分。故《大要》曰：彼春之暖，为夏之暑，彼秋之忿，为冬之怒，谨按四维，斥候皆归，其终可见，其始可知。此之谓也。帝曰：有差数乎？岐伯曰：又凡三十度也。帝曰：其脉应皆何如？岐伯曰：差同正法，待时而去也。《脉要》曰：春不沉，夏不弦，冬不涩，秋不数，是谓四塞。沉甚曰病，弦甚曰病，涩甚曰病，数甚曰病，参见曰病，复见曰病，未去而去曰病，去而不去曰病，反者死。故曰：气之相守司也，如权衡之不得相失也。夫阴阳之气，清静则生化治，动则苛疾起，此之谓也。

黄帝说：胜气复气的变动，早晚怎样？岐伯说：反谓胜气，胜气来时，其不胜之气已病不及，不及郁蕴之久，复气开始萌发。所谓复气，胜气终了时发生，若时位相合，则复气甚。胜气有微甚，复气有少多。胜气和则复气也和，胜气虚则复气也虚，这是自然界之常见规律。黄帝说：胜气复气发生，不应其时位，或迟时到来，这是为什么？岐伯说：六气产生，有盛衰的不同。寒暑温凉盛衰的作用，表现在四时。所以阳气发生，始于春，盛于暑夏；阴气的发生，始于秋凉，盛于冬寒。春夏秋冬，各有差数。所以《大要》说：春之温暖，发展为夏之暑热；秋之凉急，发展为冬之寒酷。谨从四时，察其往返，其气终可见，始可知。就是这个意思。黄帝说：四时气候变化，差别有具体数吗？岐伯说：一般是三十天。黄帝说：差别之脉象怎样？岐伯说：差别之脉与正常相同，随时而变。《脉要》说：春脉不沉，夏脉不弦，冬脉不涩，秋脉不数，叫作四闭。脉沉甚为病，弦甚为病，涩甚为病，数甚为病，脉错乱为病，气去脉再见为病，不应去而脉去为病，应去而脉不去为病，脉反四时为死证。所以说：气脉之相应，如秤砣秤杆不能分开。阴阳之气，和平则生化旺盛，逆乱则疾病生。就是这个道理。

帝曰：幽明何如？岐伯曰：两阴交尽故曰幽，两阳相合故曰明。幽明之配，寒暑之异也。帝曰：分至何如？岐伯曰：气至之谓至，气分之谓分。至则气同，分则气异，所谓天地之正纪也。

黄帝说：什么是幽明？岐伯说：两阴之气极尽叫作幽，两阳之气合叫作明。阴阳应合，寒暑不同。黄帝说：分至怎样讲？岐伯说：气来叫作至，气变叫作分。来就是气相同，分就是气不同。这是天地自然的正常规律。

帝曰：夫子言春秋气始于前，冬夏气始于后，余已知之矣。然六气往复，主岁不常也，其补泻奈何？岐伯曰：上下所主，随其攸利，正其味，则其要也。左右同法。《大要》曰：少阳之主，先甘后咸；阳明之主，先辛后酸；太阳之主，先咸后苦；厥阴之主，先酸后辛；少阴之主，先甘后咸；太阴之主，先苦后甘。佐以所利，资以所生，是谓得气。

黄帝说：您说春秋之气常开始于前，冬夏之气常开始于后，我已知道了。但六气的往复运动，主岁之气变化无常，怎样补泻？岐伯说：司天在泉各有所主，随其所利而补泻，正确应用药味，就是其要点。左右间气，治法同此。《大要》说：少阳主岁，先甘味药后咸味药；阳明主岁，先辛味药后酸味药；太阳主岁，先咸味药后苦味药；厥阴主岁，先酸味药后辛味药；少阴主岁，先甘味药后咸味药；太阴主岁，先苦味药后甘味药。辅以有利于该气之药，助其生化，叫作应合六气。

帝曰：善。夫百病之生也，皆生于风寒暑湿燥火，以之化之变也。经言盛者泻之，虚者补之，余锡以方士，而方士用之，尚未能十全，余欲令要道必行，桴鼓相应，犹拔刺雪污，工巧神圣，可得闻乎？岐伯曰：审察病机，无失气宜，此之谓也。帝曰：愿闻病机何如？岐伯曰：诸风掉眩，皆属于肝；诸寒收引，皆属于肾；诸气膹郁，皆属于肺；诸湿肿满，皆属于脾；诸热瞀瘛，皆属于火；诸痛痒疮，皆属于心；诸厥固泄，皆属于下；诸痿喘呕，皆属于上；诸禁鼓栗，如丧神守，皆属于火；诸痉项强，皆属于湿；诸逆冲上，皆属于火；诸胀腹大，皆属于热；诸躁狂越，皆属于火；诸暴强直，皆属于风；诸病有声，鼓之如鼓，皆属于热；诸病胕肿，疼酸惊骇，皆属于火；诸转反戾，水液浑浊，皆属于热；诸病水液，澄彻清冷，皆属于寒；诸呕吐酸，暴注下迫，皆属于热。故《大要》曰：谨守病机，各司其属，有者求之，无者求之，盛者责之，虚者责之，必先五胜，疏其血气，令其调达，而致和平，此之谓也。

黄帝说：讲得好！百病的产生，都是因为风寒暑湿燥火，在此基础上产生变化。书中说盛者泻之，虚者补之。我将此法教给医士，而医士用它治病，并不能收到十全的效果。我想让重要的医学实行于民间，其效果如鼓声之相应、拔刺雪污一般快而彻底，使医生都高明无比，可以吗？岐伯说：这需要仔细审察致病机理，不失气本。就是这个道理。黄帝说：愿知病机怎样？岐伯说：凡是风邪震颤眩晕之病，都属于肝；凡是寒邪筋脉拘挛之病，都属于肾；凡气喘胸胀之病，都属于肺；凡湿邪肿胀之病，都属于脾；凡发热神昏，肌肉抽搐之病，都属于火；凡痛痒疮疡之病，都属于心；凡病便秘泄泻等症，都属于下；凡病喘呕之病，都属于上；凡病战栗恶寒，发热神昏之病，都属于火；凡肌肉痉搐，项颈强直之病，都属于湿；凡病气逆冲上，都属于火；凡腹胀大坚实的，都属于热；凡狂躁奔越的，都属于火；凡突然仆跌肌肉强直的，都属于风；凡病其声鸣响如鼓的，都属于热；凡病红肿疼痛，惊躁不安的，都属于火；凡转筋反张，排泄液浑浊的，都属于热；凡排泄液清亮寒凉的，都属于寒；凡呕吐酸水，急泻后重的，都属于热。所以《大要》说：小心候察病机，分别其类。有邪的要察求，无邪的也要察求，盛者要调治，虚者也要调治，必须先求其盛衰，疏通气血，使其平调，而达到平和不偏的状态，就是这个道理。

帝曰：善。五味阴阳之用何如？岐伯曰：辛甘发散为阳，酸苦涌泄为阴，咸味涌泄为阴，淡味渗泄为阳。六者或收或散，或缓或急，或燥或润，或软或坚，以所利而行之，调其气使其平也。帝曰：非调气而得者，治之奈何？有毒无毒，何先何后？愿闻其道。岐伯曰：有毒无毒，所治为主，适大小为制也。帝曰：请言其制。岐伯曰：君一臣二，制之小也；君一臣三佐五，制之中也；君一臣三佐九，制之大也。寒者热之，热者寒之，微者逆之，甚者从之，坚者削之，客者除之，劳者温之，结者散之，留者攻之，燥者濡之，急者缓之，散者收之，损者温之，逸者行之，惊者平之，上之下之，摩之浴之，薄之劫之，开之发之，适事为故。帝曰：何谓逆从？岐伯曰：逆者正治，从者反治。从少从多，观其事也。帝曰：反治何谓？岐伯曰：热因寒用，寒因热用，塞因塞用，通因通用。必伏其所主，而先其所因，其始则同，其终则异，可使破积，可使溃坚，可使气和，可使必已。帝曰：善。气调而得者何如？岐伯曰：逆之从之，逆而从之，从而逆之，疏气令调，则其道也。

黄帝说：讲得好！药物的五味阴阳作用是怎样的？岐伯说：辛味、甘味发散属阳，酸味、苦味涌泄属阴。咸味涌泄属阴，淡味渗泄属阳。六种性味或收敛或发散，或缓和或急剧，或燥湿或滋润，或软坚或坚固，根据药性而应用，调其偏差之气使其平。黄帝说：有的病不需调气，怎样治疗？有毒无毒，使用先后怎样？愿知其法。岐伯说：有毒无毒，以病为主，适病的大小不同而制定治方。黄帝说：请讲讲制方。岐伯说：主药一辅药二，这是小方；主药一辅药三佐药五，这是中方；主药一辅药三佐药九，这是大方。寒病用热法，热病用寒法，病轻正治，病重反治，坚实证用削减法，邪侵入用清除法，劳虚证用温法，闭结证用散法，邪实滞留用攻法，燥证用润法，急证用缓和法，脱散证用收敛法，虚损证用温法，气血滞阻用行气血法，惊乱证用平降法，邪气下陷用升提法，邪气上逆用降下法，按摩法，沐浴法，迫邪法，截邪法，开泄法，宣散法等。适病为度。黄帝说：什么叫逆从治法？岐伯说：逆就是正治，从就是反治。从多从少，因病而宜。黄帝说：什么叫反治？岐伯说：热病用寒药，寒病用热药，这是正治，而闭塞之病反用补益之药，泄利之病反用通利之药，这是反治。必制伏其主病，求其病因。病始症虽同，但病因不同最终治疗有异。这样才能正确用药治疗，使积聚破，使坚阻溃，使气调和，使病治愈。黄帝说：讲得好！气和而病的怎么办？岐伯说：与其他病证一样，或用反治法，或用正治法，或先反治后正治，或先正治后反治，总之使气血平调为度。这就是其治则。

帝曰：善。病之中外何如？岐伯曰：从内之外者，调其内；从外之内者，治其外；从内之外而盛于外者，先调其内而后治其外；从外之内而盛于内者，先治其外而后调其内；中外不相及，则治主病。

黄帝说：讲得好！病的内外怎样调治？岐伯说：病从内生而及外的，调治其内；病从外生而及内的，治其外；病从内及外而甚于外的，先治其内后治其外；病从外及内而甚于内的，先治其外后治其内。内外无影响的，治其主病。

帝曰：善。火热复，恶寒发热，有如疟状，或一日发，或间数日发，其故何也？岐伯曰：胜复之气，会遇之时，有多少也。阴气多而阳气少，则其发日远；阳气多而阴气少，则其发日近。此胜复相薄，盛衰之节，疟亦同法。

黄帝说：讲得好！火气来复，病人怕冷发热，如疟疾之状，或一天发作，或几天发作一次，这是为什么？岐伯说：胜复之气相遇之时有多有少。阴气多，阳气少，其发作间隔时间长；阳气多，阴气少，其发作间隔时间短。这是胜气与复气相互影响，盛衰互作的道理。疟疾病也是这样的道理。

帝曰：论言治寒以热，治热以寒，而方士不能废绳墨而更其道也。有病热者寒之而热，有病寒者热之而寒，二者皆在，新病复起，奈何治？岐伯曰：诸寒之而热者取之阴，热之而寒者取之阳，所谓求其属也。帝曰：善。服寒而反热，服热而反寒，其故何也？岐伯曰：治其王气，是以反也。帝曰：不治王而然者何也？岐伯曰：悉乎哉问也！不治五味属也。夫五味入胃，各归所喜，故酸先入肝。苦先入心，甘先入脾，辛先入肺，咸先入肾。久而增气，物化之常也。气增而久，夭之由也。

黄帝说：书中论道：治寒用热，治热用寒，而医士不能脱离这个规矩变更其治法。有的热病用寒药反而更热，有的寒病用热药反而更寒。这两种情况都是旧病仍在，新病又起，怎样治疗？岐伯说：凡用寒药反而热的应滋其阴，凡用热药而寒的应助其阳。这就是求其本的治法。黄帝说：讲得好！服寒药反而热，服热药反而寒，这是为什么？岐伯说：治其假盛之气，所以有相反的结果。黄帝说：有的不治假盛之气也出现这种情况是为什么？岐伯说：问得真详细啊！不治假盛证，就是五味偏嗜造成的。饮食五味入胃，各走其所喜的藏器。酸味先走肝，苦味先走心，甘味先走脾，辛味先走肺，咸味先走肾。日久会增强该藏之气，这是物变之常理。气增日久，藏气必盛，这是病反不愈的原因。

帝曰：善。方制君臣何谓也？岐伯曰：主病之谓君，佐君之谓臣，应臣之谓使，非上下三品之谓也。帝曰：三品何谓？岐伯曰：所以明善恶之殊贯也。

黄帝说：讲得好！方剂的君臣怎么讲？岐伯说：治疗主病的叫作君药，辅助治疗主病的叫臣药，与臣药配合的叫使药，不是上中下分类的意思。黄帝说：什么是三品？岐伯说：三品就是分类药品有毒无毒，以此来区别药品的。

帝曰：善。病之中外何如？岐伯曰：调气之方，必别阴阳，定其中外，各守其乡，内者内治，外者外治，微者调之，其次平之，盛者夺之，汗者下之，寒热温凉，衰之以属，随其攸利，谨道如法，万举万全，气血正平，长有天命。帝曰：善。

黄帝说：讲得好！病之内外不同，怎样治疗？岐伯说：调治之法，必须先辨阴阳，定其内外病位。内病治内，外病治外，轻病调理，较重的平其邪气，病盛实的用攻邪法，如汗法、下法等。根据病的寒、热、温、凉，治之其本。根据药物的有利疗效特点去用药。谨遵此法，则万治万全，气血平和，经常保持自然生命的健康。黄帝说：讲得好！

著至教[①]论篇第七十五

黄帝坐明堂，召雷公而问之曰：子知医之道乎？雷公对曰：诵而颇[②]能解，解而未能别，别而未能明，明而未能彰，足以治群僚，不足至[③]侯王，愿得受树[④]，天之度，四时阴阳合之，别星辰与日月光，以彰经术，后世益明，上通神农，著至教，疑[⑤]于二皇。帝曰：善！无失之，此皆阴阳表里上下雌雄相输应也。而道上知天文，下知地理，中知人事，可以长久，以教众庶，亦不疑殆，医道论篇，可传后世，可以为宝。

黄帝坐在明堂，召来雷公问道：你懂医学之道理吗？雷公答道：我虽读医书却不能尽理解，理解的又不能清晰辨别，辨别的不能知其原理，明白的不能发挥应用，可以治群僚普通之病，却不能治侯王疑难之病。愿学习接受此术，知天气的规律，四时阴阳的应合，辨星辰日月之运行，以发挥光大医术，使后世更加精通它。上承神农之说，明医学要理，遵于二皇贤慧济民之德。黄帝说：讲得好！不要失其宗旨。这是阴阳表里上下雌雄相互应合的医术，医道应上知天文，下知地理，中知人事，才可以长久不衰，才可以教众民，治病不败。医学书籍，传之后世，成为宝贵的财产。

雷公曰：请[⑥]受道，讽诵用[⑦]解。帝曰：子不闻《阴阳传》乎？曰：不知。曰：夫三阳天为业，上下无常，合而病至，偏害阴阳。雷公曰：三阳莫当，请闻其解。帝曰：三阳独至者，是三阳并至，并至如风雨，上为巅疾，下为漏病，外无期，内无正[⑧]，不中经纪[⑨]。诊无上下，以书[⑩]别。雷公曰：臣治疏愈，说意而已。帝曰：三阳者，至阳也，积并则为惊，病起疾风，至如礔砺，九窍皆塞，阳气滂溢，干嗌喉塞，并于阴，则上下无常，薄为肠澼，此谓三阳直心[⑪]，坐不得起，卧者便身全[⑫]。三阳之病，且以知天下，何以[⑬]别阴阳，应四时，合之五行。

雷公说：臣接受医学，诵读其理。黄帝说：你没有听说《阴阳传》一书吗？雷公说：不知道。黄帝说：三阳的作用如天日，如上下失调，则甚而致病，使阴阳受害失调。雷公说：三阳盛不可

---

① 著至教：著，明义。至数，喻医学之重要。《尔雅·释诂》："著，明也。"吴崑："圣人之数，谓之至数。"

② 颇：守山阁本作"未"。

③ 至：守山阁本作"治"，吴本同。

④ 树：疑为"术"之误。

⑤ 疑：引为"遵"义。《类篇》："疑，度也"；《韩非子集解》："度，谓法度也"。

⑥ 请：指臣。

⑦ 用：高士宗云"口讽诵而心用解"。

⑧ 正：吴崑云"正，预期也"。

⑨ 纪：纲纪。

⑩ 书：《广雅·释言》："书，著也"；《广韵》："述，著述"；《仪礼·士丧礼》郑玄注："古文述皆作术"；《荀子·修身》杨倞注："术，法也"。

⑪ 直心：高士宗云"三阳积并为病"。

⑫ 全：通"蜷"。

⑬ 何以：即"可以"。

挡，愿知其理。黄帝说：三阳独偏的，是三阳气盛至，盛至犹如风雨之速，上为头部疾患，下为二便失禁之证，外证内证不可预期日，不像经络病那样有规律可循。诊治疾病不论上下部位，以医术来区别医生的优劣。雷公说：我治病痊愈的人较少，请说说这是什么原因？黄帝说：三阳为大极之阳，积滞郁甚则为病痛之变，其病起如风之速，如雷电之厉，使九窍闭阻，阳气横行，咽干喉塞。盛于阴藏，则上下失调，病成痢疾，这叫作三阳之病。病人坐不能站起，躺卧身体拘挛蜷缩。举三阳之病，可以知天下之病，可以辨别阴阳，应合四时五行。

雷公曰：阳言不别，阴言不理，请起受解，以为至道。帝曰：子若受传，不知合至道以惑师教，语子至道之要，病伤五藏，筋骨以消，子言不明不别，是世主[①]学尽[②]矣，肾[③]且绝，惋惋日暮，《从容》[④]不出，人事不殷[⑤]。

雷公说：明讲我不能区别，暗讲我不能理解，请让我站起来听您讲解，以学习这一医学要术。黄帝说：你虽受传，却不理解此重要的医术而存疑惑。我告诉你医学的要点，如果病伤五藏，筋骨消损，你不明不白，是此学术退步了，甚则毁于一旦。渐渐日衰，《从容》之医学不明，医生的医术不精。

---

① 世主：郭霭春云“主字误，应作至”。

② 尽：退步义。《荀子·宥坐》杨倞注：“尽，谓黜削”；《国语·晋语》韦昭注：“黜，退也”。

③ 肾：或为“甚”之误。

④《从容》：古医书名。

⑤ 人事不殷：“人”指医生。“殷”引为“精”义。《礼记·曾子问》疏：“殷，大也”，《国语·周语》注：“殷，盛也”。

示从容[①]论篇第七十六

黄帝燕[②]坐，召雷公而问之曰：汝受术诵书者，若能览观杂学，及于比类，通合道理，为余言子所长，五藏六府，胆胃大小肠脾胞膀胱，脑髓涕唾，哭泣悲哀，水所从行，此皆人之所生，治之过失，子务明之，可以十全。即不能知，为世所怨。雷公曰：臣请[③]诵《脉经·上下篇》，甚众多矣，别异比类，犹未能以十全，又安足以明之？

黄帝安坐，召来雷公问道：你接受医术，诵读医书，若能博览诸说，相互比较，就能融会贯通了。你对我说你所学之长，五藏六腑，胆胃大小肠胞宫膀胱的生理功能，以及脑髓涕唾，哭泣悲哀等水津运行作用，这都是人的正常生理，治疗容易产生过失之处。你务必明白其机理，才可治疗十全。如不能熟知，则被人们所抱怨。雷公说：我诚心读《脉经·上下篇》多遍，与诸说比较，尚不能治病十全，又怎么能精通它呢？

帝曰：子别试通五藏之过，六府之所不和，针石之败，毒药所宜，汤液滋味，具言其状，悉言以对，请问不知。雷公曰：肝虚肾虚脾虚，皆令人体重烦冤，当投毒药刺灸砭石汤液，或已，或不已，愿闻其解。帝曰：公何年之长而问[④]之少，余真[⑤]问以自谬也。吾问子窈冥[⑥]，子言《上下篇》以对，何也？夫脾虚浮似肺，肾小浮似脾，肝急沉散似肾，此皆工之所时乱也，然《从容》得之。若夫三藏土木水参居，此童子之所知，问之何也？

黄帝说：你对五藏之病，六府失和，针石所攻，毒药所宜，汤液药味等，都能言知其内容，详细答对。请听你所不知。雷公说：肝肾脾三藏虚，都可使人身体沉重，烦闷，曾用药物、刺灸、砭石、汤液等治疗，有的愈有的不愈，愿知这是为什么？黄帝说：你年纪虽大，但所知医学之理却少，我之所闻可以纠正自误。我问你疑难之医理，你却以普通的《脉经·上下篇》答对，这是为什么？脾虚脉浮弱似肺脉，肾脉小浮又似脾之虚脉，肝脉沉急散又似肾之沉脉，所以医生常常被此迷乱。然而《从容》书中有记载，脾、肝、肾三藏之病脉，可以参互而见，这是童子都知道的，你何必再问呢？

雷公曰：于此有人，头痛，筋挛骨重，怯然少气，哕噫腹满，时惊，不嗜卧，此何藏之发也？脉浮而弦，切之石坚，不知其解，复问所以三藏者，以知其比类也。帝曰：夫[⑦]《从容》之谓也。夫

---

① 从容：古医书名。诊法类医书。《征四失论》："治数之道，从容之葆"，《疏五过论》："善为脉者，必以《比类》《奇恒》《从容》知之"。另《疏五过论》"《比类》《形名》，虚引其经"。

② 燕：安义。《诗·新台》传："燕，安也。"

③ 请：疑为"谨"之误。

④ 问：于鬯云"'问'，当作'闻'"。

⑤ 真：助词，无义。《庄子·山木》释文："真，司马本作直"，前文"三阳直心"，下文作"三阳之病"。

⑥ 窈冥：引为"疑难"义。吴崑："窈冥者，义理玄妙，非书传之陈言。"

⑦ 夫：《经传释词》云"夫，犹此也"。

年长则求之于府，年少则求之于经，年壮则求之于藏。今子所言皆失。八风菀熟[①]，五藏消烁，传邪相受。夫浮而弦者，是肾不足也；沉而石者，是肾气内著也；怯然少气者，是水道不行，形气消索也；咳嗽烦冤者，是肾气之逆也。一人[②]之气，病在一藏也。若言三藏俱行，不在法[③]也。

雷公说：有人头痛，筋脉拘挛，关节沉重，怯弱短气，呕哕，嗳气，腹胀满，时痛不能卧，这是哪一藏所生之病？其脉浮取弦，沉取坚，不知其因，再问肝脾肾三藏，以知其比类之诊法。黄帝说：这是《从容》书中所讲的内容。老年之病先求其腑，少年之病先求其经，壮年之病先求其藏。现在你只以三藏讲其比较，那就错了。八风蕴热，五藏消烁，病传而互受病。脉浮而弦，是肾气不足；沉而坚，是肾气内滞；怯弱短气，是水道不通，形气耗散；咳嗽烦闷，是肾气上逆。此人之病气，病在肾这一藏。若说三藏都病，不在医理。

雷公曰：于此有人，四肢解堕，喘咳血泄，而愚诊之，以为伤肺，切脉浮大而紧，愚不敢治。粗工下砭石，病愈多出血，血止身轻，此何物也？帝曰：子所能治，知亦众多，与此病失矣。譬以鸿飞，亦冲上天。夫圣人之治病，循法守度，援物比类，化之冥冥，循及上下，何必守经[④]。今夫脉浮大虚者，是脾气之外绝，去胃外[⑤]归阳明也。夫二火不胜三[⑥]水，是以脉乱而无常也。四肢解堕，此脾精不行也：喘咳者，是水气并阳明也；血泄者，脉急血无所行也。若夫以为伤肺者，由失以狂[⑦]也。不引比类，是知不明也。夫伤肺者，脾气不守，胃气不清，经气不为使，真藏坏决，经脉傍[⑧]绝，五藏漏泄，不衄则呕，此二者不相类也。譬如天之无形，地之无[⑨]理，白与黑相去远矣。是失，吾过矣。以子知之，故不告子，明引《比类》《从容》，是以名曰诊轻[⑩]，是谓至道也。

雷公说：有人四肢无力，喘，咳嗽，便血，我诊之，以为伤肺，可其脉浮大而紧，我不敢治疗。劣医用砭石刺血，病人出血更多，血止后身反轻松，这是什么病？黄帝说：你能治的病和懂得的医理很多，但是此病你却错了。比如鸿毛，有时也可飞到高空，劣医之效只是属于偶然。良医治病，遵度守法，引物比类，神妙变化，由上即可知下，何必守常？病人现在脉浮大虚，是脾气绝，其胃脉归阳明经，其阳不胜其阴，所以脉乱无常。四肢无力，是脾气不行；喘咳，是水气甚在阳明；便血，是脉急血不循经。如果你认为是伤肺，那就错误之甚了。不知比类，所以不明。伤肺往往脾气不固，胃气不和，经气不行，藏病而伤，经脉将衰竭，五藏气泄，不是鼻出血就是呕血。这二者不相同。好比天之无形，地之有理，白与黑相差甚远。此错是我的过失，以为你知道，所以没告诉你。明引《比类》《从容》之说，因此又叫《诊经》，这是重要的医学道理。

---

① 熟：郭霭春云“明抄本，柯本‘熟’并作‘热’”。

② 一人：“此人”义。

③ 法：“理”义。

④ 经：“常”义。

⑤ 去胃外：“外”通“脉”。《后汉书》李贤传：“去，亡也”；《读书杂志·逸周书》王引之注：“之，疑当作亡”；《群经平议·孟子》俞樾按：“之与其同”，是去、其古通之证。《国语》韦昭注：“脉，理也”；《礼记》孔颖达疏：“外，疏也”；《文选·江赋》李善注：“疏，理也”，是脉、外古通之证。

⑥ 二、三：均当为“其”之脱误。作二、三解，义难通。

⑦ 狂：引为“甚”义。

⑧ 傍：“将”义。《荀子·劝学》王先谦集解：“方，读如旁，亦读如傍。”

⑨ 无：拟为“有”之误。“无”与“有”才能“相去远”。

⑩ 轻：《太素》作“经”。

疏五过论篇第七十七

黄帝曰：呜乎远哉！闵闵乎若视深渊，若迎[①]浮云，视深渊尚可测，迎浮云莫知其际。圣人之术，为万民式[②]，论裁志意，必有法则，循经守数，按循医事，为万民副[③]。故事有五过四德，汝知之乎？雷公避席再拜曰：臣年幼小，蒙愚以惑，不闻五过与四德，《比类》《形名》，虚引其经，心无所对。

黄帝说：医学之道理太深远了！研究它好像俯视深渊，仰视浮云。视深渊尚可测量，看浮云就很难知其边际了。圣人的医术，为万民治病之法。判断分析事物，都有常规和法则，遵循法则，按常规行医事，为万民造福。所以医事有五过与四德之说，你知道吗？雷公离位再拜说：我年幼小，愚昧无知，没有听说过五过与四德，只知道《比类》《形名》，虚引其书之说，内心难以答对。

帝曰：凡未[④]诊病者，必问尝贵后贱，虽不中邪，病从内生，名曰脱营[⑤]。尝富后贫，名曰失精[⑥]。五[⑦]气留连，病有所并[⑧]。医工诊之，不在[⑨]藏府，不变[⑩]躯形，诊之而疑，不知病名。身体日减，气虚无精，病深无气，洒洒然时惊。病深者，以其外耗于卫，内夺于荣。良[⑪]工所失，不知病情。此亦治之一过也。

黄帝说：凡准备诊病，必须问其情志之伤，如曾官贵而后为下民，虽然不被邪伤，但病从内生，叫作脱荣。曾富后贫，叫作失情。其郁气留连，病至于甚。医生诊病，不察藏府，不辨形体，所以诊而疑惑，不知何病。病人身体日衰，气虚少精，病深短气，瑟瑟怕冷，时惊恐。病深的，外耗散卫气，内丧失营气。劣医所失，就是不知病情，这也是治疗的第一种过失。

凡欲诊病，必问饮食居处，暴乐暴苦，始乐后苦，皆伤精气。精气竭绝，形体毁沮。暴怒伤阴，暴喜伤阳，厥气[⑫]上行，满脉去[⑬]形。愚医治之，不知补泻，不知病情，精华日脱，邪气乃并[⑭]。此治之二过也。

---

① 迎：《论语·卫灵公》集解：“仰者，望也”。

② 式：“法”义。

③ 副：于鬯云“‘副’当作‘福’，‘福’‘副’同声通借”。

④ 未：疑为“欲”之误。下文“凡欲诊病者”，可证。

⑤ 脱营：营为神义。脱营即失神之义。《文选·吊魏武帝文》刘良注：“营，魂也”，《文选·东征赋》李善注：“魂，神也。”

⑥ 精：通“情”。先富后贫，精神伤害，所以说“失情”。《荀子·修身》杨倞注：“精，当为情。”是精、情古通之证。

⑦ 五：当为“其”之误。作“五”义难通。

⑧ 并：“甚”义。

⑨ 在：“察”义。

⑩ 变：辨别。《易经异文释》：“虎变，晁氏易云：京作‘辨’。”是变、辨通假之证。

⑪ 良：当为“粗”之误，例义始合。

⑫ 厥气：“厥气”即“病气”之义。

⑬ 去：引为“坏”义。

⑭ 并：“盛”义。

凡准备诊病，必须问其饮食居处的情况，有无大乐大苦，先乐后苦等情况，这些都伤耗精气。精气伤甚，形体毁坏。大怒伤肝血，大喜伤心阳，病气上逆，胀脉坏形。愚医治病，不知补泻，不知病情。病人精华之气日减，邪气于是盛。这是治病的第二种过失。

善为脉者，必以《比类》《奇恒》《从容》知之，为工而不知道，此诊之不足贵[①]，此治之三过矣。

长于诊脉的医生，必须知道《比类》《奇恒》《从容》等诊法书的内容。当医生如不知道这些书，这是诊病的不足之处啊！这是治病的第三种过失。

诊有三常，必问贵贱，封[②]君败伤，及欲侯王。故贵脱势，虽不中邪，精神内伤，身必败亡。始富后贫，虽不伤邪，皮焦筋屈，痿躄为挛。医不能严[③]，不能动[④]神，外为柔弱[⑤]，乱至[⑥]失常，病不能移，则医事不行。此治之四过也。

诊病有三种常问的情况，必须问贵贱，如曾为君王降至侯王；曾为权贵势力衰竭，虽不中邪，精神受到内伤，身形必衰败；先富后贫，虽不被邪伤，也会皮枯筋瘦，足软弱难行。医生不能察审此种情况，不能洞察神气，就外用按摩，乱治失常，使病不能消除。如此则医事难行，这是治病的第四种过失。

凡诊者，必知终始，有知余绪[⑦]。切脉问名[⑧]，当合男女，离绝菀结，忧恐喜怒，五藏空虚，血气离守，工不能知，何术之语？尝富大伤，斩筋绝脉，身体复[⑨]行，令泽不息[⑩]，故伤败结，留薄归阳[⑪]，脓积寒炅，粗工治之，亟刺阴阳，身体解散，四肢转筋，死日有期，医不能明，不问所发，唯言死日，亦为粗工。此治之五过也。

凡诊病，必须知病的起始结果，并知虚实。切脉问病，应适合男女。情志离别郁结，忧恐喜怒，五藏空虚，血气失与存，医生若不能知道，那还谈什么医术？曾受大伤，筋脉受损，身体气血不行，荣血不生，旧伤病作，久留溃疡，脓聚结，发热恶寒。劣医治疗，屡刺阴阳脉络，使身体消耗，四肢拘急，转筋，死有期日了。医生不明察病因，只言死时，这也是劣医，这是治疗的第五种过失。

凡此五者，皆受术不通，人事不明也。故曰：圣人之治病也，必知天地阴阳，四时经纪[⑫]，五藏六府，雌雄表里，刺灸砭石，毒药所主，《从容》人事，以明经道。贵贱贫富，各异品理，问年少

---

① 贵：语末助词。

② 封：通“尝”。“曾经”义。前文“尝贵后贱”，可证。杜甫《风疾舟中伏枕书怀三十六韵奉呈湖南亲友》仇兆鳌注：“封，犹增也”，《曾子·疾病》阮元注：“曾与增同”，《论语·为政》皇侃疏：“曾，犹尝也”。是封、尝古通之证。

③ 严：引为“审”义。张志聪：“严，穷究也。”

④ 动：为“洞”之音转，引为“察”义。

⑤ 柔弱：“柔”为“揉”之脱，“弱”通“搦”。“揉搦”，指按摩。

⑥ 至：“治”义。

⑦ 余绪：“余”，“实”义。“绪”通“虚”。《书·大诰》孙星衍注：“绪与序通”，《说文通训定声》：“序，假借为徐”，《诗·北风》毛传：“虚，作徐”。

⑧ 名：病名。

⑨ 复：《韩非子集解》：“复字，藏本作反”；《易·系辞》陆德明释文：“反，作及”；《淮南内篇》王念孙按：“乃，当为及”；《诸子平议·管子》“神乃”俞樾按：“宋本作‘神不’”，是复、不古通之证。

⑩ 息：《吕氏春秋·知分》高诱注：“息，生也”。

⑪ 归阳：《荀子》杨倞注：“归，读为馈”，《诗·抑》马瑞辰笺：“溃与馈同”，是归、溃古通之证。《战国策·韩策》“为阳”，姚宏注：“刘作‘伤’”，《集韵》：“疡，或作伤”，是阳、疡古通之证。

⑫ 经纪：郭霭春云“‘经纪’，疑应作‘经络’，‘纪’‘络’形误”。

长，勇怯之理，审于分部，知病本始，八正九候，诊必副[①]矣。

以上诊治疾病的五种过失，都是医术不精，医事不明所致。所以说：圣明之人治病，必须知道天地阴阳，四时经络，五藏六腑，男女表里，刺灸砭石，药物所治，《从容》之诊法等情况，才能明医理，适应贵贱贫富各不相同的病状，年龄小大，形体壮弱之不同。审其病部，知病本因，参合四时八风，九候脉象。这样诊治病才能明白清楚。

治病之道，气内为宝，循求其理，求之不得。过在表里，守数据治，无失俞理，能行此术，终身不殆。不知俞理，五藏菀熟，痈发六府，诊病不审，是谓失常。谨守此治，与经相明。《上经》《下经》，揆度阴阳，奇恒五中，决以明堂[②]，审于终始，可以横行。

治病之理，以气为贵。探求其机理，察求不得。过失在表里，应遵常规治疗，不要失其医理法则。能如此行医术，一生不败。不知医理，五藏寒热，病发六府，诊病不察，叫作失常。守法治疗，与常规相合。《上经》《下经》，是讲辨别阴阳，五藏异常的书。书中讲诊病决定于目的神气状态，并明察病的起始因果，治疗才可以放胆而不败。

---

① 副：引为“明”义。“清楚明白”义。

② 明堂：据王冰注，“明堂”拟为“精明”的互文。王冰注：“夫明堂者，所以视万物，别白黑，审短长”，与《脉要精微论》：“夫精明者，所以视万物，别白黑，审短长”同。

征[①]四失论篇第七十八

黄帝在明堂，雷公侍坐。黄帝曰：夫子所通书受事众多矣，试言得失之意，所以得之，所以失之。雷公对曰：循经受业，皆言十全，其时有过失者，请[②]闻其事解也。

黄帝坐在明堂里，雷公旁坐。黄帝说：你读书受业，知识广博，那么请你谈谈治病为什么有效？为什么无效？雷公答道：从业学医，都说治病可以十全，但常有失误，愿知其原因。

帝曰：子年少智未及邪，将[③]言以杂合耶？夫经脉十二，络脉三百六十五，此皆人之所明知，工之所循用也。所以不十全者，精神不专，志意不理，外内相失，故时疑殆。诊不知阴阳逆从之理，此治之一失也。

黄帝说：你年轻知识尚不足，怎么能综合其说呢？十二经脉，三百六十五络脉，这是人人明知，医生所遵循应用的基本知识。治病之所以不能十全，是因为学而不精，心中不明，色脉相失，所以时常失败。诊治不知阴阳逆顺之理，这是治疗中第一种失误。

受师不卒，妄作杂术，谬[④]言为道，更名自功，妄用砭石，后遗身咎，此治之二失也。

受师不精，乱作杂术，夸大其法，乱语自大，滥用砭石，遗留不少错过，这是诊治疾病的第二种失误。

不适贫富贵贱之居，坐[⑤]之薄厚，形之寒温，不适饮食之宜，不别人之勇怯，不知比类，足以自乱，不足以自明，此治之三失也。

不知贫富贵贱的区别，土地的薄厚，形体的寒温，不适应饮食之不同，不分人的壮与弱，不知比较分析，只能自乱，不能自明，这是诊治疾病的第三种失误。

诊病不问其始，忧[⑥]患饮食之失节，起居之过度，或伤于毒[⑦]，不先言此，卒持寸口，何病能中？妄言作[⑧]名，为粗所穷，此治之四失也。

诊病不问其因，例如饮食失调，起居失常，或伤于药物之毒等。不先知此，貌然切按寸口脉，怎么能说中病呢？胡言乱诈，为粗劣所败尽，这是诊治疾病的第四种失误。

是以世人之语者，驰千里之外，不明尺寸之论，诊无人事。治数[⑨]之道，《从容》之葆，坐[⑩]持

---

① 征："明"义。《左传·昭公三十年》杜预注："征，明也。"

② 请：吴崑本作"愿"。

③ 将：助词。《经词衍释》："将，犹则也"，《读书杂志·荀子》王念孙按："焉，犹则也"。

④ 谬：《素问绍识》云"'谬'当作'嘐'。《说文》：'嘐，夸言也'"。

⑤ 坐：郭霭春云"高注本坐作土"。

⑥ 忧："犹""例如"义。

⑦ 毒：指药物之毒副作用。吴崑："毒，谓草木金石禽虫诸毒。"

⑧ 作：胡澍云"'作'读曰'诈'"。

⑨ 数："法"义。

⑩ 坐：当为"卒"之误。前文"卒持寸口"，可证。

寸口，诊不中五脉，百病皆起，始以自怨，遗师其咎。是故治不能循理，弃术于市[①]，妄治时愈，愚心自得。呜呼！窈窈冥冥，孰知其道？道之大者，拟于天地，配于四海，汝不知道之论[②]，受以明，为晦。

世上有的医生，大话与疗效之间，相差千里。不懂尺寸诊法，诊治疾病不因人制宜。治病之法术，以《从容》之类诊法为贵，仓促持寸口脉，诊不合五藏之脉，不知百病起因，开始自怨，将错归于师教。治疗不遵医疗常规，放弃师教，乱治偶愈，便骄傲自功。哎呀！医学的玄妙，怎能精通？医术之大，好比天地，犹如四海。你若不知医理的精华，教你以明，你反理解为暗。

① 市：《释名·释丧制》："市，众所聚"，《易·师》孔颖达疏："师，众也"。

② 谕："明"义。《淮南子·主术》注："谕，明。"

阴阳类论篇第七十九

孟春始至，黄帝燕坐，临观八极，正[①]八风之气，而问雷公曰：阴阳之类，经脉之道，五中所主，何藏最贵？雷公对曰：春，甲乙青，中主肝，治七十二日，是脉之主时，臣以其藏最贵。帝曰：却[②]念《上下经》《阴阳》《从容》，子所言贵，最其下也。

立春之时，黄帝安坐，临视八方，察八风之气，问雷公道：阴阳之学，经脉之说，五藏主时，什么藏最重要？雷公答道：春为甲乙木，肝主木，主春季七十二天，此脉主时，我以为肝藏最重要。黄帝说：我再读《上下经》《阴阳》《从容》等书，你说的重要，实际上最次要。

雷公致斋七日，旦复侍[③]坐。帝曰：三阳为经[④]，二阳为维[⑤]，一阳为游[⑥]部，此知五藏终始。三阳[⑦]为表，二阴为里，一阴至绝[⑧]作朔晦[⑨]，却具合以正[⑩]其理。雷公曰：受业未能明。

雷公素食七天，清晨旁坐黄帝身边。黄帝说：三阳为表，二阳为内，一阳为中部。以此可知五藏气行的终与始。三阴为表，二阴为里，一阴之甚为阴尽。阴阳经脉都相应合，可明其气机运行之理。雷公说：我医学不精，不能明白。

帝曰：所谓三阳者，太阳为[⑪]经，三阳脉，至手太阴，弦浮而不沉，决以度[⑫]，察以心，合之阴阳之论。所谓二阳者，阳明也，至手太阴，弦而沉急不[⑬]鼓，炅至以病皆死。一阳者，少阳也，至手太阴，上连人迎，弦急悬不绝[⑭]，此少阳之病也。专[⑮]阴则死。

黄帝说：所谓三阳，指太阳之经。太阳脉气至手太阴寸口时，弦浮不沉，要用诊脉术辨别，用心细察，结合阴阳脉说。所谓二阳，指阳明之脉，其脉气至手太阴寸口时，弦而沉急有力。如果发热，其病多死。一阳为少阳经，其脉气至手太阴寸口时，上应人迎。若弦急浮不绝，则为少阳之病，阴聚无阳者为死证。

---

① 正：通“征”。“察”义。《汉书·贾谊传》注：“征，证验也”；《左传·宣十八年》注：“征，明也”。
② 却：副词，“再”义。
③ 待：为“侍”之误。“旁”义。《征四失论》：“黄帝在明堂，雷公侍坐。”可证。
④ 经：通“径”。“直”，引为“表”义。《经义述闻》：“古字多以‘径’为‘经’也。”
⑤ 维：引为“内”义。即绕行于内义。
⑥ 游：引为“中”义。
⑦ 三阳：张景岳云“三阳误也。当作三阴，三阴，太阴也。太阴为诸阴之表，故曰三阴为表”。
⑧ 一阴至绝：《诗·北门》陈奂传疏：“之，犹至也”。“绝”，引为“甚”义。即一阴之甚义。
⑨ 朔晦：阴尽之义。王冰：“阴尽为晦，阳生为朔。厥阴者，以阴尽为义。”
⑩ 正：“明”义。《读书杂志·晏子春秋》王念孙按：“正与证同。”
⑪ 为：助词。《经传释词》：“为，犹之也。”
⑫ 度：指医术。
⑬ 不：助词。
⑭ 悬不绝：《素问识》云“悬，浮露如悬也”。
⑮ 专：通“抟”。“聚”义。

三阴者，六经之所主也。交于太阴，伏鼓①不浮，上空志心②。二阴至③肺，其气归膀胱，外④连脾胃。一阴独至，经绝⑤，气浮不⑥鼓，钩而滑。此六脉者，乍阴乍阳，交属相并，缪通五藏，合于阴阳。先至为主，后至为客。

手太阴肺经，是六经中阴之主宰，其脉气至寸口，沉而有力不浮，上通之心。少阴经达肺，气通膀胱，脉连脾胃。厥阴脉独至寸口，路径绝断，脉浮而有力，洪而滑。这六种脉象有阴有阳，交注而甚，互通五藏，应于阴阳。先见于寸口的为主，后见的为次。

雷公曰：臣悉尽意，受传《经脉》，颂得《从容》之道，以合《从容》。不知阴阳，不知雌雄。帝曰：三阳为父⑦，二阳为卫⑧，一阳为纪⑨；三阴为母⑩，二阴为雌⑪，一阴为独使⑫。

雷公说：我尽知其意。我接受《经脉》，读习《从容》之法，应用《从容》之法，所以我知道如果不知阴阳经脉，犹如不知男女之别。黄帝说：三阳为阳之主，相当于父，二阳为胃脉，在内为周身提供水谷之气，一阳为中枢。三阴为阴之主，相当于母，二阴在内主守，一阴为阴之独用。

二阳一阴，阳明主病，不胜一阴，脉软⑬而动，九窍皆沉⑭。三阳一阴，太阳脉胜，一阴不能止，内乱五藏，外为惊骇⑮。二阴二阳，病在肺，少⑯阴脉沉，胜肺伤脾，外伤四肢。二阴二阳皆交至，病在肾⑰，骂詈妄行，巅疾为狂。二阴一阳，病出于肾，阴气客游于心脘，下空⑱窍堤，闭塞不通，四肢别离。一阴一阳代绝，此阴气至心，上下无常，出入不知⑲，喉咽干燥，病在土脾。二阳三阴，至阴皆在，阴不过⑳阳，阳气不能止㉑阴，阴阳并绝，浮为血瘕，沉为脓胕，阴阳皆壮，下至阴阳。上合昭昭，下合冥冥，诊决死生之期，遂合岁首。

二阳一阴病脉至，是阳明主病，不胜一阴，脉软而动，九窍皆病。三阳一阴病脉至，是太阳脉盛，一阴不能制其阳盛，内乱五藏，外表现为惊恐之证。二阴二阳病脉至，病在肺，太阴脉沉，肺邪气盛伤脾，外可连及四肢。二阴二阳病脉互至，病在胃，病人乱骂狂走，气逆脑中则成为狂证。二阴一阳病脉至，病生于肾，水气影响心脘，下通膀胱，尿闭不通，四肢肿胀如与躯干分离。一阴一阳脉见代竭，这是阴气入心，上下失常，饮食与大便不和，咽喉干燥，病在脾。二阳三阴病脉

---

① 伏鼓：沉而有力。
② 上空志心：《汉书·张骞传》颜师古注："空，通也"。《墨子·天志》孙诒让注："之，一本作志。"
③ 至：助词。
④ 外：通"脉"。
⑤ 经绝："经"通"径"。"径绝"，即"道路断绝"义。少阳在中，犹必经之路，其病则路断。
⑥ 不：助词，无义。
⑦ 父：阳经的主统，所以称"父"。
⑧ 卫：阳明胃经为二阳。胃在内，为周身提供水谷精微之气。
⑨ 纪：引为"中枢"义.《淮南子·原道》高诱注："纪，通也。"一阳在中，为三阳、二阳之通道，故云"纪"。
⑩ 母：三阴为阴之主导，所以称"母"。
⑪ 雌：象雌性一样守内。
⑫ 独使：《韩非子·外储》王先谦集解："使，作用"。
⑬ 软：《甲乙》作"脉软"。
⑭ 沉：引为"病"义。
⑮ 惊骇：惊恐。
⑯ 少：为"太"之误。肺属太阴。
⑰ 肾：当为"胃"之误。病在胃，骂詈妄行，与《阳明脉解篇》"阳盛则使人妄言，骂詈不避亲疏"例合。
⑱ 空："通"义。
⑲ 知：疑为"和"之误。"出入不和"，与下文"病在土脾"义合。
⑳ 过："胜"义。
㉑ 止：《吕览·情欲》旧校："止，一作制"。是止、制古通之证。

至，脾病为主。阴不胜阳，阳不制阴，阴阳互隔不通。脉浮为血瘕瘀积之证，脉沉为脓血肤肿之证。阴阳病脉都盛，则阴阳俱病。上合天气，下应地气，才能诊死生之期，应合岁气。

雷公曰：请问短期①。黄帝不应。雷公复问。黄帝曰：在经论中。雷公曰：请闻短期。黄帝曰：冬三月之病，病合②于阳者，至春正月脉有死征，皆归③出春。冬三月之病，在理④已尽，草与柳叶皆杀，春阴阳皆绝，期在孟春。春三月之病，曰阳杀，阴阳皆绝，期在草干。夏三月之病，至阴不过十日。阴阳交，期在溓水。秋三月之病，三阳⑤俱起，不治自已⑥。阴阳交合者，立不能坐，坐不能起。三阳独至，期在石水。二阴独至，期在盛水。

雷公说：请您讲一讲预测病死期日。黄帝没回答。雷公又问。黄帝说：其说在医书中有明载。雷公说：请讲一讲揣测死期之法。黄帝说：冬季三月的病，病在阳经的，到春天正月而脉见死证，大都在初春死。冬季三月的病，在肾气尽之时，草木枯死，春阴盛极阳初生之时，即春之正月死。春季三月的病，叫作阳气受损伤，阴始胜阳始衰绝之时，即秋天草干时死。夏季三月的病，六月时若病重，不过十天即死。阴阳脉互见，初冬时死。秋季三月的病，太阴脉气旺，不治自愈。如阴阳互病的，病人站不能坐，坐不能起，太阳脉独盛，在冰坚时死。二阴脉独盛，在夏季雨水盛时死。

① 短期："短"，"病"义。《国语·晋主》韦昭注："病，短也。"《广雅·释诂》："疛，短也"，又"疛，病也"。是"短"有"病"义。"短期"，即"病期。"

② 合：助词。

③ 归：引为"死"义。《吕氏春秋·顺说》高诱注："归，终也。"

④ 理：王冰云"肾之气也"。

⑤ 三阳：为"三阴"之误。秋应肺，肺为三阴。

⑥ 自已："已"，"愈"义。"自"，助词，无义。《文选·与满公琰书》旧注："自，作於字"，《诸子平议·荀子》俞樾按："古之字於字通"。

方[①]盛衰论篇第八十

雷公请问气之多少，何者为逆？何者为从？黄帝答曰：阳从左，阴从右，老[②]从上，少[③]从下。是以春夏归阳为生[④]，归秋冬为死[⑤]。反之，则归秋冬为生。是以气多少，逆皆为厥[⑥]。

雷公问黄帝气盛衰之理，什么为逆？什么为从？黄帝答道：阳从左先行，阴从右先行。阳从上，阴从下。春夏归阳为顺，归阴为逆。反之，秋冬归阴为顺，归阳为逆。是不论盛衰，只要气逆不顺，都是病态。

问曰：有余者厥耶？答曰：一[⑦]上不下，寒厥[⑧]到膝，少者[⑨]秋冬死，老者[⑩]秋冬生。气上不下，头痛巅疾。求阳不得[⑪]，求阴不审[⑫]。五部隔无征[⑬]，若居旷野，若伏空室，绵绵乎属不满日[⑭]。

雷公问道：气有余也能成为病吗？黄帝答道：阳气逆上不下，寒凉至膝，阴盛的秋冬死，阳盛的秋冬生。气逆上不下，成为头痛等头部疾患，求阳不能，求阴不知，五藏之气不生，病人下部虚竭，好像水流注入旷野空室一样，永无满时。

是以少气之厥[⑮]，令人妄梦，其极至迷，三阳绝[⑯]，三阴微，是为少气。

所以气虚之病，使人乱梦，以至迷乱。三阳脉甚，三阴脉细微，是阴气虚少证。

是以肺气虚，则使人梦见白物，见人斩血借借，得其时则梦见兵战；肾气虚，则使人梦见舟船溺人，得其时则梦伏水中，若有畏恐；肝气虚，则梦见菌香生草，得其时则梦伏树下不敢起；心气虚则梦救火阳物，得其时则梦燔灼；脾气虚则梦饮食不足，得其时则梦筑垣盖屋。此皆五藏气虚，阳气有余，阴气不足，合之五诊，调之阴阳，以在经脉。

---

① 方："辨别"义。《国语·楚语》韦昭注："方，犹别也。"

② 老：指阳。

③ 少：指阴。

④ 生：引为"顺""从"义。

⑤ 归秋冬为死："秋冬"为"阴"之互词。春夏属阳，秋冬属阴。"死"，引为"逆"义。

⑥ 厥："病"义。

⑦ 一："阳"义。《淮南子·墬形》注："一，阳。"

⑧ 寒厥："寒"与"厥"互文同义，均"寒凉"义。

⑨ 少者：阴盛者。

⑩ 老者：阳盛者。

⑪ 求阳不得："得"，《助字辨略·卷五》："得，能也"。

⑫ 求阴不审："审"，《谁南子·说山》高诱注："审，知也"。

⑬ 五部隔无征："五部"，指五藏。《集韵》："击，古作隔"；《读书杂志》王念孙按："击诡，犹令人言违礙也"；《荀子》杨倞注："为，或为违"；《经传释词》："为，犹之也"。是隔、之古通之证。《谷梁传·庄公二十年》张铣注："征，成也"；《文选·甘泉赋》张铣注："生，成也"。是征、生古通之证。

⑭ 属不满日：喻病人虚竭之甚，如水注入旷野、空室，无满之时。

⑮ 厥："病"义。

⑯ 绝：引为"甚"义。

肺气虚，使人梦见白色之物，有人斩杀流血，金气旺时梦见战争；肾气虚，使人梦见舟船淹人，水气旺时梦见潜伏水中，或者恐惧；肝气虚，使人梦见香木花草，木气旺时梦见伏树下不敢起；心气虚，使人梦见救火及雷电，火气旺时梦见大火燃烧；脾气虚使人梦见饮食不饱，土气旺时梦见筑墙盖屋。这都是五藏气虚，阳气有余，阴气不足所致。诊治时应参合五藏之证，调其阴阳，察其经脉。

诊有十[①]度度人，脉度，藏度，肉度，筋度，俞度。阴阳气尽[②]，人病自具[③]。脉动无常，散阴颇[④]阳，脉脱不具。诊无常行，诊必上下，度民君卿。受师不卒，使术不明，不察逆从，是为妄行，持雌失雄，弃阴附阳，不知并合，诊故不明，传之后世，反论自章。

诊法有五度用来衡量病人，即脉度，藏度，肉度，筋度，俞度。阴阳气尽，人病自愈。脉动失常，散阴破阳，脉衰如脱不愈。诊无常规，诊病必须上下相参，以度量众人之病。受师学业不精，医术不高明，不察逆顺，叫作乱治妄行，好比有阴无阳，无阴有阳，不知相互参合，所以诊病不明。若此劣医之术传于后世，违反古训自明。

至阴[⑤]虚，天气绝[⑥]，至阳[⑦]盛，地气不足。阴阳并交，至人之所行。阴阳并交者，阳气先至，阴气后至。是以圣人持诊之道，先后阴阳[⑧]而持之，奇恒之势乃六十首[⑨]，诊合微[⑩]之事，追阴阳之变，章五中之情，其中之论，取虚实之要，定五度之事，知此乃足以诊。是以切阴不得阳，诊消亡；得阳不得阴，守学不湛。知左不知右，知右不知左，知上不知下，知先不知后，故治不久。知丑知善，知病知不病，知高知下，知坐知起[⑪]，知行知止，用之有纪，诊道乃具，万世不殆。

地气虚，则天气甚；天气盛，则地气不足。阴阳通和，是明智者所遵循之事。阴阳通和，就是阳气先至，阴气随之而至。所以高明医生诊病之法，先左寸口脉后右寸口脉，依次诊脉。参考《奇恒之势六十首》。诊虚实的病状，尽察阴阳的变化，明五藏的状态，取中正无偏差之说，掌握虚实要领，确定五度的诊法。知道这些，才足以能诊治疾病。诊阴不知阳，诊法将埋没；知阳不知阴，是学医不精。知左不知右，知右不知左，知上不知下，知先不知后等，都是诊断疾病的偏误，所以治病不能长久。知坏知好，知病知正常，知病位高下之变，知病动静之变，知病发展固定的不同等，应用起来才能有规可循，诊法才能详备，治疗才能经久不败。

起[⑫]所有余，知所不足，度事上下，脉事因格[⑬]。是以形弱[⑭]气虚，死；形气有余，脉气不足，

---

① 十：疑为“五”之误。五度指脉度、藏度、肉度、筋度、俞度。

② 尽：引为“静”义。《小尔雅·广言》：“尽，止也。”

③ 具：引为“愈”义。

④ 颇：《说文》桂馥注：“颇，通作陂”；《说文通训定声》：“陂，字亦作坡”；《诗·氓》陆德明释文：“坡，本或作破”。是颇、破古通之证。

⑤ 至阴：指地气。

⑥ 绝：引为“甚”义。

⑦ 至阳：天气。

⑧ 阴阳：指左右手寸口脉。

⑨ 奇恒之势乃六十首：古书名。王冰：“《奇恒之势》六十首，今世不传。”

⑩ 合微：《群经平议·论语》俞樾按：“合犹足也”。

⑪ 知坐知起：“坐”，引为“静”义；“起”，引为“动”义。

⑫ 起：“举”义。

⑬ 因格：“因果”之义。

⑭ 弱：虚弱。

死；脉气有余，形气不足，生。是以诊有大方[①]**，坐起**[②]**有常，出入有行，以转**[③]**神明。必清必净**[④]**，上观下观，司八正邪，别五中部，按脉动静，循尺滑涩，寒温之意，视其小大，合之病能，逆从以得，复知病名，诊可十全，不失人情。故诊之，或视息视意，故不失条理，道甚明察，故能长久。不知此道，失经绝理，亡**[⑤]**言妄期，此谓失道。**

举有余，知不足，度察病人上下，诊脉分析因果。形虚气虚为死证，形盛脉气不足，为死证，脉盛形气虚，主生。所以诊有大法，动静有常，气的出入有规律。诊病时应精神集中，专心静意，上下观察，察辨八风之邪，分辨五藏病位，按脉的虚实，察尺肤的滑涩温凉，察其大小便，结合病态表现，而逆顺可知，又知病名，诊治才能十全，不失病人的具体情况。所以诊病，或察呼吸，或察精神，都不要违逆常规。医术高超，医生高明，所以治病能长久不败。不知此法，失常逆规，乱言乱治，叫作不得法。

---

① 大方：大法。

② 坐起：静动之义。

③ 转：通“抟”，“聚”义。引为“集中”义。

④ 净：通“静”。

⑤ 亡：《玉函山房辑佚书》马国翰注云“亡，即妄”。

解精微论篇第八十一

黄帝在明堂。雷公请曰：臣授[①]业，传之行[②]，教以经论，《从容》形法，阴阳刺灸，汤药所滋，行治有贤不肖[③]，未必能十全。若先[④]言悲哀喜怒，燥湿寒暑，阴阳妇女[⑤]，请问其所以然者，卑贱富贵，人之形体所从，群下通使，临事以适道术，谨闻命矣。请问有毚愚仆漏之问，不在经者，欲闻其状。帝曰：大矣。

黄帝坐在明堂，雷公问道：我接受医术，再传教给别人，以经典之论、《从容》之诊法、阴阳刺灸、汤药所治等为主要内容。可临床治疗有效有不效，未必能效果十全。如你所说，悲哀喜怒，燥湿寒暑，阴阳男女等不同，当我问其中的道理时，你说贫贱富贵，人的形体等众人不同，临证要各对其症，实施疗法，我已遵从。另有简陋浅显的问题，不在经典之中，愿知其情况。黄帝说：问得广泛！

公请问：哭泣而泪不[⑥]出者，若出而少涕，其故何也？帝曰：在经[⑦]有也。复问：不知水所从生，涕所从出也。帝曰：若问此者，无益于治也，工之所知，道之所生[⑧]也。夫心者，五藏之专[⑨]精也。目者其[⑩]窍也，华色者其荣也。是以人有德[⑪]也，则气和于目，有亡，忧知于色。是以悲哀则泣下，泣下水所由生。水宗[⑫]者积水[⑬]也，积水者至阴也，至阴者肾之精也。宗精[⑭]之水所以不出者，是精持[⑮]之也。辅之裹[⑯]之，故水不行也。

雷公问：哭泣而泪流出，或泪出少涕，这是为什么？黄帝道：医书中有载。雷公又问：不知泪水从哪里产生，鼻涕从哪里出来？黄帝说：如果问这样的问题，于治疗无益。但这也是医生之应知，医理之所在的事。心为五藏聚气之处，目是其窍，面色是其外现。所以人有获得，则气喜悦见于目，有丧失，则忧虑的表情见于面色。因此人悲伤则哭泣，哭泣则泪水产生。聚水就是诸水所

---

① 授：《太素》作“受”。
② 行：据下文，“行”下脱“治”字。
③ 贤不肖：引为“有效无效”义。
④ 先：疑为“夫”之误。
⑤ 妇女：“妇”当为“男”之误。
⑥ 不：助词，当“之”义。作“不”义难通。后文“是以水流而涕从之者”“夫涕之与泣者……生则俱生”等，可证。
⑦ 在经：“经”，医书。
⑧ 生：郭霭春云“明抄本‘生’作‘在’”。
⑨ 专：“聚”义。《周礼·大司徒》孙诒让正义：“专，抟之借字。”
⑩ 其：代词，指五脏。
⑪ 德：《太素》作“得”。
⑫ 水宗：“宗”为“聚”义。“水宗”，即“聚水”之义。
⑬ 积水：《国语·楚语》韦昭注：“积，储也”；《墨子·杂守》孙诒让注：“诸与储同”。
⑭ 宗精：“精”通“津”。“宗津”，即“众津”之义。
⑮ 精持：“精”，“气”义；“持”，“主”义。
⑯ 裹：疑为“里”（裹）之误。“裹”“裹”形近致误。“内”义。

致，诸水都属于至阴，至阴是肾的津气。众津之水所以产生，是气主持它的缘故。气助之其内，所以泪水流行。

夫水之精[①]为志，火之精为神。水火相感，神志俱悲，是以目之水生也。故谚言曰：心悲名曰志悲。志与心精，共凑于目也。是以俱悲则神气传[②]于心精，上不传于志而志独悲，故泣出也。泣涕者脑也，脑者阴[③]也。髓者骨之充也，故脑渗为涕。志者骨之主也，是以水流而涕从之者，其行类也。夫涕之与泣者，譬如人之兄弟，急[④]则俱死，生则俱生。其志以早悲，是以涕泣俱出而横行也。夫人涕泣俱出而相从者，所属之类也。雷公曰：大矣。

水之气为志，火之气为神。水火相感应，则神志都悲痛，所以目产生泪水。谚语说：心悲叫作志悲。志与心神，共集中于目。因此悲痛则神气聚于心气，上不聚于志而肾志独悲，所以泪泣出。泪泣鼻涕都属于脑，脑为阳。骨髓为骨之充填，脑液渗出成为涕液，肾志主骨，因此泪水流而鼻涕从之而出的，是其类别相同。涕与泣，好比人的兄弟，死则都死，生则都生。志神悲痛，则涕泣都出而流行。人的鼻涕与泪泣同时出而相随，是其同属一类的缘故。雷公说：讲得真广泛。

请问：人哭泣而泣不出者，若出而少，涕不从之何也？帝曰：夫泣不出者，哭不悲也。不泣者，神不慈[⑤]也。神不慈则志不悲，阴阳相持，泣安能独来？夫志悲者，惋惋则冲[⑥]阴，冲阴则志去目，志去则神不守精[⑦]，精神去目，涕泣出也。

雷公问：有人哭泣但泪不流，或流而少，鼻涕不相随，这是为什么？黄帝说：泪不出是哭但不悲痛。不流泪，是神不悲，神不悲则志不悲，阴阳气平，泪怎么会独自产生？志悲则凄惨伤阴，伤阴则志神离目，离目则神不守睛，睛神离目，所以涕泣流出。

且子独不诵不念夫经言乎？厥[⑧]则目无所见。夫人厥则阳气并于上，阴气并于下。阳并于上，则火独光也；阴并于下则足寒，足寒则胀也。夫一水不胜五[⑨]火，故目眦盲。

难道你没有读过医书吗？人病就可目昏无所见。人如果病阳气盛于上，阴气盛于下，阳盛于上，则阳热独盛；阴盛于下则足寒凉，足凉同时会腹胀。其水不能胜其火，所以目昏不能视。

是以冲风，泣下而不止。夫风之中目也，阳气内守于精[⑩]，是火气燔目，故见风则泣下也。有以比之，夫火[⑪]疾风生乃能雨，此之类[⑫]也。

所以伤于风，会泪流而不止。风邪伤目，可由于阳邪内留于目，热邪灼目，再加上风邪伤目，所以见风就流泪。有个比方：疾风之后就要下雨，就是这个道理。

---

① 精：“气”义。

② 传：“聚”义。《潜夫论》汪继培笺：“传与转同”；《吴越春秋》徐天祐注：“专，作转”；《史记集解》：“专，亦作抟”。

③ 阴：《甲乙》作“阳”。

④ 急：《方言》钱绎疏：“疾与急同”；《论语》朱熹注：“急，穷迫也”；《广雅》：“死，穷也”；《荀子·大略》杨倞注：“死，犹尽也”；《广雅》：“急，尽也”。

⑤ 慈：疑为“悲”之误。

⑥ 冲：引为“伤”义。

⑦ 精：通“睛”。《文选·七启》“失睛”，五臣本作“失精”。是精、睛古通之证。

⑧ 厥：“病”义。

⑨ 一、五：均疑为“其”之误。

⑩ 内守于精：“精”通“睛”。

⑪ 火：《甲乙》无此`字。

⑫ 类：当为“谓”误。

灵枢经考注语释

目　录

九针十二原第一

黄帝问于岐伯曰：余子[①]万民，养百姓[②]，而收其租税。余哀其不给[③]，而属[④]有疾病。余欲勿使被[⑤]毒药，无[⑥]用砭石。欲[⑦]以微针[⑧]通其经脉，调其血气，营[⑨]其逆顺出入之会[⑩]。令可传于后世，必明[⑪]为之法，令终而不灭，久而不绝，易用难忘，为之经纪[⑫]。异其章[⑬]，别其表里[⑭]，为之终始，令各有形[⑮]，先立[⑯]《针经》。愿闻其情。

黄帝问岐伯说：我爱万民，养百官，征收其租税。我担心他们身体不健壮，而多有疾病。我想使百姓不受药物之苦，不用针石。而用九针通其经脉，调其气血，治其上下内外之病处。使针法流传于后世，必须知其治则。使其永久流传不断，易用不忘，成为治病之纲领。学者应辨其篇章，别其主次，知其本末，使各有显现。因此著此《针经》，愿知其内容。

岐伯答曰：臣请推而次之，令有纲纪。始于一，终于九[⑰]焉。请言其道。小[⑱]针之要，易陈而难入。粗守[⑲]形，上守神[⑳]。神乎神，客在门[㉑]。未睹其疾，恶知其原。刺之微[㉒]，在速迟。粗守关，上

---

① 子："爱"义。《战国策·秦策》高诱注："子，爱也。"

② 百姓：百官。《国语·周语》"百姓兆民"韦昭注："百姓，百官也。官有世功，受氏姓也。"

③ 给："足"义。《国语·周语》韦昭注："给，足也。"

④ 属：通"足"，"多"义。《说文·尾部》朱骏声《通训定声》："属，假借为足。"

⑤ 被："受"之假借。《诗·周南·汉广序》郑玄笺："先被文王之教化"；孔颖达疏："定本'先被'作'先受'。"是其例。

⑥ 无："不"义。

⑦ 欲：连词，"而"义。《经义述闻》："欲、犹古字通。"《经词衍释》："犹，犹而也。"

⑧ 微针："微针"，指"九针"。《素问·异法方宜论》"其治宜微针。故九针者，亦从南方来"，律以前文之例，"其治宜砭石，故砭石者，亦从东方来""其治宜毒药，故毒药者，亦从西方来"等，此"微针"与"九针"互文。

⑨ 营："治"义。《小尔雅·广诂》："营，治也。"

⑩ 会："处"义。《方言·卷十》郭璞注："会，两水合处也。"

⑪ 明："知"义。《吕览·恃君》高诱注："明，知。"

⑫ 经纪：纲领义。《左传·昭公十五年》孔颖达疏："经者，纲纪之言也。"

⑬ 异其章：郭霭春云"'异其'下脱'篇'字，应据《太素·九针要道》补"。

⑭ 表里：引为主次之义。

⑮ 形：《礼记·乐记》郑玄注："形，见也"。

⑯ 立："著"义。《礼记·乐记》郑玄注："著，犹立也。"

⑰ 始于一，终于九：指《针经》一书共有九篇。始于第一篇，终于第九篇。《素问·八正神明论》："余闻《九针》九篇"；《灵枢·外揣》："余闻《九针》九篇"。

⑱ 小：《甲乙·卷五·第四》作"夫"。

⑲ 守："知"义。《玉篇·宀部》："守，视也"；《广雅·释诂》："视，明也"；《吕览·恃君》高诱注："明，知"。

⑳ 上守神："上"指上工，高明医生；"神"，"气"义。《左传·庄公三十二年》孔颖达疏："神者，气也。"

㉑ 客在门："客"，引为"行走"之义；"门"，指俞穴。神气行走在俞穴之间，故云"客在门"。杨上善："痏孔为外门也。"

㉒ 微：秘诀。《列子·说符》张湛注："微言，犹密谋也。"

守机[①]。机之动，不离其空。空中之机，清静而微[②]。其来[③]不可逢[④]，其往[⑤]不可追[⑥]。知机之道者[⑦]，不可挂以发[⑧]；不知机道，叩之不发[⑨]。知其往来，要与之期[⑩]。粗之暗乎，妙哉工独有之。往者为逆，来者为顺。明知逆顺，正行无问。逆而夺之，恶得无虚，追而济之，恶得无实。迎之随之，以意和之，针道毕矣。

岐伯答道：我愿推演发挥其说，使其有纲要。《针经》九篇，始于第一篇而终于第九篇。我讲一讲其中的道理。针刺的要点，易说而难做。劣医知外形，良医知神气。气啊！行布在俞穴之间。不见其病，怎知其病因。针刺之秘诀在于迟速。劣医只知四肢表穴，良医才知气机运行。气之运动，不离孔穴。孔穴中之气，清静而隐匿。其盛不可补，其虚不可泻。知气之理者，气不来不治；不知气之理者，气不至即治。知道它的往来，要点在于知其气。劣医不明，良医独识。气去为逆，气来为顺。明知逆顺，其治无须问他人。气去，虚而攻泻之，怎么能不更虚呢？气实而补之，怎么能不更实呢？补之泻之，用心调之。针的要理尽于此了。

凡用针者，虚则实之，满则泄之，宛陈则除之，邪胜则虚之。大要曰：徐而疾[⑪]则实，疾而徐[⑫]则虚。言实与虚，若有若无[⑬]；察后[⑭]与先[⑮]，若存若亡；为[⑯]虚与实，若得若失[⑰]。虚实之要，九针最妙。补泻之时，以针为之。泻曰必持[⑱]内之，放而出之，排阳得[⑲]针。邪气得泄。按而引针，是谓内温[⑳]。血不得散，气不得出也。补曰随[㉑]之，随之，意[㉒]若妄[㉓]之，若行若按，如蚊虻止[㉔]如留如

---

① 机：通“气”。《说文通训定声》：“‘機’，假借为‘幾’”；《诸子平议·吕氏春秋》俞樾按：“‘幾’与‘既’通”；《说文句读》：“气与既同”。是机、气古通之证。《灵枢·小针解》：“上守机者，知守气也。”

② 微：此“微”，“隐”义。《左传·襄公十九年》洪亮吉注：“微，隐匿也。”

③ 来：引为“盛”义。《灵枢·小针解》：“其来不可逢者，气盛不可补也。”

④ 逢：引为“补”义。

⑤ 往：引为“虚”义。《灵枢·小针解》：“其往不可追者，气虚不可泻也。”

⑥ 追：引为“泻”义。

⑦ 知机之道者：“知”及其后18字，为错误注文误入正文。因其将“机”解为弓弩之“机”了。“机”在此为“气”之假字。

⑧ 不可挂以发：《集韵·卦韵》：“‘挂’，通作‘掛’”；《吴越春秋》徐天祐注：“‘掛’，《子胥传》作‘抉’”；《周礼·夏官》孙诒让正义：“‘抉’，即今之扳指是也”。不可挂以发，即气不来不治之义。

⑨ 叩之不发：“叩”，“发”义。《论语·子罕》陆德明释文：“叩，发动也。”即气不至即治之义。

⑩ 要与之期：《方言·卷十二》戴震疏：“‘气’，古‘氣’字”；《集韵·未韵》：“乞，或通作‘气’”；《诸子平议·晏子春秋》俞樾按：“乞，当作‘即’”；《经词衍释》：“‘即似’，犹‘其似’也”；《说文通训定声》：“其，假借又为‘期’”。是“期”“气”古通之证。“要与之期”，即“其要在于知其气”之义。

⑪ 徐而疾：“徐”通“餘”，引为“补”义。《广雅·释诂》王念孙疏：“‘徐’与‘餘’亦声近义同。”

⑫ 疾而徐：“疾”“徐”二字疑互易。“徐”为“除”之误。“除而疾”，即泻其病之义。

⑬ 若有若无：“若”，连词。“一”义。“若有若无”，即“一有一无”之义。《经词衍释》：“若，犹‘或’也”；《墨子·经说》孙诒让注：“一之言或也”。

⑭ 后：通“厚”，引为“实”义。《管子集校》：“厚，后通。”《国语·鲁语》韦昭注：“厚，大也。”

⑮ 先：疑为“失”之形误，引为“虚”义。

⑯ 为：引为“治”义。

⑰ 若得若失：“得”，指补；“失”，指泻。“若得若失”，即“一补一泻”之义。

⑱ 持：《韩非子·说林》王先慎集解：“‘持’，作‘取’”。

⑲ 阳得：《甲乙·卷五·第四》作“扬出”。

⑳ 温：“补”义。《素问·至真要大论》张志聪注：“温者，补也。”

㉑ 随：“至”义。使气至。《素问·天元纪大论》张志聪注：“随，来也”，《尔雅·释诂》：“来，至也”。

㉒ 意：郭霭春本“意”字连上文。

㉓ 妄：通“亡”，“无”义。《玉函山房辑轶书》：“亡，即妄。”

㉔ 止：通“之”。《诗·墓门》“讯之”，《韩诗》“之”作“止”。是“止”“之”古通之证。

还[①]，去如弦绝，令左属右[②]，其气故止。外门已闭，中气乃实。必无[③]留血，急取诛之。持针之道，坚[④]者为宝。正指直刺，无针左右。神在[⑤]秋毫，属意病者。审视血脉者，刺之无殆。方刺之时，必在悬阳[⑥]及与两卫[⑦]。神属勿去[⑧]，知病存亡。血脉者，在腧横居[⑨]，视之独澄[⑩]，切之独坚。

凡用针刺治病，正气虚用补法，邪气盛用泻法，瘀血证用逐除瘀血法，邪胜使其衰虚。其要点是：补其病则实，除其病则虚。说实与虚，就是一有一无；察实与虚，就是一存一失；治虚与实，就是一补一泻。补虚泻实之要具，以九针最好。补泻之方法，用不同的针法来实施。泻法是：必刺而出之，放血出之，排邪出针，邪气得泄。若按而行针，叫做内补，血不能散，气不能出。补法是至之，使气至之。其来好像看不见，或行或止好像蚊虻留、行一样轻不可知。出针宜快如弦绝断一样，右手出针，左手按孔，使其气止而不泄。针孔关闭，中气充实。若有留血，急刺除之。用针之理，有力为贵。端正直刺，不使针偏左右。察其秋毫之变化，专心病者，审其血脉，刺法不败。将刺之时，必察目之神气及两眉之上色泽。察神气之留去，即知病人之存亡。刺血络者，察其俞穴左右之处，视其独盛独坚之处刺之。

九针之名，各不同形。一曰镵针，长一寸六分；二曰员针，长一寸六分；三曰鍉针，长三寸半；四曰锋针，长一寸六分；五曰铍针，长四寸，广二分半；六曰员利针，长一寸六分；七曰毫针，长三寸六分；八曰长针，长七寸；九曰大针，长四寸。镵针者，头大末锐，去[⑪]泻阳气；员针者，针如卵形，揩摩分间，不得伤肌肉，以泻[⑫]分气；鍉针者，锋如黍粟之锐，主按[⑬]脉勿[⑭]陷[⑮]，以致[⑯]其气；锋针者，刃三隅，以发痼疾；铍针者，末如剑锋，以取大脓；员利针者，大如氂，且员且锐，中身微大，以取暴气[⑰]；毫针者，尖如蚊虻喙，静以徐往，微[⑱]以久留之而养[⑲]，以取痛痹；长针者，锋利身薄，可以取远痹；大针者，尖如梃，其锋微员，以泻机关之水也，九针毕矣。

九针之名称形状各不相同。第一种叫作镵针，长一寸六分；第二种叫作员针，长一寸六分；第

---

① 还：通“环”。引为“行”义。《经义述闻》：“‘还’与‘环’通。”

② 令左属右：右手出针，左手按扎。

③ 必无：《经词衍释·补遗》：“必，若也”。《尔雅·释言》邵晋涵正义：“‘亡’与‘无’古通用”；《读书杂志·逸周书》王引之注：“‘之’，当作‘无’”。

④ 坚：有力。

⑤ 在：察。《管子集校》：“在，察也。”

⑥ 悬阳：指目。“悬”有“高”义，“阳”有“明”义。目在上如日月之明，故称“悬阳”。《庄子·外物》成玄英疏：“县，高也。”县、悬古通。《庄子·人间世》成玄英疏：“阳，明也。”《文选·赠张华》吕向注：“悬象，日月也”；《文选·朔风诗》李周翰注：“悬景，日也”；《文选·演连珠》吕向注：“悬景，月也”。是“悬”多指日月之高与明。

⑦ 两卫：“卫（衛）”当为“衡”之误。形近致误。两衡指两眉上。《战国策·中山策》鲍彪注：“衡，眉上。”

⑧ 神属勿去：“勿”引为“留”义。“神之留去”，与下文“知病存亡”义相合。

⑨ 在腧横居：“在”，“察”义。“横居”，引为“左右”义，指俞穴之左右。

⑩ 澄：《甲乙·卷五·第四》作“满”。

⑪ 去：《太素》作“主”。

⑫ 泻：疑为“治”之误。《灵枢·九针论》作“治”。

⑬ 按：按摩。

⑭ 勿：不。

⑮ 陷：“深入”义。

⑯ 致：《商子》孙诒让按：“‘治’，作‘制’”；《读书杂志·荀子》王念孙按：“‘至’，当为‘制’”；《孟子·滕文王》焦循正义：“‘至’与‘致’通”。是“致”“治”古通之证。

⑰ 暴气：郭霭春云“‘气’，应作‘痹’，当据《太素·九针所主》杨注改。”

⑱ 微：通“其”。《文选·移书让太常博士》“为古文”，五臣本作“其古文”，《尔雅·释言》郝懿行疏：“‘为’与‘伪’古通用”，《庄子·渔父》陆德明释文：“‘危’或作‘伪’”，《尔雅·释诂》郝懿行疏：“‘微’，通作‘危’”。是“微”“其”古通之证。

⑲ 养：“利”义。《管子·国蓄》尹知章注：“养，利也。”

三种叫作鍉针，长三寸五分；第四种叫作锋针，长一寸六分；第五种叫作铍针，长四寸，宽二分半；第六种叫作员利针，长一寸六分；第七种叫作毫针，长三寸六分；第八种叫作长针，长七寸；第九种叫作大针，长四寸。镵针，针头大，针尖锐利，用于泻阳热表邪；员针，针锋圆，用于压摩肌肉，不伤肌肉，治疗肌肉之病；鍉针，锋如黍粟粒之尖锐，主按摩脉络不能深入，以治其气；锋针，三面有刃，用治久瘀顽固之疾；铍针，针尖像剑锋之利，用于刺痈排脓；员利针，针尖像长毛，渐渐锐利，针身稍粗，用于治疗暴痹；毫针，针尖象蚊虻之嘴，轻缓刺入，久留而通利血脉，用于治疗痛痹；长针，锋利而细，用治久痹；大针，针尖像竹茬，其锋稍圆，用去关节积水。九针大致如此。

夫气之在脉也，邪气①在上，浊气②在中，清气在下。故针陷③脉则邪气出，针中脉则浊气出。针太深则邪气反沉，病益。故曰：皮肉筋脉各有所处，病各有所宜，各不同形，各以任其所宜。无实无虚，损不足而益有余，是谓甚病④，病益甚。取五⑤脉者死，取三⑥脉者恇⑦。夺阴者死，夺阳者狂。针害毕矣。刺之而气不至，无问其数，刺之而气至，乃去之，勿复针。针各有所宜，各不同形，各任其所为。刺之要，气至而有效。效之信⑧，若风之吹云，明乎若见苍天，刺之道毕矣。

邪气伤脉，风邪多伤上部之脉，饮食水谷之气常伤中部之脉，寒湿之邪常伤下部之脉。所以针刺筋骨凹陷处脉则风邪出，针中部脾胃之脉则水谷之邪气除。病浅针刺太深则病邪反入里，病加重。所以说，皮肉筋脉各有其部，病各有其相适宜的治法，各不相同，应各随其所病而施针，不要犯“实实”、“虚虚”之弊，损不足之气而益有余之邪，这叫做“坏病”。病会更加重。误刺手之阴脉者死，误刺足之阳脉者致狂。伤阴者死，伤阳者狂。误刺之针害大致如此。刺之而没有获得针感，可以再刺而不考虑其次数；刺已获得针感者，即停止不复再刺。针刺各有其相适应的治法，各不相同，各随其病而施针。针刺之要点，获得针感而有效。获效之征验，病痛消除好像风吹云散，晴天立见一样快，针刺之大法大致如此。

黄帝曰：愿闻五藏六府所出之处。岐伯曰：五藏五俞，五五二十五腧；六府六腧，六六三十六腧。经脉十二，络脉十五，凡二十七气以上下，所出为井，所溜⑨为荥，所注⑩为腧，所行为经，所入为合。二十七气所行，皆在五腧也。节⑪之交，三百六十五会。知其要者，一言而终，不知其要，流散无穷。所言节者，神气之所游行出入也，非皮肉筋骨⑫也。

黄帝说：愿知五藏六腑经气所出之处。岐伯说：五藏各有五种俞穴，五五二十五俞穴。六腑各有六种俞穴，六六三十六俞穴。经脉有十二条，络脉有十五条，凡此二十七脉气循行周身上

---

① 邪气：指风邪。《素问·太阴阳明论》：“伤于风者，上先受之；伤于湿者，下先受之”；《灵枢·百病始生》：“风雨则伤上，清湿则伤下”；《灵枢·邪气藏府病形》：“身半已上者，邪中之也；身半已下者，湿中之也”。

② 浊气：指饮食水谷。《灵枢·小针解》：“浊气在中者，言水谷皆入于胃……饮食不节，而病生于肠胃，故命曰浊气在中也。”

③ 陷：筋骨凹陷处。

④ 甚病：即坏病。《伤寒论·十六条》：“太阳病三日，已发汗，若吐，若下，若温针，仍不解者，此为坏病。”

⑤ 五：疑为“手”之误。

⑥ 三：疑为“足”之脱误。

⑦ 恇：《说文·心部》桂馥注：“恇，或通作匡”；《说文通训定声》：“匡，假借为‘恇’”、“假借为‘尪’”。《读书杂志·淮南内篇》王念孙按：“狂，当为‘尪’。”是“恇”“狂”古通之证。下文“夺阳者狂”，可证。

⑧ 信：征验义。《广韵·震韵》：“信，验也。”

⑨ 溜：通“留”。《文选·魏都赋》张载注：“‘留’或作‘溜’字。”

⑩ 注：引为“通”义。

⑪ 节：“气”义。《太平御览·卷一》引《诗推度灾》注：“节犹气也。”

⑫ 骨：指一般的直骨。

下。经气始出为“井穴”，小留为“荥穴”，所通为“俞穴”，所流行为“经穴”，所入止为“合穴”。二十七气皆流注五俞。人体气流通交会之处，共三百六十五处。知其要领者，一句话就可概括。不知其要点，涣散莫知。所说的关节，都是神气流行出入之处，并不是指皮、肉、筋和一般的直骨而言。

睹其色，察其目，知其散复[①]，一[②]其形，听其动静，知其邪正。右主推[③]之，左持[④]而御[⑤]之，气至而去[⑥]之。凡将用针，必先诊脉，视气之剧易，乃可以治也。五藏之气已绝于内，而用针者反实[⑦]其外[⑧]，是谓重竭。重竭必死，其死也静。治之者辄[⑨]反[⑩]其气，取腋[⑪]与膺。五藏之气已绝[⑫]于外，而用针者反实其内[⑬]，是谓逆厥[⑭]，逆厥则必死，其死也躁。治之者，反取四末。刺之害，中而不去，则精泄；害[⑮]中而去，则致[⑯]气。精泄则病益甚而恇[⑰]，致气则生为痈疡。

察其气色和眼神，可以知道病邪之散与聚；视其形，听其动静，可以知道邪正之状态。右手主进针，左手主辅助，获得针感后而停止。凡针刺，必先诊察其脉，视病邪之轻重，然后治疗。五藏之气已虚竭于内，而用针反使其泻，叫做“重虚”，重虚必死。其死时病人是安静的。治此证每益复其气，刺腋下与胸部俞穴。五藏之气已盛于外，而用针反使其补，叫作“逆病”。逆病必死。其死时病人呈躁动不安的状态。治此应取四肢手足之俞穴。针刺之弊病是：中病而不止，则伤气；不中病而止，则聚邪气。气伤则病更加严重，聚气则为痈疡之病。

五藏有六府，六府有十二原，十二原出于四关[⑱]，四关主治五藏。五藏有疾，当取十二原。十二原者，五藏之所以禀[⑲]三百六十五节气味[⑳]也。五藏有疾也，应出十二原，而原各有所出。明知其原，睹其应[㉑]，而知五藏之害矣。阳中之少阴，肺也，其原出于太渊，太渊二。阳中之太阳，心也，其原出于大陵，大陵二。阴中之少阳，肝也，其原出于太冲，太冲二。阴中之至阴，脾也，其原出于太白，太白二。阴中之太阴，肾也，其源出于太溪，太溪二。膏之原，出于鸠尾，鸠尾一。肓之

---

① 散复：“复”引为“聚”义。散复指邪气之散聚。《灵枢·五色篇》：“察其散抟，以知远近，视色上下，以知病处。”“抟”，正为“聚”义。

② 一：《吕览·知士》高诱注：“一，犹乃也”，《潜夫论·述赦》汪继培笺：“亦，今作‘乃’”；《易·明夷》陆德明释文：“‘示’，或作‘亦’”；《战国策·韩策》鲍彪注：“‘视’‘示’同”。是“一”“视”古通之证。

③ 推：“进”义。《集韵·灰韵》：“推，进也。”

④ 持：“扶助”义。《荀子·仲尼》王先谦集解：“持，扶助也。”

⑤ 御：主。《礼记·曲礼》郑玄注：“御，犹‘主’也。”

⑥ 去：引为“止”义。

⑦ 实：《群经平议·礼记》俞樾按：“‘实’，当为‘致’”。《资治通鉴·周纪》胡三省注：“致，使之至也。”

⑧ 外：“泄”义。《礼记·大学》孔颖达疏：“外，疏也”，《广韵·至韵》：“疏，除也”。

⑨ 辄：副词，“每”义。

⑩ 反：通“复”。《庄子·德充符》成玄英疏：“‘反’，犹‘复’也。”

⑪ 腋：马莳云“腋与膺者，诸脏穴之标也，外也”。

⑫ 绝：引为“盛”义。《文选·还都道中作》吕向注：“绝，极也”；《公羊传·昭公十七年》何休注：“极，多也”。

⑬ 内：引为“补”义。《左传·襄公九年》洪亮吉注：“‘内’，读为‘入’”；《广雅·释诂》：“入，得也”。

⑭ 厥：“病”义。

⑮ 害：为“不”之误。郭霭春：“本经《寒热病篇》、覆刻《太素·卷二十一·九针要道》‘害’并作‘不’。”

⑯ 致：“聚”义。《周礼·大司马》郑司农注：“致，谓聚众也。”

⑰ 恇：此喻病甚。

⑱ 四关：马莳云“四关者，即手肘足膝之所，及关节之所系也。”

⑲ 禀：供给义。《资治通鉴·宋纪》胡三省注：“禀，赐谷也，供给也。”

⑳ 气味：同义复词，指气。《大戴礼记·四代》：“味为气。”

㉑ 应：引为征象义。

原，出于脖胦，脖胦一。凡此十二原者，主治五藏六府之有疾者也。

五藏有六腑相合，六腑有十二原穴。十二原穴出于手足四关，四关原穴主治五藏病变。五藏有病，应取十二原穴。十二原穴和周身三百六十五骨节一样受五藏之气之充养供给。五藏有病，可反映于十二原，十二原各通其藏。明知十二原，视其征象，就可知五藏之病害。肺是上部的阴藏，它的原穴是太渊，左右有二。心是上部之阳藏，它的原穴是大陵，左右有二。肝是下部之阳藏，它的原穴是太冲，太冲左右有二。脾是下部之阴藏，它的原穴是太白，左右有二。肾是下部之阴藏，它的原穴是太溪，左右有二。膏的原穴是鸠尾，一穴。肓的原穴是气海，一穴。凡此十二原穴，主治五藏六腑之病。

胀取三阳，飧泄取三阴。

腹胀刺三阳经，飧泄刺三阴经。

今夫五藏之有疾也，譬犹刺也，犹污也，犹结也，犹闭也。刺虽久，犹可拔也；污虽久，犹可雪也；结虽久，犹可解也；闭虽久，犹可决也。或言久疾之不可取者，非其说也。夫善用针者，取其疾也，犹拔刺也，犹雪污也，犹解结也，犹决闭也。疾虽久，犹可毕也。言不可治者，未得其术也。

五藏有病，好比身体之刺，好比物之污染，好比绳之有结，好比河道闭阻。刺虽久，仍可拔；污虽久，仍可清洗；绳结虽久，仍可解，阻塞虽久，仍可通泄。有人说病久不可刺，其说不对。善用针刺治病的人，好像拔刺，好像洗污，好像解结，好像通闭，病虽久，仍可治愈。说不可治，是未得其法。

刺诸热者，如以手探汤；刺寒清者，如人不欲行①。阴②有阳③疾者，取之下陵三里，正往无殆，气下乃止。不下复始也。疾高④而内⑤者，取之阴之陵泉；疾高而外⑥者，取之阳之陵泉也。

刺热病，好像以手试开水；刺寒病，留针好像人之不想走。阴经有阳病，刺足三里穴，其治无败。邪退即止，不去再刺。病在上属脏的，刺阴陵泉穴；病在上属腑的，刺阳陵泉穴。

---

① 不欲行：留针之意。
② 阴：阴经。
③ 阳：阳病。
④ 高：病在上部。
⑤ 内：指脏。
⑥ 外：指腑。

本输第二

黄帝问于岐伯曰：凡刺之道，必通十二经络[①]之所终始，络脉之所别[②]处，五输之所留[③]，六府之所与合，四时之所出入[④]，五藏之所溜[⑤]处，阔数[⑥]之度，浅深之状，高下所至。愿闻其解。

黄帝问岐伯说：凡针刺之理，必须知十二经脉之起止，络脉分枝之处，五藏俞穴的位置，六腑俞穴与其相合的关系，四时脉气之浮沉，五藏脉气所通之处，经脉宽窄大小之规律，浅深之状态，高下之走向。愿知其说。

岐伯曰：请言其次也。肺出于少商，少商者，手大指端内侧也[⑦]，为井木[⑧]；溜于鱼际。鱼际者，手鱼也，为荥；注于太渊，太渊，鱼后一寸陷者中也，为腧；行于经渠，经渠，寸口中也，动而不居，为经；入于尺泽，尺泽，肘中之动脉也，为合。手太阴经也。

岐伯说：让我依次讲一讲。肺经的脉气出于少商穴，少商穴在大指端内侧，是井穴；脉气流于鱼际穴，鱼际穴在手鱼际，为荥穴；脉气注于太渊穴，太渊穴在鱼际后下一寸陷者中，为腧穴；脉气行于经渠穴，经渠在寸口之陷中，动而不止，为经穴；脉气入于尺泽穴，尺泽是肘中之动脉，为合穴。这是手太阴肺经之穴。

心出于中冲，中冲，手中指之端也，为井木；溜于劳宫，劳宫，掌中中指本节之内间也，为荥；注于大陵，大陵，掌后两骨之间方下者也，为腧；行于间使，间使之[⑨]，道[⑩]两筋之间三寸之中也[⑪]，有过则至[⑫]，无过则止[⑬]，为经；入于曲泽，曲泽，肘内廉下陷者之中也，屈而得之，为合，手少阴也。

心经脉气出于中冲穴，中冲在手中指之端，是井穴；脉气流于劳宫穴，劳宫在掌中央中指根节的内间，是荥穴；脉气注于大陵穴，大陵在掌后两骨之间陷中，是腧穴；脉气行于间使穴，间使者，在掌后三寸两筋之间陷中。有病则该处经气盛大，无病则静止，是经穴；脉气入于曲泽穴，曲

---

① 络：此“络”，与“脉”互文同义。《太素·卷十一·本输》作“脉”。《素问·缪刺论》张志聪注：“经脉者，大络也”。

② 别：“分”义。《汉书·东方朔传》颜师古注：“别，分也”。

③ 所留：此指位置。

④ 出入：指脉之浮沉。

⑤ 溜：通“流”，“通”义。《说文通训定声》：“‘流’，假借为‘留’”；《道士步虚词》倪潘注：“溜，亦‘流’也”。

⑥ 数：为“缩”之通假。《说文通训定声》：“‘数’，假借为‘缩’。”

⑦ 也：《甲乙·卷三》无此字。下文“手中指之端也”“三毛之中也”等，例同。

⑧ 木：《太素》无。

⑨ 之：《经词衍释》：“‘者’，犹‘之’也”。

⑩ 道：“在”义。后文“昆仑，在外踝之后”，可证。《文选·赭白马赋》李善注：“道，先也”；《诗·商颂·那》毛传：“先王称之曰在古”；《文选·东京赋》刘良注：“在昔，谓先人也”。是“道”“在”义近之例。

⑪ 两筋之间三寸之中也：《甲乙·卷三·第二十五》作“在掌后三寸两筋间陷中”。

⑫ 至：引为“盛”“大”义。《荀子·儒效》杨倞注：“至，谓盛德之极”；《春秋繁露》凌曙注：“‘至’，他本作‘大’”。

⑬ 止：“静”义。《庄子·人间世》成玄英疏：“止者，凝静之智。”

泽在肘内侧陷中，曲肘可得其穴，是合穴。这是手少阴心经之穴。

肝出于大敦，大敦者，足大指之端及三毛之中也，为井木；溜于行间，行间，足大指间也，为荥；注于太冲，太冲，行间上二寸陷者之中也，为腧；行于中封，中封，内踝之前一寸半陷者之中，使逆①则宛②，使和③则通，摇④足而得之，为经；入于曲泉，曲泉，辅骨之下，大筋之上也，屈膝而得之，为合。足厥阴也。

肝经的脉气出于大敦穴，大敦在足大指的外侧和三毛中间，是井穴；其脉气流于行间穴，行间在足大指次指间动脉陷中，是荥穴；脉气注于太冲穴，太冲在行间穴上二寸陷中，是腧穴；脉气行于中封穴，中封在内踝前一寸陷中，使足反曲则脉气郁滞不通，使足顺放则脉气通畅，伸足可取其穴，是经穴；脉气入于曲泉穴，曲泉在膝辅骨之下，大筋上，屈膝可取其穴，是合穴，这是足厥阴肝经之穴。

脾出于隐白，隐白者，足大指之端内侧也，为井木；溜于大都，大都，本节之后，下陷者之中也，为荥；注于太白，太白，腕骨⑤之下也，为腧；行于商丘，商丘，内踝之下，陷者之中也，为经；入于阴之陵泉，阴之陵泉，辅骨之下，陷者之中也，伸而⑥得之，为合，足太阴也。

脾经的脉气出于隐白穴，隐白在足大指内侧，是井穴；其脉气流于大都穴，大都在足大指本节后内侧陷中，是荥穴；脉气注于太白穴，太白在足内侧核骨之下，是腧穴；脉气行于商丘穴，商丘在内踝下陷者中，是经穴；脉气入于阴陵泉穴，阴陵泉在膝辅骨下陷者中，伸足可得其穴，这是足太阴脾经之穴。

肾出于涌泉，涌泉者，足心也，为井木；溜于然谷，然谷，然骨之下者也，为荥；注于太溪，太溪，内踝之后，跟骨之上，陷中者也，为腧；行于复留，复留，上内踝二寸，动而不休，为经；入于阴谷，阴谷，辅骨之后，大筋之下，小筋之上也，按之应手，屈膝而得之，为合，足少阴经也。

肾经的脉气出于涌泉穴，涌泉在足心，是井穴；其脉气流于然谷穴，然谷在足内踝前然骨陷中，是荥穴；脉气注于太溪穴，太溪在足内踝之后，跟骨上陷中，是腧穴；脉气行于复留穴，复留在足内踝上二寸处，动而不止，是经穴；脉气入于阴谷穴，阴谷在膝辅骨后，大筋之下，小筋之上，按之脉动应手，屈膝可取其穴，这是足少阴肾经之穴。

膀胱出于至阴，至阴者，足小指之端也，为井金；溜于通谷，通谷，本节之前外侧也，为荥；注于束骨，束骨，本节之后陷中者也，为腧；过于京骨，京骨，足外侧大骨之下，为原；行于昆仑，昆仑，在外踝之后，跟骨之上，为经；入于委中，委中，腘中央，为合，委⑦而取之，足太阳也。

膀胱经的脉气出于至阴穴，至阴在足小指的外侧，是井穴；其脉气流于通谷穴，通谷在足小指外侧本节前陷中，是荥穴；脉气注于束骨穴，束骨在足小指外侧本节后陷中，是腧穴；脉气过于京骨穴，京骨在足外侧大骨之下，是原穴；脉气行于昆仑穴，昆仑在足外踝跟骨上陷中，是经穴；脉

---

① 逆：反曲之义。《国语·晋语》韦昭注："逆，反也。"使逆，即使足反曲之义。

② 宛：阻滞不通义。《方言·卷十三》钱铎笺："蕴、郁、宛，并语之转。"《说文·林部》段玉裁注："宛、苑，皆即'郁'字。"《管子·君臣》尹知章注："郁，塞也"；《左传·昭公二十九年》杜预注："郁，滞也"。

③ 和：顺畅义。《广韵·戈韵》："和，顺也。"

④ 摇：《甲乙·卷三·第三十一》作"伸"。

⑤ 腕骨：为"核骨"之误。太白穴在足内侧核骨下陷者中，《甲乙·卷三·第三十》正作"核骨"。

⑥ 而：为"足"之误。《甲乙·卷三·第三十》作"足"。

⑦ 委：曲。《楚辞·远遊》王逸注："委，曲也。"

气入于委中穴，委中在膝后腘中央，是合穴，屈膝可取其穴，这是足太阳膀胱经之穴。

胆出于窍阴，窍阴者，足小指次指之端也，为井金；溜于侠溪，侠溪，足小指次指之间也，为荥；注于临泣，临泣，上行一寸半陷者中也，为腧；过于丘墟，丘墟，外踝之前下，陷中者也，为原；行于阳辅，阳辅，外踝之上，辅骨之前，及绝骨之端也，为经；入于阳之陵泉，阳之陵泉，在膝外陷者中也，为合，伸而得之，足少阳也。

胆经的脉气出于窍阴穴，窍阴在足小指次指外侧，是井穴；其脉气流于侠溪穴，侠溪在足小指次指骨间，是荥穴；脉气注于临泣穴，临泣在足小指次指本节后陷中，上离侠溪穴一寸五分，是腧穴；脉气过于丘墟穴，丘墟在足外踝前陷中，是原穴；脉气行于阳辅穴，阳辅在足外踝上绝骨之端，是经穴；脉气入于阳陵泉穴，阳陵泉在膝下外辅骨陷中，是合穴，伸足可取其穴，这是足少阳胆经之穴。

胃出于厉兑，厉兑者，足大指内次指之端也，为井金；溜于内庭，内庭，次指外间也，为荥；注于陷谷，陷谷者，上中指内间上行二寸陷者中也，为腧；过于冲阳，冲阳，足跗上五寸陷者中也，为原，摇[①]足而得之；行于解溪，解溪，上冲阳一寸半陷者中也，为经；入于下陵，下陵，膝下三寸，胻骨外三里也，为合；复下三里三寸为巨虚上廉，复下上廉三寸为巨虚下廉也，大肠属上，小肠属下，足阳明胃脉也。大肠小肠，皆属于胃，是足阳明也。

胃经的脉气出于厉兑穴，厉兑穴在足大指次指的外端，是井穴；其脉气流于内庭穴，内庭在足次指外间陷中，是荥穴；脉气注于陷谷穴，陷谷在中指内间上行二寸陷中，是腧穴；脉气过于冲阳穴，冲阳在足背上五寸陷中，是原穴，向下按足背可取其穴；脉气行于解溪穴，解溪在冲阳上一寸五分陷者中，是经穴；脉气入于下陵穴，下陵在膝下三寸胫骨外三里穴处，是合穴；再下三寸，是上巨虚穴；再下三寸，是下巨虚穴；大肠属上巨虚，小肠属下巨虚，都与阳明胃脉相关。大肠经小肠经的脉气，都注于胃脉，这是足阳明胃经之穴。

三焦者，上合手少阳，出于关冲，关冲者，手小指次指之端也，为井金；溜于液门，液门，小指次指之间也，为荥；注于中渚，中渚，本节之后陷者中也，为腧；过于阳池，阳池，在腕上陷者之中也，为原；行于支沟，支沟，上腕三寸，两骨之间陷者中也，为经；入于天井，天井，在肘外大骨之上陷者中也，为合，屈肘乃得之；三焦下腧，在于足大指[②]之前，少阳之后，出于腘中外廉，名曰委阳，是太阳络也。手少阳经也。三焦者，足少阳太阴（一本作阳）之所将[③]，太阳之别[④]也，上踝五寸，别入贯腨肠，出于委阳，并太阳之正[⑤]，入络膀胱，约下焦。实则闭癃，虚则遗溺。遗溺则补之，闭癃则泻之。

三焦经上合手少阳经，它的脉气出于关冲穴，关冲在手小指侧无名指之端，是井穴；其脉气流于液门，液门在小指与无名指之间，是荥穴；脉气注于中渚穴，中渚在无名指本节后陷中，是腧穴；脉气过于阳池穴，阳池在手腕上陷中，是原穴；脉气行于支沟穴，支沟在腕后三寸两骨间凹陷处，是经穴；脉气入于天井穴，天井在肘外大骨之上，是合穴，屈肘可得其穴。三焦之腧，在足太阳之前，足少阳之后，络出腘外侧者，叫委阳穴，也是足太阳所络之处。手少阳三焦经之络，可被足少阳、太阳之所主。太阳别行之络，上踝五寸，通小腿肚而出于委阳穴，与太阳经一同入连膀

---

① 摇：疑为“按”之误。冲阳穴在足背最高点，向下按足背易取其穴。作“摇”，不妥。

② 足大指：“大指”，《甲乙·卷三·第三十五》作“太阳”。

③ 将：“主”义。《吕览·执一》高诱注：“将，主也。”

④ 别：别行之脉络。

⑤ 正：《经义述闻》云“正，经也”。

胱，约束下焦之道。下焦实则尿闭不通，下焦虚则遗尿。遗尿当补，尿闭当泻。

手太阳小肠者，上合手太阳①，出于少泽，少泽，小指之端也，为井金；溜于前谷，前谷，在手外廉本节前陷者中也，为荥；注于后溪，后溪者，在手外侧本节之后也，为腧；过于腕骨，腕骨，在手外侧腕骨之前，为原；行于阳谷，阳谷，在②锐骨之下陷者中也，为经；入于小海，小海，在肘内大骨之外，去端③半寸陷者中也，伸臂而得之，为合，手太阳经也。

小肠经的脉气出于少泽穴，少泽在手小指端外侧，是井穴；脉气流于前谷穴，前谷在手小指外侧本节前陷中，是荥穴；脉气注于后溪穴，后溪在手外侧本节后陷中，是腧穴；脉气过于腕骨穴，腕骨在手外侧腕骨前陷中，是原穴；脉气行于阳谷穴，阳穴在手外侧腕中，锐骨下陷中，是经穴；脉气入于小海穴，小海在肘内大骨外，去肘端半寸处陷中，屈肘可得其穴，是合穴，这是手太阳小肠经之穴。

大肠上合④手阳明，出于商阳，商阳，大指次指之端也，为井金；溜于本节之前二间，为荥；注于本节之后三间，为腧；过于合谷，合谷，在大指歧骨之间，为原；行于阳溪，阳溪，在⑤两筋间陷者中也，为经；入于曲池，在肘外辅骨陷者中，屈臂而得之，为合，手阳明也。

大肠经的脉气，出于商阳穴，商阳在大指次指端的内侧，是井穴；其脉气流于食指内侧本节前陷中之二间穴，是荥穴；脉气注于食指内侧本节后陷中之三间穴，是腧穴；脉气过于合谷穴，合谷穴在大指与食指两骨之间，是原穴；脉气行于阳溪穴，阳溪在腕上两筋之间陷中，是经穴；脉气入于曲池穴，曲池在肘外辅骨陷中，曲肘可得其穴，是合穴，这是手阳明大肠经之穴。

是谓五藏六府之腧，五五二十五腧，六六三十六腧也。六府皆出足之三阳，上合于手者也。

这是五藏六府的俞穴。五藏井、荥、腧、经、合等穴，五五二十五个俞穴；六府井、荥、腧、原、经、合等穴，六六三十六个俞穴。六府的脉气出于足之三阳经，上合于手之三阳经。

缺盆之中，任脉也，名曰天突。一次⑥，任脉侧之动脉，足阳明也，名曰人迎；二次脉，手阳明也，名曰扶突；三次脉，手太阳也，名曰天窗；四次脉，足少阳也，名曰天容⑦；五次脉，手少阳也，名曰天牖；六次脉，足太阳也，名曰天柱；七次脉，颈中央之脉，督脉也，名曰风府；腋内动脉，手太阴也，名曰天府；腋下三寸，手心主也，名曰天池。

两缺盆正中，是任脉的天突穴，次一行近任脉一侧动脉处，是足阳明的人迎穴；次二行之脉，是手阳明的扶突穴；次三行之脉，是手太阳的天窗穴；次四行之脉是足少阳的天冲穴；次五行之脉，是手少阳的天牖穴；次六行之脉，是足太阳的天柱穴；次七行之脉，居项中央，是督脉的风府穴；腋下动脉处，是手太阴的天府穴；腋下三寸，是手心主的天池穴。

刺上关者，呿⑧不能欠⑨；刺下关者，欠不能呿。刺犊鼻者，屈不能伸；刺两⑩关者，伸不能屈。

刺上关穴，应张口而不能合口；刺下关穴，应合口而不能张口。刺犊鼻穴，应屈足而不能伸

① 上合手太阳：衍文。手太阳本为小肠经，又云“上合手太阳”，不类。且前文已有“手太阳小肠者”，此赘误。

② 在：《甲乙·卷三·第二十九》“在”后有“手外侧腕中”五字。

③ 去端：《甲乙·卷三·第二十九》作“屈肘”。

④ 上合：二字当衍。去之例合。

⑤ 在：《甲乙·卷三·第二十七》“在”下有“腕中上侧”四字。

⑥ 一次：“次”后，依下文之例，当脱“脉”字。

⑦ 天容：马莳云“天容系手太阳经，非足少阳经，疑是‘天冲’穴”。

⑧ 呿：张口。《集韵·鱼韵》：“呿，口开也。”

⑨ 欠：郭霭春云“‘欠’似为‘欲’之坏字”。此“欠”为“欲”之脱。《太玄·玄告》范望注：“欲，犹合也。”

⑩ 两：《甲乙·卷五·第四》作“内”。

足；刺内关穴，应伸肘而不能曲肘。

足阳明挟喉之动脉也，其腧在膺中。手阳明次在其腧外。不至曲颊一寸。手太阳当曲颊。足少阳在耳下曲颊之后。手少阳出耳后，上加完骨之上。足太阳挟项大筋之中发际，阴尺①动脉在五里，五腧之禁也。

足阳明经的人迎穴在结喉两旁动脉处，它的脉气下行于胸膺。手阳明经的扶突穴在人迎之外，离至曲颊一寸。手太阳经的天窗穴，正在曲颊下面。足少阳的天冲穴在耳下曲颊之后。手少阳经的天牖穴在耳后，完骨穴在其上。足太阳经的天柱穴，挟项后发际大筋外侧陷中，尺之动脉处是手五里穴。上述动脉之腧穴，禁刺。

肺合大肠，大肠者，传道②之府。心合小肠，小肠者，受盛之府。肝合胆，胆者，中精③之府。脾合胃，胃者，五④谷之府。肾合膀胱，膀胱者，津液之府也。少阳⑤属⑥肾，肾上连⑦肺，故将⑧两藏。三焦者，中渎之府也，水道出焉，属膀胱。是孤之府也。是六府之所与合者。

肺合大肠，大肠是传导糟粕之腑。心合小肠，小肠是盛纳腐熟水谷之府。肝合胆，胆是内盛清汁（胆汁）之腑。脾合胃，胃是容纳水谷之腑。肾合膀胱，膀胱是水液贮聚之腑。少阴经注肾，肾上通肺，所以主两藏。三焦是水道之府，产生水道的功能作用。三焦经注膀胱，是无与其配合的独腑。这是六府与五藏的配合关系。

春取⑨络脉诸荥大经分肉⑩之间，甚者深取之，间者浅取之。夏取诸腧孙络肌肉皮肤之上。秋取诸合，余如春法。冬取诸井诸腧之分，欲⑪深而留之。此四时之序，气之所处⑫，病之所舍⑬，藏⑭之所宜。转筋者，立而取之，可令遂已。痿厥者，张⑮而刺之，可令立快也。

春天刺荥穴所处的经脉分肉之间，病重的深刺，病轻的浅刺。夏天刺腧穴所在的孙络肌肉皮肤之上。秋天刺合穴所在之处，其如春天之刺法。冬天刺井、腧所在的肌肉之处，所以深刺而留针。这是四时气候之序，脉气所在之处，病之部位，针刺所宜。转筋病站立而刺，立刻就好。痿厥者，平躺而刺，马上感到轻快。

---

① 尺阴：杨上善云“五里在肘上三寸……禁不可刺”。《医部全录》本“尺”字连下文。

② 道：《说文通训定声》云“道，假借为导”。

③ 精：通“清”。《礼记·缁衣》郑玄注：“‘精’，或为‘清’。”

④ 五谷：与“水谷”同义。《难经·三十五难》：“胃者，水谷之府。”

⑤ 少阳：《甲乙·卷一·第三》作“少阴”。

⑥ 属：注。

⑦ 连：“通”义。

⑧ 将：“主”义。

⑨ 取：下同。《甲乙·卷五·第一》作“刺”。

⑩ 分肉：分通“肦”，肥肉。此肦、肉同义复词，指肌肉。

⑪ 欲：《经词衍释》：“‘故’，犹‘若’也”，《经义述闻》：“‘欲’‘犹’古字通”，《诗·周颂·般》马瑞辰笺：“‘犹’，为若似之‘若’”。

⑫ 处：“在”义。《战国策·秦策》鲍彪注：“处，犹‘在’也。”

⑬ 舍：“位”义。

⑭ 藏：郭霭春云“‘藏’是误字，似应作‘针’”。

⑮ 张：孙鼎宜云“张当作偃，声误。偃、仆义同，仆即卧义”。

小针解第三

所谓易陈[①]者，易言也。难入[②]者，难著[③]于人也。粗守[④]形者，守刺法也。上守神者，守人之血气有余不足，可补泻也。神客者，正邪共会[⑤]也。神[⑥]者，正气也；客者，邪气也。在门[⑦]者，邪循正气之所出入也。未睹其疾者，先知邪正何经之疾也[⑧]。恶知其原[⑨]者，先[⑩]知何经之病，所取之处也。

所说的易说，是容易说明。"难于掌握"，是难于精通明白。劣医只知外表，知刺法；良医知神气，知人血气有余不足及补泻之理。"身与客"，是指正邪共聚。神气，就是正气；客，就是外来邪气。"察俞穴"，指察邪循从正气出入体表之处。"不见其病"，指未见病邪在何经。"怎知其本"，指不知何经之病、所刺之处。

刺之微[⑪]在数迟者，徐疾之意也。粗守关者，守四肢而不知血气正邪之往来也。上守机[⑫]者，知守气也。机之动，不离其空中者，知气之虚实，用针之徐疾也。空中之机，清净以微者，针以得气，密意守气勿失也。其来[⑬]不可逢者，气盛不可补也；其往[⑭]不可追者，气虚不可泻也。不可挂以发者，言气易失也。扣之不发[⑮]者，言不知补泻之意也，血气已尽而气不下也。

"刺之秘诀在于迟速"，是说针刺手法快慢之意。"粗守关"，是说劣医只知四肢穴位而不知气血往来。"上守气"，是说良医知气。"气之动，不离其孔"，是说知气之虚实，用针之快慢。"孔中之气，清净以微"，是说针刺得气后专心守气不失其神。"其盛不可逢"，是说气盛不可补。"其虚不可追"，是说气虚不可泻。"不可挂以发"，是说无邪气不可虚刺，以免伤正气。

知其往来者，知气之逆顺盛虚也。要与之期者，知气之可取之时也。粗之暗者，冥冥不知气之微密也。妙哉！工独有之，尽知针意也。往者为逆者，言气之虚而小，小者逆也。来者为顺者，言

---

① 陈：说。《文选·古诗十九首》李善注："陈，犹说也。"
② 入：引为"掌握"义。
③ 著："明"义。《庄子·则阳》郭象注："著，明也。"
④ 守："知"义。
⑤ 共会："同聚"之义。《说文·共部》："共，同也"，《广雅·释诂》："会，聚也"。
⑥ 神：神气。
⑦ 门：指俞穴。
⑧ 先知邪正何经之疾也：孙鼎宜："先，当作未，正，当作在。"
⑨ 原："本"义。
⑩ 先："未"之误。
⑪ 微：引为"秘"义，即秘诀。
⑫ 机：通"气"。
⑬ 来：引为"盛"义。
⑭ 往：引为"虚"义。
⑮ 扣之不发："扣"后22字，为误注之字而赘入经文。因其将"机"解释为弓弩之"机"了。

形[①]气之平，平者顺也。明知逆顺，正行无问者，言知所取之处也。迎而夺之者，泻也。追而济之者，补也。

“知其往来”，是说知道气的逆顺盛虚。“要与之期”，是说知气之可刺之时。“粗之暗”，是说劣医愚昧不知气之微妙。“妙哉工独有之”，是说良医尽知针刺之理。“往者为逆”，是说邪去后气虚少，虚少相对来说就叫“逆”。“来者为顺”，是说正气和平，平就是顺。“明知逆顺，正行无问”，是说知气之逆顺，就知道针刺之处了。“迎而夺之”，说得是迎其邪盛针刺，就是泻法。“追而济之”，说得是从其虚针刺，就是补法。

所谓虚则实之者，气口虚而当补之也。满则泄之者，气口盛而当泻之也。宛陈则除之者，去血脉[②]也。邪胜则虚之者，言诸经有盛者，皆泻其邪也。徐[③]而疾则实者，言徐内而疾出也[④]。疾而徐[⑤]则虚者，言疾内而徐出也[⑥]。言实与虚，若有若无者，言实者有气，虚者无气也。察后与先，若亡若存者，言气之虚实，补泻之先后也。察其气之已下与常[⑦]存也。为虚与实，若得若失者，言补者佖[⑧]然若有得也，泻则怳[⑨]然若有失也。

所说的“虚则实之”，是说气口脉虚，应用补法。“满则泄之”，是说气口脉盛，应用泻法。“宛陈则除之”，是说去除瘀血。“邪胜则虚之”，是说经脉邪盛，应泻其邪气。“补其病则实”，是指虚证应补；“除其病则虚”，是指实证应泻。“言实与虚，若有若无”，是说实者有邪气，虚者无正气。“察后与先，若亡若存”。是说虚实之补泻，气之存无。“为虚为实，若得若失”，是说补如所得，泻如所失。

夫气之在脉也，邪气在上者，言邪气之中人也高，故邪气在上也。浊气在中者，言水谷皆入于胃，其精气上注于肺，浊溜于肠胃，言寒温不适，饮食不节，而病生于肠胃，故命曰浊气在中也。清气在下者，言清湿地气之中人也，必从足始，故曰清气在下也。针陷[⑩]脉则邪气出者，取之上。针中脉则浊气出者，取之阳明合也。针太深则邪气反沉者，言浅浮之病，不欲深刺也，深则邪气从之入，故曰反沉也。皮肉筋脉各有所处者，言经络各有所主也。取五[⑪]脉者死，言病在中，气不足，但用针尽大泻其诸阴之脉也。取三[⑫]阳之[⑬]脉者，唯言尽泻三阳之气，令病人恇[⑭]然不复也。夺阴者死，言取尺之五里五往者也。夺阳者狂，正[⑮]言也。

“气之在脉也，邪气在上”，是说风邪伤犯人多在上部，所以说邪气在上。“谷气在中”，是说水谷食物入胃，其精微之气上走于肺，其谷食留于肠胃。寒温不适，饮食不节，多生肠胃之病，所以

---

① 形：郭霭春云“‘形’字疑为衍文。上言气之虚少，下言气之平，文义相对”。
② 血脉：指瘀血。《素问·针解篇》：“菀陈则除之者，出恶血也。”
③ 徐：“补”义。
④ 言徐内而疾出也：此是误解之文。前文“徐（余）而疾则实者”，是“补其病则实”义。
⑤ 徐：疑为“除”之误。
⑥ 疾内而徐出也：此为误解之文。前文“疾而徐（除）则虚者”，为“除其病则虚”义。
⑦ 常：《群经平议·毛诗》俞樾按：“古‘常’‘尚’通用”。
⑧ 佖：“满”义。《汉书·杨雄传》颜师古注：“佖，满也。”
⑨ 怳：同恍，虚义。《说文通训定声》：“怳，字亦作恍”；《慧琳音义·卷九十九》注：“恍，虚旷皃也”。
⑩ 陷：此指上部之陷脉。
⑪ 五脉：五脏五俞穴。
⑫ 三：指足三阳。
⑬ 阳之：郭霭春云“阳之二字衍，应据《九针十二原篇》删”。
⑭ 恇：虚甚。
⑮ 正：周学海云“‘正’字，疑当作‘狂’”。

说“谷气在中”。“清气在下”，是说清冷潮湿之气，多侵犯人的足胫等下部，所以说“清气在下”。“针上脉则邪气出”，是说取其上部俞穴。“针中脉则谷气出”，是说针刺胃经之足三里穴治疗。“针太深则邪气反沉”，是说病位浅不能深刺，深刺则邪气反深入，所以说病反而加重。“皮肉筋脉，各有所处”，是说皮肉筋脉各有其经络分布和针刺部位。“取五脉者死”，是说气虚泻其五脏阴经会致死。“取足脉者，令病人虚弱不复”，是说阳虚误泻足三阳经致病者虚弱不复。“夺阴者死”，是说误刺手五里穴而失阴致死。“夺阳者狂”，是指大泻伤阳致成狂言之证。

睹其色，察其目，知其散复，一[①]其形，听其动静者，言上工知相五色于目，有[②]知调尺寸小大缓急滑涩，以言所病也。知其邪正者，知论[③]虚邪[④]与正邪之风[⑤]也。右主推之，左持而御之者，言持针而出入也。气至而去[⑥]之者，言补泻气调而去之也。调气在于终始一者，持[⑦]心也。节[⑧]之交三百六十五会者，络脉之渗灌诸节者也。

“视其色，察其目，知其散复。视其形，听其动静”，是说高明的医生知察五色及目神，又知察尺肤寸口之小大、缓急、滑涩而推知病因。“知其邪正”，是说知其虚者与实者之分别。“右主推之，左持而御之”，是说左右手配合进出针手法。“气至而去之者”，是说补泻致气平调后即止针。“调气在于终始一者”，是说针刺调气时应专心一意。“节之交三百六十五会”，是说人体三百六十五气穴之处，都受脉络气血所渗灌营养。

所谓五藏之气已绝于内者，脉口气内[⑨]绝不至，反取[⑩]其外之病处与阳经之合，有留针以致阳气，阳气至则内重竭。重竭则死矣。其死也无气以动，故静。所谓五藏之气已绝于外者，脉口气外绝不至[⑪]，反取[⑫]其四末之输，有留针以致阴气，阴气至则阳气反入，入则逆。逆则死矣，其死也阴气[⑬]有余，故躁。所以察其目者，五藏使五色循[⑭]明，循明则声章。声章者，则[⑮]言声与平生异[⑯]也。

所说的“五藏之气已绝于内”，是说寸口脉虚竭不至，反用泻法重伤其气。重伤必死。其死时病人安静。所说的“五藏之气已甚于外”，脉口气盛至，反用补法，致病逆而死。其死时阳气有余，故病人躁烦。治病所以审察目，因为五藏之气使目色秀明，秀明则声音洪亮。声洪亮，就是说声音与平时不同。

---

① 一：“视”义。

② 有：通“又”。《经义述闻》：“古字‘有’与‘又’通。”

③ 论：同“仑”。引为“其”义。《诗·灵台》毛传段玉裁注：“‘论’，同‘仑’。”《元苞经传》李江注：“仑，次也”；《广雅·释诂》：“仑，思也”；《诗·桑扈》陈奂传疏：“‘其’与‘思’，皆为语词”。

④ 邪：通“者”。“邪”“者”古韵同，故可通假。《经传释词》：“‘邪’犹‘也’也”，又“‘者’，犹‘也’也”。是邪、者、也古并通之证。

⑤ 正邪之风：“正”通“盛”；“邪”通“者”；“风”通“分”。《诗·节南山》马瑞辰笺：“‘正’与‘成’，古亦通用”；《尔雅·释诂》郝懿行疏：“‘成’，通作‘盛’”；《素问·刺志论》张志聪注：“盛者，实也”。是“正”“盛”古通之证。《说文通训定声》：“风，假借为分。”是“风”“分”古通之证。

⑥ 去：止义。

⑦ 持：专守义。《国语·越语》韦昭注：“持，守也。”

⑧ 节：“气”义。

⑨ 内：涉前文“内”字致衍。

⑩ 反取：“反”后26字为误解原文之句。《九针十二原》本意为五藏之气虚竭于内，用针反使其泄。此则成致阳气之说。非。

⑪ 外绝不至：“外”，涉前文“外”字致衍。“绝”，引为“盛”义。“不”，助词。

⑫ 反取：“反”后26字为误注之文。《九针十二原》原意为五藏之气已盛于外，用针反补而致病逆。此解为致阴气。误。

⑬ 阴气：当作“阳气”。与“躁”例始合。

⑭ 循：《荀子·荣辱》王先谦集解：“‘循’，作‘修’”。“修”有“美”义。

⑮ 则：即义。

⑯ 异：不同。

邪气藏府病形第四

黄帝问于岐伯曰：邪气[①]之中人也奈何？岐伯[②]答曰：邪气之中人高也。黄帝曰：高下有度乎？岐伯曰：身半已上者，邪中之也；身半已下者，湿中之也。故曰：邪之中人也，无有常，中于阴则溜[③]于府，中于阳则溜于经。

黄帝问岐伯说：风邪怎样伤人？岐伯答：风邪易伤人体之高处。黄帝说：病位之高低有规律吗？岐伯说：上半身风邪易伤，下半身湿邪易伤。所以说，邪气伤人无常规，伤于内则留在六府，伤于外则留在经脉。

黄帝曰：阴之与阳也，异名同类，上下相会，经络之相贯，如环无端。邪之中人，或中于阴，或中于阳，上下左右，无有恒常，其故何也？

黄帝说：阴经与阳经，异名同类，上下相合，经络互通，如环无端。邪气伤人，或伤阴经，或伤阳经，上下左右，没有经常固定之处，其原因是什么？

岐伯曰：诸阳之会，皆在于面。中人也，方乘虚时，及新[④]用力，若[⑤]饮食汗出腠理开，而中于邪。中于面则下阳明，中于项则下太阳，中于颊则下少阳。其中于膺背两胁亦中其经。

岐伯说：手足的三阳经，都上走至头面。邪气伤人，多乘人体虚及辛劳之后，或热饮食汗出，腠理汗孔开泄，而感受邪气。邪侵面部，可下入阳明胃经。邪侵犯项部，可下入太阳膀胱经。邪侵颊部，可下入少阳胆经。邪中胸背两胁等部位，也可进入相应的经脉。

黄帝曰：其中于阴[⑥]奈何？岐伯答曰：中于阴者，常从臂胻始。夫臂与胻，其阴[⑥]皮薄，其肉淖泽，故俱受于风，独[⑦]伤其阴。

黄帝说：风邪怎样伤阴经？岐伯答道：风邪伤阴经常从臂胫开始。臂胫筋上之皮薄，其肌肉柔润，臂胫感受风邪后，于是易伤其阴经。

黄帝曰：此故伤其藏乎？岐伯答曰：身之中于风也，不必动[⑧]藏。故[⑨]邪入于阴[⑩]经，则[⑪]其藏气实，邪气入而不能客，故[⑫]还之于府。故中阳则溜[⑥]于经，中阴则溜[⑬]于腑。

---

① 邪气：指风邪。
② 岐伯：《甲乙·卷四·第二》无“岐”后14字。
③ 溜：通“留”。
④ 新：《广雅·释草》王念孙疏：“‘新’与‘辛’同”。
⑤ 若：《甲乙·卷四·第二》“若”后有“热”字。
⑥ 阴：阴经。
⑦ 独：副词，于是义。《经词衍释》：“独，亦可训为乃。”
⑧ 动：引为“伤及”义。《管子集校》：“动，作也”；《经义述闻》：“作，及也”。
⑨ 故：语首助词，无义。《经词衍释》：“故，犹夫也。”
⑩ 阴：指脏。
⑪ 则：“因”。《经词衍释》：“则，犹以也”；《仪礼·士相见礼》正义：“以，因也”。
⑫ 故：郭霭春云“‘故’与‘固’通。《吕氏春秋·任数篇》高注：固，必也”。
⑬ 溜：通“留”。

黄帝问：邪气会先伤五脏吗？岐伯答：人体感受风邪，不一定先伤及脏。邪侵入人体脏脉，因脏气实，邪气不能侵入，必重新侵入六腑。所以说邪气伤于外则留在经，伤于内则留在府。

黄帝曰：邪之中①人藏奈何？岐伯曰：愁忧恐惧则伤心，形寒寒饮则伤肺，以其两寒相感②，中外皆伤，故气逆而上行。有所堕坠，恶血留内，若③有所大怒，气上而不下，积于胁下，则伤肝。有所击仆，若醉入房，汗出当④风，则伤脾。有所用力举重，若入房过度，汗出浴水，则伤肾。黄帝曰：五藏之中风奈何？岐伯曰：阴阳俱感，邪乃得往。黄帝曰：善哉！

黄帝说：邪气怎样伤人脏？岐伯说：忧愁惊恐则伤心，受寒冷食则伤肺。因其两寒相伤，内外皆伤，气逆上而喘。跌仆坠落，瘀血留内，或大怒气上逆而不降，滞积胁下，则伤肝。跌打损伤，或醉后入房，汗出受风，则伤脾。举重用力，或入房过度，汗出淋浴，则伤肾。黄帝说：风邪怎样伤五脏？岐伯说：内外俱伤，风邪才能侵入五脏。黄帝说：讲得好！

黄帝问于岐伯曰：首面与身形也，属⑤骨连筋，同血合于气耳。天寒则裂地凌冰，其卒寒或手足懈惰⑥，然而其面不衣何也？岐伯答曰：十二经脉，三百六十五络，其血气皆上于面而走空窍，其精⑦阳气上走于目而为睛⑧，其别⑨气走于耳而为听，其宗气⑩上出于鼻而为臭，其浊气⑪出于胃，走唇舌而为味。其气之⑫津液皆上熏⑬于面，而⑭皮又厚，其肉坚，故天⑮气甚，寒不能胜之也。

黄帝问岐伯说：头面与身体，筋骨相连，同受气血之滋养。天寒地冻，其猝冷而手足瑟迟不灵活，而面却不用衣物御寒，这是为什么？岐伯答道：十二经脉及三百六十五络，其气血都上走至头面，通其孔窍。其清阳之气上走于目而为视明，其别络气上走于耳而为听聪，其呼吸之气上出入于鼻而为嗅觉，其水谷饮食入于胃，上走唇口而为味觉。其气与津液都上蒸于面，面皮又厚，肌肉坚实，所以其阳气盛，寒气不能胜过它。

黄帝曰：邪之中人，其病形何如？岐伯曰：虚邪⑯之中身也，洒淅动形。正邪⑰之中人⑱也，微⑲先见于色，不知于身，若有若无，若亡若存，有形无形，莫知其情。黄帝曰：善哉。

黄帝说：外邪伤人，其病状如何？岐伯说：体虚者身感外邪，会恶寒战栗而发病。体壮者身感外邪，开始先表现在气色方面，身体无感觉，好像似有似无，不易察觉。黄帝说：讲得好！

---

① 中："伤"义。《淮南子·原道》高诱注："中，伤也。"
② 感："伤"义。《玉篇·心部》："感，伤也。"
③ 若："或"义。《经词衍释》："或，犹如也、若也。"
④ 当：与"中"互文同义。"伤"义。《汉书·成帝纪》颜师古注："中，当也。"
⑤ 属："连"义。《战国策·西周策》鲍彪注："属，连也。"
⑥ 懈惰：郭霭春云"《景岳全书》卷二十六面病类引作（懈）怠"。
⑦ 精：通"清"。
⑧ 睛：《文选·七启》"失睛"之"睛"，五臣本作"精"。《管子集校》："精者，明也"。
⑨ 别：别络。
⑩ 宗气：《管子·轻重乙》："宗，犹'先'也"；《说文通训定声》："天，假借为'先'"。天气指呼吸之气。《素问·六节藏象论》："天食人以五气……五气入鼻，藏于心肺。"
⑪ 浊气：即"谷气"，指饮食水谷之气。
⑫ 之：《经传释词》："之，犹'与'也"。
⑬ 熏："蒸"义。《汉书·路温舒传》颜师古注："熏，气蒸也。"
⑭ 而：《太素·卷二十七·邪中》作"面"。
⑮ 天："阳"义。
⑯ 虚邪："虚"，指体虚之人。
⑰ 正邪："正"指体强壮之人。
⑱ 人：人身。
⑲ 微："初"义。《礼记·中庸》孔颖达疏："微是初端。"

黄帝问于岐伯曰：余闻之，见其色，知其病，命曰明[①]；按其脉，知其病，命曰神[②]；问其病，知其处，命曰工[③]。余愿闻[④]见而知之，按而得之，问而极[⑤]之，为之奈何？岐伯答曰：夫色脉与尺之[⑥]相应也，如桴鼓影响之相应也，不得相失也。此亦本末根叶之出[⑦]候也。故根死则叶枯矣。色脉形肉不得相失也。故知一则为工，知二则为神，知三则神且明矣。

黄帝问岐伯说：我听说望色而知病的叫做高明医生，切脉而知病的叫做神验医生，问病而知其病的叫一般医生。我愿望色而知病，按脉而得病，问诊而明病，应该怎么办？岐伯答道：色、脉与尺部皮肤相互印证，好像鼓槌和鼓声相互应合一样，不能失去其中之一。这也和植物之根和叶同为一体一样，根死叶就会枯萎。色、脉、尺肤诊病时不能失其一。所以知其一是一般医生，知其二是神验医生，知其三则医术神验又高明。

黄帝曰：愿卒闻之。岐伯答曰：色青者，其脉弦也；赤者，其脉钩[⑧]也；黄者，其脉代也；白者，其脉毛；黑者，其脉石。见其色而不得其脉，反得其相胜之脉[⑨]，则死矣；得其相生之脉[⑩]，则病已矣。

黄帝说：愿尽知之。岐伯说：色青的，脉应弦；色赤的，脉应洪；色黄的，脉应平软；色白的，脉应浮，色黑的，脉应沉。见其色而不见其相应的脉象，反得病、脉不合之脉象，为死证。如果得其病、脉相从之脉象，病可愈。

黄帝问于岐伯曰：五藏之所生[⑪]，变化之病形何如？岐伯答曰：先定其五色五脉之应[⑫]，其病乃可别也。黄帝曰：色脉已定，别之奈何？岐伯曰：调[⑬]其脉之缓、急、小、大、滑、涩，而病变定矣。

黄帝问岐伯说：五脏的生理状态和病后的变化状态是怎样的？岐伯答道：先定其五色五脉之正常征象，其病象才可辨别。黄帝说：正常的色脉已定，怎样辨别病态呢？岐伯说：察其脉之缓、急、小、大、滑、涩等情况，相应的病变就可明确了。

黄帝曰：调之奈何？岐伯答曰：脉急者，尺之皮肤亦急；脉缓者，尺之皮肤亦缓；脉小者，尺之皮肤亦减[⑭]而少气[⑮]；脉大者，尺之皮肤亦贲而起；脉滑者，尺之皮肤亦滑；脉涩者，尺之皮肤亦涩。凡此变者，有微有甚。故善调尺者，不待于寸，善调脉者，不待于色。能参合而行之者，可以为上工。上工十全九；行二者，为中工，中工十全七；行一者，为下工，下工十全六[⑯]。

---

① 明：高明医生。
② 神：神验医生。
③ 工：一般医生。
④ 闻：当为衍文。去之例合。
⑤ 极：引为“明”义。《大戴礼记》王聘珍注：“极，本也。”明其根本，故云“极之”。
⑥ 之：《甲乙·卷四·第二》“之”下有“皮肤”二字。
⑦ 出：疑为“同”之误。
⑧ 钩：指洪脉。徐灵胎：“钩即洪也。”
⑨ 相胜之脉：指应浮反沉、应洪反细、应大反小等一类脉病不合之脉象。
⑩ 相生之脉：“相生”，“相从”之义。指表证脉浮、邪盛脉实、气虚脉虚等一类脉病相合之脉象。
⑪ 生：指正常的生理状态。《尔雅·释言》郝懿行疏：“生者，活也”，《诗·蓼莪》朱熹传：“生者，本其气也”。
⑫ 应：“象”义。指正常之征象。《素问·六元正纪大论》王冰注：“应为先兆。”此“兆”，即“征象”义。
⑬ 调：“察”义。《玉篇·言部》：“调，度也”；《诗·文王》陈奂传疏：“度，犹鉴也”；《大戴礼记·小辨》王聘珍注：“度，揆度之也”。
⑭ 减：引为“缩”义。
⑮ 气：郭霭春云“‘气’字是衍文。此论尺肤，无所谓‘少气’”。
⑯ 六：《千金翼方·卷二十五》作“三”。

黄帝说：怎样察辨？岐伯答道：脉急的，尺部皮肤也拘急；脉小的，尺肤皮肤也缩而小；脉大的，尺肤的皮肤也充而大；脉滑的，尺肤之皮肤也滑润；脉涩的，尺肤的皮肤也枯涩。凡此病变，有轻有重。所以善于察尺肤的，不单凭寸口之脉；善于察脉的，不单凭色诊。能综合而掌握的，可以成为良医。良医治十人愈九人。能掌握其中之二的，为一般医生。一般医生治十人愈七人。能掌握其中之一的，为劣医。劣医治十人愈三人。

黄帝曰：请问脉之缓、急、小、大、滑、涩之病形何如？岐伯曰：臣请言五藏之病变也。心脉急甚者为瘛疭①；微急为心痛引背，食不下；缓甚为狂笑，微缓为伏梁②，在心下，上下行，时唾血。大甚为喉吤③；微大为心痹引背，善泪出。小甚为善哕，微小为消瘅。滑甚为善渴；微滑为心疝引脐，小腹鸣。涩甚为瘖；微涩为血溢，维④厥，耳鸣，颠疾。

黄帝说：请问脉的缓、急、小、大、滑、涩，分别有什么病状表现？岐伯说：臣谨说一说五脏的病变。心脉急甚，会出现筋脉拘急、肌肉抽搐之痫病；微急会出现正心痛连及背部，不能吃饭的病症。心脉缓甚为狂笑神志失常，微缓为腹肿大病，在脘腹中，气可上下窜行，有的唾血。心脉大甚为喉肿痛之喉风病，微大为心痛牵引背部，痛甚常流泪。心脉小甚常呃逆，微小多为内热消瘅病。心脉滑甚成为善渴证，微滑为心痛引脐，小腹鸣响证。心脉涩甚会成为失音不能言之病，微涩为吐衄出血之证，成为手足凉、耳鸣、癫疾等病。

肺脉急甚，为癫疾；微急为肺寒热，怠惰，咳唾血，引腰背胸，若鼻息肉不通。缓甚为多汗；微缓为痿瘘⑤，偏风，头以下⑥汗出不可止。大甚为胫肿；微大为肺痹⑦引胸背，起恶日光⑧。小甚为泄，微小为消瘅⑨。滑甚为息贲上气⑩，微滑为上下出血。涩甚为呕血；微涩为鼠瘘，在颈支腋之间下⑪，不胜其上⑫，其应⑬善痠⑭矣。

肺脉急甚，会是癫疾；微急是发热恶寒之证，乏力，咳血，牵引腰背胸不适，或者成为鼻息肉气塞不通。肺脉缓甚是多汗症，微缓是痿弱无力、偏枯之病，头汗不止。肺脉大甚为足胫肿，脉微大为肺寒证，引起胸背凉，起于腰内。肺脉小甚为泄泻病，微小为消瘅热证。肺脉滑甚为哮喘病，微滑为咳吐血及尿血便血之证。肺脉涩甚为呕血，微涩为淋巴结核病。多在颈及腋之内，不生于肩腋外上处。其征象是常痛。

---

① 瘛疭：筋脉拘挛，肌肉抽搐之病证。《急就篇·卷四》颜师古注："瘛疭，小儿之疾，即今痫病也。"

② 伏梁：指腹癥结肿大之病。《素问·腹中论》："病有少腹盛，上下左右皆有根……病名曰伏梁。"

③ 喉吤："喉吤"，即"喉风"。《庄子·渔父》陆德明释文："'分'，本或作'介'"；《汉书·杜金欠传》颜师古注："'分'，作'介'"；《说文通训定声》："风，假借又为'分'"。

④ 维：《诗·柏舟》陈奂传疏："'维'，犹'为'也"。

⑤ 痿瘘：痿弱无力之证，与后文偏风之病，义正相合。

⑥ 头以下：头为诸阳之会，所以头善出汗。若作头以下解，义例及临床均难通。《经词衍释》："之，犹'以'也。"

⑦ 肺痹：肺寒证。《荀子·解蔽》杨倞注："痹，冷疾也。"是"痹"有"寒"义。

⑧ 起恶日光：《脉经》作"起腰内"。

⑨ 消瘅：《素问·疟论》王冰注云"瘅，热也"。

⑩ 息贲上气："息贲"与"上气"，互文同义，指今之哮喘病。

⑪ 下："内"义。

⑫ 不胜其上：淋巴结核多生于肩腋之内，所以说"不生其上"。《吕览·当染》"王生"，《墨子》作"王胜"，是"胜""生"古通之证。

⑬ 应：征象。

⑭ 痠：痛。《山海经·中山经》郝懿行笺："痠，痛也。"

肝脉急甚者为恶言[①]；微急为肥气，在胁下若复杯。缓甚为善呕[②]；微缓为水瘕[③]痹也。大甚为内痈，善呕衄；微大为肝痹，阴缩，咳引小腹。小甚为多饮，微小为消瘅。滑甚为㿉[④]疝，微滑为遗溺。涩甚为溢饮，微涩为瘛挛筋痹。

肝脉急甚是妄言狂语症；微急是肥气病，胁下胀大如覆盖着杯子一样。肝脉缓甚多成伛曲不伸之病，微缓为水肿胀之病。肝脉大甚是内痈病，多呕吐衄血；微大是肝寒证，阴囊收缩，可牵引小腹。肝脉小甚是多饮症，微小是小热症。肝脉滑甚为肿疝，微滑为遗尿。肝脉涩甚为水溢水肿之病，微涩为筋脉拘挛痹痛之病。

脾脉急甚为瘛疭；微急为膈中[①]，食饮入而还出，后沃沫。缓甚为痿厥[⑥]；微缓为风痿[⑦]，四肢不用，心慧然若无病。大甚为击仆；微大为疝[⑧]气，腹裹大脓血，在肠胃之外[⑨]。小甚为寒热，微小为消瘅。滑甚为㿉癃[⑩]，微滑为虫毒蛕蝎腹热。涩甚为肠㿉[⑪]，微涩为内㿉[⑫]，多下脓血。

脾脉急甚为筋脉拘急之症；微急为中脘闭阻不通之症，饮食入而吐出，吐涎沫。脾脉缓甚是痿弱无力之病，微缓是废痿四肢失用之病。但其神志清楚似无病之常人。脾脉大甚是跌仆损伤，微大是痞气。脾脉小甚是发热恶寒之症，微小是消瘅热症。脾脉滑甚是热隆之病，微滑是肠道寄生虫小腹痛热之症。脾脉涩甚是肠痈病，微涩是小痈疡常下脓血。

肾脉急甚为骨癫疾[⑬]；微急为沉厥奔豚[⑭]，足不收，不得前后[⑮]。缓甚为折脊；微缓为洞[⑯]，洞者，食不化。下嗌还出[⑰]。大甚为阴痿；微大为石水，起脐已下至小腹腄腄然。上至胃脘，死不治。小甚为洞泄[⑱]，微小为消瘅。滑甚为癃㿉[⑲]；微滑为骨痿，坐不能起。起则目无所见。涩甚为大痈[⑳]，微涩为不月沉痔[㉑]。

肾脉急甚是骨痿弱无力，久寒气上奔之证；微急为不能行走之症，足不能抬举，腰不能前后俯仰。肾脉缓甚会腰痛如折，微缓为痛泄之病。痛泄就是水谷不消化而泄出之病。肾脉大甚为阳痿

---

① 恶言：郭霭春云“《甲乙·卷四·第二下》校注：‘恶言’，一作‘忘言’”。《韩非子·解老》王先谦集解：“‘忘’与‘妄’通。”

② 呕：疑为“伛”之误。指肢体腰脊弯曲不伸之症。肝主筋，故其病伛曲不伸。《广韵·释诂》：“伛，曲也”；《素问·刺禁论》王冰注：“伛谓伛偻，身踡曲也”。

③ 水瘕：“瘕”，引为“胀”义。“水瘕”，即“水胀”之义。水聚而胀。《素问·大奇论》张志聪注：“瘕，聚也。”

④ 㿉：“肿”义。《玉篇·病部》：“㿉，下肿也。”

① 膈中：“膈”通“隔”。“阻塞”义。《说文通训定声》：“隔字亦作膈。”《广韵·麦韵》：“隔，塞也。”

⑥ 痿厥：“厥”通“瘚”。“病”义。痿厥即痿病。

⑦ 风痿：肢体废弱失用之证。《说文通训定声》：“风，假借为放”；《周礼·大宰》郑玄注：“废，犹放也”。

⑧ 疝：《难经·五十六难》云“脾之积，名曰痞气”。《脉经·卷三·第三》作“痞”。

⑨ 腹裹大脓血，在肠胃之外：此为伏梁病之病状，误入于此。《素问·腹中论》：“伏梁因何得之？岐伯曰：裹大脓血，居肠胃之外。”

⑩ 㿉癃：热隆之病。《集韵·文韵》：“痽，热疡也。”《广韵·东韵》：“癃，病也。”《素问·大奇论》“有癃者”，《素问·气厥论》“则癃溺血”。

⑪ 肠㿉：即“疡痈”之互文。

⑫ 内㿉：“㿉”为“疡”义。

⑬ 骨癫疾：“骨”后，《甲乙·卷四·第二》有“痿”字。指骨软弱走路蹎跌之病。

⑭ 沉厥奔豚：久寒气上奔之证。

⑮ 不得前后：此指不能前后俯仰。

⑯ 洞：“洞”后脱“泄”字。《素问·金匮真言论》：“长夏善病洞泄寒中。”

⑰ 下嗌还出：此为“膈（隔）中”病之症状，误赘于此。前文“膈中，食饮入而还出”。可证。

⑱ 洞泄：前文已有“洞（泄）者，食不化”之文，此不当重复。《法言·学行》：“桐，洞也”；《广雅·释诂》：“桐，痛也”。

⑲ 癃㿉：“㿉”为“热”义。

⑳ 痈：痈肿。

㉑ 沉痔：“沉”“痔”互文同义，均“痔”义。《素问·气厥论》张志聪注：“沉，痔也。”

病，微大为脐以下小腹水肿之病。如果水肿上及胃脘，为死证，不能治。肾脉小甚为疼痛证，微小为消瘅热症。肾脉滑甚为热癃，微滑为骨痿弱无力之证，坐下不能起动，起则目昏不能视物。肾脉涩甚为痈肿之证，微涩是闭经、痔疮等病。

黄帝曰：病之六变者，刺之奈何？岐伯答曰：诸急者多寒；缓者多热；大者多气少血；小者血气皆少；滑者阳气盛，微①有热；涩者多②血少气，微有寒。是故刺急者，深内而久留之。刺缓者，浅内而疾发针，以去其热③。刺大者，微泻其气，无出其血。刺滑者，疾发针而浅内之，以泻其阳气而去其热。刺涩者，必中其脉，随其逆顺而久留之。必先④按而循⑤之。已发针，疾按其痏，无令其血出，以和其脉。诸小者，阴阳形气俱不足，勿取以针，而调以甘药⑥也。

黄帝说：病有六种脉象变化，怎样针刺？岐伯答道：凡是脉紧而有力的多是寒证；脉缓而有力的多是热证；脉大为多气少血证；脉小为血气皆虚证；脉滑为阳气盛，其多有热；脉涩少血少气，其多有寒。所以针刺紧脉，应深刺而久留针；针刺缓脉，应浅刺而速起针；刺大脉，轻泻其气，无出其血；刺滑脉，速起针而浅刺之，以泻其阳气而去其热邪；刺涩脉，必须刺其经脉，顺其血流方向而久留针，必须知按动行针之法。去针后速按其针孔，不使血出，以益其脉。凡是小脉，是阴阳都虚之证，不宜针刺，宜用味甘之补药调治。

黄帝曰：余闻五藏六府之气，荥输所入为合，令何道从入，入安连过⑦，愿闻其故。岐伯答曰：此阳脉之别⑧入于内，属于府者也。黄帝曰：荥输与合，各有名乎？岐伯答曰：荥输治外经⑨，合治内⑩府。

黄帝说：我听说五脏六腑之气，流注到荥、腧之穴，注入到合穴，它们从什么径路进入，又从什么径路注留各俞穴呢？愿知其缘由。岐伯答道：这是阳经之络脉，入内而注入六腑的。黄帝说：荥穴、腧穴、合穴等，各有明确的分工吗？岐伯答道：荥穴、腧穴主经脉之病；合穴主六腑之病。

黄帝曰：治内府奈何？岐伯曰：取之于合。黄帝曰：合各有名乎？岐伯答曰：胃合于三里，大肠合入于巨虚上廉，小肠合入于巨虚下廉，三焦合入于委阳，膀胱合入于委中央⑪，胆合入于阳陵泉。

黄帝说：怎样治六腑之病？岐伯答：刺其合穴。黄帝说：合穴各有名称吗？岐伯答道：胃的合穴在足三里，大肠的合穴在上巨虚，小肠的合穴在下巨虚，三焦的合穴在委阳，膀胱的合穴在委中，胆的合穴在阳陵泉。

黄帝曰：取之奈何？岐伯答曰：取之三里者，低跗⑫；取之巨虚者，举足；取之委阳者，屈伸

---

① 微：助词，无义。

② 多：郭霭春云"多"误，应作"少"。《脉经·卷四·平杂病脉》云"涩则少血"，可证。

③ 以去其热：衍文。郭霭春："此四字涉下'而去其热'误衍。"

④ 先：引为"知""明"义。《周礼·大司马》郑玄注："先，犹道也"；《荀子·礼论》杨倞注："道，通也"。

⑤ 循："行"义。《说文解字注》："循，行也。"此指行针。

⑥ 甘药：味甘补益之药。

⑦ 连过：《甲乙·卷四·第二》作"从道"。

⑧ 别：别络。

⑨ 外经：即经脉。《史记·扁鹊仓公列传》"《阴阳外变》"，《素问·玉版论要》作"《阴阳脉变》"。是"外""脉"古通之证。

⑩ 内腑：指六腑。

⑪ 央：衍文。郭霭春："'央'是衍文。应据《太素·卷十一·腑病合输》删。"

⑫ 低跗："垂胫"之义。《玉篇·人部》："低，垂也。"《尔雅·释器》郝懿行疏："跗，亦柄也。"此引指"胫"义。

而索[①]之；委中者，屈[②]而取之；阳陵泉者，正[③]竖膝予之齐，下至委阳之阳取之；取诸外经者，揄申[④]而从之。

黄帝说：怎样取合穴？岐伯答道：取足三里，应垂胫；取巨虚穴，应举足；取委阳穴，应屈股伸足；取委中穴，应屈膝；取阳陵泉穴，应竖膝相并，在委中外侧取穴。凡取肢体外侧之穴，宜伸直而取。

黄帝曰：愿闻六府之病。岐伯答曰：面热者足阳明病；鱼络血者手阳明病；两跗之上脉竖[⑤]陷者足阳明病，此胃脉也。

黄帝说：愿知六腑之病。岐伯答道：面部发热是足阳明胃经病变，手鱼际瘀血是手阳明大肠经病变，足背上趺阳脉沉而有力，是足阳明胃经病变，这是胃经之重要动脉。

大肠病者，肠中切痛而鸣濯濯，冬日重感于寒即泄，当脐而痛，不能久立，与胃同候，取巨虚上廉。

大肠病，肠中彻痛而肠鸣，冬重伤于寒即泄泻，当脐疼痛，不能久立。治疗与胃痛一样，刺上巨虚穴。

胃病者，腹䐜胀，胃脘当心而痛，上支两胁，膈咽不通，食饮不下，取之三里也。

胃病，腹胀，胃脘正中痛，上撑两胁，膈咽不利，饮食不下，刺足三里穴。

小肠病者，小腹痛，腰脊控睾而痛，时窘之后，当耳前热。若寒甚，若独肩上热甚，及小指次指之间热，若脉陷者，此其候也。手太阳病也，取之巨虚下廉。

小肠病，小腹痛，腰背引睾疼痛，时下坠，或冷，或肩热，及小指、无名指发热，或脉沉而有力。这是小肠病变的证候。刺下巨虚穴。

三焦病者，腹[⑥]气满，小腹尤坚，不得小便，窘急，溢则[⑦]水，留即为胀，候在足太阳之外大络，大络在太阳少阳之间，亦见于[⑧]脉，取委阳[⑨]。

三焦病，腹部胀满，小腹尤硬，不能小便，窘迫，水溢于皮肤为水肿，留在腹部为胀满。其表现也可呈现在足太阳外络之大络上，其络在太阳经和少阳经之间，该处络见赤红色。刺委中穴。

膀胱病者，小腹偏[⑩]肿而痛，以手按之，即欲小便而不得，肩上热。若脉陷，及[⑪]足小指外廉及[⑫]胫踝后皆热。若脉陷，取委中央[⑬]。

膀胱病，小腹甚肿而痛，以手按痛处，就想小便而尿不出来。肩发热，或脉沉力。其足小指外侧、胫、踝后都发热。如脉沉而有力，刺委中穴。

---

① 索：《甲乙·卷四·第二》作“取”。
② 屈：《甲乙·卷四·第二》“屈”下有“膝”字。
③ 正：《甲乙·卷四·第二》“正”下有“立”字。
④ 揄申：《尔雅·释诂》郝懿行疏：“申与伸同”。
⑤ 竖：《甲乙·卷四·第二》作“坚若”。
⑥ 腹：《甲乙·卷九·第九》“腹”下有“胀”字。
⑦ 则：《甲乙·卷九·第九》“则”下有“为”字。
⑧ 于：疑为“赤”之误。
⑨ 委阳：《甲乙·卷九·第九》作“委中”。
⑩ 偏：“甚”义。《助字辨略·卷三》：“颇云甚也。”
⑪ 及：《经词衍释》：“及，犹‘乃’也”；《经传释词》：“其，犹‘乃’也”。
⑫ 及：衍文。涉前“及”字致衍。去之例合。
⑬ 央：衍文。《甲乙·卷九·第九》无“央”字。

胆病者，善太息，口苦，呕宿汁，心下澹澹，恐人将捕之，嗌中吤吤然，数唾。在[①]足少阳之本末[②]，亦视其脉之陷下者灸之。其寒热者，取阳陵泉。

胆病，常叹气，口苦，吐宿食汁，心悸，像有人抓捕一样。咽中阻塞不适，频唾。察足少阳经足部之络脉，其脉络沉陷者用灸法。若发热恶寒，刺阳陵泉穴。

黄帝曰：刺之有道乎？岐伯答曰：刺此者[③]，必中气穴，无中肉节[④]。中气穴则针染[⑤]于巷[⑥]，中肉节即皮肤痛。补泻反则病益笃。中筋则筋缓，邪气不出，与其真[⑦]相搏，乱而不去，反还内著。用针不审，以顺为逆也。

黄帝说：刺有方法吗？岐伯答道：凡刺之法，必须刺中俞穴，不能刺中肉体。刺中俞穴则针感于内，刺中肉体则皮肤痛。补泻相反，病会加重。刺中筋则筋伤而弛缓，邪气不出，与正气相交，乱而不去，反滞而内留。用针不精，会出现以顺为逆的情况。

---

① 在：“察”义。《管子集校》：“在，察也。”

② 本末：指足部。人站立胫如树之根，故云“本”，足为胫之端，故云“末”。

③ 刺此者：《甲乙·卷五·第一》作“凡刺之道”。

④ 肉节：即“肉体”。《国语·周语》韦昭注：“节，体也。”

⑤ 染：“传”义。

⑥ 巷：引为“内”义。《诗·叔于田》孔颖达疏：“巷，是里内之途道也。”

⑦ 真：通“正”。《山海经·大荒西经》郝懿行笺：“‘真’，一作‘贞’”；《廿二史考异》钱大昕按：“‘正’，即‘贞’也”；《文选·古诗十九首》李善注：“‘真’，犹‘正’也”。是“真”“正”古通之证。

根结第五

岐伯曰：天地相感[1]，寒暖相移[2]，阴阳之道，孰多孰少？阴道偶，阳道奇。发于春夏，阴气少，阳气多。阴阳不调，何补何泻？发于秋冬，阳气少，阴气多，阴气盛而阳气衰，故茎叶枯槁，湿雨下归，阴阳相移[3]，何泻何补？奇邪离经[4]，不可胜数。不知根结，五藏六府，折关[5]败枢，开阖而走[6]，阴阳大失，不可复取。九针之玄[7]，要在终始。故能知终始，一言而毕；不知终始，针道咸绝。

岐伯说：天地相应，冷暖互变，阴阳之数，谁少谁多？阴数偶，阳数奇。病发于春夏，阴气少，阳气多。阴阳不调，怎样补泻？病发于秋冬，阳气少，阴气多。阴盛阳衰，好比茎叶枯萎，湿雨下走，阴阳离失，怎样补泻？疾邪病经，不可尽数。不知经脉的根结，五脏六腑病症不明，好像关枢伤断，开合失调。阴阳失调，不可再刺。九针之要，要在知经脉之终始。能知经脉终始，一句话就能概括出来；不知经脉终始，针法皆失。

太阳根于至阴，结于命门[8]。命门者，目也。阳明根于厉兑，结于颡大，颡大者钳耳也[9]。少阳根于窍阴，结于窗笼。窗笼者耳中也，太阳为开[10]，阳明为阖[11]，少阳为枢[12]。故开折则肉节[13]渎[14]而暴病起矣。故暴病者取之太阳，视有余不足。渎者皮肉宛膲[15]而弱也。阖折则气无所止息而痿疾起矣。故痿疾者，取之阳明，视有余不足。无所止息者，真[16]气稽留，邪气居之也。枢折即骨繇[17]，而不

---

① 感："应"义。《易·临》王弼注："感，应也。"

② 相移："互变"义。《文选·洛神赋》李善注："移，变也。"

③ 移：《甲乙·卷二·第五》作"离"。

④ 奇邪离经："奇"通"疾"，"离"通"罹"。"疾邪罹经"，即"疾邪病经"之义。《集韵·支韵》："奇，或作倚"；《楚辞·大招》王逸注："倚，辟也"；《战国策·宋卫策》鲍彪注："疾，犹癖"；《左传·宣公九年》杜预注："辟，邪也"；《汉书·贾谊传》颜师古注："辟，足病"。是"奇""疾"古通之证。《说文新附·网部》："罹，古多通作'离'。"《汉书·叙传》颜师古注："罹，遭也。"

⑤ 关："关"与"枢"互文同义。少阳经与少阴经为枢。

⑥ 走：引为"失"义。

⑦ 玄：《甲乙·卷二·第五》作"要"。

⑧ 命门："命"通"明"。"命门"，即"明门"。目主视，所以称其为"明门"。《左传·恒公三年》洪亮吉诂："'名'与'命'，古字通"；《诗·猗嗟》马瑞辰笺："'名''明'古字通"。是命、名、明古并通之证。

⑨ 结于颡大，颡大者钳耳也：《甲乙·卷二·第五》作"结于颃颡，颃颡者钳大，钳大者耳也。"是"钳"字之前后，均有脱文。钳喻圆铁环。

⑩ 开：引为"表"义。《素问·生气通天论》王冰注："开，谓皮腠发泄。"

⑪ 阖：引为"内"义。

⑫ 枢：引为"中"义。《管子·枢言》尹知章注："枢者，居中以运外。"

⑬ 肉节："节"为"体"义。"肉节"即"肉体"之义。

⑭ 渎：《甲乙·卷二·第五》作"溃"。

⑮ 宛膲：张景岳云"消瘦干枯之谓"。

⑯ 真：通"正"。

⑰ 繇：《甲乙·卷二·第五》作"摇"。

安于地。故骨繇者取之少阳，视有余不足。骨繇者[①]，节缓而不收也，所谓骨繇者摇故也[②]，当穷其本也。

足太阳经起于足小指外侧的至阴穴，止于目内眦之明门穴（睛明穴）。足阳明经起于足大指侧次指端的厉兑穴，止于耳上之头维穴。足少阳经起于足小指侧次指之端的窍阴穴，止于耳前的听宫穴。太阳经为表，阳明经为里，少阳经为中。开的功能败则肉体溃而急病起，急病刺太阳经，泻有余，补不足。“渎”就是皮肉消瘦干枯。阖的功能败就会出现气喘、肌肉痿弱之病。肌肉痿弱，刺足阳明经。泻有余，补不足。气喘者，正气滞留，邪气积聚所致。枢的功能败则骨摇不能稳于地，所以骨摇动不安者刺足少阳经。泻有余，补不足。关节弛缓收缩无力的，当治其本。

太阴根于隐白，结于太仓。少阴根于涌泉，结于廉泉。厥阴根于大敦，结于玉英，络于膻中。太阴为开，厥阴为阖，少阴为枢。故开折[③]则仓廪[④]无所输[⑤]，膈洞，膈洞者取之太阴，视有余不足。故开折者气不足而生病也。阖折即气绝而喜悲[⑥]，悲者取之厥阴，视有余不足。枢折则脉有所结而不通，不通者取之少阴。视有余不足。有结者皆取之不足[⑦]。

足太阴脾经起于足大指内端的隐白穴，止于上腹部的太仓穴。足厥阴肝经起于足大指外端的大敦穴，止于胸部的玉英穴，下络膻中穴。足少阴肾经起于足心的涌泉穴，止于颈喉部的廉泉穴。太阴为表，厥阴为里，少阴为中。开的功能败伤则水谷不能纳受，呕吐痛泄。呕吐痛泄刺太阴脾经。泻有余，补不足。开的功能伤，气不足而生病。阖的功能败伤则气绝而其经易伤，伤则刺厥阴肝经。泻有余，补不足。枢的功能败伤则气结不通，不通应刺少阴肾经。泻有余，补不足。凡有结滞的，都可针刺治疗。

足太阳根于至阴，溜[⑧]于京骨，注于昆仑，入于天柱、飞扬也。足少阳根于窍阴，溜于丘墟，注于阳辅，入于天容[⑨]、光明也。足阳明根于厉兑，溜于冲阳，注于下陵，入于人迎、丰隆也。手太阳根于少泽，溜于阳谷，注于少海，入于天窗、支正也。手少阳根于关冲，溜于阳池，注于支沟，入于天牖、外关也。手阳明根于商阳，溜于合谷，注于阳溪，入于扶突、偏历也。此所谓十二经者，盛络皆当取之。

足太阳膀胱经起于至阴穴，流于京骨穴，注于昆仑穴，入于天柱、飞扬穴。足少阳胆经起于窍阴穴，流于丘墟穴，注于阳辅穴，入于天冲、光明穴。足阳明胃经起于厉兑穴，流于冲阳穴，注于下陵穴，入于人迎、丰隆穴。手太阳小肠经起于少泽穴，流于阳谷穴，注于小海穴、入于天窗、支正穴。手少阳三焦经起于关冲穴，流于阳池穴，注于支沟穴，入于天牖、外关穴。手阳明大肠经起于商阳穴，流于合谷穴，注于阳溪穴，入于扶突、偏历穴。这是十二经的根、流、注、入之处。凡见络盛瘀血的，都应刺之。

---

① 骨繇者：衍文。《甲乙·卷二·第五》无。
② 所谓骨繇者摇故也：衍文。《甲乙·卷二·第五》无。
③ 折：“伤”义。《荀子·修身》杨倞注：“折，损也。”
④ 仓廪：此引指水谷。
⑤ 输：“纳”义。《慧琳音义·卷八十五》注：“输，纳也。”
⑥ 喜悲：“喜”，“多”“易”义；“悲”，“伤”义。《诗·鼓钟》毛传：“悲犹伤也。”肝经绝而易伤其经，故云“喜悲”。
⑦ 不足：衍文。《甲乙·卷二·第五》无。
⑧ 溜：《甲乙·卷二·第五》作“流”。下诸“溜”，例同。
⑨ 天容：马莳云“天容当作天冲”。

一日一夜五十营[①]，以营五藏之精[②]。不应数者，名曰狂生[③]。所谓五十营者，五藏皆受气。持其脉口，数其至也。五十动而不一代[④]者，五藏皆受气；四十动一代者，一藏无气；三十动一代者，二藏无气；二十动一代者，三藏无气；十动一代者，四藏无气，不满十动一代者，五藏无气，予[⑤]之短期[⑥]。要在终始。所谓五十动而不一代者，以为常也。以知五藏之期。予之短期者，乍数乍踈也。

经脉之气一日一夜运行五十周，以行五脏之气。其次数不合者，叫作生病。所说的正常五十周，指五脏周身都能正常接受气血。持其寸口之脉，可以知道脉动的次数。脉跳五十次不停者，五脏都能正常接受气血；四十跳一停的，其一脏不能受气血；三十跳一止的，两脏不能受气血；二十跳一止的，三脏不能受气血；十跳一止的，四脏不能受气血；不足十跳一止的，五脏都不能受气血，可预测死期。经气运行的关键，在于终始如一，不能间断。所说的五十动而无一止的，是正常状态，所以可知五脏正常之气。预测死期的征象，脉跳或快或慢。

黄帝曰：逆顺[⑦]五体者，言人骨节之小大，肉之坚脆，皮之厚薄，血之清浊，气之滑涩，脉之长短，血之多少，经络之数[⑧]，余已知之矣。此皆布衣匹夫[⑨]之士也。夫王公大人，血食之君，身体柔脆，肌肉软弱，血气慓悍[⑩]滑利，其刺之徐疾浅深多少，可得同之乎？岐伯答曰：膏粱菽藿[⑪]之味，何可同也。气滑即出疾，其气涩则出迟。气悍则针小而入浅，气涩则针大而入深。深则欲[⑫]留，浅则欲疾。以此观之，刺布衣者深以留之，刺大人者微以徐之。此皆因气[⑬]慓悍滑利也。

黄帝说：上下五体，是说人的骨节小大、肌肉坚软、皮肤厚薄、血液稀稠、气之滑利滞涩，脉的长短、血的多少、经络的位置。这些我已知道了。这都是指一般平民而言的。王公贵族，食肉之人，身体常柔弱，肌肉软弱，血气滑利，针刺他们时慢快浅深多少，与一般人相同吗？岐伯答道：甘肥精食之人与粗劣食物之人，怎么能相同呢？气滑的出针应快，气涩的出针应慢。气血滑利，应用小针浅刺；气血涩滞，应用大针深刺。深刺宜留针，浅刺宜快速针刺。由此来看，刺平民者，宜深刺而留针；刺贵族者，宜轻刺以和之。这都是因为气滞涩与气滑利不同的缘故。

---

① 营："行"义。《文选·魏都赋》张载注："周行为营。"

② 精："气"义。《淮南子·天文》高诱注："精，气也。"

③ 狂生："狂"，"病"义。《广韵·阳韵》："狂，病也。""狂生"，即"病生""生病"之义。

④ 代："止"义。《素问·脉要精微论》王冰注："代，止也。"

⑤ 予：预测。

⑥ 短期："短"，"病"义；此引为"死"义。《国语·晋语》韦昭注："病，短也。"

⑦ 逆顺："上下"义。《周礼·宰夫》贾公彦疏："逆者，向上之言"；《周易稗疏》："自上而下谓之顺"。

⑧ 数：引为"处""位置"义。《孙子兵法·用间》李筌注："度、数也"；《庄子·则阳》陆德明释文："度，居也"；《周礼·大史》郑玄注："居，犹处也"。

⑨ 布衣匹夫：指平常人。《文选·为齐明皇帝作相让宣城郡公第一表》吕延济注："布衣，犹平人也。"《资治通鉴·汉纪》胡三省注："凡言匹夫、匹如者，谓凡庶之人。"

⑩ 慓悍："滑利"义。即"慓悍"与"滑利"互文同义，也可视为同义复词。《尔雅·释诂》王念孙疏："栗、嘌、剽、僄、漂，并字异义同"；李贺《天上摇》王琦注："漂，浮也，动也，流也"；《庄子·刻意》成玄英疏："流，通也"；《周礼·食医》贾公彦疏："滑者，通利往来"。是"慓"有"滑"义。《素问·阴阳应象大论》王冰注："悍，利也。"经文前言"身体柔脆，肌肉软弱"，所以此"慓悍"，不能解作"疾厉"之义。

⑪ 膏粱菽藿：膏粱，指甘肥之精食；菽藿，指粗劣食物。《国语·晋语》韦昭注："膏，肉之肥也"；《孟子·告子》赵岐注："膏粱，细粮如膏者也"；《汉书·刘向传》颜师古注："菽，谓豆也"；《荀子·礼论》王先谦集解："藿，豆叶也"。

⑫ 欲："当"义。《助字辨略》："欲，将也"，《吕览·当赏》高诱注："宜，犹当也"，《经词衍释》："当，犹将也"。是欲、宜古通之证。

⑬ 气："气"下当脱"涩"字，例始合。

黄帝曰：形气之逆顺[①]奈何？岐伯曰：形气不足，病气有余，是邪胜也，急泻之。形气有余，病气不足，急补之。形气不足，病气不足，此阴阳气俱不足也，不可刺之。刺之则重不足，重不足则阴阳俱竭，血气皆尽，五藏空虚，筋骨髓枯，老者绝灭，壮者不复矣。形气有余，病气有余，此谓阴阳俱有余也，急泻其邪，调其虚实。故曰有余者泻之，不足者补之，此之谓也。

黄帝说：形气的虚实是怎样的？岐伯说：形气不足，病气有余，是邪气盛实，急泻其邪。形气有余，病气不足，急补之。形气、病气都不足，这是阴阳都虚之证。不可针刺。针刺会加重其虚，重虚则阴阳俱衰，血气皆尽，五脏空虚，筋骨髓都枯竭。老年人可致死，壮年人难以康复。形气、病气都有余，是阴阳俱实之证，应急泻其邪，调其虚实。所以说实者泻之，虚者补之，就是这个道理。

故曰刺不知逆顺，真邪相搏[②]，满而补之，则阴阳四[③]溢，肠胃充郭，肝肺内䐜，阴阳相错。虚而泻之，则经脉空虚，血气竭枯，肠胃慑辟，皮肤薄著，毛腠夭膲，予[④]之死期。故曰用针之要，在于知调阴与阳。调阴与阳，精气乃光[⑤]。合形与气，使神内藏。故曰上工平[⑥]气，中工乱[⑦]脉，下工绝气危生。故曰下工不可不慎也。必审五藏变化之病，五藏之应，经络之实虚，皮之柔粗，而后取之也。

所以说针刺不知虚实，正邪相违背。邪盛而补，则阴阳皆盛，肠胃䐜满，肝肺内胀，阴阳错逆。正虚而泻，则经脉空虚，血气枯少，肠胃松弛无气，皮瘦贴骨，毛发枯干。可预测死期。所以说，用针的要领，在于知道调阴阳，阴阳调和，正气乃充，形气相合，神气内藏。所以说良医辨气，一般医生主脉，劣医败气危害生命。所以求医治病不可不谨慎。必须察五脏的病变，五脉的征象，经络的虚实，皮肤的粗细，然后再针刺。

---

① 逆顺：虚实义。逆为实，顺为虚。《管子·君臣》："为下而胜，逆也"；《墨子·明鬼》孙诒让注："胜者盈也"；《玉篇·力部》："胜，强也"。是"逆"可引为"实"义。《小尔雅·广言》："顺，退也"；《楚辞·招魂》蒋骥注："顺，柔顺也"；《史记·乐书》张守节正义："柔，软也"。是"顺"可引为"虚"义。

② 搏：违背义。《文选·鲁灵光殿赋》吕向注："搏，犹相负也"；《战国策·秦策》高诱注："负，背也"；《类篇·贝部》："负，违也"。

③ 四：郭霭春云"'四'是'皆'的误字"。

④ 予：预测。

⑤ 光：《甲乙·卷五·第六》作"充"。

⑥ 平：通"辨"。朱起风《辞通》："'平''辨'古读同音。'平章'通作'辨章'，是其例也。"

⑦ 乱："主"义。《尔雅·释诂》："乱，治也。""治"有"主"义。

寿夭刚柔第六

黄帝问于少师曰：余闻人之生[①]也，有刚有柔，有弱有强，有短有长，有阴有阳，愿闻其方[②]，少师答曰：阴中有阴[③]，阳中有阳[④]，审知阴阳，刺之有方。得病所始，刺之有理[⑤]。谨度病端，与时[⑥]相应。内合于五藏六府，外合于筋骨皮肤。是故内有阴阳，外亦有阴阳。在内者，五藏为阴，六府为阳；在外者，筋骨为阴，皮肤为阳。故曰病在阴之阴者，刺阴之荥输；病在阳之阳者，刺阳之合；病在阳之阴者，刺阴之经；病在阴之阳者，刺络脉。故曰病在阳者命曰风，病在阴者命曰痹，阴阳俱病命曰风痹。病有形而不[⑦]痛者，阳之类也；无形而痛者，阴之类也。无形而痛者，其阳完[⑧]而阴伤[⑨]之也，急治其阴，无攻[⑩]其阳；有形而不痛者，其阴完而阳伤之也，急治其阳，无攻其阴。阴阳俱动[⑪]，乍有形，乍无形，加以烦心，命曰阴胜[⑫]其阳。此谓不表不里，其形不久。

黄帝问少师说：我听说人的身体，皮肤有坚实有柔软，身体有虚弱有强壮，个头有低有高，体质有偏寒有偏热，愿知其区别。少师答道：阴中有阳，阳中有阴，察知阴阳，针刺才能得法；知病起因，针刺才能有序。审察病机，与气相合。内与五脏六腑之气相合，外与筋骨皮肤之气相合。所以内有阴阳，外也有阴阳。在内，五脏为阴，六腑为阳；在外，筋骨为阴，皮肤为阳。所以说病在阴中之阴，刺阴经的荥穴、腧穴；病在阳中之阳，刺阳经的合穴；病在阳中之阴，刺阴经的经穴；病在阴中之阳，刺络脉。所以说病在阳叫做风，病在阴叫做痹。阴阳都病的，叫做风痹。病有形而痛者，是阳病之类；病无形而痛的，是阴病之类。无形而痛，其阳全而阴病，急治其阴，无治其阳；有形而痛者，其阴全而阳病，急治其阳，无治其阴。阴阳都病，或有形，或无形，加之烦躁，叫做阴加于阳。这是其病位表里不明显，其身体不能长久。

黄帝问于伯高曰：余闻形气病之[⑬]先后，外内之应奈何？伯高答曰：风寒伤形，忧恐忿怒伤气。气伤藏，乃病藏；寒伤形，乃应形；风伤筋脉，筋脉乃应，此形气外内之相应也。

黄帝问伯高说：我听说形气病有先后，其外内怎样相应合？伯高答道：风寒伤形体，忧思恐怒

---

① 生：指人身。
② 方："区别"义。《国语・楚语》韦昭注："方，犹别也。"
③ 有阴：《甲乙・卷六・第六》作"有阳"。
④ 有阳：《甲乙・卷六・第六》作"有阴"。
⑤ 理：次序义。《荀子・正名》杨倞注："理，条贯也。"
⑥ 时：《尔雅》"四时"，《唐石经》作"四气"。是气、时古通。
⑦ 不：助词。
⑧ 完：全。《说文・宀部》："完，全也。"
⑨ 伤："病"义。《国语・晋语》韦昭注："伤，病也。"
⑩ 攻："治"义。《管子・动官》尹知章注："攻，治也。"
⑪ 动："伤"义。《淮南子・说山》高诱注："动，感。"《文选・东京赋》李善注："感，伤也。"
⑫ 胜："加"义。《广韵・正韵》："胜，加也。"
⑬ 之：《经词衍释》："有，犹为也，其也"；《诸子平议・列子》俞樾按："之，即其也。"是之、有古可通之证。

伤神气。气伤脏，脏受病；寒伤形，形受病；风伤筋脉，筋脉受病，这是形气外内相应的关系。

黄帝曰：刺之奈何？伯高答曰：病九日者，三刺而已。病一月者，十刺而已。多少远近，以此衰[①]之。久痹不去身者，视其血络，尽出其血。黄帝曰：外内之病，难易之治奈何？伯高答曰：形先病而未入藏者，刺之半其日[②]；藏先病而形乃应者，刺之倍其日。此月[③]内难易之应也。

黄帝说：怎样针刺？伯高答道：病九日的，刺三次而愈；病一月的，刺十次而愈。其他病程之长短，照此加减，进行针刺。久痹不愈，视其瘀血之络，刺而尽出其血。黄帝说：外病和内病，难病和易病各怎样治疗？伯高答道：形体先病，尚未入脏的，针刺疗程是正常疗程的一半时间；内脏先病而形体后病的，针刺疗程是正常疗程的一倍。这就是外病内病、难病易病的针刺疗程关系。

黄帝问于伯高曰：余闻形有缓急，气有盛衰，骨有大小，肉有坚脆，皮有厚薄，其以立寿夭奈何？伯高答曰：形与气相任[④]则寿，不相任则夭。皮与肉相果[⑤]则寿，不相果则夭。血气经络胜[⑥]形则寿，不胜形则夭。

黄帝问伯高说：我听说人的体肤有松柔有紧密，气有盛有衰，骨骼有大有小，肌肉有坚实有软弱，皮肤有厚有薄，怎样以此来定寿与夭折？伯高答道：形体与神气相合就能长寿，不相合就容易夭折。皮与肉相裹和则长寿，不相和则易夭折。血气经络与形体相合则长寿，不相合则易夭折。

黄帝曰：何谓形之缓急？伯高答曰：形充而皮肤缓者则寿，形充而皮肤急者则夭。形充而脉坚大者顺也。形充而脉小以弱者气衰，衰则危矣。若形充而颧不起者骨小，骨小则夭矣。形充而大肉䐃[⑦]坚而有分者肉坚，肉坚则寿矣，形充而大肉无分理不坚者肉脆[⑧]，肉脆则夭矣。此天之生命，所以立形定气而视寿夭者。必明乎此立形定气，而后以临病人，决死生。

黄帝说：什么是形体的缓急？伯高答道：形胖而皮肤润软者就长寿；形胖皮肤粗涩的，就容易夭折。形胖而脉大有力是顺；形胖而脉小弱者气衰，气衰则危害生命。形胖而颧骨小的其周身骨骼小，骨小则容易夭折。形胖其肉脂密而有分理的是肉结实，肉结实则能长寿；形胖其肉无分理不密的是肉软弱，肉软弱则易夭折。这是自然状态下的生命形体，所以明形气而知寿夭。必先知此立形定气，然后才能临床治病，决定死生。

黄帝曰：余闻寿夭，无以度[⑨]之。伯高答曰：墙基卑[⑩]，高[⑪]不及，其地[⑫]者，不满三十而死；其有因加疾者，不及二十而死也。黄帝说：形气之相胜，以立寿夭奈何？伯高答曰：平人而[⑬]气胜形者寿；病而形肉脱，气胜形者死，形胜气者危矣。

黄帝说：我听说寿夭不易判断。伯高答道：面部肌肉瘦削，色不润泽，其瘦削的，不满三十就

---

① 衰："减"义。此引指为加减之义。

② 半其日：正常疗程的一半时日。

③ 月：为"外"之音转。与上文"外内之病，难易之治奈何"例始合。

④ 任："合"义。《说文·人部》："任，符也"；《庄子·人间世》成玄英疏："符，合也"。

⑤ 果：《甲乙》作"裹"，裹和之义。

⑥ 胜："任""合"义。《荀子·仲尼》王先谦集解："胜，任也。"

⑦ 䐃：肌肉之脂肪。《集韵·准韵》："䐃：兽聚脂貌"；《素问·皮部论》王冰注："䐃，肉之标"。

⑧ 脆：弱义。《广雅·释诂》："脆，弱也"。

⑨ 度：引为判断义。《慧琳音义·卷三十九》注："度，揆度，较量之也"；《左传·昭公二十四年》杜预注："度，谋也"。

⑩ 墙基卑："墙"在此指面；"基"指面部肌肉；"卑"，低下瘦削义。《说文·肉部》："肌，肉也，从肉几声。"《说文通训定声》："几，假借为且"；《经词衍释》："且，犹其也"；《说文通训定声》："其，假借又为基"。

⑪ 高：为"膏"之假字。润泽义。《易·屯》焦循注："'膏'与'高'同。"柳宗元《种术》蒋之翘注："膏，润泽之气。"

⑫ 地：卑下之义。引指肌肉瘦削。《荀子·礼论》："地者，下之极。"

⑬ 而：《经词衍释》云"之，犹而也"。

会死掉。如果再加上有病，则不到二十就会死掉。黄帝说：形气相合与否，怎样去定寿夭？伯高答道：正常人形气相合则长寿。病人形肉脱，邪气胜形者死，形盛气虚的病危。

黄帝曰：余闻刺有三变[①]，何谓三变？伯高答曰：有刺营者，有刺卫者，有刺寒痹之留经者。黄帝曰：刺三变者奈何？伯高答曰：刺营者出血，刺卫者出气，刺寒痹者内[②]热。黄帝曰：营卫寒痹之为病奈何？伯高答曰：营之生病也，寒热少气，血上下[③]行。卫之生病也，气痛时来时去，怫忾贲响，风寒客于肠胃之中。寒痹之为病也，留而不去，时痛而皮不仁。黄帝曰：刺寒痹内热奈何？伯高答曰：刺布衣者，以火焠之；刺大人者，以药熨之。

黄帝说：我听说针刺可治疗三病，什么是三病？伯高答道：刺营血病，刺卫气病，刺寒痹留经之病。黄帝说：怎样刺三病？伯高答道：刺营血病者宜出血；刺卫气病者宜出其气；刺寒痹病者应使其热。黄帝说：营血病、卫气病、寒痹病是什么表现？伯高答道：营血之病，寒热往来、短气、血滞不行；卫气之病，其痛或痛或止，肠鸣响，这是风寒侵入肠胃之中；寒痹之病，久留不去，肢体关节常痛，肌肤麻木。黄帝说：怎样针刺寒痹使其热？伯高答道：刺劳苦大众，用火针治疗；刺贵族骄体，用药熨法祛散寒邪。

黄帝曰：药熨奈何？伯高答曰：用淳[④]酒二十升，蜀椒一升，干姜一斤，桂心一斤，凡四种，皆㕮咀[⑤]，渍酒中。用绵絮一斤，细白布四丈，并内酒中，置酒马矢煴[⑥]中，盖封涂，勿使泄。五日五夜，出布绵絮，曝干之。干复渍，以尽其汁，每渍必晬其日，乃出干。干，并用滓与绵絮，复布为复巾，长六七尺，为六七[⑦]巾。则用之生桑炭炙巾，以熨寒痹所刺[⑧]之处，令热入至于病所，寒，复炙巾以熨之。三十遍而止。汗出，以巾拭身，亦三十遍而止。起步内中，无见风。每刺必熨，如此病已矣。此所谓内热也。

黄帝说：怎样药熨？伯高答道：用醇酒二十升，蜀椒一升，干姜一斤，桂心一斤。凡此四种药，都用嘴嚼碎，浸渍于酒中。用丝绵一斤，细白布四丈，并浸入酒中。把酒器放于马粪中闷燃，酒器用泥封涂好，不使泄气。五天五夜后取出白布及丝棉，曝干。干后再浸入酒中，直至吸尽其汁。每浸渍一次，必须满一天一夜后再取出曝干。干后将药渣与丝棉一起置于布内包裹后折叠多层成巾状，长六七尺。用时在桑炭上烤热，熨寒痹疼痛之处，使温热达到病处。药巾凉后，再烤热复熨，如此三十遍而停止。汗出，用巾擦身，也是三十遍。熨后在室内散步，不要见风。每次针刺必须配合药熨，这样病可愈。这就是所说的寒痹使热。

---

① 变："病"义。《吕览·孟春》高诱注："变，犹戾也"；《战国策·赵策》鲍彪注："戾，疾也"；《论语·阳货》皇侃疏"疾，谓病也"。

② 内：引为"使"义。《谷梁传·成公九年》范甯注："内称，谓称使。"

③ 上下：疑为"不"字之分离致误。

④ 淳：《甲乙·卷十·第一》作"醇"。

⑤ 㕮咀：用嘴嚼。《集韵·噳韵》："㕮咀，嚼也。"

⑥ 马矢煴：指用马粪闷烟，缓慢燃烧。《说文·火部》："煴，郁烟也。"

⑦ 六七：疑为衍文。涉前文致衍。

⑧ 刺：《甲乙·卷十·第一》作"乘"。

官[①]针第七

凡刺之要，官针最妙。九针之宜，各有所为，长短大小，各有所施也。不得其用，病弗能移，疾浅针深，内伤良肉，皮肤为痈；病深针浅，病气不泻，支[②]为大脓[③]。病小针大，气泻太甚，疾必为害；病大针小，气不泄泻，亦复为败。失[④]针之宜，大者泻，小者不移[⑤]。已言其过，请言其所施。

针刺的要点，用针最关键。九针之施，各有所用。长短大小，各有所行之指证。不得其用法，病不能除。病浅针深，内伤正常肌肉，皮肤成为痈肿；病深针浅，则病气不能泻除，反成大病。病小针大，伤气太重，病必为害；病大针小，邪气不泻，治疗也会失败。针刺得法，大针泻邪，小针益气。已讲不当针刺之弊端，请讲一讲它的合理使用。

病在皮肤无常处者，取以镵针于病所，肤白勿取；病在分肉[⑥]间，取以员针于病所；病在经络痼痹者，取以锋针；病在脉，气少当补之者，取以鍉针于井荥分输；病为大脓者，取以铍针；病痹气暴发者，取以员利针；病痹气痛而不去者，取以毫针；病在中者，取以长针；病水肿不能通[⑦]关节者，取以大针；病在五藏固[⑧]居者，取以锋针，泻于井荥分输，取以四时[⑨]。

病在皮肤不固定的，用镵针治疗，皮肤白嫩柔弱的不要刺；病在肌肉，用员针治疗；病在经络，久痹不愈的，用锋针治疗；病在脉，气虚当补的，用鍉针刺井穴、荥穴及动腧之穴；病为痈脓的，用铍针治疗；痹病突然发作的，用员利针治疗；病痹病久不止的，用毫针治疗；病在内的，用长针治疗；病水肿关节不能运动的，用大针治疗；病在五脏久病的，用锋针治疗，治其井、荥及动腧之穴，取其手足之穴。

凡刺有九，以应九变[⑩]。一曰输刺；输刺者，刺诸经荥输藏腧也。二曰远道刺，远道刺者，病在上，取之下，刺府腧也。三曰经刺；经刺者，刺大经之结络经分也。四曰络刺；络刺者，刺小络之血脉也。五曰分[⑪]刺；分刺者，刺分肉之间也。六曰大泻刺；大泻刺者，刺大脓以铍针也。七曰毛

---

① 官：“用”义。《荀子·天论》杨倞注：“官，犹任也”；《吕览·察今》高诱注：“任，用也”。

② 支：《甲乙·卷二·第五》作“反”。

③ 脓：通“瘀”。“病”义。《集韵·宋韵》：“瘀，病也。”

④ 失：《甲乙·卷二·第五》作“夫”。

⑤ 不移：“不”助词；“移”，“益”义。《墨子·非命》孙诒让注：“‘移’，或作‘多’字。”《战国策·齐策》高诱注：“益，多也。”

⑥ 分肉：分通“肦”，肦肉即肌肉。

⑦ 通：《左传·成公二年》李富孙释：“‘同’，作‘桐’”，《广雅·释诂》王念孙疏：“桐，亦恫也”；《吕览·审分》高诱注“恫，动”。是通、动古通之证。

⑧ 固：通“痼”。《说文义证·疒部》：“痼，又作固。”《玉篇·疒部》：“痼，久病也。”

⑨ 四时：“时”疑为“末”之误。“四末”指手足。

⑩ 变：病变。

⑪ 分：通“肦”。肌肉之义。

刺；毛刺者，刺浮痹皮肤也。八曰巨[①]刺；巨刺者，左取右，右取左。九曰焠刺；焠刺者，刺[②]燔针则[③]取痹也。

以病证来概括刺法，针刺大致有九种刺法，以应合九病。一是输刺，输刺，就是刺井、荥、经、俞等穴及背部脏腑的俞穴。二是远道刺，远道刺就是病在上，取下部阳经的府穴。三是经刺，经刺就是刺大经脉的瘀结之处。四是络刺，络刺是刺小络之瘀血。五是月刺，月刺就是刺肌肉之间。六是大泻刺，大泻刺是用铍针刺脓。七是毛刺；毛刺是刺浅表皮肤之痹病。八是互刺，互刺就是左病刺右，右病刺左。九是火卒刺，焠刺就是用火针以刺痹病。

凡刺有十二节[④]，以应十二经。一曰偶[⑤]刺；偶刺者，以手直心若背，直痛所，一刺前，一刺后，以治心痹。刺此者傍针之也。二曰报[⑥]刺；报刺者，刺痛无常处也，上下行者，直内无[⑦]拔针，以左手随病所按之，乃出针复刺之也。三曰恢[⑧]刺；恢刺者，直刺傍[⑨]之，举之前后，恢筋急，以治筋痹也。四曰齐刺；齐刺者，直入一，旁入二，以治寒气小深者。或曰三刺，三刺者，治痹气小深者也。五曰扬刺；扬刺者，正内一，傍内四，而浮之，以治寒气之博大者也。六曰直[⑩]针刺；直针刺者，引皮乃刺之，以治寒气之浅者也。七曰输刺；输刺者，直入直出，稀发针而深之，以治气盛而热者也。八曰短刺；短刺者，刺骨痹稍摇而深之；致针骨所，以上下摩骨也。九曰浮刺；浮刺者，傍入而浮之，以治肌急而寒者也。十曰阴刺；阴刺者，左右率[⑪]刺之，以治寒厥，中寒厥[⑫]，足[⑬]踝后少阴也。十一曰傍针刺；傍针刺者，直刺傍刺各一，以治留痹久居者也。十二曰赞刺；赞刺者，直入直出，数发针而浅之出血，是谓治痈肿也。

以十二经脉来概括刺法，刺法可概括为十二种，以应合十二经脉。一是偶刺，偶刺就好像手心直对手背一样，直达病处，一刺前面，一刺后面，用以治疗心痹病。此刺法用斜刺法。二是报刺，报刺治疗痛无常处、上下不定之病症。直刺后不拔针，用左手随痛处按压，出针后用同样的方法再刺。三是恢刺，恢刺就是直刺后上下提插，用以治疗大筋急，筋痛之病。四是齐刺，齐刺就是正刺一处，旁刺二处，用以治疗寒气小深之病。齐刺或者叫三刺，三刺治疗寒痹小深之病。五是扬刺，扬刺就是正刺一针，旁刺四针，浅刺。用治寒痹病之重者。六是平针刺，平针刺就是牵引皮肤在皮下平刺，用治寒痹病之轻者。七是输刺，输刺就是直入直出，少发针而深刺，用治气盛热证。八是短刺，短刺是刺骨痹病，轻摇而深刺，针抵骨处，上下摩骨。九是浮刺，浮刺是斜入而浅刺，用以治疗肌痛拘急之寒症。十是阴刺，阴刺就是左右急刺，用以治疗内寒证。内寒者，刺踝后少阴经之太溪穴。十一是傍针刺，傍针刺就是直刺旁刺各一，用治久痹之证。十二是赞刺，赞刺就是直入直

---

① 巨：疑为“互”之误。

② 刺：衍文。《甲乙·卷五·第二》无。

③ 则：《经词衍释》云“则，犹以也”。

④ 节：“种类”义。《战国策·齐策》鲍彪注：“节，犹等也”；《广韵·等韵》：“等，类也”。

⑤ 偶：“对”义。《管子·海王》尹知章注：“偶，对也。”

⑥ 报：报有“重复”义。

⑦ 无：不。

⑧ 恢：“大”义。《战国策·楚策》鲍彪注：“恢，大也。”

⑨ 傍：衍文。前文即云“直刺”，此不当再云“傍”（斜义）。

⑩ 直：《诗·大东》“其直”，《楚辞章句·九》作“其平”。是“直”“平”古通之证。

⑪ 率：为“卒”之误。“卒”通“猝”。急猝义。郭霭春：“《素问·长刺节论》新校正引《甲乙经》、《圣济总录·卷一百九十二》引，‘率’并作‘卒’。”

⑫ 厥：《甲乙·卷五·第二》作“者”。

⑬ 足：《甲乙·卷五·第二》作“取”。

出，上下点刺，数刺而浅出血，用治痈肿之证。

脉之所居深不见者，刺之微内针而久留之，以致其空[①]脉气也。脉浅者勿刺。按绝其脉乃刺之，无令精出，独出其邪气耳。所谓三刺则谷气[②]出者，先浅刺绝皮，以出阳邪[③]；再刺则阴邪[④]出者，少益深，绝皮致肌肉，未入分肉间也；已入分肉之间，则谷气出。故《刺法》曰：始刺浅之，以逐邪气而来血气；后刺深之，以致[⑤]阴气之邪；最后刺极深之，以[⑥]下谷气。此之谓也。故用针者，不知年之所加[⑦]，气之盛衰，虚实之所起，不可以为工也。

经脉在深处看不见，针刺时轻入其内而久留针，可使孔穴的脉气到达。经脉浅者不可久刺，按压其经脉处，隔开血管后刺入，不使正气泄，独泻其邪气。所说的“三刺则正气出”，是说先浅刺皮下，以出表邪；再稍深隔皮至肌肉处，但不到肌肉深处，以出里邪；针进入肌肉深处，则正气伤泄。所以《刺法》说：开始浅刺，以祛邪气而恢复气血；然后稍深刺，以治里邪；最后极深刺，但可伤泄正气。就是这个道理。所以用针治病，不知天气之所行，气的盛衰，虚实之因，不可以当医生。

凡刺有五，以应五藏。一曰半[⑧]刺；半刺者，浅内而疾发针，无针伤肉，如拔毛状，以取皮毛，此肺之应也。二曰豹文刺；豹文刺者，左右前后，针之中脉为故，以取经络之血者，此心之应也。三曰关刺；关刺者，直刺左右，尽筋上，以取筋痹，慎无[⑨]出血，此肝之应也。或曰渊刺，一曰岂[⑩]刺。四曰合谷刺；合谷刺者，左右鸡足，针于分肉之间，以取肌痹，此脾之应也。五曰输刺；输刺者，直入直出，深内之至骨，以取骨痹，此肾之应也。

以五脏来概括，针刺方法可概括为五种，以应合五脏。一是半刺，半刺是浅入而快发针，不伤肌肉，出针如拔毛状，以刺皮肤病气。此法与肺应合。二是豹文刺，豹文刺是左右前后刺其络脉，以去络脉的瘀血。此刺法与心应合。三是关刺，关刺是直刺病处左右，至筋上，以治筋痹，慎忌出血。此刺法与肝应合。筋刺也叫“渊刺”或“岂刺”。四是合谷刺，合谷刺是正一左右各一，如鸡足状之刺法，刺肌肉之间，以治肌痹。此刺法与脾相应合。五是输刺，输刺是直入直出、深刺至骨之刺法，以治骨痹之病，此刺法与肾相应合。

---

① 空：孔穴。

② 谷气：此指正气。

③ 阳邪：表邪。

④ 阴邪：里邪。

⑤ 致：引为“治”义。

⑥ 以：通“可”。《文选・北山移文》“以洗”，五臣本作“於洗”；《吕览・下贤》旧校：“可，作‘於’”。是“以”“可”古通之证。

⑦ 年之所加：“加”，引为“行”义。“年之所加”，即“天气之所行”之义。《吕览・孝行》高诱注：“加，施也”，《论语・为政》刘宝楠注：“施，行也”。

⑧ 半：在此指浅表义。

⑨ 无：通“毋”。“忌”义。《礼记・檀弓》郑玄注：“毋，禁戒之辞。”

⑩ 岂：“开”义。

本神第八

黄帝问于岐伯曰：凡刺之法，先必本于神。血、脉、营气、精神，此五藏之所藏也。至其淫泆，离[①]藏则精失，魂魄飞扬，志意恍乱，智虑去身者，何因而然乎？天之罪与？人之过乎？何谓德[②]气生精、神、魂、魄、心、意、志、思、智、虑？请问其故。

黄帝问岐伯说：凡是针刺，必先本于神气。血、脉、营、气、精，这是五脏所藏的物质。至其淫乱失调，五脏失藏则精气损失，魂魄飞散，志意恍乱，神气离身。这是什么原因？是自然造成的，还是人为造成的？什么是得气能生精、神、魂、魄、心、意、志、思、智、虑？请问其道理。

岐伯答曰：天之在[③]我者德[④]也，地之在我者气也。德流气薄[⑤]而生者也。故生之来谓之精[⑥]，两精相搏[⑦]谓之神，随神往来者谓之魂，并精而出入者谓之魄，所以任[⑧]物者谓之心，心有所忆谓之意，意之所存谓之志[⑨]，因志而存变谓之思，因思而远慕谓之虑，因虑而处物谓之智。

岐伯答道：天赋于我呼吸之气，地赋于我水谷之气。气行气至而生命正常存在。所以出生后叫作生灵（生命），阴阳两精相合叫作神，随神往来的叫作魂，同精一同运动的叫作魄，所以认知事物的叫作心，心之回忆叫作意，意的存留叫作记，因记而分析辨别叫作思，由思而思考叫作虑，由虑而处事特物叫作智。

故智者之养生也，必顺[⑩]四时而适寒暑，和[⑪]喜怒而安居处，节[⑫]阴阳而调刚柔。如是则僻邪[⑬]不至，长生久视[⑭]。

所以智者养生，必须顺宜四时而适寒暑，平调喜怒等情志，起居安定而不乱，和阴阳而调虚实。这样则病邪不生，长寿不衰。

---

① 离："失"义。《国语·周语》韦昭注："离，失也。"
② 德：通"得"。《孟子·告子》焦循正义："'得'与'德'通。"
③ 在："赋于"义。《助字辨略》："在，犹于也"；《经义述闻》："与，亦可训为于"，《资治通鉴·汉纪》胡三省注："赋，与也"；《汉书·元帝纪》颜师古注："赋，给与之也"。
④ 德："气"义。《史记·乐书》："德者，性之端也"；《论语·乡党》刘宝楠正义："气，犹性也"。
⑤ 薄："至"义。《广雅·释诂》："薄，至也。"
⑥ 精：指生灵。《荀子·赋》杨倞注："精，灵也"；《法言·渊骞》李轨注："灵，命也"。
⑦ 两精相搏：阴阳两精相合。
⑧ 任：《玉篇·言部》："认，识认也"；《国语·鲁语》韦昭注："识，知也"。
⑨ 志：记。《左传·文公二年》孔颖达疏："志者，记也。"
⑩ 顺："宜"义。《助字辨略》："顺，宜也。"
⑪ 和："平"义。《战国策·秦策》高诱注："和，平也。"
⑫ 节："和"义。《吕览·重已》高诱注："节，犹和也。"
⑬ 僻邪：僻、邪互文同义，"病邪"义。《淮南子·精神》高诱注："僻，邪也。"
⑭ 长生久视："长生"与"久视"，互文同义，均"长寿"之义。《吕览·重已》高诱注："视，活也。"

是故怵惕[①]思虑者则伤神，神伤则恐惧[②]流淫而不止[③]。因悲哀动中者，竭绝而失生[④]。喜乐者，神惮[⑤]散而不藏。愁忧者，气[⑥]闭塞而不行。盛怒者，迷惑[⑦]而不治[⑧]。恐惧者，神荡惮而不收。

所以惊恐劳虑则伤神，神伤则失精而不固。悲哀伤中则气绝而丧失生命。喜乐过度，神惊散而不藏；愁忧过度，神滞塞而不行；盛怒，神志狂乱而不正常；惊恐过度，神气惊散而不收。

心[⑨]怵惕思虑则伤神，神伤则恐惧自失[⑩]，破䐃[⑪]脱肉，毛悴色夭，死于冬。

惊恐劳虑则伤神，神伤则恐惧而身伤，损脂脱肉，毛发枯焦，神气憔悴，死于冬天。

脾[⑫]愁忧而不解则伤意，意伤则悗乱，四肢不举，毛悴色夭，死于春。

愁忧不除则伤意，意伤则闷烦，四肢无力，毛枯色憔悴，死于春天。

肝[⑬]悲哀动中则伤魂，魂伤则狂忘[⑭]不精[⑮]，不精则不正[⑯]，当[⑰]人，阴缩而挛筋，两胁骨不举，毛悴色夭，死于秋。

悲哀伤心可伤魂，魂伤就神志狂妄不清，不清于是神志不正常，易忘，阴囊收缩，筋脉拘急，胁骨痛不能活动，毛枯色憔悴，死于秋天。

肺[⑱]喜乐无极则伤魄，魄伤则狂，狂者意不存人，皮革焦，毛悴色夭，死于夏。

喜乐过度会伤魄，魄伤则狂乱，狂者意不识人，皮肤枯涩，毛发神色憔悴，死于夏天。

肾[⑲]盛怒而不止则伤志，志伤则喜忘其前言，腰脊不可以俯仰屈伸，毛悴色夭，死于季夏。

大怒不止则伤志，志伤则常忘前言，腰背痛不能俯仰活动，毛枯色憔悴，死于农历六月。

恐惧而不解则伤精，精伤则骨痠痿厥[⑳]，精时自下。是故五藏，主藏精者也，不可伤，伤则失守而阴虚，阴虚则无气，无气则死矣。是故用针者，察观病人之态，以知精神魂魄之存亡得失[㉑]之意。五者已伤，针不可以治之也。

恐惧不止则伤精，精伤会出现骨酸痛痿弱无力之病，常遗精。所以五脏主藏精气，不能伤，伤则失其精气而阴虚，阴虚则气虚，气虚就会死亡。所以用针要察看病人的形态，知道精神魂魄等神

---

① 怵惕：惊恐义。《说文·心部》："怵，恐也"；《文选·长门赋》张铣注："惕，惊也"。

② 恐惧：当为衍文。涉下文致衍。

③ 流淫而不止：流淫，失精；"不止"，《太素》作"不固"。

④ 生：生命。

⑤ 惮："惊"义。《广雅·释诂》："惮，惊也。"

⑥ 气："神"义。《左传·庄公三十二年》孔颖达疏："神者，气也。"

⑦ 迷惑：神志狂乱。《玉篇·辵部》："迷，乱也。"

⑧ 治：正常。《庄子·逍遥遊》成玄英疏："治，正也"；《广雅·释天》："正阳，常气"。

⑨ 心：郭霭春云"《素问·宣明五气篇》王注引无'心'字。"

⑩ 自失："自"，"身"义；"失"，"伤"义。《孟子·万章》朱熹注："自好，自受其身之人也。"

⑪ 䐃："脂"义。

⑫ 脾：衍文。郭霭春："《素问·宣明五气》篇王注引、《五运行大论》新校正引均无'脾'字。"

⑬ 肝：衍文。郭霭春："《素问·宣明五气》篇王注引无'肝'字。"

⑭ 忘：通"妄"。《甲乙·卷一·第一》正作"妄"。

⑮ 精：通"清"。《礼记·缁衣》郑玄注："'精'，或为'清'。"是"精""清"古通。

⑯ 正：正常义。《广韵·劲韵》："正，平也。"《文选·琴赋》吕向注："平和者，谓平常人也。"

⑰ 当：为"忘"之通假。《说文通训定声》："'方'，假借为'当'""'方'，假借为'望'""'妄'，假借为'望'"；《韩非子·解老》王先慎集解："'忘'与'妄'通"。是当、忘、妄、望、方古并通。

⑱ 肺：衍文。郭霭春："《素问·宣明五气》篇王注引无'肺'字。"

⑲ 肾：衍文。郭霭春："《素问·举痛论》王注引无'肾'字。"

⑳ 厥："病"义。《说文通训定声》："厥，假借为瘚"；《广雅·释诂》："瘚，病也"。

㉑ 得失：引为"虚实"之义。

气的有无虚实之状。五脏的神气已伤，不可针刺治疗。

肝藏血，血舍[①]**魂，肝气虚则恐，实则怒；脾藏营**[②]**，营舍意，脾气虚则四肢不用，五藏不安，实则腹胀经**[③]**溲不利；心藏脉，脉舍神，心气虚则悲，实则笑不休；肺藏气，气舍魄，肺气虚则鼻塞不利少气，实则喘喝，胸盈仰息；肾藏精，精舍志，肾气虚则厥**[④]**，实则胀，五藏不安**[⑤]**。必审五藏之病形，以知其气之虚实，谨而调之也。**

肝藏血，血藏魂。肝气虚则易惊恐，实则多怒；脾藏水谷之气，水谷之气藏意。脾气虚则四肢无力，五脏不和，实则腹胀，小便不利；心藏脉，脉藏神，心气虚则易悲，实则喜笑不止；肺藏气，气藏魄，肺气虚则鼻塞不利，短气，实则哮喘，挺胸仰头；肾藏精，精藏志，肾气虚则手足寒冷，实则水胀。必须审察五脏之病状，以知气的虚实，谨慎调治。

---

① 舍："舍"与"藏"同义。《诗·羔裘》陆德明释文："舍，受也"；《汉书·谷水传》颜师古注："舍，谓留也"。

② 营：营气。指水谷之气。

③ 经：通"泾"。《甲乙·卷一·第一》正作"泾"。

④ 厥：手足寒冷之证。《素问·通评虚实论》："气逆者，足寒也。"《素问·金匮真言论》张志聪注："厥者，手足逆冷也。"

⑤ 五脏不安：衍文。涉上文致衍。

终始[①] 第九

凡刺之道，毕于终始[②]，明知终始，五藏为纪[③]，阴阳定矣。阴者主藏，阳者主府。阳受气于四末，阴受[④]气于五藏。故泻者迎之[⑤]，补者随之[⑥]。知迎知随，气可令和。和气之方，必通[⑦]阴阳。五藏为阴，六府为阳。传之后世，以血为盟。敬之者昌，慢[⑧]之者亡。无道行私[⑨]，必得夭殃。

大凡针刺之理，尽于经气。明知经气，五脏可辨，阴阳可定。阴主脏，阳主腑。阳行气于四肢，阴行气于五脏。所以应逆其邪而泻，从其虚而补。知泻知补，气可平和。调气之法，必知阴阳。五脏为阴，六腑为阳。传之后人，盟血为誓。从之者医道昌盛，逆之者医道亡失。无术错治，必得祸害。

谨奉天道[⑩]，请言终始，终始者，经脉为纪[⑪]，持其脉口人迎，以知阴阳有余不足，平与不平。天[⑫]道毕矣。所谓平人者不病，不病者，脉口人迎应[⑬]四时也，上下相应而俱往来也，六经之脉不结动[⑭]也，本末[⑮]之寒温之相守司也，形肉血气必相称也，是谓平人。少气者，脉口人迎俱少而不称尺寸[⑯]也。如是者，则阴阳俱不足，补阳则阴竭[⑰]，泻阴则阳脱。如是者，可将以甘药[⑱]。不[⑲]可饮以至剂。如此者，弗[⑳]灸不已者[㉑]。因而泻之，则五藏气坏矣。

谨遵自然规律，讲一讲终始。终始，就是以经脉为纲要。持按寸口、人迎以诊病，可知阴阳

---

① 此篇有六经终证之论。“始”字义未明。

② 终始：指《终始篇》。

③ 为纪：“纪”，“分辨”义。《经传释词》：“为，犹之也”；《左传·僖公二十四年》孔颖达疏：“纪者，别理丝缕”。

④ 受：“行”义。《吕览·赞能》高诱注：“受，用也”，《方言·卷六》：“用，行也”。

⑤ 泻者迎之：逆其邪而泻。

⑥ 补者随之：从其虚而补。

⑦ 通：“知”义。《诗·小旻》毛传“通圣者”孔颖达疏：“通者，通知众事，故称圣人。”

⑧ 慢：引为“逆”义。《礼记·月令》朱彬注：“不能敬上之谓慢”；《慧琳音义·卷六十》注：“慢，不敬”。

⑨ 无道行私：“道”，“法”“术”义；“私”，引为“错”义；“行”，引为“施治”义。“无道行私”，即“无术错治”之义。《淮南子·本经》高诱注：“私，邪也。”

⑩ 天道：自然规律。

⑪ 为纪：“纪”，“要”义。《礼记·乐记》孔颖达疏：“纪，谓纲纪，总要之所言。”

⑫ 天：疑为“针”之误。此“天”字涉前文“天道”之“天”致误。

⑬ 应：“合”义。

⑭ 结动：“结”，滞涩不足；“动”，疾力有余。张景岳：“结涩则不足，动疾则有余，皆非平脉也。”

⑮ 本末：指人体上下。

⑯ 尺寸：人身尺寸。

⑰ 竭：引为“伤”义。

⑱ 甘药：缓和之补药。

⑲ 不：“不”后，当脱“愈”字，例义始合。

⑳ 弗：《诗经异文释·卷二》：“弗及”，《列女传》作“不及”，《尚书·吕刑》“非刑”，《墨子·尚贤》“非”作“不”。

㉑ 者：《经词衍释》云“者，犹‘也’也”。

的虚实，平和与失调，针刺之理尽于此。所说的平人就是无病之人。不病就是寸口人迎脉与四时相合，上下跳动一致，往来如一，六经之脉不滞涩，不躁动，身体上下一致，寒热适宜，形体与气血协调正常，这叫做“平人”。气虚，寸口、人迎脉都小而不与正常之人身相合。这样，就是阴阳都虚之证。补阳则阴伤，泻阴则阳损。这时可用缓和之补药治疗。不愈，可用大剂、急剂治疗。这种情况不用灸法不能治愈。如果用泻法，那么五脏之气就要受到伤坏了。

人迎一盛①，病在足少阳。一盛而躁②，病在手少阳。人迎二盛，病在足太阳，二盛而躁，病在手太阳。人迎三盛，病在足阳明，三盛而躁，病在手阳明。人迎四盛，且大且数，名曰溢阳，溢阳为外格③。脉口一盛，病在足厥阴，厥阴④一盛而躁，在手心主。脉口二盛，病在足少阴，二盛而躁，在手少阴。脉口三盛，病在足太阴，三盛而躁，在手太阴。脉口四盛，且大且数者，名曰溢阴，溢阴为内关⑤，内关不通，死不治。人迎与太阴脉口俱盛四倍以上，命曰关格。关格者，与之短期⑥。

人迎脉跳大于寸口一倍，病在足少阳胆经，大一倍而数，病在手少阳三焦经。人迎脉跳大于寸口二倍，病在足太阳膀胱经，大二倍而数，病在手太阳小肠经。人迎脉跳大于寸口三倍，病在足阳明胃经，大三倍而数，病在手阳明大肠经。人迎脉跳大四倍于寸口，大而数，叫作盛阳。盛阳为气外闭阻之证。寸口脉跳大一倍于人迎，病在足厥阴肝经，大一倍而数，病在手厥阴心包经。寸口脉跳大二倍于人迎，病在足少阴肾经，大二倍而数，病在手少阴心经。寸口脉跳大三倍于人迎，病在足太阴脾经，大三倍而数，病在手太阴肺经。寸口脉大四倍于人迎，大而数，叫作盛阴，盛阴是气内闭阻之证。气内闭拒不通，为死证，不可治。人迎与寸口脉跳皆大于常人四倍以上，叫作关格。关格，叫作死期。

人迎一盛，泻足少阳而补足厥阴，二泻一补，日一取之，必切⑦而验⑧之，踈⑨取之上，气和乃止。人迎二盛，泻足太阳，补足少阴，二泻一补，二日一取之，必切而验之，踈取之上，气和乃止。人迎三盛，泻足阳明而补足太阴，二泻一补，日二取之，必切而验之，踈取之上，气和乃止。脉口一盛，泻足厥阴而补足少阳，二补一泻，日一取之，必切而验之，踈而取上，气和乃止。脉口二盛，泻足少阴而补足太阳，二补一泻，二日一取之，必切而验之，踈取之上，气和乃止。脉口三盛，泻足太阴而补足阳明，二补一泻，日二取之，必切而验之，踈而取之上，气和乃止。所以日二取之者，太阳⑩主胃，大⑪富于谷气，故可日二取之也。人迎与脉口俱盛三⑫倍以上，命曰阴阳俱溢。如是者不开⑬，则血脉闭塞，气无所行，流淫⑭于中，五藏内伤。如此者，因而灸之，则变易而

---

① 盛：“大”义。《希麟音义・卷六》注：“盛，广大也。”
② 躁：“疾数”义。《广雅・释诂》：“躁，疾也”；《管子・重令》戴望校：“数，疾也”。
③ 格：“闭拒”义。《太玄・格》司马光集注：“格，拒也。”
④ 厥阴：衍文。《甲乙・卷五・第五》无。去之例合。
⑤ 关：“闭”义。《荀子・臣道》王先慎集解：“关，闭也。”
⑥ 与之短期：《读书杂志・汉书》王念孙按：“‘与’，犹‘谓’也”。短期，指死期。
⑦ 切：“察”义。下同。
⑧ 验：《玉篇・马部》：“验，证也”，下均同此。
⑨ 踈：为“躁”之误，“数”义。下文均同此例。张志聪：“‘踈’当作‘躁’。”
⑩ 太阳：为“太阴”之误。《甲乙・卷五・第五》作“太阴”。例义合。
⑪ 大：助词，无义。
⑫ 三：为“四”之误。《甲乙・卷五・第五》作“四”。与上文例合。
⑬ 不开：疑为“坏”音之分离致误。
⑭ 流淫：流溢。

为他病矣。

人迎脉跳大寸口一倍，泻足少阳胆经，辅以足厥阴肝经，其比例是：胆经取二穴，肝经取一穴。每日针刺一次，必察而明之，数刺其经穴之上，气平后停针。人迎脉跳大寸口二倍，泻足太阳膀胱经，辅以足少阴肾经，其比例是：膀胱经取二穴，肾经取一穴，二日针刺一次。必察而治之，数刺其经穴上，气平停针。人迎脉跳大三倍于寸口，泻足阳明胃经，辅以足太阴脾经，其比例是：胃经取二穴，脾经取一穴，每日针刺二次，必察而治之，数刺其经穴上，气平停针。寸口脉大一倍于人迎，泻足厥阴肝经，辅以足少阳胆经。其比例是：胆经取二穴，肝经取一穴，每天针刺一次。必察而治之，数刺其经穴之上，气平停针。寸口脉大二倍于人迎，泻足少阴肾经，辅以足太阳膀胱经，其比例是：膀胱经取二穴，肾经取一穴，二日针刺一次。必察而治之，数刺其经穴之上，气平停针。寸口脉跳大三倍于人迎，泻足太阴脾经，辅以足阳明胃经。其比例是：胃经取二穴，脾经取一穴，当日针刺两次。必察而治之，数刺其经穴上，气平停针。所以每日刺两次，是因为阳明胃经水谷之气充盛，气血盛，故可一日两刺。人迎与寸口都比常人大四倍以上，叫作阴阳皆盛。如此则病坏败，血脉闭阻，气不能行，病邪流溢于中，五脏内伤。像这样的实证如果用灸法，就会变生他病，加重病情。

凡刺之道，气调①而止，补阴泻阳，音气②益彰，耳目聪明。反此者血气不行。

大凡刺法，气平和而止。补泻阴阳得当，声音洪亮，耳目聪明，人体正常。反之则导致气血不行，加重病情。

所谓气至而有效者，泻则益③虚，虚者脉大如其故而不坚也，坚如其故者，适④虽言故⑤，病未去也。补则益实，实者脉大⑥如其故而益坚也，夫如其故而不坚者，适虽言快，病未去也。故补则实，泻则虚，痛虽不随针，病必衰去。必先通十二经脉之所生病，而后可得传于终始矣。故阴阳不⑦相移，虚实不相倾，取之其经。

所说的针刺得气而有效，泻会使其变虚，变虚就是脉大依旧但已不坚实。如果坚实依旧，其虽然说舒适了，但病邪未除。补就会使其变实，变实就是脉虽依旧但已有力，脉依旧而仍无力的，其虽然说舒适了，但病邪未除。所以补使实，泻使虚，病痛虽然不随针即时消除，但病邪必减去。必先明十二经脉之病，而后可知经气的状态。阴阳相变，虚实失常，刺其经。

凡刺之属⑧，三刺至谷气⑨，邪僻妄合，阴阳易居，逆顺相反，沉浮异处，四时不得，稽留淫泆，须针而去。故一刺则阳邪⑩出，再刺则阴邪⑪出，三刺则谷气至。谷气至而止。所谓谷气至者，已补而实，已泻而虚，故以知谷气至也。邪气独⑫去者，阴与阳未⑬能调，而病知愈也。故曰补则实，

---

① 调：《甲乙・卷五・第五》作“和”。
② 气：《甲乙・卷五・第五》作“声”。
③ 益：《甲乙・卷五・第五》作“脉”。
④ 适：通“其”。《诗・北门》毛传：“适，之也”；《诸子平议・列子》俞樾按：“之，即‘其’也”。
⑤ 故：疑为“快”之误。下文正作“快”。
⑥ 大：疑衍文。涉上文致衍。
⑦ 不：助词。
⑧ 属：归属。
⑨ 谷气：正气。
⑩ 阳邪：表邪。
⑪ 阴邪：里邪。
⑫ 独：《助字辨略》：“此‘独’字，语助词”；《战国策・秦策》吴师道：“之，语助也”。
⑬ 未：不。

泻则虚，痛虽不随针，病必衰去矣。

凡适合针刺的病，三刺可致正气恢复。病邪乱入，阴阳移变，逆顺相反，表里变动，四时不合，邪气留滞，应针刺而除去其邪气。所以一刺使表邪出，再刺使里邪出，三刺使正气恢复。正气恢复则停针。所说的谷气至，就是补而使实，泻而使虚，所以知道正气恢复了。邪气除，阴阳虽不能即刻和调，但可预知病可愈。所以说：补使其实，泻使其虚，病痛虽不能即时随针而去，但病邪必减去。

阴盛而阳虚，先补其阳，后泻其阴而和之；阴虚而阳盛，先补其阴，后泻其阳而和之。

阴盛阳虚，先补阳经，后泻阴经而使平调；阴虚阳盛，先补阴经，后泻阳经而使其平调。

三[①]**脉动于足大指之间，必审其实虚，虚而泻之，是谓重虚，重虚病益甚。凡刺此者，以指按之，脉动而实且疾者，疾泻之。虚而徐者则补之。反此者病益甚。其动也，阳明在上**[②]**，厥阴在中**[③]**，少**[④]**阴在下**[⑤]**。**

足三脉跳动于足大指之上下，必须审察其虚实。虚而再泻，叫作重虚。重虚病会加重。凡刺此虚实之病，以指按其脉动，有力而快的，急泻邪，无力而慢者宜补正气。如果治法相反，病愈加严重。人体脉之跳动，阳明经在颈部的人迎处，厥阴经在手腕的寸口处，太阴经在足背的趺阳处。

膺俞中[⑥]**膺，背俞中背。肩膊虚**[⑦]**者，取之上。**

胸部的俞穴应合胸部，背部的俞穴应合背部。肩膊痛，刺其上。

重[⑧]**舌者，刺舌柱以铍针也。**

舌肿，用铍针刺舌根柱使其出血。

手屈而不伸者，其病在筋，伸而不屈者，其病在骨。在骨守[⑨]**骨，在筋守筋。**

手屈不能伸，病在筋；手伸不能屈，病在骨。在骨刺骨，在筋刺筋。

补须[⑩]**，一**[⑪]**方实，深取之，稀按其痏，以极出其邪气；一方虚，浅刺之，以养其脉，疾按其痏，无使邪气得入。邪气来也，紧而疾；谷气来也，徐而和。脉实者，深刺之，以泄其气；脉虚者，浅刺之，使精气无得出，以养其脉，独出其邪气，刺诸痛者，其脉皆实。**

补泻，其邪气实，深刺，少按其针孔，以尽量出邪气；其正气虚，浅刺，以养血脉，快按其针孔，不使邪气进入。邪气来，其脉有力而快；正气来，其脉柔而和。脉实，深刺，以泄邪气；脉虚，浅刺，使精气不泄，以养血脉，单出邪气。刺各种痛证，其脉多实。

故曰：从腰以上者，手太阴阳明皆主之；从腰以下者，足太阴阳明皆主之。病在上者下取之；病在下者高取之；病在头者取之足，病在足者取之腘。病生于头者头重[⑫]**，生于手者臂重，生于足者足重。治病者先刺其病所从生者也。**

---

① 三：指足阳明、厥阴、少阴三脉。

② 上：指人迎脉。

③ 中：指寸口脉。

④ 少：为“太”之误。《太素·卷二十二·三刺》作“太”。

⑤ 下：指趺阳脉。

⑥ 中：“合”义。《管子·四时》尹知章注：“中，犹合也。”

⑦ 虚：引为“痛”义。《吕览·园道》高诱注：“虚，病”;《说文·疒部》:“痛，病也”。

⑧ 重：《诗·无将大车》马瑞辰笺：“重之言肿也”。

⑨ 守：“取”义。《书·舜典》陆德明释文：“守，或作狩”;《国语·周语》韦昭注：“狩，围守而取之”。

⑩ 补须：杨上善云“量此‘补’下，脱一‘泻’字”。

⑪ 一：“其”义。《助字辨略》:“壹字在此犹云是也”，又“其日，犹云是日也”;《诗·小宛》李富孙释：“‘壹’‘一’古今字”。

⑫ 重：沉重。

所以说，腰以上，为手太阴肺经、手阳明大肠经所主；腰以下，为足太阴脾经、足阳明胃经所主。病在上，可刺下部之穴；病在下，可刺上部之穴；病在头，可刺足部之穴；病在足，可刺腘部之穴。病生于头者头重，生于手者臂重，生于足者足重，治病应先刺其先始之病。

春气在毛，夏气在皮肤，秋气在分肉，冬气在筋骨。刺此病者各以其时为齐①。故刺肥人者，秋冬之齐；刺瘦人者，以春夏之齐。病痛者，阴②也，痛而以手按之不得者，阴也。深刺之③，病在上者阳也，病在下者阴也。痒者阳也④。浅刺之⑤。

春天病邪如毫毛之浅，夏天病邪如皮肤之稍深，秋天病邪如肌肉之里，冬天病邪如筋骨之深。所以针刺治病各以其时为标准。刺胖人，用秋冬的标准针刺；刺瘦人，用春夏的标准针刺。病痛为阳，痛而手按而不知痛处的，为阴。病在上为阳，浅刺；病在下为阴，深刺。

病先起阴者，先治其阴而后治其阳；病先起于阳者，先治其阳而后治其阴。刺热厥⑥者，留针反为寒；刺寒厥者，留针反为热。刺热厥者，二阴一阳；刺寒厥者，二阳一阴。所谓二阴者，二刺阴也。一阳⑦者，一⑧刺阳也。久病者邪气入深，刺此病者，深内而久留之，间日而复刺之，必先调其左右⑨，去其血脉。刺道毕矣。

病先生于阴经的，先治其阴经，后治其阳经；病先生于阳经的，先治其阳经，后治其阴经。刺热病，留针则使其寒；刺寒病，留针则使其热。刺热病，其比例是：刺阴经二次刺阳经一次；刺寒病，其比例是：刺阳经二次刺阴经一次。所说的二阴就是两刺阴经，二阳就是两刺阳经。久病邪气深入，刺此病时应深刺而久留针，隔日再刺。必先调其阴阳，去其瘀血，针术尽于此了。

凡刺之法，必察其形，形肉未脱，少气而脉又躁。躁厥⑩者，必为缪刺之，散气可收，聚气可布。深居静处，占⑪神往来，闭户塞牖，魂魄不散，专意一⑫神，精气之分⑬，毋闻人声，以收其精⑭，必一⑮其神，令志在针。浅而留之，微而浮⑯之，以移⑰其神，气至乃休。男内女外⑱，坚拒⑲勿出，谨守勿内⑳，是谓得气。

针刺的大法，必须要察看病人的形态神气。形态不瘦，气短脉快，脉疾数的，必用左右互刺之法，散失之气可恢复，聚滞之气可行散。医生诊病，如深居静室，察神气的往来，如同闭户塞窗一

---

① 齐：通“剂”。“度”“标准”义。《说文通训定声》：“剂，假借为齐。”《慧琳音义·卷四十七》注：“剂，节量也。”
② 阴：当为“阳”之误，与后文“阴也”例始合。
③ 深刺之：此三字当在后文“病在下者阴也”之后，例义始合。
④ 痒者阳也：疑为衍文。涉上文“上者阳也”而致赘。“痒”为“上”之音转。
⑤ 浅刺之：此三字当在上文“病在上者阳也”之后，例义始合。
⑥ 厥：“病”义。
⑦ 一阳：《甲乙·卷七·第三》作“二阳”。
⑧ 一：《甲乙·卷七·第三》作“二”。
⑨ 左右：此指阴阳。
⑩ 厥：“疾”义。
⑪ 占：“视”“察”义。《方言·卷十》：“占，视也。”
⑫ 一：“其”义。
⑬ 精气之分：“精”，“神”义；“之”《太素》作“不”。“精气不分”，即神气不分散之义。
⑭ 精：“神”义。《左传·昭公七年》孔颖达疏：“精亦神也。”
⑮ 一：“专”义。《后汉书·冯绲传》李贤注：“一，犹专也。”
⑯ 浮：浮刺。
⑰ 移：“动”义。《国语·晋语》韦昭注：“移，动也。”
⑱ 男内女外：《甲乙·卷五·第五》作“男女内外”。此“男女”指阴阳，指内外阴阳之脉。
⑲ 坚拒：《庄子·大宗师》成玄英疏：“坚，固也”。
⑳ 内：通“纳”，“摇动”义。《文选·西征赋》张铣注：“纳，招也”；《素问·五藏生成篇》张志聪注：“招，摇也”。

祥，神志集中专一，精神不分散，耳不闻它音，以聚其神。必专其神，使心专注针。浅刺留针，微浮刺，以动其神，神气至，有针感后才停针。内外阴阳之脉，固持不使气泄。气至后谨慎守持而不摇动针，这就是得气。

凡刺之禁，新内勿刺，新刺勿内。已醉勿刺，已刺勿醉。新①怒勿刺，已刺勿怒。新劳勿刺，已刺勿劳。已饱勿刺，已刺勿饱。已饥勿刺，已刺勿饥。已渴勿刺，已刺勿渴。大惊大怒，必定其气，乃刺之。乘车来者，卧而休之，如食顷乃刺之。出②行来者，坐而休之，如行十里顷乃刺之。凡此十二禁者，其脉乱气散，逆其营卫，经气不次，因而刺之，则阳病入于阴，阴病出为阳，则邪气复生，粗工勿③察，是谓伐身，形体淫泆④，乃消脑髓，津液不化⑤，脱其五味，是谓失气也。

大凡针刺的禁忌：刚房事后不可针刺，刚针刺后不可房事。已醉不可针刺，刺后不可过饮酒致醉。大怒不可针刺，已针刺不可怒。过度劳累不可针刺，已针刺不可过劳。饱食后不可针刺，针刺后不可饱食。过饥不可针刺，针刺后不可过饥。口渴不可针刺，针刺后不可致渴。惊恐恚怒，必先平静其气后再针刺。乘车来的，应卧床休息一顿饭的工夫再针刺。步行来的，应坐下休息走十里路的时间再针刺。凡此十二禁忌，如果违反，则脉乱气散，营卫失调，经气不和。如此针刺，就会阳病及阴，阴病及阳，邪气复盛。劣医不察，叫作坏身。形体邪气乱盛，髓液消耗，津液不生，失其水谷五味之养，叫作脱气。

太阳之脉，其终也，戴眼⑥，反折，瘈疭⑦，其色白，绝皮⑧乃绝汗⑨，绝汗则终矣。少阳终者，耳聋，百节尽纵，目系绝⑩，目系绝一日半则死矣。其死也，色青白乃死。阳明终者，口目动作，喜惊，妄言，色黄，其上下之经盛⑪而不行，则终矣。少阴终者，面黑，齿长⑫而垢，腹胀闭塞，上下不通而终矣。厥阴终者，中热嗌干，喜溺心烦，甚则舌卷，卵上缩而终矣。太阴终者，腹胀闭不得息，气噫，善呕，呕则逆，逆则面赤，不⑬逆则上下不通，上下不通则面黑皮毛燋而终矣。

太阳经气终绝时，病人眼球上翻，角弓反张，筋脉拘急，面色苍白，大汗不止，大汗则死掉。少阳经气终绝时，耳聋，周身骨节松弛无力，目系脉气竭绝。目系脉气竭绝一日半就会死掉。其死时面色青白，随即死掉。阳明经气终绝，口眼搐动，常躁动谵言乱语，面色黄，上下经气不通就会死掉。少阴经气终绝，面黑，齿松动而垢，腹胀大便不通，其经气上下不通就会死掉。厥阴经气终绝，内热，咽干，多尿心烦，甚则舌上缩，阴囊上缩就会死掉。太阴经气终绝，腹胀，便闭，气急，嗳气，多呕吐，呕则气逆上，逆上则面赤。其气逆则经气上下不通，上下不通则面色黑枯，皮毛憔悴而死掉。

---

① 新：《脉经》作“大”。

② 出：《甲乙·卷一·第五》作“步”。

③ 勿：《甲乙·卷一·第五》作“不”。

④ 淫泆：“盛”义。

⑤ 化：“生”义。

⑥ 戴眼：“戴”，“上”义。“戴眼”，即“眼上翻”之义。《小尔雅·广诂》宋翔风注：“戴为在上之称。”

⑦ 瘈疭：筋脉拘急之证。

⑧ 绝皮：《素问·诊要经终论》无此二字。

⑨ 绝汗：此“绝”，“极”义。“绝汗”即“极汗”义，大汗不止。《后汉书·吴良传》李贤注：“绝，犹极也。”

⑩ 目系绝：目系脉气竭绝。

⑪ 盛：疑衍文。去之例合。

⑫ 长：指齿松动。

⑬ 不：其义。前文正作“其”，可证。

经脉第十

雷公问于黄帝曰：禁脉[①]之言，凡刺之理，经脉为始[②]，营[③]其所行，制[④]其度量，内次[⑤]五藏，外别六府。愿尽闻其道。黄帝曰：人始[⑥]生，先成精[⑦]，精成而脑髓[⑧]生，骨为干[⑨]，脉为营，筋为刚[⑩]，肉为墙，皮肤坚[⑪]而毛发长。谷入于胃，脉道以通，血气乃行。雷公曰：愿卒闻经脉之始生。黄帝曰：经脉者，所以能决死生，处百病，调虚实，不可不通。

雷公问黄帝说：《禁脉》说，大凡针刺的道理，经脉为先，察其所行，知其长短，内别五脏，外辨六腑，愿尽知其理。黄帝说：人之生，先成身形，身形成而神气生。骨是茎干，脉是行道，筋为支网，肉为外围，皮肤实而毛发生长。水谷入于胃，脉道得通，血气才能运行。雷公说：愿尽知经脉的功能。黄帝说：经脉可以定死生，辨百病，调虚实，不可不知。

肺手太阴之脉，起于中焦[⑫]，下络大肠，还循胃口，上膈属[⑬]肺，从肺系横出腋下，下循臑内，行少阴心主之前，下肘中，循臂内上骨下廉，入寸口，上鱼，循鱼际，出大指之端；其支者，从腕后直出次指内廉，出其端。是动[⑭]则病肺，胀满，膨膨而喘咳，缺盆中痛，甚则交两手而瞀，此为臂厥[⑮]。是主[⑯]肺所生病者，咳，上气喘渴[⑰]，烦心胸满，臑臂内前廉痛厥，掌中热。气盛有余，则肩背痛，风寒，汗出中风，小便数而欠。气虚则肩背痛寒，少气不足以息，溺色变。为此诸病，盛则泻之，虚则补之，热则疾之，寒则留之，陷下则灸之。不盛不虚，以经取之。盛者寸口大三倍于人迎，虚者则寸口反小于人迎也。

手太阴肺经，起于腹中部，下络大肠，环循胃口，上膈注肺，从气管横出于腋下，下行臂内

---

① 禁脉：古篇名。郭霭春："守山阁校本注云：此下系《禁服》篇文。'脉'，当作'服'。"杨上善："服，事也。"
② 始："先"义。《国语·晋语》韦昭注："始，先也。"
③ 营："察"义。《楚辞·天问》洪兴祖注："营，度也"；《诗·文王》毛传："度，犹鉴也"。
④ 制：郭霭春云"本经《禁服篇》、《太素·卷十四·人迎脉口诊》并作'知'可证"。
⑤ 次：分辨义。《文选·东京赋》吕向注："次，比也"；《汉书·万石君传》颜师古注："比，校考也"。
⑥ 始：《助字辨略》："适，始也"；《诗·北门》毛传："适，之也"。是始、之、适古并通用。
⑦ 精：《广雅·释天》云"清者为精，浊者为形"。
⑧ 脑髓：指神。《玉函山房辑佚书·春秋纬元命苞》："人精在脑。""精"有"神"义。《左传·昭公七年》孔颖达疏："精亦神也。"
⑨ 干：茎干。《广韵·翰韵》："干，茎干。"
⑩ 刚：郭霭春云"顾《校记》云：此假'刚'为'纲'"。
⑪ 坚："实"义。《素问·气交变大论》张志聪注："坚，实也。"
⑫ 中焦：指腹中部。
⑬ 属：《国语·晋语》韦昭注："属犹注也"。
⑭ 是动"此病"之义。《荀子·王制》杨倞注："是，此也。"《吕览·审分》高诱注："恫，动"；《说文通训定声》："痛，假借为恫"；《说文》："恫，痛也"。
⑮ 此为臂厥：当为衍文。涉前文之误解及下文"臂内前廉痛厥"之文而致衍。
⑯ 是主："此主"之义。
⑰ 渴：《甲乙·卷二·第一》正作"喝"。

侧，行少阴心经之前，下肘前，经臂内侧及掌后高骨下缘，入寸口，循鱼际，至大指之端。其分支，从手腕后，直出食指尖内侧。其病则病肺，胸胀满，喘咳，胸口上缺盆部疼痛。喘重者，两手交叉而抬肩呼吸。其主肺所生病。咳嗽，气喘有声，烦躁胸闷，臂内前侧痛，掌心热。如果邪气盛之实证，则肩背痛。如果感受风寒之邪，汗出伤风，小便频而少。气虚的会肩背寒痛，气短不接，尿色变白。凡此各种表现，邪实应泻，气虚应补，热证急刺，寒证缓刺留针。脉络虚陷的用灸法。致其不盛不虚，从经取治。实是指寸口脉大三倍于人迎之脉，虚是指寸口脉反而小于人迎之脉。

大肠手阳明之脉，起于大指次指之端，循指上廉，出合谷两骨之间，上入两筋之中，循臂上廉，入肘外廉，上臑外前廉，上肩，出髃骨之前廉，上出于柱骨之会上，下入缺盆，络肺，下膈，属大肠。其支者，从缺盆上颈，贯颊，入下齿中，还出挟口，交人中，左之右，右之左，上挟鼻孔。是动则病齿痛颈[①]肿。是主津液所生病者，目黄口干，鼽衄，喉痹，肩前臑痛，大指次指痛不用。气有余则当脉所过者热肿，虚则寒栗不复。为此诸病，盛则泻之，虚则补之。热则疾之，寒则留之。陷下则灸之。不盛不虚，以经取之。盛者人迎大三倍于寸口，虚者人迎反小于寸口也。

手阳明大肠经，起于食指尖端，行指上侧，出合谷穴拇指骨与食指骨之间，上入腕两筋之中，沿臂前上方，入肘外侧，上臂外侧，上肩，出肩骨前缘，上肩胛，会于颈骨大椎穴处，向下入缺盆，络肺，下膈，注大肠。其分支，从缺盆上至颈部，过颊，下入齿中，复回绕上唇，交会于人中穴处。左脉向右，右脉向左，上行挟于鼻孔两侧。其病则病牙痛颜面肿。此主津液所生病的，目黄口干，鼻出血，喉痛肿，肩臂前侧痛，大指食指痛，不能活动。气实则经脉经过之处热肿，气虚则寒战不止。凡此各种病症，盛则泻，虚则补，热证则速刺，寒证则留针，经络虚陷则灸之。致其不盛不虚，以平为度。盛实是指人迎脉大三倍于寸口脉，虚是指人迎脉反而小于寸口脉。

胃足阳明之脉，起于鼻之交頞中，旁纳[②]太阳[③]之脉，下循鼻外，入上齿中，还出挟口还唇，下交承浆，却循颐后下廉，出大迎，循颊车，上耳前，过客主人，循发际，至额颅。其支者，从大迎前下人迎，循喉咙，入缺盆，下膈，属胃，络脾。其直者，从缺盆下乳内廉，下挟脐，入气街中。其支者，起于胃口，下循腹里，下至气街中而合，以下髀关，抵伏兔，下膝膑中，下循胫外廉，下足跗，入中指内间。其支者，下廉[④]三寸而别，下入中指外间。其支者，别[⑤]跗上，入大指间，出其端。是动则病洒洒振寒，善呻数欠，颜黑，病至则恶人与火，闻木[⑥]声则惕然而惊，心欲动，独闭户塞牖而处，甚则欲上高而歌，弃衣而走，贲响腹胀，是谓骭厥[⑦]。是主血所生病者，狂疟[⑧]温淫汗出，鼽衄，口㖞唇胗[⑨]，颈肿喉痹，大腹水肿，膝膑肿痛，循膺、乳、气街、股、伏兔、骭外廉、足跗上皆痛，中指不用。气盛则身以前皆热，其有余于胃，则消谷善饥，溺色黄。气不足则身以前皆寒栗。胃中寒则胀满。为此诸病，盛则泻之，虚则补之，热则疾之，寒则留之，陷下则灸之。不盛不虚，以经取之。盛者人迎大三倍于寸口，虚者人迎反小于寸口也。

足阳明胃经，起于鼻旁鼻茎边，旁约大肠经，下行鼻外侧，入上齿中，复出挟口绕唇，下交

---

① 颈：疑为“颜”之误。牙痛当颜面肿，不当颈肿。

② 纳：郭霭春云“《脉经・卷六・第六》《千金・卷十六・第一》并作‘约’”。

③ 太阳：《甲乙・卷二・第一》作“大肠”。

④ 廉：《甲乙・卷二・第一》作“膝”。

⑤ 别：别络。

⑥ 木：通“诸”。

⑦ 骭厥：“骭”，《太素・卷八・经脉连环》作“䯒”。“骭”与“䯒”义通。《广韵・谏韵》：“骭，胫骨。”

⑧ 疟：《甲乙・卷二・第一》作“瘈”。

⑨ 胗：通“紧”。《甲乙・卷二・第一》正作“紧”。

承浆穴，退行腮后方，出大迎穴，行至颊车穴，上耳前，过客主人穴，沿发际，至额颅处。其分支，从大迎穴下至人迎穴，沿喉咙，入缺盆中，下膈，注胃，络脾。其直行之支，从缺盆下乳房内侧，下挟脐，入下腹气街处。另一支脉，起于胃口，下行腹里，至气街前与直行的经脉相合，下髀关穴，至伏兔，下膝膑，下行胫外侧，至足背，入中趾内侧。另一支脉，下膝三寸而分，下入足中趾外侧。另一分支，从足背进入足大趾之端。其病则病洒洒振寒，常伸臂打哈欠，额发黑，病发作时怕见人和火，听到各种声音会突而惊恐，心悸动，欲关门闭窗独静。病重则想登高而歌，弃衣奔走，气粗腹胀，这叫骭厥。此主血生病，狂乱、筋肉拘痪挛急，热躁甚而汗出，鼻出血，口歪唇紧，颈肿，喉肿痛，腹部水肿，膝膑肿痛，沿胸、乳、气街、股、伏兔穴、胫外侧、足背上都疼痛，足中趾不能活动。经气盛则身前发热。胃气实则消食快，常饥，尿黄，经气虚则身前寒，胃中寒就会胀满。凡此各种病症，实则泻，虚则补，热证则快刺，寒证则留针，经络虚陷则用灸法。致其不盛不虚，以平为度。实指人迎脉大于寸口脉三倍，虚指人迎脉反而小于寸口脉。

脾足太阴之脉，起于大指之端，循指内侧白肉际，过核骨后，上内踝前廉，上踹内，循胫骨后，交出厥阴之前，上膝股内前廉，入腹属脾络胃，上膈，挟咽，连舌本，散舌下。其支者，复从胃，别上膈，注心中。是动则病舌本，强食则呕，胃脘痛，腹胀善噫，得后与气，则快然如衰，身体皆重。是主脾所生病者，舌本痛，体不能动摇，食不下，烦心，心下急痛，溏、瘕、泄、水闭，黄疸，不能卧，强立①，股膝内肿厥②，足大指不用。为此诸病，盛则泻之，虚则补之，热则疾之，寒则留之，陷下则灸之，不盛不虚，以经取之。盛者寸口大三倍于人迎，虚者寸口反小于人迎也。

足太阴脾经，起于足大趾之端，行趾内侧白肉处，过足核骨之后，上内踝前侧，上小腿肚，行胫骨后，交叉于厥阴肝经之前，上行膝股内侧前，入腹，注脾，络胃，上膈，挟行咽部，上连舌根，布散于舌下。其支脉，又从胃另上膈，注入心经。其病则病舌根，多食则呕，胃脘痛，腹胀，嗳气，大便或排气后，腹中立刻感到松快。全身沉重。此主脾所生病。舌根痛，体重活动不便，饮食不下，烦躁，心脘急痛，便稀腹胀水泄，水肿、黄疸，不能安睡，身体僵直不柔，病股膝内肿，足大趾不能活动。凡此各种病症，实则泻，虚则补，热证急刺，寒证留针，经络虚陷用灸法。致其不盛不虚，以平为度。实指寸口大于人迎脉三倍，虚指寸口脉反而小于人迎脉。

心手少阴之脉，起于心中，出属心系，下膈络小肠。其支者，从心系上挟咽，系目系。其直③者，复从心系却上肺，下④出腋下，下循臑内后廉，行太阴心主之后，下肘内，循臂内后廉，抵掌后锐骨之端，入掌内后廉，循小指之内出其端。是动则病嗌干心痛，渴而欲饮，是为臂厥⑤。是主心所生病者，目黄胁痛，臑臂内后廉痛厥，掌中热⑥痛。为此诸病，盛则泻之，虚则补之，热则疾之，寒则留之，陷下则灸之。不盛不虚，以经取之。盛者寸口大再倍于人迎，虚者寸口反小于人迎也。

手少阴心经，起于心中，出注心之系络，下膈，络小肠。其分支，从心系上行挟咽部，连于目的系络。其另一分支，又从心系上肺，出腋下，下行臂内后侧，行于肺经、心包络经之后，下肘内，行臂内后侧，抵达掌后高骨之端，入掌内后侧，至小指内侧指端。其病则病咽干、心痛，渴欲饮水。此主心所生病症。目黄胁痛。凡此各种病症，实则泻，虚则补，热证速刺，寒证留针。经

---

① 强立：身体僵直不柔之证。

② 厥：病。

③ 直：指分支。

④ 下：为《甲乙·卷二·第一》作“上”。

⑤ 是为臂厥：衍文。去之义合。

⑥ 热：“热”前十字，疑为肺经之症误赘于此。

络虚陷用灸法。致其不盛不虚，以平为度。实指寸口脉大二倍于人迎脉，虚指寸口脉反而小于人迎脉。

小肠手太阳之脉，起于小指之端，循手外侧上腕，出踝中，直上循臂骨下廉，出肘内侧两筋之间，上循臑外后廉，出肩解，绕肩胛，交肩上，入缺盆，络心，循咽下膈，抵胃属小肠。其支者，从缺盆循颈上颊，至目锐眦，却入耳中。其支者，别颊上䪼抵鼻，至目内眦，斜络于颧。是动则病嗌痛颔肿，不可以顾，肩似拔，臑似折。是主液所生病者，耳聋目黄颊肿，颈颔肩臑肘臂外后廉痛。为此诸病，盛则泻之，虚则补之，热则疾之，寒则留之，陷下则灸之。不盛不虚，以经取之。盛者人迎大再倍于寸口，虚者人迎反小于寸口也。

手太阳小肠经，起于小指之端，行手外侧，上腕，出小指侧的高骨，上行臂骨下侧，出肘侧两骨之间，上行臂外侧后，出肩骨隙，绕肩胛，交于肩上，下入缺盆，络心，行咽，下膈，至胃，注小肠。其分支，从缺盆行颈上颊，至眼外角，下入耳中。另一分支，络颊上眼眶下达鼻，至眼内角，斜络颧。其病则病咽痛，颏下肿，不能转项，肩痛似拔，臂痛像折断一样。此主液所生病，耳聋、目黄、颊颏肿，颈、肩、臑、肘、臂外后侧痛。凡此各种病症，实则泻，虚则补，热证急刺，寒证留针，脉络虚陷用灸法。致其不盛不虚，以平为度。实指人迎脉大二倍于寸口脉，虚指人迎脉反而小于寸口脉。

膀胱足太阳之脉，起于目内眦，上额，交巅。其支者，从巅至耳上角。其直者，从巅入络脑，还出别下项，循肩髆内，挟脊，抵腰中，入循膂，络肾，属膀胱。其支者，从腰中下挟脊，贯臀，入腘中。其支者，从髆内左右，别下贯胛，挟脊内，过髀枢，循髀外，从后廉下合腘中，以下贯踹内，出外踝之后，循京骨，至小指外侧。是动则病冲头痛，目似脱，项如拔，脊痛，腰似折，髀不可以曲，腘如结，踹如裂，是谓踝厥。是主筋所生病者，痔疟狂癫疾，头囟项痛，目黄，泪出，鼽衄，项背腰尻腘踹脚皆痛，小指不用。为此诸病，盛则泻之，虚则补之，热则疾之，寒则留之，陷下则灸之。不盛不虚，以经取之。盛者人迎大再倍于寸口，虚者人迎反小于寸口也。

足太阳膀胱经，起于眼内角，上额，会于头顶。其分支，从头顶至耳上角。另一分支，从头顶入络脑，复出另下项，行肩内，挟脊旁，至腰部，下腰脊旁络肾，注膀胱。另一分支，从腰中下，挟腰脊，通臀部，入腘中，另一分支，从肩髆内侧，另下行，过肩胛，挟脊中，过髀枢部，从大腿后侧，下入腘中，下通踹中，出外踝之后，行京骨穴处，至小趾外侧之端。其病则病正头痛，目似脱落，颈项似拔出，脊背痛，腰痛似折，髀节不能屈伸，腘如阻结，腿肚如断裂，这是踝厥。此主筋所生病，可见痔疮、疟疾、癫狂等病，头顶、颈项痛，目黄，鼻出血，项、背、腰、脊、腘、腿肚、脚都疼痛，足小趾不能活动。凡此各种病症，实则泻，虚则补，热证速刺，寒证留针，经络虚陷则用灸法。致其不盛不虚，以平为度。实指人迎脉大二倍于寸口脉，虚指人迎脉反而小于寸口脉。

肾足少阴之脉，起于小指之下，邪走足心，出于然谷之下，循内踝之后，别入跟中，以上踹内，出腘内廉，上股内后廉，贯脊，属肾，络膀胱。其直者，从肾上贯肝膈，入肺中，循喉咙，挟舌本。其支者，从肺出络心，注胸中。是动则病饥不欲食，面如漆柴，咳唾则有血，喝喝而喘，坐而欲起，目𥆧𥆧如[1]无所见，心如悬若饥状，气不足则善恐，心惕惕如人将捕之，是为骨厥[2]。是主肾所生病者，口热舌干，咽肿上气，嗌干及痛，烦心心痛，黄疸，肠澼，脊股内后廉痛，痿厥嗜

① 目𥆧𥆧："𥆧𥆧"，喻目昏暗，视物不清。《素问·藏气法时论》："虚则目𥆧𥆧无所见。"

② 骨厥："骨"或为"骭"之脱，前文有"骭厥"。

卧，足下热而痛。为此诸病，盛则泻之，虚则补之，热则疾之，寒则留之，陷下则灸之。不盛不虚，以经取之。灸则强，食生肉①，缓带披发，大仗②重履而步。盛者寸口大再倍于人迎，虚者寸口反小于人迎也。

足少阴肾经，起于足小趾之下，斜走足心，出于然骨之下，行内踝后方，络入足跟，上小腿肚内侧，出腘内侧，上股内后侧，通脊，注肾，络膀胱。其分支，从肾向上通肝、膈，入肺中，行喉咙，挟舌根。另一分支，从肺出络于心，注胸中。其病则病饥不能食，面黑如柴漆，咳痰带血，气喘有声，坐不住，目昏暗看不清东西，心悸如饥状，短气，常害怕，心慌如有人抓捕，这是骭厥。此主肾所生病。口热舌干，咽肿气喘，嗌干痛，烦躁，心痛，黄疸，大便脓血，脊股内后侧痛，痿弱无力，嗜睡，脚心热痛。凡此各种病症，实则泻，虚则补，热证则速刺，寒证则留针。经络虚陷用灸法。致其不盛不虚，以平为度。灸可使其强壮，吃生食，松衣散发，大步慢走以养性。实指寸口脉大二倍于人迎脉，虚指寸口脉反小于人迎脉。

心主手厥阴心包络之脉，起于胸中，出属心包络，下膈，历络三焦。其支者，循胸出胁，下腋三寸，上抵腋，下循臑内，行太阴少阴之间，入肘中，下臂，行两筋之间，入掌中，循中指出其端。其支者，别掌中，循小指次指出其端。是动则病手心热，臂肘挛急，腋肿，甚则胸胁支满，心中憺憺大动，面赤目黄，喜笑不休。是主脉所生病者，烦心心痛，掌中热。为此诸病，盛则泻之，虚则补之，热则疾之，寒则留之，陷下则灸之。不盛不虚，以经取之。盛者寸口大一倍于人迎，虚者寸口反小于人迎也。

手厥阴心包络经，起于胸中，出注心包络，下膈，络三焦经。其分支，行胸出胁，下腋三寸又上抵腋部，行臂内，行于肺经、心经之间，入肘中，下臂，行掌后两筋间，行中指之端。另一分支，络掌中，至无名指之端。其病则病手心热，臂肘拘急，腋肿。甚则胸胁胀满，心悸动，面赤目黄，喜笑不休。此主脉所生病，烦躁，心痛，掌中热。凡此各种病症，实则泻，虚则补，热则速刺，寒则留针，经脉虚陷用灸法。致其不盛不虚，以平为度。实指寸口脉大一倍于人迎脉，虚指寸口脉反而小于人迎脉。

三焦手少阳之脉，起于小指次指之端，上出两指之间，循手表腕，出臂外两骨之间，上贯肘，循臑外，上肩，而交出足少阳之后，入缺盆，布膻中，散落心包，下膈，循属三焦。其支者，从膻中上出缺盆，上项，系耳后直上，出耳上角，以屈下颊至䪼。其支者，从耳后入耳中，出走耳前，过客主人前，交颊，至目锐眦。是动则病耳聋浑浑焞焞，嗌肿喉痹。是主气所生病者，汗出，目锐眦痛，颊痛，耳后肩臑肘臂外皆痛，小指次指不用。为此诸病，盛则泻之，虚则补之，热则疾之，寒则留之，陷下则灸之。不盛不虚，以经取之。盛者人迎大一倍于寸口，虚者人迎反小于寸口也。

手少阳三焦经，起于无名指之端，上次指之间，行手背，出臂外两骨之间，上过肘，行肩外侧，上肩，交于胆经之后，进入缺盆，分布膻中处，络心包，下膈，行注上中下三焦。其分支，从膻中上出缺盆，上颈项，络耳后，直上出耳角，屈而下行额部。另一分支，从耳后入耳中，出行耳前，至客主人穴前，络颊，至眼外角。其病则病耳聋昏闷，嗌肿喉痛。此主气所生病，出汗，大眼角痛，颊痛，耳后及肩臂肘都疼痛，无名指不能运动。凡此各种病症，实则泻，虚则补，热证速刺，寒证留针，脉络虚陷用灸法。致其不盛不虚，以平为度。实指人迎脉大一倍于寸口脉，虚指人迎脉反小于寸口脉也。

---

① 生肉:《太素》作“生食”。

② 仗：引为“步”义。

胆足少阳之脉，起于目锐眦，上抵头角，下耳后循颈行手少阳之前，至肩上，却交出手少阳之后，入缺盆。其支者，从耳后入耳中，出走耳前，至目锐眦后。其支者，别锐眦，下大迎，合于手少阳，抵于颇，下加颊车，下颈合缺盆以下胸中，贯膈络肝属胆，循胁里，出气街，绕毛际，横入髀厌中。其直者，从缺盆下腋，循胸过季胁，下合髀厌中，以下循髀阳，出膝外廉，下外辅骨之前，直下抵绝骨之端，下出外踝之前，循足跗上，入小指次指之间。其支者，别跗上，入大指之间，循大指歧骨内出其端，还贯爪甲，出三[1]**毛。是动则病口苦，善太息，心胁痛不能转侧，甚则面微有尘，体无膏泽，足外反热，是为阳厥**[2]**。是主骨所生病者，头痛，颔痛，目锐眦痛，缺盆中肿痛，腋下肿，马刀侠瘿，汗出振寒，疟，胸胁肋髀膝外至胫绝骨外踝前及诸节皆痛，小指次指不用。为此诸病，盛则泻之，虚则补之，热则疾之，寒则留之，陷下则灸之。不盛不虚，以经取之。盛者人迎大一倍于寸口，虚者人迎反小于寸口也。**

足少阳胆经，起于眼外角，上额角，下耳后，沿颈行于三焦经前，至肩上，交三焦经后入缺盆。其分支，从耳后入耳中，走耳前，至眼外角后。另一分支，络眼外角，下大迎穴处，与三焦经相合后，至眼眶下，下临颊车，下颈，入缺盆，下胸中，过膈，络肝，注胆，行胁内，出小腹两侧的气街，绕阴毛处，横入髀厌环跳处。另一分支，从缺盆下腋部，行胸，过季胁，下入髀厌中，再下髀外侧，至膝外侧，下行腓骨之前，至绝骨穴处，下行外踝之前，行足背，至足小趾内侧间。另一分支，络足背上，入足大趾之间，行大趾骨缝至其端，复返过爪甲，出足大趾甲后毛处。其病则病口苦，常叹气，心胁痛不能转身，甚则面如灰尘色，肌肤无光泽，足外侧发热，此主阳热之病。如果是骨所生病，头痛、颔痛，眼外角痛，缺盆处肿痛，腋下肿，淋巴结核，汗出，寒战，疟疾，胸、胁、肋、髀、膝外、胫骨、腓骨、外踝及诸关节都疼痛，足四趾不能运动。凡此各种病症，实则泻，虚则补，热证则速刺，寒证则留针，经络虚陷则用灸法。致其不盛不虚，以平为度。实指人迎脉大一倍于寸口脉，虚指人迎脉反而小于寸口脉。

肝足厥阴之脉，起于大指丛毛之际，上循足跗上廉，去内踝一寸，上踝八寸，交出太阴之后，上腘内廉，循股阴，入毛中，过阴器，抵小腹，挟胃属肝络胆，上贯膈，布胁肋，循喉咙之后，上入颃颡，连目系，上出额，与督脉会于巅。其支者，从目系下颊里，环唇内。其支者，复从肝别贯膈，上注肺。是动则病腰痛不可俯仰，丈夫㿉疝，妇人少腹肿，甚则嗌干，面尘脱色。是肝所生病者，胸满呕逆飧泄，狐疝遗溺闭癃。为此诸病，盛则泻之，虚则补之，热则疾之，寒则留之，陷下则灸之。不盛不虚，以经取之。盛者寸口大一倍于人迎，虚者寸口反小于人迎也。

足厥阴肝经，起于足大趾丛毛处，行足背上，离内踝一寸处向上八寸，交叉于脾经的后方，上腘内侧，沿大腿内侧，入阴毛中，绕阴器，至小腹，挟胃，注肝，络胆，上过膈，布于胁肋，上行喉咙之后侧，上喉咙上，通于目系，上出额，与督脉会合于头顶。其分支，从目系下颊内，绕唇内。另一分支，从肝络通膈，上注肺。其病则病腰痛不能俯仰，男子病疝，女子病小腹肿。病甚则咽干，面色枯涩如尘。此主肝所生病。胸满，呕吐，食泄，疝气，遗尿，尿闭。凡此各种病症，实则泻，虚则补，热证速刺，寒证留针，经络虚陷则用灸法。致其不盛不虚，以平为度。实指寸口脉大一倍于人迎脉，虚指寸口脉反小于人迎脉。

手太阴气绝则皮毛焦，太阴者行气温于皮毛者也，故气不荣则皮毛焦，皮毛焦则津液去皮节[3]**，**

① 三毛：足大趾上处。
② 阳厥：阳病。
③ 节："体"义。《国语·周语》韦昭注："节，体也。"

津液去皮节者，则爪枯毛折，毛折者则毛[①]先死，丙笃丁死，火胜金也。

手太阴肺经脉气衰竭，就会皮毛枯焦。太阴肺经行气温润皮毛，所以其气不养皮毛则皮毛枯焦，皮毛枯焦则皮肤肌体失去津液，皮肤肌体丧失津液，则指甲枯，毛发断，毛断为气先竭，其丙日危，丁日死，这是火胜金的缘故。

手少阴气绝则脉不通，脉不通则血不流，血不流，则髦色不泽，故其面黑如漆柴者，血先死。壬笃癸死，水胜火也。

手少阴心经脉气衰竭，则脉道不通，脉不通则血瘀滞，血瘀滞，则毛发枯，面黑如漆柴色，这是血先竭。壬日危重，癸日死亡，这是水胜火的缘故。

足太阴气绝者，则脉不荣肌肉，唇舌者肌肉之本也，脉不荣则肌肉软，肌肉软则舌痿人中满，人中满则唇反，唇反者肉先死，甲笃乙死，木胜土也。

足太阴脾经脉气衰竭，则经脉不能滋养肌肉，唇舌是肌肉的根本，经脉不滋养则肌肉软弱，肌肉软弱则舌萎弱，口唇肿胀，口唇肿胀则唇翻，唇翻是肉先竭。甲日重，乙日死，这是木胜土的缘故。

足少阴气绝则骨枯，少阴者冬脉也，伏行而濡骨髓者也。故骨不濡则肉不能著也，骨肉不相亲则肉软却，肉软却故齿长而垢，发无泽，发无泽者骨先死。戊笃己死，土胜水也。

足少阴肾经脉气衰竭，则骨枯，少阴经如冬脉之沉，深行而滋养骨髓。所以骨不养则肉不能附骨，骨肉不相附则肌肉软弱，肌肉软弱所以齿脏而垢，头发枯涩无光泽，头发枯涩，是骨先衰竭，戊日重，己日死，这是土胜水的缘故。

足厥阴气绝则筋绝，厥阴者肝脉也，肝者筋之合也，筋者聚于阴气[②]，而脉络于舌本也。故脉弗荣则筋急，筋急则引舌与卵，故唇青舌卷卵缩则筋先死，庚笃辛死，金胜木也。

足厥阴肝经脉气衰竭，筋会衰竭失用。足厥阴是肝的经脉，肝应合筋，筋聚于阴器而脉连络于舌根，所以肝脉失其滋养则筋拘急，筋拘急会牵动舌与阴囊，所以唇发青，舌卷缩，阴卵收缩，这是筋先衰竭，庚日重，辛日死，这是金胜木的缘故。

五阴气俱绝，则目系转，转则目运，目运者为志先死，志先死则远一日半死矣。

五脏脉气都衰竭，会目系转动，目系转则眼晕，眼晕是神志先竭，神志竭一天半死。

六阳[③]气绝，则阴与阳相离，离则腠理发泄，绝汗乃出，故旦占[④]夕死，夕占旦死。

六腑气竭，则阴阳分离，分离则腠理不固而开泄，大汗就会出不止。早晨见则傍晚死，傍晚见则早晨死。

经脉十二者，伏行分肉之间，深而不见；其常见者，足太阴过于外踝之上，无所隐故也。诸脉之浮而常见者，皆络脉也。六经络手阳明少阳之大络，起于五指间，上合肘中。饮酒者，卫气先行皮肤，先充络脉，络脉先盛。故卫气已平[⑤]，营气乃满，而经脉大盛。脉之卒然动[⑥]者，皆邪气居之也。留于本末[⑦]。不动[⑧]则热，不坚则陷且空，不与众同，是以知其何脉之动[⑨]也。

---

① 毛：郭霭春云“《脉经·卷三·第四》《千金·卷十七·第一》并作‘气’”。

② 阴气：“阴气”，即“阴器”。《素问·诊要经终论》王冰注：“《灵枢经》曰：肝者筋之合也，筋者聚于阴器而络于舌本。”

③ 六阳：指六腑。腑为阳，故云“六阳”。

④ 占：“视”“见”义。

⑤ 平：张景岳云“即盛满之谓”。

⑥ 动：引为“盛”义。《论语·子张》朱熹集注：“动，谓鼓舞之也”；《大戴礼记·五常德》王聘珍注：“动，谓动众使民也”。

⑦ 本末：经为本，络为末。

⑧ 不动：“不”，“其”义。“动”为“盛”义。《太素·卷二十二·三刺》“精气不分”；《灵枢·本神》作“精气之分”；《诗·采绿》马瑞辰笺：“之，犹其也”。

⑨ 动：通“病”。《太素》作“病”。

十二经脉，隐伏在肌肉之间，深而看不见。其常见的，例如脾经经过外踝处，是肌肉少不能隐蔽的缘故。诸经脉在体表常见的，都是络脉。例如六经络脉的大肠经、三焦经的大络脉，起于肌肉较少的五指之间，上络连肘中，其络在该处易见。饮酒后卫气先走于皮肤，先充溢络脉，所以络脉先盛满。卫气充盛后，营气随之充满，最后是经脉充满。脉络如果突然充盛，都是邪气居留，留于经络。其经络盛则热，其经络不坚实则陷下空虚，与正常不同，所以可知是何经何脉之病。

雷公曰：何以知经脉之与络脉异也？黄帝曰：经脉者常不可见也，其虚实也以气口知之。脉之见者皆络脉也。雷公曰：细子无以明其然也。黄帝曰：诸络脉皆不能经大节之间，必行绝①道而出入，复合于皮中，其会②皆见于外。故诸刺络脉者，必刺其结上，甚血者虽③无结，急取之，以泻其邪而出其血，留之发为痹也。凡诊络脉，脉色青则寒且痛，赤则有热。胃中寒，手鱼之络多青矣；胃中有热，鱼际络赤；其暴黑者，留久痹也；其有赤有黑有青者，寒热气也；其青短者，少气也。凡刺寒热者，皆多④血络，必间日而一取之，血尽而止，乃调其虚实。其小而短者少气。甚者泻之则闷，闷甚则仆，不得言。闷则急坐⑤之也。

雷公说：怎样知道经脉和络脉的不同呢？黄帝说：经脉正常是看不到的，它的虚实可以从寸口切脉来得之。脉可见的都是浅表的络脉。雷公说：我不明白其中的道理。黄帝说：各种络脉都不能深入经过大关节之间，必须行其络道而出入，又入于皮肤之中，其处都见于外。所以刺各种络脉，必须刺其瘀结之处，瘀血重有的或无瘀结，但仍应急刺之，以泻其邪气并出其瘀血。如果瘀血久留会成为痹证。凡是诊察络脉，色青是寒痛证；色红为有热。胃中有寒，手鱼际处络脉多发青；胃中有热，鱼际处络脉发红；鱼际突然发黑是久痹；有红有黑有青的，是寒热互结之证；其青色短小，是气虚证。凡刺寒热证的，宜夺其瘀血，必须隔日一刺，使瘀血出尽为止，然后再调其虚实。其病色小短而气虚的，如果过泻其血会出现头晕沉的晕针症状，晕针甚的会仆倒，不能讲话。头晕沉出现后应让病人赶紧平卧。

手太阴之别⑥，名曰列缺，起于腕上分间，并太阴之经直入掌中，散入于鱼际。其病实则手锐掌热，虚则欠故⑦，小便遗数，取之去腕半寸，别走阳明也。

手太阴肺经的络脉，叫做列缺，起于腕上肌肉之间，同肺经并行，直入手掌内侧，散于鱼际处。其病，实证则腕锐骨和手掌发热，虚则呵欠，小便失禁频数。刺取腕后寸半处的列缺穴。此络另连大肠经。

手少阴之别，名曰通里，去腕一寸半，别而上行，循经入于心中，系舌本，属目系。其实则支膈，虚则不能言。取之掌后一寸，别走太阳也。

手少阴心经的络脉，叫作通里。离腕一寸半处，其络上行，从心经入于心中。本络连舌根，注目系。其病变，实证则胁膈胀满，虚证则不能讲话。刺取腕后一寸处的通里穴。此络另连小肠经。

手心主之别，名曰内关。去腕二寸，出于两筋之间，循经以上，系于心包络，心系实则心痛，

---

① 绝：疑为“络”之误。

② 会：“处”义。

③ 虽：“若”义。《经词衍释》：“虽，犹若也。”

④ 多：“夺”义。《群经平议·毛诗》俞樾按：“多，当读为侈”；《仪礼·少牢馈食礼》陆德明释文：“侈，本又作移”；《吕览·荡兵》高诱注：“移，易也”；《玉篇·奞部》：“夺，易也”。

⑤ 坐：疑为“卧”之误。晕针宜平卧，不当言“坐”。

⑥ 别：指别络。后文“凡此十五络者”可证。

⑦ 欠故：呵欠

虚则为头强[①]**，取之两筋间也。**

手厥阴心包经的络脉，叫做内关。在腕上二寸处，位于两筋之间，沿心包经上行，结于心包络。其病，心系实则心痛，虚则头病。刺腕上两筋间的内关穴。

手太阳之别，名曰支正。上腕五寸，内注少阴。其别者，上走肘，络肩髃，实则节[②]**弛**[③]**肘废，虚则生肬。小者如指痂疥**[④]**，取之所别也。**

手太阳小肠经的络脉，叫作支正。在腕上五寸处，向上注于心经。其络上走肘，络肩髃。其病，实则筋缩肘废，虚则皮上生赘肉，刺其络之支正穴。

手阳明之别，名曰偏历。去腕三寸，别入太阴。其别者，上循臂，乘肩髃，上曲颊偏齿。其别者，入耳，合于宗[⑤]**脉。实则龋聋，虚则齿寒痹隔**[⑥]**，取之所别也。**

手阳明大肠经的络脉，叫做偏历。在腕上三寸处，络入肺经。其络上行臂，至肩髃，上曲颊穴，偏络于齿根。其络入耳，合于手太阳、手少阳、足少阳、足阳明等众脉。其病，实证则龋齿、耳聋，虚证则齿寒，病气阻不通。刺其所络之偏历穴。

手少阳之别，名曰外关。去腕二寸，外绕臂，注胸中，合心主。病实则肘挛，虚则不收，取之所别也。

手少阳三焦经的络脉，叫作外关。在腕上二寸处，向外绕行臂部，注入胸中，与心包络经相合。其病，实证则肘拘挛，虚证则关节松弛不收，刺其所络之外关穴。

足太阳之别，名曰飞阳。去踝七寸，别走少阴。实则鼽[⑦]**窒头背痛，虚则鼽衄，取之所别也。**

足太阳膀胱经的络脉，叫作飞扬，在外踝上七寸，络入肾经。其病，实证则鼻塞不通，头背部疼痛。虚证则流清涕，刺其所络的飞扬穴。

足少阳之别，名曰光明。去踝五寸，别走厥阴，下络足跗。实则厥，虚则痿躄，坐不能起。取之所别也。

足少阳胆经的络脉，叫作光明。在外踝上五寸，络走肝经，下络足背。其病，实证则气逆，虚证则足软弱难行，坐下不能站起，刺其所络的光明穴。

足阳明之别，名曰丰隆，去踝八寸，别走太阴。其别者，循胫骨外廉，上络头项，合诸经之气，下络喉嗌。其病气逆则喉痹瘁[⑧]**瘖，实则狂巅，虚则足不收，胫枯，取之所别也。**

足阳明胃经的络脉，叫作丰隆。在外踝上八寸处，络走于脾经。其络行胫骨外侧，上络头项，与诸经之气会合，向下络于咽喉。其病，气逆则喉肿痛突然失音，实证则癫狂，虚证则足弱不能收举，小腿肌肉枯萎，刺其所络的丰隆穴。

足太阴之别，名曰公孙。去本节之后一寸，别走阳明。其别者，入络肠胃。厥气上逆则霍乱，实则肠中切痛，虚则鼓胀。取之所别也。

---

① 强："病"义。《说文通训定声》："强，假借为彊"；《大戴礼记·曾子立事》王聘珍注："彊，暴也"；《晏子春秋·内篇谏上》孙星衍注："暴，疾也"。

② 节：《甲乙·卷三·第二十九》作"筋"。

③ 弛：通"拕"。牵引义。筋收缩如牵引，所以说"拕"。若作"弛"解，则与后文"废"义重复，不例。《后汉书·吴良传》李贤注："弛，废也。"《周礼·小宰》郑玄注："弛，读为施"；《经义述闻》："施，读为拕"；《说文》："拕，曳也"；《集韵·弋韵》："拕，引也"。

④ 小者如指痂疥：衍文。此为错误注文赘入正文，是对"生肬"的错误解释。

⑤ 宗：通"众"。《甲乙·卷七》"众筋"，《素问·厥论》作"宗筋"。

⑥ 痹隔："痹"，"病"义；"隔"，"阻塞"义。《文选·魏都赋》吕涎济注："隔，阻。"

⑦ 鼽：当为衍文。涉后文"鼽衄"之"鼽"致衍。

⑧ 瘁：马莳云"瘁，当作猝"。

足太阴脾经的络脉，叫作公孙。在足大指本节后一寸，络走胃经。其络入连肠胃。病气上逆则病霍乱吐泻，实证则肠中彻痛，虚证则腹胀如鼓，刺其所络的公孙穴。

足少阴之别，名曰大钟。当踝后绕根，别走太阳。其别者，并经上走于心包，下外贯腰脊。其病气逆则烦闷，实则闭癃，虚则腰痛，取之所别者也。

足少阴肾经的络脉，叫作大钟。在足内踝后绕足跟，络走膀胱经。其络与肾经同入心包经，下通腰脊。其病，气逆则烦闷，实证则尿闭，虚证则腰痛，刺其所络的大钟穴。

足厥阴之别，名曰蠡沟。去内踝五寸，别走少阳。其别者，径胫[①]上睾，结于茎。其病气逆则睾肿，卒疝，实则挺长，虚则暴痒，取之所别也。

足厥阴肝经的络脉，叫作蠡沟。在内踝上五寸处，络走胆经。其络行胫至睾，止于阴茎。其病，气逆会睾丸肿，疝气暴痛，实证则阴茎勃长，虚证则阴部暴痒，刺其所络的蠡沟穴。

任脉之别，名曰尾翳，下鸠尾，散于腹。实则腹皮痛，虚则痒搔，取之所别也。

任脉的络脉，叫做尾翳。下尾骶，散于腹部。其病，实证则腹皮痛，虚证则瘙痒，刺其所络的尾翳穴。

督脉之别，名曰长强。挟膂上项，散头上，下当肩胛左右，别走太阳，入贯膂。实则脊强，虚则头重。高摇之，挟脊之有过者[②]，取之所别也。

督脉的络脉，叫作长强。挟脊上行至项，散于头上，再向下行于肩胛部左右，络走膀胱经，入络脊柱两旁。其病，实证则腰脊强直，虚证则头重沉，刺其所络的长强穴。

脾之大络，名曰大包。出渊腋下三寸，布胸胁。实则身尽痛，虚则百节尽[③]皆纵。此脉若罗[④]络之血者，皆取之脾之大络脉也。

脾经的大络，叫做大包。在渊腋下三寸处，散布胸胁。其病，实证则周身疼痛，虚证则诸关节松弛无力。此脉若见瘀血之络，都应刺其脾经的大包穴。

凡此十五络者，实则必见[⑤]，虚则必下[⑥]，视之不见，求之上下，人经不同，络脉异[⑦]所别也。

凡上述十五络脉，气实则必显而易见，气虚则陷下，不易看见，这时可在其上下周围寻求。人的经脉不同，其络脉也有所区别。

---

① 径胫：《甲乙·卷二·第一》作“循径”。

② 高摇之，挟脊之有过者：衍文。去之例合。郭霭春：“《甲乙·卷二·第一下》校语云：《九墟》无‘高摇之’以下九字。”

③ 尽：郭霭春云“‘尽’字蒙上误衍”。

④ 罗：涉下文“络”音致衍。

⑤ 见：“显”义。《庄子·则阳》成玄英疏：“见，显也。”

⑥ 下：“陷”义。

⑦ 异：柳宗元《永州刺史崔公墓志》蒋之翘注：“异，一作夷”；《广雅·释诂》王念孙疏：“侇，通作夷”；《说文通训定声》：“易，假借为侇”；《论语·述而》陆德明释文：“鲁读‘易’为‘亦’”。是异亦古通之证。

经别[1]第十一

黄帝问于岐伯曰：余闻人之合于天道[2]也，内有五藏，以应五音五色五时五味五位[3]也；外有六府，以应六律。六律建阴阳诸经而合之十二月、十二辰[4]、十二节、十二经水、十二时、十二经脉者[5]，此五藏六府之所以应天道。夫十二经脉者，人之所以生，病之所以成，人之所以治，病之所以起，学之所始，工之所止[6]也。粗之所易[7]，上[8]之所难也。请问其离合出入奈何？岐伯稽首再拜曰：明乎哉问也！此粗之所过，上[9]之所息[10]也。请卒言之。

黄帝问岐伯说：我听说人与天地相应合。内有五脏，以应合五音、五色、五时、五味；外有六腑，以应六律。六律有阳律阴吕十二乐调，如同诸十二经应合十二月、十二节气、十二经水、十二时辰。这是五脏六腑与天地相应的具体表现。十二经脉，人之所以生存，病之所以形成，人之所以正常健康，病之所以愈，学医之所基础，医生之所主术，无不与其相关。劣医之所败，一般医生之所难。请问其经络的出入是怎样的？岐伯稽首叩拜后说：问得真明白啊！这是劣医之所失，良医之所祥知的道理，我尽量讲一讲它。

足太阳之正，别入于腘中，其一道下尻五寸，别入于肛，属于膀胱，散之肾，循膂当心入散。直者，从膂上出于项，复属于太阳，此为一经也。足少阴之正，至腘中，别走太阳而合，上至肾，当十四顀，出属带脉。直[2]者，系舌本，复出于项，合于太阳，此为一合。成以诸阴之别，皆为正也[11]。

足太阳膀胱经，络入腘中，其直至尻下五寸处，络于肛，注入膀胱，散于肾，入行脊内散入心。其分支，从脊上至项，再注入太阳经。这是其经的分布。足少阴肾经，至腘中，络与太阳经相合，上至肾，在十四椎节处，出注带脉。其分支，连舌根，又出于项，与太阳膀胱经相合，这是第一合。

足少阳之正，绕髀入毛际，合于厥阴。别者，入季胁之间，循胸里属胆，散之上肝，贯心，以

---

① “别”指别络。

② 道：《甲乙·卷二·第一》作“地”。

③ 五位：当为衍文。涉前“五味”之音致衍。方位，经文多言“方”而不言“位”。

④ 十二辰：当为衍文。去之前后例义合。

⑤ 十二经脉：当为衍文。与前“诸经”义重。

⑥ 止：《诗·墓门》“讯之”，《韩诗》“之”作“止”，《管子·权修》戴望校：“‘止’，作‘正’”，《国语·晋语》韦昭注：“主，正也”。是止、主通。

⑦ 易：“病”义。《说文通训定声》：“易，假借为侇”；《广雅·释诂》王念孙疏：“侇，通作夷”；《说文通训定声》：“夷，假借为痍”；《公羊传·成公十六年》陆德明释文：“痍，伤也”；《国语·晋语》韦昭注：“伤，病也”。

⑧ 上：上工。

⑨ 上：高明医生。

⑩ 息：“详知”义。《札迻·管子》孙诒让按：“悉，当为‘息’。”是“息”“悉”古通。《玉篇·采部》：“悉，详也。”

⑪ 成以诸阴之别，皆为正也：衍文。《甲乙·卷二·第一》无此十字。去之例合。

上挟咽，出颐颔中，散于面，系目系，合少阳于外眦也。足厥阴之正，别跗上，上至毛际，合于少阳，与别俱行，此为二合也。

足少阳胆经，绕大腿入阴毛中，与厥阴肝经相合。其络入季胁之间，行胸里，注胆，散于胆，通心，再上挟咽喉，出腮与下颏中，散于面部连目系，与胆经合于眼外角。足厥阴肝经，络足背处，上至阴毛处，与少阳胆经相合，与络同行，这是第二合。

足阳明之正，上至髀，入于腹里，属胃，散之脾，上通于心，上循咽出于口，上頞䪼，还系目系，合于阳明也。足太阴之正，上至髀，合于阳明，与别俱行，上结于咽，贯舌中。此为三合也。

足阳明胃经，上行至大腿髀部，入腹中，注胃。其络散于脾，上通心经，上行咽，出口，上鼻茎，再连目系，与阳明经相合。足太阴脾经，上髀，与阳明胃经相合，与其络同行，上连于咽，通舌中。这是第三合。

手太阳之正，指地[①]，别于肩解，入腋走心，系小肠也。手少阴之正，别入于渊腋两筋之间，属于心，上走喉咙，出于面，合目内眦，此为四合也。

手太阳小肠经，其下络于肩隙，入腋内，通心，连接小肠。手少阴心经，络入腋下渊腋穴两筋之间，注入心，上走喉咙，出面部，与太阳小肠结合于眼内角，这是第四合。

手少阳之正，指天[②]，别于巅，入缺盆，下走三焦[③]，散于胸中也。手心主之正，别下渊腋三寸，入胸中，别属三焦，出循喉咙，出耳后，合少阳完骨之下，此为五合也。

手少阳三焦经，其上络于头顶，向下入缺盆，下走尿道，散于胸中。手厥阴心包络经，其络下腋三寸处，入胸中，另注尿道，上出喉咙，出行耳后，与少阳三焦经合于耳后高骨之下，这是第五合。

手阳明之正，从手循膺乳，别于肩髃，入柱骨下，走大肠，属于肺，上循喉咙，出缺盆，合于阳明也。手太阴之正，别入渊腋少阴之前，入走肺，散之太阳[④]，上出缺盆，循喉咙，复合阳明，此六合也。

手阳明大肠经，从手上行胸乳处，其络行肩髃穴处，入锁骨下，走入大肠，其络上注肺，上行喉咙，至缺盆处，与阳明经相合。手太阴肺经，其络在渊腋穴处少阴经前方，入肺中，散于太阴肺中，上行出缺盆，行喉咙，再与阳明大肠经相合，这是第六合。

---

① 指地："地"，"下"义。杨上善："地，下也。"
② 指天："天"，"上"义。
③ 三焦：此为狭义的"三焦"之义。当指尿道。
④ 太阳：当为"太阴"之误。肺属太阴经，不当言"太阳"。

经水第十二

黄帝问于岐伯曰：经脉十二者，外合于十二经水，而内属于五藏六府。夫十二经水者，其有大小、深浅、广狭、远近各不同。五藏六府之高下、小大、受谷之多少亦不等，相应奈何？夫经水者，受水而行之；五藏者，合[①]神气魂魄而藏之；六府者，受谷而行之，受气而扬之；经脉者，受血而营[②]之。合[③]而以治奈何？刺之深浅，灸之壮数，可得闻乎？

黄帝问岐伯说：十二经脉在外好像十二河流，在内连属于五脏六腑。十二河流有大小、深浅、宽窄、长短等不同，五脏六腑有高低、大小、受水谷之气多少等不同，它们怎样相应合？十二河流容纳水液而流行；五脏聚神气魂魄而藏纳；六腑盛受水谷而运行，接受精气而输布；经脉纳血而运行。怎样察辨治疗？针刺的深浅，艾灸的壮数，可以知道吗？

岐伯答曰：善哉问也！天至高，不可度；地至广，不可量。此之谓也。且夫人生于天地之间，六合之内，此天之高，地之广也。非人力之所能度量而至也。若夫八尺之士，皮肉在此，外可度量切循而得之，其死可解剖而视之，其藏之坚脆，府之大小，谷之多少，脉之长短，血之清浊，气之多少，十二经之多血少气，与其少血多气，与其皆多血气，与其皆少血气，皆有大数。其治以针艾，各调其经气，固其常有合[④]乎？

岐伯答道：问得好！天极高，不可测；地极大，不可量，说的就是这个比喻。人生长在天地之间，六方之内，这正在天高低广之中。天地的高度与广度，不是人所能测量准确的。但是八尺之人，皮肉之身，其外却可以测量按触而得知，其内死后可解剖而知之，脏的坚软、腑的大小、盛水谷的多少、脉的长短、血的清浊、气的多少，十二经的多血少气、少血多气、多血多气、少血少气，都有其常数。用针艾治病，调其经气，必然与上述天地之气及人体内外的不同状态有应合关系。

黄帝曰：余闻之，快于耳，不解于心，愿卒闻之。岐伯答曰：此人之所以参天地而应阴阳也。不可不察。足太阳外合清[⑤]水，内属膀胱，而通水道焉；足少阳外合渭水，内属于胆；足阳明外合于海水，内属于胃；足太阴外合于湖水，内属于脾；足少阴外合于汝水，内属于肾；足厥阴外合于渑水，内属于肝；手太阳外合淮水，内属小肠，而水道出焉；手少阳外合于漯水，内属于三焦；手阳明外合于江水，内属于大肠；手太阴外合于河水，内属于肺；手少阴外合于济水，内属于心；手心主外合于漳水，内属于心包。凡此五藏六府十二经水者，外有源泉而内有所禀，此皆内外相贯，如环无端，人经亦然。故天为阳，地为阴，腰以上为天，腰以下为地。故海以北者为阴，湖以北者为阴中之阴，漳以南者为阳，河以北至漳者为阳中之阴，漯以南至江者为阳中之太[⑥]阳。此一

---

① 合："聚"义。《集韵·合韵》："合，合集。"

② 营："行"义。

③ 合："度""察"义。《汉书·律历志》："合者，合仑之量也"；《国语·周语》韦昭注："量，度也"。

④ 合：应合义。

⑤ 清：疑当作"泾"，与下文之"渭"，例始合。

⑥ 太：《甲乙·卷一·第七》无此字。

隅[①]之阴阳也。所以人与天地相参也。

黄帝说：我听明白了，但尚不能完全理解，愿尽知之。岐伯答道：这是人与天地相参，与阴阳相应合的道理，不可不知。足太阳膀胱经外合泾水，内注膀胱，而通水道；足少阳胆经外合渭水，内注于胆；足阳明胃经外合海水，内注于胃；足太阴脾经外合湖水，内注于脾；足少阴肾经外合汝水，内注于肾；足厥阴肝经外合渑水，内注于肝；手太阳小肠经外合淮水，内注于小肠，小肠吸纳水之浊者，由水道出泄；手少阳三焦经外合漯水，内注三焦；手阳明大肠经外合江水，内注于大肠；手太阴肺经外合河水，内注于肺；手少阴心经外合济水，内注于心；手厥阴心包经外合漳水，内注心包。凡是这五脏六腑十二经水，外有源泉而内有所受，均内外相通，如圆环无止端。人的经脉也是这样。所以天为阳，地为阴，腰以上象天为阳，腰以下象地为阴。海水以北为阴，湖水以北为阴中之阴；漳水以南为阳，河水以北至漳水之间为阴中之阴，漯水以南至江水之间为阳中之阳。这是一州的阴阳，人与天地相应的例子。

黄帝曰：夫经水[②]之应经脉也，其远近浅深，水血之多少各不同，合[③]而以刺之奈何？岐伯答曰：足阳明，五藏六府之海也，其脉大血多，气盛热壮，刺此者不深弗散，不留不泻也。足阳明刺深六分，留十呼；足太阳深五分，留七呼；足少阳深四分，留五呼；足太阴深三分，留四呼；足少阴深二分，留三呼；足厥阴深一分，留二呼。手之阴阳，其受气之道近，其气之来疾，其刺深者皆无过二分，其留皆无过一呼。其少长大小肥瘦，以心撩[④]之，命曰法天之常。灸之亦然。灸而过此者得[⑤]恶火，则骨枯脉涩。刺而过此者，则脱气。

黄帝说：经气应从经脉，其远近浅深，血气之多少各经不同，怎样辨别它而进行针刺？岐伯答道：足阳明胃，是化生水谷精气、滋养五脏六腑之源泉。它的脉大而血多，气盛而热盛，刺此经不深刺邪不散，不久留针邪气不泻。足阳明胃经，针刺六分深，留针十呼时间；足太阳膀胱经针刺深五分，留针七呼时间；足少阳胆经针刺深四分，留针五呼时间；足太阴脾经针刺深三分，留针四呼时间；足少阴肾经针刺深二分，留针三呼时间；足厥阴肝经针刺深一分，留针二呼时间。手阴阳各经，其经短接受经气之路途较足经近，所以其气来得快，因此，其针刺都不宜超过二分深度，留针时间都不宜超过一呼。病人的年龄大小，个头高低，体型胖瘦，要用心察辨，是自然之常态，应区别而刺。灸法也是这样。灸法过度，会使病人成为怕火，骨枯萎，脉涩滞等症；针刺过度，会使人脱气。

黄帝曰：夫经脉之小大，血之多少，肤之厚薄，肉之坚脆，及䐃[⑥]之大小，可为量度乎？岐伯答曰：其可为度量者，取其中度也。不甚脱肉而血气不衰也。若夫度之人，痟瘦而形肉脱者，恶可以度量刺乎？审切循扪按，视其寒温盛衰而调之，是谓因适而为之真[⑦]也。

黄帝说：经脉的大小，血之多少，皮肤的厚薄，肌肉之坚弱，及骨的大小，可以测量吗？岐伯答道；它们可以测量，可取其平均值作为其测量的标准。因胖瘦中等的病人消瘦不明显，其血气尚未衰竭。如果所测的病人消瘦得不能进行测量，还怎么能根据测量之数去进行针刺呢？通过察辨触按，视其寒热盛衰，进行针刺，这叫做因病而宜。

---

① 隅：《甲乙·卷一·第七》作“州”。
② 水：郭霭春云“孙鼎宜曰：‘按‘经水’二字，与下不贯，此与下‘水血多少’两‘水’字，疑均作‘气’，蒙大题字致误’”。
③ 合：疑为“分”之误。“辨别”义。
④ 撩：通“料”。“察辨”义。《甲乙·卷一·第七》正作“料”，可证。
⑤ 得：《经词衍释》：“‘得’，犹‘为’也”。
⑥ 䐃：疑为“骨”之误。作“骨”，与前文脉、肤、肉等例合。《灵枢·经筋》“䐃挛”，张志聪注本作“骨挛”。
⑦ 真：“病”义。《说文·疒部》：“瘨，病也。”

经筋第十三

足太阳之筋，起于足小指，上结于踝，邪上结于膝，其下循足外踝，结于踵，上循跟，结于腘。其别①者，结于踹外，上腘中内廉，与腘中并上结于臀，上挟脊上项。其支者，别入结于舌本。其直②者，结于枕骨，上头下颜③，结于鼻。其支者，为目上网③，下结于烦④。其支者，从腋后外廉，结于肩髃。其支者，入腋下，上出缺盆，上结于完骨。其支者，出缺盆，邪⑤上出于烦。其病小指支⑥跟肿痛，腘挛，脊反折，项筋急，肩不举，腋支缺盆中纽痛，不可左右摇。治在燔针劫⑦刺，以知为数，以痛为输，名曰仲春痹⑧。

足太阳膀胱经的筋，起于足小趾，上结于足外踝，斜上结于膝部。其在下的分支行足外踝，结于足跟，沿足跟上，结于腘部。其筋络，结于腿肚外侧，上至腘中内侧，与腘中之筋同上结于臀部，沿脊上项部。其分支，络结舌根。其另一分支，结于枕骨，上头顶，下额，结于鼻。另一分支，走目上，下结于颧骨。另一分支，从腋后外侧，结于肩髃穴处。另一分支，入腋下，上出缺盆部，上结于耳后完骨部。另一分支，出缺盆，斜上出颧部。其病变则小趾及足跟肿痛，腘部拘挛，脊痛如断，项筋拘急，肩不能上举，腋及缺盆中扭痛，不能左右动。治疗用火针灸刺法，以获效为针刺次数，以疼痛点为腧穴。此筋时间上与仲春相应合，所以叫仲春痹。

足少阳之筋，起于小指次指，上结外踝，上循胫外廉，结于膝外廉；其支者，别起外辅骨，上走髀，前者结于伏兔之上，后者结于尻。其直者，上乘眇季胁，上走腋前廉，系于膺乳，结于缺盆。直者，上出腋，贯缺盆，出太阳之前，循耳后，上额角，交巅上，下走颔，上结于烦。支者，结于目眦为外维。其病小指次指支转筋，引膝外转筋，膝不可屈伸，腘筋急，前引髀，后引尻，即上乘眇季胁痛，上引缺盆膺乳颈，维⑨筋急，从左之右，右目不开，上过右角，并跷脉而行，左络于右，故伤左角，右足不用，命曰维筋相交。治在燔针劫刺，以知为数，以痛为输，名曰孟春痹也。

足少阳胆经的筋，起于足第四趾，上结于外踝，上行胫外侧，结于膝外侧。其分支，络于外辅骨，上至髀部，前支结于伏免部，后支结于尻部。另一分支，上季胁，至腋前侧，结于胸乳部，上

① 别：别络。
② 直：分支。
③ 网："络"义。
④ 烦：颧。《易·夬》陆德明释文："九页，颧也。"
⑤ 邪：通"斜"。《列女传》王照圆注："'斜'与'邪'同。"
⑥ 支：为"及"之形误。郭霭春："《圣济总录·卷一百九十一》作'及'。"
⑦ 劫："劫""灸"古声同。故可通假。下同。《说文通训定声》："劫，假借为怯"，又"灸，假借为久"；《广雅·释诂》："怯，去也"；《战国策·魏策》鲍彪注："去，犹远"；《玉篇·久部》："久，远也"。是"劫""灸"古可通假。
⑧ 名曰仲春痹：足太阳经筋，在时间上与仲春相应合，所以叫仲春痹。
⑨ 维："其"义。《诗·噫嘻》陈奂传疏："维，其也。"

结于缺盆。另一分支，上出腋，通缺盆，出太阳膀胱经筋之前，行耳后，上额角，交于头顶，再下颏，上结于颧部。另一分支，结于目外眦。其病则足四趾抽筋，牵引膝外侧抽筋，膝不能屈伸，腘部筋拘急，前面牵引髀部，后面牵引尻部，向上牵引季胁部痛，再向上牵引缺盆处、胸乳部、颈部拘急疼痛。其筋拘急，从左侧可及右侧，如左筋病右眼也不能张开。因其筋过右头角，与跷脉并行，所以左侧之筋与右侧相连，因而左侧筋伤，可致右脚不能活动。这叫其筋相连。治疗用火针灸刺，以获效为针刺次数；以痛处为腧穴。此筋时间上与孟春相应合，所以叫孟春痹。

足阳明之筋，起于中三指，结于跗上，邪外上加于辅骨，上结于膝外廉，直上结于髀枢，上循胁，属脊。其直者，上循骭，结于膝。其支者，结于外辅骨，合少阳。其直者，上循伏兔，上结于髀，聚于阴器，上腹而布，至缺盆而结，上颈，上挟口，合于頄，下结于鼻，上合太阳，太阳为目上网。阳明为目下网。其支者，从颊结于耳前。其病足中指支[①]，胫转筋，脚跳坚[②]，伏兔转筋，髀前肿，㿗疝，腹筋急，引缺盆及颊，卒口僻，急者目不合，热则筋纵，目不开。颊筋有寒，则急引颊移口；有热则筋弛纵缓，不胜收故[③]僻。治之以马膏，膏[④]其急者，以白酒和桂，以涂其缓者，以桑钩钩[⑤]之，即以生桑灰[⑥]置之坎[⑦]中，高下以坐等，以膏熨急颊，且饮美酒，啖美炙肉[⑧]，不饮酒者，自强也。为之三拊[⑨]而已。治在燔针劫刺，以知为数，以痛为输，名曰季春痹也。

足阳明胃经的筋，起于足次趾外侧，结于足背，斜行外侧上方至辅骨，上结于膝外侧，直上结于髀枢部，上行胁部，注脊。其分支，上行胫部，结于膝。另一分支，结于膝外之辅骨，与胆经之筋相合。另一分支，上行伏兔，上结于髀，聚结于阴器，上腹部而布散，至缺盆而结聚，上颈，挟口，入颧部，下结于鼻，上合足太阳经之筋，太阳筋络结目上。阳明筋络结目下。另一分支，从颊部结于耳前。其病则足之次趾发胀，小腿抽筋，伏兔穴处抽筋，髀前部肿，疝气，腹筋拘急，牵引缺盆处及颊部。突然口歪，发作急的目不能合闭。热证则筋松弛无力，目不能张开。面颊部筋有寒，会牵引颊部而使口歪；有热则筋松弛舒缓，不能收引，也可以导致口歪。治疗用马脂，润其拘急之筋，用白酒调和桂末涂在弛缓之处。用桑枝熏燃制成木炭，以其桑炭放置在灶中，灶的高低与坐姿相当，将马脂烤热后熨拘急之面颊部，并且饮适量好酒。不会喝酒的，也要勉强饮一点。同时按摩病处三次而止。足阳明胃经之筋病，治疗用火针灸刺，以获效为针刺次数，以痛处为腧穴。其筋时间上与季春相应合，所以叫季春痹。

足太阴之筋，起于大指之端内侧，上结于内踝，其直者，络于膝内辅骨，上循阴股，结于髀，聚于阴器，上腹，结于脐，循腹里，结于肋，散于胸中。其内者，著于脊。其病足大指支，内踝

---

① 支：引为“胀”义。《玉篇·支部》：“支，载充也。”

② 脚跳坚：疑衍文，此为后人俗注误入正文。

③ 故：所以。

④ 膏：“润”义。《国语·周语》韦昭注：“膏，润也。”

⑤ 桑钩钩：前“钩”字为“枸”之假字，指木枝。“桑枸”即“桑枝”义。后“钩”字通“篝”。“熏燃”之义。“桑枸篝”，即“用桑枝熏燃制炭”之义。《周礼·考工记·车人》孙诒让正义：“钩，字又作枸”；《类篇·木部》：“枸，木曲枝”。“钩”“篝”古音同，故可通转。《说文·竹部》：“篝，答也，可以熏衣”；《方言·卷五》郭璞注：“篝，今熏笼也”。

⑥ 生桑灰：“灰”为“炭”之误。郭霭春：“‘灰’，张注本、日刻本并作‘炭’。按：《太素》、《圣济总录》并作‘炭’，与张注本合。”《灵枢·寿夭刚柔》：“用之生桑炭炙巾，以熨寒痹所刺之处。”是古人多有用桑炭熨治痹病之例。

⑦ 坎：为“炊”之误。即今之灶台。《说文》：“炊，爨也”；《周礼·亨人》郑玄注：“爨，今之灶。古于其灶煮物”。

⑧ 啖美炙肉：四字衍文。去之义合。

⑨ 三拊：“拊”通“抚”，“按摩”义。“三抚”，即按摩三次。《汉书·西域传》颜师古注：“拊与抚同。”

痛，转筋痛，膝内辅骨痛，阴股引髀而痛，阴器纽[①]痛，下引脐两胁痛，引膺中脊内痛。治在燔针劫刺，以知为数，以痛为输，命曰孟[②]秋痹也。

足太阴脾经的筋，起于足大趾内侧之端，上行结于内踝。其分支，结络于膝内辅骨，上大腿内侧，结于髀部，聚于阴器，再上腹，结于脐部，行腹里，结于肋胁，散于胸中。另一分支，注于脊。其病足大趾胀，内踝痛，抽筋，膝内辅骨痛，大腿内侧牵引髀部疼痛，阴器拘挛疼痛，牵引脐部、两胁、胸中、脊内等处疼痛。治疗用火针灸刺法，以获效为针刺次数，以痛处为腧穴。此筋时间上与仲秋相应合，所以叫仲秋痹。

足少阴之筋，起于小指之下，并足太阴之筋，邪走内踝之下，结于踵，与太阳之筋合，而上结于内辅之下，并太阴之筋而上循阴股，结于阴器，循脊内挟膂，上至项，结于枕骨，与足太阳之筋合。其病足下转筋，及所过而结者皆痛及转筋。病在此者，主痫瘛及痉，在外者不能俯，在内者不能仰。故阳病者腰反折不能俯，阴病者不能仰。治在燔针劫刺，以知为数，以痛为输，在内者熨引饮药。此筋折纽[①]，纽发数甚者，死不治，名曰仲[④]秋痹也。

足少阴肾经的筋，起于足小趾下，与足太阴脾经之筋相合，斜走内踝下方，结于足跟部。与膀胱经的筋相合，上行结于内辅骨之下，与脾经的筋一同上行大腿内侧，结于阴器，行脊内沿脊旁，上至项，结于枕骨，与膀胱经的筋相合。其病足下抽筋，及本筋所过之结聚处都疼痛、抽筋。病在此筋，多痫病、拘挛、痉证，背筋病者不能俯，腰筋病者不能仰，所以阳筋病腰痛如折不能俯，阴筋病不能仰。治用火针灸刺，以获效为针刺次数，以痛处为腧穴。病在内，也可用熨法，导引按摩、饮服汤药治疗。此筋伤扭，伤扭频繁而重的，为死证，不能治疗。此筋时间上与孟秋相应合，所以叫孟秋痹。

足厥阴之筋，起于大指之上，上结于内踝之前，上循胫，上结内辅之下，上循阴股，结于阴器，络诸筋。其病足大指支，内踝之前痛，内辅痛，阴股痛，转筋，阴器不用，伤于内则不起，伤于寒则阴缩入，伤于热则纵挺不收。治在行水清阴气[⑤]。其病转筋者，治在燔针劫刺，以知为数，以痛为输，命曰季秋痹也。

足厥阴肝经的筋，起于足大趾之上，上行结于内踝之前，上行胫骨，上结膝内辅之下，上行大腿内侧，结于阴器，与诸筋络结。其病足大趾胀，内踝前痛，内辅痛，大腿内侧痛，转筋，阴器不举。伤于房事则阳痿不起，伤于寒邪则阴囊收缩，伤于热邪则阴器挺长不缩。治疗在于清利湿热平其阴器。其病抽筋的，用火针灸刺之法，以获效为针刺次数，以痛处为腧穴。此筋时间上与季秋相应合，所以叫季秋痹。

手太阳之筋，起于小指之上，结于腕，上循臂内廉，结于肘内锐骨之后，弹之应小指之上，入结于腋下。其支者，后走腋后廉，上绕肩胛，循颈出走太阳之前，结于耳后完骨。其支者，入耳中。直者，出耳上，下结于颔，上属目外眦。其病小指支，肘内锐骨后廉痛，循臂阴入腋下，腋下痛，腋后廉痛，绕肩胛引颈而痛，应耳中鸣痛，引颔目瞑，良久乃得视，颈筋急则为筋瘘颈肿。寒

---

① 纽：疑为“绚”之误。“拘挛”之义。《仪礼·士冠礼》郑玄注：“绚”之言拘也”；《庄子·大宗师》陆德明释文：“拘拘，体拘挛也”。成玄英疏：“拘拘，挛缩不申之貌。”

② 孟：《太素·卷十三·经筋》作“仲”，例合。

① 折纽：“折”，伤义。“纽”同“扭”。

④ 仲：《太素·卷十三·经筋》作“孟”，例合。

⑤ 行水清阴气：“气”通“器”。《甲乙·卷二·第六》正作“器”。《文选·赠蔡子笃诗》旧校：“行，五臣本作‘衡’”；《公羊传·庄公七年》何休注：“衡，平也”，即清利湿热平其阴器。

热在颈者。治在燔针劫刺之，以知为数，以痛为输，其为肿者，复而锐之，本[①]支者，上曲牙，循耳前，属目外眦，上颔，结于角。其痛当所过者支转筋。治在燔针劫刺，以知为数，以痛为输，名曰仲夏痹也。

手太阳小肠经的筋，起于手小指的上端，结于腕部，上行臂内侧，结于肘内高骨之后，用指弹之，小指会有感应。再上行结于腋下。其分支，络结腋后侧，上绕肩胛，行颈部出足太阳膀胱经筋之前，结于耳后完骨。其另一分支，入耳中。另一分支，出耳上，下结于颔部，再上注目外角。其病小指胀，肘内侧高骨后缘痛，其筋行臂内至腋下，所以腋下痛，腋后侧痛，绕肩胛牵引颈部疼痛，牵引耳中鸣痛，牵引颔部痛，目昏不能视物，好长时间才能看清物体。颈筋拘急可成为鼠瘘结核、颈肿之病。颈病可有发热恶寒之证。治疗用火针灸刺，以获效为针刺次数，以痛处为腧穴。其颈肿的，再用锐针刺其肿处。其筋的分支，上曲牙，行耳前，注目外眦，上额，结于头角，所以其所过之处都可疼痛、转筋。治疗也用火针灸刺，以获效为针刺刺数，以痛处为腧穴。此筋时间上与仲夏相应合，所以叫仲夏痹。

手少阳之筋，起于小指次指之端，结于腕，中[②]循臂结于肘，上绕臑外廉，上肩走颈，合手太阳；其支者，当曲颊入系舌本。其支者，上曲牙，循耳前，属目外眦，上乘颔[③]，结于角。其病当所过者即[④]支[⑤]转筋，舌卷。治在燔针劫刺，以知为数，以痛为输，名曰季夏痹也。

手少阳三焦经的筋，起于小指无名指端，结于腕部，上行臂，结于肘，向上绕臑外侧，上肩走颈，合小肠经之筋。其分支，在曲颊处入连舌根。另一分支，上曲牙，行耳前，注于目外眦，上额，结于头角。其病，则其筋所过处之关节转筋，舌卷缩。治用火针灸刺，以获效为针刺次数，以痛处为腧穴。此筋时间上与季夏相应合，所以叫季夏痹。

手阳明之筋，起于大指次指之端，结于腕，上循臂，上结于肘外，上臑，结于髃。其支者，绕肩胛，挟脊。直者，从肩髃上颈。其支者，上颊，结于頄。直者，上出手太阳之前，上左角，络头，下右颔。其病当所过者支[⑥]痛及[⑦]转筋，肩不举，颈不可左右视。治在燔针劫刺，以知为数，以痛为输，名曰孟夏痹也。

手阳明大肠经的筋，起于手食指之端，结于腕部，上行臂，结于肘外，上臑部，结于肩髃处。其分支，绕肩胛，挟脊旁，从肩髃上颈。另一分支，上颊，结于颧部。另一分支，上小肠经筋之前，上左额角，络结头部，下行至右颔。其病，该筋所过之处肢痛转筋，肩不能上举，颈不能左右转动。治用火针灸刺，以获效为针刺次数，以痛处为腧穴。此筋时间上与孟夏相应合，所以叫孟夏痹。

手太阴之筋，起于大指之上，循指上行，结于鱼后，行寸口外侧，上循臂，结肘中，上臑内廉，入腋下，出缺盆，结肩前髃，上结缺盆，下结胸里，散贯贲，合贲下，抵季胁。其病当所过者支转筋痛，甚成息贲[⑧]，胁急吐血。治在燔针劫刺，以知为数，以痛为输，名曰仲冬痹也。

手太阴肺经的筋，起于手大指之端，行指上，结于鱼际后，至寸口外侧，上行臂，结于肘中，

---

① 本：《太素·卷十三·经筋》作“其”。
② 中：《甲乙·卷二·第六》作“上”。例合。
③ 颔：为“额”之误。张景岳：“颔，当作额。”
④ 即：关节。《说文义证》：“即，一作‘节’。”是“即”“节”古通之证。
⑤ 支：“之”义。
⑥ 支：肢节。
⑦ 及：当衍文。去之例合。
⑧ 息贲：此指哮喘病。

上臑内侧，入腋下，出缺盆，结络于肩髃前，上结缺盆处，下结胸里，散通贲门，下贲门，达季胁处。其病，筋所过之处急痛转筋，甚者成哮喘之病，胁痛吐血。治用火针灸刺，以获效为针刺次数，以痛处为腧穴。此筋在时间上与仲冬相应合，所以叫仲冬痹。

手心主之筋，起于中指，与太阴之筋并行，结于肘内廉，上臂阴，结腋下，下散前后挟胁。其支者，入腋，散胸中，结于臂[①]。其病当所过者，支转筋，前[②]及胸痛息贲。治在燔针劫刺，以知为数，以痛为输，名曰孟冬痹也。

手厥阴心包经的筋，起于中指，与肺经的筋并行，结于肘内侧，上行臂内侧，结于腋下，下行分散于季胁前后。其分支，入腋，布散胸中，结于贲门。其病，该筋所过之处急痛转筋，及胸痛哮喘。治用火针灸刺，以获效为针刺次数，以痛处为腧穴。此筋在时间上与孟冬相应合，所以叫孟冬痹。

手少阴之筋，起于小指之内侧，结于锐骨，上结肘内廉，上入腋，交太阴，挟乳里，结于胸中，循臂[③]，下系于脐。其病内急，心承[④]伏梁，下[⑤]为肘网[⑥]。其病当所过者支转筋，筋痛。治在燔针劫刺，以知为数，以痛为输。其成伏梁唾血脓者，死不治。经筋之病，寒则反折筋急，热则筋弛纵不收，阴痿不用。阳急则反折，阴急则俯不伸。焠刺者，刺寒急也，热则筋纵不收，无用燔针。名曰季冬痹也。

手少阴心经的筋，起于手小指内侧，结于掌后锐骨，上行结肘内侧，上入腋，与肺经的筋相交，挟乳里，结胸中，行贲门，下结络于脐部。其病腹内拘急，腹中成肿坚之伏梁病，甚则成肘臂僵硬之症。其病，筋所过之处都可急转筋、筋痛。治用火针灸刺，以获效为针刺次数，以痛处为腧穴。其成为伏梁病吐脓血的，为死证，不能治疗。凡经筋病，寒就会筋脉拘急，热就会筋脉弛缓不收，阳痿不能举动。背部筋脉急会向后反张，腹部筋脉急会前俯不能后仰。火针，用于刺寒邪筋脉拘急之证。热邪滞筋则筋弛纵不收，不能用火针治疗。此筋时间上与季冬应合，所以叫季冬痹。

足之阳明，手之太阳，筋急则口目为噼[⑦]，眦[⑧]急不能卒[⑨]视，治皆如右方也。

足阳明胃经的筋和手阳明小肠经的筋拘急时，会出现口眼歪斜，眼角拘急使目不能正常视物。治疗都用上述的方法。

---

① 臂：为“贲”之误。郭霭春：“《太素·卷十三经筋》、《圣济总录·卷一百九十一》，‘臂’并作‘贲’。”

② 前：《甲乙·卷二·第六》无。

③ 臂：《甲乙·卷二·第六》作“贲”。

④ 心承：“心”为“内”义；“承”通“成”。下文“成伏梁”，可证。

⑤ 下：通“夏”，“大”“甚”义。《公羊传》“夏阳”，《春秋左传异文释》作“下阳”，是下、夏古通之证。《左传·宣公十二年》杜预注：“夏，大也。”

⑥ 肘网：指肘臂僵硬之症。

⑦ 噼：《甲乙·卷二·第六》作“僻”。

⑧ 眦：《甲乙·卷二·第六》作“目眦”。

⑨ 卒：疑为“平”之误。正常义。

骨度第十四

黄帝问于伯高曰：脉度言经脉之长短，何以立[①]之？伯高曰：先度其骨节大小广狭长短，而脉度定矣。

黄帝问伯高说：脉度讲的是经脉的长短，怎样确定呢？伯高说：先测量骨节的大小、宽窄、长短，经脉的长短就可以确定了。

黄帝曰：愿闻众人[②]之度，人长七尺五寸者，其骨节之大小长短各几何？伯高曰：头之大骨围二尺六寸，胸围四尺五寸，腰围四尺二寸。发所覆者颅至项尺二寸，发以下至颐长一尺，君子[③]终折[④]。

黄帝说：愿知正常人测骨之法，人身长七尺五寸，其骨节的大小长短各是怎样的？伯高说：头围长二尺六寸，胸围长四尺五寸，腰围长四尺二寸，头发所覆盖的部位，头前发际至项后发际长一尺二寸，前发际下至腮端长一尺。常人取其平均数计算。

结喉以下至缺盆中长四寸，缺盆以下至髑骬长九寸，过则肺大，不满则肺小，髑骬以下至天枢长八寸，过则胃大，不及则胃小。天枢以下至横骨长六寸半，过则回肠广长，不满则狭短。横骨长六寸半，横骨上廉以下至内辅之上廉长一尺八寸，内辅之上廉以下至下廉长三寸半，内辅下廉下至内踝长一尺三寸，内踝以下至地长三寸，膝腘以下至跗属长一尺六寸，跗属以下至地长三寸，故骨围大则太过，小则不及。

喉头隆起下至缺盆中间长四寸，缺盆以下至胸骨剑突长九寸，超过九寸的，是肺脏大，不满九寸的，是肺脏小。从胸骨剑突下至天枢穴处，长八寸，超过八寸的，是胃大，不及八寸的，是胃小。天枢以下至耻骨，长六寸半，超过的，回肠宽而长，不及的，回肠窄而短。耻骨长六寸半，耻骨上缘以下至膝旁突出的辅骨上缘长一尺八寸，内辅骨上缘至下缘长三寸半，内辅骨下缘至内踝长一尺三寸，内踝以下至地长三寸，膝腘以下至外踝后长一尺六寸，外踝后至地长三寸。头骨围大的身骨也大，头骨围小的身骨也小。

角以下至柱骨长一尺，行腋中不见者长四寸，腋以下至季胁长一尺二寸，季胁以下至髀枢长六寸，髀枢以下至膝中长一尺九寸，膝以下至外踝长一尺六寸，外踝以下至京骨长三寸，京骨以下至地长一寸。

额角到锁骨，长一尺，锁骨至腋下深纹处，长四寸，腋下到季胁，长一尺二寸，季胁以下至大

---

① 立："定"义。《易·系辞》焦循注："立，定也。"

② 众："平""正常"义。《淮南子·修务》高诱注："众，凡也。"

③ 君子：常人。《广雅·释言》："君，群也"；《诗·君子偕老》朱熹集传："君子，夫也"；《慧琳音义·卷二十三》注："夫犹人也"。

④ 终折："终"通"中"，引为"平均""中间"义；"折"，"取"义。《尚书·无逸》刘逢禄注："'中''终'通"；《中庸》朱熹集注："中者，不偏不奇，无过不及之名"。《慧琳音义·卷八》注："折，拗取也。"

腿根部之髀枢长六寸，髀枢以下至膝中，长一尺九寸，膝以下至外踝，长一尺六寸，外踝以下至足京骨，长三寸，京骨以下至地，长一寸。

耳后当完骨者广九寸，耳前当耳门者广一尺三寸，两颧之间相去七寸，两乳之间广九寸半，两髀之间广六寸半。

耳后当两高骨间，宽九寸，耳前当两听宫处，宽一尺三寸，两颧骨间宽七寸，两乳间宽九寸半，两股之间，宽六寸半。

足长一尺二寸，广四寸半。肩至肘长一尺七寸，肘至腕长一尺二寸半，腕至中指本节长四寸，本节至其末长四寸半。

足长一尺二寸，宽四寸半。肩至肘长一尺七寸，肘至腕长一尺二寸半，腕至中指根部长四寸，中指根部至指端，长四寸半。

项发以下至背骨①**长二**②**寸半，膂骨以下至尾骶二十一节长三尺，上节长一寸四分分之一，奇分在下，故上七节至膂骨九寸八分分之七，此众人骨之度也，所以立经脉之长短也。是故视其经脉之在于身也，其见浮而坚，其见明而大者，多血；细**③**而沉者，多气也。**

项后发际到脊骨上端，长三寸半，脊骨上端至尾骶共二十一节，长三尺。其上节，每节长一寸四分一厘，其奇零分数，分配在七节以下折算，所以上七节到脊骨，共长九寸八分七厘。这是正常人的平均骨度，所以依此定经脉的长短。察看人身经络的情况，其浮显而坚，显明而大的，是多血；其大而沉的，是多气。

---

① 背骨:《甲乙·卷二·第七》作“脊骨”。

② 二:《甲乙·卷二·第七》作“三”。

③ 细：疑为“大”之误。

五十营第十五

黄帝曰：余愿闻五十营[①]奈何？岐伯答曰：天周二十八宿，宿三十六分，人气行一周，千八分。日行二十八宿，人经脉上下、左右、前后二十八脉，周身十六丈二尺，以应二十八宿。

黄帝说：我想知道经气在人体运行五十周是怎样的？岐伯答道：周天有二十八宿，每宿的距离是三十六分，人体经脉之气，一昼夜运行五十周，合一千零八分，等于一昼夜中行历了二十八宿。人体的经脉上下、左右、前后共二十八脉，脉气运行人体一周共十六丈二尺，相应于二十八宿。

漏水下百刻，以分昼夜。故人一呼，脉再动，气行三寸，一吸，脉亦再动，气行三寸，呼吸定息，气行六寸。十息气行六尺，日行二分，二百七十息，气行十六丈二尺，气行交通[②]于中[③]，一周于身，下水二刻，日行二十五分[④]。五百四十息，气行再周于身，下水四刻，日行四十分[⑤]。二千七百息，气行十周于身，下水二十刻，日行五宿二十分[⑥]。一万三千五百息，气行五十营于身，水下百刻，日行二十八宿，漏水皆尽，脉终矣。所谓交通者，并行一数也[⑦]。故五十营备，得尽天地之寿[⑧]矣。凡行八百一十丈也[⑨]。

用漏水下百刻容器的方法，来分昼夜的时间，所以人呼气一次，脉跳二次，脉气运行三寸，吸气一次，脉也跳二次，脉气行三寸，一呼一吸，气行六寸。十息，气行六尺，日行二分。二百七十息，气行十六丈二尺，气行汇集于心，循行全身一遍，漏水下二刻，日行二十分有奇。五百四十息，气行两周于身，漏水下四刻，日行四十分有奇。二千七百息，气行十周于身，漏水下二十刻，日行五宿二十分有奇。一万三千五百息，气行五十周于身，漏水下百刻，日行二十八宿，漏水已尽，脉气终止五十周。脉气昼夜五十周运行，是尽得天地自然之数了。

---

① 五十营："营"，"行"义。五十营即运行五十周。

② 交通："交"，"集"义；"通"，"同"义。即"汇集"义。《元包经传》李江注："交，集"；《广雅·释诂》："交，合也"；《庄子·天地》成玄英疏："通，同也。"

③ 中：指心。《论语·先进》何晏集解："中，犹心也。"

④ 二十五分：《甲乙·卷一·第九》作"二十分有奇"。

⑤ 四十分：《甲乙·卷一·第九》作"四十分有奇"。

⑥ 二十分：《甲乙·卷一·第九》"分"下有"有奇"二字。

⑦ 所谓交通者，并行一数也：疑为衍文。此为前文"交通"之注文，误入正文。

⑧ 寿：通"筹"，"数"义。郭霭春："'寿'与'筹'通。《仪礼·乡射礼》郑注：'筹，算也'，'算'有'数'义。"

⑨ 凡行八百一十丈：衍文。郭霭春："'得尽天地之寿'于文业已结束，乌得再云凡行八百一十丈也。"

营气第十六

黄帝曰：营气之道，内①谷为宝。谷入于胃，乃②传之肺，流溢于中，布散于外，精专③者行于经隧，常营无已，终而复始，是谓天地之纪。故气从太阴出，注手阳明，上行注足阳明，下行至跗上，注大指间，与太阴合，上行抵髀。从脾注心中，循手少阴，出腋下臂，注小指，合手太阳，上行乘腋出颛内，注目内眦，上巅下项，合足太阳，循脊下尻，下行注小指之端，循足心注足少阴，上行注肾，从肾注心，外散于胸中。循心主脉，出腋下臂，出④两筋之间，入掌中，出中指之端，还注小指次指之端，合手少阳，上行注膻中，散于三焦，从三焦注胆，出胁注足少阳，下行至跗上，复从跗注大指间，合足厥阴，上行至肝，从肝上注肺，上循喉咙，入颃颡⑤之窍，究⑥于畜门⑦。其支别者，上额循巅下项中，循脊入骶，是督脉也，络阴器，上过毛中，入脐中，上循腹里，入缺盆，下注肺中，复出太阴。此营气之所行也，逆顺之常也。

黄帝说：脉是运行经气的通道，容纳谷气为贵。水谷入胃，化生之精气传流于肺，流溢五脏之中，布散六腑。气聚合后行于经脉，常行不止，终而复始。这是天地间生命运动的规律。脉气从手太阴肺经开始，行注手阳明大肠经，上行至足阳明胃经，下行至足背，流注足大趾间，与足太阴脾经相接，上行至脾经，从脾的经络注于心中，再沿手少阴心经，出腋，下臂内，注手小指之端，与手太阳小肠经相合。上行出腋，至眼眶下内侧，注入眼内角，再上行至头顶，下项，与足太阳膀胱经相合，沿脊，下尻，注入足小趾之端，行足心流注足少阴肾经，上行注入肾，从肾流注心包络，络散胸中。沿心包络脉，出腋，下臂，入两筋之间，入掌中，注于中指之端，再流注无名指之端，与手少阳三焦经相合，上行注于膻中，散于三焦之络，从三焦经络流注胆，出胁部，流注足少阳胆经，下行至足背，再从足背流注到足大趾间，与足厥阴肝经相合，上行至肝，从肝再流注至肺，上行喉咙，流入脑窍，止于鼻。其分支，上额，行头顶，下项，沿脊入骶部，这正是督脉的通路。连络阴器，上过毛际，入脐中，上行腹内，注入缺盆，下注肺中，重新从太阴肺经开始运行，这是脉气运行的大概，经气上下分布的常态。

---

① 内：通“纳”。“容纳”义。《吕览·季春纪》王念孙注：“内，即纳字。”

② 乃：《甲乙·卷一·第一》作“气”。

③ 精专：“精”，“气”义；“专”通“抟”，“聚”义。即“气聚”之义。《周礼·大司徒》孙诒让注：“‘专’，‘抟’之借字。”

④ 出：《甲乙·卷一·第十》作“入”。

⑤ 颃颡：上额。颃颡之窍，指脑。《说文句读》：“‘亢’作‘颃’”；《左传·昭公二十二年》孔颖达疏：“亢，高也”；《庄子·人间世》成玄英疏：“颡，额也”；《太玄·傒》范望注：“颡，头也”；《后汉书·梁统传论》李贤注：“亢，上极之名也”。

⑥ 究：“止”义。

⑦ 畜门：“畜”当为“嗅”之音转。“嗅”，“气”义。嗅门指鼻。《论语·乡党》邢昺疏：“嗅，谓鼻歆其气。”《汉书·景帝纪》颜师古注：“畜，读曰蓄。”“蓄”“嗅”古声同，故可通转。

脉度第十七

黄帝曰：愿闻脉度。岐伯答曰：手之六阳，从手至头，长五尺，五六三丈。手之六阴，从手至胸中，三尺五寸，三六一丈八尺，五六三尺，合二丈一尺。足之六阳，从足上至头，八尺，六八四丈八尺。足之六阴，从足至胸中，六尺五寸，六六三丈六尺，五六三尺，合三丈九尺。跷脉从足至目，七尺五寸，二七一丈四尺，二五一尺，合一丈五尺。督脉任脉各四尺五寸，二四八尺，二五一尺，合九尺。凡都合一十六丈二尺，此气之大经遂也。经脉为里，支而横者为络，络之别者为孙。盛而血者疾诛之。盛者泻之，虚者饮药[①]以补之。

黄帝说：愿知经脉长度。岐伯答道：双手六条阳经，从手至头，各长五尺，五六是三丈。双手六条阴经，从手至胸，各长三尺五寸，三六是一丈八尺，五六是三尺，共二丈一尺。双足的六阳经，从足上至头，各长八尺。六八是四丈八尺。双足的六阴经，从足至胸中，各长六尺五寸，六六是三丈六尺，五六是三尺，共三丈九尺。跷脉从足至目，各长七尺五寸，二七是一丈四尺，二五一尺，共一丈五尺。督脉、任脉各长四尺五寸，二四是八尺，二五是一尺，共九尺。上总是一十六丈二尺。这是大经脉的长度。经脉在内，其分支横行者为络，络的分支为孙络。络盛瘀血的应急刺之。邪气盛应泻，正气虚应补。

五藏常内阅[②]于上七窍也，故肺气通于鼻，肺和则鼻能知臭香矣；心气通于舌，心和则舌能知五味矣；肝气通于目，肝和则目能辨五色矣；脾气通于口，脾和则口能知五谷矣；肾气通于耳，肾和则耳能闻五音矣。五藏不和则七窍不通，六府不和则留为痈[③]。故邪在府则阳脉不和[④]，阳脉不和则气留之，气留之则阳气盛矣。阳气太盛则阴不利，阴不利则血留之，血留之则阴气盛矣。阴气太盛，则阳气不能荣也，故曰关。阳气太盛，则阴气弗能荣也，故曰格。阴阳俱盛，不得相荣，故曰关格。关格者，不得尽期[⑤]而死也。

五脏之气在常态下内通面上七窍。肺气通于鼻，肺和则鼻能和香臭；心气通于舌，心和则舌能感知五味；肝气通于目，肝和则目能辨五色；脾气通于口，脾和则口能知五味水谷；肾气通于耳，肾和则耳能听知五音。五脏不和，七窍会气阻滞不通，六腑不和，气机会壅滞不畅。所以邪气在腑则阳脉不利，阳脉不利则气留滞，气留滞则阳气盛。阳气过盛，则阴脉不利，阴脉不利则血瘀留，血瘀留则阴气盛。阴气过盛，则阳气不能正常运行，所以叫做“关”。阳气过盛，则阴气不能正常运行，所以叫做“格”。阴阳都过盛，不能正常运行，所以叫做“关格”。关格，不能尽其天年而死。

---

① 饮药：当为衍文。去之例合。

② 阅：“通”义。《说文通训定声》：“阅，假借为穴。”

③ 痈：“聚”义。《群经平议·孟子》俞樾按：“痈，读为雍。”《汉书·杨雄传》颜师古注：“雍，聚也。”

④ 和：《甲乙·卷一·第四》作“利”。

⑤ 尽期：《难经·三十七难》作“尽其命”。

黄帝曰：跷脉安起安止？何气荣水[①]？岐伯答曰：跷脉者，少阴之别，起于然骨之后，上内踝之上，直上循阴股入阴，上循胸里入缺盆，上出人迎之前，入頄，属目内眦，合于太阳，阳跷而上行，气并相还，则为濡目，气不荣则目不合。

黄帝说：跷脉起止何处？何气运行它？岐伯答道：跷脉是足少阴肾经的络脉，起于然骨后的照海穴处，上内踝，直上行大腿内侧，入阴器，上行胸内，入缺盆，出人迎之前，入颧骨处，注入眼内角，与足太阳膀胱经相合，上行，阴阳二跷脉气并行滋于目，气不行目则目不能合。

黄帝曰：气独行五藏，不荣六府，何也？岐伯答曰：气之不得无行也，如水之流，如日月之行不休。故阴脉荣其藏，阳脉荣其府，如环之无端，莫知其纪，终而复始。其流溢之气，内溉藏府，外濡腠理。

黄帝说：气独行于五脏，不行于六腑是为什么？岐伯答道：气行不能停止，像流水和日月运行一样没有休止。所以阴脉行其脏，阳脉行其腑，如环无端，不知起端，终而复始。其流溢的脉气，内溉脏腑，外养肌肤。

黄帝曰：跷脉有阴阳，何脉当其数[②]？岐伯答曰：男子数其阳，女子数其阴。当[③]数者为经，其不当数者为络也。

黄帝说：跷脉有阴跷阳跷之别，当察何脉？岐伯答道：男子察阳跷脉，女子察阴跷脉。可察的是经，不可察的是络。

---

① 荣水："荣"与"营"通。"行"义。"水"为"也"之误。《甲乙·卷二·第二》"水"作"也"。

② 数：引为"察"义。《孙子兵法·用问》李筌注："度，数也"；《大戴礼记·小辨》王聘珍注："度，察也"。

③ 当："可"义。《助字辨略》："'当'字，义与'可'近。"

营卫生会第十八

黄帝问于岐伯曰：人焉受气？阴阳焉会？何气为营？何气为卫？营安从生？卫于焉[①]会？老壮不同气，阴阳异位，愿闻其会[②]。岐伯答曰：人受气于谷，谷入于胃，以[③]传于肺。五藏六府，皆以受气。其清为营，浊者为卫，营在[④]脉中，卫在脉外，营周不休，五十而复大会。阴阳相贯，如环无端。卫气行于阴二十五度，行于阳二十五度，分为昼夜。故气至阳而起，至阴而止。故曰：日中而阳陇，为重阳，夜半而阴陇，为重阴。故太阴主内，太阳主外，各行二十五度，分为昼夜。夜半为阴陇，夜半后而为阴衰，平旦阴尽而阳气受矣。日中为阳陇，日西而阳衰，日入阳尽而阴气受矣。夜半而大会，万民皆卧，命曰合阴。平旦阴尽而阳受气，如是无已，与天地同纪。

黄帝问岐伯说：人怎样接受脉气？阴阳之脉怎样相会？什么是营气？什么是卫气？营气从什么地方产生？卫气从哪里相合？老年壮年不同，昼夜气行的位置不同，愿知其要。岐伯答道：人接受的经脉之气来源于水谷。水谷入胃后化生精气，气传注于肺，五脏六腑，都得以接受其精气。其质清的是营气，质浊的是卫气。营气行脉中，卫气行脉外，行运不止，五十周为一昼夜的周期。阴阳之脉相通，如圆环无端止。卫气行于阴分二十五周次，又行于阳分二十五周次，分为昼夜各半。所以卫气起于阳经，止于阴经。所以说：日中阳盛为重阳，夜半阴盛为重阴。因此太阴经主内，太阳经主外，营卫之气各行其二十五周次，昼夜各半。夜半为阴盛，夜半以后是阴衰，黎明时阴气尽而阳气生。日中为阳盛，日西是阳衰，日入黄昏后，阳气尽而阴气起。夜半为营卫交会之时，人们正睡眠，叫做“合阴”。早晨阴气尽而阳气生，如此循行不止，和自然界日月运行同理。

黄帝曰：老人之不夜瞑者，何气使然？少壮之人不昼瞑[⑤]者，何气使然？岐伯答曰：壮者之气血盛，其肌肉滑，气道通，荣卫之行，不失其常，故昼精而夜瞑。老者之气血衰，其肌肉枯，气道涩，五藏之气相搏[⑥]，其营气衰少而卫气内伐，故昼不精，夜不瞑。

黄帝说：老人夜不眠，是什么气造成的？青壮年夜不醒，是什么气造成的？岐伯答道：青壮年气血盛，其肌肉滑利，脉道畅通，营卫之气正常运行，所以白天精力旺盛而夜间正常睡眠。老年人气血衰减，肌肉枯萎，脉道涩滞，五脏之气都减少，其营气减少，卫气内衰，所以白天无精神，夜间不能睡眠。

---

① 于焉：《甲乙·卷一·第十一》作“安从”。

② 会：“要”义。《资治通鉴·晋纪》胡三省注：“会，要也。”

③ 以：《甲乙·卷一·第十一》作“气”。

④ 在：《甲乙·卷二·第十一》作“行”。

⑤ 不昼瞑：《甲乙·卷一·第十一》作“不夜寤”。

⑥ 相搏：“相”、“皆”义；“搏”通“薄”，“少”义。《公羊传·恒公三年》何休注：“胥，相也”；《方言·卷七》：“胥，皆也”。《甲乙·卷一·第十一》“搏”作“薄”。《淮南子·要略》高诱注：“薄，少也。”

黄帝曰：愿闻营卫之所行，皆何道从来？岐伯答曰：营出于中焦[①]，卫出于下焦[②]。黄帝曰：愿闻三焦[③]之所出。岐伯答曰：上焦[④]出于胃上口[⑤]，并咽以上，贯膈而布胸中，走腋，循太阴之分而行，还至阳明，上至舌[⑥]，下足阳明，常与营俱行于阳二十五度，行于阴亦二十五度一周也，故五十度而复大会于手太阴矣。黄帝曰：人有热，饮食下胃，其气未定[⑦]，汗则出，或出于面，或出于背，或出于身半，其不循卫气之道而出何也？岐伯曰：此外伤于风，内开腠理，毛蒸理泄，卫气走之，固不得循其道，此气慓悍滑疾，见开而出，故不得从其道，故命曰漏泄。

黄帝说：愿知营卫之气从什么地方来的？岐伯答道：营气出于中部，卫气出于上部。黄帝说：愿知上气从哪里来？岐伯答道：上部之气出于胃上之气管，行咽，通膈而布散胸中，走腋下，沿手太阴肺经而行至寸口，返回足阳明胃经之人迎动脉处，上至鼻，下足背之动脉，常与营气同行于阳经二十五周次，行于阴经也二十五周次，五十周次而重新会于手太阴经。黄帝说：人有热时，饮食入胃，其气上走，则汗出。或出于面部，或出于背部，或出于偏半身。它不依卫气运行之道而出，这是为什么？岐伯说：这是外伤于风邪，在内使腠理开泄，毛孔张开，卫气因而行走其处，所以不能行其常道。此风邪之气滑利疾速，见开泄处即出，所以不行卫气之常道。这叫作“漏泄”。

黄帝曰：愿闻中焦之所出。岐伯答曰：中焦亦并胃中，出上焦之后。此所受气者，泌糟粕，蒸津液，化其精微，上注于肺脉，乃化而为血，以奉生身，莫贵于此，故独得行于经隧，命曰营气。黄帝曰：夫血之与气，异名同类，何谓也？岐伯答曰：营[⑧]卫者，精气也，血者神气[⑨]也。故血之与气，异名同类焉。故夺血者无汗，夺汗者无血。故人生有两死而无两生[⑩]。

黄帝说：愿知中气从哪里产生。岐伯答道：中气也产生于胃，在上部之下。这里接受水谷之气，弃糟粕，升津液，产生水谷精气，向上输注于肺脉，变成血液，以养生命之身，没有比此更为重要的，所以能独行于经脉，叫做营气。黄帝说：血与气，名不同却属同类营养物质，这是为什么？岐伯答道：卫气是水谷精微之气，营血是人身营养之气，所以血与气，名不同类相同。所以丧失血的没有汗，丧失汗的血会减少，人身有其生而无其死。

黄帝曰：愿闻下焦之所出。岐伯答曰：下焦者，别[⑪]回肠，注于膀胱而渗入焉。故水谷者，常

---

① 焦：“部”义。《淮南子·主术》高诱注：“焦，或作巢”；《玄应音义·卷八》注：“巢，谓位止处所也”。

② 下焦：“下”为“上”之误；“焦”，“部”义。郭霭春：“《太素·卷十二》首篇、《千金·卷二十·第四》、《外台·卷六》引《删繁》、《灵枢略》‘下’并作‘上’。”

③ 三焦：“三”为“上”之误。郭霭春：“‘三’误，应作‘上’。”“焦”，“气”义。“上焦”，即“上气”之义。指呼吸之气。下文之“中焦”“下焦”等，“焦”均“气”义。《广雅·释器》王念孙疏：“焦烟之训为臭，为声臭之臭也”；《荀子·王霸》杨倞注：“臭，气也”。是“焦”有“气”义。《灵枢·邪客》：“宗气积于胸中，出于喉咙，以贯心脉，而行呼吸焉。”此“宗气”与此“上焦（气）”义同，即呼吸之气。

④ 上焦：上部之气。主要指呼吸之气。

⑤ 胃上口：指气管。《太素·卷十二》杨上善注云：“咽胃之际，名曰胃上口。胃之上口出气，即循咽上布胸中。”此正指气管呼吸之气。篇中之“循太阴”“至阳明”，下“足阳明”，正指寸口、人迎、足背之动脉，均由上气分布所致。

⑥ 舌：为“鼻”之误。郭霭春：“沈又彭曰：‘舌字误，应作鼻’。”作“鼻”，与“上焦（上气）”之例义正合。

⑦ 未定：“定”通“顶”。《方言·卷六》：“顶，上也。”“未顶”，即“不顶”，偏义词，“上”义。古人偏义之例如《楚辞》王逸注：“还奇，奇也”；《左传》孔颖达疏：“不尚，尚也”；等等。

⑧ 营：衍文。“卫”与下文“血”对举，去此“营”字例合。郭霭春：“‘营’是衍文，应据《外台·卷六》删。”

⑨ 神气：马莳云“血则由营气所生，乃气之神化者也”。

⑩ 人生有两死而无两生：人身离不开气血，所以说有气血则生，无气血则死。

⑪ 别：别通。

并居于胃中，成[①]糟粕，而俱下于大肠，而成下焦，渗而俱下，济泌[②]别[③]汁，循下焦而渗入膀胱焉。黄帝曰：人饮酒，酒亦[④]入胃，谷未熟而小便独先下何也？岐伯答曰：酒者熟谷之液也，其气悍以清[⑤]，故后谷而入，先谷而液出焉。黄帝曰：善。余闻[⑥]上焦如雾，中焦如沤，下焦如渎，此之谓也。

黄帝说：愿知下气是怎样产生的。岐伯答道：下气者，通回肠，注于膀胱而主渗泻水液。所以水谷之气常同居于胃肠之中，盛纳水谷糟粕，下于大肠，而成下气，渗液下出。渗泄其汁，沿下部而渗入膀胱。黄帝说：人饮酒，酒入胃后常先于水谷渗泄之液而从小便尿出，这是为什么？岐伯答道：酒是熟谷酿造之液，其气疾快滑利，所以晚水谷而饮，却早于水谷而尿出。黄帝说：讲得好！所以说上部之气像雾露，中部之气像沤汁，下部之气像小水沟，说的就是这个道理。

① 成：通“盛”。“盛纳”义。
② 济泌：渗泄。
③ 别：“其”义。
④ 亦：助词，无义。
⑤ 清：《甲乙·卷一·第十一》作“滑”。
⑥ 余闻：《甲乙·卷一·第十一》作“故曰”。例合。

四时气第十九

黄帝问于岐伯曰：夫四时之气，各不同形，百病之起，皆有所生，灸刺之道，何者为定？岐伯答曰：四时之气，各有所在，灸刺之道，得气穴为定[①]。故春取经血[②]脉分肉之间，甚者深刺之，间者浅刺之；夏取盛经孙络，取分间绝[③]皮肤；秋取经腧，邪在府，取之合；冬取井荥，必深以留之。

黄帝问岐伯说：四时气候，各不相同，百病之生，四时都可以产生。灸刺之法，什么为准？岐伯答道：四时气候，各有发病部位。灸刺之法，以得其穴为准。所以春刺经脉与肌肉之间，重病深刺，轻病浅刺；夏刺瘀盛之血络，刺肌肉皮肤间；秋刺经腧之穴，邪气在六腑，刺合穴；冬刺井、荥之穴，必须深刺并留针。

温疟汗不出，为五十九痏[④]，风水肤胀，为五十七痏，取皮肤之血者，尽取之。

温疟无汗，用热病五十九穴的刺法治疗。风水浮肿，用水病五十七穴的刺法治疗。同时刺皮肤络脉的瘀血，全部刺出其瘀血。

飧泄，补三阴之[⑤]，上补阴陵泉，皆久留之，热行乃止。

食泄病，刺三阴交穴，上刺阴陵泉穴，二穴都久留针，待针下有热感行动时止针。

转筋于阳治其阳，转筋于阴治其阴，皆卒[⑥]刺之。

转筋发生在外侧部位的，刺其外侧的阳经；转筋发生在内侧部位的，刺其内侧的阴经。二者都用火针法进行针刺。

徒㽷[⑦]，先取环谷[⑧]下三寸，以铍针针之，已刺而筩[⑨]之，而内之，入而复之[⑩]，以尽其㽷。必坚[⑪]束之，来[⑫]缓则烦悗，来急则安静。间日一刺之，㽷尽乃止。饮闭[⑬]药，方刺之时徒[⑭]饮之，方饮无食，方食无饮。无食他[⑮]食百三十五日。

---

① 定："准"义。《周礼·考工记》孙诒让正义："准，犹定也。"

② 血：《甲乙》作"与"。

③ 绝：疑衍文。去之例合。

④ 痏：《甲乙·卷七·第五》作"刺"。

⑤ 之：《甲乙·卷十一·第五》作"交"。

⑥ 卒：通"焠"。指火针。《素问·调经论》王冰注："焠针，火针也。"

⑦ 徒㽷："徒"，"人"义；"㽷"，同"水"。

⑧ 环谷：杨上善云"环谷，当是脐中也"。

⑨ 筩："动"义。

⑩ 之：《甲乙·卷八·第四》作"出"。

⑪ 必坚：《礼记·曲礼》郑玄注："急，犹坚也"。"坚"下，《甲乙·卷八·第四》有"束之"二字。郭霭春："'束'乃'刺'之坏字。"因此，"必坚束之"，即"必急刺之"。

⑫ 来：《甲乙·卷八·第四》作"束"，当从郭氏之说，为"刺"字坏字。

⑬ 闭：通闭，利小便意。

⑭ 徒：副词，"但"义。《吕览·异用》高诱注："徒，但也。"

⑮ 他：指伤脾助湿之食物。

人病水肿，先刺脐中下三寸处，用铍针刺治，已刺入后而动针，进针后复出，如此反复操作，以泻尽其水。必急刺之，刺得慢则出现烦闷，刺得快，水除则病人安静。隔日一刺，水尽为止。可饮利水之药，准备针刺时尽管饮服。饮药时不要吃饭，已吃饭不要饮药，即空腹饮服，禁食伤脾助湿食物一百三十五天。

著痹不去，久寒不已，卒取其三里骨为[①]**幹。肠中不便，取三里，盛泻之，虚补之。**

湿痹不愈，久寒不去，急刺足三里穴于胫骨之上端。大便不畅，刺足三里，盛则泻，虚则补。

疠风[②]**者，素**[③]**刺其肿上。已刺，以锐针针其处，按出其恶气**[④]**，肿尽乃止。常食方食，无食他食**[⑤]**。**

麻风病，当刺其肿上，已刺，用尖锐之针刺其处，按出其瘀血，肿消后停止针刺。

腹中常[⑥]**鸣，气上冲胸，喘**[⑦]**不能久立，邪在大肠，刺肓之原，巨虚上廉、三里。**

腹中鸣响，气上行胸部，不能久站，这是病在大肠。刺脐部下方、上巨虚穴、足三里穴。

小腹控[⑧]**睾，引腰脊，上冲**[⑨]**心，邪在小肠者**[⑩]**，连睾系，属于脊，贯肝肺，络心系，气盛则厥逆，上冲肠胃，熏**[⑪]**肝，散于肓**[⑫]**，结于脐。故取之肓原**[⑬]**以散之，刺太阴以予**[⑭]**之，取厥阴以下之，取巨虚下廉以去之，按其所过之经以调之。**

小腹痛，牵引睾丸，牵引腰痛，上动心部，是病邪在小肠。小肠连睾系，其脉络注脊，通肝肺，连络心系。其邪气盛则病气逆，上动肠胃，动及肝，连及腹，滞于脐部。所以刺腹部之穴以散之，刺太阴经以出邪气，刺厥阴经以下邪气，刺下巨虚穴以除邪气，按其所过的经脉去取穴调治。

善呕，呕有苦，长[⑮]**太息，心中憺憺，恐人将捕之。邪在胆，逆在**[⑯]**胃。胆液泄则口苦，胃气逆则呕苦，故曰呕胆。取三里以下胃气逆，则刺少阳血络以闭胆逆，却**[⑰]**调其虚实以去其邪。饮食不下，膈塞不通，邪在胃脘。在上脘则刺抑**[⑱]**而下之，在下脘则散而去之。**

病人常呕吐，呕有苦汁，常叹气，心悸如害怕有人追捕一般，这是病邪在胆，逆连胃部。胆汁上泄则口苦，胃气逆上会吐苦汁，所以叫做“呕胆”。刺足三里以降胃气之逆，刺足少阳瘀血之络以止胆逆，后调其虚实以去其病邪。饮食不进，隔闭不通，是邪在胃脘。在上脘应刺其上脘之穴而

---

① 为：为“之”之音转。

② 疠风：麻风病。

③ 素：《卫生宝鉴》引作“当”。

④ 气：《甲乙·卷十一·第九》作“血”。

⑤ 常食方食，无食他食：疑为衍文。涉前文“方饮无食，方食无饮，无食他食”而致误衍。

⑥ 常：《甲乙·卷九·第七》作”雷“。

⑦ 喘：《甲乙·卷九·第七》无此字。

⑧ 控：牵引。

⑨ 冲：“动”义。《方言·卷十二》：“冲，动也”。

⑩ 者：《甲乙·卷九·第八》正作“也”。

⑪ 熏：“动”义。

⑫ 肓：“腹”义。《素问·奇病论》张志聪注：“肓者，即肠外之膏膜”；《广雅·释器》：“膘，膜也”；《集韵》：“膘，腹也”。

⑬ 肓原：“腹穴”之义。“肓”有“腹”义，“原”有“穴”义。《诗·竹竿》陈奂传疏：“源，古作原”；《希麟音义·卷十》注：“水泉曰源”；《尔雅·释水》“氿泉穴出”，郝懿行疏：“‘穴’，《说文》作‘泬’”。是“泬”“源”义同。

⑭ 予：通“售”。“出”义。《诸子平议·管子》俞樾按：“‘予’字当训为‘雠’，‘雠’即‘售’字。”《广韵·宥部》：“售，卖物出手。”是“售”有“出”义。

⑮ 长：通“常”。《说文通训定声》：“常，假借为长。”

⑯ 在：《助字辨略》云“在，犹于也”。

⑰ 却：后。

⑱ 抑：《助字辨略》云“抑字，犹且也”，《经词衍释》云“且，犹其也”。

下其邪，在下脘应刺下脘之穴而散其邪。

小腹痛肿，不得小便，邪在三焦约[①]，取之太阳大络，视其络脉与厥阴小络结而血者，肿上及胃脘，取三里。

小腹痛肿，不能小便，这是病邪在三焦。刺足太阳膀胱经大络，视其络脉与厥阴肝经之络有结滞瘀血的，肿痛上及胃脘处的，刺足三里穴。

睹其色，察其以[②]，知其散复者，视其目色，以知病之存亡也。一[③]其形，听其动静者，持气口人迎以视其脉，坚且盛且滑者病日进，脉软者病将下。诸经实[④]者病三日已。气口候阴，人迎候阳也。

视其色，察其目，知道其病的好转与恶散。视其目与色，可以知道病的存在与消失。视其形体，听其音声动静，持按寸口、人迎，以看其脉象，脉坚而且盛实滑的，是病日渐加重；脉软平和的，是病将消去。诸经脉实有力的，其病三日可愈。寸口察五脏之阴脉，人迎察六腑的阳脉。

---

① 约：《战国策·楚策》鲍彪注："约，犹节"；《说文义证》："即，一作节"；《读书杂志·墨子》王念孙按："即，当为既"；《助字辨略》："已字，犹云既也"；《文选·陈太丘碑文》旧校："五臣本'已'作'也'字"；《墨子·大取》孙诒让注："也，同'者'"。是"约""者"古通之证。

② 以：疑为"目"之误。古以字作"㠯"，与"目"形近致误。

③ 一："视"义。《庄子·徐无鬼》陆德明释文："一，身也"；《管子·心术》："气者，身之充也"；《淮南子·原道》："气者，生之充也"；《列女传》王照圆注："视，犹生也"。是"一""视"通转之证。

④ 实：脉实有力。

五邪第二十

邪在肺，则病皮肤痛，寒热，上气喘，咳动肩背，取之膺中外腧，背三节五藏[①]之傍，以手疾按之，快然，乃刺之，取之缺盆中以越之。

邪在肺，会皮肤痛，发热恶寒，哮喘，汗出，咳喘引动肩背，刺胸前之膻中穴及背部的肺俞穴，肺俞在第三椎节之旁，用手指用力按压其处，病人感到舒快，即刺此处。另刺天突穴以泻越肺部。

邪在肝，则两胁中痛，寒中，恶血在内，行善掣，节时脚肿[②]，取之行间以引胁下，补三里以温胃中，取血脉以散恶血，取耳间青脉，以去其掣。

邪在肝，两胁痛，中寒，瘀血在内，膝关节时肿，常筋脉痉挛。刺行间穴以缓胁下，补足三里穴以温胃中，刺瘀络以散瘀血，刺耳间青脉，以除其痉挛之证。

邪在脾胃，则病肌肉痛。阳气有余，阴气不足，则热中善饥；阳气不足，阴气有余，则寒中肠鸣腹痛。阴阳俱有余，若俱不足，则有寒有热，皆调于三里。

邪在脾，会出现肌肉痛，阳盛阴虚，会中热而善饥；阳虚阴盛，会中寒肠鸣腹痛。阴阳都盛或都虚，会有寒证有热证，这些病症都需要针刺足三里穴调治。

邪在肾，则病骨痛阴痹。阴痹者，按之而不得，腹胀腰痛，大便难，肩背颈项痛，时眩。取之涌泉、昆仑，视有血者尽取之。

邪在肾，会病骨痛寒痹。寒痹，手按找不到具体痛处，腹胀，腰痛，大便难，肩背颈项都可疼痛，时常眩晕。刺涌泉穴、昆仑穴。见其瘀血之络脉，将其全部针刺泻出。

邪在心，则病心痛喜悲，时眩仆，视有余不足而调之其输也。

邪在心，会心痛，常悲伤，时常眩晕仆倒。根据其虚实而调刺其相应的俞穴。

---

① 五脏：衍文。涉其后“之傍”致衍。《甲乙·卷九·第三》无“五脏”二字。

② 行善掣，节时脚肿：《甲乙·卷九·第四》作“胻节时肿，善掣”。

寒热病第二十一

皮寒热者，不可附席，毛发焦，鼻槁腊，不得汗。取三阳之络，以补手太阴。

邪在皮毛而发寒热的，皮肤不能着席坑，毛发枯燥，鼻干，无汗，刺足太阳的络血，补手太阴的经穴。

肌寒热者，肌痛，毛发焦而唇槁腊，不得汗。取三阳于下[①]以去其血者，补足太阴以出其汗。

邪在肌肉而发寒热的，肌肉疼痛，毛发枯燥，唇干，无汗。刺足太阳经之络，以去其瘀血，补足太阴经，以出其汗。

骨寒热者，病[②]无所安，汗注不休，齿未槁。取其少阴于阴股之络。齿已槁，死不治。骨厥[③]亦然。

邪在骨发寒热的，痛无安处，汗出不止。齿未枯的，刺足少阴大腿内侧的络脉；齿已枯的，为死证，不可治疗，骨病也是这样。

骨痹，举[④]节不用而痛，汗注烦心，取三阴之经补[⑤]之。

骨痹，各关节疼痛不能活动，汗出，烦躁，刺三阴经以治之。

身有所伤，血出多，及中风寒，若有所堕坠，四肢懈惰不收，名曰体惰，取其小腹脐下三结交。三结交者，阳明、太阴也，脐下三寸关元也。

身受外伤，出血多，或受风寒，或堕落损伤，导致四肢无力，不能动，叫作体惰。刺其小腹部脐下处的三结交穴。三结交，是足阳明胃经、足太阴脾经和脐下三寸关元穴。

厥[⑥]痹者，厥气上及腹。取阴阳之络，视主病也，泻阳补阴[⑦]经也。

患痹病，病气上及腹部。刺阴经或阳经之络，并视其主病，补泻调治阴阳经脉。

颈侧之动脉人迎。人迎，足阳明也。在婴[⑧]筋之前。婴筋之后，手阳明也，名曰扶突。次脉，足[⑨]少阳脉也，名曰天牖。次脉，足太阳也，名曰天柱。腋下动脉，臂太阴也，名曰天府。

颈侧动脉处是人迎穴。人迎穴属足阳明胃经，在颈筋的前面。颈筋的后面，是手阳明大肠经之穴，叫扶突。再次后，是手少阳三焦经之穴，叫天牖。再次后，是足太阳膀胱经之穴，叫天柱。腋

---

① 于下："于""之"义。"下"，指下络。

② 病：《甲乙·卷八·第一》作"痛"。

③ 厥：病。

④ 举：《孟子·告子》"诸外"，《说苑》"诸"作"於"。《吴越春秋·夫差内传》徐天祐注："举，作'与'"；《墨子·耕柱》孙治让注："与，吴抄本作'於'"。是"举""诸"古通之证。

⑤ 补："治"义。《大戴礼记·本命》王聘珍注："补，犹治也。"

⑥ 厥："病"义。

⑦ 泻阳补阴：当作"补泻阴阳"，与前文"视之病也"，例始合。

⑧ 婴："婴筋"，即"颈筋"。《甲乙·卷三·第十二》"天牖，在颈筋间"，此云在"婴筋之后"，可证。

⑨ 足：当为"手"之误。天牖穴为手少阳三焦经之穴。

下动脉处，是手太阴肺经之穴，叫天府。

阳迎[1]头痛，胸满不得息，取之人迎。暴瘖气鞕[2]，取扶突与舌本出血。暴聋气蒙，耳目不明，取天牖。暴挛痫眩，足不任身，取天柱。暴瘅内逆，肝肺相搏，血溢鼻口，取天府，此为天牖五部。

阳气上逆头痛，胸满，呼吸不利，刺人迎穴。突然失音，气机闭阻，刺扶突穴及刺舌根出血。突然耳聋，头晕，耳目不明，刺天牖穴。突然拘挛、癫痫、眩晕，走路不稳，刺天柱穴。突然发热气上逆，肝肺火邪相合，使口鼻出血，刺天府穴，这是天牖部五个要穴。

臂阳明有[3]入頄遍齿[4]者，名曰大迎，下齿龋取之。臂恶寒补之，不恶寒泻之。足太阳[5]有入頄遍齿者，名曰角孙，上齿龋取之。在鼻与頄前。方病之时其脉盛，盛则泻之，虚则补之，一曰取之出鼻外。

手阳明经有入颧止于齿的，叫大迎穴，下牙龋齿用此穴治疗。臂怕冷的用补法，不怕冷的用泻法。手少阳经有入颧止齿的，叫角孙穴，上牙龋齿用此穴治疗。其位置在鼻与颧骨前。正病之时该处脉盛大。盛用泻法，虚用补法，一说在鼻孔外取穴。

足阳明有挟鼻入于面者，名曰悬颅，属口，对入系目本。视有过者取之，损有余，益不足，反者益其[6]。足太阳有通项入于脑者，正[7]属目本，名曰眼系。头目苦痛取之。在项中两筋间，入脑乃别[8]阴跷、阳跷，阴阳相交，阳入阴，阴出阳，交于目锐眦。阳气盛则瞋目，阴气盛则瞑目。

足阳明经有挟鼻旁入面的，叫作悬颅穴。该经注络口，互上入连眼底部。视其有病即刺之。泻有余，补不足，治反了则病甚。足太阳经有通项入于脑的，该经注络眼底部，名叫眼系，头目苦痛之症刺其经穴，在项中两筋间取穴治疗。该经入脑则连络阴跷、阳跷二脉。这两脉阴阳相交，阳入阴、阴出阳，交于眼内角。阳气盛则目张开，阴气盛则目合闭。

热厥取足太阴、少阳，皆留之；寒厥取足阳明、少阴于足，皆留之。

热病刺足太阴脾经、足少阳胆经，都留针；寒病刺足阳明胃经、足少阴肾经之足部，都留针。

舌纵涎下，烦悗[9]，取足少阴。振寒洒洒，鼓颔，不得汗出，腹胀烦悗取手太阴。刺虚者，刺其去也；刺实者，刺其来也。

舌松弛流涎，刺足少阴肾经之穴。寒战，腮颤抖，无汗，腹胀烦闷，刺手太阴肺经之穴。针刺使其虚的，是刺使邪气衰去；针刺使其实的，是刺使正气来复。

春取络脉，夏取分腠，秋取气口，冬取经输。凡此四时，各以时为齐。络脉治[10]皮肤，分腠治肌肉，气口治筋脉，经输治骨髓、五藏。

春天刺络脉，夏天刺肌肉，秋天刺气口，冬天刺经脉。大凡四时的刺法，各以其时的针刺深度为准。络脉主肌肤，分腠主肌肉，经脉主筋脉，其骨主骨髓、五脏。

---

① 迎：通“逆”。《大戴礼记·子张问入官》王聘珍注：“迎，读曰逆。”

② 鞕：为“鲠”之假字，“闭阻”义。《太素·卷二十六》正作“鲠”，可证。

③ 有：《经词衍释》：“之，犹有也”。下文“足阳明有”之有，例同。

④ 入頄遍齿：“頄”，指“颧”。《易·夬》陆德明释文：“頄，颧也。”“遍”，“尽”“止”义。《淮南子·主术》高诱注：“遍，犹尽也。”

⑤ 足太阳：当为“手少阳”之误。角孙穴属手少阳三焦经，不当云“足太阳”。

⑥ 其：张景岳云“其，当作甚”。

⑦ 正：正经。

⑧ 别：别络。

⑨ 烦悗：当为衍文。涉下文致衍。

⑩ 治：“主”义。下同。《素问·太阴阳明论》王冰注：“治，主也。”

身有五部：伏兔一；腓二，腓者腨也[①]；背三；五藏之腧四；项五。此五部有痈疽者死。病始手臂者，先取手明阳、太阴而汗出；病始于头首者，先取项太阳而汗出；病始足胫者，先取足阳明而汗出。臂太阴可汗出，足阳明可汗出。故取阴而汗出甚者，止[②]之于阳；取阳而汗出甚者，止[②]之于阴。

身体有五个重要部位：伏兔部、腓部、背部、五脏的俞穴、项部。这五个部位有痈疽病，都易导致死亡。病起于手臂的，先刺手阳明、手太阴两经之穴，使其汗出邪泄；病从头开始的，先刺项部足太阳经穴使其汗出邪泄；病从足胫部开始的，先刺足阳明经穴，使其汗出邪泄。针刺手太阴经穴可以发汗，针刺足阳明胃经穴也可以发汗。所以刺阴经而导致汗出不止的，治疗针刺其阳经；刺阳经而汗出不止的，治疗针刺其阴经。

凡刺之害，中而不去则精[③]泄，不中而去则致气；精泄则病甚而恇，致气则生为痈疽也。

大凡针刺之弊害，中病不去针则使正气散泄，不中病而去针则使邪气聚结；气泄则病加重而身体恇怯，邪气聚结则导致痈疽病。

---

① 腓者腨也：《甲乙・卷十一・第九》无此四字首：衍文。义与前文“头”重复。去之义合。

② 止：治止义。

③ 精：“气”义。

癫狂第二十二

目眦外决于面者，为锐眦，在内近鼻者，为内眦。上为外眦，下为内眦。

眼角在面外方的，是锐眦，在内侧近鼻的，是内眦。上属外眦，下属内眦。

癫疾始[①]生，先不乐[②]，头重痛，视举目赤[③]，甚作极[④]，已而烦心，候之于颜，取手太阳、阳明、太阴，血变而止。

癫疾病发作，先神志郁闷，头重痛，眼球上翻，目赤，甚则筋脉拘急，并且烦躁。察其眉目间。刺太阳、阳明、太阴经的穴，至面部血色恢复正常而止。

癫疾始作，而[⑤]引口啼呼喘悸者，候[⑥]之手阳明、太阳，左强者攻其右，右强者攻其左，血变而止。癫疾始作，先反僵，因而脊痛，候之足太阳、阳明、太阴、手太阳，血变而止。

癫疾发作，面口牵引抽搐，啼叫气喘动，刺手阳明、手太阳之经穴，左侧盛的治其右侧，右侧盛的治其左侧，致面色复常为止。癫疾发作，其身体反张强硬，因此脊背痛。刺足太阳、足阳明、足太阴、手太阳的经穴，致面色复常为止。

治癫疾者，常与之居，察其所当取之处。病至，视之有过者泻之。置其血于瓠壶之中[⑦]。至其发时，血独动[⑧]矣。不动，灸穷骨二十壮。穷骨者，骶骨也。

治疗癫疾病，应常和病人住在一起，以观察其当刺何处。病发作时，视其有病的脉络刺之泻瘀血。至其病发时，其有邪的血络独盛满。不盛，是虚证，可灸穷骨二十壮，穷骨就是骶尾骨。

骨癫疾者，顑[⑨]、齿诸腧、分肉皆满而骨居[⑩]，汗出烦悗，呕多沃[⑪]沫，气下泄[⑫]，不治。

骨癫病，腮齿诸处肌肉都胀满，骨强直，汗出，烦闷，呕吐多涎沫。出现大小便失禁的，多不能治疗。

---

① 始：通“之”。《说文通训定声》：“始，假借为治”；《诗·无逸》“治民”；《汉石经》作“以民”；《读书杂志·荀子》王念孙按：“之，本作‘以’”。是“始”“之”古通之证。

② 先不乐：初始。

③ 视举目赤：“视举”，眼上翻。

④ 甚作极：“极”，“急”义。《荀子·赋》杨倞注：“极，读为亟，急也”，即“甚则筋拘急”之义。

⑤ 而：疑为“面”之误。

⑥ 候：当为“刺”之误，与前后文例始合。

⑦ 置其血于瓠壶之中：衍文。此当为后人之法，误赘于此。

⑧ 动：引为“盛”义。《论语·子张》朱熹集注：“动，谓鼓舞之也”；《大戴礼记·五帝德》王聘珍注：“动，谓动众使民也”。后文“不动”，即“不盛”之义。不盛为虚证，所以用灸法。

⑨ 顑：《甲乙·卷十一·第二》作“颔”。《素问·至真要大论》王冰注：“颔，颊车，前牙之下也。”

⑩ 居：通“倨”。《甲乙·卷十一·第二》正作“倨”。《大戴礼记·劝学》王聘珍注：“倨，直也。”

⑪ 沃：《甲乙·卷十一·第二》作“涎”。

⑫ 气下泄：指大小便失禁之证。

筋癫疾者，身倦挛急大[①]，刺项大经之大杼脉。呕多沃[②]沫，气下泄，不治。

筋癫病，身缩挛，筋脉拘急甚，刺项后的大杼穴治疗。如果出现呕多涎沫，大小便失禁的，多不能治疗了。

脉癫疾者，暴仆，四肢之脉皆胀[③]而纵。脉满，尽刺之出血；不满，灸之挟项太阳，灸带脉于腰相去三寸，诸分肉本输。呕多沃沫，气下泄，不治。

脉癫病，突然倒仆，四肢的脉都张大松弛。脉络盈满瘀血的，全部刺去其瘀血；脉络不充盈的，灸挟项旁的太阳经，并灸带脉离腰部三寸处及各相关肌肉四肢之穴。如果出现呕吐多涎沫，大小便失禁的情况，多为不治之证。

癫疾者，疾发如狂者，死不治。

癫病，如果病发作像狂病的，为死证，不能治疗。

狂始生，先自悲也，喜忘、苦怒、善恐者，得之忧饥[④]，治之取手太阴、阳明、血变而止，及取足太阴、阳明。狂始发，少卧不饥，自高贤也，自辩智也，自尊贵也，善骂詈，日夜不休，治之取于阳明、太阳、太阴、舌下少阴，视之盛者，皆取之。不盛，释[⑤]之也。

狂病发作，其独自悲伤，多忘，多怒，常害怕。此病得之惊恐所致。治疗刺手太阴、手阳明经穴，面色恢复正常为止，同时可刺足太阴、足阳明的经穴。狂病发作，少睡眠，不饥，自认为高贤，自认为聪明，自认为尊贵，常骂人，日夜不停。治疗刺手阳明、太阳、太阴、舌下少阴之络等处。视其血络盛的，都刺其出血。不盛的，可用灸法。

狂言、惊、善笑、好歌乐、妄行不休者，得之大恐，治之取手阳明、太阳、太阴。狂，目妄见，耳妄闻，善呼者，少[⑥]气之所生也，治之取手太阳、太阴、阳明、足太阴[⑦]，头两颇[⑧]。狂者多食，善见鬼神，善笑而不[⑨]发于外者，得之有所大喜。治之取足太阴、太阳、阳明，后取手太阴、太阳、阳明。狂而新发，未应如此者，先取曲泉左右动脉，及盛者见血，有[⑩]顷已。不已，以法取之，灸骨骶二十壮。

狂病狂言、惊恐、多笑、常乱唱、狂走不止的，因于过度惊恐所致。治疗刺手阳明、太阳、太阴等经的穴位。狂病目幻视、耳幻听、多呼叫的，这是心气失常所致之病。治疗刺手太阳、太阴、阳明、足太阳等经之穴及头部两腮处的穴位。狂病多食，常幻觉见鬼神，多笑而显于外的，是因于大喜过度所致的病。治疗刺足太阴、太阳、阳明等经穴，然后刺手太阴、太阳、阳明等经穴。狂病新起，其病状尚没有上述症状重的，先刺曲泉动脉左右处。其络脉有盛盈瘀血的，刺其出血，一顿饭的功夫可愈。不愈，依法再刺，同时可灸骶骨处二十壮。

---

① 大：引为“甚”义。

② 沃：《甲乙·卷十一·第二》作“涎”。

③ 胀：同“张”。《说文·疒部》段玉裁注：“张，即今之胀字也。”

④ 忧饥：“忧”，“恐”义。《吕览·知分》高诱注：“忧，惧也。”《逸周书·商誓》朱右曾校：“几，即饥”；《诸子平议·吕氏春秋》俞樾按：“几，与既通”；《助字辨略》：“既，即‘已’也”；《经词衍释》：“矣，犹‘已’也”。是“饥”“矣”古通之证。

⑤ 释：此当指灸法。

⑥ 少：当为“心”之误。

⑦ 足太阴：《甲乙·卷十一·第二》作“足太阳”。

⑧ 颇：《甲乙·卷十一·第二》作“颔”。

⑨ 不：助词，“之”义。

⑩ 有：为“食”之误。《太素·卷三十·惊狂》作“食”。

风逆[①]暴四肢肿[②]，身漯漯，唏然时寒，饥则烦，饱则善变[③]，取手太阴表里，足少阴、阳明之经，肉清取荥，骨清取井经[④]也。

风病突然四肢痛，身汗出，瑟瑟怕冷，饥时烦躁，饱时疼痛。刺手太阴、手阳明表里二经、足少阴、足阳明等经穴。肌肉寒的刺荥穴，骨寒的刺井穴。

厥逆为病也，足暴清，胸若将裂，肠若将以刀切之，烦而不能食，脉大小皆涩。暖取足少阴，清取足阳明。清则补之，温则泻之。厥逆腹胀满，肠鸣，胸满不得息，取之下胸二胁[⑤]咳而动手者，与背腧以手按之立快者是也。

厥逆之病，突然足冷，胸似裂开，肠似刀割，烦躁不能进食，脉大小都涩。足温的，刺足少阴经穴，足冷的刺足阳明经穴。足冷宜补，足温宜泻。厥逆病腹胀，肠鸣，胸满呼吸不利，刺胸下三胁肋之间，咳而应手而动之处，与背部以手按之有快感之处，是其穴。

内[⑥]闭不得溲，刺足少阴，太阳与骶上，以长针。气逆则取其太阴、阳明。厥阴[⑦]甚取少阴、阳明动[⑧]者之经也。

尿闭阻不能尿出，刺足少阴、足太阳经穴及骶骨上长强穴，用长针。气上逆而喘的，刺足太阴、足阳明两经之穴。病重的刺足少阴、足阳明盛盈充血的络脉出血。

少气，身漯漯也。言吸吸也，骨痠体重，懈惰不能动，补足少阴。短气，息短不属，动作气索[⑨]，补足少阴去[⑩]血络也。

气短，身汗出，说话时气促，骨弱身沉重，全身无力不愿活动，补足少阴经。短气，气不接续，动则气短，补足少阴之血络。

---

① 风逆："逆"引为"病"义。"风逆"，即"风病"之义。《广雅·释诂》："逆，乱也"；《吕览·为欲》高诱注："乱，犹难也"；《左传·僖公十年》"不亦难乎"，《公羊传》作"不亦病乎"。是"逆"有"病"义。

② 肿：《甲乙·卷十·第二》作"痛"。

③ 变：古"变""病""痛"并通。

④ 经：当为衍文。去之例合。

⑤ 二胁：《甲乙·卷七·第三》作"三胁间"。

⑥ 内：此指尿。

⑦ 厥阴："病"义；"阴"，衍文。《甲乙·卷九·第十》无"阴"字，例合。

⑧ 动：引为"盛"义。

⑨ 索：引为"少"义。《尚书·牧誓》孔颖达疏："索，散也。"

⑩ 去：助词，"之"义。

热病第二十三

偏枯，身偏不用而痛，言不变，志不乱，病在分腠之间，巨针取之。益其不足，损其有余，乃可复也。痱之为病也，身无痛者，四肢不收，智乱不甚，其言微知，可治；甚则不能言，不可治也。病先起于阳，后入于阴者，先取其阳，后取其阴，浮而取之也。

偏枯病，半身失用不能活动，身痛，说话不变，神志不乱。这是病在肌肉之间，用巨针刺治。补其不足，泻其有余，才可恢复。痱病，身不痛，四肢弛缓不收，神志乱错不严重，说话音微但清楚，可以治疗；其病重不能说话的，就不能治疗了。病先起于阳部，后连及阴部的，先刺其阳经，后刺其阴经，用浅刺法。

热病三日，而气口静①，人迎躁②者，取之诸阳五十九刺，以泻其热而出其汗。实其阴以补其不足者③。身热甚，阴阳皆静者，勿刺也；其可刺者，急取之，不汗出则泄。所谓勿刺者，有死征也。

热病三天，寸口脉柔和，人迎脉跳有力的，用诸阳热五十九穴的刺法治疗，以泻其热而出其汗。身热甚，但阴阳脉都静而不躁的，为脉证不合，不要刺。如是可刺之证，就应及时针刺，刺后汗不出的，应用泻法以泄其热邪。所以说不要刺，是因为有死征。

热病七日八日，脉口动喘而短④者，急刺之，汗且自出，浅刺手大指间。

热病七、八天，寸口脉跳动急而弦的，急宜针刺治疗，汗将出，浅刺大指间的合谷穴。

热病七日八日，脉微小，病者溲血，口中干，一日半而死；脉代者，一日死。热病已得汗出，而脉尚躁，喘且复热，勿刺。肤⑤喘甚者死。

热病七八天，脉微小，病人尿血，口干，一天半而死。脉代止的，一天死。热病已发汗，脉仍躁急，喘并且再发热的，不要用刺法。喘重的，为死证。

热病七、八日，脉不⑥躁，躁不散⑦数，后三日中有汗；三日不汗，四日死。未曾汗者，勿腠⑧刺之。

热病七、八天，脉躁动，躁而数，后三天中当出汗。三天无汗，第四天死。得病后从没有出汗的，不要针刺。

---

① 静：脉象柔和。

② 躁：脉跳有力。

③ 实其阴以补其不足：疑为衍文。此治热病泻热去邪，出此八字文义不合。

④ 短：《甲乙·卷七·第一》作“眩”。

⑤ 肤：通“夫”。语首助词，无义。《公羊传·僖公三十一年》“肤寸”，《尚书·大传》作“扶寸”，《汉书·地理志》颜师古注：“夫，读曰扶”。是“肤”“夫”古通之证。

⑥ 不：助词，“之”义。

⑦ 散：《脉经》《太素》《病源》均无。

⑧ 腠：衍文。涉前“肤喘”之“肤”字致误衍。

热病先[①]肤痛，窒[②]鼻充面，取之皮，以第一针，五十九[③]。苛轸鼻[④]，索皮于肺，不得索之火。火者心也。

热病始肌肤痛，鼻赤面红，刺其皮，用九针中的第一种针镵针，取热病五十九刺的俞穴。鼻部红疹，刺肺俞穴，不可刺心俞穴。心属火，会克肺金。

热病先身涩[⑤]，倚而热[⑥]，烦悗，干唇口嗌，取之皮[⑦]，以第一针，五十九。肤胀口干，寒汗出，索脉于心，不得索之水。水者肾也。热病嗌干多饮，善惊，卧不能起[⑧]，取之肤肉，以第六针，五十九，目眦青[⑨]，索肉于脾，不得索之木。木者肝也。

热病先身滞涩，躁而热，烦闷，口干咽燥，刺其脉，用九针中的第一种针镵针，取热病五十九刺之穴。热病，皮肤胀满，口干，冷汗出，刺心俞穴，不可刺肾俞穴。肾属水，可克心火。热病，口干多饮，常惊恐，睡眠不安，刺肌肉，用九针中的第六种针员利针，取热病五十九刺之穴。目角赤红，刺脾俞穴，不可刺肝俞穴。肝属木，可克土。

热病面青[⑩]脑痛，手足躁，取之筋间，以第四针，于[⑪]四逆，筋躄目浸[⑫]，索筋于肝，不得索之金。金者肺也。

热病面赤头痛，手足烦热，刺其筋。用九针中的第四种针锋针。其手足凉，筋拘挛，泪不止，刺肝俞，不可刺肺俞。肺属金，可克木。

热病数惊，瘛疭而狂，取之脉[⑬]，以第四针，急泻有余者，癫疾毛发去[⑭]，索血于心，不得索之水。水者肾也。

热病屡次惊风，筋脉拘挛，狂躁，刺其血，用九针中的第四种针锋针，急泻其热证实邪。癫病毛发毕直的，刺心俞穴，不可刺肾俞穴。肾属水，水会克火。

热病身重骨痛，耳聋而好瞑，取之骨，以第四针，五十九刺，骨病不食，啮齿耳青[⑮]，索骨于肾，不得索之土。土者脾也。

热病，身重骨痛，耳聋，嗜睡，刺其骨，用九针中的第四种锋针，用热病五十九刺之穴。骨病不能食，咬牙、耳冷，刺肾俞穴，不可刺脾俞穴。脾属土，土会克水。

热病不知所痛，耳聋，不能自收[⑯]，口干，阳热甚，阴[⑰]颇有寒者，热在髓，死不可治。

---

① 先："先"为"始"字之互文。

② 窒：窒红色。

③ 五十九：《甲乙·卷七·第一》"九"下有"刺"字。

④ 苛轸鼻："轸"通"疹"。《说文通训定声》："轸，假借又为镇"，又"眕，假借为镇"；《札朴·卷一》："疹，通作眕"。是"轸""疹"古通之证。

⑤ 涩：滞涩。

⑥ 倚而热：《甲乙·卷七·第一》作"烦而热"。

⑦ 皮：郭霭春："'脉'是'脈'之俗字。古或作'𠂢'，与'皮'易误"。

⑧ 起：《甲乙·卷七·第一》作"安"。

⑨ 青：《脉经·卷七·第十三》作"赤"。

⑩ 青：疑为"赤"之误。

⑪ 于：《经词衍释》："于，犹其也"。

⑫ 浸：张景岳云"目浸者，泪出不收也"。

⑬ 脉：为"血"之误。郭霭春："顾氏《校记》云：'下言：索血于心。则脉当作血'。"

⑭ 去：引为"直"义。《淮南子·览冥》高诱注："毕，疾也"；《说文通训定声》："毕，假借又为桀"。"桀"与"棄（弃）"形近易误。《管子集校》："去，弃同。"

⑮ 青：郭霭春云"《脉经·卷七·第十三》作'清'"。

⑯ 收："止"义。《小尔雅·广言》："收，敛也。"

⑰ 阴：阴气。

热病痛处不定，耳聋不能自止，口干，阳盛热甚，阴盛则寒，是热在骨髓，为死证，不能治疗。

热病头痛颞颥，目瘛脉痛[①]，善衄，厥[②]热病也，取之以第三针，视有余不足，寒热痔[③]。

热病头两侧疼痛，目直，筋脉拘紧，多鼻出血，其热病较重。刺用九针中的第三种针鍉针，视其虚实及寒热的不同而调治。

热病体重，肠中热，取之以第四针，于其腧及下诸指间，索气于胃胳[④]得[⑤]气也。

热病，身体沉重，肠中热，刺用九针中的第四种针锋针，刺胃俞及诸趾间，并刺胃络之血气以泻其热。

热病，挟脐急痛，胸胁满，取之涌泉与阴陵泉，取以第四针，针嗌里。

热病，绕脐突然疼痛，胸胁胀满，刺涌泉穴及阴陵泉穴，用九针中的第四种针锋针，并刺廉泉穴。

热病而汗且[⑥]出，及[⑦]脉顺可汗者，取之鱼际、太渊、大都、太白，泻之则热去，补之则汗出。汗出太甚，取内踝上横脉以止之。

热病汗不出，其脉和能发汗的，刺鱼际、太渊、大都、太白等穴。泻则热邪去，补则汗能发。如果发汗太过不能止的，刺内踝上三阴交穴以止汗。

热病已得汗而脉尚躁盛，此阴脉[⑧]之极[⑨]也，死；其得汗而脉静者，生。热病者脉尚盛躁而不得汗者，此阳脉之极也，死；脉盛躁得汗静者，生。

热病，已出汗而脉仍躁盛的，这是阴气尽了，为死证；汗出后脉平静，可生。热病，脉盛躁不能出汗的，是阳气尽了，为死证；脉盛躁但出汗后脉平静的，可生。

热病不可刺者有九：一曰汗不出，大颧发赤，哕者，死；二曰泄而腹满甚者，死；三曰目不明，热不已者，死；四曰老人婴儿，热而腹满者，死；五曰汗不出，呕下血者，死；六曰舌本烂，热不已者，死；七曰咳而衄，汗不出，出不至足者，死；八曰髓热者，死；九曰热而痉者，死。腰[⑩]折，瘛疭，齿噤龂也。凡此九者，不可刺也。

热病不可针刺的有九种情况：一是无汗，颧发红，哕的，为死证；二是泄泻腹胀满甚的，为死证；三是目不明，热不止的，为死证；四是老人婴儿，发热腹胀满的，为死证；五是无汗，呕血便血的，是死证；六是舌根烂，热不止的，为死证；七是咳血、鼻出血，无汗或汗出不能至足的，为死证；八是热邪深入骨髓的，为死证；九是热而痉挛的，是死证。其腰痉挛反折，筋脉拘急，牙关紧闭。凡此九种证候，都是死证，不能针刺治疗。

---

① 痛:《甲乙·卷七·第一》作"紧"。

② 厥:《潜夫论·五德志》"厥中"，汪继培笺:"《论语》'厥'作'其'"。是"厥""其"古通之证。

③ 痔：通"之"。《说文·疒部》:"痔，后病也，从疒寺声";《说文·寸部》:"寺，从寸之声";《潜夫论·遏利》汪继培笺:"至，旧作止";《诗·墓门》"讯之",《韩诗》"之"作"止";《吕览·达郁》王念孙疏:"古字'时'与'之'通";《说文通训定声》:"时，假借为峙";《尔雅·释诂》郝懿行疏:"峙，又通作庤"。"庤""痔"形近义同，故可通转。此"痔""之"古通之证。

④ 胳:《甲乙·卷七·第一》作"络"。

⑤ 得：助词，"之"义。

⑥ 且：通"阻"，"不"义。《韩非子·说林》王先慎集解:"沮、且同字";《孟子·惠梁王》焦循正义:"沮、阻同训止，其字可通也";《左传·文公二年》杜预注:"沮，止也"。是且、阻古通之证。

⑦ 及：为"其"之音转。《经词衍释》:"及，犹於也"，又"於，犹其也"。

⑧ 脉:《难经·十五难》"其脉之来"，《素问·玉机真脏论》作"其气之来"。是"脉""气"古通之证。

⑨ 极:"尽"义。《孙子兵法·大攻》杜祐注:"极，尽也。"

⑩ 腰:《甲乙·卷七·第一》"腰"下有"反"字。

所谓五十九刺者，两手外内侧各三，凡十二痏；五指间各一，凡八痏，足亦如是；头入发一寸傍三分各三，凡六痏；更入发三寸边五，凡十痏；耳前后口下者各一，项中一，凡六痏；巅上一，囟会一，发际一，廉泉一，风池二，天柱二。

所说的治热病五十九穴：两手内外侧各三穴（少泽、关冲、商阳、少商、中冲、少冲），左右共十二次；手五指间各一穴（后溪、中渚、三间、少府），左右共八穴；足指间也各有一穴（束骨、临泣、陷谷、太白）；头部入发际一寸向两侧旁开各三穴（五处、承光、通天），左右共六穴；再入发际三寸两边各五穴（临泣、目窗、正营、承灵、脑空），左右共十穴；耳前后各一穴（听会、完骨），口下一穴（承浆），项中一穴（哑门），共六穴；巅顶一穴（百会），囟会一穴，前发际一穴（神庭），后发际一穴（风府），廉泉一穴，风池二穴，天柱二穴，共九穴。

气满胸中，喘息，取足太阴大指之端，去爪甲如薤叶，寒则留之，热则疾之，气下乃止。

胸中胀满，哮喘，刺足大趾之端，去爪甲如薤叶宽处。寒证留针，热证快速去针，气降喘平后止针。

心疝[①]暴痛，取足太阴、厥阴，尽刺去其血络。

心寒突然疼痛，刺足太阴、厥阴两经，尽刺其瘀血之络而泻其邪。

喉痹舌卷，口中干，烦心心痛，臂内廉痛，不可及头，取[②]手小指次指爪甲下，去端如韭叶。

咽喉肿痛，口干，烦躁，心痛，臂内侧痛，手不能抬至头，刺关冲穴。该穴在无名指外侧去爪甲如韭叶宽处。

目中赤痛，从内眦始，取之阴跷。风痉身反折，先取足太阳及[③]腘中及血络出血。中有寒，取三里。

目赤痛，从内眼角开始，刺阴跷脉穴。风痉，角弓反张，先刺太阳经腘中的委中穴及刺其瘀血之络出血。有内寒的，刺足三里穴。

癃，取之阴跷及三毛上及血络出血。

小便不通，刺阴跷脉之穴及足大指多毛处之血络出其瘀血。

男子如[④]蛊[⑤]，女子如怚[⑥]，身体腰脊如解，不欲饮食，先取涌泉见血，视跗上盛者，尽见血也。

男子腹胀满，女子腹胀满，身体腰脊痛如解开一般，不能饮食。先刺涌泉穴见血，再视足背之上充盛血络，尽刺泻其瘀血。

---

① 疝："寒"义。

② 取：《甲乙·卷九·第二》作"取关冲，在"。

③ 及：《经词衍释》："及，犹乃也"，《经传释词》："其，犹乃也"；《诸子平议·列子》俞樾按："之，即其也"。是"及"通"之"之证。

④ 如：《仪礼·乡饮酒礼》郑玄注："如，读若今之若"；《经词衍释》："之，犹若也"。是"如""之"可通之证。

⑤ 蛊：腹胀满之病。《集韵·马韵》："蛊，腹病。"

⑥ 怚：指腹胀病。

厥病[①]第二十四

厥[②]头痛，面若[③]肿起而[④]烦心，取之足阳明、太阴[⑤]。

病头痛，面肿且烦躁，刺足阳明、足太阳之经穴。

厥头痛，头脉[⑥]痛，心悲善泣，视头动脉反盛者，刺尽去血，后调足厥阴。

病头痛，头跳痛，心悲常哭。视其头上动脉处之有盛瘀血的，尽刺其出血，然后调其足厥阴肝经的俞穴。

厥头痛，贞贞[⑦]头重而痛，泻头上五行，行五，先取手少阴，后取足少阴。

病头痛，痛而头晕头重，泻头顶五行之俞穴，每行有五穴。先刺手少阴经穴，后刺足少阴经穴。

厥头痛，意[⑧]善忘[⑨]，按之不得[⑩]，取头面左右动脉，后取足太阴[⑪]。

病头痛，神志常躁乱，痛不可按。刺头面左右之动脉，后刺足太阳经之穴。

厥头痛，项先痛，腰脊为应。先取天柱，后取足太阳。

病头痛，项部先痛，腰背随后疼痛。先刺天柱穴，后刺足太阳经之穴。

厥头痛，头痛甚，耳前后脉涌[⑫]有热，泻出其血，后取足少阳[⑬]。

病头痛，头痛剧烈，耳前后痛，有灼热感。刺其血络泻其瘀血，然后再刺足太阳、少阴经之俞穴。

真[⑭]头痛，头痛甚，脑尽痛，手足寒至节，死不治。

病头痛，头痛剧烈，满头尽痛，手足凉至关节的，为死证，不能治疗了。

---

① 厥病："厥病"，即"疾病"。《读书杂志·史记》王念孙按："凡禹贡'厥'字，史公皆以'其'字代之"；《经传释词》："厥，犹之也"，又"及，犹瘀也""於，犹其也"；《群经平议·春秋左传》俞樾按："及，读为急"；《方言·卷十》钱绎笺："疾，与急同意"；《释名·释疾病》："疾，病也"。由此可证，此"厥病"，即"疾病"。

② 厥："病"义。下诸"厥"字，例同。

③ 若：《经传释词》云"之，犹若也"。

④ 而：《经词衍释》云"而，犹且也"。

⑤ 太阴：《甲乙·卷九·第一》作"太阳"。

⑥ 脉：引为"跳"、"动"义。血气运行于经脉之中，循动不止，故脉可引为"动""跳"之义。

⑦ 贞贞：《甲乙·卷九·第一》作"员员"。

⑧ 意："神"义。

⑨ 忘：通"妄"。"躁乱"义。《韩非子·用人》"妄意"，王先慎集解："《解老篇》'妄'作'忘'"。是"忘""妄"古通。《说文·女部》："妄，乱也"。

⑩ 得："能""可"义。《助字辨略》："得，能也。"

⑪ 足太阴：《甲乙·卷九·第一》作"足太阳"。

⑫ 涌：通"痛"。

⑬ 足少阳：《甲乙·卷九·第一》作"足太阳、少阴"。

⑭ 真：通"瘨"。"病"义。

头痛不[①]可取于[②]腧者，有所击堕，恶血在于内，若肉伤[③]，痛未已，可则刺，不可远取也。

头痛可取其相关俞穴治疗，但像跌仆损伤，瘀血在内一类的病症，或肌肉伤痛，痛不止，可即时刺其肿痛瘀血之处，不可刺远穴。

头痛不可刺[④]者，大痹为恶[⑤]，日作者，可令少愈，不可已。

头痛针刺不能使其痊愈的，如其头痛严重，每日发作的，针刺可使其小愈，但不能治愈。

头半寒痛，先取手少阳、阳明，后取足少阳、阳明。

半侧头寒痛，先刺手少阳、阳明经穴，后刺足少阳、阳明经穴。

厥心痛，与背相控，善瘛，如从后触其心，伛偻者，肾心痛也。先取京骨、昆仑，发狂[⑥]不已，取然谷。

病心痛，痛引背部，肌肉多拘急，像从后背触动其心，痛使病人曲身不能伸直的，是肾心痛，先刺京骨、昆仑穴。发针不愈，刺然谷穴。

厥心痛，腹胀胸满，心尤痛甚[⑦]，胃心痛也，取之大都、太白。

病心痛，腹胀胸满的，是胃心痛。刺大都、太白穴。

厥心痛，痛如以锥针刺其心，心痛甚者[⑧]，脾心痛也，取之然谷、太谿。

病心痛，痛像以锥刺其心，是脾心痛，刺然谷、太溪穴。

厥心痛，色苍苍如死状，终日不得太息，肝心痛也，取之行间、太冲。

病心痛，面色青灰如死人状，整天不止，是肝心痛，刺行间、太冲穴。

厥心痛，卧若徒[⑨]居，心痛间[⑩]，动作痛益甚，色不[⑪]变，肺心痛也，取之鱼际、太渊。

病心痛，静卧或休息时，其心痛停止发作，活动后疼痛加重，痛时面色改变，这是肺心痛，刺鱼际、太渊穴。

真心痛，手足清至节，心痛甚，旦发夕死，夕发旦死。

病心痛，手足凉至肘膝关节，其心痛严重的，早晨发病傍晚死，傍晚发病早晨死。

心痛不可刺者，中有盛聚，不可取于腧。肠中有虫瘕及蛟蛕，皆不可取以小针。

心痛不宜针刺治疗的，如中有大积大聚，不能刺其相关俞穴。肠中有寄生虫的，不能用小针治疗。

心肠[⑫]痛，憹作痛[⑬]，肿聚，往来上下行，痛有休止，腹热，喜渴涎出者，是蛟蛕也。以手聚按

---

① 不：助词，“之”义。

② 于：“其”义。

③ 肉伤：《甲乙·卷九·第一》“伤”下有“痛”字。

④ 不可刺：指不能针刺使其痊愈。

⑤ 大痹为恶：“痹”，“病”义。《素问·脉要精微论》张志聪注：“病在阴者曰痹”；“恶”，“重”义。《说文·心部》：“恶，过也”。“大痹为恶”，即“其病之重”义。

⑥ 狂：《甲乙·卷九·第二》作“针”。

⑦ 心尤痛甚：疑衍文。前文已述“心痛”，此重复不例。

⑧ 心痛甚者：疑衍文。去之例义合。

⑨ 徒：“闲”“静”义。

⑩ 间：引为“止”义。《左传·昭公元年》杜预注：“间，差（瘥）也。”

⑪ 不：助词，“之”义。

⑫ 肠：《甲乙·卷九·第二》作“腹”。

⑬ 憹作痛：《甲乙·卷九·第二》作“发作”二字。

而坚持之，无令得移，以大针刺之，久持之，虫不动，乃出针也。恙腹侬痛[①]，形中上者。

心腹痛发作，腹肿肌聚，上下不定，阵痛，腹部发热，口渴，流涎，这是蛔虫病，手指合并按其痛处并坚持之，不使移动，再用大针刺之，久按虫不动，再出针。

耳聋无闻，取耳中。

耳聋听不见声音，刺耳中之穴。

耳鸣，取耳前动脉。

耳鸣，刺耳前的动脉。

耳痛不可刺者，耳中有脓，若有干耵聍，耳无闻也。

耳痛不能针刺的，是耳中有脓液，或耳内有干耵聍，听不见声音的病症。

耳聋，取手[②]小指次指爪甲上与肉交者，先取手，后取足。

耳聋，刺无名指外端爪甲与肉交之处，先刺手，再刺足。

耳鸣，取手[③]中指爪甲上，左取右，右取左。先取手，后取足。

耳鸣，刺中指端爪甲处。左病刺后，右病刺左。先刺手，后刺足。

足髀不可举，侧而取之，在枢合中以员利针，大针不可刺。

足腿不能举动，使病人侧卧，刺髀枢处之环跳穴，用员利针，不能用大针。

病注下血，取曲泉。

泄泻下血，刺曲泉穴。

风痹淫泺[④]病不可已者，足如履冰，时如入汤中，股[⑤]胫淫泺[⑥]，烦心头痛，时呕时悗，眩已汗出，久则目眩，悲以[⑦]喜恐，短气不乐，不出三年死也。

风痹之病久不愈的，足像踩在冰上，时又像进入热汤之中，肢胫灼热，烦躁，头痛，时常呕吐，时常烦闷。眩晕罢就会出汗，时间长了眼就会昏眩。悲伤罢又常惊恐，气短，郁闷，不出三年就会死亡。

---

① 腹侬痛，形中上者：此八字疑是注文误入正文。

② 手：《太素·卷三十·耳聋》作“手足”。

③ 手：《太素·卷三十·耳聋》作“手足”。

④ 淫泺：《甲乙·卷十·第一》作“注”。

⑤ 股：《甲乙·卷十·第一》作“肢”。

⑥ 淫泺：“灼热”义。“淫”，“过”“甚”义；“泺”为“烁”之假，“热”义。《左传·昭公七年》杜预注：“淫，过也。”《文选·七发》李善注：“烁，亦热也。”“泺”“烁”古韵同，故可通假。

⑦ 以：《管子·立政》戴望校：“以、已古通”。“已”，为“止”义。

病本[①]第二十五

先病而后逆者，治其本；先逆而后病者，治其本；先寒而后生病者，治其本；先病而后生寒者，治其本；先热而后生病者，治其本；先泄而后生他病者治其本，必且调之，乃治其他病。先病而后中满者，治其标；先病后泄者，治其本；先中满而后烦心者，治其本。有客气，有同[②]气。大小便不利治其标，大小便利，治其本。

先病而后气逆的，治其本；先气逆而后病的，治其本；先受寒而后生病的，治其本；先病而后生寒证的，治其本；先受热而生病的，治其本；先泄泻而后生他病的，治其本。必须先调治其始病，再治其后生病。先有他病而后生中胀满之病的，治其标；先有他病而后泄泻的，治其本。先胀满而后烦心的，治其本。有新客之邪气，有久固之病邪。大小便不利的，治其新病之标，大小便通利的，治其久病之本。

病发而有余，本而标之，先治其本，后治其标；病发而不足，标而本之，先治其标，后治其本。谨详察间甚，以意[③]调之。间者并行，甚为[④]独行。先小大便不利而后生他病者，治其本也[⑤]。

病发为实证的，由本及标，先治其本，后治其标；病发为虚证的，由标及本，先治其标，后治其本。慎察轻重而调治。轻病标本同治，重病单治标或本。

---

① 病本：据篇中文义，此“病”，疑为“标”之误。
② 同：《素问·标本病传论》新校正云“按全元起本‘同’作‘固’”。
③ 以意：《甲乙·卷六·第二》作“而”。
④ 为：《甲乙·卷六·第二》作“者”。
⑤ 本也：“也”前十六字，与前文重复，当为衍文。去之例合。

杂病第二十六

厥[①]挟脊而痛者，至顶，头沉沉然，目𥊽𥊽然，腰脊强，取足太阳腘中血络。

病脊两旁疼痛，连及头顶，头沉重，眼昏眩，腰脊强直，刺足太阳经委中穴之络脉出血。

厥胸满面肿，唇漯漯[②]然，暴言难，甚则不能言，取足阳明。

病胸满面肿，唇肿胀，突然说话困难，甚则不能说话，刺足阳明经穴。

厥气走喉而不能言，手足清，大便不[③]利，取足少阴。

病气走喉而不能说话，手足凉，大便通利的，刺足少阴经穴。

厥而腹向向[④]然，多寒气，腹中穀穀[⑤]，便溲难[⑥]，取足太阴。

病腹中鸣响的，多是寒气，大便泄泻，刺足太阴经穴。

嗌干，口中热如胶，取足少阴[⑦]。

咽干，口中黏热，刺足少阳经穴。

膝中痛，取犊鼻，以员利针，发而间之[⑧]。针大如氂，刺膝无疑[⑨]。

膝关节痛，刺犊鼻穴，用员利针，针刺使它痊愈。

喉痹不能言，取足阳明；能言，取手阳明。

喉肿痛不能说话的，刺足阳明经穴；能说话的，刺手阳明经穴。

疟不[⑩]渴，间日而作，取足阳明；渴而日作，取手阳明。

疟疾口渴，隔日发作的，刺足阳明经穴；渴而每日发作的，刺手阳明经穴。

齿痛，不恶清饮，取足阳明；恶清饮，取手阳明。

牙痛，不怕冷饮的，刺足阳明经穴；怕冷饮的，刺手阳明经穴。

聋而不痛者，取足少阳；聋而痛者，取手阳明。

耳聋不痛的，刺足少阳经穴；耳聋疼痛的，刺手阳明经穴。

---

① 厥："病"义。下同。

② 漯漯：郭霭春云"'漯漯'，疑是'累累'之误字。'累'正字作'纍'。《汉书·石显传》颜注：'纍纍，重积也'。重积则厚，故以'累累'形容唇肿之厚"。

③ 不："之"义。

④ 向向：《说文通训定声》："向，假借为响。"

⑤ 腹中穀穀：当为衍文。前已云"腹向向然"。此复出义重不例。

⑥ 便溲难："便"，指大便；"溲"疑为"泄"之误；"难"疑为"然"之误，肠寒之证当腹泻而不当"便溲难"。《集韵·仙韵》："'然'，古作'㸐'。"古"然"字脱其火部即成"难（難）"字。

⑦ 足少阴：《甲乙·卷七·第一》作"足少阳"。

⑧ 发而间之：针刺使它痊愈。《左传·襄公十年》杜预注："间，疾差（瘥）也。"

⑨ 针大如氂，刺膝无疑：八字疑是注文，误赘正文。

⑩ 不：为"之"义。

衄而不止，衃血流，取足太阳；衃血，取手太阳；不已，刺宛[①]骨下；不已，刺腘中出血。

鼻出血不止，时流瘀血，刺足太阳经穴。瘀血止，刺手太阳经穴。不止，刺腕骨穴。不止，刺腘中委中穴出血。

腰痛，痛[②]上寒，取足太阳阳明；痛上热，取足厥阴；不可以俯仰，取足少阳；中热而喘，取足少阴，腘中血络。

腰痛，痛处发凉，刺足太阳、阳明的经穴；其热证，刺足厥阴经穴；不能俯仰的，刺足少阳经穴；内热气喘的，刺足少阴经穴，并刺委中穴出血。

喜怒[③]而不欲食，言[④]益小，刺足太阴；怒而多言，刺足少阳[⑤]。

经常腹胀满，不想吃饭，食量渐小，刺足太阴经穴；胀而尚能吃饭的，刺足少阴经穴。

颇[⑥]痛，刺手阳明与颇之盛脉出血。

腮下颏痛，刺手阳明经穴及下颏附近盛络出血。

项痛不可俯仰，刺足太阳；不可以顾，刺手太阳也。

头项痛不能俯仰，刺足太阳经穴；不能转动颈部的，刺手太阳经穴。

小腹满大，上走胃[⑦]，至心，淅淅身时寒热，小便不利，取足厥阴。

小腹胀满，上至胸，达心部，发热恶寒，小便不利，刺足厥阴经穴。

腹满，大便不利，腹大[⑧]，亦[⑨]上走胸嗌，喘息喝喝然，取足少阴。

腹胀满，大便不利，逆气上走胸咽部，会出现哮喘有声之症，刺足少阴经穴。

腹满食不化，腹向向然，不能大便，取足太阴。

腹胀满，食物不消化，肠鸣，不能大便，刺足太阴经穴。

心痛引腰脊，欲呕，取足少阴。

心痛牵引腰脊，想吐，刺足少阴经穴。

心痛，腹胀，啬啬然，大便不利，取足太阴。

心痛，腹胀，大便涩干不利，刺足太阴经穴。

心痛引背不得息，刺足少阴；不已，取手少阳。

心痛牵引背部痛，不能停止，刺足少阴经穴；不愈，刺手少阳经穴。

心痛引小腹满，上下无常处，便溲难，刺足厥阴。

心痛牵引小腹胀痛，上下无定处，大小便困难，刺足厥阴经穴。

心痛，但[⑩]短气不足以息[⑪]，刺手太阴。

心痛，凡是气短呼吸困难的，刺手太阴经穴。

---

① 宛：通“腕”。《甲乙·卷十二·第七》正作“腕”。

② 痛：《甲乙·卷九·第八》无“痛”字。

③ 怒：引为“胀满”义。《荀子·君子》王先谦集解：“怒，盖盈溢之义。”

④ 言：疑为“食”之误。

⑤ 足少阳：《甲乙·卷九·第五》作“足少阴”。

⑥ 颇：《甲乙·卷九·第一》作“颔”。

⑦ 胃：《甲乙·卷九·第九》作“胸”。

⑧ 腹大：当为衍文。与前“腹满”义重。

⑨ 亦：《甲乙·卷九·第七》无。

⑩ 但：“凡是”义。《助字辨略》：“此但字，犹云凡也。”

⑪ 息：“息”后疑脱“者”字。

心痛，当九节刺之，按已[①]，刺按之，立已；不已，上下求之，得之立已。

心痛，在九椎下刺之，不愈，刺后上下按动其针，得气后立愈。再不愈，以针上下提插寻求针感，得气后立愈。

颇[②]痛，刺足阳明曲周动脉见血，立已；不已，按人迎于[③]经，立已。

腮颏部疼痛，刺足阳明曲绕的络脉见血，立愈。不愈，按人迎之经穴，立愈。

气逆上，刺膺中陷者与下胸动脉[④]。

气喘，刺天突穴处。

腹痛，刺脐左右动脉，已刺按之，立已；不已，刺气街，已刺[⑤]按之，立已。

腹痛，刺脐旁左右的动脉，刺后按压该处，立愈；不愈，刺气冲穴，刺后按压，立愈。

痿厥，为四末束悗，乃疾解之，日二，不仁者十日而知，无休，病已止。

痿弱肌肉麻木无力之病，将其手足四腕束缚，少时急松解开，每日二次。肌肤麻木不仁的，十日有效，其间不停止治疗，直至病愈为止。

哕[⑥]，以草刺鼻，嚏，嚏而已；无息[⑦]，而疾[⑧]迎[⑨]引[⑩]之立已；大惊之，亦可已。

呃逆，以草刺触其鼻孔内，使之打喷嚏，即可愈；或闭气停止呼吸，而病因之立愈；或使其大惊，也可使愈。

---

① 按已：《太素·卷二十六·厥心痛》作“不已”。
② 颇：《甲乙·卷九·第一》作“颔”。
③ 于：为“之”义。
④ 与下胸动脉：疑为前文“膺中陷”之注文，误入正文。
⑤ 已刺：衍文。《甲乙·卷九·第七》无。
⑥ 哕：呃逆。《素问·宣明五气篇》张志聪注：“哕，呃逆也。”
⑦ 无息：闭气停止呼吸。
⑧ 疾：“病”义。
⑨ 迎：衍文。涉后“引”音致赘。《甲乙·卷十二·第一》无“迎”字。
⑩ 引：《法言·问神》李轨注：“或因者，引而伸之”。

周痹第二十七

黄帝问于岐伯曰：周痹之在身也，上下移徙，随脉其上下，左右相应，间不容空。愿闻此痛，在血脉之中邪？将在分肉之间乎？何以致是？其痛之移也，间不及下针，其慉[1]痛之时，不及定治[2]，而痛已止矣，何道使然？愿闻其故。岐伯答曰：此众痹[3]也，非周痹也。

黄帝问岐伯说：痛痹在人身，上下移动，随血脉之上下，左右相对应发病，无处不到。愿知此病邪是在血脉中，还是在肌肉中？怎样致此？其痛处之变动，等不及下针，其聚痛之时，来不及治疗，而疼痛已停止发作了，这是什么原因使他这样？愿知其道理。岐伯答道：这是走痹，不是痛痹。

黄帝曰：愿闻众痹。岐伯对曰：此各在其处，更发更止，更居更起，以右应左，以左应右，非能周[4]也，更发更休也。黄帝曰：善。刺之奈何？岐伯对曰：刺此者，痛虽已止，必刺其处，勿令复起。

黄帝说：愿知走痹。岐伯答道：走痹散发人体各部，易发易止，易动易静，从右及左，从左及右。不能周遍，以易发易止为特征。黄帝说：讲得好！怎样针刺？岐伯说：刺此病，痛虽停止了，但仍需刺其痛处，以不使它再发作。

帝曰：善。愿闻周痹何如？岐伯对曰：周痹者，在于血脉之中，随脉以上，随脉以下，不能左右，各当其所。黄帝曰：刺之奈何？岐伯对曰：痛从上下者，先刺其下以[5]过之[6]，后刺其上以脱[7]之；痛从下上者，先刺其上以过之，后刺其下以脱之。

黄帝说：讲得好！愿知痛痹是怎样的情况？岐伯答道：痛痹，邪气在血脉中，随脉而上，随脉而下，以上下发病为特征，不能左右对称。黄帝说：怎样针刺？岐伯答道：痛从上而下的，先刺其下部的病，后刺其上部以去其邪；痛从下而上的，先刺上部之病，后刺其下部以去其邪。

黄帝曰：善。此痛[8]安生？何因而有名？岐伯对曰：风寒湿气，客于外[9]分肉之间，迫[10]切而为

---

① 慉：通“蓄”。“聚”义。《甲乙·卷十·第一》正作“蓄”，可证。

② 定治：“定治”，即“拯治”，“治疗”之义。《经义述闻》：“‘正’与‘定’通”；《管子集校》：“正，读如整”；《吕览·劝学》毕沅校：“‘整’‘承’通”又“‘拯’‘承’通”。是定、拯、整、正古并通。

③ 众痹：“众痹”，即“走痹”之义。《诗·黍苗》陆德明释文：“‘士卒’，一本作‘士众’。”是“众”“卒”古通。《淮南子·修务》高诱注：“步曰卒”，《说文·步部》：“步，行也。”是“卒”有“行走”义。

④ 非能周：不能周遍。

⑤ 以：《读书杂志·荀子》王念孙按：“之，本作以”。

⑥ 过之：“过”，“病”义。

⑦ 脱：“去”义。《古墨行》任渊注：“脱帽，谓去其管公皮也”。

⑧ 痛：通“病”。《甲乙·卷十·第一》作“病”。

⑨ 外：《史记·扁鹊仓公列传》“阴阳外变”之“外”，《素问·玉版论要》作“脉”，是“外”“脉”古通之证。

⑩ 迫：“急”义。

沫[①]，沫得寒则聚，聚则排分肉而分[②]裂也。分裂则痛，痛则神归[③]之，神归之则热，热则痛解，痛解则厥[④]，厥则他[⑤]痹发，发则如是。

黄帝说：讲得好！此病怎样产生？因什么而有此名？岐伯答道：风寒湿三气，侵于脉及肌肉之间，急切而为血病，血遇寒则聚滞，聚滞会排挤肌肉而肌肉分裂，肌肉分裂则痛，痛则神气至，神气至则发热，发热则疼痛消除，痛除后又遇寒，寒则其病又发作，发作则导致此病时发时止而不愈。

帝曰：善。余已得其意矣[⑥]。此内不在藏，而外未发于皮，独居分肉之间，真[⑦]气不能周[⑧]，故命曰周痹。故刺痹者，必先切循其下之六经[⑨]，视其虚实，及大络之血结而不通，及虚而脉陷空者而调之，熨而通之，其瘛坚[⑩]，转引[⑪]而行之。黄帝曰：善。余已得其意矣，亦得其事也，九者经巽之[⑫]，理十二经脉阴阳之病也。

黄帝说：讲得好！此病内不在脏腑，而外不发于皮肤，独在肌肉之间，正气不能行流，所以叫作痛痹。所以刺痛痹，必须察按其上下之经脉，视其虚实，如血络瘀结不通，或血络虚陷等情况而调治。用热熨法使其血脉畅通。其筋脉肌肉拘急痉挛的，用导引、按摩等法行其气血。黄帝说：讲得好！我已知其理，掌握其方法了。九针使经气顺调，调治十二经脉阴阳之病。

---

① 沫："血"义。《文选·报任少卿书》吕向注："血沾面曰沫。"
② 分："分"下，当脱"肉"字。例义始合。"分肉"，即"肌肉"义。
③ 归："至"义。《书·洪范》蔡沈集传："归者，来而至也。"
④ 厥："寒"义。
⑤ 他："其"义。
⑥ 余已得其意矣：衍文。郭霭春："此九字涉下误衍，当删。"
⑦ 真："正"义。
⑧ 周："行"义。
⑨ 必先切循其下之六经：《甲乙·卷十·第一》作"必先循切其上下之大经"。义较《灵枢》为妥。
⑩ 瘛坚："瘛紧"，指筋脉肌肉拘急痉挛。《甲乙·卷十·第一》作"瘛紧者"。
⑪ 转引：指导引、按摩之法。
⑫ 九者经巽之："九者"指九针。"巽"，"顺"义。

口问[①]第二十八

黄帝闲居[②]，辟左右而问于岐伯曰：余已闻九针之经[③]，论阴阳逆顺六经已毕，愿得口问[④]。岐伯避席再拜曰：善乎哉问也！此先师之口传也。黄帝曰：愿闻口传。岐伯答曰：夫百病之始生也，皆生于风雨寒暑，阴阳喜怒，饮食居处。大惊卒恐，则血气分离，阴阳破败[⑤]，经络厥[⑥]绝，脉道不通，阴阳相逆，卫气稽留，经脉空虚，血气不次，乃失其常。论不在经[⑦]者，请道其方。

黄帝安坐，退去左右的人而问岐伯说：我已知九针之说，论述阴阳逆顺六经之理已罢，愿知其他学说。岐伯离座再拜说：问得好啊！这是先师所口传的医说。黄帝说：愿知口传的医说。岐伯答道：百病之生，都因于风雨寒暑、阴阳喜怒、饮食居处等因素。大惊大恐，则血气分离失和，阴阳破散，经络之断绝，脉道不通，阴阳错乱，卫气滞留，经脉空虚，血气无序，于是失其常态而致病。这些论说都不在常法之内。臣讲一讲其方法。

黄帝曰：人之欠者，何气使然？岐伯答曰：卫气昼日行于阳，夜半则行于阴。阴者主夜，夜者卧。阳者主上，阴者主下。故阴气积于下，阳气未尽，阳引[⑧]而上，阴引而下，阴阳相引，故数欠。阳气尽，阴气盛，则目瞑；阴气尽而阳气盛，则寤矣。泻足少阴，补足太阳。

黄帝说：人打哈欠，是怎样造成的？岐伯答道：卫气白天行于阳，夜间行于阴。阴主夜，夜间人主睡眠。阳主上，阴主下。阴聚于下，阳气尚存，阳行而上，阴行而下，阴阳相引，所以打哈欠。阳气尽，阴气盛，就会目闭而睡。阴气尽，阳气盛，就会觉醒。治疗应泻足少阴经穴，补足太阳经穴。

黄帝曰：人之哕者，何气使然？岐伯曰：谷入于胃，胃气上注于肺。今有故寒气与新谷气，俱还[⑨]入于胃，新故相乱，真[⑩]邪相攻，气并[⑪]相逆，复出于胃，故为哕。补手太阴，泻足少阴。

黄帝说：人呃逆，是怎样产生的？岐伯说：水谷入胃，胃化生精气上注于肺。现在旧寒气和新谷气都至于胃中，新旧相乱，正邪相搏，气盛而逆上，从胃逆行于口，所以成为呃逆。治疗应补手太阴经穴，泻足少阴经穴。

---

① 口问：《列子·说符》张湛注："问，犹学也"。

② 闲居：安坐。《文选·夜行涂口作》张铣注："闲居，静居也"；《国语·鲁语》韦昭注："居，坐也"。

③ 经："说"义。《荀子·成相》王先谦集解："经，道也"；《广雅·释诂》："道，说也"。

④ 口问：其他学说。

⑤ 败：为"散"之误。郭霭春："熊本、周本、统本、金陵本、藏本、日抄本、张注本并作'散'。按《太素》作'散'，与各本合。"

⑥ 厥：《潜夫论·五德志》"厥中"汪继培笺："《论语》'厥'作'其'"；《战国策·燕策》鲍彪注："之，犹其也"。

⑦ 经："常"义。

⑧ 引："行"义。

⑨ 还："至"义。《逸周书·周祝》孔晁注："还，犹至也。"

⑩ 真："正"义。

⑪ 并："盛"义。

黄帝曰：人之唏[①]者，何气使然？岐伯曰：此阴气盛而阳气虚，阴气疾而阳气徐，阴气盛而阳气绝，故为唏。补足太阳，泻足少阴。

黄帝说：人悲泣，是怎样造成的？岐伯说：这是阴气盛而阳气虚，阴气快，阳气慢，阴气盛，阳气衰，所以悲泣。治疗补足太阳经穴，泻足少阴经穴。

黄帝曰：人之振寒者，何气使然？岐伯曰：寒气客于皮肤，阴气盛，阳气虚，故为振寒寒栗，补[②]诸阳。

黄帝说：人寒战是怎样导致的？岐伯说：寒气侵入皮肤，阴气盛，阳气虚，所以寒战抖栗。治疗刺诸阳经之穴。

黄帝曰：人之噫者，何气使然？岐伯曰：寒气客于胃，厥逆从下上散，复出于胃，故为噫。补足太阴、阳明。一曰补眉本也。

黄帝说：人嗳气，是怎样产生的？岐伯说：寒气侵入胃中，其逆气从下上泄，返出于胃，所以嗳气。治疗刺足太阴、阳明经穴。一说治眉根处。

黄帝曰：人之嚏者，何气使然？岐伯曰：阳气和利[③]，满于心[④]，出于鼻，故为嚏，补足太阳荥。眉本，一曰眉上也[⑤]。

黄帝说：人打喷嚏，是什么造成的？岐伯说：阳气盛急，满于中，出于鼻，所以打喷嚏，治疗应刺足太阳经荥穴通谷。

黄帝曰：人之亸[⑥]者，何气使然？岐伯曰：胃不实则诸脉虚，诸脉虚则筋脉懈惰，筋脉懈惰则行阴[⑦]用力，气不能复，故为亸。因其所在，补[⑧]分肉间。

黄帝说：人周身无力，是怎样产生的？岐伯说：胃气虚则诸脉都虚，诸脉虚则筋脉松弛无力，筋脉松弛无力则行动吃力，气不能恢复，所以全身无力。根据其所在部位，刺肌肉间。

黄帝曰：人之哀而泣涕出者，何气使然？岐伯曰：心者，五藏六府之主也；目者，宗[⑨]脉之所聚也，上液之道也；口鼻者，气之门户也。故悲哀愁忧则心动[⑩]，心动则五藏六府皆摇[⑪]，摇则宗脉感[⑫]，宗脉感则液道开，液道开故泣涕出焉。液者，所以灌精[⑬]濡空窍者也，故上液之道开则泣，泣不止则液竭，液竭则精不灌，精不灌则目无所见矣。故命曰夺精[⑭]。补天柱，经[⑮]侠项。

---

① 唏：通“欷”。“泣”义。《说文通训定声》：“‘唏’，假借为‘欷’”；《玉篇·欠部》：“欷，泣余声也。”

② 补：“补”有“治”义，引为“刺”义。《大戴礼记·本命》王聘珍注：“补，犹治也。”后文“痿厥心悗，刺足大指间”之“刺”，正与前文“补足外踝下”之“补”对举。是“补”有“刺”义之证。

③ 和利：“和”，“盛”义；“利”，“疾速”义。《书·五子之歌》蔡沈集传：“和，平也”；《玉篇·亏部》：“平，成也”；《九经古义·公羊上》：“成与盛通”。《周礼·耕人》孙诒让注：“利，疾速也。”

④ 心：“中”义。

⑤ 眉本，一曰眉上也：眉本，郭霭春校：“此二字，乃足太阳之旁注，误入正文”。《甲乙·卷十二·第一》无“一曰眉上也”五字。

⑥ 亸：周身松弛无力。

⑦ 阴：“阴”“引”古音近，故可通假。

⑧ 补：“刺”义。

⑨ 宗：“众”义。《广雅·释诂三》：“宗，众也。”

⑩ 动：“悲痛”义。

⑪ 摇：“动”义。

⑫ 感：“动”义。

⑬ 精：为“睛”之假字。《文选·七启》“失睛”，五臣本作“失精”。是“精”“睛”古通之证。

⑭ 精：通“津”。《素问·太阴阳明论》“不能为胃行其津液”，郭霭春校：“赵本、吴本、藏本‘津’并作‘精’”。是“精”通“津”之证。

⑮ 经：《甲乙·卷三·第六》云“天柱，在挟项”。

黄帝说：人悲哀泣涕出，是什么造成的？岐伯说：心是五脏六腑之主；目是众脉之所聚集处，是上部津液的通道；口鼻是气出入的门户。所以悲伤愁忧则心悲痛，心悲痛则五脏六腑都动，动则众脉动，众脉动则液道开，液道开所以泣涕流出。液，所以灌目睛而润孔窍，上液之道开于是泣流，泣涕流不止则液枯竭，液枯竭则睛得不到灌养，睛不灌养则目不能视物，所以叫作夺津。刺天柱穴，天柱穴在挟项后发际。

黄帝曰：人之太息者，何气使然？岐伯曰：忧思则心系急，心系急则气道约[①]**，约则不利，故太息以伸出之。补手少阴、心主、足少阳，留之也。**

黄帝说：人叹气，是什么造成的？岐伯说：忧愁思虑使心系急，心系急则气道收缩，收缩则气道不利，所以叹气以舒伸之。治疗刺手少阴、手厥阴、足少阳经穴，留针。

黄帝曰：人之涎下者，何气使然？岐伯曰：饮食者皆入于胃，胃中有热则虫动[②]**，虫动则胃缓**[③]**，胃缓则廉泉开，故涎下，补足少阴。**

黄帝说：人流涎，是什么造成的？岐伯说：饮食入胃，如果胃中热则虫动，虫动则胃张大，胃张则廉泉张开，所以口涎流出，治疗刺足少阴经穴。

黄帝曰：人之耳中鸣者，何气使然？岐伯曰：耳者宗脉之所聚也，故胃中空则宗脉虚，虚则下，溜脉[④]**有所竭者**[⑤]**，故耳鸣。补客主人，手大指爪甲上与肉交者也。**

黄帝说：人耳鸣，是什么造成的？岐伯说：耳是众脉所聚之处，所以胃气虚则众脉虚，脉虚则阳气不上，耳脉衰竭，耳失养所以耳鸣，治疗刺客主人穴及手大指端的少商穴。

黄帝曰：人之自啮舌者，何气使然？岐伯曰：此厥[⑥]**逆走上，脉气辈**[⑦]**至也。少阴气至则啮舌，少阳气至则啮颊，阳明气至则啮唇矣，视主**[⑧]**病者则补之。**

黄帝说：人自己咬舌，是什么造成的？岐伯说：这是病气逆上，脉气倍至所致。少阴气盛则咬舌，少阳气盛则咬颊，阳明气盛则咬唇，视主病之不同而采用相应的刺法。

凡此十二邪者，皆奇邪[⑨]**之走空窍者也。故邪之所在，皆为**[⑩]**不**[⑪]**足。故上气不**[⑫]**足，脑为之不满，耳为之苦鸣，头为之苦倾**[⑬]**，目为之眩；中气不足，溲便为之变，肠为之苦鸣**[⑭]**；下气不足，则乃为痿厥心悗**[⑮]**。补足外踝下，留之。**

---

① 约："缩"义。《周礼·匠人》郑玄注："约，缩也。"

② 虫动：疼痛之借字。《素问·痹论》孙诒让注："虫，当为痋之借字。"《说文·疒部》段玉裁注："痋即疼字。"《说文通训定声》："痛，假借为恫，"《吕氏春秋·审分》高诱注："恫，动。"是"虫动"，通"疼痛"之证。

③ 缓："张"义。《说文·系部》："缓，绰也"；《诗·淇奥》朱熹集传："绰，开大也"。

④ 溜脉：杨上善云"溜脉，入耳之脉"。

⑤ 者：《经传释词》云"者，犹'也'也"。

⑥ 厥：病。

⑦ 辈：《说文通训定声》云"倍，假借为背"；《慧琳音义·卷四十四》注："辈，或从北作輩。"是"辈""倍"古通之证。

⑧ 主：指发病部位。

⑨ 奇邪："奇邪"，即"疾邪"，"病邪"之义。

⑩ 为：通"谓"。"叫作"义。《经传释词》："谓，犹为也。"

⑪ 不：助词，在此无义。

⑫ 不：疑衍文。去之上下文义例合。

⑬ 倾：头重欲倾。

⑭ 鸣：《周礼·秋官》郑玄注："鸣，吟也"；《小学蒐佚·考声》："吟，呻吟，痛苦声"。

⑮ 痿厥心悗："厥"，"病"义；"心"，《太素·卷二十七·十二邪》作"足"；"悗"，引为"软弱"义。《庄子·大宗师》陆德明释文："悗，婉顺也。""痿厥足悗"，即"痿病足软弱"之义。《素问·痿论》："肺热叶焦，则皮毛虚弱急薄，著则生痿躄也。"正指痿症病足之证。

大凡上述十二种病邪，都是病邪上走孔窍所致。所以邪之所在，都为实证。因此，上气实，头会胀满，耳会严重鸣响，头会沉重欲倾，目会眩晕；中气实，大小便会病涩滞不利，肠痛剧烈；下气实，则为痿病足软弱难行。治疗刺足外踝下的昆仑穴，留针。

黄帝曰：治之奈何？岐伯曰：肾主为欠，取足少阴，肺主为哕，取手太阴、足少阴。唏者，阴与[①]阳绝，故补足太阳，泻足少阴。振寒者，补诸阳。噫者，补太阴、阳明。嚏者，补足太阳、眉本。亸，因其所在，补分肉间。泣出，补天柱经侠颈，侠颈者，头中分[②]也。太息，补手少阴、心主、足少阳，留之。涎下，补足少阴。耳鸣，补客主人、手大指爪甲上与肉交者。自啮舌，视主病者则补之。目眩头倾，补足外踝下，留之。痿厥心悗，刺足大指间上二寸，留之。一曰足外踝下，留之。

黄帝说：怎样治疗？岐伯说：肾主欠，刺足少阴经穴，肺主哕，刺手太阴、足少阴经穴。泣，阴盛阳虚，补足太阳经穴，泻足少阴经穴。寒战，刺诸阳经穴。嗳气，刺太阴、阳明经穴。嚏，刺足太阳经穴。身无力，据其病处，刺肌肉间。流泣涕，刺天柱穴，在颈项后发际中。叹气，刺手少阴、手厥阴、足少阳经穴，留针。流涎，刺足少阴经空。耳鸣，刺客主人穴、少商穴。咬舌，视其病刺之。目眩头倾，刺外踝下昆仑穴，留针。痿厥足悗，刺足大指上之太冲穴，留针。一说刺外踝下昆仑穴，留针。

---

① 与：《甲乙·卷十二·第一》作“盛”。

② 分：“处”义。

师传第二十九

黄帝曰：余闻先师，有所心藏，弗著于方[①]。余愿闻[②]而藏之，则[③]而行之，上以治民，下以治身，使百姓无病，上下和亲，德泽下流，子孙无忧，传于后世，无有终时，可得闻乎？岐伯曰：远乎哉问也！夫治民与自治，治彼与治此，治小与治大，治国与治家，未有逆而能治之也。夫惟顺而已矣。顺者，非独阴阳脉论[④]气之逆顺也，百姓[⑤]人民皆欲顺其志也。

黄帝说：我听说先师有些医术经验只记在心中，不载于版牍上。我愿知而记之，遵而运用之，上可以治民，下可治自身，让百姓无病，上下亲和，圣德之术流传，使子孙健康无病，流传后代，永不终止。可以听一听吗？岐伯说：问得有远见！治民与自治，治彼与治此，治小与治大，治国与治家，道理都是一样的，没有能逆其规律而治的，只有顺其规律治理才行。顺，不单指阴阳脉气的逆顺，百官人民都应顺其意愿。

黄帝曰：顺之奈何？岐伯曰：入国问俗，入家问讳，上堂问礼，临病人问所便[⑥]。黄帝曰：便[⑦]病人奈何？岐伯曰：夫中热消瘅则便寒[⑧]，寒中之属则便热[⑨]。胃中热，则消谷，令人悬[⑩]心善饥，脐以上皮热；肠中热，则出黄如糜，脐以下皮寒[⑪]。胃中寒，则腹胀；肠中寒，则肠鸣飧泄。胃中寒，肠中热，则胀而且泄；胃中热，肠中寒，则疾饥，小腹痛胀。

黄帝说：怎样顺治？岐伯说：进入一个国家，要问当地的风俗；进入一个家庭，要问人家的忌讳信仰，登堂时应问人家的礼节，临病人要问其所病。黄帝说：怎样辨别病人？岐伯说：中热、消中是病热，中寒之类是病寒。胃中热，消谷快，使人心空常饥，脐部上皮肤发热；肠中热，大便黄色如糜状，脐以下皮肤发热。胃中寒，会腹胀；肠中寒，会肠鸣水泻。胃中寒，肠中热，会胀而泻；胃中热，肠中寒，会速饥饿，小腹胀痛。

---

① 方：古人刻写文字的版木。《礼记·中庸》郑玄注："方，版也"；《管子·霸形》"削方墨笔"，尹知章注："方，谓版牍也"。

② 闻："知"义。

③ 则："准""遵"义。《论语·泰伯》朱熹集注："则，犹准也。"

④ 论：郭霭春云"'论'字疑衍，《太素·卷二》杨注正无'论'字"。

⑤ 百姓：百官。《国语·周语》"百姓兆民"韦昭注："百姓，百官也。官有世功，受氏姓也。"

⑥ 便：《读书杂志·荀子》王念孙按："辨，读为变"；《周礼·地官》孙诒让正义："辨，辩字同"；《尔雅·释训》邵晋涵正义："便，又通作辨"；《尔雅·释诂》郝懿行疏："平，通作便"；《尚书·君奭》孙星衍注："平与抨通"；《说文通训定声》："抨，假借又为并"；《释名·释疾病》："病，并也"。是"便""病"古通之证。

⑦ 便："辨别"义。

⑧ 中热消瘅则便寒：据《素问·腹中论》"夫子数言热中消中"、《素问·脉要精微论》"风成为寒热，瘅成为消中"，"消瘅"，即"消中"类。

⑨ 热：疑为"寒"之误。

⑩ 悬："空"义。

⑪ 寒：疑为"热"之误，与上下文例始合。

黄帝曰：胃欲寒饮，肠欲热饮，两者相逆，便[①]之奈何？且夫王公大人血食之君，骄姿从[②]欲，轻人，而无能禁之，禁之则逆其志，顺之则加其病，便之奈何？治之何先？

黄帝说：胃宜寒饮食，肠宜热饮食，两者相反，怎样察辨？且王公贵族，骄傲放纵，轻视平民，不能劝阻，阻止他则逆其意愿，顺从他会加重病情，这时怎样察辨？治疗从何处先着手？

岐伯曰：人之情，莫不恶死而乐生，告之以其败，语之以其善，导[③]之以其所便[④]，开之以其所苦，虽有无道之人，恶有不听者乎？

岐伯说：人之性，没有不怕死的而都愿意生，如果告诉他对身体的坏处，告知他治疗的好处，教育他对其病的认识，解开其病痛之虑，尽管是无德之人，哪里会有不听的呢？

黄帝曰：治之奈何？岐伯曰：春夏先治其标，后治其本；秋冬先治其本，后治其标。

黄帝说：怎样治疗？岐伯说：春夏先治在外的标病，后治在内的本治；秋冬先治在内的本病，后治在外的标病。

黄帝曰：便[④]其相逆者奈何？岐伯曰：便[⑤]此者，食饮衣服，亦欲适寒温[⑥]，寒无[⑦]凄怆，暑无出汗。食饮者，热无灼灼，寒无沧沧。寒温中适，故气将持[⑧]，乃不致邪僻[⑨]也。

黄帝说：怎样辨其相逆反的情况？岐伯说：辨这种情况，饮食、穿戴、起居，也应寒热适宜，如天寒之冷缩，天热之多汗。饮食方面，不能太热，也不能太寒凉；衣服方面，应寒温适中。因此人体之气才能平和无偏，才能不患疾病。

黄帝曰：《本藏》以身形支节䐃[⑩]肉，候[⑪]五藏六府之小大焉。今夫王公大人，临朝即位之君而问焉，谁可扪循[⑫]之而后答乎？岐伯曰：身形支节者，藏府之盖[⑬]也，非[⑭]面部之阅[⑮]也。

黄帝说：《本脏》篇以身形肢节脂肉，去察测五脏六腑的大小。现在王公贵人或临朝即位之君发问，谁能按循察看他们的身形肢节然后回答呢？岐伯说：身形肢节，是覆盖人体之体表组织，其观察方法与观察面部的方法相同。

黄帝曰：五藏之气，阅于面者，余已知之矣，以肢节知而阅之奈何？岐伯曰：五藏六府者，肺为之盖，巨[⑯]肩陷咽，候见其外。黄帝曰：善。

黄帝说：五脏之气，察其面部，我已知道了，现在想知怎样察肢节？岐伯说：五脏六腑，肺好比在上之盖，病喘会上肩陷咽，其征象可见于在外肩、咽。黄帝说：讲得好！

---

① 便：通“辨”。
② 从：为“纵”之音转。
③ 导：“教”义。《玉篇·寸部》：“导，教也。”
④ 便：“病”。
⑤ 便：为“辨”义。
⑥ 亦欲适寒温：也应寒温适宜。
⑦ 无：为“之”义。
⑧ 持：“平”义。《说文通训定声》：“持，假借为等。”《淮南子·主术》高诱注：“等，同也”；《周礼·大宗伯》郑玄注：“等，犹齐等也”；《玉篇·亏部》：“平，齐等也”。
⑨ 邪僻：同义复词，指病邪。
⑩ 䐃：“脂”义。
⑪ 候：“察”义。《说文解字注》：“候，司望也。”
⑫ 扪循：按循。
⑬ 盖：覆盖。《左传·成公二年》杜预注：“盖，覆也。”
⑭ 非：为“其”之借。非、不、之、其古并通。
⑮ 阅：“察”义。《集韵·薛韵》：“阅，察也。”
⑯ 巨：郭霭春云“巨疑语，似应作上”。

岐伯曰：五藏六府，心为①之主，缺盆②为之道，骷骨③有余，以④候髑骬⑤。黄帝曰：善。

岐伯说：五脏六腑，心叫做君主，缺盆是血脉的通路。锁骨两旁之端骨，主察心脏。心脏又可察肩骨。黄帝说：讲得好！

岐伯曰：肝者主⑥为将⑦，使⑧之候外，欲知坚固，视目大小。黄帝曰：善。

岐伯说：肝是五脏之大脏，其之察于外，想知其是否坚固，可察目之大小明暗。黄帝说：讲得好！

岐伯曰：脾者主为卫⑨，使之迎粮。视唇舌好恶，以知吉凶。黄帝曰：善。

岐伯说：脾主为胃配合，其接受消化水谷。察看口唇色泽好坏，可以知道脾胃功能的好坏。黄帝说：讲得好！

岐伯曰：肾者主为外⑩，使之远听，视耳好恶，以知其性。黄帝曰：善。愿闻六府之候。

岐伯说：肾主水，其可使耳远听，所以察看耳的听力好坏，可知肾的功能状态。黄帝说：讲得好！愿知六腑之察法。

岐伯曰：六府者，胃为之海，广骸大颈张，胸五谷乃容；鼻隧以长，以候大肠；唇厚人中长，以候小肠；目下果⑪大，其胆乃横⑫；鼻孔在⑬外，膀胱漏泄；鼻柱中央起⑭，三焦乃约⑮。此所以候六府者也。上下三等，藏安且良矣。

岐伯说：六腑：胃为水谷之海，若面颊肌肉丰满，颈大胸宽，胃就能容纳水谷。鼻道深长，可以察测大肠；唇口、人中，可以察看小肠；眼下胞肿大，胆气强；鼻孔外露，膀胱漏泄不固；鼻柱高，三焦好。这就是从外部察看六腑的大概方法。所察的部位上下平等不偏，说明六腑功能良好。

---

① 为：通“谓”。

② 缺盆：锁骨。《史记·扁鹊仓公列传》司马贞索隐：“缺盆，人乳房上骨名也”；《素问·刺禁论》张志聪注：“缺盆，在喉旁两横骨陷中，若缺盆然，故以为名”。

③ 骷骨：“骷”，“端”义。“骷骨”，即“端骨”之义。缺盆为心正上之骨，所以称其为“骷骨”，即“边端之骨”义。《玉篇·骨部》：“骷，骨端也”；《国语·晋语》韦昭注：“端，正也”；《文选·日出东南隅行》李周翰注：“端，上也”。

④ 以：《诗·泉水》孔颖达疏：“亦，已也”；《管子·立政》戴望校：“以、已古通”。

⑤ 髑骬：同义复词。肩骨。《玉篇·骨部》：“髑，髑骬，肩骨”；《集韵·曷部》：“髑，骨名，一谓之骬”。

⑥ 主：助词，“之”义。

⑦ 将：“大”义。《诗·臣工》郑玄笺：“将，大也。”

⑧ 使：《楚辞·惜诵》朱熹集注：“使，一作以”；《经词衍释》：“以，犹之也”；《经传释词》：“其，犹之也”。

⑨ 卫：当为“胃”之假字。《荀子·臣道》杨倞注：“‘为’，或为‘违’”；《管子集校》：“‘违’之通作‘围’”；《群经平议·尔雅》俞樾按：“‘卫’，‘围’之假字”；《战国策·西周策》吴师道注：“‘为’‘谓’通借”；《素问·气厥论》“谓之食亦”；《太素》“谓”作“胃”。

⑩ 外：郭霭春云“‘外’是‘水’的误字”。

⑪ 果：指眼胞。

⑫ 横：引为“强”义。

⑬ 在：“之”义。

⑭ 起：“高”义。

⑮ 乃约：《广雅·释诂》：“约，好也”。

决[①]气第三十

黄帝曰：余闻人有精、气、津、液、血、脉，余意以为一气耳，今乃辨为六名，余不知其所以然。岐伯曰：两神[②]相搏[③]，合而成形[④]，常先身生，是谓精。何谓气？岐伯曰：上焦开发，宣五谷味，熏肤，充身泽毛，若雾露之溉，是谓气。何谓津？岐伯曰：腠理发泄，汗出溱溱[⑤]，是谓津。何谓液？岐伯曰：谷入气满，淖泽注于骨，骨属[⑥]屈伸，泄泽补益脑髓，皮肤润泽，是谓液。何谓血？岐伯曰：中焦受气取汁，变化而赤，是谓血。何谓脉？岐伯曰：壅遏营气，令无所避，是谓脉。

黄帝说：我听说人身有精、气、津、液、血、脉，我以为是一种物质，你现在却分为六种名称，我不知其详细之道理。岐伯说：两身相交，合而成身，始生成身形，这种物质叫作精。什么叫作气？岐伯说：例如从上部发生的，能够宣散五谷精微之气，温养皮肤，养身润毛发，像雾露一样普施滋润灌养的物质，叫作气。什么叫作津？岐伯说：腠理发泄出的汗液，就叫作津。什么叫作液？岐伯说：水谷精微之气充溢后，流泽注于骨节，骨节主屈伸，其精微汁泽又可补益脑髓，润泽皮肤，这就是液。什么叫作血？岐伯说：中部脾胃受水谷化为精微汁液，再转化为红色的营养物质，叫作血。什么叫做脉？岐伯说：封闭营血之气，令其不能停止地运行其中，这种组织就是脉。

黄帝曰：六气者，有余不足，气之多少，脑髓[⑦]之虚实，血脉之清浊，何以知之？岐伯曰：精脱者，耳聋；气脱者，目不明；津脱者，腠理开，汗大泄；液脱者，骨属[⑧]屈伸不利，色夭，脑髓消，胫痠，耳数鸣；血脱者，色白，夭然不泽，其脉空虚，此其候也。

黄帝说：六气的虚实，精气的多少，津液的满溢亏损，血液的稀稠，怎样知道？岐伯说：失精的，耳聋；失气的，目视物不清；损失津的腠理开，大汗出；损失液的，骨节不能屈伸，色枯，脑髓消耗，腿酸无力，耳鸣；损失血的，面色白，色枯槁不润泽，其脉空虚无力，这是其征象。

黄帝曰：六气者，贵贱何如？岐伯曰：六气者，各有部[⑨]主也。其贵贱善恶，可为[⑩]常主[⑪]。然

---

① 决："别""辨"义。《史记·外戚世家》司马贞索隐："决者，别也。"

② 神：《说文通训定声》："神，假借为申"；《尔雅·释诂》郝懿行疏："身，又通作伸"；《广雅·释诂》："申，伸也"；《白虎通义·五行》："申，身也"。是"神""身"古可通。

③ 搏："交"义。《庄子·徐无鬼》成玄英疏："搏，接也"；《淮南子·原道》高诱注："接，交也"。

④ 形："身"义。《庄子·天道》成玄英疏："形，身也。"

⑤ 溱溱：盛貌。《后汉书·班固传》李贤注："溱溱，盛貌。"

⑥ 属：通"主"。

⑦ 脑髓：指代津液。

⑧ 属："之"义。

⑨ 部："所"义。《后汉书·卓茂传》李贤注："部，谓所部也。"

⑩ 可为："为"通"谓"。

⑪ 常主：正常主气。

五谷与[①]胃为大海[②]也。

黄帝说：六气的主次是怎样的？岐伯说：六气各有其所主，其主次好坏，即以所说的常气为标准来判断。但是，容纳五谷之胃是水谷之海，人身六气的生化源泉。

① 与：助词，"之"义。

② 大海：胃为水谷之海。

肠胃第三十一

黄帝问于伯高曰：余愿闻六府传谷者，肠胃之小大长短，受谷之多少奈何？伯高说：请[1]尽言之。谷所从出入浅深远近长短之度：唇至齿长九分，口广二寸半；齿以后至会厌，深三寸半，大容五合；舌重十两，长七寸，广二寸半。咽门重十两，广一寸半；至胃长一尺六寸，胃纡曲屈伸之[2]，长二尺六寸，大一尺五寸，径五寸，大容三斗五升；小肠后附脊，左环回周迭积，其注于回肠者，外附于脐上，回运环十六曲，大二寸半，径八分分之少半，长三丈二尺；回肠当脐，左[3]环，回周叶积而下回运环反十六曲，大四寸，径一寸寸之少半，长二丈一尺；广肠传脊，以受回肠，左环叶脊[4]，上下辟，大八寸，径二寸寸之大半，长二尺八寸。肠胃所入至所出，长六丈四寸四分，回曲环反，三十二曲也。

黄帝问伯高说：我愿知六腑传送水谷，肠胃的大小长短，受纳水谷的容量是怎样的？伯高说：臣详细说一说。水谷自入口到排出，其肠胃的深浅、远近、长短是：唇至齿，长九分，口宽二寸半；牙齿后方至会厌，深三寸半，能容五合食物；舌重十两，长七寸，宽二寸半；咽门重十两，宽一寸半；咽至胃长一尺六寸，胃体纡曲可伸缩，长二尺六寸，周长一尺五寸，直径五寸，能容三斗五升；小肠后附着脊，从左旋环转，环绕一周重叠，其连回肠处，外附脐上方，回运环绕十六曲，周长二寸半，直径八分又三分之一分，长三丈二尺；回肠当脐部向右环旋，回周叠积而下，回运反复十六曲，周长四寸，直径一寸又三分之一寸，长二丈一尺；广肠附脊，以接受来自回肠的水谷糟粕，向左环绕叠积，上下不齐，周长八寸，直径二寸又三分之二寸，长二尺八寸。肠胃从开端至出口，总长度是六丈四寸四分，其中回曲环反是三十二曲。

---

① 请：指臣。

② 之：衍文。《难经・四十二难》作“无”。

③ 左:《难经・四十二难》作“右”。

④ 脊:《甲乙・卷二・第七》作“积”。

平人绝谷第三十二

黄帝曰：愿闻人之不食，七日而死何也？伯高曰：臣请[①]言其故。胃大一尺五寸，径五寸，长二尺六寸，横屈受水谷三斗五升。其中之谷常留二斗，水一斗五升而满。上焦[②]泄气，出其精微，慓悍滑疾。下焦[③]下溉诸肠。小肠大二寸半，径八分分之少半，长三丈二尺，受谷二斗四升，水六升三合合之大半。回肠大四寸，径一寸寸之少半，长二丈一尺，受谷一斗，水七升半。广肠大八寸，径二寸寸之大半，长二尺八寸，受谷九升三合八分合之一。肠胃之长，凡五丈八尺四寸，受水谷九斗二升一合合之大半，此肠胃所受水谷之数也。

黄帝说：愿知人不吃饭，为什么七天会死？伯高说：臣谨言其缘故。胃周长一尺五寸，直径五寸，长二尺六寸，可容纳水谷三斗五升，其中经常存留食物二斗，水一斗五升，充满其中。胃的上部有宣散精气作用，其所出精微之气，疾速滑利，可养利全身。胃的下部，可将消化的水谷下传诸肠。小肠周长二寸半，直径八分又三分之一分，长三丈二尺，容纳食物二斗四升，水六升三合又三分之二合。回肠周长四寸，直径一寸又三分之一寸，长二丈一尺，容纳食物一斗，水七升半。广肠周长八寸，直径二寸又三分之二寸，长二尺八寸，容纳水谷糟粕九升三合又八分之一合。肠胃的长度，总五丈八尺四寸，容纳水谷九斗二升一合又三分之二合，这是肠胃容纳水谷之总容量。

平人则[④]不然[⑤]，胃满则肠虚，肠满则胃虚，更[⑥]虚更满。故气得上下，五藏安定，血脉和利，精神乃居。故神者，水谷之精气也。故肠胃之中，当留谷二斗，水一斗五升。故平人日再后，后二升半，一日中五升，七日五七三斗五升，而留水谷尽矣，故平人不食饮七日而死者，水谷精气津液皆尽故也。

正常人肠胃容量与测量的容量并不同，胃满肠就虚，肠满胃就虚，互虚互满，气才能够上下调，五脏安平，血脉和顺，精神乃安。所以人的神气，是水谷精气产生的。肠胃里经常存留食物二斗，水一斗五升。常人每日大便两次，每次排便二升半，一天排泄五升，七天五七三斗五升，肠胃中所存的水谷食物就竭尽了，所以正常人不吃不喝七日而死，那是因为水谷津液都竭尽的原因啊。

---

① 请：通“谨”。

② 上焦：“上部”义，指胃之上部。

③ 下焦：“下部”义，指胃之下部。

④ 则：“者”义。

⑤ 不然：不同。

⑥ 更：“互”义。《汉书·五行志》颜师古注：“更，互也。”

海论第三十三

黄帝问于岐伯曰：余闻刺法于夫子，夫子之所言，不离于营卫血气。夫十二经脉者，内属[①]于府藏，外络于肢节，夫子乃[②]合之于四海乎？岐伯答曰：人亦有四海、十二经水。经水者，皆注于海，海有东西南北，命曰四海。黄帝曰：以人应之奈何？岐伯曰：人有髓海，有血海，有气海，有水谷之海。凡此四者，以应四海也。

黄帝问岐伯说：我听说刺法在人体，如你所说，离不开营卫气血。人体十二经脉，内注于脏腑，外连于肢节，你怎么说它合于四海呢？岐伯答道：人也有四海、十二经水。大地的经水，都流注于海，海有东西南北，所以叫四海。黄帝说：人是怎样与它相应的？岐伯说：人有髓海，有血海，有气海，有水谷之海。凡此四者，以应四海。

黄帝曰：远乎哉！夫子之合人天地四海也，愿闻应之奈何？岐伯答曰：必先明知阴阳表里荥输所在，四海定矣。

黄帝说：讲得真深远！你将人体与四海合并而论，愿知他们怎样相应？岐伯答道：必先明知经脉的阴阳表里荥输所在，四海就可以确定。

黄帝曰：定之奈何？岐伯曰：胃者水谷之海，其输上在气街，下至三里；冲脉者为十二经之海，其输上在于大杼，下出于巨虚之上下廉；膻中者为气之海，其输上在于柱骨之上下，前在于人迎；脑为髓之海，其输上在于其盖，下在风府。

黄帝说：怎样定四海输注的要穴？岐伯说：胃是水谷之海，其输注要穴，上在气冲，下在足三里；冲脉是十二经之海，其输注要穴，上在大杼，下在上、下巨虚穴；膻中是气海，其输注要穴，上在哑门，下在大椎，前在人迎；脑是髓海，其输注要穴，上在百会，下在风府。

黄帝曰：凡此四海者，何利何害？何生何败？岐伯曰：得顺者生，得逆者败；知调者利，不知调者害。

黄帝说：凡此四海，什么是利？什么是害？什么是生？什么是败？岐伯说：顺其规律为生，逆其规律为败；知调养为利，不知调养为害。

黄帝曰：四海之逆顺奈何？岐伯曰：气海有余者，气满胸中，悗息，面赤；气海不足，则气少不足以言。血海有余，则常想其身大，怫然不知其所病；血海不足，亦[③]常想其身小，狭然[④]不知其所病。水谷之海有余，则腹满，水谷之海不足，则饥不受谷食。髓海有余，则轻劲有力，自过其度；髓海不足，则脑转耳鸣，胫痠眩冒，目无所见，懈怠安卧。

黄帝说：四海的逆顺是怎样的？岐伯说：气海有余，就会气满胸中，胸闷面赤；气海不足，会

---

① 属：通“注”。

② 乃：疑为“曰”之误。

③ 亦：《甲乙·卷一·第八》作“则”。

④ 狭然：疑“狭”为“猝”之误。“狭然”即“猝然”。

气短，说话无力；血海有余，则常感身胀大，浑然不知病处；血海不足，则常感身小，猝然不知病处。水谷之海有余，会腹胀满；水谷之海不足，则饥而不能食。髓海有余，则身轻有力，力过常人；髓海不足，会头眩耳鸣，腿酸头晕，目花看不清东西，全身无力，静卧。

黄帝曰：余已闻逆顺，调之奈何？岐伯曰：审守其输而调其虚实，无犯其害。顺者得复，逆者必败。黄帝曰：善。

黄帝说：我已知道逆顺了，怎样调治？岐伯说：审辨掌握其腧穴，调其虚实，不犯其错治之弊。顺其病治而可复康，逆其病治必失败。黄帝说：讲得好！

五乱第三十四

黄帝曰：经脉十二者，别为五行，分为四时，何失而乱？何得而治？岐伯曰：五行有序，四时有分，相顺则治，相逆则乱。

黄帝说：十二经脉，分属于五行，分别与四时相应，什么是失调而乱？什么是相和而正常？岐伯说：五行有规律，四时各有分主之气，相适应则正常，相违背则生乱。

黄帝曰：何谓相顺？岐伯曰：经脉十二者，以应十二月。十二月者，分为四时。四时者，春秋冬夏，其气各异。营卫相随，阴阳已[①]和，清浊不相干[②]，如是则顺之而治。

黄帝说：什么叫做相顺？岐伯说：十二经脉，与十二月相应。十二月分为四时。四时之春夏秋冬，其气候各不相同。营卫相和，阴阳调和，清浊不乱，这就是顺其规律而正常。

黄帝曰：何谓逆而乱？岐伯曰：清气在阴[③]，浊气在阳[④]，营气顺[⑤]脉，卫气逆行，清浊相干，乱于胸中，是谓大悗。故气乱于心，则烦心密嘿[⑥]，俯首静伏[⑦]；乱于肺，则俯仰喘喝，接[⑧]手以呼；乱于肠胃，则为霍乱；乱于臂胫，则为四厥；乱于头，则为厥逆，头重[⑨]，眩仆。

黄帝说：什么叫相逆而乱？岐伯说：清气在五脏，浊气在六腑，营血行脉中，这是正常情况。如果卫气逆其道而行，清浊相乱，乱于胸中，叫作大闷。因此，气乱于心，会烦躁不安；乱于肺，会哮喘前后俯仰，按胸抬肩呼吸不畅；乱于肠胃，会成霍乱吐泻之证；乱于臂胫，会成手足寒凉之证；乱于头，会成气逆头痛，眩晕仆倒之证。

黄帝曰：五乱者，刺之有道[⑩]乎？岐伯曰：有道以来[⑪]，有道以去[⑫]，审知其道，是谓身宝。黄帝曰：善。愿闻其道。岐伯曰：气在于心者，取[⑬]之手少阴、心主之输；气在于肺者，取之手太阴荥、足少阴输；气在于肠胃者，取之足太阴、阳明，不下者，取之三里；气在于头者，取之天柱、大杼；不知，取足太阳荥输；气在于臂足[⑭]，取之先去血脉，后取其阳明、少阳之荥输。

---

① 已：《甲乙·卷六·第四》作“相”。例合。

② 干：“乱”义。《淮南子·说林》高诱注：“干，乱也。”

③ 阴：指五脏。《素问·金匮真言论》：“言人身脏腑中阴阳，则脏者为阴，腑者为阳。肝、心、脾、肺、肾，五脏皆为阴。”

④ 阳：指六腑。《素问·金匮真言论》：“胆、胃、大肠、小肠、膀胱、三焦六腑皆为阳。”

⑤ 顺：通“巡”。“行”义。《诸子平议·贾子》俞樾按：“巡乃顺字之假借。”《左传·襄公元年》杜预注：“巡，行也。”

⑥ 密嘿：通“默默”。不安貌。《玉篇·口部》：“‘嘿’与‘默’同”；《类篇·山部》：“密，默也”。《楚辞·弔屈原文》朱熹集注：“默默，不自得也。”

⑦ 俯首静伏：疑衍文。心气乱，不当反安静，义不合。

⑧ 接：《甲乙·卷六·第四》作“按”。

⑨ 重：《甲乙·卷六·第四》正作“痛”。

⑩ 道：“法”义。《左传·定公五年》杜预注：“道，犹法术。”

⑪ 来：引为“补”义。

⑫ 去：引为“泻”义。

⑬ 取：“刺”义。

⑭ 足：“胫”义。《集韵·映韵》：“胫，足也”，是“足”“胫”同义。

黄帝说：针刺五乱证有方法吗？岐伯说：有补法，有泻法，审知其法，叫做治身之宝。黄帝说：讲得好！愿知其法。岐伯说：乱气在心，刺手少阴、厥阴经穴；乱气在肺，刺手太阴荥穴、足少阴腧穴；乱气在肠胃，刺足太阴、阳明经穴，邪不去的，刺足三里穴；乱气在头，刺天柱、大杼穴；无效，刺足太阳荥、腧之穴；乱气在臂胫，先刺瘀络出血，再刺阳明、少阳荥、腧之穴。

黄帝曰：补泻奈何？岐伯曰：徐入徐出，谓之导①气，补泻无②形，谓之同精③，是非④有余不足也，乱气之相逆也。黄帝曰：允⑤乎哉道，明乎哉论。请著之玉版，名曰治乱⑥也。

黄帝说：怎样补泻？岐伯说：慢进针慢出针，叫做养气，补泻其身，叫作除病。根据其虚实和乱气相逆的不同情况去治疗。黄帝说：这真是光大之术，开明之论，请刻著于玉版，就叫作《五乱》篇吧。

---

① 导："养"义。《论语·学而》何晏集注："导，治也"；《孟子·尽心》赵岐注："养，治也"。

② 无：通"其"。《易·归妹》陆德明释文："'不'，本亦作'无'"；《太素·卷二十二·三刺》"精气不分"；《灵枢·本神》作"精气之分"；《读书杂志·荀子》王念孙按："'之'，本作'以'"；《诗·采绿》马瑞辰笺："'之'，犹'其'也"。是"无""其""不""之""以"古并通之证。

③ 同精："除病"之义。《说文通训定声》："通，假借为同。"《汉书·高帝纪》颜师古注："通，亦徹也。"《尔雅·释诂》郝懿行疏："病，又与炳通"；《战国策·魏策》鲍彪注："精，犹明"；《太玄·玄测》司马光集注："炳，亦明也"。是"精""病"古通转之证。

④ 是非："是"通"视"；"非"疑为"其"之误。"是非"，即"视其"，"根据其"之义。《管子集校》："'是'与'视'通。"

⑤ 允：为"光"之误。《太素·卷十二·营卫气行》作"光"。义合。

⑥ 治乱：郭霭春云"'治'是'五'之误字"。

胀论第三十五

黄帝曰：脉之应于寸口，如何[①]而胀？岐伯曰：其脉大坚以涩者，胀也。黄帝曰：何以知藏府之胀也？岐伯曰：阴为藏，阳为府。

黄帝说：脉象反映于寸口，什么是胀病之脉象？岐伯说：其脉大坚而涩的，是胀病。黄帝说：怎样辨知五脏六腑的胀病呢？岐伯说：阴脉坚大涩是五脏之胀病，阳脉坚大涩是六腑的胀病。

黄帝曰：夫气之令人胀也，在于血脉之中耶，藏府之内乎？岐伯曰：二者皆存焉，然非胀之舍也。黄帝曰：愿闻胀之舍。岐伯曰：夫胀者，皆在于藏府之外，排[②]藏府而郭[③]胸胁，胀皮肤，故命曰胀。

黄帝说：气滞使人胀，是病在血脉中呢，还是在脏腑之内呢？岐伯说：二者都涉及此病，但不是胀病之处。黄帝说：愿知胀病的病处。岐伯说：胀病都在脏腑之外，撑胀脏腑而扩撑胸胁，胀皮肤，所以叫作胀。

黄帝曰：藏府之在胸胁腹里之内也，若匣匮之藏禁器也，各有次舍，异名而同处，一域之中，其气各异，愿闻其故。黄帝[④]曰：为解其意，再问。岐伯曰：夫胸腹，藏府之郭也；膻中者，心主之宫城也；胃者，太仓也；咽喉小肠者，传送[⑤]也；胃[⑥]之五窍者，闾里门户也；廉泉玉英者，津液之道也。故五藏六府者，各有畔界，其病各有形状。营气循[⑦]脉，卫[⑧]气逆为脉胀，卫气并脉循分，为肤胀。三里而泻[⑨]，近者一下，远者三下。无问虚实，工在疾泻。

黄帝说：脏腑在胸胁腹内，好像匣匮藏着的秘物，各有部位，名不同而同在一腔之内。一处之中，其性质各不相同。愿知其因。岐伯说：胸腹如脏腑之城围。膻中是心的宫城；胃是水谷的大仓库；咽喉小肠是传送物质之通道；面部五窍，好比闾里的门户；廉泉穴、玉英穴，是津液的通路。所以五脏六腑，各有界地，其病各有症状。营气运行脉中，其气逆乱会成为脉胀证。卫气依附脉而行于肌肉之间，卫气逆乱，就会成为肤胀。治疗它应刺足三里穴泻之，新病刺泻一次，久病刺泻三次。不须问胀病的虚实，医生治疗在于针刺急泻。

黄帝曰：愿闻胀形。岐伯曰：夫心胀者，烦心短气，卧不安；肺胀者，虚满而喘咳；肝胀者，

---

① 如何：当作“何如”。例始合。

② 排：“撑胀”义。《孟子·滕文公》赵歧注：“排，壅也。”

③ 郭：《甲乙·卷八·第三》作“廓”。

④ 黄帝：“黄”后九字，当为衍文。与前文类重。《甲乙·卷八·第三》无此九字。

⑤ 送：《甲乙·卷八·第三》作“道”。

⑥ 胃：疑为“面”之误。

⑦ 循：“行”义。

⑧ 卫：疑为“其”之误。指营气。营行脉中，所以后文云“脉胀”。

⑨ 三里而泻：《甲乙·卷八·第三》作“取三里泻之”。

胁下满而痛引小腹；脾胀者，善哕，四肢烦悗[①]，体重[②]不能胜衣，卧不安；肾胀者，腹满引背央央[③]然，腰髀痛。六府胀：胃胀者，腹满，胃脘痛，鼻闻焦臭，妨于食，大便难；大肠胀者，肠鸣而痛濯濯，冬日重[④]感于寒，则飧泄不化；小肠胀者，少腹䐜胀，引腰而痛；膀胱胀者，少腹满而气癃；三焦胀者，气满于皮肤中，轻轻[⑤]然而不坚；胆胀者，胁下痛胀，口中苦，善太息。凡此诸胀者，其道[⑥]在一。明知逆顺，针数[⑦]不失。泻虚补实，神去其室[⑧]，致邪失正，真[⑨]不可定[⑩]。粗之所败，谓之夭命。补虚泻实，神归其室[⑧]，久塞[⑪]其空[⑫]，谓之良工。

黄帝说：愿知胀病的症状。岐伯说：心胀，烦躁，短气，睡不安；肺胀，胸满喘咳；肝胀，胁下胀满，痛引小腹；脾胀，常呃逆，四肢胀撑不适，身肿不能穿衣，睡卧不安；肾胀，腹胀满引背部不安适，腰股痛。六腑胀：胃胀，腹胀满，胃脘痛，鼻闻异常焦气，妨碍饮食，便秘；大肠胀，肠鸣，腹痛，冬日重复受寒，会水泄，食物不消化；小肠胀，小腹胀满，牵引腰部痛；膀胱胀，小腹满，尿闭不通；三焦胀，皮肤胀满，空而不坚；胆胀，胁下痛胀，口苦，常叹气。凡此诸胀病，其治法为一类，明知逆顺补泻，针术不失。如果泻虚补实，则神气去其身，聚邪失正，正气不能安平。劣医治疗之失败，叫做伤命。正常补虚泻实，神气在身，正气不失。正确补泻俞穴，叫作良医。

黄帝曰：胀者焉生？何因而有？岐伯曰：卫气之在身也，常然并脉循分肉。行有逆顺，阴阳相随，乃得天和，五藏更始[⑬]，四时循序，五谷乃化。然后[⑭]厥[⑮]气在下，营卫留止，寒气逆上，真邪相攻，两气相搏[⑯]，乃合为胀也。黄帝曰：善。何以解惑？岐伯曰：合[⑰]之于真[⑱]，三合而得。帝曰：善。

黄帝说：胀病是怎样产生的？是什么原因导致的？岐伯说：卫气在人身，正常时依附血脉行于肌肉之间，其运行有逆顺，上下内外相和，于是与自然规律相合，五脏都正常，四时有序和调，五谷生化正常。然而寒气在内，营卫之气滞留，寒气逆上，正邪相攻，两气相交，于是成为胀病。黄帝说：讲得好！怎样消除其乱气？岐伯说：治其䐜胀，三刺而效。黄帝说：讲得好！

黄帝问于岐伯曰：胀论[⑲]言无问虚实，工在疾泻，近者一下，远者三下。今有其三而不下者，

---

① 悗：《甲乙·卷八·第三》作“闷”。
② 重：“肿”义。
③ 央央：通“怏怏”。不安宁。杜甫《奉赠韦左丞丈二十二韵》仇兆鳌注：“怏怏，不平貌。”
④ 重：重复。
⑤ 轻轻：《甲乙·卷八·第三》作“殼殼”。
⑥ 道：“法”义。
⑦ 数：通“术”。《庄子·天运》成玄英疏：“数，算术也”；《孙子兵法》贾林注：“数，算数也”。是“数”“术”古通之证。
⑧ 室：“身”义。《淮南子·俶真》高诱注：“室，身也。”
⑨ 真：正气。
⑩ 定：“安”义。《吕览·孝行》高诱注：“定，安也。”
⑪ 久塞：“久”疑为“欠”之误。引为“泻”义；“塞”，引为“补”义。
⑫ 空：指腧穴。
⑬ 更始：《甲乙·卷八·第三》作“皆治”。
⑭ 后：《甲乙·卷八·第三》作“而”。
⑮ 厥：“寒”义。
⑯ 搏：“交”义。《庄子·徐无鬼》成玄英疏：“搏，接也”；《淮南子·原道》高诱注：“接，交也”。
⑰ 合：疑为“治”之脱误。
⑱ 真：疑为“䐜”之脱。“胀”义。
⑲ 胀论：郭霭春云“顾氏《校记》云：胀论二字误，当作夫子”。

其过焉在？岐伯对曰：此言陷[①]于肉肓[②]，而中气穴者也。不中气穴，则气内闭；针不陷肓，则气不行；上越中肉，则卫气相乱，阴阳相逐[③]。其于胀也，当泻不泻，气故不下，三而不下，必更其道[④]，气下乃止，不下复始，可以万全。乌有殆者乎？其于胀也，必审其胗[⑤]，当泻则泻，当补则补，如鼓应桴，恶有不下者乎？

黄帝问岐伯说：你说不问虚实，医生治胀在于急泻，新病刺泻一次，久病刺泻三次。现在有三次而病不去，其错在哪里？岐伯答道：这是刺其肉隙，刺中其俞穴。刺不中俞穴，则气内闭阻；针之刺至肉隙，则气滞不行；其刺过之肌肉，则卫气逆乱，内外相逆。其刺治胀病，当泻不泻，所以病气不除。三刺病不去，必更换刺法，病气除则愈。不除重新再刺，这样可以不出现失误，怎么会有失败的呢？其治疗胀病，必须审辨其病，当泻则泻，当补则补，这样才能如槌击鼓，效果像声响马上出现，怎么会有病邪不除的情况呢？

---

① 陷："刺"义。

② 肓：空隙。

③ 逐：《甲乙·卷八·第三》作"逆"。

④ 道："法"义。

⑤ 胗：《甲乙·卷八·第三》作"诊"。"诊"为"疹"之假字。"疹"有"病"义。

五癃津液别[①]第三十六

黄帝问于岐伯曰：水谷入于口，输于肠胃，其液别[②]为五，天寒衣薄则为溺与气[③]，天热衣厚则为汗，悲哀气并[④]则为泣，中热胃缓则为唾。邪气内逆，则气为之闭塞而不行，不行则为水胀[⑤]，余知其然也，不知其何由生，愿闻其道[⑥]。

黄帝问岐伯说：水谷饮食从口进入肠胃，其津液分为五种，天寒衣薄成为尿，天热衣厚成为汗，悲哀之甚则为泪，中热胃松缓则成为唾。邪气内侵，气闭塞而不行，则成水。我已知道了。不知他们是怎样产生的，愿知其说。

岐伯曰：水谷皆入于口，其味有五，各[⑦]注其海，津液各走其道。故三[⑧]焦出气[⑨]，以温肌肉，充皮肤，为其[⑩]津；其流[⑪]而不行者，为液。

岐伯说：水谷都从口入，其味道有五种，分别注入人身之四海（气海、血海、水谷之海、髓海）。人体的津液各走其道。所以上焦之气，可温润肌肉，养皮肤，是津；其留滞关节及髓腔不流行的，是液。

天暑衣厚则腠理开，故汗出；寒留于分肉之间，聚沫则为痛。天寒则腠理闭，气湿[⑫]不行，水下留于膀胱，则为溺与气[⑬]。

天热衣厚使汗孔张开，所以汗出；寒邪留滞肌肉之间，津液凝聚则产生痛。天寒汗孔闭合，气涩不畅，水下留于膀胱，成为尿。

五藏六府，心为之主，耳为之听，目为之候，肺为之相[⑭]，肝为之将[⑮]，脾为之卫[⑯]，肾为主外[⑰]。

---

① 别：通“辨”。辨别义。钱大昕《廿二史考异》：“古书‘辨’与‘别’通。”

② 别：“分”义。

③ 与气：衍文。去之例合。郭霭春：“《伤寒论》成注卷五引无‘与气’二字。”

④ 并：“甚”义。

⑤ 水胀：“胀”字疑衍，涉后文“水胀”之“胀”而衍。此“水”，指病理之水液滞留，也隐喻正常之水，在病邪作用下成病理之水。作“水”，与上文“溺”“汗”“泣”“唾”正成五种，例始与其问相合。

⑥ 道：“说”义。《周礼》郑玄注：“道，说也。”

⑦ 各：《甲乙·卷一·第十三》作“分”。

⑧ 三：《甲乙·卷一·第十三》作“上”。

⑨ 出气：“出”疑为“之”之误。

⑩ 其：衍文。去之例合。《甲乙·卷一·第十三》无“其”字。

⑪ 流：通“留”，《甲乙·卷一·第十三》正作“留”。

⑫ 湿：《甲乙·卷一·第十三》作“涩”。

⑬ 与气：二字疑衍文。

⑭ 相：相辅。

⑮ 将：“大”义。《方言·卷一》：“将，大也。”

⑯ 卫：当为“胃”之音转。

⑰ 外：为“水”之误。《太素·卷二十九·津液》作“水”，义合。

故五藏六府之津液，尽上渗于目，心悲气并[①]则心系急，心系[②]急则肺举，肺举则液上溢。夫心系与肺，不能常举，乍上乍下，故咳[③]而泣出矣。

五脏六腑，心是司主，耳主为听，目主为察视，肺为相辅而主气，肝是藏血主筋的大脏，脾主与胃共同消化水谷，肾主水。所以五脏六腑的津液，都可上渗于目。心悲气甚则心系急，急则肺上举，上则液上溢。心与肺，不能常上，时上时下，所以张口引气而泪流出。

中热则胃中消谷，消谷则虫[④]，上下作，肠胃充郭[⑤]，故胃缓[⑥]，胃缓则气逆，故唾出。

中热则胃消化水谷快，水谷消化后则胃中空，其胃仍蠕动。胃空虚，所以胃松弛，松弛则不能约束其气而气上逆，所以唾液产生。

五谷之津液和合而为膏者，内渗入于骨空，补益脑髓，而下流于阴股[⑦]。阴阳不和，则使液溢而下流于阴，髓液皆减而下，下过度则虚，虚故腰背[⑧]痛而胫酸。

五谷化生的津液合而成为膏脂，内渗骨孔，补益脑髓，下流入阴窍。阴阳失和，液溢而下流于胫，髓液随之减少损失，损失过度则髓液虚，髓液虚则腰脊痛而胫痠痛。

阴阳气道不通，四海闭塞，三焦不泻[⑨]，津液不化，水谷并行[⑩]肠胃之中，别[⑪]于回肠，留于下焦，不得渗膀胱，则下焦胀，水溢则为水胀。此津液五别之逆顺也。

阴阳气道不通，人体的四海闭塞，三焦不通，津液不能运化，水谷津液聚于肠胃之中，聚于回肠，留于下部，不能渗泄于膀胱，于是下部胀满，水溢出而成为胀之病。这是辨别津液逆顺的大致情况。

---

① 并："甚"义。

② 心系：《甲乙·卷一·第十三》无。

③ 咳：为"呿"之误。"张口"之义。《太素·卷二十九·津液》作"呿"。郭霭春："按：作'呿'是。杨注：'呿者，泣出之时，引气张口也'。"

④ 虫：孙诒让《札迻》："虫，当为'痋'之借字"；段玉裁《说文解字注》："痋即'疼'字也"；《汉书·张骞传》颜师古注："空，通也"；《说文通训定声》："通，一为'同'"；《左传·成公二年》李富孙释文："同，作'恫'"，王念孙疏："恫，亦恫也"；《尚书·康诰》孔安国传："恫，痛也"；《广雅·释诂》："疼，痛也"。是"虫""空""痛""疼"古并通之证。

⑤ 充郭："空虚"义。《文选·咏史》李善注："空，廓也。""廓"与"郭"同。

⑥ 缓："松弛"义。

⑦ 阴股：《太素》无"股"字。

⑧ 背：《甲乙·卷一·第十三》作"脊"。

⑨ 泻：引为"通"义。

⑩ 并行："并"，"聚"义；"行"为"于"之误。《甲乙·卷一·第十三》作"于"。"并行"，即"并于""聚于"之义。《说文句读》："并，一曰聚也"。

⑪ 别："聚"义。《读书杂志·墨子》王念孙按："'别'，读为'遍'"；《尚书·舜典》"遍于"；《续汉书·祭祀志》作"班于"；《文选·和王主簿怨情》"班扇"之"班"，五臣本作"团"字。是"别""团""遍""班"古并通之证。《文选·长笛赋》李善注："团，聚貌。"

五阅五使[①]第三十七

黄帝问于岐伯曰：余闻刺[②]有五官五阅[③]，以观五气。五气者，五藏之使[④]也。五时之副也[⑤]。愿闻其五使[④]当安出？岐伯曰：五官者，五藏之阅[②]也。黄帝曰：愿闻其所出，令可为常。岐伯曰：脉出于气口，色见于明堂，五色更[⑥]出，以应五时[⑦]，各如其常，经气[⑧]入藏，必当治里。

黄帝问岐伯说：我听说刺法有五官好比五脏的通穴，可以观察五气。五气，就是五脏之气。愿知其五气是怎样表现于面部的？岐伯说：五官，是五脏的外在通穴。黄帝说：愿知其在五官的反映，使它成为诊病的常规。岐伯说：脉见于寸口处，色见于鼻部明堂处。五色互出，以应合五时，各表示它的功能常态。病气入脏，必当及时治内。

帝曰：善。五色独[⑨]决于明堂乎？岐伯曰：五官已辨，阙庭[⑩]必张[⑪]，乃立[⑫]明堂。明堂广大，蕃蔽[⑬]见外[⑭]，方壁高基，引垂居外[⑮]，五色乃治。平博广大，寿中百岁。见此者，刺之必已。如是之人者，血气有余，肌肉坚致[⑯]，故可苦[⑰]已[⑱]针。

黄帝说：讲得好！五色只决定于明堂处吗？岐伯说：五官之色已辨别，眉间之色必察，随即

---

① 五阅："阅"通"穴"。"五阅"即"五穴"，指面部五官。面部五官犹如五脏在外之通穴，所以叫"五穴"。《说文通训定声》："阅，假借为穴。"

② 刺：刺法。

③ 阅：通"穴"。

④ 使："气"义。五使，指五脏之气。

⑤ 五时之副也：衍文。疑为注文误入正文。去之义合。

⑥ 更："互"义。

⑦ 五时：指春、夏、长夏、秋、冬。

⑧ 经气：指经之病气。

⑨ 独：为"只""仅"义。

⑩ 阙庭：眉间。

⑪ 张：为"章"之借字。"察辨"义。"张""章"古韵同，故可通假。《广雅·释诂》："张，大也"；《经义述闻》："章，大也"；《孔子家语·曲礼子贡问》王肃注："章，别也"；钱大昕《廿二史考异》："古书'辨'与'别'通"。

⑫ 乃立："乃"，副词。"随即"义。《经词衍释》："乃犹即也。""立"，动词，引为"视""察"义。《礼记·曲礼》郑玄注："立，平视也。"

⑬ 蕃蔽：同义复词，"覆盖"义。此指头发。头发覆盖头部皮肤，故喻为蕃蔽。《老子·十五章》王弼注："蔽，盖覆也"；《诗·崧高》朱熹集传："蕃，蔽也"。

⑭ 外：引为"盛""实"义。《诗·蟋蟀》朱熹集传："外，余也"；《孟子·告子》焦循正义："余，犹多也"。

⑮ 引垂居外："引"通"龂"，指齿龈；"垂"疑为"齿"之误；"居"，"安"义；"外"，"实"义。"龂齿居外"，即"牙齿安固"之义。孙鼎宜："'引'读曰'龂'，声误。《曲礼》注：'齿本曰龂'，'龂'即'龂'之假字。《说文》：'龂，齿本也'。"《吕览·上农》高诱注："居，安也。"

⑯ 致：通"緻"。"密"义。《诗·假乐》陆德明释文："'緻'，本或作'致'"。是"致""緻"古通。《文选·西都赋》李善注："緻，密也。"

⑰ 苦："刺"义。郭霭春："'苦'误，应作'取'。'苦'古在模韵，'取'，古今俱在候韵，模候音转。"

⑱ 已："以"义。

察看明堂处的色泽。明堂部宽大，头发茂盛，面部方圆，牙齿安固，五色才正常。面部五官平正开阔，可以寿至百岁。见此征象，有病的刺必能愈。如此之人，血气盛，肌肉固密，治疗可以用针刺之法。

黄帝曰：顾闻五官。岐伯曰：鼻者，肺之官也；目者，肝之官也；口唇者，脾之官也；舌者，心之官也；耳者，肾之官也。

黄帝说：愿知五官的归属。岐伯说：鼻是肺之官；眼是肝之官；口是脾之官；舌是心之官；耳是肾之官。

黄帝曰：以官何候？岐伯曰：以候五藏。故肺病者，喘息鼻胀①；肝病者，眦青；脾病者，唇黄；心病者，舌卷短，颧赤；肾病者，颧与颜黑。

黄帝说：怎样察五官？岐伯说：五官用以察五脏。肺病，喘息气急而鼻孔张开搧动；肝病，目眦青暗；脾病，口唇枯黄；心病，舌短缩，颧部红赤；肾病，颧及颜面发黑。

黄帝曰：五脉安②出？五色安见？其常色殆者如何？岐伯曰：五官不辨③，阙庭不张④，小其明堂，蕃蔽不见，又埤其墙，墙下无基，垂角去外⑤。如是者，虽平常，殆，况加疾哉。

黄帝说：五脏之脉怎样产生？五脏之色怎样显现？其常色与病色怎样区别？岐伯说：五官不亮，阙庭不明，明堂部狭小，头发稀少，面瘦无肉，下巴尖而不方，牙齿不固。这样的人，看似正常，实则潜伏着病患，况且再加上疾患呢！

黄帝曰：五色之见于明堂，以观五藏之气，左右高下，各有形⑥乎？岐伯曰：府⑦藏之在中也，各以⑧次舍。左右上下，各如其度也。

黄帝说：五色显现在明堂，可观察五脏之气，其左右高下，分别有形处吗？岐伯说：五脏在人体内，各有其固定位置。它反映在面部的五色，左右上下也分别有其定处。

① 胀：《甲乙·卷一·第四》作“张”。

② 安：《汉书·霍光传》颜师古注：“安，犹焉也”。

③ 辨：“明”义。《大戴礼记·文王官人》王聘珍注：“辨，明也。”

④ 张：为“章”之音转。“明”义。《周礼·考工记》郑玄注：“章，明也。”

⑤ 垂角去外：“垂”疑为“齿”之误。“角”“貌”义。《汉书·律历志》：“角为貌。”“去”，“失”义。《战国策·燕策》鲍彪注：“去，犹失也。”“外”，“茂”“实”义。“齿角去外”，即“牙齿不固”义。

⑥ 形：形处。

⑦ 府：郭霭春云“张注本作‘五’。按：作‘五’是。与上‘五脏之气’相合”。

⑧ 以：《经词衍释》云“有，古读为以”。

逆顺[1]肥瘦第三十八

黄帝问于岐伯曰：余闻针道[2]于夫子，众多毕悉矣。夫子之道，应若失[3]，而据未[4]有坚[5]然者也。夫子之问学熟[6]乎？将审察于物而心生之乎？岐伯曰：圣人之为道者，上合于天，下合于地，中合于人事，必有明法，以起度数法式检押[7]，乃后可传焉。故匠人不能释尺寸而意短长，废绳墨而起平木[8]也。工人不能置规而为圆，去矩而为方。知用此者，固自然之物，易用之教，逆顺之常也。

黄帝问岐伯说：我听说你的针术，大家都已知道了。你的针法效果好像箭矢之快，而其学必有所据，你的学问是继承谁的呢？还是用心辨析事物而自己创造的？岐伯说：我承圣人之术，上应合天，下应合地，中应合人事。必知明法，才能产生标准规矩，然后可传于世。所以匠人不能离开尺寸而测长短，废绳墨而产生水平标准。工人不能废规而成圆，弃矩而成为方。知此规则，本是顺应自然之物理，是便于应用之法，上下之常理。

黄帝曰：愿闻自然奈何？岐伯曰：临深决水，不用功力，而水可竭也，循掘[9]决冲[10]，而经可通也。此言气之滑涩，血之清浊，行之逆顺[11]也。

黄帝说：愿知气血之自然状态是怎样的？岐伯说：在低深处放水，不用费力，水就可流尽了。依穴泄病邪，经脉气血就可畅通。这是说人体气有滑涩的不同，血有清浊的不同，气血运行有上下的不同，治病应因人而宜。

黄帝曰：愿闻人之白黑肥瘦小长，各有数[12]乎？岐伯曰：年质[13]壮大[14]，血气充盈[15]，肤革[16]坚固，

---

① 逆顺："上下"之义。引为"常人"之义。《周礼·宰夫》贾公颜疏："逆者，问上之言"；《周易稗疏》："自上而下谓之顺"；《尚书》蔡沈集传："上下，上天下民也"；《大戴礼记·子张问入官》："上者，民之仪也"；《史记·晋世家》裴骃集解："下，谓人"。由此，"逆顺"，可引为"正常人"之义。

② 道："法""术"义。

③ 失：通"矢"。箭。

④ 未：为"之"之音转。

⑤ 坚："必"义。《广雅·释诂》："坚，固也"；《吕览·本味》高诱注："固，必也"。

⑥ 熟："谁"义。《战国策·秦策》吴师道注："孰、熟通。"《国语·晋语》韦昭注："孰，谁也。"

⑦ 法式检押："规矩"义。《礼记·王制》郑玄注："法，谓法度"；《说文·工部》："式，法也"。《后汉书·仲长统传》李贤注："检押，犹规矩也。"是"法式"与"检押"，同义复词，均是"规矩"之义。

⑧ 平木：《太素·卷二十二·刺法》作"水平"。

⑨ 掘：引为"穴"义。《战国策·秦策》吴师道注："'掘'即'窟'，古字通"；《盐铁论·轻重》张之象注："窟，土室也"；《说文·穴部》："穴，土室也"；《大戴礼记·夏小正》王聘珍注："穴，土窟也。"

⑩ 冲：引为"病"义。《文选·魏都赋》李善注："冲，虚也"；《吕览·圜道》高诱注："虚，病。"

⑪ 逆顺："上下"义。

⑫ 数："差别"义。《逸周书·大聚》朱右曾校释："数，等差也。"

⑬ 质：《诸子平议·庄子》俞樾按："'至''质'古通用"；《诗·北门》陈奂传疏："之，犹'至'也。"是"质""之"古通之证。

⑭ 大：为"者"之借。大、之、以、者古并通。

⑮ 盈：《甲乙·卷五·第六》作"盛"。

⑯ 肤革：《甲乙·卷五·第六》作"皮肤"。

因加以[①]邪。刺此者，深而留之，此肥人也。广肩腋项，肉薄厚皮而黑色，唇临临然[②]，其血黑以浊，其气涩以迟，其为人也，贪于取与。刺此者，深而留之，多益其数也。

黄帝说：愿知人黑白胖瘦高低不同，其针刺有差别吗？岐伯说：年壮者，气血充盛，皮肤坚固，因此易于胜邪，刺这样的人，深刺而留针，胖人以此为准。如果肩腋宽大，肉薄，皮厚，色黑，嘴唇厚，其血色暗而稠，其气行迟涩，其为人贪取。刺这样的人，深刺而留针，多增加针刺的次数。

黄帝曰：刺瘦人奈何？岐伯曰：瘦人者，皮薄色少，肉廉廉然，薄唇轻言，其血清气滑，易于脱气，易于损血。刺此者，浅而疾之。

黄帝说：怎样刺瘦人？岐伯说：瘦人皮薄血色不足，肌肉消瘦，唇薄声轻，其血稀，其气滑利，容易损伤气血。刺这样的人，浅刺而快速出针。

黄帝曰：刺常人奈何？岐伯曰：视其白黑[③]，各为调之，其端正敦[④]厚者，其血气和调。刺此者，无失常数[⑤]也。

黄帝说：怎样刺一般体态的常人？岐伯说：根据其肤色的浅深，分别决定针刺的浅深。正常人，其血气和调。刺这样的人，不能离开正常的针刺标准。

黄帝曰：刺壮士真骨者奈何？岐伯曰：刺壮士真骨[⑥]，坚肉缓节监监然。此人重[⑦]则气涩血浊，刺此者，深而留之，多益其数；劲[⑧]则气滑血清，刺此者，浅而疾之。

黄帝说：怎样刺壮年人的俞穴？岐伯说：刺壮年人俞穴有两种情况：壮年人多骨肉坚固，关节坚大，其肥胖者多气涩血稠，刺这样的人应深刺并留针，多增加针刺次数；其体瘦者多气滑利，血清稀，刺这样的人，应浅刺并快速出针。

黄帝曰：刺婴儿奈何？岐伯曰：婴儿者，其肉脆血少气弱，刺此者，以豪[⑨]针，浅刺而疾发针，日再可也。

黄帝说：怎样刺婴儿？岐伯说：婴儿肉软气血弱，刺这样的人，用毫针浅刺，一日两次即可。

黄帝曰：临深决水奈何？岐伯曰：血清气浊[⑩]，疾泻之，则气竭焉。黄帝曰：循掘决冲奈何？岐伯曰：血浊气涩，疾泻之，则经可通也。

黄帝说：怎样使用临深决水法？岐伯说：血清气滑，急用此法泻之，则邪气可衰竭。黄帝说：怎样使用循穴泻病法？岐伯说：血稠气涩，急用此法泻之，则经脉气血可通。

黄帝曰：脉行之逆顺[⑪]奈何？岐伯曰：手之三阴，从藏走手；手之三阳，从手走头；足之三阳，从头走足；足之三阴，从足走腹。

黄帝说：经脉循行的上下路线是怎样的？岐伯说：手三阴经，从胸至手；手三阳经，从手至

---

① 加以："加"，"胜"义。《楚辞·沈江》王逸注："加，盛也。"《墨子·明鬼》孙诒让注："胜者盛也。"

② 临临然：喻大厚状。《广韵·侵韵》："临，大也"；《广雅·释诂》："临之言隆也"。

③ 白黑：指肤色之浅深。

④ 敦：《甲乙·卷五·第六》作"纯"。"纯"，无偏、正常之义。《庄子·齐物论》郭象注："纯者，不杂者也。"

⑤ 数：度。标准。

⑥ 真骨：郭霭春云"'真'字，似应作'者'，字误。'骨'字属下读"。

⑦ 重：体重。指胖人。

⑧ 劲：体轻。指瘦人。郭霭春："'劲'，当作'轻'。"

⑨ 豪：为"毫"之借字。

⑩ 浊：为"滑"之误。《太素·卷二十二·刺法》作"滑"。郭霭春："按：作'滑'是。'气滑'与下'气涩'相对。"

⑪ 逆顺："上下"义。

头；足三阳经，从头至足；足三阴经，从足至腹。

黄帝曰：少阴之脉独[①]下行何也？岐伯曰：不然[②]。夫冲脉者，五藏六府之海也，五藏六府皆禀焉。其上者，出于颃颡[③]，渗诸阳，灌诸精[④]；其下者，注少阴之大络，出于气街，循阴股内廉，入腘中，伏行骭骨[⑤]内，下至内踝之后属而别[⑥]；其下者，并于少阴之经，渗三阴；其前后，伏行出附属，下循跗入大指间，渗诸络而温肌肉。故别络[⑦]结则跗上不动，不动则厥[⑧]，厥则寒矣。黄帝曰：何以明之？岐伯曰：以言导[⑨]之，切而验之，其非必动，然后乃可明逆顺[⑩]之行也。黄帝曰：窘乎哉！圣人之为道也，明于日月，微于毫厘。其非夫子，孰能道之也。

黄帝说：足少阴肾经，其脉唯独下行是为何？岐伯说：冲脉是五脏六腑之海，五脏六腑都接受它的滋养。其脉上行，出于脑窍，渗络诸阳经，灌络诸阴经；其脉下行，流注少阴的大络，出于气冲穴，沿大腿内侧入膝腘中，深行于胫骨内侧，再向下络注于内踝之后；其下行分支，与足少阴肾经并行，渗络三阴经；其前行分支，深行出外踝外，从足背入大指间，渗入诸络脉，润养肌肉。所以经络结滞则足背之脉不跳动，不跳动则病，病则足寒。黄帝说：怎样才能察知？岐伯说：用言语问之，切脉而察之，其不是病态则足背之脉必然跳动正常。然后可知道经脉上下运行的正常与否。黄帝说：真是要理！圣人的医术，明似日月，精似毫厘，如果不是您，谁能讲得如此明白呢。

---

① 独：唯独。

② 不然：衍文。《甲乙·卷二·第二》无此二字。

③ 颃颡：指脑。

④ 精：《甲乙·卷二·第二》作“阴”。

⑤ 骭骨：胫骨。“骭”为“骺”之脱误。“骺”即胫骨。

⑥ 别：别络。

⑦ 别络：“经脉”义。《文选·游天台山赋》吕向注：“落，经也”；《方言·卷五》钱绎笺：“笿、络、落，并与洛通”，是“经”“络”古义同。

⑧ 厥：“病”义。

⑨ 导：通“道”。“问”义。《论语·子张》刘宝楠正义：“‘道’，犹‘导’也”；《春秋繁露·王道》凌曙注：“道，读曰导”。是“导”“道”古通。《官子·君臣》尹知章注：“道，犹言也”；《广雅·释诂》：“曰，言也”；《经传释词》：“一人之言而自为问答者，则加曰字以别之”。

⑩ 逆顺：“上下”义。

血络论第三十九

黄帝曰：愿闻其奇[①]邪而不在经者[②]。岐伯曰：血络是也。

黄帝说：愿知其病邪不在经脉，这是为什么？岐伯说：这是病邪在血络。

黄帝曰：刺血络而仆者，何也？血出而射者，何也？血少[③]黑而浊者，何也？血出清而半为汁者，何也？发[④]针而肿者，何也？血出若多若少而面色苍苍者，何也？发针而面色不[⑤]变而烦悗者，何也？多出血而不动摇[⑥]者，何也？愿闻其故。

黄帝说：刺血络而晕倒的，是为什么？血出如喷的，是为什么？血出暗而稠的，是为什么？血出稀清的，是为什么？出针后针处瘀肿的，是为什么？出血或多或少，面色发青的，是为什么？出针而面色变，烦闷不安的，是为什么？出血多而不能减其病的，是为什么？愿知其原因。

岐伯曰：脉气盛而血虚者，刺之则脱气，脱气则仆；血气俱盛而阴气[⑦]多者，其血滑，刺之则射；阳气畜[⑧]积，久留而不泻者，其血黑以浊，故不能射；新饮而液渗于络，而未合和于血也，故血出而汁别[⑨]焉；其不新饮者，身中有水，久则为肿。阴气积于阳，其气因[⑩]于络，故刺之，血未出而气先行，故肿；阴阳之气，其新相得而未和合，因而泻之，则阴阳俱脱，表里相离，故脱色而[⑪]苍苍然；刺之血出多，色不[⑫]变而烦悗者，刺络而虚经，虚经之属于阴者，阴脱，故烦悗；阴阳相得[⑬]而合为痹[⑭]者，此内溢[⑮]于经，外注[⑯]于络。如是者，阴阳俱有余[⑰]，虽多出血而弗能虚也。

岐伯说：脉气盛而血虚的，刺络泄血会脱气，脱气就会倒仆；血气都盛，津液盛的，其血滑利，刺络时会血射如喷；阳气蓄积，久留不泻，其血色暗而稠，刺络所以不能喷射；刚喝完水，水

---

① 奇："病"义。

② 经者：《甲乙·卷一·第十四》"者"下有"何也"二字，例合。

③ 少：《甲乙·卷一·第十四》作"出"，例合。

④ 发："出"义。

⑤ 不：助词，"之"义。

⑥ 不动摇：不能减其病。

⑦ 阴气：指津液。前文"灌诸精"，《甲乙》"精"作"阴"，《素问·太阴阳明论》"不能为胃行其津液"，郭霭春校："赵本、吴本、藏本，'津'并作'精'"。是"阴""津"通之证。

⑧ 畜：通"蓄"。《甲乙·卷一·第十四》正作"蓄"。可证。

⑨ 别：不同。

⑩ 因："行"义。《法言·问神》李轨注："或因者，引而伸之。"《文选·宋孝武宣贵妃诔》张铣注："引，将行也。"

⑪ 而：《太素·卷二十三·量络刺》作"面"。

⑫ 不：助词。

⑬ 得："盛"义。《战国策·西周策》鲍彪注："得，犹胜。""胜""盛"义同。

⑭ 痹："病"义。

⑮ 溢：引为"甚"义。

⑯ 注：通"属"，"连"义。

⑰ 余："实"义，指病邪盛。

液渗入血络，尚未与血混合，所以刺出之血有清汁的不同；如果未饮水，而身体内有水津滞留，时间长了会成为水肿。血气滞于阳络，其气行于络，所以刺络时血还没有出来而气先行，局部因此肿；阴阳之经气，其初始而尚未盛和，如果泻络，会导致阴阳都伤损，表里失和，所以面失色而青暗；刺络血出多，面色变，烦悗的，是刺血络泻血导致经虚，经虚属于阴虚。阴血脱失，所以烦闷；阴阳都盛而为病，内甚于经，外连于络，这样则阴阳都邪实，所以刺络虽出血多而仍不能虚减其病。

黄帝曰：相①之奈何？岐伯曰：血脉者，盛坚横以赤，上下无常处，小者如针，大者如筋，则②而泻之万全也。故无失数③矣。失数而反。各如其度④。

黄帝说：怎样察辨？岐伯说：瘀血之络，常常充盈坚硬，色赤，上下无定处，小的像针，大的像筋。刺血络泻其血，是万全之策。所以不要脱离刺血络的治疗大法，失其法就会适得其反。各种刺血络的适应证都应遵其大法。

黄帝曰：针入而肉著者，何也？岐伯曰：热气因于针则针热，热则肉着于针。故坚⑤焉。

黄帝说：进针后被肌肉裹住，这是为什么？岐伯说：人体的热气作用于针则针热，针热所以被肌肉裹著，所以发紧。

---

① 相："察"义。《孙子兵法·行军》张预注："相，犹察也。"

② 则：《甲乙·卷一·第十四》作"刺"。

③ 数：通"术"。

④ 度：通"术"。"法"义。《老子·陆德明释文》："'数'，作'计'"；《大戴礼记》卢辩注："'度'，犹'计'也。"是"度""数"古通。"数"又通"术"。

⑤ 坚：引为"紧"义。

阴阳清浊第四十

黄帝曰：余闻十二经脉，以应十二经水者，其五色各异，清浊不同。人之血气若一。应之奈何？岐伯曰：人之血气，苟能若一，则天下为一矣，恶有乱者乎？黄帝曰：余问一人，非问天下之众。岐伯曰：夫一人者，亦有乱气，天下之众，亦有乱人，其合[①]为一耳。

黄帝说：我听说人的十二经脉，以应合十二经水。十二经水五色不同，清浊不同，人的血气怎样与它相应？岐伯说：人的血气，如果能像一种，那天下之众人就都会成为一种了，哪里还会有逆乱的情况呢？黄帝说：我问得是一人，而不是问天下众人。岐伯说：一人也会有乱气，天下众人，也有乱人，其道理相同。

黄帝曰：愿闻人气之清浊。岐伯曰：受[②]谷者浊，受气者清。清者注[③]阴[④]，浊者注阳[⑤]。浊而清者，上出于咽；清而浊者，则下行。清浊相干[⑥]，命曰乱气。

黄帝说：愿知人气的清浊。岐伯说：盛纳谷物者是浊腑，盛纳清气的是清脏。清气行于脏，浊气行于腑。浊中之清的，上出至咽喉；清中之浊的，下行至肠胃。清浊相乱，叫作乱气。

黄帝曰：夫阴清[⑦]而阳浊[⑧]，浊者[⑨]有清，清者有浊。清浊[⑩]别之奈何？岐伯曰：气之大别，清者上注于肺，浊者下走于胃。胃之清气，上出于口，肺之浊气，下注于经，内积于海。

黄帝说：脏气清，腑气浊。浊中有清，清中有浊。怎样辨别？岐伯说：辨气之大则，清气上行至肺，浊气下行至肠胃。肠胃之清气，又上出至口；肺中之浊气，又下行至经脉，内聚于气海。

黄帝曰：诸阳[⑪]皆浊，何阳浊[⑫]甚乎？岐伯曰：手太阳独受阳之浊，手太阴独受阴之清。其清者上走空窍，其浊者下行诸经。诸阴皆清，足太阴独受其浊。

黄帝说：各阳腑都受纳浊物，哪个腑更重要？岐伯说：手太阳小肠独受阳腑的浊气最多，手太阴肺独受阴脏的清气最多。气之清的，上走孔窍，气之浊的，下行各经。各阴脏都盛纳清气，唯独足太阴脾能接受胃中的浊气。

---

① 合：《广雅·释诂》云“合，同也”。

② 受：“盛纳”义。《广韵·有韵》：“受，容纳也”，《广雅·释诂》：“受，盛也”。

③ 注：“行”“走”义。《汉书·沟洫志》颜师古注：“注，引也”；《文选·宋孝武宣贵妃诔》张铣注：“引，将行也”；《文选·北使洛》李善注：“引，犹进也”。

④ 阴：指脏。

⑤ 阳：指腑。

⑥ 干：“乱”义。

⑦ 阴清：脏气清。

⑧ 阳浊：腑气浊。

⑨ 者：《甲乙·卷一·第十二》作“中”。

⑩ 清浊：衍文。涉上文致衍。《甲乙·卷一·第十二》无。

⑪ 阳：阳腑。

⑫ 浊：《甲乙·卷一·第十二》作“独”。

黄帝曰：治之奈何？岐伯曰：清者其气滑，浊者其气涩，此气之常也。故刺阴者，深而留之；刺阳者，浅而疾之。清浊相干者，以数[①]调之也。

黄帝说：怎样治疗？岐伯说：清气滑利，浊气涩滞。这是气的正常性质。所以刺脏病，应深刺并留针；刺腑病，应浅刺而快出针。清浊之气相乱的，依相应之刺法调治。

① 数：通“术”。“法”义。

阴阳系[①]日月第四十一

黄帝曰：余闻天为阳，地为阴，日为阳，月为阴，其合之于人奈何？岐伯曰：腰以上为天，腰以下为地。故天为阳，地为阴。故足之十二经脉，以应十二月，月生[②]于水，故在下者为阴。手之十指，以应十日，日主火，故在上者为阳。

黄帝说：我听说天为阳，地为阴，日为阳，月为阴，它与人怎样相应？岐伯说：腰以上为天，腰以下为地。所以天属阳，地属阴。因此，足的十二经脉，可应十二月。月主水，所以在下的属阴。手的十指，可应天干的十日。日主火，所以在上的属阳。

黄帝曰：合之于脉奈何？岐伯曰：寅者，正月之生阳也，主左足之少阳；未者六月，主右足之少阳；卯者二月，主左足之太阳；午者五月，主右足之太阳；辰者三月，主左足之阳明；巳者四月，主右足之阳明。此两阳合于前，故曰阳明。申者，七月之生阴也，主右足之少阴，丑者十二月，主左足之少阴；酉者八月，主右足之太阴；子者十一月，主左足之太阴；戌者九月，主右足之厥阴；亥者十月，主左足之厥阴。此两阴交尽[③]，故曰厥阴。

黄帝说：怎样与经脉配合？岐伯说：正月建寅，阳气生发，应合左足少阳经；六月建未，应合右足少阳经；二月建卯，应合左足太阳经；五月建午，应合右足太阳经；三月建辰，应合左足阳明经；四月建巳，应合右足阳明经。此在少阳、太阳两阳之中，所以叫阳明。七月建申，应右足少阴经；十二月建丑，应合左足少阴经；八月建酉，应合右足太阴经；十一月建子，应合左足太阴经；九月建戌，应合右足厥阴经；十月建亥，应合左足厥阴经。此两阴之盛极，所以叫厥阴。

甲主左手之少阳，己主右手之少阳。乙主左手之太阳，戊主右手之太阳。丙主左手之阳明，丁主右手之阳明。此两火并合，故为阳明。庚主右手之少阴，癸主左手之少阴。辛主右手之太阴，壬主左手之太阴。

甲日应合左手少阳经，己日应合右手少阳经。乙日应合左手太阳经，戊日应合右手太阳经。丙日应合左手阳明经，丁日应合右手阳明经。这是两阳相合，所以叫阳明。庚日应合右手少阴经，癸日应合左手少阴经。辛日应合右手太阴经，壬日应合左手太阴经。

故足之阳者，阴中之少阳也；足之阴者，阴中之太阴也。手之阳者，阳中之太阳也；手之阴者，阳中之少阴也。腰以上者为阳，腰以下者为阴。

足的阳经，是阴中的小阳；足的阴经，是阴中的大阴。手的阳经，是阳中的大阳；手的阴经，是阳中的小阴。腰以上属阳，腰以下属阴。

---

① 系："合"义。《鬼谷子·本经》陶弘景注："系，属也"；《周礼·州长》陆德明释文："属，合也"。

② 生：疑为"主"之误。与下文"日主火"例始合。

③ 尽："极""盛"义。《集韵·准韵》："尽，极也"；《文选·剧秦美新》吕延济注："极，多也"；《文选·报任少卿书》刘良注："极，重也"。

其于五藏也，心为阳中之太阳，肺为阴[①]中之少阴，肝为阴中之少阳，脾为阴中之至阴，肾为阴中之太阴。

具体到五脏，心为阳中之太阳，肺为阳中之小阴，肝为阴中之小阳，脾为阴中之极阴，肾为阴中之大阴。

黄帝曰：以[②]治之奈何？岐伯曰：正月、二月、三月，人气在左，无刺左足之阳；四月、五月、六月，人气在右，无刺右足之阳。七月、八月、九月，人气在右，无刺右足之阴；十月、十一月、十二月，人气在左，无刺左足之阴。

黄帝说：怎样治疗？岐伯说：一、二、三月，人气在左，不宜刺左足的阳经；四、五、六三月，人气在右，不宜刺右足的阳经。七、八、九三月，人气在右，不宜刺右足的阴经；十、十一、十二月，人气在左，不宜刺左足的阴经。

黄帝曰：五行以东方为甲乙木，王[③]春。春者苍色，主肝。肝者，足厥阴也。今乃以甲为左手之少阳，不合于数[④]何也？岐伯说：此天地之阴阳也，非四时五行之以次行也。且夫阴阳者，有名而无形，故数之可十，离[⑤]之可百，散之可千，推之可万。此之谓也。

黄帝说：五行以东方甲乙木主春季，春主青色，主肝。肝是足厥阴经，你现在以甲日应合左手少阳经，与五行配合之规律不合，这是为什么？岐伯说：这是天地阴阳的变化规律，不是以四时五行配合规律排列次序的，所以不合。况且阴阳是个大的概念，有其名而没有具体形状可见。所以用阴阳之说解释事物，可以由一到十，由十扩大到百，由百分散成千，由千推演到万，正是这个道理。

---

① 阴：为“阳”之误。据上文例：“阴中之少阳”“阳中之少阴”，胸在上为阳，腹在下为阴。此当为“阳中之少阴”。郭霭春：“‘阴中’，日刻本、张注本、黄校本并作‘阳中’。按：《太素》作‘阳中’，与日刻本合。证以《九针十二原》，亦合。”

② 以：《经词衍释》：“以，犹‘之’也”；《经传释词》：“其，犹‘之’也”。是“以”“其”古通。

③ 王：《太素·卷五·阴阳合》作“主”。

④ 数：引为“规律”义。

⑤ 离：“分”义。

病传第四十二

黄帝曰：余受九针于夫子，而私览于诸方，或[①]有导引行气，乔[②]摩、灸、熨、刺、焫、饮药之一[③]者，可独守耶？将[④]尽行之乎？岐伯曰：诸方者，众人之方也，非一人之所尽行也。

黄帝说：我从你那里学到了九针之说，而且自学了多种方书，又旁及导引、按摩、灸、熨、刺血、烧熏、饮药等各种方法，它们可单独使用呢，或者是一同使用？岐伯说：各种方法，是治疗众多人使用的，而不是一人要全用上。

黄帝曰：此乃所谓守一[⑤]勿失，万物毕者也。今余已闻阴阳之要，虚实之理，倾移之过，可治之属[⑥]，愿闻病之变化，淫[⑦]传绝败而不可治者，可得闻乎？岐伯曰：要乎哉问！道，昭乎其如日[⑧]醒，窘乎其如夜瞑。能被[⑨]而服[⑩]之，神[⑪]与[⑫]俱成[⑬]，毕[⑭]将服之，神自得[⑮]之，生神之理。可著于竹帛，不[⑯]可传于子孙。

黄帝说：这就是所谓守其治疗要则不失，诸病均可归类于此。现在我已知阴阳之要点，虚实之道理，偏失致病之因，可治之病类，愿意再了解一下病的变化、传变，病传危重不能治的，能否知道？岐伯说：问的真是要点。医理大法，明白者像晨旦之清醒，糊涂者像夜间之昏暗。能比较而应用，神术医道成功，皆可应用，掌握于心。生身神验之医理，可著于竹帛，可传于子孙后代。

黄帝曰：何谓日醒？岐伯曰：明于阴阳，如惑之解，如醉之醒。黄帝曰：何谓夜瞑？岐伯曰：瘖乎其无声，漠乎其无形，折毛发理，正气横倾，淫邪泮衍，血脉传溜[⑰]，大[⑱]气入藏，腹痛下

---

① 或：通“又”。《经词衍释》：“或，犹‘又’也。”

② 乔：疑为“挢”之脱。引为“按”义。《说文·手部》：“挢，举手也。”《甲乙·卷六·第十》作“按”。

③ 一：“皆”“诸”义。《荀子·劝学》杨倞注：“一，皆也。”

④ 将：“或”义。《玉篇·寸部》：“将，或也。”

⑤ 一：指治疗要则。

⑥ 属：“类”义。《书·吕刑》蔡沈集传：“属，类也。”

⑦ 淫：“病”义。

⑧ 日：《甲乙·卷六·第十》作“旦”。

⑨ 被：通“比”。比较。《说文通训定声》：“被，假借为彼”；《集韵·至韵》：“比，或作俾”；《广雅·释言》：“彼，俾也”；《尔雅·释诂》郝懿行疏：“俾，一作俾”。是“被”“比”古通之证。

⑩ 服：“用”义。《荀子·赋》杨倞注：“服，用也”。

⑪ 神：神术。

⑫ 与：为“之”之音转。《经义述闻》：“与，即‘以’也”；《楚辞·离骚》旧校：“以，一作‘之’”。

⑬ 成：成功。

⑭ 毕：“尽”义。

⑮ 得：得到。

⑯ 不：“其”义。

⑰ 传溜：“传”通“抟”，“聚”义；“溜”为“留”之通假。《甲乙·卷六·第十》正作“留”。

⑱ 大：引为“邪”义。

淫[①]，可以致死，不可以致生[②]。

黄帝说：什么叫旦醒？岐伯说：明知阴阳，如解开疑惑，解开醉酒清醒一般。黄帝说：什么叫夜瞑？岐伯说：暗然不知其病声，漠然不知其病形，毛败膝伤，正气倾失之时仍不知道。致使病邪漫衍，邪气聚留血脉，病气入脏，腹痛严重，甚则至死。

黄帝曰：大[③]气入藏奈何？岐伯曰：病先发于心，一日而之肺，三日而之肝，五日而之脾，三日不已，死。冬夜半，夏日中。

黄帝说：病邪怎样侵犯传入内脏？岐伯说：病先发生于心的，一日传至肺，三日传至肝，五日传至脾。再过三日不愈，为死证。冬天死在半夜，夏天死在中午。

病先发于肺，三日而之肝，一日而之脾，五日而之胃，十日不已，死。冬日入，夏日出。

病先发生在肺，三日传至肝，再过一日，传至脾，五日传至胃。十日不愈，为死证。冬天死在傍晚，夏天死在早晨日出时。

病先发于肝，三日而之脾，五日而之胃，三日而之肾。三日不已，死。冬日入[④]，夏早食。

病先发生于肝的，三日传至脾，五日传至胃，再过三日传至肾。再三日不愈，为死证。冬天死在中午，夏天死在早饭时。

病先发于脾，一日而之胃，二日而之肾，三日而之膂[⑤]膀胱，十日不已，死。冬人定[⑥]，夏晏食。

病先发生于脾，一日传至胃，二日传至肾，三日传至膀胱。十日不愈，为死证。冬天死在黄昏，夏天死在晚饭时。

病先发于胃，五日而之肾，三日而之膂膀胱，五日而之心，二日[⑦]不已，死。冬夜半，夏日昳。

病先发生于胃的，五日传至肾，再过三日，传至膀胱；再过五日，传至心。再六日不愈，为死证。冬天死在半夜，夏天死在午后。

病先发于肾，三日而之膂[⑧]膀胱，三日而上之心，三日而之小肠。三日不已，死。冬大[⑨]晨，夏早[⑩]哺。

病先发生在肾的，三日传至膀胱，再过三日传至心，再过三日传至小肠，再过三日不愈，为死证。冬天死在早晨，夏天死在傍晚。

病先发于膀胱，五日而之肾，一日而之小肠，一[⑪]日而之心，二日不已，死。冬鸡鸣，夏下晡。

病先发生在膀胱，五日传至肾，再过一日传至小肠，再二日传至心，再二日不愈，为死证。冬天死在鸡叫之时，夏天死在午后未时。

---

① 下淫："淫"，"甚" 义。
② 不可以致生：疑为衍文。义不类，去之义例合。
③ 大：指邪。
④ 日入：《甲乙・卷六・第十》作 "日中"。
⑤ 膂：衍文。《甲乙・卷六・第十》无。
⑥ 人定：黄昏。
⑦ 二日：《甲乙・卷六・第十》作 "六日"。
⑧ 膂：衍文。《甲乙・卷六・第十》无。
⑨ 大：疑为 "旦" 之音转。
⑩ 早：为 "晏" 之误。《甲乙・卷六・第十》作 "晏"。
⑪ 一：《甲乙・卷六・第十》作 "二"。

诸病以次相传，如是者，皆有死期，不可刺也。间一藏[①]，及二[②]三四藏者，乃可刺也。

各种病都按一定次序相传，这样的传变，都有死期，不能针刺治疗。见间隔一脏，及至三四脏的，可以针刺治疗。

① 间一藏："间"，间隔义。

② 二：《素问·标本病传论》作"至"。

淫邪发梦第四十三

黄帝曰：愿闻淫邪泮[①]衍奈何？岐伯曰：正[②]邪从外袭内，而未有定舍，反[③]淫[④]于藏，不得定处，与营卫俱行，而与[⑤]魂魄飞扬，使人卧不得安而喜梦。气淫于府，则有余于外[⑥]，不足于内[⑦]；气淫于藏，则有余于内，不足于外。

黄帝说：愿知病邪漫衍怎样使人发梦？岐伯说：其病邪从外袭内，而没有固定之处，其病邪侵入内脏，如不固定病位，随营卫之气行走，而使魂魄飞扬，使人睡卧不安而多梦。气侵于府，则有余于府，不足于脏；气侵入脏，则有余于脏，不足于府。

黄帝曰：有余不足有形乎？岐伯曰：阴气盛则梦涉大水而恐惧，阳气盛则梦大火而燔焫，阴阳俱盛则梦相杀。上盛则梦飞，下盛则梦堕，甚饥则梦取，甚饱则梦予。肝气盛则梦怒，肺气盛则梦恐惧、哭泣、飞扬[⑧]，心气盛则梦善笑恐畏[⑨]，脾气盛则梦歌乐，身体重不举，肾气盛则梦腰脊两解不属[⑩]。凡此十二盛者，至而泻之，立已。

黄帝说：有余和不足有表现吗？岐伯说：阴气盛令梦涉大水、害怕；阳气盛会梦大火燃烧，阴阳都盛会梦相互残杀。上盛梦飞，下盛梦堕落。甚饥梦取物，甚饱梦给他人物。肝气盛梦怒；肺气盛梦恐惧、哭泣；心气盛梦喜笑；脾气盛梦歌乐、身沉重不愿活动，肾气盛梦腰脊痛如折断不连。上述十二邪盛致梦之证，见则泻之，立愈。

厥[⑪]气客于心，则梦见丘山烟火；客于肺，则梦飞扬，见金铁之奇物；客于肝，则梦山林树木；客于脾，则梦见丘陵大泽，坏屋风雨；客于肾，则梦临渊，没居水中，客于膀胱，则梦游行；客于胃，则梦饮食；客于大肠，则梦田野；客于小肠，则梦聚邑冲衢；客于胆，则梦斗讼自刳；客于阴气，则梦接内；客于项，则梦斩首；客于胫，则梦行走而不能前，及居深地窌苑中；客于股肱，则

---

① 泮：通漫。《孔子家语·本命解》王肃注："泮，散也"；《玉篇·水部》："漫，散也"。《文选·洞箫赋》李善注："漫衍，流溢貌。"

② 正："盛"义。

③ 反：疑为"其"之误。

④ 淫：为"侵"之音转。《文选·演连珠》李善注："淫，犹侵也。"

⑤ 与："使"义。《国语·晋语》韦昭注："与，许也"；《广雅·释诂》王念孙疏："许，犹御也"；《广雅·释诂》："御，使也"。

⑥ 外：指腑。

⑦ 内：指脏。

⑧ 飞扬：疑为衍文。涉前"上盛则梦飞"之"飞"致衍。

⑨ 恐畏：疑衍文。涉前"肺气盛则梦恐惧"之"恐惧"致衍。

⑩ 属："连"义。

⑪ 厥："病"义。

梦礼节拜起[①]；客于胞脜[②]，则梦溲便[③]。凡此十五不足[④]者，至而补[⑤]之，立已也。

病气侵入心，会梦见山丘烟火；侵入肺，会梦见飞扬飘物，见金属器物；侵入肝，梦见山林树木；侵入脾，梦见丘陵川泽，风雨坏屋；侵入肾，会梦见临深渊，淹没水中；侵入膀胱，会梦见游行；侵入胃，梦见饮食；侵入大肠，梦见田野；侵入小肠，梦见聚会街市中；侵入胆，梦见打斗自剖；侵入阴器，梦见房事；侵入项部，梦见斩首；侵入足胫，梦见行走不能，及居地穴中；侵入股臂，梦见礼节拜跪；侵入直肠，梦见大便。上述十五有余之证，至而治之，立愈。

---

① 起：《甲乙·卷六·第八》作“跪”。

② 胞脜：偏义词。“脜”，即“直肠”。《广韵·职韵》：“脜，肥肠。”前已云“膀胱”，此不当重复。

③ 溲便：“溲”字衍文。此字本当在“客于膀胱”之下，例义始妥，误衍至此。“便”，指大便。

④ 不足：当为“有余”之误。邪之所客当为实，不当云“不足”。前文“气淫于府，则有余于外（府），不足于内（脏）；气淫于脏，则有余于内（脏），不足于外（府）”，是病邪所致，为有余之实证。《素问·通评虚实论》：“邪气盛则实，精气夺则虚。”

⑤ 补：“治”义。《大戴礼记·本命》王聘珍注：“补，犹治也。”

顺气一日分为四时第四十四

黄帝曰：夫百病之所始生也，必[①]起于燥湿、寒暑、风雨、阴阳、喜怒、饮食、居处。气合[②]而有形，得[③]藏而有名，余知其然也。夫百病者，多以旦慧昼安，夕加夜甚，何也？岐伯曰：四时之气使然。

黄帝说：百病之生，都因于燥湿、寒暑、风雨、阴阳、喜怒、饮食、居处等因素。邪气发作就会产生症状。邪中脏腑而有其病之名称，我已知道了。百病多是早晨轻白天稳定而傍晚加重夜间严重，这是为什么？岐伯说，这是四时之气使它这样的。

黄帝曰：愿闻四时之气。岐伯曰：春生夏长，秋收冬藏，是气之常也，人亦应之。以一日分为四时，朝则为春，日中为夏，日入为秋，夜半为冬。朝则人气始生，病气衰，故旦慧；日中人气长，长则胜邪，故安；夕则人气始衰，邪气始生，故加；夜半人气入藏，邪气独居于身，故甚也。

黄帝说：愿知四时之气对人的影响。岐伯说：春生夏长，秋收冬藏，是四时正常之气。人也与它相应。如果把一天分为四时，那么早晨是春天，中午是夏天，傍晚是秋天，半夜是冬天。早晨人体之气如春天之生发，所以病气衰减；中午人气旺盛，盛则能胜邪气，所以病安；傍晚人气开始收敛，邪气开始滋生，所以病加重；半夜人气闭藏于内脏，邪气独居身中，所以病严重。

黄帝曰：其时有反者何也？岐伯曰：是不应四时之气，藏独[④]主其病者，是必以藏气之所不胜时者甚，以其所胜时者起也。黄帝曰：治之奈何？岐伯曰：顺天之时，而病可与[⑤]期[⑥]。顺者为工，逆者为粗。

黄帝说：其常有相反的情况，这是为什么？岐伯说：这是与四时之气不相应，以脏气的胜衰来主其病的轻重。这种情况必须是脏气衰时病重，脏气盛时病轻。黄帝说：怎样治疗？岐伯说：顺应四时自然之气，其病可以好转。顺应四时之气的是良医，违逆的是劣医。

黄帝曰：善。余闻刺有五变[⑦]，以主五俞，愿闻其数[⑧]。岐伯曰：人有五藏，五藏有五变，五变[⑨]有五俞，故五五二十五俞，以应五时。

黄帝说：讲得好！我听说刺有五种不同的方法，以主五脏五俞。愿知其方法。岐伯说：人有五脏，五脏与自然界各有五种不同的应合关系，五脏有一年五时中刺荥、俞、经、合、井穴的不同，

---

① 必："皆""都"义。《礼记·月令》郑玄注："毕，犹皆也。"

② 合：发作义。《汉书·律历志》颜师古注："合，作也。"

③ 得：中，伤义。《经义述闻》："中、得义相同"。

④ 独："之"义。

⑤ 与：《礼记·礼器》朱彬训："与，即'以'也"。

⑥ 期："好转"义。

⑦ 变：通"辨"。"分别""区别"义。

⑧ 数："法"义。

⑨ 变：此"变"疑为"脏"之误。张志聪："一脏之中，有春刺荥，夏刺俞，长夏刺经，秋刺合，冬刺井之五俞。"

所以五五二十五俞穴，以应合春、夏、长夏、秋、冬等五时。

黄帝曰：愿闻五变。岐伯曰：肝为牡藏，其色青，其时春，其音角，其味酸，其日甲乙；心为牡藏，其色赤，其时夏，其日丙丁，其音徵，其味苦；脾为牝藏，其色黄，其时长夏，其日戊己，其音宫，其味甘；肺为牝藏，其色白，其音商，其时秋，其日庚辛，其味辛；肾为牝藏，其色黑，其时冬，其日壬癸，其音羽，其味咸，是谓五变。

黄帝说：愿知五脏应合自然界的“五变”情况。岐伯说：肝为阳脏，其色应青色，其时应春天，其音应角音，其味应酸味，其日应甲乙日；心为阳脏，其色应红色，其时应夏天，其日应丙丁日，其音应徵音，其味应苦味；脾为阴脏，其色应黄色，其时应长夏，其日应戊己日，其音应宫音，其味应甘味；肺为阴脏，其色应白色，其音应商音，其时应秋天，其日应庚辛日，其味应辛味；肾为阴脏，其色应黑色，其时应冬天，其日应壬癸日，其音应羽音，其味应咸味，这就是“五变”。

黄帝曰：以主五俞奈何？岐伯曰：藏[①]**主**[②]**冬，冬刺井；色**[③]**主春，春刺荥；时**[④]**主夏，夏刺俞；音**[⑤]**主长夏，长夏刺经；味**[⑥]**主秋，秋刺合，是谓五变以主五俞。**

黄帝说：五俞怎样应合五时去针刺？岐伯说：闭藏之气在冬天，所以冬天刺井穴；生气之色在春天，所以春天刺荥穴；热盛日长之时在夏天，所以夏天刺俞穴；湿热重浊如徵音之时在长夏，所以长夏刺经穴；收敛五谷之味在秋时，所以秋天刺合穴，这就是所说的五变以主五俞。

黄帝曰：诸原安合以致六俞？岐伯曰：原独不应五时，以经合之，以应其数，故六六三十六俞。

黄帝说：六腑之原穴怎样与六俞相应？岐伯说：原穴不与五时相应，而应合其相应的经穴，以应合其俞数，所以六六三十六俞。

黄帝曰[⑦]**：何谓藏主冬，时主夏，音主长夏，味主秋，色主春？愿闻其故。岐伯曰：病在藏者，取之井；病变于色者，取之荥；病时间时甚者，取之俞；病变于音者，取之经；经满而血者。病在胃，及以饮食不节得病者，取之于合，故命曰味主合。是谓五变也。**

疑此段为赘误之文，故不释。

---

① 藏：闭藏之气。

② 主：引为“在”义。《史记·黥布列传》裴骃集注：“主，舍也”；《广韵·海韵》：“在，居也”。“舍”“居”同义，故“主”有“在”义。

③ 色：生气之色。

④ 时：热盛日长之时。

⑤ 音：湿热如重浊之徵音之时。

⑥ 味：收敛谷物之秋时。

⑦ 黄帝曰：“黄”后92字，疑为前“藏主冬”一段经文之注文，误赘正文。所注之义，多牵强难合临床。如“病变于色者，取之荥；病时间时甚者，取之俞”。五脏六腑之病，均可导致色泽之变化，又都可出现时轻时重的情况，这让人怎么去掌握其刺荥穴及腧穴的适应证呢？另，该段中出现了“经满而血者”等义例不类之语，其误注错讹明显。且经文前已将五脏五俞，六腑六俞论述完毕，此复于篇末解释“藏主冬”一段，当属衍文误注无疑。另，《甲乙·卷一·第二》将此段与《素问·四气调神大论》“逆春气则少阳不生”一段合并，另起段于“六六三十六俞”之下，也可印证此段为后人之注文。

外揣[①]第四十五

黄帝曰：余闻《九针》九篇，余亲授[②]其调[③]，颇[④]得其意。夫《九针》者，始于一而终于九，然未得其要道也。夫九针者，小之[⑤]则无[⑥]内，大之则无外，深不可为下，高不可为盖，恍惚无穷，流溢无极。余知其合于天道人事四时之变也。然余愿杂之毫毛，浑束[⑦]为一，可乎？岐伯曰：明乎哉问也！非独针道焉，夫治国亦然。

黄帝说：我听说《九针》有九篇，并亲身接受其教说，略知一二。《九针》，始于第一篇而止于第九篇，然而我没有获知其中的要理。九针，小针主内，大针主外，其道理深奥无止境，高远无止境，其光泽无尽，流传无止。我知道针道之理与天地人事四时的变化相适应。我愿将众多的杂乱之说概括为一个要领，可以吗？岐伯说：问得真圣明啊！不单是针刺的道理如此，治国之道也是这样的。

黄帝曰：余愿闻针道，非国事也。岐伯曰：夫治国者，夫惟道焉。非道，何可小大深浅，杂合[⑧]而为一乎？

黄帝说：我愿知针理，而不是国事。岐伯说：治国，只有本着一个“理”字，没有理法，怎么能将小大深浅不同的说法概括为一类呢？

黄帝曰：愿卒闻之。岐伯曰：日与月焉，水与镜焉，鼓与响焉。夫日月之明，不失其影，水镜之察，不失其形，鼓响之应，不后[⑨]其声。动摇[⑩]则应和[⑪]，尽得其情。

黄帝说：愿尽知之。岐伯说：这好比日与月，水与镜，鼓与响。日月有明光，不会失掉影子；水镜之照看，不会失去其原形；鼓响之动应，不会失掉其声音。它们的变化，都是相互影响和应合

① 外揣：当为“司外揣内”之缩语。篇中有“司外揣内”之语，篇题则取其语而缩为“外揣”二字。“司”，“察”义；“外”为“脉”之音转。指色脉；“揣”，“定”义。《战国策·秦策》高诱注：“揣，定也”；“内”，在此指内脏之病。“司外揣内”，即“察其色脉而定内脏之病”之义。

② 授：通“受”。接受。《太素·卷十九·知要道》正作“受”。可证。

③ 调：为“教”之音转。《荀子·臣道》杨倞注：“调和，乐也”；《礼记·乐记》郑玄注：“教，谓乐也”；《孟子·滕文公》：“校者，教也”；《汉书·食货志》颜师古注：“校，谓计数也”；《资治通鉴·齐纪》胡三省注：“调，算度也”。是“调”“教”音转义通之证。

④ 颇：“少”义。《广雅·释诂》：“颇，少也。”

⑤ 之：“之”通“真”，“真”“针”古音同，故“之”可通“针”。“小之则无内，大之则无外”，即“小针主内”“大针主外”之义。此“内”“外”，与下文之“下”“盖”对举，而非此“小”“大”与下文之“下”“盖”对举。“内外上下”较“小大上下”义妥。故此当为“小针”“大针”之义。

⑥ 无：为“之”义。

⑦ 浑束：“概括”义。《助字辨略》：“浑，全也”；《集韵·遇韵》：“束，约也”。

⑧ 杂合：“概括”义。

⑨ 后：本为“迟”义。此引为“失”义。

⑩ 动摇：引为“变化”义。

⑪ 和：“合”义。《礼记·郊特牲》孔颖达疏：“和，犹合也。”

的。知此则尽知针刺之理了。

黄帝曰：窘乎哉！昭昭之明不可蔽。其不可蔽，不失阴阳也。合而察之，切①而验②之，见而得之，若清水明镜之不失其形也。五音不彰，五色不明，五藏波荡。若是则内外相袭③，若鼓之应桴，响之应声，影之似④形。故远者司外揣内⑤，近者司内揣外⑥，是谓阴阳之极，天地之盖⑦。请藏之灵兰之室，弗敢使泄也。

黄帝说：重要啊！昭昭光明不可隐蔽。它不隐蔽，才能不失阴阳之相互应合。临证应综合诸法而察病，按脉而明之，见症而知之，好像清水明镜不失其真形。如果五音不明，五色不知，则五脏病变，这样会内外相因，疾病好像声响应鼓桴、影子应身形一样随即而至。所以久病的察其色脉而知其内脏的病状，新病的察其大小便而知其脏脉的病变。这是阴阳间至要之理，天地间共同之道。请藏于灵兰之室，不敢使它散失。

① 切：按脉。《素问·疏五过论》王冰注："切，谓以指按脉也。"
② 验："明"义。
③ 袭："因"义。《荀子·议兵》王先谦集解："袭，亦因也。"
④ 似：疑为"应"之音转。涉前文"应桴""应声"之"应"而转为"似"。
⑤ 司外揣内："外"通"脉"，"揣"，"定"义。即"察色脉而定内脏之病"义。
⑥ 司内揣外：此"内"，指由体内排泄之大小便。"外"指脏脉之病。"司内揣外"，即"察其大小便而定脏脉之病"之义。
⑦ 盖："合"义。《史记·司马相如列传》司马贞索隐："盖，合也。"

五变[①]第四十六

黄帝问于少俞曰：余闻百疾之始期[②]也，必[③]生于风雨寒暑，循毫毛而入腠理，或复还[④]，或留止，或为风肿[⑤]汗出，或为消瘅，或为寒热，或为留痹，或为积聚。奇邪[⑥]淫溢，不可胜数。愿闻其故。夫同时得病，或病此，或病彼，意者[⑦]天之为人生风[⑧]乎？何其异也？少俞曰：夫天之生风者，非以私百姓也，其行公平正直。犯者得之，避者得无殆。非求人而人自犯之。

黄帝问少俞说：我听说百病之发生，都是由于风雨寒暑等邪气所致。病邪从毫毛入于腠理，或反复传变，或留止，或成为风病汗出，或成为消瘅，或成为寒热，或成为久痹，或成为积聚。病邪漫衍，不能尽说，愿知其原因。患者同时得病，有的生此病，有的生彼病，难道是天气使人生风病的吗？为什么会不同呢？少俞说：自然界的致病因素，并不是暗偏于哪些人，它公平正直，违逆触犯，就会得病，积极防避，就不会有病。不是病邪找人，而是人不注意防避而触犯它。

黄帝曰：一[⑨]时遇风，同时得病，其病各异，愿闻其故。少俞曰：善乎哉问！请论以比匠人。匠人磨斧斤[⑩]，砺刀削[⑪]，斫材木。木之阴阳，尚有坚脆，坚者不入，脆者皮弛，至其交节，而缺斤斧焉。夫一木之中，坚脆不同，坚者则刚，脆者易伤，况其材木之不同，皮之厚薄，汁之多少，而各异耶。夫木之早花先生叶者，遇春霜烈风，则花落而叶萎；久曝大旱，则脆木薄皮者，枝条汁少而叶萎；久阴淫雨，则薄皮多汁者，皮溃而漉；卒风暴起，则刚脆之木，枝折杌[⑫]伤；秋霜疾风，则刚脆之木，根摇而叶落。凡此五者，各有所伤，况于人乎？

黄帝说：同时遇风，同时得病，而病状却不同，愿知其故。少俞说：问得好！臣用匠人作比喻。匠人磨斧刀，砍削木材。木材的阴阳面，有坚硬和脆薄的不同，坚的刀斧难入，脆的皮松弛，但其木节却坚硬得可损缺斧刀。一木之中，尚有坚脆之不同。坚则刚硬，脆则易伤，何况材木不

---

① 五变：“五变”，即“五病”。篇中论述“风厥”“消瘅”“寒热”“痹”“积聚”五种病变，所以叫“五病”。《读书杂志·荀子》王念孙按：“辨，读为变”；《周礼·地官》孙治让正义：“辨、辩字同”；《尔雅·释训》邵晋涵正义：“便，又通作辩”；《尔雅·释诂》郝懿行疏：“平，通作便”；《尚书·君奭》孙星衍注：“平与抨通”；《说文通训定声》：“抨，假借为并”；《释名·释疾病》：“病，并也”。

② 期：“起”义。

③ 必：通“毕”。“都”义。《礼记·月令》郑玄注：“毕，犹皆也。”

④ 复还：同义复词，“反复”义，《淮南子·原道》高诱注：“还，复也。”

⑤ 肿：《灵枢·癫狂》“暴四肢肿”之“肿”，《甲乙·卷十·第二》作“痛”，《灵枢·周痹》“此痛安生”，《甲乙·卷十·第一》作“此病安生”。

⑥ 奇邪：即“病邪”之义。

⑦ 意者：“意者”，即“气者”。《文选·为曹公作书与孙权》“意危”，五臣本作“气危”，是“意”“气”古通之证。

⑧ 风：风病。

⑨ 一：“同”义。《国语·晋语》韦昭注：“一，同也。”

⑩ 斧斤：同义复词。指斧。《文选·琴赋》刘良注：“斤，斧也。”

⑪ 刀削：同义复词。指刀。《书·顾命》孔颖达疏：“削，为刀之别名。”

⑫ 杌：“断”义。《慧琳音义·卷二十四》注：“杌，断也。”

同，皮的厚薄，汁液的多少，而都不相同。树木早开花先生叶的，遇春寒烈风，就会花落而叶枯萎；久燥干旱，脆被薄的，会汁液少而枝叶枯萎；久阴连雨，薄皮多汁之木，会皮溃渗水；大风暴发，则刚脆之木，枝折断伤；秋霜疾风，则刚脆之树木，易动摇而叶先落。上述五种材木的情况，各有不同的损伤，何况是人呢？

黄帝曰：以人应木奈何？少俞答曰：木之所伤也，皆伤其枝，枝之刚脆而坚，未成伤也。人之有常①病也，亦因其骨节皮肤腠理之不坚固者，邪之所舍也，故常①为病也。

黄帝说：怎样将人和树木相比？少俞答道：树木之伤，都伤其树枝。树枝坚硬的，就不会损伤。人的伤病，也是由于其骨节皮肤腠理的不坚固，邪气侵入人体，所以伤而成为疾病。

黄帝曰：人之善病风厥②漉汗者，何以候之？少俞答曰：肉不坚，腠理踈，则善病风。黄帝曰：何以候肉之不坚也？少俞答曰：䐃③肉不坚，而无分理，理者粗理④，粗理⑤而皮不致⑥者，腠理踈。此言其浑然⑦者。

黄帝说：人易病风病汗出不止的，怎样察辨？少俞答道：肌肉不坚实，腠理疏松，就易患风邪之病。黄帝说：怎样察辨其肌肉不坚实呢？少俞答道：肌肉不坚，是肌肉无明显的分理，肉不坚实，肤粗而皮不缀密，这是大致的情况。

黄帝曰：人之善病消瘅者，何以候之？少俞答曰：五藏皆柔弱者，善病消瘅。黄帝曰：何以知五藏之柔弱也？少俞答曰：夫柔弱者，必有⑧刚强，刚强多怒，柔者易伤也。黄帝曰：何以候柔弱之与刚强？少俞答曰：此人薄皮肤而目坚固以深者，长冲⑨直扬。其心刚，刚则多怒，怒则气上逆，胸中蓄积，血气逆留，臗皮充饥⑩，血脉不行，转⑪而为热，热则消肌肤，故为消瘅。此言其人⑫，暴刚而肌肉弱者也。

黄帝说：人易患热病消瘅的，怎样察辨？少俞答道：五脏都柔弱的，易患热病消瘅。黄帝说：怎样知道五脏的柔弱。少俞答道：柔弱，是心气刚强，刚强则多怒，柔弱的内脏易伤。黄帝说：怎样察辨体质的柔弱与心气的刚强？少俞答道：这样的人皮肤薄，目光坚定，眼眶深陷，眉毛直扬，他的心气刚直，刚直则多怒，怒则气机上逆，胸中聚气而胀满，血气留滞，腹皮充胀，血脉不行，聚而成热，热则消灼肌肤，而成为热病消瘅。这是说此人心气暴烈而肌肉柔弱，所以易致此病。

黄帝曰：人之⑬善病寒热者，何以候之？少俞答曰：小骨弱肉者，善病寒热。黄帝曰：何以候骨之小大，肉之坚脆，色之不一也。少俞答曰：颧骨者，骨之本也。颧大则骨大，颧小则骨小。皮

---

① 常："常""伤"古韵同，故可通。
② 厥："病"义。
③ 䐃："肌脂"义。《甲乙·卷十·第二》作"䐃"。
④ 理者粗理：《甲乙·卷十·第二》作"肉不坚"。
⑤ 粗理：《甲乙·卷十·第二》作"肤粗"。
⑥ 致：为"缀"之假字。"密"义。
⑦ 浑然：大概。
⑧ 必有："必"疑为"心"之误。下文"其心刚"，可证。"有"，为"之"之音转。
⑨ 冲：《甲乙·卷十一·第六》作"衡"。指眉。
⑩ 臗皮充饥：《甲乙·卷十一·第六》作"腹皮充胀"。
⑪ 转：为"抟"之音转。"聚"义。
⑫ 人：当为"心"之误。
⑬ 之：《甲乙·卷八·第一》作"有"。

肤薄而其肉无䐃，其臂懦懦然，其地色殆[①]然，不与其天同色，污[②]然独异，此其候也。然后[③]臂薄者，其髓不满，故善病寒热也。

黄帝说：人有易病寒热的，怎样察辨？少俞答道：骨骼小，肌肉软弱的人，易患寒热病。黄帝说：怎样察辨骨的大小，肌肉的坚与弱，面色之不同？少俞答道：颧骨是观察骨小大的根本。颧骨大则身体骨骼大，颧骨小则身体骨骼小。皮肤瘦薄而肌肉少脂不润泽的，他的臂膊消瘦，其下巴颏发黑，与额色不同，其色浊黑有区别，这是其征象。臂瘦，其骨髓少而不能充满，所以易患恶寒发热之病。

黄帝曰：何以候人之善病痹者？少俞答曰：粗理而肉不坚者，善病痹。黄帝曰：痹之高下有处乎？少俞答曰：欲知其高下者，各视其部。

黄帝说：怎样察辨人易患痹病？少俞答道：腠理粗，肌肉不坚实的，易患痹病。黄帝说：痹病高低有固定病位吗？少俞答道：想知道其高低之病位，分别察其相应部位的症状表现即可。

黄帝曰：人之善病肠中积聚者，何以候之？少俞答曰：皮肤薄而不泽，肉不坚，而[④]淖泽，如此则肠胃恶[⑤]，恶则邪气留止，积聚乃伤[⑥]。脾胃之间[⑦]，寒温不次，邪气稍[⑧]至，稸积留止，大聚乃起。

黄帝说：人易患肠胃积聚病，怎样察辨？少俞答道：皮肤瘦薄不润滑，肌肉不坚实，不光滑。这样的人易患肠胃病。病则邪气留止，积聚于是发生。肠胃之积聚，多由于寒温饮食失常，邪气才侵入，久聚留止，大积大聚之病就形成了。

黄帝曰：余闻病形，已知之矣。愿闻其时[⑨]。少俞答曰：先立[⑩]其年，以知其时。时高[⑪]则起，时下[⑫]则殆，虽不[⑬]陷下[⑭]，当年有冲通[⑮]，其病必起，是谓因形[⑯]而生病，五变[⑰]之纪[⑱]也。

黄帝说：我听了病状之说，已经知道了。愿知其气。少俞答道：先察其年，可以知其气。气盛则病起，气衰则病衰，虽然气衰，但当年出现了突发异常之气候，其病仍然可以发生。这叫作因外邪之气而致病，这也是五病发生的基本规律。

---

① 殆：《玉篇·火部》："炲，炲煤、烟尘也"。《甲乙·卷八·第一》作"炲"。
② 污：浊色。《释名·释言语》："污，洿也，如洿泥也"；《玄应音义·卷十七》注："洿，浊水也"。
③ 后：衍文。去之例合。《甲乙·卷八·第一》无。
④ 而：疑为"不"之误。义始合。
⑤ 恶："病"义。《左传·成公六年》杜预注："恶，疾疢。"
⑥ 伤：《甲乙·卷八·第二》作"作"，义妥。
⑦ 肠胃之间：《甲乙·卷八·第二》作"肠胃之积"。
⑧ 稍：《甲乙·卷八·第二》作"乃"。
⑨ 时：为"气"义。
⑩ 立：引为"察"义。《礼记·曲礼》郑玄注："立，平视也。"
⑪ 时高：气盛。
⑫ 时下：气衰。
⑬ 不：为"之"义。
⑭ 陷下："衰弱"义。
⑮ 冲通：指突发异常之气。
⑯ 形：指外气。《战国策·韩策》鲍彪注："形，在外者。"
⑰ 五变：五病。
⑱ 纪：规律。

本藏[①]第四十七

黄帝问于岐伯曰：人之血气精神者，所以奉[②]生[③]而周[④]于性命者也。经脉者，所以行血气而营阴阳[⑤]，濡[⑥]筋骨，利关节者也。卫气者，所以温分肉，充皮肤，肥[⑦]腠理，司关[⑧]合者也。志意者，所以御[⑨]精神，收魂魄，适寒温[⑩]，和喜怒者也。是故血和则经脉流行，营覆阴阳[⑪]，筋骨劲强，关节清[⑫]利矣。卫气和则分肉解利[⑬]，皮肤调柔，腠理致密矣。志意和则精神专直[⑭]，魂魄不散，悔[⑮]怒不起，五藏不受邪矣。寒温和则六府化谷，风痹不作，经脉通利，肢节得安矣。此人之常平也。五藏者，所以藏精神血气魂魄者也。六府者，所以化水谷而行津液者也。此人之所以具受于天也，无愚智贤不肖，无以相倚[⑯]也。然有其独尽天寿[⑰]，而无邪僻之病，百年不衰，虽犯风雨卒寒大暑，犹有[⑱]弗能害也。有其不离屏蔽室内，无怵惕之恐，然犹不免于病，何也？愿闻其故。

黄帝问岐伯说：人的血气精神，所以养身而调节其生命。经脉，所以行气血而周行人体内外，润筋骨，滑利关节。卫气，所以温养肌肉，充养皮肤，实腠理，司主其开合。志意等神气，所以主精神，安魂魄，调和喜怒等情志。因此，血气和则经脉流行通畅，遍行人体内外。于是筋骨坚强有力，关节灵活滑利。卫气调和，则肌肉滑利，皮肤柔和，腠理缀密。志意调和则精神集中，魂魄不散，恚怒不发生，五脏不受病邪之扰。寒温合适，则六腑化谷正常，不生风痹，经脉通利，肢体安和。这是人体的正常状态。五脏的功能，是藏纳精神血气魂魄；六腑的功能，是消化水谷通行水液。这是人体天生的功能，没有愚和智、贤和不肖的分别，没有不相同的。但是，有的人能活够自

---

① 本藏："本脏"，即"论脏"。"本""论"古韵同，故可通。《广雅·释言》："论，道也"；《庄子·知北游》成玄英疏："本，道也"。

② 奉："养"义。《左传·昭公六年》杜预注："奉，养也。"

③ 生："身"义。

④ 周："调"义。《广雅·释诂》："周，调也。"

⑤ 营阴阳："周行内外"义。张景岳："营阴阳者，言气血往复运行于身体内外也。"《文选·魏都赋》张载注："周行为营。"

⑥ 濡："润"义。

⑦ 肥："实"义。《战国策·秦策》高诱注："肥，犹厚也"；《诸子平议·荀子》俞樾按："厚，重也"；《礼记·少仪》郑玄注："重，犹实也"。

⑧ 关：为"开"之误。郭霭春："《素问·阴阳应象大论》王注引、《云笈七笺·卷五十七·第三》引并作'开'。"

⑨ 御："主"义。《礼记·曲礼》郑玄注："御，犹主也。"

⑩ 适寒温：疑为衍文。此三字涉《灵枢·本神》"顺四时而适寒温，和喜怒而安居处"一句致衍。本句论脏腑主神，与寒温不涉。

⑪ 营覆阴阳："营"，"行"义；"覆"，"覆盖"，引为"遍"义："阴阳"，指"内外"。"营覆阴阳"，即"遍行身体内外"之义。

⑫ 清：为"滑"之误。《太素·卷六·五藏命分》作"滑"。

⑬ 解利：滑利。

⑭ 专直："专"通"抟"，"聚"义。"直"与"专"互文同义。《经传释词》："直，犹特也，专也。"

⑮ 悔：《论语·为政》侃疏："悔，恨也"；《战国策·齐策》鲍彪注："恚，恨也。"

⑯ 倚：张景岳云"倚，一曰当作'异'"。

⑰ 天寿：自然年寿。

⑱ 有："之"义。

然之年寿，而没有疾病，寿至百岁，动作不衰，虽也遇到风雨酷寒大暑等致病因素，却不能伤害身体。有的人虽不离屏风室内，没有惊恐喜怒情志之伤，却仍然免不了生病，这是为什么？愿知其原因。

岐伯对曰：窘乎哉问也！五藏者，所以参天地，副[①]阴阳，而连[②]四时，化[③]五节[④]者也。五藏者，固[⑤]有小大高下坚脆端正偏倾者；六府亦有小大长短厚薄结[⑥]直缓急。凡此二十五者，各有不同，或善或恶，或吉或凶，请言其方。

岐伯答道：问得很重要！五脏的生理功能，与天地相参，与阴阳相顺，与四时相合，与五气相从。五脏，正常时有小大、高低、坚脆、端正、偏倾不同情况；六腑也有小大，长短、厚薄、曲直、缓急等不同。凡此二十五种，各不相同，或善或恶，或吉或凶，臣讲一讲其理。

心小[⑦]则安，邪弗能伤，易伤以忧[⑧]，心大[⑨]则忧不能伤，易伤于邪[⑩]。心高则满于肺中，悗而善忘，难开以言；心下则藏外[⑪]，易伤于寒，易恐以[⑫]言。心坚则藏安守固，心脆则善病消瘅[⑬]热中。心端正则和利难伤；心偏倾则操持不一[⑭]，无守司[⑮]也。

心脏小实，则外邪不能伤害，而易被情志所伤；心脏虚大，情志不能伤，而易伤于外邪。心脏位置高，会撑满于肺部，烦闷多忘，难以劝导；心脏位置低，则脏弱，易伤于寒邪，易受恐吓。心坚实则脏安神固；心脆弱则多热病内热。心位置端正，则脏气和利，外邪难伤；心的位置偏倾不正，则气血运行不平，没有规矩。

肺小则少饮[⑯]，不病喘喝[⑰]；肺大则多饮，善病胸痹喉痹逆气。肺高则上气肩息咳[⑱]；肺下则居贲迫肺[⑲]，善胁下痛。肺坚则不病咳上气；肺脆则苦病消瘅易伤。肺端正则和利难伤；肺偏倾则胸偏痛也。

肺脏小实则安固，少病水饮病，不病哮喘；肺脏虚大则易患水饮病，易患胸痹、喉痹等气逆闭阻之病。肺脏位置高，易患哮喘病；肺脏位置低则迫贲迫肝，常胁下痛。肺坚固则不病喘咳；肺脆弱则多病热病伤津。肺脏端正则脏气和利，难被外邪损伤；肺脏偏倾不正，则易患胸胁痛。

---

① 副："顺"义。《汉书·礼乐志》颜师古注："副，称也"；《慧琳音义·卷二十二》注："称，顺也"。
② 连："合"义。《周礼·大司徒》郑玄注："连，犹合也。"
③ 化："从"义。《淮南子·主术》高诱注："化，从也。"
④ 五节："节"为"气"义。"五节"，即"五气"，五种气候。《太平御览·卷一》注："节，犹气也。"
⑤ 固："常"义。《吕览·守时》高诱注："固，常也。"
⑥ 结："曲"义。《广雅·释诂》："结，曲也。"《吕览·仲冬》高诱注："结，纡也。"
⑦ 小：小实。
⑧ 忧：概指情志。
⑨ 大：虚大。
⑩ 邪：指外邪。
⑪ 外：疑为"弱"之误。
⑫ 以："之"义。
⑬ 消瘅：概指热病。
⑭ 操持不一：气血运行不平。
⑮ 守司：引为"规矩"义。
⑯ 饮：此指水饮病。与下文"不病喘喝"例始合。
⑰ 喘喝：哮喘病。哮喘病有哮鸣声，所以叫"喘喝"。《玉篇·口部》："喝，嘶声也。"
⑱ 上气肩息：指哮喘病。哮喘病呼气困难，所以抬肩以助呼吸。
⑲ 肺：郭霭春云"《太素·卷六·五脏命分》《千金·卷十七第一》并作'肝'"。

肝小则藏安，无胁下之病；肝大则逼胃迫咽，迫咽则苦膈中，且胁下痛。肝高则上支贲①，切②胁悗③，为息贲④；肝下则逼胃，胁下空，胁下空则易受邪。肝坚则藏安难伤，肝脆则善病消瘅易伤。肝端正则和利难伤；肝偏倾则胁下痛也。

肝脏小实则脏安固，没有胁下之病；肝脏虚大则逼胃迫咽，多病隔阻不通之病，并且胁下疼痛。肝脏位置高，会上撑膈，并且胁下拘急，成为哮喘病；肝脏位置低，会压迫胃，胁下空虚，空虚则易感受外邪。肝脏坚固则脏气安固，外邪难伤；肝脏脆弱则多病热病伤津。肝脏位置端正则脏气和利，外邪难伤；肝脏位置偏倾，会胁下疼痛。

脾小则藏安，难伤于邪也；脾大则苦凑胗⑤而痛，不能疾行。脾高则胗引季胁而痛；脾下则下加于大肠，下⑥加于大肠则藏苦受邪。脾坚则藏安难伤；脾脆则善病消瘅易伤。脾端正则和利难伤；脾偏倾则善满善胀也。

脾小实则脏气安固，难伤于外邪；脾虚大则易走胸引起疼痛，不能快走。脾脏位置高，会胸引胁下端疼痛；脾的位置低会下迫大肠，其下迫大肠，使其易受外邪。脾坚实则脏气安固，外邪难伤；脾脆弱则易病热病伤津。脾的位置端正，则脏气和利，外邪难伤；脾的位置偏倾则易患胀满之病。

肾小则藏安难伤；肾大则善病腰痛，不可以俯仰，易伤以邪。肾高则苦背膂痛，不可以俯仰；肾下则腰尻痛，不可以俯仰，为狐疝。肾坚则不病腰背痛；肾脆则善病消瘅易伤。肾端正则和利难伤；肾偏倾则苦腰尻痛也。凡此二十五变者，人之所苦⑦常病。

肾小实则脏气安固，难被外邪所伤；肾虚大则易病腰痛，不能俯仰，易被外邪所伤。肾脏位置高则多背脊痛，不能俯仰；肾脏位置低则腰骶疼痛，不能俯仰，或成为时上时下的狐疝。肾脏坚实则不病腰背痛；肾脏脆弱则多病热病伤津。肾脏端正则脏气和利，外邪难伤；肾脏偏倾则常腰骶疼痛。凡此二十五种脏器之不同状态，为人常见之病因。

黄帝曰：何以知其然也？岐伯曰：赤色小理者心小，粗理者心大，无髑骬者心高，髑骬小短举⑧者心下，髑骬长者心下⑨坚，髑骬弱小以薄者心脆，髑骬直下不举者心端正，髑骬倚一方者心偏倾也。

黄帝说：怎样知道五脏的情况呢？岐伯说：皮肤色赤，纹理小密的心脏小，纹理粗疏的心脏大。看不见胸骨剑突的，心脏的位置高；胸骨剑突小短的，心脏位置低；胸骨剑突长，心脏坚实；胸骨剑突小弱薄，心脏脆弱；胸骨剑突直下不高突，心脏端正；胸骨剑突偏斜的，心脏就偏倾。

白色小理者肺小，粗理者肺大。巨肩反膺陷喉⑩者肺高，合腋张胁者肺下。好⑪肩背厚者肺坚，

---

① 贲："鬲"通"膈"。杨上善："贲，当作'膈'。"

② 切：郭霭春云"'切'，拟应作'且'，'切''且'声误"。

③ 悗：《甲乙·卷一·第五》作"下急"。

④ 息贲：哮喘病。

⑤ 凑胗："凑"通"走"；"胗"字，唐以前少见，当为"肊"之误。指胸。《玉篇·肉部》："肊，胸也。"《说文通训定声》："凑，假借为走。"

⑥ 下：疑为"其"之误。

⑦ 苦：衍文，去之例义合。

⑧ 举：疑为衍文，去之例合。

⑨ 下：衍文，《甲乙·卷一·第五》无此字。

⑩ 反膺陷喉："反"为"覆"义，引为"厚"义。

⑪ 好：下文"膺厚"，《千金·卷十七·第一》作"膺好"。

肩背薄者肺脆。背膺厚者肺端正，胁偏踈[①]者肺偏倾也。

皮肤白色，纹理小密的，肺脏小；纹理粗疏的，肺脏大。肩宽大、胸厚、喉头陷下，肺脏位置高；腋部缩陷、胁部胀满的，肺脏的位置低。肩背厚的肺坚实；肩背薄的肺脆弱。胸背厚的肺脏端正，胁偏斜的肺脏偏倾。

青色小理者肝小，粗理者肝大。广胸反骹者肝高，合胁兔[②]骹者肝下。胸胁好[③]者肝坚，胁骨弱者肝脆。膺腹好相得[④]者肝端正，胁骨偏举者肝偏倾也。

皮肤青色，纹理小密的，肝脏小；纹理粗疏的，肝脏大。厚胸大骨的，肝脏位置高；缩胁小骨的，肝脏位置低。胸胁厚的肝脏坚实，胁骨弱的肝脏脆弱。胸腹厚薄适宜的，肝脏位置端正；胁骨偏高的，肝脏位置偏倾。

黄色小理者脾小，粗理者脾大。揭唇者脾高，唇下纵者脾下。唇坚者脾坚，唇大而不坚者脾脆。唇上下好者脾端正，唇偏举者脾偏倾也。

皮肤黄色，纹理小密的，脾脏小；纹理粗疏的，脾脏大。唇上翘的脾脏位置高，唇下垂的脾脏位置低。唇坚实的脾脏坚实；唇胀大不坚的脾脏脆弱。唇上下厚薄相宜的脾脏位置端正；上或下唇偏高不对称的，脾脏位置偏倾。

黑色小理者肾小，粗理者肾大。高耳者肾高，耳后陷者肾下。耳坚者肾坚，耳薄不坚者肾脆。耳好前居牙车者肾端正，耳偏高者肾偏倾也。凡此诸变[⑤]者，持[⑥]则安，减[⑦]则病也。

皮肤黑色，纹理小密的，肾脏小；纹理粗疏的，肾脏大。耳高的肾脏位置高；耳向后陷的，肾脏位置低。耳坚的肾脏坚固；耳薄不坚的肾脏脆弱。耳厚其垂平直于牙车处的，肾脏位置端正；一耳偏高的，肾脏位置偏倾。凡此各脏不同。正常时则安和无病，脏气损失时则易病。

帝曰：善。然非余之所问也[⑧]。愿闻人之有不可[⑨]病者，至尽天寿，虽有深忧大恐，怵惕之志，犹不能减[⑩]也，甚寒大热，不能伤也；其有不离屏蔽室内，又无怵惕之恐，然不免于病者，何也？愿闻其故。岐伯曰：五藏六府，邪之舍也。请[⑪]言其故。五藏皆小者，少病，苦燋心，大愁忧；五藏皆大者，缓于事，难使以[⑫]忧。五藏皆高者，好高举措；五藏皆下者，好出人下；五藏皆坚者，无病；五藏皆脆者，不[⑬]离[⑭]于病；五藏皆端正者，和利得[⑮]人心[⑯]；五藏皆偏倾者，邪心而善盗，不可以为人平，反复言语[⑰]也。

---

① 踈：偏倾。
② 兔：即“俯”字，引为“下”“小”义。
③ 好：“厚”义。
④ 得：“宜”义。《经义述闻》王引之按：“得，犹便也”；《急就篇·卷二》颜师古注：“便，宜也”。
⑤ 变：“异”义。不同。《礼记·曾子问》郑玄注：“变，谓异礼。”
⑥ 持：通“治”。“正常”义。《廿二史考异·后汉书》：“持，本是‘治’字。”是“持”“治”通假之证。
⑦ 减：“失”义。《经义述闻》：“‘减’与‘竭’，皆消灭也”；《太玄·玄错》：“失，大亡”；《吕览·权动》高诱注：“竭，亡也”。
⑧ 然非余之所问也：当为衍文。与上下文义不类。《甲乙·卷一·第五》无此 7 字。
⑨ 可：《春秋繁露·保位权》凌曙注云“‘得’，他本作‘可’”。
⑩ 减：“伤”义。《甲乙·卷一·第五》作“感”。与下文之“伤”，例义合。
⑪ 请：指臣。
⑫ 以：为“其”义。
⑬ 不：“其”义。
⑭ 离：为“罹”之音转。罹患。《楚辞·招魂》蒋骥注：“‘离’，与‘罹’同。”
⑮ 得：“知”义。《吕览·上德》高诱注：“得，犹知也。”
⑯ 心：“中”“平”义。
⑰ 反复言语：指行为反复无常。

黄帝说：讲得好！愿知人有不得病的，尽其自然年寿。虽有忧恐情志之扰，不能伤其身，大寒大热之邪，不能伤其体；有的虽不离屏风室内，又无惊恐等情志之扰，却仍免不了得病，这是为什么？愿知其原因。岐伯说：五脏六腑，是邪气侵犯之处，我讲一讲其原因。五脏都小的，病少，却多烦心、忧愁等情志之病；五脏都大的，心宽，难使其忧愁之病；五脏都高的，心高志傲；五脏都低的，意志自悲卑下；五脏都坚实的，无病；五脏都脆弱的，其常患病；五脏都端正的，气血和利，知人正常；五脏都偏倾的，心生邪念而盗窃，没有常人之道德，行为反复无常。

黄帝曰：愿闻六府之应[①]。岐伯答曰：肺合大肠，大肠者，皮其应；心合小肠，小肠者脉其应；肝合胆，胆者，筋其应；脾合胃，胃者，肉其应；肾合三焦膀胱，三焦膀胱者，腠理毫毛其应。

黄帝说：愿知六腑的配合关系。岐伯答道：肺合大肠，皮是大肠之合；心合小肠，脉是小肠之合；肝和胆，筋是胆之合；脾合胃，肉是胃之合；肾合三焦膀胱，毫毛是三焦膀胱之合。

黄帝曰：应之奈何？岐伯曰：肺应皮，皮厚者大肠厚，皮薄者大肠薄，皮缓腹裹大者大肠大[②]而长，皮急者大肠急而短，皮滑者大肠直[③]，皮肉不相离者大肠结[④]。

黄帝说：六腑怎样具体相配合？岐伯说：肺合皮，皮厚的大肠厚，皮薄的大肠薄，皮松弛的大肠缓而长，皮急的大肠急而短，皮滑的大肠滑，皮肉附著不易分离的大肠曲涩不利。

心应脉，皮厚者脉厚，脉厚者小肠厚；皮薄者脉薄，脉薄者小肠薄。皮缓者脉缓，脉缓者小肠大而长；皮薄而脉冲[⑤]小者，小肠小而短。诸阳经脉皆多纡曲者，小肠结。

心合脉，皮厚的脉厚，脉厚的小肠厚；皮薄的脉薄，脉薄的小肠薄。皮松缓的脉松缓，脉松缓的小肠大而长；皮薄脉虚小的，小肠小而短。诸在外的络脉多纡屈的，小肠多曲涩不畅。

脾应肉，肉䐃坚大者胃厚，肉䐃么[⑥]者胃薄。肉䐃小而么[⑦]者胃不坚；肉䐃不称身者胃下，胃下者下管约不利。肉䐃不坚者胃缓，肉䐃无小里累[⑧]者胃急。肉䐃多少[⑨]里累者胃结[⑩]，胃结者上管约不利也。

脾合肉，肉脂坚大的胃厚，肉脂小的胃薄。肉脂小而弱的胃不坚实；肉脂与身体不相称的胃下垂，胃下垂则下脘不利。肉脂不坚实的胃松缓，肉脂没有小结的胃气急，肉脂多小结的胃气滞。胃气滞则上脘不利。

肝应爪，爪厚色黄者胆厚，爪薄色红者胆薄。爪坚色青者胆急，爪濡色赤者胆缓，爪直色白无约[⑪]者胆直，爪恶色黑多纹者胆结也。

肝合爪，爪厚色黄的胆厚，爪薄色红的胆薄，爪坚色青的胆急，爪软色红的胆松缓，爪光直色白无纹的胆直，爪畸形色黑多纹理的胆纡曲不直。

肾应骨，密理厚皮者三焦膀胱厚，粗理薄皮者三焦膀胱薄。疏腠理者三焦膀胱缓，皮急而无毫

---

① 应："合"义。《淮南子·原道》高诱注："应，和也"；《庄子·寓言》成玄英疏："和，合也"。

② 大：《甲乙·卷一·第五》作"缓"。

③ 直：通"脜"。"滑"义。孙鼎宜："'直'，读曰'脜'，脜亦滑也。"

④ 结："曲"义。

⑤ 冲："虚"义。杨上善："冲，虚也。"

⑥ 么："小"义。《元包经传·孟阴》李江注："么，小也。"

⑦ 么：此"么"，疑为"弱"之误。若作"么"，则与此句前文之"小"字义重，不例。

⑧ 里累："里"，疑为"裹"之误；"累"，为"垒"之音转。"裹垒"，指小结。《管子·轻重》戴望校："垒，作'累'。"是"累""垒"古可通假。《广雅·释诂》："垒，积也。"

⑨ 少：疑为"小"之误。此"多小裹垒"与前文"无小裹垒"始例合。

⑩ 结：气滞结。

⑪ 约：郭霭春云"'约'为'纹'之误字。'无纹'与下'多纹'相对"。

毛者三焦膀胱急，毫毛美而粗者三焦膀胱直，稀毫毛者三焦膀胱结也。黄帝曰：厚薄美恶皆有形，愿闻其所病。岐伯答曰：视其外应，以知其内藏，则知所病矣。

肾合骨。纹理密而皮厚的三焦膀胱厚；纹理粗皮薄的，三焦膀胱薄。腠理疏松的三焦膀胱松缓，皮急无毫毛的三焦膀胱急，毫毛旺而粗的三焦膀胱直，毫毛稀少的三焦膀胱纡曲不直。黄帝说：厚薄好坏都有表现，愿知其所病。岐伯答道：视其外在的表现，可知内脏的状况，就会知道它所发生的疾病了。

禁服[①]第四十八

雷公问于黄帝曰：细子得受业，通[②]于九针六十篇，旦暮勤服[③]之，近者编绝[④]，久者简垢，然尚讽诵弗置，未尽解于[⑤]意矣。《外揣》言浑束为一，未知所谓也。夫大[⑥]则无[⑦]外，小[⑧]则无内，大小无极[⑨]，高下无度。束[⑩]之奈何？士之才力，或有厚薄，智虑褊[⑪]浅，不能博大深奥，自强于学若细子，细子恐其散于后世，绝于子孙，敢问约[⑫]之奈何？黄帝曰：善乎哉问也！此先师之所禁，坐[⑬]私传之也，割臂歃血之盟也。子若欲得之，何不斋乎？

雷公问黄帝说：我接受医学，诵读九针六十篇，早晚勤奋学习。年代久远的书编，绳索已断，年代近的竹简，已尘土垢满，但我仍然读习不弃，可仍不能尽解其意。《外揣》中说，概括医理为一个要点，不知其说的是什么？大针主内，小针主外，大小针理针术无止尽，高深无止，其要点是什么？人的能力，有大小，智慧偏浅的，不能发扬医学之深奥，像我这样发奋自强而学习的不多。我恐医学后世散失，断于后代，因此，敢问医学的精要是怎样掌握的？黄帝说：问得好！这是先师所秘之术，我私下传你的。它要经过歃血盟誓，才能传授，你何不先斋戒以示诚意呢？

雷公再拜而起曰：请[⑭]闻[⑮]命于是[⑯]也。乃斋宿三日而请曰：敢问今日正阳，细子愿以受盟。黄帝乃与俱入斋室，割臂歃血。黄帝亲祝曰：今日正阳，歃血传方，有敢背此言者，反[⑰]受其殃。雷公再拜曰：细子受之。黄帝乃左握其手，右授之书。曰：慎之慎之，吾为子言之。

---

① 禁服："禁""经"古声同韵近，故可通假。"服"为"脉"之误。"禁服"，即"经脉"。疑此篇为《经脉》篇之遗漏，而另成其篇。《太素·卷八·经脉连环》："《禁脉》之言，凡刺之理，经脉为始。"是《太素》名"禁脉"，此篇名"禁服"。《太素》所引"凡刺之理，经脉为始"，正此篇中之文。李克龙等《黄帝内经太素校注》："'脉'，今本《灵枢》《甲乙》均作'脉'，据《铜人经·卷一》当作'服'。"是"脉""服"古医经多有混淆之例。

② 通：《庄子·大宗师》陆德明释文："诵，通也"。

③ 服："习"义。《管子集校》："服，习也。"

④ 近者编绝，久者简垢："近""久"二字互易。郭霭春："'近'与'久'上下误倒，应作'久者编绝，近者简垢'，杨注：'其简之书，远年者，编有断绝；近年者，简生尘垢'，是杨所据本不误。"

⑤ 于：为"其"义。

⑥ 大：指大针。

⑦ 无："之"义。

⑧ 小：指小针。

⑨ 极："尽"义。《礼记》郑玄注："极，犹尽也。"

⑩ 束："约""要"义。《战国策·韩策》鲍彪注："束，犹约。"

⑪ 褊：为"偏"之借字。郭霭春："熊本作'偏'。"

⑫ 约：通"要"。《说文通训定声》："要，假借为约。"

⑬ 坐："我"义。《汉书·灌夫传》颜师古注："坐，谓坐上之人也。"

⑭ 请：指"臣"。

⑮ 闻："听"义。《汉书·贾山传》颜师古注："闻，谓声之闻也。"

⑯ 是："此"义。《左传·昭公十六年》杜预注："是，犹此也。"

⑰ 反：《太素·卷十四·人迎脉口诊》作"必"。

雷公再拜后说：我听命于此。于是斋戒三日而请求说：敢问今天正午，我愿意以盟受术。黄帝和他共入斋室，割臂出血。黄帝祝告说：今日正午，歃血传术，有敢违背此誓言的，必受祸殃。雷公再拜说：我谨慎接受。黄帝左握其手，右手授给他书，说：慎重啊！记住我对你说的话。

凡刺之理，经脉为始①，营②其所行，知其度量，内刺③五藏，外刺④六府，审察卫气，为百病母，调⑤其虚实，虚实乃止⑥。泻其血络，血尽不殆矣。雷公曰：此皆细子之所以通⑦，未知其所约⑧也。

大凡针刺之理，经脉为先。察其所行，知其小大短长，内别五脏，外辨六腑，审察卫气，为百病的根本。察其虚实，虚实就会知道；泻其瘀络，瘀血除尽就不会衰败。雷公说：这些我已经知道了，但不知其要点。

黄帝曰：夫约方⑨者，犹约囊⑩也，囊满而弗约，则输泄⑪，方⑫成⑬弗约⑭，则神与⑮弗俱⑯。雷公曰：愿为下⑰材者，勿⑱满而约之。黄帝曰：未⑲满而知约之以为工，不⑳可以为天下师。

黄帝说：要法，好比束扎布袋口。法多不精，则神术不备。雷公说：愿成为有用之才，方法博多而又知其要。黄帝说：其方法博多而又知其要点的，才能成为良医，才能为天下人之师。

雷公曰：愿闻为工。黄帝曰：寸口主中，人迎主外，两者相应，俱往俱来，若引绳大小齐等。春夏人迎微大，秋冬寸口微大。如是者名曰平人。

雷公说：愿意掌握良医之法。黄帝说：寸口脉主五脏，人迎脉主六腑。二脉跳动相应合一致，同来同去，好像绳牵引一样脉跳大小相等。春夏人迎脉跳动略大，秋冬寸口脉跳动略大，这是正常的情况，叫作平人。

人迎大㉑一倍于寸口，病在足少阳，一倍而躁㉒，在手少阳；人迎二倍，病在足太阳，二倍而躁，病在手太阳；人迎三倍，病在足阳明，三倍而躁，病在手阳明。盛则为热，虚则为寒，紧则为痛痹，代则乍甚乍间。盛则泻之，虚则补之，紧痛㉓则取之分肉，代则取血络且饮药，陷下则灸之。

---

① 始："先"义。《国语·晋语》韦昭注："始，先也。"
② 营："察"义。《吕览·孟冬》高诱注："营，度也"；《国语·晋语》韦昭注："度，揆也"。
③ 刺：《周礼·弓人》孙诒让正义："次，亦言相比次也"；《太素·卷十四·人迎脉口》作"次"。
④ 刺：《太素·卷十四·人迎脉口》作"别"。
⑤ 调："察"义。《玉篇·言部》："调，度也"。
⑥ 止：为"知"义。《诗·采薇》王先谦疏："'知'，作'之'"；《诗·墓门》"讯之"之"之"；《韩诗》作"止"。
⑦ 通："知"义。《淮南子·主术》高诱注："通，知也。"
⑧ 约：为"要"之借字。
⑨ 约方："约"通"要"；"方"，"法"义。"约方"，即"要法"义。
⑩ 约囊：束扎布袋口
⑪ 囊满而弗约，则输泄：当为衍文。系误注"约囊"之文字而又误入经文。
⑫ 方："法"义。
⑬ 成："盛"义。
⑭ 约：通"要"。
⑮ 神与："神"为"身"之音转；"与"，为"之"之音转。"神与"，即"身之"。
⑯ 俱："备"义。
⑰ 下：疑为"之"之误。
⑱ 勿：为"其"义。
⑲ 未：疑为"其"之误。
⑳ 不：为"其"义。
㉑ 大："盛"义。
㉒ 躁："数"义。指脉跳快。
㉓ 痛：衍文。前"紧"字，指脉象，"痛"字与脉象无涉，当衍。《甲乙·卷四·第一》无此字。

不盛不虚，以经[①]取[②]之，名曰经刺[③]。人迎四倍者，且大且数，名曰溢阳[④]，溢阳为外格[⑤]，死不治。必审按其本末，察其寒热，以验[⑥]其藏府之病。

人迎脉盛一倍于寸口脉，病在足少阳，一倍而数，病在手少阳；人迎脉盛二倍于寸口脉，病在足太阳，二倍而数，病在手太阳；人迎脉盛三倍于寸口脉，病在足阳明，三倍而数，病在手阳明。盛就是热证，虚就是寒证，紧脉是痛痹病，代脉是轻重相间之病。盛就应泻，虚就应补。脉紧应刺其肌肉，脉代应刺其血络并饮药，络脉虚陷用灸法，直至其不盛不虚，以平为度。这叫作常法。人迎脉盛四倍于寸口脉，并且疾数的，叫作盛阳，盛阳为经气外闭之证，为死证。不能治疗。治病必须审察其标本，察其寒热，以明其脏腑之病。

寸口大于人迎一倍，病在足厥阴，一倍而躁，在手心主；寸口二倍，病在足少阴，二倍而躁，在手少阴；寸口三倍，病在足太阴，三倍而躁，在手太阴。盛则胀满，寒中，食不化[⑦]；虚则热中，出糜[⑧]，少气，溺色变；紧则痛痹；代则乍痛乍止。盛则泻之，虚则补之，紧则先刺而后灸之，代则取血络而后调之，陷下则徒灸之。陷下者，脉血结于中，中有著血，血寒，故宜灸之。不盛不虚，以经取之。寸口四倍者，名曰内关，内关者，且大且数，死不治。必审察其本末之寒温，以验其藏府之病。

寸口脉盛于人迎脉一倍，病在足厥阴，一倍而数，病在手厥阴；寸口脉盛于人迎脉二倍，病在足少阴，二倍而数，病在手少阴；寸口脉盛三倍于人迎脉，病在足太阴，三倍而数，病在手太阴。盛，会出现胀满、热中、大便黄糜等症；虚，会出现寒中、食不化、短气、尿色变白等症。脉紧会病痛痹，脉代其痛间歇性发作。盛就应泻，虚就应补。脉紧的先刺后灸；脉代的先刺血络出瘀血而后调和之；血络虚陷的但用灸法。络陷下是血气滞于中，内有滞血，血寒，所以用灸法。治疗致其不盛不虚，以平为度。寸口脉盛四倍于人迎脉，叫作内关。内关，脉大而数，为死证，不可治疗。治病必察审其标本寒热，以明其脏腑之病。

通其营[⑨]输，乃可传于大数[⑩]。大数曰：盛则徒[⑪]泻之，虚则徒补之。紧则灸刺且饮药，陷下则徒灸之。不盛不虚，以经取之。所谓经[⑫]治者，饮药，亦曰[⑬]灸刺。脉急则引[⑭]，脉大以[⑮]弱[⑯]，则[⑰]欲安静。用力无劳也[⑱]。

---

① 经："平"义。
② 取："为"义。《逸周书・周祝》朱右曾校释："为，取也。"
③ 经刺："经"，"常"义。"刺"字，当为衍文。前文诸"取"字，多为"刺"义。此"刺"涉前文"取"字之义致赘。
④ 溢阳：盛阳。
⑤ 格："闭阻"义。
⑥ 验："明"义。《玉篇・马部》："验，征也"；《左传・昭公三十年》杜预注："征，明也"。
⑦ 寒中、食不化：当在"虚则"后，义始合。
⑧ 热中、出糜：当在"胀满"后，义始合。
⑨ 营：为"荥"之通假。《甲乙・卷四・第一》正作"荥"。可证。
⑩ 数：通"术"。
⑪ 徒："但"义。《庄子・在宥》成玄英疏："徒，但也。"
⑫ 经："常"义。
⑬ 曰：《甲乙・卷四・第一》作"用"。
⑭ 引：指筋脉牵引拘急之证。
⑮ 以：《经词衍释》："以，犹之也"；《经传释词》："其，犹之也"，又"则犹其也"。
⑯ 弱：软弱。
⑰ 则："则"前，拟脱"小"字。
⑱ 用力无劳也：《甲乙・卷四・第一》作"无劳用力"。

明其俞穴的，才能传授给他医术大法。大法是：盛则泻，虚则补。脉紧应灸刺加饮药，络虚陷但用灸法，致其不盛不虚，以平为准则。所说的常规治法，是饮服药物，或用灸刺之法。脉急则成筋脉牵引拘急之证，脉大而弱则想安静，无力劳作。

五色第四十九

雷公问于黄帝曰：五色独决于明堂乎？小子未知其所谓也。黄帝曰：明堂者，鼻[①]也。阙者眉间也，庭者颜也，蕃者颊侧也，蔽者耳门也，其间欲方大，去之十步[②]，皆见[③]于外，如是者寿必中百岁。

雷公问黄帝说：察五色主要是辨别明堂的颜色吗？我不知其所说的含义。黄帝说：明堂，是指鼻上的部分。阙只指眉间，庭指上下颜面，蕃指颊侧的头发，蔽指耳上的头发。两蕃之间宜宽大，相离十寸为好。光润之色显见于外，如此之人可寿命百岁。

雷公曰：五官[④]之辨奈何？黄帝曰：明堂骨高以起，平以直，五藏次[⑤]于中央，六府挟其两侧，首[⑥]面上[⑦]于[⑧]阙庭，王宫[⑨]在[⑩]于下极[⑪]。五藏安于胸中，真[⑫]色以[⑬]致，病色不见，明堂润泽以清，五官恶得无辨[⑭]乎？雷公曰：其不辨者，可得闻乎？黄帝曰：五色之见也，各出其色部。部骨陷[⑮]者，必不免于病矣。其色部乘袭[⑯]者，虽病甚，不死矣。雷公曰：官[⑰]五色奈何？黄帝曰：青黑为痛，黄赤为热，白为寒，是谓五官[⑱]。

雷公说：望色怎样察辨五脏之病？黄帝说：明堂鼻骨高起，平而且直。五脏列于其中间，六腑在其两侧。望面色先察阙、庭之部，心在两目之下。五脏在胸腹内安平无病的，正色可见，病色不见。明堂部润泽光亮，五脏健康怎么会不知呢？雷公说：其不懂之处，可以听一听吗？黄帝说：五色的显现，各见其部位。其部位色沉暗枯败的，必不能免于疾病。其部位色泽润泽明亮的，虽然病

---

① 鼻：“鼻”后，拟脱“上”字。
② 步：疑为“寸”之误。
③ 见：“显”义。《庄子·则阳》成玄英疏：“见，显也。”
④ 五官：“官”疑为“宫”之误。“五官”，当为“五宫”。指五脏。
⑤ 次：“列”义。
⑥ 首：先义。
⑦ 上：引为“察”义。“上”有“知”义，“知”有“别”义。“别”“辨”古通，有“察”义。《论语·雍也》刘宝楠正义：“上，谓上知”；《吕览·有始》高诱注：“知，犹别也”。
⑧ 于：为“其”义。
⑨ 王宫：指心。
⑩ 在：“察”义。
⑪ 下极：两目之下。
⑫ 真：为“正”义。
⑬ 以：为“之”义。
⑭ 辨：“明”义。
⑮ 陷：指沉暗枯败之色。
⑯ 乘袭：指明润之色。“乘”，“上”义，色显现。与前文之“陷”对举。“袭”，“明”义。《文选·封燕然山铭》李周翰注：“乘，上也。”《文选·魏都赋》吕向注：“袭，著也”；《周礼·大宗伯》郑玄注：“著，明也”。
⑰ 官：观察。《说文通训定声》：“官，假借为馆”；《诗·公刘》马瑞辰笺：“‘馆’‘观’古同声通用”。
⑱ 五官：疑“官”为“色”之误。“五官”，为“五色”之误。与上文“五色之见也”例始合。

重，不会死亡。雷公说：怎样观察五色的主病？黄帝说：青色、黑色主疼痛；黄色、赤色为热证；白色为寒证，这是五色主病。

雷公曰：病之益甚，与其方[①]衰如何？黄帝曰：外内皆在[②]焉。切其脉口滑小紧以[③]沉者，病益甚，在中；人迎气大紧以浮者，其病益甚，在外。其脉口浮滑者，病日进；人迎沉而滑者，病日损。其脉口滑以沉者，病日进，在内；其人迎脉滑盛以浮者，其病日进，在外。脉之浮沉及人迎与寸口气小大[④]等者，病难已。病之在藏，沉而大者，易已。小为逆。病在府，浮而大者，其病易已。人迎盛坚[⑤]者，伤于寒；气口盛坚者，伤于食。

雷公说：病之渐重，和病将衰退，其脉象是怎样的？黄帝说：内外部都要察。察其寸口脉滑、小、紧、沉的，病渐重，病在五脏；察其人迎脉大、紧、浮的，病渐重，病在六腑。寸口脉浮滑的，病渐重；人迎脉沉滑的，病日减。寸口脉沉滑的，病渐重，病在五脏；人迎脉滑大浮的，病渐重，病在六腑。脉跳浮沉不等，及人迎寸口脉都小而不等的，病难愈。病在五脏，脉沉而大的，易愈；小为病逆不易愈。病在六腑，脉浮而大的，其病易愈。人迎脉大紧的，是伤于寒邪；寸口脉大紧的，是伤于饮食。

雷公曰：以色言病之间甚奈何？黄帝曰：其色粗[⑥]以明[⑦]，沉夭者为甚。其色上行者病益甚；其色下行如云彻散者病方已。五色各有藏部，有外部，有内部也。色从外部走内部者，其病从外走内；其色从内走外者，其病从内走外。病生于内者，先治其阴，后治其阳，反者益甚；其病生于阳者，先治其外，后治其内，反者益甚。其脉滑大以代而[⑧]长者，病从外来，目有所见，志[⑨]有所恶[⑩]。此阳气之并[⑪]也。可变[⑫]而已。

雷公说：怎样望色以诊断病的轻重？黄帝说：色浮而明的病轻，沉而枯暗的病重。其色加重的病渐重，其色渐消如云散退的病将愈。五脏的病色，各有其显现部位。外侧为六腑，内侧为五脏。病色从外侧走内侧的，是病从外入内；其病色从内侧走外侧的，其病从内走外。病生于内的，先治其内，后治其外，治反了会加重病；病生于外的，先治其外，后治其内，治反了会加重病。其脉滑大而长的，是外病，目可察其色，心可识其病。这是阳气之病，可辨证而治愈。

雷公曰：小子闻风者，百病之始[⑬]也。厥逆[⑭]者，寒湿之起[⑮]也。别[⑯]之奈何？黄帝曰：常[⑰]候阙

---

① 方：将。
② 在："察"义。
③ 以：为"而"义。
④ 大：疑为"不"之误。后文"大者易已，小为逆"。此论脉小为逆，"大"字当误。所以下文云"病难已"。
⑤ 坚：《甲乙·卷四·第一》作"紧"。
⑥ 粗：引为"浮"义。《广雅·释器》："粗，覆也"；《释名·释言语》："覆者孚也，如孚甲之在物外也。"
⑦ 明：《甲乙·卷一·第十五》"明"下有"者为间"三字。例合。
⑧ 代而：当为衍文。涉前文"大以"之音而致衍。去之义合。
⑨ 志："心"义。
⑩ 恶："察"义。《甲乙·卷四·第一》作"存"。
⑪ 并；为"病"之通假。郭霭春："日抄本'并'作'病'。"
⑫ 变：通"辨"。辨别。
⑬ 始："先"义。
⑭ 厥逆：寒凉之证。
⑮ 起："生"义。《文选·和王著作八公山诗》吕延济注："起，犹生也。"
⑯ 别：辨。
⑰ 常：《甲乙·卷一·第十五》作"当"。

中。薄泽为风，冲[①]浊为痹，在地[②]为厥。此其常也，各以其色言其病。

雷公说：我听说风邪是百病之起因。手足寒凉之证，是由寒湿之邪产生的。怎样察辨？黄帝说：当察阙中，色浅薄的是风邪，色重浊的是痹病，色见面下部的，是手足寒凉之证。这是望色之常法，各以其色辨其病。

雷公曰：人不病卒[③]死，何以知之？黄帝曰：大气入于藏府者，不病而卒死矣。雷公曰：病小愈而卒死者，何以知之？黄帝曰：赤色出两颧，大如母指者，病虽小愈，必卒死。黑色出于庭，大如母指，必不病而卒死。

雷公说：人无病突然死亡，怎样预知？黄帝说：大邪气侵入脏腑，所以突然死亡。雷公说：有的病稍见好转，却又突然死亡，这怎样预知？黄帝说：红色见于颧部，如拇指大小，病虽少愈，必突然死亡。黑色见于额部，如拇指大小，必无病而突然死亡。

雷公再拜曰：善哉！其死有期乎？黄帝曰：察色以言其时。雷公曰：善乎！愿卒闻之。黄帝曰：庭者，首面也。阙上者，咽喉也。阙中者，肺也。下极[④]者，心也。直[⑤]下者，肝也。肝左者，胆也。下者，脾也。方上者，胃也。中央者，大肠也。挟大肠[⑥]者，肾也。当肾者，脐也。面王[⑦]以上者，小肠也；面王以下者，膀胱子处也。颧者，肩也。颧后者，臂也。臂下者，手也。目内眦上者，膺乳也。挟绳[⑧]而上者，背也。循牙车以下[⑨]者，股也。中央者，膝也。膝以下者，胫也。当胫以下者，足也。巨分者，股里也。巨屈者，膝膑也[⑩]。此五藏六府肢节之部也。各有部分。有部分[⑪]。用阴和阳，用阳和阴。当[⑫]明部分，万举万当。能别左右。是谓大道。男女异位[⑬]，故曰阴阳。审察泽夭，谓之良工。

雷公再拜后说：讲得好！突然死亡，可预知死期吗？黄帝说：察其面色，可知其时。雷公说：好啊！愿尽知之。黄帝说：天庭是头面望色之要部。阙上主咽喉，阙中主肺，两目下是心，其下是肝。肝左是胆，胆下是脾，脾上是胃。面部中央是大肠，大肠旁是肾，与肾齐是脐。鼻头上部是小肠，鼻头下部是膀胱子宫。颧是肩，颧后是臂，臂下是手。眼内角上是胸乳，挟睛旁上部是背。牙车上是股，牙车中是膝，膝下是胫，胫下是足。这是五脏六腑、臂胫肢节在面部的位置，各有其色部。察阴知阳，察阳知阴，审明色部，万病不误。能比辨左右，叫作大法。男子病色在左为逆，在右为顺；女子病色在右为逆，在左为顺。所以说男女不同。能审察色泽的明润枯暗，叫作良医。

---

① 冲：《广雅·释训》王念孙疏：“‘憧憧’，‘冲冲’，并字异而义同”。《说文通训定声》：“重，假借为憧。”

② 地：“下”义。

③ 卒：通“猝”。突然。

④ 下极：两目下。

⑤ 直：“其”义。《说文通训定声》：“置，假借又为直”；《经义述闻》：“‘置’‘德’古字通”；《管子集校》：“‘得’‘德’通”；《文选·与山巨源绝交书》旧校：“‘得’，作‘其’字。”

⑥ 挟大肠：《甲乙·卷一·第十五》作“侠傍”。

⑦ 面王：鼻头。

⑧ 绳：为“睛”之音转。“绳”“睛”古韵近，故可通转。

⑨ 下：《甲乙·卷一·第十五》作“上”。

⑩ 巨分者，股里也，巨屈者，膝膑也：当为衍文。义与上文股膝之说重复。

⑪ 有部分：衍文。郭霭春：“蒙上文误衍。”

⑫ 当：《甲乙·卷一·第十五》作到“审”。义妥。

⑬ 男女异位：指男女病色部位左右逆顺不同。《素问·玉版论要》：“女子右为逆，左为从；男子左为逆，右为从。”王冰注：“左为阳，故男子右为从而左为逆；右为阴，故女子右为逆而左为从。”

沉浊为内，浮泽[①]为外，黄赤为风，青黑为痛，白为寒，黄而膏润为脓，赤甚者为血，痛[②]甚为挛，寒[③]甚为皮不仁。五色各见其部，察其浮沉，以知浅深；察其泽夭，以观成败；察其散抟，以知远近；视色上下，以知病处；积神于心，以知往今。故相[④]气不微，不知是非，属意勿去，乃知新故。色明不粗[⑤]，沉夭为甚；不[⑥]明不泽，其病不甚。其色散，驹驹然[⑦]，未有聚[⑧]。其病[⑨]散而气痛，聚未成[⑩]也。

色沉浊病在脏，色浮清病在腑。黄、赤是风邪，青、黑是痛证，色白是寒，色黄润泽的是痈脓，色赤甚的是瘀血，青甚的是筋挛，黑甚的是肌肤麻木不仁。五色各见其部位。察色的浮沉，可以知道病的浅深；察色的润枯，可以知道病之好坏；察色的散聚，可以知道病的新久；察色的上下，可以知病的部位；用心察辨，可以知古今之病。所以察气不精，不知是非。专心察病，才能够了解其新久变化。色明不败，沉夭则是病重。色明而润泽，其病不重。病色散，面色好转，是无病邪。色败散而气痛，是病加重了。

肾乘心，心先[⑪]病，肾为应，色皆如是。

肾病传及心脏，心脏在面之部位即见肾病的黑色，这是肾病及心在面部的反映。其他脏病邪传变所见的病色，都是这样。

男子色在于面王[⑫]，为小腹痛，下为卵痛，其圆直[⑬]为茎痛，高为本[⑭]，下为首[⑮]，狐疝㿉阴之属也。

男子病色在鼻头，为小腹痛；在面下部，为卵痛。其病色圆直的，为茎痛。其色浓而明显的，是病重；其色消散的，是病邪收敛。狐疝下阴之病用此望色法。

女子在于面王[⑯]，为膀胱子处之病。散为痛[⑰]，抟为聚[⑱]。方员[⑲]左右，各如其色形。其随而下至胝[⑳]

---

① 泽：《甲乙·卷一·第十五》作“清”。

② 痛：疑涉前“青黑”之“青”而误为“痛”。

③ 寒：疑为“黑”之误。“寒”“黑”古声近，故可通转。《素问·疟论》：“寒者，阴气也”；《周礼·春官》郑玄注：“黑云为阴”。

④ 相：“察”义。

⑤ 粗：“败”义。《尔雅·释器》：“粗，覆也”；《论语·阳货》朱熹集注：“覆，倾败也”。

⑥ 不：为“且”义。

⑦ 驹驹然：“好”义。郭霭春：“‘驹’，应读为‘拘’。”《淮南子·精神训》高注：‘拘拘，好貌’。”

⑧ 聚：引为“病”义。《广雅·释诂》：“聚，蹇也”；《易·蹇》孔颖达疏：“蹇，难也”；《经义述闻》：“古人多谓患为难”；《慧琳音义·卷二十七》注：“难，患也，痾也”。

⑨ 病：在此引为“伤败”义。《国语·晋语》韦昭注：“病，败也。”

⑩ 聚未成：“聚”，“病”义；“成”通“盛”。即“病之盛”之义。

⑪ 先：疑为“色”之误。义始合。

⑫ 王：“头”义。

⑬ 圆直：指病色之形状圆直。

⑭ 高为本：“高”，指色浓而明显；“本”，引指病重。《管子集校》：“本，作农”；《书·洪范》孔安国传：“农，厚也”。

⑮ 下为首：“下”，病色消散；“首”，为“收”义，指病邪收敛。“首”“收”古音同，故可通转。《文选·洛神赋》李周翰注：“首饰，谓钗冠之属”；《广雅·释器》：“收，冠也”；《庄子·天运》成玄英疏：“首，头也”；《汉书·昭帝纪》颜师古注：“冠者，首之所著”。是“首”“收”古可通之证。

⑯ 王：“头”义。

⑰ 痛：通利。引指邪气消去。

⑱ 聚：引为“病”义。

⑲ 员：通“圆”。《说文通训定声》：“员，假借又为圆。”

⑳ 胝：郭霭春云“‘胝’疑为‘脤’之误字，‘脤’则为‘唇’之借字。《庄子·德充符》释文引崔注：‘脤、唇同’。‘其随而下至脤’者，谓望其色由面王而下至唇也”。

为淫[①]，有[②]润如膏状，为暴食不洁。

女子病色在鼻头，是膀胱子宫之病。其病色消散，为邪气消去；其病色浓聚，为病重。方圆左右，其病色形状各不相同。病色由面上下至唇的，是白带病。其病色光润如膏脂的，是暴食或吃了不洁食物之食积病。

左为左，右为右[③]，其色有邪，聚散而不端[④]，面色所指[⑤]者也。色者，青黑赤白黄，皆端满[⑥]有[⑦]别乡[⑧]，别乡赤者，其色亦[⑨]，大如榆荚，在面王[⑩]为[⑪]不日[⑫]。其色上锐[⑬]，首空[⑭]上向[⑮]，下锐下向。在左右如法。以五色命藏，青为肝，赤为心，白为肺，黄为脾，黑为肾。肝合筋，心合脉，肺合皮，脾合肉，肾合骨也。

左察右，右察左，其病色每聚散无常规，察面色即可知道。色分青、黑、赤、白、黄五种，都常见于其相应的部位。如分部色赤，其色异常，大如榆荚，出现在鼻头常不到一日。其色明显，病色上端明显的，病在上部；病色下端明显的，病在下部。病色出现在左右的，以此法类推。用五色来应合五脏，青属肝，赤属心，白属肺，黄属脾，黑属肾。另外，肝与筋相合，心与脉相合，肺与皮相合，脾与肉相合，肾与骨相合。

---

① 淫：指白带病。《素问·痿论》王冰注：“白淫，谓白物淫衍，如精之状，女子阴器中绵绵而下也。”

② 有：“其”义，指病色。《经词衍释》：“有，犹为也，其也。”

③ 左为左，右为右：《甲乙·卷一·第十五》作“左为右，右为左”。“为”，在此引为“察”义。《左传·昭公元年》杜预注：“为，治也”；《战国策·赵策》杜预注：“治，犹校”；《广韵·校韵》：“校，检校”；《后汉书·周黄徐姜申屠传》李贤注：“检，犹察也”。

④ 端：引为“常”义。《国语·晋语》韦昭注：“端，正也”；《书·说命》孔安国传：“正，长也”；《说文通训定声》：“常，假借为长”。

⑤ 指：为“知”义。

⑥ 端满：“端”，“常”义；“满”为“瞒”义。“显”，“见”义。“端满”，即“常显”义。《玄应音义·卷十七》注：“瞒，平视也。”“视”可引为“见”义。

⑦ 有：为“其”义。

⑧ 别乡：与前文之“部分”“色部”“脏部”等互文同义。“乡”为“处”义，“别”为“分”义。“别乡”，即“分部”义。指五脏病色或常色在面部的不同位置。《汉书·东方朔传》颜师古注：“别，分也”；《匡谬正俗·卷八》：“乡者，居也”；《周礼·大史》郑玄注：“居，犹处也”。

⑨ 亦：为“异”义。

⑩ 王：“头”义。

⑪ 为：“之”义。

⑫ 不日：即日。不超过一日。《诗·灵台》朱熹集注：“不日，不终日也。”

⑬ 上锐：“锐”为“睿”义。“显明”义。《国语·楚语》韦昭注：“睿，明也。”

⑭ 首空：即“病色的上部明显”之义。与下文之“下锐”正对举。“锐”为“睿”义。

⑮ 向：“处”义。《庄子·天地》陆德明释文：“向，本又作乡。”“乡”有“处”义。

论勇第五十

黄帝问于少俞曰：有人于此，并行并立，其年之长少等也，衣之厚薄均也。卒然遇烈风暴雨，或病或不病，或皆病，或皆不病，其故何也？少俞曰：帝问何急？黄帝曰：愿尽闻之。少俞曰：春青[①]风，夏阳风，秋凉风，冬寒风。凡此四时之风者，其所病各不同形。

黄帝问少俞说：有人生活起居一样，年龄相等，衣服厚薄相同，突然遭遇烈风暴雨侵袭，有的病有的不病，或都病，或都不病，这是为什么？少俞说：你先问什么呢？黄帝说：我愿意都知道。少俞说：春天是温风，夏天是热风，秋天是凉风，冬天是寒风。凡此四时之风，其致病是各不相同的。

黄帝曰：四时之风，病人如何？少俞曰：黄色薄皮弱肉者，不胜春之虚[②]风；白色薄皮弱肉者，不胜夏之虚风；青色薄皮弱肉者，不胜秋之虚风；赤色薄皮弱肉者，不胜冬之虚风也。

黄帝说：四时的风邪，怎样使人患病？少俞说：色黄皮薄肌肉软弱的人，不耐春天的邪风；色白皮薄肌肉软弱的人，不耐夏天的邪风；色青皮薄肌肉软弱的人，不耐秋天的邪风；色赤皮薄肌肉软弱的人，不耐冬天的邪风。

黄帝曰：黑色不病乎？少俞曰：黑色而皮厚肉坚，固[③]不伤于四时之风。其皮薄而肉不坚，色不一者，长夏至而有虚风者，病矣。其皮厚而肌肉坚者，长夏至而有虚风，不病矣。其皮厚而肌肉坚者，必[④]重感于寒，外内皆然，乃[⑤]病。黄帝曰：善。

黄帝说：黑色的人不生病吗？少俞说：色黑皮厚肌肉坚实的人，他一般不会伤于四时的风邪。但皮薄肌肉不坚实，色不固定的，农历六月的风邪，可使他生病。如果色黑皮厚肌肉坚实，六月的风邪，也不能使他生病。其色黑皮厚肌肉坚实的人，如果重感于寒邪，内外受邪，也可得病。黄帝说：讲得好！

黄帝曰：夫人之忍痛与不忍痛者，非[⑥]勇怯之分也。夫勇士之不[⑦]忍痛者，见难则前，见痛则止[⑧]；夫怯士之[⑨]忍痛者，闻难则恐，遇痛不[⑩]动。夫勇士之忍痛者，见难不恐，遇痛不动；夫怯士

---

① 青：《甲乙·卷六·第五》作“温”。
② 虚：引为“邪”“病”义。《吕览》高诱注：“虚，病”；《文选·新漏刻铭并序》李周翰注：“虚，损也”。下诸“虚”，例同。
③ 固：“其”义。《经传释词》：“固，犹乃也”“乃，犹其也。”
④ 必：“若”“如果”义。《经词衍释》：“必，犹若也。”
⑤ 乃：“也可”义。《潜夫论·述赦》汪继培笺：“亦，今作‘乃’。”
⑥ 非：为“其”义。
⑦ 不：疑为衍文。去之义合。
⑧ 止：“制”义。
⑨ 之：“之”下，当脱“不”字，义始合。怯士不能忍痛，当云“不忍痛”。
⑩ 不：“而”义。

之不忍痛者，见难与痛，目转面[①]眄，恐不能言，失气惊，颜色变化，乍[②]死乍生。余见其然也，不知其何由，愿闻其故。少俞曰：夫忍痛与不忍痛者，皮肤之薄厚，肌肉之坚脆缓急之分也，非勇怯之谓也。

黄帝说：人能忍痛和不能忍痛，是勇士和怯士的区分之处。勇士能忍痛，见难敢前，见痛能制服它；怯士不能忍痛，见难则怕，遇痛乱动。勇士能忍痛的，见难不怕，遇痛不动；怯士不能忍痛，见难和痛，目珠吓得左右乱转，害怕的不能说话，失气惊恐，面色变白，作死作生之状。我看到这样的情形，不知道是为什么？愿知其因。少俞说：人能忍痛和不能忍痛，其皮肤的厚薄，肌肉的坚软松紧有区别。这是勇怯不同的原因。

黄帝曰：愿闻勇怯之所由然。少俞曰：勇士者，目深以固，长衡直扬，三焦[③]理横。其心端直，其肝大以坚，其胆满以傍[④]。怒则气盛而胸胀，肝举而胆横，眦裂而目扬，毛起而面苍[⑤]，此勇士之由然也。

黄帝说：愿知勇怯产生的详细原因。少俞说：勇士目多眶深坚固，眉粗而直，上下肌肉丰满，其心端正，肝大而坚实，胆汁盛满而胆囊大。发怒时气盛胸胀，肝上胆逆，目瞪眉扬，毛发竖起，面红赤，这是勇士的具体情况。

黄帝曰：愿闻怯士之所由然。少俞曰：怯士者，目大而不[⑥]减[⑦]，阴阳相失[⑧]，其[⑨]焦理纵[⑩]，髑骬短而小，肝系[⑪]缓[⑫]，其胆不满而纵，肠胃挺，胁下空，虽方[⑬]大怒，气不能满其胸，肝肺[⑭]虽举，气衰复下，故不能久怒，此怯士之所由然者也。

黄帝说：愿知怯士产生的详细原因。少俞说：怯士，眼大而陷下，阴阳气虚，其上中下三部的肌肉腠理松弛，胸骨剑突短小，肝脏小而软弱，其胆汁不盛满，胆囊松弛，胃肠易下垂，胁下空虚。虽其大怒，但气不能满其胸，肝胆虽举，怒气衰减后立即降下，所以不能久怒，这是怯士的具体情况。

黄帝曰：怯士之得酒，怒不避勇士者，何藏使然？少俞曰：酒者，水谷之精，熟谷之液也。其气慓悍，其入于胃中，则胃胀，气上逆，满于胸中，肝浮胆横。当是之时，固比于勇士，气衰则悔。与勇士同类，不知避之，名曰酒悖也。

黄帝说：怯士喝酒后，怒而不避勇士的，是哪一脏器导致他这样的？少俞说：酒是水谷之精华，熟谷酿制之汁液，它的性质急烈。所以酒入胃后，使胃胀，气上逆，撑满胸中，肝上胆逆。这时，可与勇士相比，但酒气衰去则后悔。酒后怯士与勇士同样，不知避难，这叫作酒逆。

---

① 面：为“而”之误。郭霭春：“刘校云：‘详文义应改为‘而’形近而误’。”
② 乍：通“作”。《墨子·兼爱》孙诒让注：“乍，古与‘作’通。”
③ 三焦：指上、中、下人体之三部。
④ 傍：通“旁”。“大”义。《广雅·释诂》王念孙疏：“‘旁’与‘傍’通。”《管子集校》：“旁，大也。”
⑤ 苍：疑为“赤”之误。人怒则面红耳赤，不当云“苍”。
⑥ 不：助词。
⑦ 减：“陷”义。《慧琳音义·卷十一》注：“减，欠陷也。”
⑧ 失：“虚”义。
⑨ 其：“其”下，疑脱“三”字。“三焦理纵”，与前文“三焦理横”例合。
⑩ 纵：松弛。
⑪ 系：当作“糸”。“小”义。《广韵·锡部》：“糸，细丝也”；《广雅·释诂》：“糸，微也”；《玉篇·糸部》：“糸，么也”；《元包经传·孟阴》李江注：“么，小也”。
⑫ 缓：“软”义。
⑬ 方：“其”义。《诗·行苇》陈奂传疏：“方，犹且也”；《经词衍释》：“且，犹其也”。
⑭ 肺：为“胆”之误。郭霭春：“‘肺’，疑为‘胆’之误字。律以前文‘肝举胆横’，可知。”

背腧第五十一

黄帝问于岐伯曰：愿闻五藏之腧，出于背者。岐伯曰：胸中[①]大腧[②]，在抒骨[③]之端，肺腧在三焦之间，心腧在五焦之间。膈腧在七焦之间，肝俞在九焦之间，脾腧在十一焦之间，肾腧在十四焦之间，皆挟脊相去三寸所。则欲得而验之，按其处，应在中而痛解，乃其腧也。灸之则可，刺之则不可。气盛则泻之，虚则补之。以火补者，毋吹其火，须自灭也；以火泻者，疾吹其火。传[④]其艾，须其火灭也。

黄帝问岐伯说：愿知背部五脏之俞穴。岐伯说：胸椎之大杼穴，在颈椎骨下端。肺俞穴在第三脊节之间，心俞穴在第五脊节之间，膈俞穴在第七脊节之间，肝俞穴在第九脊节之间，脾俞穴在第十一节之间，肾俞穴在第十四节之间，其穴都在脊骨旁，两穴相距三寸。想验证其穴，按压其处，病人感到痛苦好转舒适的，就是该穴。这些穴，宜灸，不宜刺。邪气盛应泻，正气虚应补。用艾火补治的，不要吹灭艾火，使其自灭，以延长灸治时间；用艾火泻治的，急吹其火，转动艾头，使其火灭，以缩短灸治时间。

---

① 中："之"义。

② 大腧：指大杼穴。大杼穴在第一胸椎棘突下旁开 1.5 寸处。

③ 杼骨：颈椎骨一名"柱骨"。颈椎骨下端为大杼穴，所以说"在柱骨之端"。

④ 传：转动。

卫气第五十二

黄帝曰：五藏者，所以藏精神魂魄者也，六府者，所以受水谷而行[①]化物者也。其气内干[②]五藏，而外络肢节。其浮[③]气之不循经者，为卫气；其精[④]气之行于经者，为营气。阴阳相随，外内相贯，如环之无端。亭亭淳淳乎，孰能穷之。然其分别阴阳，皆有标本虚实所离[⑤]之处。能别阴阳十二经者，知病之所生。候虚实之所在者，能得[⑥]病之高下。知六府[⑦]之气街者，能知解结契绍[⑧]于[⑨]门户[⑩]。能知虚石[⑪]之坚软者，知补泻之所在。能知六经标本者，可以无惑于天下。

黄帝说：五脏，所以藏纳精神魂魄，六腑，所以受纳水谷而消化食物。水谷之精气，内行于五脏，外注于肢节。其浊气不循经脉的，是卫气，其清气行于经脉的，是营气。上下相从，内外相通，如圆环之无端止，滚滚流行，谁能止之？然而察辨其阴阳，都有标本虚实，所病之处。能辨别阴阳十二经脉的，知病所生之因；能察虚实之所在的，能知病之上下病位；能知经脉的气街要道的，可知解病开结的关键；能知虚实补泻的，可知补泻的要领；能知六经标本的，可以不败于天下之众病。

岐伯曰：博哉圣帝之论！臣请[⑫]尽意[⑬]悉言之。足太阳之本，在跟以上五寸中，标在两络命[⑭]门。命门者，目也。足少阳之本，在窍阴之间，标在窗笼之前。窗笼者，耳也。足少阴之本，在内踝下上三寸中，标在背腧与舌下两脉也。足厥阴之本，在行间上五寸所，标在背腧也。足阳明之本，在厉兑，标在人迎颊挟颃颡也。足太阴之本，在中封前上四寸之中，标在背腧与舌本也。

岐伯说：你说得真广泛！我尽量详细讲解。足太阳经脉之本，在足跟以上五寸处，其标在两侧的睛明穴，睛明，就是目旁之穴。足少阳经脉之本，在窍阴穴，其标在耳前，就是耳前的听宫穴。足少阴经脉之本，在内踝上三寸处的交信穴，其标在背部的肾俞穴及舌下两脉处的廉泉穴。足厥阴经脉之本，在行间穴上五寸处的中封穴，其标在背部的肝俞穴。足阳明经脉之本，在厉兑穴，其标

---

① 行：衍文。《甲乙·卷二·第四》无。去之例合。
② 干：《甲乙·卷二·第四》作“循于”。
③ 浮：《灵枢·营卫生会篇》云“清者为营，浊者为卫。营行于脉中，卫行于脉外”。
④ 精：“清”义。营气之“清”，与卫气这“浊”对举。
⑤ 离：“病”义。
⑥ 得：“知”义。《吕览·君守》高诱注：“得，犹知也。”
⑦ 六府：《甲乙·卷二·第四》作“经”。
⑧ 解结契绍：“解结”，“解病”之义；“契绍”，“开结”之义。《文选·南都赋》李善注：“结，犹同也。”“同”通“痛”“病”。《说文·糸部》：“绍，紧纠也”；《诗·大雅·绵》毛传：“契，开也”。
⑨ 于：“之”义。
⑩ 门户：门户为出入必经之处，引为“要道”“关键”之义。《论衡·祭意》：“门户，人所出入。”
⑪ 石：《甲乙·卷二·第四》正作“实”。
⑫ 请：“谨”义。
⑬ 尽意：衍文。《甲乙·卷二·第四》无。
⑭ 命：“明”义。

在人迎穴、咽上之上嗓处。足太阴经脉之本，在中封穴前上处的三阴交穴，其标在背部的脾俞穴和舌根。

手太阳之本，在外踝之后，标在命门之上一寸也。手少阳之本，在小指次指之间上二寸，标在耳后上角下外眦也。手阳明之本，在肘骨中，上至别阳[①]，标在颜下合钳上[②]也。手太阴之本，在寸口之中，标在腋内动[③]也。手少阴之本，在锐骨之端，标在背腧也。手心主之本，在掌后两筋之间二寸中，标在腋下下[④]三寸也。凡候此者，下虚则厥[⑤]，下盛则热；上虚则眩，上盛则热[⑥]痛。故石[⑦]者绝[⑧]而止之，虚者引而起[⑨]之。

手太阳经脉之本，在手外踝后的养老穴，其标在睛明穴上方一寸处。手少阳经脉之本，在手小指次指间上二寸处的液门穴，其标在耳后上角的角孙穴，及外眦的丝竹空穴。手阳明经脉之本，在肘骨中的曲池穴，上至臂臑处，其标在颜面下及耳旁的头维穴。手太阴经脉之本，在寸口中的太渊穴，其标在腋下动脉天府穴。手少阴经脉之本，在掌后锐骨端的神门穴，其标在背部的心俞穴。手厥阴经脉之本，在掌后二寸两筋间的内关穴，其标在腋下三寸处的天池穴。凡察诸经脉病变，下虚就是寒证，下盛就是热证；上虚是眩晕证，上盛是痛证。所以实证竭而治之，虚证补而愈之。

请言气街[⑩]：胸气有街，腹气有街，头气有街，胫气有街。故气在头者，止[⑪]之于脑；气在胸者，止之膺与背腧；气在腹者，止之背腧，与冲脉于脐左右之动脉者；气在胫者，止之于气街[⑫]，与承山踝上以下。取此者用毫针，必先按而在[⑬]久[⑭]应于手，乃刺而予之。所治[⑮]者，头痛眩仆，腹痛中满暴胀，及有新积[⑯]。痛可移[⑰]者，易已也；积不痛，难已也。

现在讲一讲气聚之处：胸气有聚集之处，腹气有聚集之处，头气有聚集之处，胫气有聚集之处。所以气在头，聚集于脑；气在胸，聚集在胸部与背俞；气在腹，聚集在背部之俞及冲脉在脐左右的动脉处；气在胫，聚集在气冲穴及承山穴和足踝上下处。刺此气聚之处，应用毫针，必须先按其处长时，待脉气应手，再刺治之。所刺之病包括头痛眩晕仆倒，腹痛，脘腹胀满，及其他新感之病。针刺后疼痛能够缓解的，病易愈；病不痛，难愈。

---

① 别阳：杨上善云“背臑，手阳明络，各曰别阳”。
② 钳上：指耳。《甲乙·卷二·第五》：“钳大者，耳也。”
③ 动：《甲乙·卷二·第四》“动”下有“脉”字，义例合。
④ 下：衍文。《甲乙·卷二·第四》无。
⑤ 厥：“寒”义。
⑥ 热：衍文。去之例合。
⑦ 石：《甲乙·卷二·第四》正作“实”。
⑧ 绝：“竭”义。《淮南子·本经》高诱注：“绝，竭也。”
⑨ 起：引为“愈”义。
⑩ 气街：为气聚集之处。《文选·放歌行》刘良注：“结，聚也。”
⑪ 止：“聚”义。与前文之“街（结）”互文同义。《诗·正月》隐奂传疏：“止，集也”；《集韵·缉韵》：“集，聚也”。
⑫ 气街：此“气街”，指气冲穴。张景岳：“此云气街，谓足阳明经穴，即气冲也。”
⑬ 在：《助字辨略》：“在，犹於也”；《经传释词》：“於，犹之也”。
⑭ 久：长时间。
⑮ 治：《甲乙·卷二·第四》作“刺”。
⑯ 积：引为“病”义。
⑰ 移：“缓”义。《经义述闻》：“移，为宽衍之义。”

论痛第五十三

黄帝问于少俞曰：筋骨之强弱，肌肉之坚脆，皮肤之厚薄，腠理之踈密，各不同，其于针石火焫之痛何如？肠胃之厚薄坚脆亦不等，其于毒药[①]何如？愿尽闻之。少俞曰：人之骨强、筋弱[②]、肉缓[③]、皮肤厚者耐痛。其于针石之痛、火焫亦然。

黄帝问少俞说：筋骨的强弱，肌肉的坚脆，皮肤的厚薄，腠理的疏松缀密，各不相同，他们耐受针石、火灸治疗时的疼痛是怎样的？肠胃的厚薄、坚脆也不相同，他们耐受药物的情况是怎样的？愿尽知之。少俞说：人骨坚强、筋有力、肉柔软、皮肤厚的耐痛。对于针石、火灸之痛也是这样。

黄帝曰：其耐火焫者，何以知之？少俞答曰：加以[④]黑色而美[⑤]骨者，耐火焫。黄帝曰：其不耐针石之痛者，何以知之？少俞曰：坚肉薄皮者，不耐针石之痛，于火焫亦然。

黄帝说：怎样知道他能够耐火灸？少俞答道：皮肤黑而骨大的人，能够耐受火灸。黄帝说：怎样知道他不能耐受针石之痛？少俞说：肌肉虽坚实但皮肤薄的，不能耐受针石之痛，对于火灸，也是这样。

黄帝曰：人之病，或同时而伤[⑥]，或易已，或难已，其故何如？少俞曰：同时而伤，其身多热者易已，多寒者难已。

黄帝说：人患病，同时而病，有的易愈，有的难愈，这是为什么？少俞说：同时而病，身体多热的易愈，身体多寒的难愈。

黄帝曰：人之胜毒[⑦]，何以知之？少俞曰：胃厚、色黑、大骨及[⑧]肥者，皆胜毒；故[⑨]其瘦而薄[⑩]胃者，皆不胜毒也。

黄帝说：怎样知道人之耐药？少俞说：胃厚、色黑、大骨肉肥的，都能耐受药物；瘦人而胃弱的，都不能耐受药物。

---

① 毒药：泛指药物。
② 弱：《甲乙·卷六·第十一》作“劲”。
③ 缓：“软”义。《吕览·任地》高诱注：“缓，柔也”；《史记·乐书》张守节正义：“柔，软也”。
④ 加以：郭霭春云“《要旨》卷二十三引‘黑色’上无‘加以’二字”。
⑤ 美：“大”义。《诗·简兮》陈奂传疏：“美人，硕人也”；《诗·大田》郑玄笺：“硕，大也”。
⑥ 伤：“病”义。《国语·晋语》韦昭注：“伤，病也。”
⑦ 毒：指毒药。泛指药物而言。
⑧ 及：《甲乙·卷六·第十一》作“肉”。
⑨ 故：衍文。《甲乙·卷六·第十一》无，去之例合。
⑩ 薄：“弱”义。《后汉书·赵咨传》李贤注：“薄，微也”；《孟子·公孙丑》赵岐注：“微，小也”；《战国策·齐策》高诱注：“弱，小也”。

天年[①] 第五十四

黄帝问于岐伯曰：愿闻人之始生，何气筑[②]为基[③]？何立[④]而为楯[⑤]？何失而死？何得而生？岐伯曰：以母[⑥]为基，以父[⑦]为楯，失神者死，得神者生也。黄帝曰：何者为神[⑧]？岐伯曰：血气已[⑨]和，荣卫已通，五藏已成，神气舍心，魂魄毕具，乃成为人。

黄帝问岐伯说：愿知人之生，什么气是源始？什么气是本？失什么而死？得什么而生？岐伯说：以阴为源始，以阳为本，失神则死，得神则生。黄帝说：什么是生命？岐伯说：血气和，营卫通，五脏形成，神气在心，魂魄具备，这就成为人。

黄帝曰：人之寿夭各不同，或夭，寿[⑩]，或卒死，或病久，愿闻其道。岐伯曰：五藏坚固，血脉和调，肌肉解利，皮肤致密，营卫之行，不失其常，呼吸微徐[⑪]，气以度行，六府化谷，津液布扬，各如其常，故能长久。

黄帝说：人的寿夭各不同。或夭折，或长寿，或猝死，或久病。愿知其理。岐伯说：五脏坚固，血脉和调，肌肉滑利，皮肤致密，营卫气行，不失常律，呼吸畅和，气行有度，六腑化生水谷功能，津液布散功能等都正常，所以能长寿。

黄帝曰：人之寿百岁而死，何以致[⑫]之？岐伯曰：使[⑬]道隧[⑭]以长，基墙高以方，通调营卫，三[⑮]部三里[⑯]，起[⑰]骨高肉满，百岁乃得终。

黄帝说：怎样知道人能长寿百岁？岐伯说：气道深直而长，面方圆，营卫之气和调，面部上中下三处，骨高肉满。这样的人可以寿尽百岁。

黄帝曰：其气之盛衰，以至其死，可得闻乎？岐伯曰：人生十岁，五藏始定，血气已通，其

---

① 天年：自然年寿。《庄子·天道》郭象注："天者，自然也。"
② 筑："之"义。
③ 基："源始"义。《淮南子·原道》高诱注："基，始也。"
④ 立：疑涉前"何气"之"气"而误为"立"。
⑤ 楯："本"义。《孙子兵法·作战》王皙注："楯，干也"；《说文通训定声》："干，假借为幹"；《广雅·释木》："本，幹也"。
⑥ 母：阴。
⑦ 父：阳。
⑧ 神：引指生命。
⑨ 已：《仪礼·丧服礼》郑玄注："已犹止也"；《诗·基门》"讯之"之"之"；《韩诗》作"止"。
⑩ 寿："寿"前脱"或"字。应据《太素·卷二·寿限》补。
⑪ 微徐："畅和"义。《素问·刺法论》王冰注："微即徐也"；《尔雅·释天》陆德明释文："徐，舒也"。
⑫ 致：郭霭春云"张注本作'知'"。
⑬ 使："气"义。
⑭ 隧：深直。
⑮ 三：疑为"面"之误。
⑯ 里："部"义。《吕览·疑似》毕沅按："《后汉书·张衡传》'部'引作'乡'"；《孟子·告子》赵岐注："乡，犹里"。
⑰ 起：当为"其"之音转。

气在下，故好走；二十岁，血气始盛，肌肉方长，故好趋；三十岁，五藏大[①]定，肌肉坚固，血脉盛满，故好步；四十岁，五藏六府十二经脉，皆大盛以平定，腠理始疎，荣华颓落，发颇[②]斑白，平[③]盛不摇，故好坐；五十岁，肝气始衰，肝叶始薄，胆汁始灭[④]，目始不明；六十岁，心气始衰，苦忧悲，血气懈惰，故好卧；七十岁，脾气虚，皮肤枯；八十岁，肺气衰，魄离[⑤]，故言善误；九十岁，肾气焦[⑥]，四藏[⑦]经脉空虚；百岁，五藏皆虚，神气皆去，形骸独居而终矣。

黄帝说：人体气的盛衰，从生至死，可以知道吗？岐伯说：人年龄十岁，五脏初定，血气和通，经气在下，所以喜跑；二十岁，血气始盛，肌肉盛满，所以喜快走；三十岁，五脏平定，肌肉坚固，血脉盛满，所以喜走；四十岁，五脏六腑十二经脉都已盛实而平定，腠理开始稀疏，面色开始衰落，发鬓斑白，体胖不欲动，所以好坐；五十岁，肝气开始衰退，肝叶开始变薄，胆汁开始减少，眼开始昏花；六十岁，心气开始衰退，常悲忧，血气滞缓，所以好躺卧；七十岁，脾气虚，皮肤枯干；八十岁，魂魄离散，所以话常说错；九十岁，肾气竭虚，脏腑经脉之气空虚；百岁，五脏之气都已虚衰，神气消失，形骸独存而就要死亡掉了。

黄帝曰：其不能终寿而死者，何如？岐伯曰：其五藏皆不坚，使道不长，空外以张，喘息暴疾，又卑基墙，薄脉少血，其肉不石[⑧]，数中风寒，血气虚，脉不通，真[⑨]邪相攻，乱而相引[⑩]，故中[⑪]寿而尽也。

黄帝说：人不能尽自然年寿而死的，是什么原因？岐伯说：他的五脏都不坚实，气道不长，鼻孔外张，喘息气急，面部肌肉瘦削，脉弱血少，肌肉不实，屡中风寒，血气虚，脉道不通，邪气相攻，乱而甚，所以半寿而死。

---

① 大：疑为“平”之误。
② 颇：《素问·上古天真论》作“鬓”。
③ 平：疑为“其”之误。
④ 灭：《甲乙·卷六·第十二》作“减”，义合。
⑤ 魄离：《甲乙·卷六·第十二》作“魂魄离散”。
⑥ 焦：当为“竭”之音转。
⑦ 四藏：《甲乙·卷六·第十二》作“脏乃萎枯”。
⑧ 石：《太素·卷二·寿限》作“实”。
⑨ 真：通瘨，病义。
⑩ 引：《文选·论盛孝章书》吕延济注：“引，去”，《文选·高唐赋》李善注：“淫淫，去远貌”。
⑪ 中：“半”义。《列子·力命》张湛注：“中，半也。”

逆顺第五十五

黄帝问于伯高曰：余闻气有逆顺，脉有盛衰，刺有大约[①]，可得闻乎？伯高曰：气之逆顺者，所以应天地、阴阳、四时、五行也；脉之盛衰者，所以候血气之虚实有余不足。刺之大约者，必明知病之可刺，与其未可刺，与其已[②]不可刺也[③]。

黄帝问伯高说：我听说气有逆顺，脉有盛衰，刺法有大要，可以知道吗？伯高说：气的逆顺，所以应合天地、阴阳、四时、五行；脉的盛衰，所以察辨血气的虚实，正气的有余和不足。刺法之大要，必须知道病的能刺，和其不能刺，及其针刺禁忌。

黄帝曰：候之奈何？伯高曰：兵法曰：无迎逢逢之气，无击堂堂之阵。刺法曰：无刺熇熇之热，无刺漉漉之汗，无刺浑浑[④]之脉，无刺病与脉相逆者。黄帝曰：候其可刺奈何？伯高曰：上工，刺其未生者也；其次，刺其未盛者也；其次，刺其已衰者也。下工，刺其方袭[⑤]者也，与其形之盛者也，与其病之与脉相逆者也。故曰：方其盛也，勿敢毁伤，刺其已衰，事必大昌。故曰：上工治未病，不治已病。此之谓也。

黄帝说：怎样察辨？伯高说：兵法书中说：不迎击士气盛锐的军队，不打阵容威壮的军队。刺法书中说：不刺盛热之证，不刺盛汗之证，不刺脉盛大之证，不刺脉证相逆之证。黄帝说：怎样察其可刺之证？伯高说：良医，刺其病未显露之时，刺其病未盛之时，其次刺其病邪衰退之时。劣医，刺其病正重之时，和其邪盛之时，及其病脉相逆之证。所以说：邪正盛，不敢针刺，刺其邪衰时，事必成功。所以说：良医刺治未见之初病，不刺已盛之病，就是这个意思。

---

① 约：为“要”之音转。

② 已：禁忌。《诗·大叔于田》郑玄笺：“忌，读如彼已之子之已。”

③ 不可刺也：当为衍文。义与前“未可刺”重复。去之例合。

④ 浑浑：“大”义。《广雅·释训》：“浑浑，大也。”

⑤ 袭：“重”义。《韩非子·孤愤》王先慎集解：“袭，重也。”

五味第五十六

黄帝曰：愿闻谷气有[①]五味，其入五藏，分别[②]奈何？伯高曰：胃者，五藏六府之海[③]也，水谷皆入于胃，五藏六府皆禀气于胃。五味各走[④]其所喜。谷味酸，先走肝；谷味苦，先走心；谷味甘，先走脾；谷味辛，先走肺；谷味咸，先走肾。谷气津液已行，营卫大[⑤]通，乃化糟粕，以次传下。

黄帝说：愿知水谷五味之气，其走五脏，怎样分辨？伯高说：胃是五脏六腑的大仓库，饮食水谷都入于胃，五脏六腑的精气都来源于胃。五味各走其所喜之脏。酸味先入肝；苦味先入心；甘味先入脾；辛味先入肺；咸味先入肾。水谷精微之气和津液行散体内，营卫通利，肠胃所化的糟粕，依次下传排泄体外。

黄帝曰：营卫之行奈何？伯高曰：谷始入于胃，其精微者，先出于胃之两焦[⑥]，以溉五藏。别出两行[⑦]营卫之道。其大气[⑧]之抟而不行者，积于胸中，命曰气海。出于肺，循喉咽，故呼则出，吸则入。天地之精气[⑨]，其大数常出三入一[⑩]。故谷不入，半日则气衰，一日则气少矣。

黄帝说：营卫之气怎样运行？伯高说：水谷先入于胃，其精微之气始出胃之两端，以溉灌五脏。它又分出两股于营卫之道。其天气聚而不行的，积于胸中，叫作气海，出肺，行喉咙。所以呼则浊气出，吸则清气入。天地的水谷空气，其大致的区别是天气出鼻，水谷之气入口。所以水谷不入，半日气会衰减，一日气会明显减少。

黄帝曰：谷之五味，可得闻乎？伯高曰：请[⑪]尽言之。五谷：秔[⑫]米甘，麻酸，大豆咸，麦苦，黄黍辛。五果：枣甘，李酸，栗咸，杏苦，桃辛。五畜：牛甘，犬酸，猪咸，羊苦，鸡辛。五菜：葵甘，韭酸，藿咸，薤苦，葱辛。

黄帝说：谷食的五味，可以知道吗？伯高说：臣尽量讲讲。五谷：粳米甘，芝麻酸，大豆咸，小麦苦，黄黍辛。五果：大枣甘，李子酸，栗子咸，杏苦，桃辛。五畜：牛肉甘，狗肉酸，猪肉

---

① 有：为“之”义。

② 别：通“辨”。

③ 海：“大”义。胃是水谷容纳的大仓库，所以叫做“海”。《玉篇·水部》：“海，大也。”

④ 走：“入”义。

⑤ 大：“乃”义。

⑥ 焦：“端”义。“两焦”，指胃之两端。即五脏所聚之处。“焦”有“短”义。“短”“端”古音同，故可通转。《荀子·富国》杨倞注：“‘焦侥’，短人，长三尺。”

⑦ 行：《甲乙·卷六·第九》“行”下有“于”字。

⑧ 大气：“大气”，此指“天气”，指呼吸之气。

⑨ 精气：指水谷、空气。

⑩ 出三入一：“三”疑为“自”之脱误。即鼻。《尔雅·释诂》邢昺疏：“‘自’，古文以为鼻”。“一”，疑为“口”之脱。“出三入一”，即“出鼻入口”。呼吸之气出鼻，水谷之气入口。

⑪ 请：指臣。

⑫ 秔：《甲乙·卷六·第九》作“粳”。

咸，羊肉苦，鸡肉辛。五菜：葵菜甘，韭菜酸，豆叶咸，薤白苦，葱辛。

五色：黄色宜[1]甘，青色宜酸，黑色宜咸，赤色宜苦，白色宜辛。凡此五者，各有所宜。五宜：所言五色[2]者，脾病者，宜食秔米饭牛肉枣葵；心病者，宜食麦羊肉杏薤；肾病者，宜食大豆黄卷[3]猪肉栗藿；肝病者，宜食麻犬肉李韭；肺病者，宜食黄黍鸡肉桃葱。

五色：黄色的谷物多味甘，青色的谷物多味酸，黑色的谷物多味咸，赤色的谷物多味苦，白色的谷物多味辛。凡此五色之五味，各有所适宜之病。五宜：所说的五宜是，脾病宜食粳米饭牛肉枣葵等甘之食物，心病宜食小麦羊肉杏薤等味苦之食物，肾病宜食大豆猪肉栗豆叶等味咸之食物，肝病宜食芝麻猪肉李韭等味酸之食物，肺病宜食黄黍鸡肉桃葱味辛之食物。

五禁：肝病禁辛，心病禁咸，脾病禁酸，肾病禁甘，肺病禁苦。

饮食五禁：肝病禁食辛味食物，心病禁食咸味食物，脾病禁食酸味食物，肾病禁食甘味食物，肺病禁食苦味食物。

肝色青，宜食甘，秔米饭牛肉枣葵皆甘；心色赤，宜食酸，犬肉麻李韭皆酸；脾色黄，宜食咸，大豆豕肉栗藿皆咸；肺色白，宜食苦，麦羊肉杏薤皆苦；肾色黑，宜食辛，黄黍鸡肉桃葱皆辛。

肝应合青色，宜食甘味，粳米饭牛肉枣葵都属甘味食物；心应合赤色，宜食酸味，猪肉芝麻李子韭菜都属于酸味食物；脾应合黄色，宜食咸味，大豆猪肉栗子豆叶都属于咸味食物；肺应合白色，宜食苦味，小麦羊肉杏薤都属于苦味食物；肾应合黑色，宜食辛味，黄黍鸡肉桃葱都属于辛味食物。

---

① 宜:《诗·假乐》“宜君宜王”陆德明释文作“且君且王”,《诗·载弛》陈奂传疏:“古‘且’‘而’同也”,《经词衍释》:“之，犹而也”。

② 五色：为“五宜”之误。《太素·卷二·调食》作“五宜”，例合。

③ 黄卷：衍文。《甲乙·卷六·第九》无此二字，例合。

水胀第五十七

黄帝问于岐伯曰：水与肤[①]胀、鼓胀、肠覃、石瘕、石水[②]，何以别之？岐伯答曰：水始起也，目窠上微肿，如新卧起之状，其颈脉动，时咳，阴股间寒，足胫瘇，腹乃大，其水已成矣。以手按其腹，随手而起，如裹水之状，此其候也。

黄帝问岐伯说：水胀、肤胀、鼓胀、肠覃、石瘕等病，怎样辨别？岐伯答道：水胀初起，目窠先轻微肿胀，如刚睡醒一般，颈的人迎脉搏动快，时常咳嗽，大腿内侧寒凉，足胫肿，最后腹肿大，水胀病就形成了。用手按其腹，其凹陷之处随手而起，好像里面裹着水一样，这是其征象。

黄帝曰：肤胀何以候之？岐伯曰：肤胀者，寒气客于皮肤之间，鼟鼟然不坚，腹大，身尽[③]肿，皮厚，按其腹，窅[④]而不[⑤]起，腹色不变，此其候也。

黄帝说：腹胀病怎样察辨？岐伯说：腹胀，是寒气侵于皮肤之间，腹空而不坚，腹胀大，其甚肿大，皮肤厚。按其腹部，其凹陷处随手而起。腹部肤色不变，这是其征象。

鼓胀何如？岐伯曰：腹胀身皆大[⑥]，大与肤胀等也。色苍黄，腹筋起。此其候也。

鼓胀病怎样察辨？岐伯说：腹身都肿大，其腹部肿大与腹胀病一样，但是肤色青黄，腹筋暴起，这是其征象。

肠覃何如？岐伯曰：寒气客于肠外[⑦]，与卫[⑧]气相搏，气不得荣[⑨]，因有[⑩]所系，癖[⑪]而内著，恶气乃起，瘜肉乃生。其始生也，大如鸡卵，稍以益大，至其成，如怀子之状，久者离岁。按之则坚，推之则移，月事以时下，此其候也。

肠覃怎样察辨？岐伯说：寒气侵于肠脉，与胃气搏结，气不能行，因此结滞，瘕块内著，秽气随之而起，瘜肉于是产生。其初始大如鸡卵，渐大，至其病成，好像怀孕一样。病久的在一年以上，其肿物按之坚硬，推之可移动。月经仍然正常来，这是其征象。

石瘕何如？岐伯曰：石瘕生胞中，寒气客于子门，子门闭塞，气不得通，恶血当泻不泻，衃以留止，日以益大，状如怀子，月事不以时下，皆生于女子，可导而下。

石瘕病怎样察辨？岐伯说：石瘕病生在女子胞宫中，这是寒气侵于子宫口，子宫口闭塞，气不

---

① 肤：皮肤
② 石水：衍文。《甲乙·卷八·第四》无。
③ 尽：引为“甚”义。
④ 窅:《甲乙·卷八·第四》作“腹陷”。
⑤ 不:“之”义。
⑥ 腹胀身皆大:《甲乙·卷八·第四》作“腹身皆肿大”。
⑦ 外：通“脉”。
⑧ 卫：通“胃”。《千金·卷二十一·第四》正作“胃”。
⑨ 荣:《甲乙·卷八·第四》作“营”。
⑩ 有：为“之”义。
⑪ 癖:《甲乙·卷八·第四》作“瘕”。

能通，瘀血应泻出不能泻出，败血留阻，日渐增大，好像怀孕一样。月经不能按时来。此病都生于女子。可通导而去其病。

黄帝曰：肤胀鼓胀可刺邪？岐伯曰：先泻[①]其胀[②]之血络，后调其经，刺去其血络也。

黄帝说：腹胀、鼓胀能针刺吗？岐伯说：先刺腹部的血络，后调其经脉，尽刺去其血络的瘀血。

① 泻：《甲乙·卷八·第四》作“刺”。
② 胀：《甲乙·卷八·第四》作“腹”。

贼风[①]第五十八

黄帝曰：夫子言贼风邪气之伤人也，令人病焉，今有其不离屏蔽，不出空[②]穴之中，卒然病者，非[③]不离[④]贼风邪气，其故何也？

黄帝说：你说诸风邪气伤人，可使人生病。现在有的人不离屏风，不出室内，却突然而病，他不被诸风邪气所伤，其病是为什么？

岐伯曰：此皆尝有所伤于湿[⑤]气，藏于血脉之中，分肉之间，久留而不去。若有所堕坠，恶血在内而不去。卒然喜怒不节，饮食不适，寒温不时，腠理闭而不通。其开而遇风寒，则血气凝结，与故邪相袭[⑥]，则为寒痹。其有热则汗出，汗出则受风，虽不遇贼风邪气，必有因加而发焉。

岐伯说：这都是曾被病邪所伤，邪气藏于血脉之中，肌肉之间，久留不去。或是坠跌损伤，瘀血在内不去。如果突然喜怒失常，饮食失调，寒温失调，腠理闭塞，或腠理开而遇风寒，于是血气凝结，与旧邪相合，成为寒痹病。其有热的会汗出，汗出则易受风。虽不遇诸风邪气，必因此旧邪而发病。

黄帝曰：今夫子之所言者，皆病人之所自知也。其毋所遇邪气，又毋怵惕之所志，卒然而病者，其故何也？唯有因鬼神之事乎？

黄帝说：你所讲的，都是病人自己知道的。其不遇邪气，又无惊恐等情志所伤，突然而病的，是什么原因？难道有鬼神作祟的事吗？

岐伯曰：此亦有故邪留而未发，因而志有所恶[⑦]，及有所慕[⑧]，血气内乱，两气相搏[⑨]。其所从来者微，视之不见，听而不闻，故似鬼神。

岐伯说：这也是因为旧邪存在，尚未发作，由于过忧大喜等情志因素，使血气内乱，新旧邪气相合，所以突然发病。由于其病来无预兆，所以视不可见，听又听不到，好似鬼神作祟一样。

黄帝曰：其祝[⑩]而已者，其故何也？岐伯曰：先巫者，因[⑪]知百病之胜[⑫]，先[⑬]知其病之所从生

---

① 贼风："贼风"，即"诸风"。各种风邪。《今古文集解》："则，当作贼，古假借字"；《经词衍释》："则犹之也、於也"；《论语·学而》皇侃疏："诸，犹之也"；《礼记·射义》郑玄注："诸，犹於也"。是"贼""诸"古通之证。

② 空：为"室"之误。《太素·卷二十八·诸风杂论》作"室"。

③ 非：为"其"义。

④ 离：为"罹"之借字，"患"义。

⑤ 湿："邪"义。《广雅·释诂》："湿，忧也"；《孟子·公孙丑》赵岐注："忧，病也"。

⑥ 袭："合"义。《国语·周语〉韦昭注："袭，合也。"

⑦ 恶："忧虑"义，《吕览·审分》"神无恶乎"毕沅新校正："'恶乎'，《淮南》作'怨乎'"；《楚辞·通路》旧校"忧，一作愁"，《汉书·王莽传》作"民怨"，《通典·食货》作"民愁"。《孟子·梁惠王》焦循正义："忧，思也，虑也。"

⑧ 慕：据杨上善注，当为"喜"字之误。杨上善："故有所恶，即为怒也；梦有所乐，即为喜也"。

⑨ 搏："合"义。《庄子·徐无鬼》成玄英疏："搏，接也"；《淮南子·原道》高诱注"接，交也"，《玉篇·交部》："交，合也"。

⑩ 祝："告"义。《文选·高唐赋》李周翰注："祝，告祭词也。"

⑪ 因："本"义。《太素·卷二十八·诸风杂论》作"固"。

⑫ 胜：所侵之邪。

⑬ 先：疑为"而"之误。

者，可祝而已也。

黄帝说：其告知病从预防及生活调理而使病愈的，是为什么？岐伯说：古代巫医即用此法。他们本来知道百病入侵的邪气，而知其病生之因，所以能告知其防治调理之法而使病愈。

卫气失常第五十九

黄帝曰：卫气之留于腹中，搐积不行，苑蕴不得常所，使人支[①]胁，胃中满，喘呼逆气者，何以去之？伯高曰：其气积于胸中者，上取[②]之；积于腹中者，下取之；上下皆满者，傍[③]取之。

黄帝说：卫气留于腹中，蓄积不行，郁结无常处，使人胁胀，胃胀满，气喘息急，怎样去除？伯高说：其气积聚于胸中的，刺上部之穴；积聚于腹中的，刺下部之穴；上下都胀满的，上下都针刺。

黄帝曰：取之奈何？伯高对曰：积于上，泻人迎、天突、喉中；积于下者，泻三里与气街；上下皆满者，上下取之，与季胁之下一寸。重者，鸡足取之。诊视其脉大而弦急，及绝不至者，及腹皮急甚者，不可刺也。黄帝曰：善。

黄帝说：怎样针刺？伯高答道：气滞在上，刺泻人迎、天突、喉中等穴；气滞在下，刺泻足三里与气冲穴；胸腹上下都胀满，上下各穴都刺之，另刺季胁下章门穴。病重的，像鸡足样三刺治之。诊见其脉大弦急，或脉绝止不至的，或腹皮坚紧的，都不能针刺。黄帝说：讲得好！

黄帝问于伯高曰：何以知皮肉、气血、筋骨之病也？伯高曰：色起两眉薄泽者，病在皮；唇色青黄赤白黑者，病在肌肉；营气[④]濡[⑤]然者，病在血气；目色青黄赤白黑者，病在筋；耳焦枯受尘垢，病在骨。

黄帝问伯高说：怎样知道皮肉、气血、筋骨之病？伯高说：病色见于眉间而浅的，病在皮；唇有五色之病色的，病在肌肉；脉气弱的，病在血气；目见五色病变的，病在筋；耳枯而脏的，病在骨。

黄帝曰：病形何如？取之奈何？伯高曰：夫百病变化，不可胜数。然皮有部，肉有柱[⑥]，血气有输[⑦]，骨有属[⑧]。黄帝曰：愿闻其故。伯高曰：皮之部，输[⑨]于四末；肉之柱，在[⑩]臂胫诸阳分肉之间，与足少阴分间；血气之输，输于诸络。气血留居，则盛而起。筋部无阴无阳，无左无右，候病所

---

① 支：引为“胀”义。《玉篇·支部》：“支，载充也。”

② 取：刺。

③ 傍：通“并”。“皆”，“都”义。《集韵·宕韵》：“傍，或作‘并’”；《广雅·释言》：“并，俱也”。

④ 营气：指脉气。

⑤ 濡：通“耎”。“弱”义。《通雅·卷三》：“濡弱，耎弱也”；《汉书·刘辅传》颜师古注：“耎，弱也”。

⑥ 柱：《慧琳音义·卷三十一》注：“柱，指也”；《淮南子·坠形》庄达吉校：“指，应作‘脂’”。是“柱”“脂”古通之证。

⑦ 输：通“腧”。即俞穴。

⑧ 属：“节”义。指关节。《国语·晋语》韦昭注：“属，结也。”“结”“节”古韵同，故可通转。《文选·东京赋》薛综注：“结，止也”；《吕览·大乐》高诱注：“节，止也”；《素问·五脏生成篇》张志聪注：“节，骨节也”。

⑨ 输：通“注”。“察”义。《广雅·释诂》：“输，聚也”；《周礼·州长》陆德明释文：“属，聚也”。是“输”“属”古通。“属”又与“注”古通。“注”，有“察”义。《群经平议·春秋谷梁传》俞樾按：“注乎志者，谓识之于史策也”；《周礼·司刺》郑玄注：“识，审也”；《大戴礼记·本命》王聘珍注：“审，察也”。

⑩ 在：“察”义。

在。骨之属者，骨空之所以受益[①]而益[②]脑髓者也。

黄帝说：病状怎样？怎样针刺？伯高说：百病的变化，不能尽数。皮有分部，肉有脂肪，血气有俞穴，骨有关节。黄帝说：愿知其理。伯高说：皮之分部，察其手足四肢；肉的脂膏，察其臂胫外侧肌肉之间，与足少阴所过的肌肉之间；血气的俞穴，察其诸经络穴。气血滞留，络脉常盛起。筋部不分上下左右，视其病证所在之处即可。骨之关节，与骨孔一样受津液髓液的滋养。

黄帝曰：取之奈何？伯高曰：夫病变化，浮沉深浅，不可胜穷，各在[③]其处。病间者浅之，甚者深之。间者小[④]之，甚者众之。随变而调气，故曰上工。

黄帝说：怎样针刺？伯高说：病的变化，浮沉深浅，不能尽说其种类。各察其病处，病轻的浅刺，病重的深刺；病轻的少刺，病重的多刺。随病变而调治，所以叫作良医。

黄帝问于伯高曰：人之肥瘦大小寒温，有老壮少小，别之奈何？伯高对曰：人年五十已[⑤]上为老；二[⑥]十已上为壮；十八已上为少；六岁已上为小。

黄帝问伯高说：人的胖瘦、高低、寒热，及老、壮、少、小怎样辨别？伯高答道：人满五十岁为老；满三十岁为壮；满十八岁为少；满六岁为小。

黄帝曰：何以度[⑦]知其肥瘦？伯高曰：人有肥[⑧]有膏[⑨]有肉[⑩]。黄帝曰：别此奈何？伯高曰：䐃[⑪]肉坚，皮满[⑫]者，肥；䐃肉不坚，皮缓者，膏；皮肉不相离者，肉。

黄帝说：怎样察知其胖瘦？伯高说：人有肌肉丰满型、肌肤润泽型、多脂多肉型。黄帝说：怎样区别？伯高说：肌肉坚实，皮肤紧绷的，是肌肉丰满型；肌肉不坚，皮肤松缓的，是肌肤润泽型；皮厚脂肉都紧密的，是多脂多肉型。

黄帝曰：身之寒温何如？伯高曰：膏者，其肉淖而粗理者，身寒；细理者，身热。脂者，其肉坚，细理者热；粗理者寒。

黄帝说：身体的寒热，怎样辨别？伯高说：肌肤润泽型，其肌肉润泽，其纹理粗的，身寒；纹理细密的，身热。肌肉丰满型，皮肤纹理细的身热；皮肤纹理粗的身寒。

黄帝曰：其肥瘦大小奈何？伯高曰：膏者，多气而皮纵缓，故能纵腹垂腴；肉者，身体容大；脂者，其身收[⑬]小。

黄帝说：怎样辨其肥瘦大小？伯高说：肌肉润泽型的人，多气而皮肤松弛，所以常肚腹下垂；多脂多肉型的人，身体肥胖；肌肉丰满型的人，其身体相对瘦小。

黄帝曰：三者之气血多少何如？伯高曰：膏者多气，多气者热，热者耐寒；肉者多血则充形，

---

① 益：《甲乙・卷六・第六》作“液”。
② 益：《甲乙・卷六・第六》作“溢”。
③ 在：“察”义。
④ 小：“少”义。
⑤ 已：“尽”，“满”义。《文选・泳怀诗》吕向注：“已，尽也。”
⑥ 二：为“三”之误。《甲乙・卷六・第六》作“三”。
⑦ 度：“察”义。
⑧ 肥：为“肌”之误。肌肉丰满。
⑨ 膏：指肌肤润泽。
⑩ 肉：多脂多肉。
⑪ 䐃：为“膕”之误。肌脂。《甲乙・卷六・第六》作“膕”。
⑫ 满：“紧”义。
⑬ 收：“瘦”义。《国语・郑语》韦昭注：“收，取也”；《尔雅・释诂》：“收，聚也”；《慧琳音义・卷八十》注：“搜，取也”；《玉篇・手部》：“搜，聚也”。《方言・卷三》戴震疏：“搜、廋古通用”；《仪礼・聘礼记》郑玄注：“廋，廋人也”。

充形则平[①]**；脂者，其血清，气滑少，故不能大。此别于众人**[②]**者也。黄帝曰：众人奈何？伯高曰：众人皮肉脂膏不能相加也，血与气不能相多，故其形不小不大，各自称其身，命曰众人。**

黄帝说：三种类型的人气血多少是怎样的？伯高说：肌肤润泽型多气，多气就会热，热则不怕冷寒；多脂多肉型多血而形体充实，充实则形盛胖；肌肉丰满型，其血清稀，气滑而少，所以不能胖大其身体。这是他们与正常人的区别。黄帝说：常人是怎样的？伯高说：常人皮脂肌肉都不过盛，血气也不能偏多，所以其形体大小，与自身的皮脂肌肉都相称，所以叫作常人。

黄帝曰：善。治之奈何？伯高曰：必先别[③]**其三形，血之多少，气之清浊，而后调之，治无失常经。是故**[④]**膏人，纵腹垂腴；肉人者，上下容大；脂人者，虽脂不能大者。**

黄帝说：讲得好！怎样治疗？伯高说：必须先辨其三种不同的类型，血的多少，气的清浊，然后再调治。治疗不失补虚泻实的常规治疗原则。

---

① 平："盛"义。《战国策·齐策》鲍彪注："平，成也"；《战国策·秦策》黄丕烈注："'成''盛'同字"。

② 众人：指常人。

③ 别："辨"义。

④ 是故："是"后二十四字，与前文义重，当为衍文。

玉版第六十

黄帝曰：余以小针为细物①也，夫子乃言上合之于天，下合之于地，中合之于人。余以为过针之意矣，愿闻其故。岐伯曰：何物大于天乎？夫大于针者，惟五兵者焉。五兵者，死之备②也，非生之具③。且夫人者，天地之镇④也，其不⑤可不参乎？夫治民者，亦惟⑥针焉。夫针之与五兵，其孰小乎？

黄帝说：我认为针刺是小法术，你却说它上合于天，下合于地，中合于人。我认为这有点过于夸大针刺之意义，愿知其理。岐伯说：什么物能大于天呢？大于针的金属器具，只有五种兵器是最常见的。五种兵器是杀人用的，不是生人的工具。况且人是天地间最重要的生灵，其与人治病的意义哪能不与天地相比呢？其治国治民，也如针刺治病之理。这样看来，针与五兵器，它们的具体意义，谁大谁小不是很清楚吗？

黄帝曰：病⑦之生时⑧，有⑨喜怒不测，饮食不节，阴气不足，阳气有余，营气不行，乃发为痈疽。阴阳不通，两⑩热相搏，乃化为脓。小针能取之乎？岐伯曰：圣人不能使化者，为之邪不⑪可留也。故两军相当，旗帜相望，白刃陈于中野者，此非一日之谋也。能使其民，令行禁止，士卒无白刃之难者，非一日之教也，须臾之得也，夫至使身被痈疽之病，脓血之聚者，不亦离⑫道⑬远乎！夫痈疽之生，脓血之成也，不从天下，不从地出，积微之所生也。故圣人自治于未有形也，愚者遭⑭其已成也。

黄帝说：痈疽的产生，其喜怒不调，饮食不节，阴气虚，阳气盛，营血之气不行，于是发为痈疽。阴阳不通，其热聚结，于是成为脓。小针能治疗吗？岐伯说：圣人之所以不能尽快使病邪消除，是病邪能在人体内久留。好比两军敌对，旗帜相望，兵刃相见，这不是一天所谋划成的。如果能使其民令行禁止，兵士无刀刃之难，并不是一天的教育，一会儿的时间就能做到的。病邪毒气

---

① 物："术"义。《国语·周语》韦昭注："物，数也"；《管子集校》："数，术也"。
② 备："具"义。《吕览·当务》高诱注："备，具也"；《孙子兵法·谋攻》曹操注："具，备也"。是"备""具"义同。
③ 具：工具。
④ 镇："重要"义。《国语·周语》韦昭注："镇，重也。"
⑤ 不：为"之"义。
⑥ 惟："如"义。
⑦ 病：通"痈"。"病""痈"古韵近，故可通假。后文"乃发为痈疽"，可证。
⑧ 时：疑为"也"之误。
⑨ 有：为"其"义。
⑩ 两：疑为"其"之误。
⑪ 不：为"之"义。
⑫ 离：距离。
⑬ 道：医道
⑭ 遭："治"义。《说文·辵部》徐锴系传："遭，直也"；《素问·大奇论》张志聪注："直、值同"；《说文通训定声》："治，假借为值"。

使人患痈疽之病，脓血之聚滞，再治不就晚了吗？痈疽的产生，脓血的形成，不是从天上掉下来的，也不是从地下生出来的，而是积小成大所致。所以圣人治其病初未形成之时，愚者则治其已成之时。

黄帝曰：其已形，不予遭[①]，脓已成，不予见[②]，为之奈何？岐伯曰：脓已成，十死一生。故圣人弗使已成，而明为良方。著之竹帛，使能者踵[③]而传之后世，无有终时者，为其不予[④]遭也。

黄帝说：痈疽初形成，不治疗，脓已成，怎么办？岐伯说：脓已成的，十死一生。所以圣人不使其成脓前，即用良药治疗。此法可著写竹帛之上，使有才能的人继承而传于后人，没有终止之时，成为治疗痈疽的依据。

黄帝曰：其已[⑤]有脓血而后遭[⑥]乎，不导之[⑦]以小针治乎？岐伯曰：以小治小者其功小[⑧]，以大治大者多害[⑨]。故其已成脓血者，其唯砭石铍锋之所取也。

黄帝说：其痈疽已成，有了脓血再治，不可以用小针刺吗？岐伯说：用小针治小病处功效大，用大针治大病处功效大。其已成脓血的，唯用砭石铍锋之大针刺治排脓。

黄帝曰：多害者其不可全乎？岐伯曰：其在逆顺焉。黄帝曰：愿闻逆顺。岐伯曰：以[⑩]为伤[⑪]者，其白眼青[⑫]，黑眼小[⑬]，是一逆也；内药而呕者，是二逆也；腹[⑭]痛渴甚，是三逆也；肩项中不便，是四逆也；音嘶色脱，是五逆也，除此五者为顺矣。

黄帝说：误治之害，不能救治吗？岐伯说：这要看其逆顺。黄帝说：愿知逆顺。岐伯说：已经成脓溃烂的，其眼白赤红，是一逆；服药而呕吐，不能服药的，是二逆；疡痈病，口大渴的，是三逆；肩颈不能活动，是四逆；音哑色败，是五逆。除此五种逆证外，其他是顺证。

黄帝曰：诸病皆有逆顺，可得闻乎？岐伯曰：腹胀，身热，脉大[⑮]。是一逆也；腹鸣而满，四肢清，泄，其脉大，是二逆也；衄而不止，脉大，是三逆也；咳且溲血，脱形，其脉小劲，是四逆也；咳，脱形身热，脉小以疾，是谓[⑯]五逆也。如是者，不过十五日而死矣。

黄帝说：各种病邪都有逆顺，可以知道吗？岐伯说：腹胀、身热，脉反小，是一逆，腹鸣胀满，四肢凉，泄泻，脉反大，是二逆；鼻出血不止，脉反大，是三逆；咳嗽，尿血，消瘦，脉小反有力，是四逆；消瘦，身发热，脉小疾数，是五逆。如此五逆之证，不超过十五日会死掉。

其腹大胀，四末清，脱形，泄甚，是一逆也；腹胀便血，其脉大，时绝，是二逆也；咳，溲

---

① 遭："治"义。
② 不予见：衍文。《甲乙·卷十一·第九》无。去之例义合。
③ 踵："继"义。《史记·太史公自序》司马贞索隐："踵，谓继也。"
④ 不予：当为衍文。涉前文"不予遭"之"不予"致衍。
⑤ 已：《甲乙·卷十一·第九》"已"下有"成"字。
⑥ 遭：治。
⑦ 导之：郭霭春云"守山阁《校本》注云：'导之二字衍'"。
⑧ 小：当为"大"之误，义始合。
⑨ 多害：《甲乙·卷十一·第九》作"其功大"。
⑩ 以：为"已"之音转。
⑪ 伤：通"疡"。指脓溃烂。《左传·襄公十七年》陆德明释文："伤，一本作疡。"是"伤""疡"古通之证。
⑫ 青：疑为"赤"之误。痈成脓，发热恶寒，当眼赤红，不当云"青"。
⑬ 黑眼小：当为衍文。赘附"白眼青"而衍。
⑭ 腹：郭霭春云"《病源·卷三十二·痈溃后候》《外台·卷三十七·痈疽发背证候等论》并作'伤'"。
⑮ 大：郭霭春云"《甲乙·卷四·第一下》校注：'一作小'。按：作'小'是。盖腹胀，身热，脉大为顺，脉小则脉证不合，故云为逆"。
⑯ 谓：衍文。《甲乙·卷四·第一》无。

血，形肉脱，脉搏[①]，是三逆也；呕血，胸满引背，脉小而疾，是四逆也；咳呕腹胀，且飧泄，其脉绝，是五逆也。如是者，不及一时[②]而死矣。工不察此者而刺之，是谓逆治。

腹大胀满，手足凉，消瘦，泄泻严重，是一逆；腹胀，便血，其脉大，时常间断，是二逆，咳嗽，尿血，消瘦，脉疾数，是三逆；吐血，胸胀满牵引背部不适，脉小而数疾，是四逆；咳嗽，呕吐，腹胀，水泻，脉沉细欲绝，是五逆。这样的五种逆证，不过一朝一夕就会死掉。医生不察此而针刺，叫作逆治。

黄帝曰：夫子之言针甚骏，以配天地，上数[③]天文，下度地纪，内别五藏，外次六府。经脉二十八会[④]，尽有周纪，能杀[⑤]生人[⑥]，不能起死者。子能反之乎？岐伯曰：能杀生人，不能起死者也。黄帝曰：余闻之则为[⑦]不[⑧]仁，然愿闻其道弗[⑨]行于人。岐伯曰：是明道也，其必然也。其如[⑩]刀剑之可以杀人，如饮酒使人醉也。虽勿诊，犹可知矣。

黄帝说：你说针的作用很大，可比天地。上合天文，下合地理，内辨五脏，外分六腑。经脉二十八处，都有周转规律。针刺能治生病之人，不能救死证，你能改变它吗？岐伯说：我也能治生病之人，而不能治死证。黄帝说：我听说这叫作仁术，愿知其术之应用于逆证之病人。岐伯说：逆证是明显易见的，医生必然可见。虽不诊察，仍然可知道。

黄帝曰：愿卒闻之。岐伯曰：人之所受气者，谷也。谷之所注者，胃也。胃者，水谷气血之海也。海之所行云气者，天下[⑪]也。胃之所出气血者，经隧也。经隧者，五藏六府之大络也。迎[⑫]而夺之则已矣。

黄帝说：愿尽知之。岐伯说：人体之所以能禀受气，是由于水谷所化生。谷物入胃，胃是水谷及气血产生的大仓库。海能产生云气，是天气所为。胃所以能出输气血，是因为有经脉的运行。经脉是五脏六腑的大通道。其有病，刺而去其邪即可愈。

黄帝曰：上下[⑬]有数[⑭]乎？岐伯曰：迎[⑮]之五里[⑯]，中道[⑰]而止。五至[⑱]而已，五往[⑲]而藏之气尽矣。故五五二十五而竭[⑳]其输矣。此所谓夺其天气者也，非能绝其命而倾其寿者也。黄帝曰：愿卒

---

① 搏：《甲乙·卷四·第一》作“喘”。“疾”义。
② 一时：指一昼或一夜，即12小时。《仪礼·既夕礼记》郑玄注：“时，朝夕也。”
③ 数：“合”义。
④ 会：“处”义。
⑤ 杀：“治”义。《资治通鉴·晋纪》胡三省注：“杀，降也”；《庄子·外物》成玄英疏：“降，止也”；《吕览·情欲》旧校：“止，一作制”；《尹文子·大道》钱熙祚校：“治，一作制”。
⑥ 生人：生病之人。
⑦ 则为：《经词衍释》云“则，犹是也，此也”。
⑧ 不：为“之”义。
⑨ 弗：《尔雅·释诂》云“弗，治也”。“治”通“之”。
⑩ 其如：“其”后16字，文义不类，当为衍文。
⑪ 下：衍文。去之义合。
⑫ 迎：引为“刺”义。《经义述闻》王引之按：“迎，本作逆”；《文选·东方朔画赞》李善注：“逆，谓逆刺也”。
⑬ 上下：此指针刺。
⑭ 数：通“术”。“大法”“大则”之义。
⑮ 迎：“刺”义。
⑯ 五里：“里”，“中”义。“五中”，指五脏之俞穴。《广韵·止韵》：“里，中里。”
⑰ 道：“处”义。
⑱ 五至：“至”，“补”义。
⑲ 五往：“往”，“泻”义。
⑳ 竭：“尽”义。

闻之。岐伯曰：阙门[①]而刺之者，死于家中；入门[②]而刺之者，死于堂上。黄帝曰：善乎方，明哉道，请著之玉版，以为重宝，传之后世，以为刺禁，令民勿敢犯也。

黄帝说：刺有大法吗？岐伯说：刺五脏之俞穴，中病处而止。其虚证补而愈，其实证泻而使脏之邪气尽去。所以五五二十五，尽其五脏之俞穴之数了。这就是所说的不要误治伤其天生之气，正确针刺是不会伤其生命减其寿命的。黄帝说：愿尽知之。岐伯说：虚证用泻法针刺，病人死于家中；实证用补法刺治，病人立即死于堂上。黄帝说：真是良法圣术！请刻著于玉版，当作重宝，传于后人，作为针刺的禁忌，使他们不犯虚虚实实之弊。

---

① 阙门：指虚证。孙鼎宜："'阙'，当作'开'。"
② 入门：引为"实证"义。

五禁第六十一

黄帝问于岐伯曰：余闻刺有五禁。何谓五禁？岐伯曰：禁其不可刺也。黄帝曰：余闻刺有五夺。岐伯曰：无泻其不可夺者也。黄帝曰：余闻刺有五过。岐伯曰：补泻无过其度。黄帝曰：余闻刺有五逆。岐伯曰：病与脉相逆，命曰五逆。黄帝曰：余闻刺有九宜。岐伯曰：明知九针之论，是谓九宜。

黄帝问岐伯说：我听说刺有五禁。什么是五禁？岐伯说：就是禁刺其不可刺之证。黄帝说：我听说刺有五夺。岐伯说：就是不泻其虚证。黄帝说：我听说刺有五过。岐伯说：就是补泻不过其度。黄帝说：我听说刺有五逆。岐伯说：就是病症与脉象相反，所以叫五逆。黄帝说：我听说刺有九宜。岐伯说：详知九针之说，叫作九宜。

黄帝曰：何谓五禁？愿闻其不可刺之时。岐伯曰：甲乙日自乘[①]，无刺头，无发蒙[②]于耳内。丙丁日自乘，无振埃[③]于肩喉廉泉。戊己日自乘，四季[④]无刺腹去[⑤]爪泻水。庚辛日自乘，无刺关节于股膝。壬癸日自乘，无刺足胫。是谓五禁。

黄帝说：什么是五禁？愿知其不可刺之时日。岐伯说：甲乙日之病，不刺头，不发汗，不刺耳内。丙丁日之病，不攻邪，不刺肩喉廉泉穴。戊己日之病，辰、戌、丑、未日不刺腹，不刺爪，不泻水。庚辛日之病，不刺关节、股膝。壬癸日之病，不刺足胫，这是五禁。

黄帝曰：何谓五夺？岐伯曰：形肉已[⑥]夺[⑦]，是一夺也；大夺血之[⑧]后[⑨]，是二夺也；大汗出之后，是三夺也；大泄之后，是四夺也；新产及大血之后，是五夺也。此皆不可泻。

黄帝说：什么是五夺？岐伯说：形肉消瘦而再用泻法，是一夺；大失血再用泻法，是二夺；大汗后再用泻法，是三夺；大泄后再用泻法，是四夺；新产妇女或大出血后再用泻法，是五夺。此五种情况都不能用泻法。

黄帝曰：何谓五逆？岐伯曰：热病脉静，汗已[⑩]出，脉盛躁，是一逆也；病泄，脉洪大，是二

---

① 自乘："乘"，引为"病"义。

② 发蒙：即"发汗"。《诗·东山》王先谦疏："濛，作'蒙'。"《玉篇·水部》："濛，微雨儿。"

③ 振埃："振"，"攻"义；"埃"，指病邪。《荀子·王霸》杨倞注："振，击也"；《慧琳音义·卷三十八》注："击，攻也"。《说文·土部》："埃，尘也"；《慧琳音义·卷十五》注："埃，垢也"。

④ 四季：指辰、戌、丑、未之日。

⑤ 去：引为"刺"义。

⑥ 已："之"义。

⑦ 夺："夺"后，拟脱"之后"二字。与下文之例始合。

⑧ 之：为"而"义。下文之"之"，例同。

⑨ 后：指泻法。小便为前，大便为后，所以用"后"指代泻法。

⑩ 已："止"义。《诗·风雨》郑玄笺："已，止也。"

逆也；著痹[①]不移[②]，腘肉破，身热，脉偏绝[③]，是三逆也；淫[④]而夺形，身热，色夭然白[⑤]，及后下血衃[⑥]，血衃[⑦]笃重，是谓[⑧]四逆也；寒热夺形，脉坚搏，是谓五逆也。

黄帝说：什么是五逆？岐伯说：热病脉反静，汗已止脉反盛疾，是一逆；泄泻脉反洪大，是二逆；久病不去，消瘦，身热，脉小甚，是三逆；病而消瘦，身热，面色枯暗无血色，及大便下瘀黑之血，病严重的，是四逆；发热怕冷，脉坚有力，是五逆。

---

① 著痹："著"，"久" 义；"痹"，"病" 义。"著痹"，即 "久病" 之义。《庄子·庚桑楚》陆德明释文："著，久也。"

② 移："去除" 义。

③ 偏绝："偏"，"少" 义。"少" "小" 义同；"绝"，"极" "甚" 义。"偏绝"，指脉小甚。《尚书·秦誓》陆德明释文："偏，少也"；《后汉书·吴良传》李贤注："绝，犹极也"。

④ 淫：引为 "病" 义。《左传·昭公元年》杜预注："淫，过也"；《诗·伐木》陈奂传疏："过，与 '病' 义近"。

⑤ 夭然白：枯暗无血色。

⑥ 血衃：黑色瘀血。

⑦ 血衃：衍文。《甲乙·卷四·第一》无。

⑧ 谓：衍文。《甲乙·卷四·第一》无。

动输第六十二

黄帝曰：经脉十二，而手太阴、足少阴、阳明独动不休，何也？岐伯曰：是[①]明胃脉也。胃为五藏六府之海，其清气上注于肺，肺气从太阴而行之。其行也，以息往来，故人一呼脉再动，一吸脉亦再动，呼吸不已，故动而不止。

黄帝说：十二经脉中，只有手太阴肺经、足少阴肾经、足阳明胃经的动脉搏动不止，这是为什么？岐伯说：足阳明是胃的经脉，胃是五脏六腑水谷气血的大仓库和源泉。其清气上输注于肺，肺气从手太阴脉开始行走，其运行随呼吸而往来，所以人一呼，脉跳两次，一吸，脉再跳两次，呼吸不止，脉跳不止。

黄帝曰：气之过于寸口也，上十[②]焉息[③]？下八[④]焉状？何道从还[⑤]？不知其极[⑥]？岐伯曰：气之离藏也，卒然如弓弩之发，如水之下岸，上于鱼[⑦]以反衰[⑧]，其余[⑨]气衰散以逆上，故其行微。

黄帝说：脉气经过寸口部，为什么会搏起而上？为什么会沉落而下？脉气从什么地方来？又不知其去向哪里？岐伯说：脉气离开脏腑入脉，如突然之弓弩发射，如水泻下，上于寸口部后变衰，其脉气复散行上走。所以脉气微弱。

黄帝曰：足之阳明何因而动？岐伯曰：胃气上注于肺，其悍气[⑩]上冲[⑪]头者，循咽，上走空窍[⑫]，循眼系，入络脑，出顑[⑬]，下客主人，循牙车，合阳明，并下人迎，此胃气别[⑭]走于阳明者也。故阴阳上下，其动也若一。故阳病而阳脉小者为逆，阴病而阴脉大者为逆。故阴阳俱静俱动若引绳，相倾[⑮]者病。

黄帝说：足阳明的人迎脉为什么会跳动不止？岐伯说：胃气上行于肺，其疾利之气上至头，行咽，上走脑颅，行眼系，入通于脑中，行颌，下客主人，行牙车，入阳明经，下人迎动脉处，这是胃气通络于胃经的原因。所以寸口、人迎上下跳动一致。因此，阳病而人迎脉小的是逆证，阴病而

---

① 是：《甲乙·卷二·第一》作“足阳”。
② 十：疑为“之”之误。
③ 息：“起”义。《史记·历书》张守节正义：“生为息”；《文选·和王著作八公山诗》吕延济注：“起，犹生也”。
④ 八：疑“之”之误。
⑤ 还：“来”义。《逸周书·周祝》孔晁注：“还，谓至也。”
⑥ 极：“去”义。《广雅·释诂》：“极，远也”；《诗·载弛》马瑞辰笺：“远，犹去也”。
⑦ 鱼：指寸口脉部。
⑧ 衰：弱。
⑨ 余：指“脉”。
⑩ 悍气：悍通忓，精义。忓气即精气。《慧琳音义·卷六十七》注：“悍，字或作忓。”
⑪ 冲：引为“至”义。《山海经》郭璞注：“冲，向也。”《助词辨略》：“向，往也。”《广雅·释诂》：“往，至也。”
⑫ 空窍：指脑颅。
⑬ 顑：《甲乙·卷二·第一》作“颌”。
⑭ 别：别络。
⑮ 倾：偏失。

寸口脉大的是逆证。正常时寸口、人迎脉同静同动，好像引绳一样相同。如果有偏失，跳动不同，则是病态。

黄帝曰：足少阴[①]何因而动？岐伯曰：冲脉者，十二经之海也，与少阴之大络，起于肾下，出于气街，循阴股内廉，邪入腘中，循胫骨内廉，并少阴之经，下入内踝之后，入足下。其别者，邪入踝，出属跗上，入大指之间，注诸络，以温足胫。此脉之常动者也。

黄帝说：足少阴经所络的趺阳脉为什么会跳动不止？岐伯说：冲脉是十二经之海，和少阴经的大络，同起于肾下，出于气冲穴，行大腿内侧，斜入腘中，行胫骨内侧，同少阴经下内踝之后，入足下。其络，斜入踝，出注足背上，入大指之间，注足经诸络，以温养足胫，这就是足背上常动不止的趺阳脉。

黄帝曰：营卫之行也，上下相贯，如环之无端。今有其卒然遇邪气，及逢大寒，手足懈惰，其脉阴阳之道，相输之会[②]，行[③]相失也。气何由还？岐伯曰：夫四末阴阳之会者，此气之大络也。四街[④]者，气之径路也。故络绝则径[⑤]通[⑥]，四末解则气从合[⑦]，相输如环[⑧]。黄帝曰：善。此所谓如环无端，莫知其纪，终而复始，此之谓也。

黄帝说：营卫之气的运行，上下相通，像圆环一样没有止端。现在有人突然遇到邪气，或遭遇严寒之侵袭，导致手足四肢无力。其阴阳经脉之道，气血行运之处，将要失常。怎样使其气血复常？岐伯说：手足，是阴阳经脉交会之处，是气血运行的大脉络。四肢，是气血经脉运行的径路。所以径路断绝则经脉会病。四肢松弛无力则经气迟缓无力。黄帝说：讲得好！这就是所说的营卫经脉之气如环无端，不知其起端止端，终而复始，运行不止，就是这个道理。

---

① 足少阴：此与前文“手太阴”“足阳明”所指不同。“手太阴”与“足阳明”均指经脉，此“足少阴”，当指足少阴经的络脉。因为趺阳脉本属足阳明胃经之动脉，人迎脉也属足阳明胃经的动脉，为避免胃经的重复，此改称“足少阴”，以示例别。

② 会：“处”义。

③ 行：“将”义。《诗・魏风・十亩之间》朱熹集传：“行，犹将也。”

④ 四街：此指四肢。

⑤ 径：《甲乙・卷二・第一》正作“经”。可证。

⑥ 通：通“病”。

⑦ 从合：肢体松弛无力之证。《九经古义》：“‘从’‘纵’古今字。”

⑧ 相输如环：衍文。涉上文“如环之无端”而致衍。

五味论第六十三

黄帝问于少俞曰：五味入于口也，各有所走[①]，各有所病。酸走筋，多食之，令人癃[②]；咸走血，多食之，令人渴；辛走气，多食之，令人洞[③]心[④]；苦走骨，多食之，令人变呕[⑤]；甘走肉，多食之，令人悗心[⑥]。余知其然也，不知其何由，愿闻其故。

黄帝问少俞说：饮食五味入口，各有所入，偏食后各有其相应的病变。酸味入筋，过食酸味，使人发生筋疲废之病；咸味入血，过食咸味，使人渴；辛味入气，过食辛味，使人胃脘痛；苦入骨，过食苦味，使人病身体伛曲，俯仰不便之证；甘味入肉，过食甘味，使人烦闷。我已知道这些病症了，但不知其病理，愿知其因。

少俞答曰：酸入于胃，其气涩以收，上之两焦[⑦]。弗能出入也，不出即留于胃中，胃中和温，则下注膀胱，膀胱之胞薄以懦，得酸则缩绻，约而不通，水道不行，故癃。阴者，积[⑧]筋之所终[⑨]也。故酸入而走筋矣。

少俞答道：酸味入胃，其气涩而收敛，不能出入运化，滞留胃中。胃中温则下注膀胱。膀胱皮薄而软，遇酸收缩，即约束不通，水道不通，成为小便不利之癃病。阴器，是诸筋所尽聚之处，所以酸味过甚则入而伤筋。

黄帝曰：咸走血，多食之，令人渴，何也？少俞曰：咸入于胃，其气上走中焦[⑩]，注于脉，则血气走之，血与咸相得则凝，凝则胃中汁注之，注之则胃中竭，竭则咽络焦，故舌本干而善渴。血脉者，中焦之道也，故咸入而走血矣。

黄帝说：咸入血，多食咸味，使人发渴，是为什么？少俞说：咸味入胃，其气行走体内，流注于脉，则血气运行之，血与咸味相合则凝滞，凝滞则胃中津液流失而枯，津液枯少则胃中干，胃中干则咽道干焦，所以舌根干而常渴。血脉是人体气血运行之道径，所以过食咸入脉而伤耗血气。

黄帝曰：辛走气，多食之，令人洞心，何也？少俞曰：辛入于胃，其气走于上焦[⑪]，上焦者，受

---

① 走：“入”义。《素问·宣明五气篇》：“五味所入，酸入肝，辛入肺，苦入心，咸入肾，甘入脾。”

② 癃：此指筋疲废之病。肝主筋，所以多食酸使人筋病。《说文·疒部》：“癃，罷病也”；《汉书·高帝纪》颜师古注：“癃，疲病也”；《说文·疒部》王筠句读：“癃，废疾也”。

③ 洞：《法言·学行》：“桐，洞也”；《广雅·释诂》：“桐，痛也”。是“洞”“痛”古可通之证。

④ 心：指胃脘。

⑤ 变呕：“变”为“病”义。《释名·释疾病》：“呕，伛也。”

⑥ 悗心：烦闷。

⑦ 上之两焦：《甲乙》无。

⑧ 积：《文选·海赋》张铣注：“积，众也”；《诗·韩奕》毛传：“诸娣，众妾也”。杨上善：“一身诸筋终聚之处。”

⑨ 终：《甲乙·卷六·第九》作“终聚”。

⑩ 中焦：“内部”“体内”之义。

⑪ 上焦：“上部”义。

气[①]而营诸阳[②]者也。姜韭之气熏[③]之，营卫之气不时受之，久留心下，故洞心。辛与气俱行，故辛入而与汗俱出。

黄帝说：辛入气，过食辛味使人胃脘痛是为什么？少俞说：辛味入胃，其气走上部，上部，接受呼吸之气而行散于阴阳诸经，好比姜韭之气味辛行走窜一样，营卫之气常接受其气一同运行。如果其气留滞胃脘，就会出现胃脘疼痛之证。辛味与营卫之气同行，所以辛味常随卫气与汗同出。

黄帝曰：苦走骨，多食之，令人变呕，何也？少俞曰：苦入于胃，五谷之气，皆不能胜苦，苦入下脘，三焦之道皆闭而不通，故变呕。齿者，骨之所终也，故苦入而走骨。故入而复[④]出[⑤]，知其走骨也。

黄帝说：苦入骨，多食苦味使人病曲伛不伸，这是为什么？少俞说：苦味入胃，五谷其他气味，都不能克制它。苦味入下脘，气滞涩不通，则上中下三部之路径都闭而不通，所以使人病曲伛不伸之症。齿是骨之末端，苦味入胃后走骨，所以苦味进入人体可以在齿上显现出来，以此知道苦味可入走骨骼。

黄帝曰：甘走肉，多食之，令人悗心，何也。少俞曰：甘入于胃，其气弱小，不能上至于上焦，而与谷留于胃中者，令人柔润者也。胃柔则缓，缓则虫动[⑥]，虫动则令人悗心。其气外通于肉，故甘走肉。

黄帝说：甘入肉，多食甘味使人肌肉软弱无力是为什么？少俞说：甘味入胃，其气弱，不能上走上部，而与水谷都留在胃中，使人胃松弛，胃松弛则气动缓，气动缓则疼痛，疼痛会使人身无力，肌肉软弱。由于脾胃之气外通于肌肉，所以甘味入胃后会行走至肌肉。

---

① 气：指呼吸之气。

② 阳："阳"前，疑脱"阴"字，义始合拍。

③ 熏："动"义。

④ 复："见"义。《战国策·楚策》鲍彪注："复，见之。"

⑤ 出：当为"齿"之误，义例始合。

⑥ 虫动：即"疼痛"。《说文·疒部》段玉裁注："'疸'即'疼'字"；《札迻·素问·王冰注·痹论》孙诒让按："虫，当为'疸'之借字"。

阴阳二十五人第六十四

黄帝曰：余闻阴阳之人何如？伯高曰：天地之间，六合之内，不离于五。人亦应之，故五五二十五人政①，而阴阳之人不②与③焉。其态又不合④于众⑤者五⑥，余已⑦知之矣。愿闻二十五人之形，血气之所生，别⑧而以候，从外知内何如？岐伯曰：悉乎哉问也！此先师之秘也，虽伯高犹不能明之也。黄帝避席遵循⑨而却⑩曰：余闻之，得其人弗教，是谓重失。得而泄之，天⑪将厌⑫之。余愿得而明之，金柜藏之，不敢扬之。岐伯曰：先立⑬五形⑭金木水火土，别其五色，异其五形之人，而二十五人具矣。黄帝曰：愿卒闻之。岐伯曰：慎之慎之，臣请⑮言之。

黄帝说：愿知阴阳类别的人是怎样划分的？伯高说：天地之间，上下四方之内，离不开五行的道理，人也是这样。五五二十五种人的不同形态，人的阴阳类别由此产生。他们的形态多不同于常人。我想知道这些情况，愿意知道二十五人的形态，血气的性质，怎样辨而察之，从外知内？岐伯说：问得真详细啊！这是先师秘而不传之术，我也不能尽明。黄帝离座退让说：我听说，遇到恰当的人不传授，叫作重大失误；得其术而轻易泄露，医学大术将散乱损坏。我愿得而知之，金柜秘藏，不随便散泄。岐伯说：先察五行金木水火土，辨其五色，别其五形之人，二十五不同之人尽可识于此。黄帝说：愿尽知之。岐伯说：慎重啊！我谨慎地讲一讲。

木形之人，比于上角⑯，似于苍帝。其为人⑰苍色，小头，长面，大肩背，直身，小手足⑱，好有

---

① 政：《甲乙·卷一·第十六》作“形”。

② 不：“之”义。

③ 与：“生”义。《群经平议·国语》俞樾按：“与，古通作‘举’”；《书·洪范》陆德明释文：“举，犹生也”。

④ 合：“同”义。

⑤ 众：常人。

⑥ 五：语末助词，无义。

⑦ 已：《经义述闻》：“‘欲’‘犹’古字通”；《读书杂志·墨子》王念孙按：“犹，已也。”

⑧ 别：为“辨”义。

⑨ 遵循：郭霭春云“守山阁校本注云：‘遵循盖即逡巡，以声近义通。’按：“‘逡巡’，谦退之貌。《文选·刘琨·劝进表》翰注：‘逡巡犹退让也’”。

⑩ 却：疑为衍文。前文“遵循”即“退让”义，此不当复云“却”。

⑪ 天：“大”义。《广雅·释诂》：“天，大也。”

⑫ 厌：“坏”义。《类篇·厂部》：“厌，坏也。”

⑬ 立：“察”义。《礼记·曲礼》郑玄注：“立，平视也。”

⑭ 形：通“行”。《说文通训定声》：“形，假借又为行。”

⑮ 请：为“谨”义。

⑯ 上角：“上”，“古”义；“角”，古音之一。“上角”，即“古角音”之义。此论木形人的通性，与下述四种木形人的个异，有所不同。

⑰ 其为人：指木形人的常态，即共性。木形之人共五态，一种共性，其余四种为个性。

⑱ 小手足：手足相对较小。由于肩背过于宽大，所以手足显得相对小了。下同。

才，劳心，少力，多忧，劳于事。能[①]春夏不能秋冬，感而病生，足厥阴佗佗然。太角[②]之人，比于左足少阳，少阳之上[③]遗遗[④]然。左角[⑤]之人，比于右足少阳，少阳之下[⑥]随随[⑦]然。钛角[⑧]之人，比于右足少阳，少阳之上推推[⑨]然。判角[⑩]之人，比于左足少阳，少阳之下栝栝[⑪]然。

木形的人，好比古角音，生于东方。木形人的常态是青色，小头，长面，肩背宽大，直身，手足相对较小，有才干，能劳心，体力差，易忧虑，忙于事物，耐春夏不耐秋冬。秋冬感邪易生病。这一类人可归属足厥阴肝经，其外态平顺安然。大木之人，好比左足少阳经，少阳上经精力旺盛有余。类木之人，好比右足少阳经，此少阳下经外态和顺。坚木之人，好比右足少阳经，此少阳上经之人外形坚固。弱木之人，好比左足少阳经，此少阳下经之人心身安静。

火形之人，比于上徵[⑫]，似于赤帝。其为人赤色，广剧[⑬]，锐面，小头，好[⑭]肩背，髀[⑮]腹，小手足，行安地，疾心，行摇肩背肉满，有气轻财，少信，多虑，见事明，好颜，急心，不寿暴死。能春夏不能秋冬。秋冬感而病生，手少阴核核[⑯]然。质徵[⑰]之人比于左手太阳，太阳之上肌肌[⑱]然。少徵[⑲]之人，比于右手太阳，太阳之下慆慆然。右徵[⑳]之人，比于右手太阳，太阳之上鲛鲛[㉑]然。质判[㉒]之人，比于左手太阳，太阳之下支支[㉓]颐颐[㉔]然。

火形的人，好比古徵音，生于南方。其常态特征是赤色，瘦腮，尖面，小头，厚肩背，卑腹，小手足，行走轻稳，心急，行动摇肩背，肌肉动显。有气魄，轻钱财，少信用，多疑虑，见事心明，常色怒性暴，多不能长寿而暴亡。耐春夏不耐秋冬。秋冬感邪而易生病。其归类于手少阴心经，此类人多心盛性急。大火之人，好比左手太阳经，此太阳经上之人心性急。小火之人，好比右手太阳经，此太阳经下之人多喜乐自足。类火之人，好比右手太阳经，此太阳上经之人性格开明。

---

① 能：为“耐”义。
② 太角：“大木”之义。
③ 上：上经。
④ 遗遗：精力有余。《左传·昭公三年》杜预注：“遗，余也。”
⑤ 左角：接近木形。《玉篇·左部》：“左，助也。”“助”，引为“接近”，或“类”义。
⑥ 下：下经。
⑦ 随随：喻和顺。
⑧ 钛角：“坚木”义。钛为铁环，故喻坚。《玉篇·金部》：“钛，铁钳。”
⑨ 推推：通“椎椎”。喻其坚如椎骨。《札迻·抱朴子》孙诒让按：“推，古作‘椎’。”
⑩ 判角：“弱木”义。“判”为“半”“破”义，引为“弱少”义。《公羊传·定公八年》何休注：“判，半也”；《慧琳音义·卷三十》注：“判，破也”。
⑪ 栝栝：通“恬恬”。安静貌。“栝”“恬”古韵同，故可通转。《方言·卷十三》：“恬，静也。”
⑫ 上徵；古徵音。
⑬ 广剧：“广”通“旷”，“瘪”义：“剧”为“颐”义。即腮。“旷颐”，“瘪腮”之义。《诸子平议·管子》俞樾按：“广者，旷之假字。”《淮南子·主术》高诱注：“旷，空也”；《文选·挽歌诗》吕向注：“旷，犹无也”。
⑭ 好：“厚”义。
⑮ 髀：“低下”义。
⑯ 核核：“盛”义。《广韵·怪韵》：“炫，盛也。”
⑰ 质徵：“质”，《甲乙·卷一·第十六》作“太”。“太徵”，“大火”之义。
⑱ 肌肌：“肌”“疾”古韵近，故可通。《助字辨略》：“疾，急也。”
⑲ 少徵：“小火”义。
⑳ 右徵：“类火”义。“右”为“助”义。引为“接近”“类”义。《诗·假乐》陆德明释文：“右，助也。”
㉑ 鲛鲛：“鲛”通“皎”。“明”“白”义。《礼记·中庸》陆德明释文：“鲛，本又作蛟”；《淮南子·原道》高诱注：“蛟，读人情性交易之交”；《群经平议·周易》俞樾按：“交，当读为皎，皎之言明也”。
㉒ 质判：《甲乙·卷一·第十六》作“判徵”。“判徵”，“弱火”义。
㉓ 支支：喻小火持久状。《孙子兵法·地形》杜佑注：“支，久也。”
㉔ 颐颐：喻小火微煦之状。《甲乙·卷一·第十六》作“熙熙”。《文选·关中诗》张铣注：“熙，犹煦也。”

弱火之人，好比左手太阳经，此太阳下经之人身心耐力持久。

土形之人，比于上宫①，似于上古黄帝。其为人黄色，圆面，大头，美②肩背，大腹，美股胫，小手足，多肉，上下相称，行安地，举足浮③，安心，好利人，不喜权势，善附人也。能秋冬不能春夏。春夏感而病生。足太阴敦敦然。太宫④之人，比于左足阳明，阳明之上婉婉然。加宫⑤之人，比于左足阳明，阳明之下坎坎⑥然。少宫⑦之人，比于右足阳明，阳明之上枢枢⑧然。左宫⑨之人，比于右足阳明，阳明之下兀兀⑩然。

土形的人，好比古宫音，生于中央之地。其常态特征是黄色，圆面，大头，大肩背，大腹，大股胫，相对小的手足，肥胖，上下均称，行走安稳，做事讲信用，心安静不躁，乐助人，不喜权势，能随和他人。耐秋冬不耐春夏。春夏感邪易致病。此类人可归属于足太阴脾经，该类型人多诚实。大土之人，好比左足阳明经，此阳明之人性情和顺。坚土之人，好比左足阳明经，此阳明之人体质结实。小土之人，好比右足阳明经，此阳明上经之人略结实。类土之人，好比右足阳明经，此阳明下经之人多高大。

金形之人，比于上商，似于白帝。其为人，方面，白色，小头，小肩背，小腹，小手足，如⑪骨发⑫踵⑬外，骨轻⑭，身清⑮廉，急心，静⑯悍，善为吏。能秋冬不能春夏。春夏感而病生。手太阴敦敦然。钛商⑰之人，比于左手阳明，阳明之上廉廉⑱然。右商⑲之人，比于左手阳明，阳明之下脱脱⑳然。右商㉑之人，比于右手阳明，阳明之上监监㉒然。少商㉓之人，比于右手阳明，阳明之下严严㉔然。

金形的人，好比古商音，生于西方。其形态特征是：方面，白色，小头，小肩背，小腹，小手足，其骨之至外明显，骨直，身轻瘦，性急，动作疾利，喜作小官吏。耐秋冬不耐春夏。春夏感邪

---

① 上宫：古宫音。
② 美："大"义。
③ 浮：郭霭春云"'浮'是'孚'的误字。'孚'有'信'义。'举足孚'，谓行事取信于人，与下水形之人'善欺绐人'正相对"。
④ 太宫："大土"义。
⑤ 加宫："坚土"义。
⑥ 坎坎：坚实状。《诗·伐檀》朱熹集传："坎坎，用力之声"；《玉篇·土部》："坎坎，斫木声"。
⑦ 少宫："小土"义。
⑧ 枢枢："始""少"义。《太玄·事》范望注："枢，始也。"
⑨ 左宫："类土"义。
⑩ 兀兀：高平状。《说文·儿部》："兀，高而上平也。"
⑪ 如：《国语·鲁语》韦昭注："如，之也"；《战国策·燕策》鲍彪注："之，犹其也"。
⑫ 发：《战国策·齐策》黄丕烈校："'之'，作'乏'"；《庄子·天地》陆德明释文："乏，废也"；《管子集校》："'废''发'古字通"。
⑬ 踵："至"义。《庄子·达生》陆德明释文："踵，至也。"骨之至外，喻瘦人骨骼明显。
⑭ 轻："直"义。《尸子》汪继培注："'径'，作'轻'。"
⑮ 清：为"轻"义。
⑯ 静：动静。
⑰ 钛商："坚金"义。
⑱ 廉廉：喻体瘦骨方。《广雅·释言》："廉，棱也"；《慧琳音义·卷三》注："廉，隅也，隅谓方角也"。
⑲ 右商："右"疑为"大"之误。与后文之"右商"，例始不重。"大商"，"大金"义。
⑳ 脱脱：喻骨明显。《礼记·内则》孔颖达疏："肉去其骨曰脱。"
㉑ 右商："类金"义。
㉒ 监监：为"坚"义。
㉓ 少商："小金"义。
㉔ 严严：喻坚状。《楚辞·国殇》王逸注："严，壮也。"

易生病。此类人归属手太阴肺经。其人多体坚实。坚金之人，好比左手阳明经，此阳明之人骨方体瘦。大金之人，好比左手阳明经，此阳明之人骨大如肉脱去一般。类金之人，好比右手阳明经，此阳明上经之人肌体坚实。小金之人，好比右手阳明经，此阳明下经之人较坚壮。

水形之人，比于上羽，似于黑帝。其为人，黑色，面不平，大头，廉[①]颐，小肩，大腹，动[②]手足，发行摇身，下尻长，背延延然，不敬畏，善欺绐人，戮死。能秋冬不能春夏，春夏感而病生。足少阴汗汗[③]然。太羽之人，比于右足太阳，太阳之上颊颊[④]然。少羽之人，比于左足太阳，太阳之下纡纡[⑤]然。众之为人[⑥]，比于右足太阳，太阳之下洁洁[⑦]然。桎[⑧]之为人，比于左足太阳，太阳之上安安[⑨]然。是故五形之人二十五变者，众之所以相欺[⑩]者是也。

水形的人，好比古羽音，生于北方。其体态特征是：黑色，面不平，大头，宽腮，小肩，大腹，小平足，行动易摇动身体，腰尻部较长，背平而长，不怕人，常欺诈人。有的会被杀死。耐秋冬不耐春夏。春夏盛邪而易生病。此类人归属足少阴肾经。其体貌多卑下。大水之人，好比右足太阳经，此太阳上经之人体态盛胖。小水之人，好比左足太阳经，此太阳下经之人体态委曲不直。类水的人，好比右足太阳经，此太阳下经之人多安静。坚水之人，好比左足太阳经，此太阳上经之人性迟缓。所以五形之人二十五种，其性格体态各不相同。

黄帝曰：得其形，不得其色何如？岐伯曰：形胜色，色胜形者，至其胜时[⑪]年加[⑫]，感[⑬]则病行，失则[⑭]忧[⑮]矣。形色相得者，富贵大乐。黄帝曰：其形色相胜之时，年加可知乎？岐伯曰：凡年忌下上之人[⑯]大忌常加七岁，十六岁，二十五岁，三十四岁，四十三岁，五十二岁，六十一岁，皆人之大忌，不可不自安也。感则病行，失则忧矣。当此之时，无为奸事，是谓年忌。

黄帝说：有五行的形体，没有五行的色泽，那会怎么样？岐伯说：形盛色弱，或者色盛形弱的，到了五行盛气年忌之时，伤则病形体，失调也会生病。形色相宜，健康常乐。黄帝说：形或色相盛之时，禁忌的年龄可以知道吗？岐伯说：人的大忌之年，常忌七岁，十六岁，二十五岁，三十四岁，四十三岁，五十二岁，六十一岁。这是人的大忌之年，不可不谨慎自重。在此忌年，感伤邪气则病生，身体失调也会生病。此年时，不能做坏事。这叫作年忌。

黄帝曰：夫子之言，脉之上下，血气之候，以知形气奈何？岐伯曰：足阳明之上[⑰]，血气盛则

---

① 廉：《甲乙·卷一·第十六》作“广”。义例合。
② 动：《甲乙·卷一·第十六》作“小”。
③ 汗汗：郭霭春云“《甲乙》《千金》并作‘污’。‘汙’‘污’古今字。‘汙汙’，卑下貌”。
④ 颊颊：“颊”为“频”之误。引为“盛”义。《国语·楚语》韦昭注：“频，并也。”“并”有“盛”义。
⑤ 纡纡：委曲状。《后汉书·胡广传》李贤注：“纡，曲也。”
⑥ 众之为人：郭霭春云“即右羽之人”。
⑦ 洁洁：静状。《慧琳音义卷三十五》注：“洁，静也。”
⑧ 桎：坚实。《风俗通义·佚文》：“桎，实也。”
⑨ 安安：舒缓貌。《诗·大雅·皇矣》陈奂传疏：“安安，犹连连，亦舒徐之意。”
⑩ 欺：不同。刘衡如：“欺，疑当作‘异’。”
⑪ 时：为“气”义。
⑫ 加：为“忌”义。
⑬ 感：《甲乙·卷一·第十六》作“害”。
⑭ 则：《潜夫论·述赦》汪继培笺：“亦，今作乃”；《经传释词》：“则，犹乃也”。
⑮ 忧：“病”义。《孟子·公孙丑》赵岐注：“忧，病也。”
⑯ 凡年忌下上之人：《甲乙·卷一·第十六》作“凡人之”。
⑰ 上：“上行”义。

髯[①]美长；血少气多[②]则髯短；故[③]气少血多[④]则髯少；血气皆少则无髯，两吻多画。足阳明之下[⑤]，血气盛则下毛美长至胸；血多气少则下毛美短至脐，行则善高举足，足指少肉，足善寒；血少气多则肉而善瘃[⑥]；血气皆少则无毛，有则稀枯悴，善痿厥足痹。

黄帝说：你所说的，察上下经脉的血气多少，可以知形体的变化，具体怎么讲？岐伯说：足阳明经上行，血气盛则胡须大而长；血多气少则胡须短；气多血少则胡须少；血气都少则无胡须，口边多皱纹。足阳明经下行，血气盛则阴部至胸毛大而长，血多气少则阴部至脐其毛粗而短。行走经常高举足，足指少肉，足常怕冷；血少气多则肌肤常肿；血气都少则无阴毛，有也稀少干燥，常腿软弱，足发凉。

足少阳之上，气血盛则通[⑦]髯美长；血多气少则通髯美短；血少气多则少髯；血气皆少则无鬚[⑧]，感于寒湿则善痹，骨痛爪枯也。足少阳之下，血气盛则胫毛美长，外踝肥；血多气少则胫毛美短，外踝皮坚而厚；血少气多则胻毛少，外踝皮薄而软；血气皆少则无毛，外踝瘦无肉。

足少阳经上行，气血盛则面髯大长，血多气少则面髯粗短，血少气多则少髯，血气都少则没有髯。感受寒湿之邪多病痹证，骨痛爪甲枯燥。足少阳经下行，血气盛的小腿毫毛大而长，外踝肥大；血多气少，胫毛粗短，外踝皮肤坚而厚；血少气多则小腿毫毛少，外踝皮肤薄而软；血气都少则小腿无毛，外踝皮瘦无脂肉。

足太阳之上，血气盛则美眉，眉有毫毛；血多气少则恶[⑨]眉，面多少理；血少气多则面多肉；血气和则美色。足太阴[⑩]之下，血气盛则跟肉满，踵坚；气少血多则瘦，跟空；血气皆少则喜转筋，踵下痛。

足太阳经上行，血气盛则眉长大，毫毛密；血多气少则眉毛少，面多小纹理；血少气多面部多脂肉；血气和则面色润秀。足太阳经下行，血气盛则足跟肥胖，足后跟结实；气少血多则足跟瘦，足跟空软；血气都少则常足抽筋，足跟下疼痛。

手阳明之上，血气盛则髭美；血少气多则髭恶；血气皆少则无髭。手阳明之下，血气盛则腋下毛美，手鱼肉以温；气血皆少则手瘦以寒。

手阳明经上行，血气盛则口上胡须多；血少气多则口上胡须少；血气都少则口上无胡须。手阳明经下行，血气盛则腋下毫毛多，手鱼部肌肉温暖；气血都少则手瘦怕冷。

手少阳之上，血气盛则眉美以长，耳色美；血气皆少则耳焦恶色。手少阳之下，血气盛则手卷[⑪]多肉以温；血气皆少则寒以瘦；气少血多则瘦以多脉。

手少阳经上行，血气盛则眉毛大而长，耳色润泽；血气都少则耳枯色暗。手少阳经下行，血气盛则手掌肉厚而温；血气都少则手瘦而怕冷；气少血多则手瘦多见络脉。

---

① 髯:《甲乙·卷一·第十六》作“鬚”。
② 血少气多:《甲乙·卷一·第十六》作“血多气少”。
③ 故：衍文。去之例义合。《甲乙·卷一·第十六》无。
④ 气少血多:《甲乙·卷一·第十六》作“气多血少”。
⑤ 下:“下行”义。
⑥ 瘃：为“肿”义。
⑦ 通：疑为“面”之误。
⑧ 鬚：为“髯”之误。《甲乙·卷一·第十六》作“髯”。例合。
⑨ 恶:“少”义。《慧琳音义·卷六》注:“恶，陋也”;《楚辞·自悲》王逸注:“陋，小也”。“小”“少”义同。
⑩ 阴：为“阳”之误。郭霭春:“马注本、张注本、日刻本并作‘阳’。”
⑪ 卷:《甲乙·卷一·第十六》作“拳”。

手太阳之上，血气盛则有[①]多鬚[②]，面多肉以平；血气皆少则面瘦恶色。手太阳之下，血气盛则掌肉充满；血气皆少则掌瘦以寒。

手太阳经上行，血气盛则口多髯须，面平而多肉；血气都少则面瘦色枯。手太阳经下行，血气盛则掌肉实满；血气都少则掌瘦怕冷。

黄帝曰：二十五人者，刺之有约[③]乎？岐伯曰：美眉者，足太阳之脉气血多；恶眉者，血气少；其肥而泽者，血气有余；肥而不泽者气有余，血不足；瘦而无泽者，气血俱不足。审察其形气有余不足而调之，可以知逆顺矣。

黄帝说：二十五种体形的人，针刺有要点吗？岐伯说：眉毛长大的，是足太阳经气血多；眉毛少的，足太阳经血气少；体胖有光泽的，是血气有余；体胖无光泽的，是气有余，血不足；体瘦无光泽的，是气血都不足。应审察其形气的虚实来调刺，就可以知常知变了。

黄帝曰：刺其诸阴阳奈何？岐伯曰：按其寸口人迎，以调阴阳，切循其经络之凝涩，结而不通者，此于身皆为痛痹，甚则不行，故凝涩。凝涩者，致气以温之，血和乃止。其结络者，脉结血不和[④]，决之乃行。故曰：气有余于上者，导而下之；气不足于上者，推而休[⑤]之；其稽留不至者，因[⑥]而迎[⑦]之。必明于经隧，乃能持[⑧]之。寒与热争者，导而行之；其宛陈血不[⑨]结者，则而予之[⑩]。必先明知二十五人，则血气之所在，左右上下，刺约[⑪]毕也。

黄帝说：怎样针刺阴阳诸经？岐伯说：按其寸口人迎脉，以察其阴阳寒热，察按经络的凝涩阻滞情况，瘀结不通的，周身都痛，甚则不能行走。这是由于血气凝滞。气血凝滞的，治以温经活血，血和即愈。其脉络瘀阻不通的，逐瘀行血即可通行。所以说：气盛于上的，引而下之；气虚于上的，补助而使气至之；气血滞留不行的，引而行之。必知经脉之理，才能主其治疗。寒或热盛的，引而泻之；瘀血之结阻的，即时除之。必先知二十五种人不同的类型，区别它的气血所在多少，左右上下的不同，刺要就算讲完了。

---

① 有：郭霭春云“黄校本作‘口’”。
② 鬚：《甲乙·卷一·第十六》作“髯”。
③ 约：通“要”。要点。
④ 和：《甲乙·卷一·第十六》作“行”。
⑤ 休：《甲乙·卷一·第十六》作“往”。
⑥ 因：为“引”之音转。
⑦ 迎：引为“至”义。
⑧ 持：“主”义。
⑨ 不：为“之”义。
⑩ 则而予之：《甲乙·卷一·第十六》作“即而取之”。
⑪ 约：通“要”。

五音五味第六十五

右徵与少徵，调右手太阳上。左商与左徵，调左手阳明上。少徵与大宫，调左手阳明上。右角与大角，调右足少阳下。大徵与少徵，调左手太阳上。众羽与少羽，调右足太阳下。少商与右商，调右手太阳下。桎阴与众羽，调右足太阳下。少宫与大宫，调右足阳明下。判角与少角，调右足少阳下。钛商与上商，调右足阳明下。钛商与上角，调左足太阳下。

以五音划分人的类型，右徵和少徵类型的人，应调治右手太阳经上部。左商和左徵类型的人，调治左手阳明经上部。少徵和大宫类型的人，调治左手阳明经上部。右角和大角类型的人，调治右足少阳经下部。大徵和少徵类型的人，调治左手太阳经上部。众羽和少羽类型的人，调治右足太阳经下部。少商与右商类型的人，调治右手太阳经下部。桎羽和众羽类型的人，调治右足太阳经下部。少宫和大宫类型的人，调治右足阳明经下部。判角和少角类型的人，调治右足少阳经下部。钛商和上角类型的人，调治右足阳明经下部。钛商和上角类型的人，调治左足太阳经下部。

上徵与右徵同，谷麦，畜羊，果杏，手少阴，藏心，色赤，味苦，时夏。上羽与大羽同，谷大豆，畜彘，果栗，足少阴，藏肾，色黑，味咸，时冬。上宫与大宫同，谷稷，畜牛，果枣，足太阴，藏脾，色黄，味甘，时季夏。上商与右商同，谷黍，畜鸡，果桃，手太阴，藏肺，色白，味辛，时秋。上角与大角同，谷麻，畜犬，果李，足厥阴，藏肝，色青，味酸，时春。

上徵和右徵类型的人相同，在五谷应合麦，在五畜应合羊，在五果应杏，在经脉应手少阴经，在五脏应心，在五色应赤色，在五味应苦味，在四时应夏。上羽和大羽类型的人相同，在五谷应大豆，在五畜应猪，在五果应栗，在经脉应足少阴，在脏应肾，在五色应黑色，在五味应咸味，在四时应冬。上宫和大宫类型的人相同，在五谷应稷，在五畜应牛，在五果应枣，在经脉应足太阴经，在脏应脾，在五色应黄色，在五味应甘味，在四时应季夏。上商与右商类型的人相同，在五谷应黍，在五畜应鸡，在五果应桃，在经脉应手太阴经，在脏应肺，在五色应白色，在五味应辛味，在四时应秋天。上角与大角类型的人相同，在五谷应芝麻，在五畜应犬，在五果应李子，在经脉应足厥阴经，在脏应肝。在五色应青色，在五味应酸味，在四时应春天。

大宫与大角，同右足阳明上。左角与大角，同左足阳明上。少羽与大羽，同右足太阳下，左商与右商，同左手阳明上。加宫与大宫，同左足少阳上。质判与大宫，同左手太阳下。判角与大角，同左足少阳下。大羽与大角，同右足太阳上。大角与大宫，同右足少阳上。

大宫和上角类型的人，都可调治右足阳明经上部。左角和大角类型的人，都可调治左足阳明经上部。少羽和大羽类型的人，都可调治右足太阳经下部。左商和右商类型的人，都可调治左手阳明经上部。加宫和大宫类型的人，都可调治左足少阳经上部。质判和大宫类型的人，都可调治左手太阳经下部。判角和大角类型的人，都可调治左足少阳经下部。大羽和大角类型的人，都可调治右足太阳经上部。大角和大宫类型的人，都可调治右足少阳经上部。

右徵、少徵、质徵、上徵、判徵。右角、钛角、上角、大角、判角。右商、少商、钛商、上商、左商。少宫、上宫、大宫、加宫、左角[①]宫。众羽、桎羽、上羽、大羽、少羽。

右徵、少徵、质徵、上徵、判徵，是火音的五种类型。右角、钛角、上角、大角、判角，是木音的五种类型。右商、少商、钛商、上商、左商，是金音的五种类型。少宫、上宫、大宫、加宫、左宫，是土音的五种类型。众羽、桎羽、上羽、大羽、少羽，是水音的五种类型。

黄帝曰：妇人无须者，无血气乎？岐伯曰：冲脉、任脉，皆起于胞中，上循背[②]里，为经络之海。其浮而外者，循腹右[③]上行，会于咽喉，别而络唇口。血[④]气盛则充肤热肉，血独盛则澹澹[⑤]皮肤，生毫毛。今妇人之生，有余于气，不足于血，以其[⑥]数脱血也。冲任之脉，不荣口唇，故须不生焉。

黄帝说：妇人没有胡须，是她们没有血气吗？岐伯说：冲脉、任脉，都起于胞宫中，上行脊里，是经络之血海。其体表外行之脉络，沿腹上行，会于咽喉，分支络唇口。气盛，皮肤肌肉温热。血盛，渗滋于皮肤，生长毫毛。现在妇人气有余，血不足，这是因为每月有经水流失而丧失血液的原因。冲任脉之血液虚少，不能养其口唇，所以胡须不生。

黄帝曰：士人有伤于阴，阴气[⑦]绝而不起。阴不用，然其须不去，其故何也？宦者独去何也？愿闻其故。岐伯曰：宦者去其宗筋，伤其冲脉，血泻不复，皮肤内结[⑧]，唇口不荣，故须不生。

黄帝说：人有阴器损伤，阴器废而不起。阴器功能失去，但其胡须不去，这是什么原因？宦者阉割后，胡须即无，这是为什么？愿知其因。岐伯说：宦者去睾丸后，损伤了冲脉，血失不能复常，皮肤内病，唇口得不到滋养，所以不生胡须。

黄帝曰：其有天宦者，未尝被伤，不脱于血，然其须不生，其故何也？岐伯曰：此天之所不足也。其任冲不盛，宗筋不成，有气无血，唇口不荣，故须不生。

黄帝说：有天生的生殖器缺损，并没有被阉割，也没有伤血，而其不生胡须，这是什么原因？岐伯说：这是天生的性器官发育不足，其冲任脉不充盛，宗筋不全，血不养唇口，所以不生胡须。

黄帝曰：善乎哉！圣人之通万物也，若日月之光影，音声鼓响，闻其声而知其形，其非夫子，孰能明万物之精[⑨]。是故圣人视其颜色，黄赤者多热[⑩]气，青白者少热气，黑色者多血少气，美眉者太阳多血，通[⑪]髯极须者少阳多血，美须者阳明多血。此其时[⑫]然也。夫人之常数，太阳常多血少气，少阳常多气少血，阳明常多血多气，厥阴常多气少血，少阴常多血少气，太阴常多血少气。此天之常数也。

黄帝说：讲得好！圣人知万物之理，好像日月的光必有影，鼓响必有声。听其声就知道其形

① 角：郭霭春云“此是衍文，应据马注本删”。

② 背：《太素·卷十·任脉》作“脊”。

③ 右：疑为“之”之误。

④ 血：疑衍文。去之例合。

⑤ 澹澹：《甲乙·卷二·第二》作“渗灌”。

⑥ 其：《甲乙·卷二·第二》“其”下，有“月水下”三字。义合。

⑦ 阴气：“气”为“器”之借字。“阴气”，即“阴器”。《庄子·人间世》郭庆藩集释：“‘气’‘器’古通用。”

⑧ 结：“病”义。

⑨ 精：通“情”。状况。《管子·水地》孙星衍注：“‘精’，作‘情’。”

⑩ 热：为“血”之误。郭霭春按：“‘热’似为‘血’之误字。否则，黑色‘多血少气’，而黄赤青白则‘多热’，‘少热’，未免不类。”

⑪ 通：疑为“面”之误。

⑫ 时：为“气”义。

状，不是你，谁能明知万物的状态。所以圣人察色知病。色黄赤的多血，色青白的少血，黑色的多血少气。眉毛多的太阳经多血；面髯多发的少阳经多血；胡须大长，阳明经多血。这都是经脉的气血使他这样的。人的常态，太阳经常多血少气，少阳经常多气少血，阳明经常多血多气，厥阴经常多气少血，少阴经常多血少气，太阴经常多血少气，这是自然的常态。

百病始生第六十六

黄帝问于岐伯曰：夫百病之始生也，皆生于风雨寒暑，清湿喜怒。喜怒不节则伤藏，风雨则伤上，清湿则伤下。三部之气，所伤异类，愿闻其会。岐伯曰：三部之气各不同，或起于阴，或起于阳，请①言其方②。喜怒不节，则伤藏，藏伤则病起于阴也；清湿袭虚，则病起于下；风雨袭虚，则病起于上。是谓三部。至于③其淫泆，不可胜数。

黄帝问于岐伯说：百病的产生，都是由于风雨寒暑，清湿喜怒等因素。喜怒等情志不节制会伤内脏，风雨之邪多伤人体上部，清湿之邪多伤人体下部。三部之气，伤人各不相同。愿知其共同的道理。岐伯说：三部之气各不相同。或生于内，或生于外，我讲一讲其道理。喜怒失调，内脏损伤，脏伤则病起于内；清湿之邪易侵袭人体，病多发生在下部；风雨侵袭人体，病则多起于上部。这就是三部的生病概况。至其病邪浸衍传变，其多变的病症就不能尽数了。

黄帝曰：余固不能数④，故问先师。愿卒闻其道。岐伯曰：风雨寒热，不得虚邪⑤，不能独伤人。卒⑥然逢疾风暴雨而不病者，盖无虚，故邪不能独伤人。此必因虚邪，之⑦风与其身形，两⑧虚相得⑨，乃客其形。两实相逢，众⑩人肉坚。其中于虚邪⑪也，因于天时，与其身形，参以虚实，大病乃成。气有定舍，因处为名，上下中外，分为三员⑫。

黄帝说：我本来不知，所以问先师。愿尽知其理。岐伯说：风雨寒暑，不得人的体虚，是不能伤人的。突然遇疾风暴雨的伤害而不生病的，都是人体不虚，所以邪气不能独自伤人。此必是体虚，其风邪客其身体，趁其虚而侵入，最终侵入人体。如果其体实遇邪，正常人肌肉坚固，是不会感受邪气的。其邪气中于体虚者，由于天气，加上其自身的虚实因素，其病才能形成。邪气入侵有部位，以上下内外来命名，可以分为三大病类。

是故虚，邪之中人也。始于皮肤。皮肤缓则腠理开，开则邪气从毛发入，入则抵⑬深，深则毛发立，毛发立则淅然，故皮肤痛。留而不去，则传舍于络脉，在络之时，痛于肌肉，其痛之时

---

① 请：指臣。

② 方：“理”义。《国语·周语》韦昭注：“方，道也。”

③ 于：衍文。去之义例合。《甲乙·卷八·第二》无。

④ 数：“明”义。《管子·法法》尹知章注：“数，理也”；《淮南子·时则》高诱注：“理，通也”。“通”有“明”义。

⑤ 邪：《经传释词》云“‘邪’，犹‘也’也”。

⑥ 卒：突然。

⑦ 之：为“其”义。

⑧ 两：指天和人。

⑨ 得：“入”义。

⑩ 众：为“平”义。

⑪ 邪：《经传释词》云“者，犹‘也’也”，又“邪，犹‘也’也”。

⑫ 员：《甲乙·卷八·第二》作“真”。按：“真”通“瘨”。“病”义。《说文·疒部》：“瘨，病也。”

⑬ 抵：《甲乙·卷八·第二》作“稍”。

息[1]，大[2]经[3]乃代[4]，留而不去，传舍于经。在经之时，洒淅[5]喜惊[6]。留而不去，传舍于输[7]，在输之时，六经不通，四肢则肢节痛[8]，腰脊乃强。留而不去，传舍于伏冲之脉，在伏冲之时，体重身痛。留而不去，传舍于肠胃，在肠胃之时，贲响腹胀，多寒则肠鸣飧泄，食不化，多热则溏出麋[9]。留而不去，传舍于肠胃之外，募原[10]之间，留著于脉，稽留而不去，息[11]而成积[12]。或著孙脉[13]，或著络脉，或著经脉，或著输[7]脉，或著于伏冲之脉，或著于膂筋，或著于肠胃之募原，上连[14]于缓筋[15]。邪气淫泆，不可胜论。

由于体虚，邪气侵入人体。初入于皮肤，皮肤松弛则腠理张开，开则邪气从毛发孔隙处侵入，邪入稍深，使毛发竖起，毛发竖起，会感到寒冷，皮肤痛。邪留不去，传于络脉，在络脉时，肌肉疼痛，时痛时止，其络脉之病邪留而不去，传入经脉，邪在经脉，恶寒善恐。邪留不去，传于主要经脉，邪在主经，六经不通，四肢疼痛，腰脊强直。邪留不去，传于冲脉，邪在冲脉，体重身痛。邪留不去，传于肠胃。邪在肠胃，肠鸣腹胀，有寒则肠鸣水泻，水谷不消化，有热则泻出黄糜。邪留不去，传肠胃之外，脐腹之间，留著其脉，久留不去，聚止而成顽病。由此可知，邪气由浅入深，或留著在孙络，或留著在络脉，或留著经脉，或留著在主要经脉，或留著在冲脉，或留著在膂筋，或留著在肠胃脐腹，或留著在胃脘的经脉。病邪的传变，不能尽述。

黄帝曰：愿尽闻其所由然。岐伯曰：其著孙络之脉而成积[16]者，其积往来上下，臂手孙络之居也，浮而缓[17]，不能句[18]积而止之，故往来移行肠胃之间，水凑渗注灌，濯濯有音，有寒则䐜䐜满雷引，故时切痛。其著于阳明之经，则挟脐而居，饱食则益[19]大，饥则益小。其著于缓[20]筋也，似阳明之积，饱食则痛，饥则安。其著于肠胃之募原也，痛而外连于缓筋，饱食则安，饥则痛。其著于

---

① 其痛之时息：《甲乙·卷八·第二》作“其病时痛时息”。

② 大：助词。

③ 经：在此指络脉。“经”“脉”“络”古每互用。下文“著孙脉”之“脉”，《甲乙·卷八·第二》即作“络”。可证。

④ 代：“病”义。

⑤ 洒淅：恶寒状。

⑥ 惊：惊恐。

⑦ 输：指主要经脉。下文“或著输脉”杨上善注：“输脉者，足太阳脉，以管五脏六腑之输，故曰输脉。”

⑧ 四肢则支节痛：《甲乙·卷八·第二》“四节即痛”。

⑨ 麋：《甲乙·卷八·第二》作“糜”。

⑩ 募原：指脐腹。“募”通“膜”。“膜”有“腹”义。“原”有“脐”义。《说文通训定声》：“募，假借为膜。”《广雅·释器》：“膠，膜也”；《集韵》：“膠，腹也”。是“膜”有“腹”义。《公羊传·昭公元年》：“上平曰原”；《尔雅·释言》郝懿行疏：“齐者，平也”；《素问·腹中论》张志聪注：“齐，脐同”。是“原”有“脐”义。

⑪ 息：“止”义。

⑫ 积：“病”义。《荀子·富国》杨倞注：“积，犹辟也”；《诗·板》朱熹集传：“辟，邪也”；《汉书·贾谊传》颜师古注：“辟，足病”。

⑬ 脉：《甲乙·卷八·第二》作“络”。

⑭ 上连：郭霭春云“‘上连’，当作‘或著’，与上文一律”。

⑮ 缓筋：指胃脘的经脉。“脘”“缓”古韵同，故可通假。《释名·释言语》：“缓，浣也”；《墨子·备城门》孙诒让注：“浣、管、关，字并通”。“管”与“脘”通。《灵枢·上膈》“下管”，《甲乙·卷十一·第八》作“下脘”，即其古通之证。《灵枢·邪客》“住留则伤筋络”之“筋”，马莳本作“经”，是“筋”“经”通假之证。

⑯ 积：积邪。

⑰ 缓：“显”义。《左传·庄公九年》李富孙释：“《贾谊传》‘管’并作‘筦’，汉武梁画像作‘莞’，《楚辞·渔父》旧注：莞，一作‘苋’。”“苋”从“见”声，故可通假。

⑱ 句：《玉篇·句部》：“句，止也”。

⑲ 益：为“脉”之误。郭霭春：“‘益’是误字，应作‘脉’。《太素》杨注：‘饱食则其脉粗大，饥少谷气，则脉细小’。是杨氏所据本不误。证以《甲乙·卷八·第二》‘卒然盛食多饮，则脉满’，则更征作‘脉’之可信。”

⑳ 缓：为“脘”义。

伏冲之脉者，揣[①]之应手而动，发[②]手则热气下于两股，如汤沃之状。其著于膂筋[③]在肠后者，饥则积见，饱则积不见，按之不得。其著于输之脉者，闭塞不通，津液不下，孔窍干壅。此邪气之从外入内，从上下也。

黄帝说：愿尽知积病的成因。岐伯说：邪气先留著孙络之脉而成积病，其病邪往来上下留居孙络，孙络之脉浮而明显。病邪如果不能及时制止，于是往来传行于肠胃之间，致肠胃间水液注灌留滞，鸣响有声，其寒则腹䐜胀肠鸣，常彻痛。邪气留着阳明之经，在脐周留居，饱食后会使络脉粗大，饥饿时络脉会缩小。邪气留着在胃脘的经脉，好像阳明胃病一样，饱食后疼痛，饥饿时不痛。邪气留着肠胃脐腹之间，疼痛常牵引胃脘经脉，饱食后痛缓，饥饿时疼痛加重。邪气留着冲脉，其脉用手持按，跳动应手，放手后像有热气下走大腿间，像热水浇一样。邪气留着背脊之经脉，饥则病状显现，饱则病状不见，按之找不到病处。邪气留着主要经脉，则气血闭塞不通，津液不行，孔窍干燥。这就是病邪从外入内，从上传下的过程。

黄帝曰：积之始生，至其已成奈何？岐伯曰：积之始生，得寒乃生，厥[④]乃成积也。黄帝曰：其成积奈何？岐伯曰：厥气生[⑤]足悗[⑥]，悗生胫寒，胫寒则血脉凝涩，血脉凝涩则寒气上入于肠胃，入于肠胃则䐜胀，䐜胀则肠外之汁沫迫聚不得散，日以成积。卒然多食饮，则肠满。起居不节，用力过度，则络脉伤，阳络伤则血外溢，血外溢则衄血；阴络伤则血内溢，血内溢则后血。肠胃之络伤，则血溢于肠外，肠外有寒汁沫与血相抟，则并合凝聚不得散而积成矣。卒然外中于寒，若内伤于忧怒，则气上逆，气上逆则六输[⑦]不通，温[⑧]气不行，凝血蕴里[⑨]而不散，津液涩渗[⑩]，着而不去，而积皆成矣。

黄帝说：积证从初始到成病，是怎样的？岐伯说：积证初生，受寒引起，寒久于是成积证。黄帝说：积证具体是怎样形成的？岐伯说：寒气使足痛滞，足痛滞使胫寒，胫寒则血气凝滞，血气凝滞则寒气上入于肠胃之中，入肠胃则腹䐜胀，腹䐜胀则肠外津液聚滞不散，日久成积证。突然暴饮食则肠胃胀满，起居失常，用力过度，会使络脉损伤。阳络伤则血外溢，血外溢可鼻出血；阴络伤则血内溢，血内溢可大便出血。肠胃络脉伤，血会溢于肠外，肠外如有寒邪，津液与血相结，合并凝聚不散，致使形成积证。或突然中于外寒，或内伤于忧怒等情志因素，使血气上逆，气上逆导致六经不通，卫气不行，凝血裹聚而不散，津液凝结，留着不去，积证于是形成了。

黄帝曰：其生于阴者奈何？岐伯曰：忧思伤心；重寒伤肺；忿怒伤肝；醉以入房，汗出当风，伤脾；用力过度，若入房汗出浴[⑪]，则伤肾，此内外三部[⑫]之所生病者也。

黄帝说：病怎样生于内脏？岐伯说：忧思过度伤心；重感寒邪伤肺；大怒伤肝；醉后行房，汗出受风，伤脾；过度劳累，或房事后汗出洗浴，会伤肾，这是内脏生病的原因。

---

① 揣：“持”义。《汉书·贾谊传》颜师古注：“揣，持也。”
② 发：“放”义。《玄应音义·卷十四》注：“发，犹放也。”
③ 筋：为“经”义。
④ 厥：“寒”义。
⑤ 生：引为“使”义。
⑥ 悗：痛滞。
⑦ 六输：此指六经。
⑧ 温：郭霭春云“据《太素》杨注，‘温’应作‘卫’”。
⑨ 里：《甲乙·卷八·第二》作“裹”。
⑩ 涩渗：《甲乙·卷八·第二》作“凝涩”。
⑪ 浴：《甲乙·卷八·第二》作‘浴水”。
⑫ 外三部：三字当疑衍。去之与“其生于阴”义合。

黄帝曰：善。治之奈何？岐伯答曰：察其所痛，以知其应，有余不足，当补则补，当泻则泻。毋逆天时，是谓至治。

黄帝说：讲得好！怎样治疗？岐伯答道：察其所病之因，以知其症状表现，知其虚实。当补就补，当泻就泻，不要违逆四时天气，这叫作至高的治则。

行针第六十七

黄帝问于岐伯曰：余闻九针于夫子，而行之于百姓，百姓之血气各不同形，或神动而气先针行[①]，或气与针相逢[②]，或针已出气独行[③]，或数刺乃知，或发针而气逆[④]，或数刺病益剧。凡此六者，各不同形，愿闻其方[⑤]。

黄帝问岐伯说：我听你讲九针之理，而运用于百姓。百姓的气血虚实体质各不相同。有的针刺后神气感动而针感立即到来，有的进针或留针后始有针感，有的出针后针感才明显，有的针刺多次才有针感，有的针刺后气血上逆导致晕针，有的针刺多次病反加重。这六种情况，各不相同，愿知其理。

岐伯曰：重阳[⑥]之人，其神易动，其气易往也。黄帝曰：何谓重阳之人？岐伯曰：重阳之人，熇熇高高，言语善疾，举足善高，心肺之藏气有余，阳气滑盛而扬，故神动而气先行。

岐伯说：阳盛的人，神气易动，其气易行。黄帝说：什么是阳盛之人？岐伯说：阳盛的人，动作风风火火，说话快，走路步大，心肺脏气有余，阳气滑利充盛，易于行扬，所以神气易动而气即至。

黄帝曰：重阳之人而神不[⑦]先行者，何也？岐伯曰：此人颇有阴[⑧]者也。黄帝曰：何以知其颇有阴也？岐伯曰：多阳者多喜，多阴者多怒。数怒者[⑨]易解，故曰颇有阴。其阴阳之离合[⑩]难，故其神不能先行也。

黄帝说：阳盛的人神气感应快是为什么？岐伯说：这样的人阳气甚盛。黄帝说：怎么知道他阳气甚盛？岐伯说：阳盛多喜，阴盛多怒，屡怒而易解除，所以说其阳甚盛，其阴阳之和难，所以神气可以速行即至。

黄帝曰：其气与针相逢奈何？岐伯曰：阴阳和调而血气淖泽滑利，故针入而气出[⑪]，疾而相逢也。

黄帝说：进针或留针后始有针感是怎样的？岐伯说：阴阳平和的人，气血运行滑利畅通，所以针刺入后气至，很快与针相遇而产生针感。

---

① 气先针行：指针刺随即有针感，非指不刺先有针感。此“先”与后文之“相逢”“针已出气独行”相对而言，指针感之速至。
② 气与针相逢：指进针或留针后始有针感。
③ 独：“乃”义。《经词衍释》：“独亦可训为乃。”
④ 气逆：指晕针。
⑤ 方：“理”义。
⑥ 重阳：阳盛。
⑦ 不：为“之”义。
⑧ 阴：疑为“阳”之误。此论阳盛之人，不能“颇有阴”。
⑨ 者：为“而”义。
⑩ 离合：《太素》无“离”字。
⑪ 出：“至”义。

黄帝曰：针已出而气独行者，何气使然？岐伯曰：其阴气多而阳气少，阴气沉而阳气浮者内藏[①]，故针已出，气乃随其后，故独行也。

黄帝说：针出后针感才明显的，是怎么造成的？岐伯说：他的阴气盛，阳气虚。阴气沉而内藏，阳气上浮，所以针出后，针感在其后而至，神气于是迟至。

黄帝曰：数刺乃知，何气使然？岐伯曰：此人之多阴而少阳，其气沉而气往难，故数刺乃知也。

黄帝说：多次针刺才有针感，是怎样造成的？岐伯说：这样的人阴盛阳虚，其气沉伏，气行较难，所以多次刺才有针感。

黄帝曰：针入而气逆[②]者，何气使然？岐伯曰：其气逆与其数刺病益甚者，非[③]阴阳之气，浮沉之势也。此皆粗之所败，上[④]之所失，其形气无过焉。

黄帝说：针刺而晕针的，是什么造成的？岐伯说：其晕针和数刺病加重，是违反阴阳虚实之气、病邪内外的状态造成的。这都是劣医的过错，一般医生的过失，与病人的形体本身是无关的。

---

① 内藏：此二字当在“阴气沉”之后，义始合。

② 气逆：指晕针。

③ 非：“反”义。《元包经传·少阳》李江注：“非，反。”

④ 上：《甲乙·卷一·第十六》作“工”。

上膈第六十八

黄帝曰：气上为膈者，食饮入而还出，余已知之矣。虫为下膈，下膈者，食晬时乃出，余未得其意，愿卒闻之。岐伯曰：喜怒不适，食饮不节，寒温不时，则寒汁流[①]**于肠中，流于肠中则虫寒，虫寒则积聚，守于下管，则肠胃充郭，卫气不营**[②]**，邪气居之。人食则虫上食，虫上食则下管虚，下管虚则邪气胜之，积聚以留，留则痈成，痈成则下管约**[③]**。其痈在管内者，即而痛深；其痈在外者，则痈外而痛浮，痈上皮热。**

黄帝说：气闭阻成为上膈证的，进食后立即吐出，我已知道了。虫聚阻成为下膈证。下膈就是进食后经过一昼夜再吐出来，我不知其理，愿尽知之。岐伯说：喜怒不适，饮食失调，寒温不当，则寒汁留于肠中，留于肠中则寄生虫寒，虫寒则聚积于下脘，使肠胃胀满，卫气不行，邪气留居。人进食则虫上动而食，虫上动吃食则下脘虚，下脘虚则邪气侵居，邪毒积聚，留止，留止则形成痈肿，痈肿形成则下脘灼热。痈在脘内，沉而深痛，痈在脘外，则疼痛浅浮，痈上皮肤发热。

黄帝曰：刺之奈何？岐伯曰：微按其痈，视气[④]**所行，先浅刺其傍，稍内益深，还而刺之，毋过三行，察其沉浮**[⑤]**，以为深浅。已刺必熨，令热入中，日**[⑥]**使热内，邪气益衰，大**[⑦]**痈乃溃。伍以参禁**[⑧]**，以除其内。恬憺无为，乃能行气，后以咸苦，化谷乃下矣。**

黄帝说：怎样针刺治疗？岐伯说：轻按其痈处，视其所动之处，初浅刺其旁边，再渐加深，出针后再次，不过三次。察其病的轻重及痈的浅深而治疗。刺后必用热熨法，使热入内。顷时热就会入内，邪气渐衰，其痈可溃破，配合攻泻之法，以除其患。邪气除，阴阳平静，气血运行才能正常。然后用咸苦之药调治，肠胃传导运化食物功能即恢复正常了。

---

① 流：《甲乙·卷十一·第八》作“留”。“流”“留”古通。

② 营：“行”义。

③ 约：通“灼”。“热”义。

④ 气：郭霭春云“张注本作‘其’”。

⑤ 沉浮：指病之轻重。

⑥ 日：“顷时”义。《文选·诣建平王上书》李周翰注：“日者，犹顷者”；《庄子·秋水》成玄英疏：“顷，少时也”。

⑦ 大：助词。

⑧ 参禁：“参”，“攻”义。《国语·晋语》韦昭注：“参，伐也”；《急就篇·卷四》颜师古注：“伐，攻取也”。

忧恚[①]无言第六十九

黄帝问于少师曰：人之卒然忧恚而无音者，何道之塞？何气出[②]行，使音不彰？愿闻其方。少师答曰：咽喉者，水谷之道也。喉咙者，气之所以上下者也。会厌者，音声之户也。口唇者，音声之扇也。舌者，音声之机也。悬壅垂者，音声之关也。颃颡[③]者，分气之所泄也。横骨[④]者，神气所使，主发舌者也。故人之鼻洞涕出不收者，颃颡不开，分气失也。是故厌小而疾[⑤]薄，则发气疾。其开阖利，其出气易；其厌大而厚，则开阖难，其气出迟，故重[⑥]言也。人卒然无音者，寒气客于厌，则厌不能发[⑦]，发不能下至[⑧]，其开阖不致[⑨]，故无音。

黄帝问少师说：人突然患说话无音之病，是什么地方堵塞了？什么气不通了致使声音不亮？愿知其理。少师答道：咽喉是水谷入胃之通道，喉咙是呼吸之气的通道。会厌是声音的门户。口唇好比是声音的门扇。舌是发声的机关。悬壅垂是声音的关口，上嗓处是口鼻气的分口。舌骨是神气所主，主舌的发声。所以人鼻涕不止，是上嗓之口不开，分气功能丧失所致。因此，会厌小薄的，发声快，开合利，出气易；会厌大厚的，开合难，出气迟，所以发音较难。人突然无音，是寒气侵入会厌，会厌不能开启，或开启不能至其机扇，所以开合不利，说话无音声。

黄帝曰：刺之奈何？岐伯曰：足之少阴，上系于舌，络于横骨，终于会厌。两[⑩]泻其血脉，浊气[⑪]乃辟[⑫]。会厌之脉，上络任脉，取[⑬]之天突，其厌乃发也。

黄帝说：怎样针刺治疗？岐伯说：足少阴经脉，上连于舌，络舌根的横骨，止于会厌。泻其脉之瘀血，邪气即退。会厌脉上络于任脉，所以刺天突穴，其会厌就开启发音了。

---

① 忧恚："忧"，"病"义；"恚"，疑为"患"之误。"忧""患"互文同义。"病"义。《孟子·公孙丑》赵岐注："忧，病也。"

② 出：《甲乙·卷十二·第二》作"不"。

③ 颃颡：上嗓处。

④ 横骨：舌根之骨。

⑤ 疾：衍文。去之义合。《甲乙·卷十二·第二》无。

⑥ 重："难"义。

⑦ 发："开启"义。

⑧ 下至："至"下，《甲乙·卷十二·第二》有"其机扇"三字。

⑨ 致：《甲乙·卷十二·第二》作"利"。

⑩ 两：疑为"而"之误。

⑪ 浊气：指邪气。

⑫ 辟："退"义。

⑬ 取：刺。

寒热第七十

黄帝问于岐伯曰：寒热瘰疬在于颈腋者，皆[①]何气使生？岐伯曰：此皆鼠瘘寒热[②]之毒气也。留于脉而不去者也。

黄帝问岐伯说：发热恶寒的瘰疬病生在颈腋之处，是什么邪气生成的？岐伯说：这都是鼠瘘之毒气造成的，毒气留止脉中不去而成病的。

黄帝曰：去之奈何？岐伯曰：鼠瘘之本，皆在于藏，其末上出于颈腋之间。其浮于脉[③]中，而未内著于肌肉，而外为脓血者，易去也。

黄帝说：怎样去除？岐伯说：鼠瘘的病根，都在内脏，与病根密切关联的外部症状，如末梢一样出现颈腋的部位，其浮于胸腋表面，没有深入肌肉，只是外表见脓血之症，容易去除。

黄帝曰：去之奈何？岐伯曰：请[④]从[⑤]其本引[⑥]其末，可使衰去而绝其寒热。审按其道以予之[⑦]，徐往徐来以去[⑧]之。其小如麦者，一刺知，三刺而已。

黄帝说：怎样去除此病？岐伯说：我治其本以除其末，可使邪去而发热恶寒之证停止。审察其瘰疬之结及瘘道给予治疗，慢进慢出进行针刺。小如麦粒的，一刺见效，三刺可愈。

黄帝曰：决其生死奈何？岐伯曰：反[⑨]其目视之，其中有赤脉，上下贯[⑩]瞳子，见一脉，一岁死；见一脉半，一岁半死；见二脉，二岁死；见二脉半，二岁半死；见三脉，三岁而死。见赤脉不下贯瞳子，可治也。

黄帝说：怎样察辨其死生之证？岐伯说：翻开其眼看之，眼中有赤络脉，上下通瞳子。见一条络脉，一年死；见一条半，一年半死；见二条，二年死；见二条半，二年半死；见三条，三年死。赤脉不通瞳子的，为可治之证。

---

① 皆：《甲乙·卷八·第一》无。
② 寒热：疑为衍文。涉上文致衍。
③ 脉：《甲乙·卷八·第一》作“胸”。指胸胁表面。
④ 请：指臣。
⑤ 从：引为“治”义。
⑥ 引：“夺”“除”义。《孙子兵法·谋攻》曹操注：“引，夺也。”
⑦ 予之：给予治疗。
⑧ 去：为“刺”义。
⑨ 反：通“翻”。《汉书·张安世传》颜师古注：“反，读曰翻。”
⑩ 贯：“通”义。

邪客第七十一

黄帝问于伯高曰：夫邪气之客人也，或令人目不瞑，不卧出者[①]，何气使然？伯高曰：五谷入于胃也，其糟粕、津液、宗气分为三隧。故宗气积于胸中，出于喉咙，以贯心脉，而行呼吸焉。营气者，泌其津液，注之于脉，化以[②]为血，以荣四末，内注五藏六府，以应刻数[③]焉。卫气者，出其悍[④]气之慓疾，而先行于四末分肉皮肤之间而不休[⑤]者也。昼日行于阳，夜行于阴。常从足少阴之分间，行于五藏六府。今厥气[⑥]客于五藏六府，则卫气独卫[⑦]其外，行于阳，不得入于阴。行于阳则阳气盛，阳气盛则阳跷陷[⑧]不得入于阴，阴虚，故目不瞑。

黄帝问伯高说：邪气侵入人体，有的使人目不能合，不能睡眠，这是什么原因？伯高说：五谷入胃后，其糟粕、津液、宗气分为三股。宗气聚于胸中，出入喉咙，贯通心脉，而进行呼吸。营气，分泌津液，流注于脉，变化为血，以营养四肢，内流注五脏六腑，以应合营气运行的规律。卫气，行其滑利疾快之气，先行于四肢肌肉之间而运行不止，日行于阳分，夜行于阴分，常从足少阴经的肌肉间开始，行布五脏六腑。现在病气侵于五脏六腑，卫气不能独行于外，行于阳，不能行入内。行于阳则阳气盛，阳气盛则阳跷满，血不能入于阴分，阴分虚，所以目不能合。

黄帝曰：善。治之奈何？伯高曰：补其不足，泻其有余，调其虚实，以通其道而去其邪。饮以半夏汤一剂，阴阳已[⑨]通，其卧立至。黄帝曰：善。此所谓[⑩]决渎壅塞，经络大[⑪]通，阴阳和得[⑫]者也。愿闻其方。伯高曰：其汤，方以流水千里以外者八升，扬之万遍，取其清五升煮之，炊以苇薪火，沸置[⑬]秫米一升，治[⑭]半夏五合，徐炊，令竭[⑮]为一升半，去其滓，饮汁一小杯，日三，稍益，以知为度。故其病新发者，复[⑯]杯则卧，汗出则已矣。久者，三饮而已也。

---

① 目不瞑不卧出者：《甲乙》作“目不得眠者”。
② 以：《甲乙·卷十二·第三》作“而”。
③ 刻数：营气运行规律。
④ 悍：通忓，精义。忓气即精气。
⑤ 休：《甲乙·卷十二·第三》作“息”。
⑥ 厥气：“厥”通“瘚”。“病”义。“瘚气”即“病气”。《甲乙·卷十二·第三》作“邪气”。义同。
⑦ 卫：《甲乙·卷十二·第三》作“营”。“行”义。
⑧ 陷：《甲乙》《太素》作满。
⑨ 已：为“乃”义。
⑩ 谓：《甲乙·卷十二·第三》作“以”。
⑪ 大：为“得”义。《助字辨略》：“大，盛也”；《战国策·西周策》鲍彪注：“得，犹胜”。
⑫ 和得：《甲乙·卷十二·第三》作“得和”。义妥。
⑬ 置：《甲乙·卷十二·第三》作“煮”。
⑭ 治：通“制”。炮制。《老子·六十五章》王弼注：“智，犹治也”；《说文通训定声》：“智，假借为知”；《经义述闻》：“知与折古字通”；《说文·刀部》段玉裁注：“古多假折为制”。是“治”“制”古通之证。
⑮ 竭：“减”义。
⑯ 复：通“覆”。

黄帝说：讲得好！怎样治疗？伯高说：补其不足，泻其有余，调其虚实，以通其经脉而去其邪气。饮服半夏汤一剂，阴阳于是通利，睡眠立至。黄帝说：讲得好！这就是所说的决水通壅，经络得通，阴阳得和。愿知其方。伯高说：半夏汤，其方用长流水八升，搅动多次，沉淀后取其清水五升沸煮，烧以苇薪，水开后放入秫米一升，制半夏五合，小火煎煮，使汁液减成一升半，去滓，饮汁一小杯。日服三次，不效稍加，以效为度。新发病的，放下杯子即可睡眠，汗出而愈。久病的，服三剂而愈。

黄帝问于伯高曰：愿闻人之肢节，以应天地奈何？伯高答曰：天圆地方，人头圆足方以应之。天有日月，人有两目；地有九州，人有九窍；天有风雨，人有喜怒；天有雷电，人有音声；天有四时，人有四肢；天有五音，人有五藏；天有六律，人有六府；天有冬夏，人有寒热；天有十日，人有手十指；辰有十二，人有足十指、茎、垂以应[①]之；女子不足[②]二节[③]，以抱人形。天有阴阳，人有夫妻；岁有三百六十五日，人有三百六十节；地有高山，人有肩膝；地有深谷，人有腋腘；地有十二经水，人有十二经脉；地有泉脉，人有卫气；地有草蓂，人有毫毛；天有昼夜，人有卧起；天有列星，人有牙齿；地有小山，人有小节；地有山石，人有高骨；地有林木，人有募[④]筋；地有聚邑[⑤]，人有䐃肉；岁有十二月，人有十二节；地有四时不生草，人有无子。此人与天地相应者也。

黄帝问伯高说：愿知人的形体肢节，怎样与天地相应？伯高答道：天圆地方，人的头圆足方以相应合。天有日月，人有眼目；地有九州，人有九窍；天有风雨，人有喜怒；天有雷电，人有音声；天有四时，人有四肢；天有五音，人有五脏；天有六律，人有六腑；天有冬夏，人有寒热；天有十天干，人有手十指；天有十二地支，人有足十指、宗筋、睾丸以应合；女子没有此二者，但其宫胞可受孕。天有阴阳，人有夫妻；一年有三百六十五日，人身有三百六十节；地有高山，人有肩膝；地有深谷，人有腋腘；地有十二经水，人有十二经脉；地有泉脉之气，人有卫气；地有草丛，人有毫毛；天有昼夜，人有卧起；天有列星，人有牙齿；地有小山，人有小关节；地有山石，人有大骨；地有林木，人有筋膜；地有山丘，人有肌肉块；一年有十二月，人有十二肢节。地有四时不生草者，人有终生无子者。这都是人与天地相应的情况。

黄帝问于岐伯曰：余愿闻持[⑥]针之数[⑦]，内针[⑧]之理，纵舍[⑨]之意。扞[⑩]皮开[⑪]腠理，奈何？脉之屈折，出入之处，焉至[⑫]而出，焉至而止，焉至而徐，焉至而疾，焉至而入？六府之输于身者，余愿

---

① 应："合"义。

② 足："有"义。《诗·公刘》朱熹集传："有，财足也。"

③ 节：《说文义证》："即，一作'节'"；《经词衍释》："则，通'即'"，又"则，犹之也""者，犹之也"。是"节""者"古通之证。

④ 募：通"膜"。

⑤ 聚邑：土丘。《楚辞·大招》朱熹集注："邑，居也"；《诗·绵》毛传："土，居也"。

⑥ 持：通"用"。《战国策·燕策》鲍彪注："持，犹使"；《管子集校》："'用'字，宋本作'使'"。

⑦ 数："法"义。

⑧ 内针：概指针刺。

⑨ 纵舍：灵活掌握。

⑩ 扞：通"干"。"察"义。《说文通训定声》："干，假借为扞"；《国语·周语》韦昭注："干，求也"；《说文通训定声》："求，假借为究"；《诗·小弁》朱熹集传："究，察也"。

⑪ 开：引为"察"义。《资治通鉴·晋纪》胡三省注："开，明之也"；《文选·雪赋》李周翰注："开，犹度也"；《墨子·尚贤》孙诒让注："明，察也"。

⑫ 至：为"之"义。

尽闻少序[①]别离之处，离而入阴，别而入阳，此何道而从行？愿尽闻其方。岐伯曰：帝之所问，针道毕矣。

黄帝问岐伯说：愿知用针之法，针刺之理，灵活掌握之意，怎样察辨皮肤腠理？脉络的屈直，出入之处，怎样出，怎样至，怎样慢，怎样快，怎样入？六腑输注于全身的情况。我愿尽知其分支之处，分而入阴，络而入阳，这是从哪里开始运行的。愿尽知其理。岐伯说：你所问的问题，针刺之理已经全包括了。

黄帝曰：愿卒闻之。岐伯曰：手太阴之脉，出于大指之端，内屈，循白肉际，至本节之后太渊留[②]以澹[③]，外屈，上于本节下，内屈，与阴诸络会于鱼际，数脉并注，其气滑利，伏行壅骨之下，外屈，出于寸口而行，上至于肘内廉，入于大筋之下，内屈，上行臑阴，入腋下，内屈走肺，此顺行逆顺之屈折也。心主之脉，出于中指之端，内屈，循中指内廉以上留于掌中，伏行两骨之间，外屈，出两筋之间，骨肉之际，其气滑利，上二寸[④]，外屈，出行两筋之间，上至肘内廉，入于小筋之下，留两骨之会，上入于胸中，内络于心脉[⑤]。

黄帝说：愿尽知之。岐伯说：手太阴肺经的脉气，出拇指之端，屈向内行，沿白肉际，至本节后太渊穴，其脉气流而搏动，屈向外行，上本节下，内屈，与诸阴络合于鱼际部，数脉合并流注，其气滑利，伏行手鱼骨之下，屈向外，出寸口上行，上至肘内侧，在大筋下屈向内，上膊内侧，进入腋下，内屈走至肺。这是它逆顺屈折的运行情况。手厥阴经脉之气，出中指之端，屈向内行，沿中指内侧上流注掌中，伏行两骨之间，屈向外行，出两筋之间，腕关节骨肉之边，其气滑利，上三寸，屈向外行，出两筋之间，上至肘内侧，入于小筋的下方，流于两骨会合之处，上入于胸中，内连络于心胞络。

黄帝曰：手少阴[⑥]之脉独无输，何也？岐伯曰：少阴，心脉也。心者，五藏六府之大主也，精神之所舍也。其藏坚固，邪弗能容[⑦]也。容之则心伤，心伤则神去，神去则死矣。故诸邪之在于心者，皆在于心之包络。包络者，心主之脉也。故独无腧焉。

黄帝说：手少阴心主心胞络之脉独无腧穴，这是为什么？岐伯说：手少阴是心脉，心是五脏六腑之主宰，神气所居之处，其脏坚固，邪气多不能侵害。如果邪气侵犯心，心就会受伤，受伤后神气即散失，神气散失就会死掉。所以各种邪气侵犯心，都先侵犯心的包络。包络，就是手心主包络之脉，所以手心主包络之脉独无腧穴。

黄帝曰：少阴独无输者，不病乎？岐伯曰：其外经病而藏不病，故独取其经于掌后锐骨之端。其余脉出入屈[⑧]折，其行之徐疾，皆如手少阴心主[⑨]之脉行也。故本[⑩]腧者，皆因其气之虚实疾徐以

---

① 少序："少"，《太素》作"其"。

② 留：通"流"。

③ 澹：为"憺"之借字。"动"义。《说文·心部》桂馥义证："憺，或借澹字"；《汉书·李广传》颜师古注："憺，犹动也。"

④ 二寸：《太素·卷九·脉行同异》作"三寸"。

⑤ 脉：《甲乙·卷三·第二十五》作"胞"。

⑥ 手少阴："阴"后，疑脱"心主"二字。手少阴心主之脉指手厥阴心包络脉，与手少阴心脉不同。《素问·血气形志》及《素问·皮部论》只称其为"心主"，而无"手厥阴"之说。是先有"手心主脉"之说而后有"手厥阴心包络脉"之说。彼时五脏都有腧穴而心包络脉无腧，故设此问。

⑦ 容：为"客"之误。《太素·卷九·脉行同异》作"客"。

⑧ 屈：《甲乙·卷三·第二十六》作"曲"。

⑨ 心主：二字疑衍。此以心包络脉比拟心脉，不当赘"心主"二字。

⑩ 本：指心。

取之，是谓因冲[①]而泻，因衰而补。如是者，邪气得去，真[②]气坚固，是谓因[③]天[④]之序。

黄帝说：手少阴心主之脉独无腧，难道它不病吗？岐伯说：它的经脉病而脏本身不病。所以治疗独刺掌后脱骨之端，除此处外该脉的出入曲折，流行快慢，都和心脉相同。所以刺心俞穴，同样可治该经的虚实缓急诸病症。所以说因盛而泻，因虚而补。这样，则邪气去除，正气坚固。这叫作依从病的自然次序和相互关联状态去治疗。

黄帝曰：持针纵舍奈何？岐伯曰：必先明[⑤]知十二经脉之本末，皮肤之寒热，脉之盛衰滑涩。其脉滑而盛者，病日进；虚而细者，久以持；大以[⑥]涩者，为痛痹；阴阳[⑦]如一者，病难治。其[⑧]本末[⑨]尚热者，病尚在；其热已衰者，其病亦去矣。持[⑩]其尺，察其肉之坚脆、大小、滑涩、寒温、燥湿。因[⑪]视目之五色，以知五藏而决死生。视其血脉，察其色，以知其寒热痛痹[⑫]。

黄帝说：怎样灵活掌握用针之法？岐伯说：必先察知十二经脉的起始，皮肤的寒热，脉的盛衰滑涩。其脉滑而盛大的，病渐重；细而虚的，病持久；大而涩的，是痛痹，寸口及人迎脉部都出现相同的病理脉象，其病难治。察其手足仍热的，其病邪仍在；其手足热除的，其病邪也消除了。按尺肤，察知肤肉的坚软、厚薄、滑涩、寒温、燥湿，然后察目的五色，可以知道五脏的状态而定死生。视其络脉，察其肤色，可以辨知寒热疼痛等病症。

黄帝曰：持针纵舍，余未得其意也。岐伯曰：持针之道，欲端以正，安以静，先知虚实，而行疾徐，左手执骨，右手循之，无[⑬]与[⑭]肉果[⑮]，泻欲端以正，补必闭肤，辅[⑯]针导气，邪[⑰]得淫泆，真气得[⑱]居。黄帝曰：扞[⑲]皮开[⑳]腠理奈何？岐伯曰：因[㉑]其分肉，左[㉒]别其肤，微内而徐端[㉓]之，适[㉔]神不散，邪气得去。

---

① 冲："盛"义。杨上善："冲，盛也。"
② 真：为"正"义。
③ 因："从"义。《经传释词》："因，由也"；《诗·君子阳阳》郑玄笺："由，从也"。
④ 天：天有"自然"之义。此指病之自然过程及状态。
⑤ 明："察"义。
⑥ 以：为"而"义。
⑦ 阴阳：指寸口、人迎之病理脉象。
⑧ 其："其"前，《甲乙·卷五·第七》有"察"字。
⑨ 本末：指足手。足在下相对为本，手在上相对为末。
⑩ 持："按"义。
⑪ 因：为"乃"义。然后。《楚辞·招魂》旧校："乃，一作'因'。"
⑫ 痹："病"义。
⑬ 无："勿"义。
⑭ 与："以"义。
⑮ 果：通"裹"。《甲乙·卷五·第七》正作"裹"。
⑯ 辅：《甲乙·卷五·第七》作"转"。
⑰ 邪：《甲乙·卷五·第七》"邪"下有"气不"二字。
⑱ 得：《甲乙·卷五·第七》作"以"。
⑲ 扞：通"干"。"察"义。
⑳ 开："察"义。
㉑ 因：引为"察"义。《论语·宪问》皇侃疏："因，犹通也"；《书·尧典》蔡沈集传："明，通明也"；《玉篇·明部》："明，察也"。
㉒ 左：《太素》作"在"，"察"义。
㉓ 端：通"揣"。"动"义。《管子·宙合》戴望校："端，当读为'专'，假借字也"；《春秋繁露·三代改制质文》凌曙注："专，读曰团"；《文选·长笛赋》李善注："'揣'与'团'字通"。是"瑞""揣"古通之证。《广雅·释诂》："揣，动也。"
㉔ 适："使"义。《楚辞·惜诵》朱熹集注："使，一作'以'"；《读书杂志·荀子》王念孙按："之，本作'以'"；《诗·北门》毛传："适，之"。

黄帝说：灵活用针，我尚未理解其意。岐伯说：用针之法，应端正安静，先知虚实，再行针刺的快慢。左手按其皮肤骨骼，右手行进针，不要让肌肉缠裹针。泻法要直刺直出，补法出针后要按闭针孔。转动针柄引导气至，邪气不能漫衍，正气可以安居。黄帝说：怎样察辨肤腠？岐伯说：察其肌肉，分辨其皮肤状态，轻进针而慢转动针，使神气至而不散，邪气得以消除。

黄帝问于岐伯曰：人有八虚[①]，各何以候？岐伯答曰：以候五藏。黄帝曰：候之奈何？岐伯曰：肺心有邪，其气留于两肘；肝有邪，其气流[②]于两腋；脾有邪，其气留于两髀；肾有邪，其气留于两腘。凡此八虚者，皆机关之室，真气之所过，血络之所游，邪气恶血，固不得住留，住留则伤筋络，骨节机关不得屈伸，故痀[③]挛也。

黄帝问岐伯说：人有八隙，各怎样察辨？岐伯答道：八隙可察辨五脏之病。黄帝说：怎样察辨？岐伯说：肺心有病邪，其邪气常留在两肘；肝有病邪，其邪气常留在两腋；脾有病邪，其邪气常留在两髀；肾有病邪，其邪气常留在两腘。凡此八隙，都是关节机关之处，正气所过之处，血脉所行之处，邪气瘀血，本不能留滞，留滞则伤筋，使关节机关不能屈伸，所以成筋脉拘挛之证。

---

① 八虚：“虚”，指关节隙。《广韵·至韵》：“虚，空也”；《庄子·知北游》陆德明释文：“隙，孔也”。《说文解字注》：“孔，同‘空’。”《素问·五藏生成篇》：“此四支八谿之朝夕也”。彼“八谿”，与此“八虚”互文同义。

② 流：通“留”。

③ 痀：《甲乙·卷十·第三》作“拘”。

通天第七十二

黄帝问于少师曰：余尝闻人有阴阳，何谓阴人，何谓阳人？少师曰：天地之间，六合之内，不离于五，人亦应之，非徒一阴一阳而已也。而略言耳。口弗能遍明也。黄帝曰：愿略闻其意。有贤人圣人，心能备[①]而行之乎？少师曰：盖有太阴之人，少阴之人，太阳之人，少阳之人，阴阳和平之人。凡此五人者，其态不同，其筋骨气血各不等。

黄帝问少师说：我听说人有阴阳之分，什么是阴人？什么是阳人？少师说：天地之间，六方之内，离不开五行之理，人也是这样，不仅仅是一阴一阳而已。这只是概括的一种说法，心口未必能都知道。黄帝说：我愿知其大概。有养生高明的圣人贤人，人们能用他们的标准来衡量吗？少师说：整体来说，有太阴之人、少阴之人、太阳之人、少阳之人、阴阳和平之人。凡此五种人，其体态不同，其筋骨气血也各不相同。

黄帝曰：其不等者，可得闻乎？少师曰：太阴之人，贪而不仁，下齐湛湛，好内而恶出，心和[②]而不发，不务于时，动而后之。此太阴之人也。

黄帝说：其不同的情况，可以知道吗？少师说：太阴之人，性贪而不仁厚，下等之德，好进怕出，心沉抑而表情不外露，不识时务，行动常落后。这是太阴之人。

少阴之人，小贪而贼心，见人有亡，常若有得，好伤好害，见人有荣，乃反愠怒，心疾[③]而无恩。此少阴之人也。

少阴之人，小贪而私心，见人有失，好像自己得到了什么。好伤害人。见别人有荣誉，反而恼怒，心怀妒嫉，无同情心。这是少阴之人。

太阳之人，居处于于[④]，好言大事，无能而虚说，志发于四野，举措不顾是非，为事如常自用，事虽败而常无悔。此太阳之人也。

太阳之人，喜居高处，好讲大话，没有才能却会空说，野心大，行动不管是非，做事常自以为是。事做错了仍不悔改，这就是太阳之人。

少阳之人，諟谛好自贵，在小小官，则高自宜[⑤]，好为外交而不内附。此少阳之人也。

少阳之人，识物处事喜抬高自己，在小小官位，就自大自夸，喜对外交际，而不内向，这是少阳之人。

阴阳和平之人，居处安静，无为惧惧，无为欣欣，婉然从物，或与不争，与时变化，尊则谦谦，

---

① 备："用"义。《淮南子·修务》高诱注："备，犹用也。"

② 和：《甲乙·卷一·第十六》作"抑"。

③ 疾：妒嫉。《甲乙·卷一·第十六》作"嫉"。

④ 于于：疑为"轩轩"之脱误。下文"太阳之人，其状轩轩储储"，可证。《文选·景福殿赋》张铣注："轩，犹高也。"

⑤ 宜：《甲乙·卷一·第十六》作"宣"。

谭而不治[1]，是谓至[2]治[3]。古之善用针艾[4]者，视人五态乃治之。盛者泻之，虚者补之。

阴阳和平之人，居处安静，无情志之甚忧，没有情志之甚喜，顺和事物，不与人争，从顺四时的变化。位高不骄傲，位卑不自悲。这叫作常态。古人善用针灸的，视五态之人的不同情况而治疗，盛则泻，虚则补。

黄帝曰：治人之五态奈何？少师曰：太阴之人，多阴而无阳，其阴血浊，其卫气涩，阴阳不和，缓筋而厚皮，不之疾泻，不能移之。少阴之人，多阴少阳，小胃而大肠，六府不调，其阳明脉小而太阳脉大，必审调之，其血易脱，其气易败也。

黄帝说：怎样治疗五态之人？少师说：太阴之人，多阴无阳，其阴血稠浊，卫气涩滞，阴阳不和，筋松弛，皮厚，不急泻，不能除其病。少阴之人，多阴少阳，胃小而肠大，六腑不调，他的阳明脉气小而太阳脉气大，必须审慎调治，其血易伤，气易衰。

太阳之人，多阳而少[5]阴，心谨调之，无脱其阴，而泻其阳，阳重[6]脱[7]者易狂。阴阳皆脱者，暴死不知人也。少阳之人，多阳少阴，经少而络大，血在中而气在外，实阴而虚阳，独泻其络脉，则强[8]气脱而疾，中气不足，病不起也。

太阳之人，多阳无阴，应谨慎调治，不要丧失其阴。只应泻其阳。阳气过甚，可以使人狂乱。阴阳之气都脱，会暴死，或昏迷不醒。少阳之人，多阳少阴，经脉小，血津在脉中而气走络外，治疗应益阴而衰其阳。如独泻其络脉之血，会使精气脱失而病，中气虚，病不愈。

阴阳和平之人，其阴阳之气和，血脉调，谨诊[9]其阴阳，视其邪正，安容仪[10]，审有余不足，盛则泻之，虚则补之，不盛不虚，以经[11]取[12]之。此所以调阴阳，别五态之人者也。

阴阳和平之人，他的阴阳气和，血脉和调，应谨慎仔细察其阴阳，视其邪正，察其容貌色泽，审其有余不足。盛则泻之，虚则补之。致使其不盛不虚，以平为度。这就是所以察阴阳，辨五态之人的不同而治疗。

黄帝曰：夫五态之人者，相与[13]毋故[14]，卒然新会，未知其行也，何以别之？少师答曰：众[15]人

---

① 谭而不治：《甲乙・卷一・第十六》作“卑而不谄”。

② 至：“之”义。

③ 治：“常”义。

④ 艾：《甲乙・卷一・第十六》作“灸”。

⑤ 少：《甲乙・卷一・第十六》作“无”。与前文“无阳”例合。

⑥ 重：“甚”义。

⑦ 脱：疑为衍文。涉下文之“脱”字而致衍。

⑧ 强：为“精”义。

⑨ 诊：《甲乙・卷一・第十六》作“审”。

⑩ 安容仪：察容貌色泽。“安”，可引为“察”义。郭霭春：“《吕氏春秋・乐成》高注：‘安，习也’；“《国策・秦策》高注：‘习，晓也’”；“朱骏声曰：‘面之神气曰颂，面之形状曰貌’。”

⑪ 经：“平”义。

⑫ 取：引为“为”义。

⑬ 与：为“遇”义。《楚辞・涉江》蒋骥注：“与，犹合也”；《孟子・告子》朱熹集注：“遇，合也”。

⑭ 故：“明”“知”义。《墨子・兼爱》孙诒让注：“故者，是也”；《逸周书・周祝》朱右曾校：“是，读为视”；《广雅・释诂》：“视，明也”。

⑮ 众：指常人。

之属，不如[①]五态之人者。故[②]五五二十五人，而五态之人不与[③]焉。五态之人，尤[④]不合[⑤]于众者也。黄帝曰：别五态之人奈何？少师曰：太阴之人，其状黮黮然黑色，念然下意，临临然长大，腘[⑥]然未偻，此太阴之人也。

黄帝说：五态之人，相遇并不知其性格。突然新遇，不知其行为，怎样察辨？少俞答道：常人之类群，不了解五态人的品行。五五二十五种人，五态之人性格不同。五种形态的人，不同于常人。黄帝说：怎样辨五态之人？少师说：太阴之人，其肤色黑，庄严谦下，身体长直不偻，这是太阴之人。

少阴之人，其状清然窍然[⑦]，固[⑧]以[⑨]阴贼，立[⑩]而躁崄[⑪]，行而似伏。此少阴之人也。

少阴之人，肤色浅淡，常似暗贼，心地狡滑阴险，行为隐蔽，这是少阴之人。

太阳之人，其状轩轩储储，反身折[⑫]腘[⑬]。此太阳之人也。

太阳之人，其状高大，挺身直腹，这是太阳之人。

少阳之人，其状立则好仰，行则好摇。其两臂，两肘则常出于背。此少阳之人也。

少阳之人，其人站立好仰头，行走好摇臂，手常背在身后，这是少阳之人。

阴阳和平之人，其状委委然，随随然，颙颙然，愉愉然，璇璇然，豆豆[⑭]然。众人皆曰[⑮]君子。此阴阳和平之人也。

阴阳和平之人，其状顺从、温恭、和悦，大家都说他们是君子，这是阴阳和平之人。

---

① 如：郭霭春云“周本、马注本并作‘知’”。
② 故：语首助词，无义。
③ 与：“类”“等”义。《国语·周语》韦昭注：“与，类也。”
④ 尤：为“其”之借字。《史通·论赞》浦起龙释：“龙，当从‘犹’义”；《经词衍释》：“犹，犹‘而’也”，“而，犹‘其’也”。
⑤ 合：“同”义。
⑥ 腘：《说文·口部》段玉裁注：“古‘国’‘或’同用”。《老子·四章》河上公注：“或，常也。”
⑦ 清然窍然：“清”“窍”互文同义。均“浅”“淡”义。此形容皮肤色浅。《素问·阴阳应象大论》张志聪注：“清浊者，色之阴阳也。”《玉篇·水部》：“清，澄也。”《广雅·释言》：“窍，浅也。”
⑧ 固：“常”义。《吕览·守时》高诱注：“固，常也。”
⑨ 以：“似”义。
⑩ 立：疑为“心”之误。
⑪ 躁崄：《淮南子·原道》高诱注：“躁，狡”。“崄”，《甲乙·卷一·第十六》作“险”。
⑫ 折：《经义述闻》：“‘知’与‘折’古字通”；《老子·六十五章》王弼注：“‘智’，犹‘治’也”；《说文通训定声》：“智，假借为知”；《诗·无逸》“治民”，《汉石经》作“以民”，《读书杂志·荀子》王念孙按：“‘之’，本作‘以’”。此“折”“之”古通。《素问·著至教论》“三阳直心”，下文作“三阳之病”。是“折”“直”古通之证。
⑬ 腘：疑为“腹”之误。“腹”与“身”义例合。作“腘”则失。
⑭ 豆豆：郭霭春云“‘豆’似为‘岂’之坏字。《诗·蓼萧》传：‘岂，乐也’”。
⑮ 曰：“是”义。《吕览·不侵》毕沅校：“是，旧本多作‘谓’”；《诗·正月》陈奂传疏：“‘曰’与‘谓’同义”。

官能第七十三

黄帝问于岐伯曰：余闻九针于夫子，众多矣，不可胜数。余推而论之，以为一纪[①]。余司[②]诵之，子听其理，非则语余，请其正道，令可久传，后世无患。得其人乃传，非其人勿言。岐伯稽首再拜曰：请听圣王之道。

黄帝问岐伯说：我听你讲九针之学，内容众多，难以尽数，我推而分析之，认为他们是一种道理。我试读一下，你听听其中之道理。有不对的地方就请告诉我，请指正其说，使它可以久传下去，使后人无害患。遇到有志于医学的人，就传授给他。无心学医的人，不要传给他。岐伯叩首再拜说：谨听圣王之说。

黄帝曰：用针之理，必知形气之所在，左右上下，阴阳表里，血气多少，行之逆顺，出入之合，谋[③]伐有[④]过。知解结[⑤]，知补虚泻实，上下气门[⑥]，明通于四海，审其所在，寒热淋露[⑦]，以[⑧]输异处。审于调气，明于经隧，左右肢络，尽知其会[⑨]。寒与热争[⑩]，能合而调之，虚与实邻[⑪]，知决[⑫]而通之，左右不调，把[⑬]而行之，明于逆顺，乃知可治[⑭]，阴阳不[⑮]奇[⑯]，故知起[⑰]时。审于[⑱]本末，察其寒热，得[⑲]邪所在，万刺不殆。知官[⑳]九针，刺道毕矣。

黄帝说：用针之理，必须知道形气之所在，左右上下，阴阳表里，血气多少，气行逆顺，出入之处。诛伐其病邪。知解病之法，知补虚泻实，知上下之气，知道气海、血海、髓海、水谷之海

---

① 纪："理"义。《孙子兵法·用问》贾林注："纪，理也。"
② 司：郭霭春云"《图经·卷三》引作'试'"。
③ 谋：为"诛"之误。《太素·卷十九·知官能》作"诛"。
④ 有："其"义。
⑤ 解结：解病之法。《文选·南都赋》李善注："结，犹同也"，"同"通"通""病"。"解结"，即"解病"。
⑥ 气门：《太素·卷十九·知官能》作"之气"。
⑦ 露：通"潞"。"病""伤"义。《周礼·职方氏》孙诒让正义："潞，《周书》作'露'，亦声同字通。"《吕览·不屈》高诱注："潞，羸也"；《国语·鲁语》韦昭注："羸，病也"。
⑧ 以："其"义。
⑨ 会："处"义。
⑩ 争："交"义。《文选·江赋》刘良注："争，交也。"
⑪ 邻："互杂"义。
⑫ 决："辨别"义。
⑬ 把："刺"义。《广雅·释诂》："把，持也。"《韩非子·说林》王先慎集解："持，作'取'。"
⑭ 乃知可治："知""可"二字疑互易，应作"可知"。与下文之"故知起时"例合。
⑮ 不："之"义。
⑯ 奇："病"义。
⑰ 起："其"义。
⑱ 于："其"义。与下文"察其寒热"例合。
⑲ 得："知"义。
⑳ 官：通"观"。"察辨"义。

的状态，知道病邪所在，寒热淋湿病邪之所伤。其治疗俞穴不同。知调气，知经脉及左右分络，尽知其处。寒邪与热邪交至，能合参而调之，虚实互杂，能明辨而除之，左右不调，能刺而和之。明其逆顺，才可以知道阴阳之病。所以才知道其甚或愈时。审其标本，察其寒热，知邪所在，万刺不败。知察辨九针，针术尽于此了。

明于五输[①]，徐疾所在。屈伸出入，皆有条理。言[②]阴与阳，合于五行。五藏六府，亦[③]有所藏。四时八风，尽有阴阳。各得其位，合于明堂，各处色部，五藏六府，察其所痛[④]，左右上下，知其寒温，何经所在，审皮肤[⑤]之寒温滑涩，知其所苦，膈[⑥]有上下，知其气所在。先得[⑦]其道[⑧]，稀[⑨]而踈[⑩]之，稍深以留故能徐入[⑪]之。大热在上，推而下之[⑫]；从下上者，引而去之；视前痛[⑬]者，常先取之。大寒在外，留而补之；入于中者，从合泻之。针所不为，灸之所宜。上气不足，推而扬之；下气不足，积[⑭]而从之。阴阳皆虚，火自当[⑮]之。厥[⑯]而寒甚，骨廉陷下，寒过于膝，下陵[⑰]三里，阴络之过[⑱]，得之[⑲]留止，寒入于中，推而行之[⑳]，经陷下者，火则当之。结[㉑]络坚紧，火所治[㉒]之。不知所苦，两跷之下，男阴女阳[㉓]，良工所禁。针论毕矣。

明知五脏的俞穴，是针刺快慢法的依据。经脉的屈伸出入，都有规律。阴阳应于五行，五脏六腑，都有各自所藏之气。四时八风，都有阴阳属性，各有侵犯部位。察其明堂处的各色部，则五脏六腑可察知其病，可知左右上下的寒温状态，何经所病。审辨尺肤的寒温滑涩，可知其所病之性质。病有上下，应知其邪气所在，先于其处布针刺之，渐深并留针，所以能缓和病症。大热在上部，行散而除之，从下上者，引而去之。有先病的，常先刺其初病。大寒在体表的，留针而温之。寒入于内者，从合除之。针刺如不效，适合用灸法。上部气虚，助而益其上。下部气虚，补而顺其下。阴阳上下都虚的，用火灸法主之。病寒甚，骨侧肌肉下陷，寒凉超过膝，下侵三里处，阴邪气盛，得以留滞，寒邪入中，温助而行散之。经脉血络陷下的，用火灸法主之。经络坚紧拘急的，用

① 五输：五脏之俞穴。
② 言：语首助词，犹“夫”。无义。《周礼·大司乐》郑玄注：“发端曰言。”
③ 亦：“皆”“都”义。《诗·泉水》孔颖达疏：“亦，已也”；《韩非子·外储》王先慎集解：“已、以古通”；《诗·北门》陈奂传疏：“一，犹乃也”；《经词衍释》：“乃，犹以也”；《荀子·劝学》杨倞注：“一，皆也”。
④ 痛：通“病”。
⑤ 皮肤：指尺肤。杨上善：“言能审候尺之皮肤。”
⑥ 膈：“病”义。《诗·伐木》陈奂传疏：“‘过’与‘病’，义相近。”
⑦ 得：为“于”义。
⑧ 道：“处”义。
⑨ 稀：《甲乙·卷四·第五》作“布”。
⑩ 踈：“刺”义。
⑪ 入：衍文。《太素·卷十九·知官能》无。
⑫ 推而下之：“推”，“行”义。此与“留”对举言之。“下”，“清除”义。
⑬ 痛：通“病”。《太素·卷十九·知官能》作“病”。可证。
⑭ 积：引为“补”义。
⑮ 当：《荀子·正名》杨倞注：“当，主也”。
⑯ 厥：“病”义。
⑰ 陵“侵”义。《史记·秦始皇本纪》张守节正义：“‘陵’，作‘凌’。”《文选·白马篇》李善注：“凌，侵也。”
⑱ 过：“盛”义。《战国策·赵策》鲍彪注：“过，犹胜也。”“胜”“盛”义同。
⑲ 之：《经传释词》：“之，犹以也”。
⑳ 推而行之：此“推”，“温助”之义。“行”，“散”义。
㉑ 结：前文“经陷下者”，郭霭春云“周本‘经’作‘结’”，是“结”“经”古通之证。
㉒ 治：“主”义。
㉓ 男阴女阳：《甲乙·卷五·第四》作“男阳女阴”。

火灸法主之。不知痛处的，男灸阳跷脉的申脉穴、女用阴跷脉的照海穴。良医忌用错。针论尽于此了。

用针之服[①]，必有法则，上视天光[②]，下司[③]八正[④]，以辟[⑤]奇[⑥]邪，而观百姓，审于虚实，无犯其邪。是得[⑦]天之露[⑧]，遇岁之虚[⑨]，救而不胜，反受其殃。故曰：必知天忌，乃言针意。法于往古，验于来今。观于窈冥，通于无穷。粗之所不见，良工之所贵。莫知其形。若神髣髴。

用针的事情，一定要有法则。上察天光，下察八风，以防避病邪，而示百姓。审其虚实，不犯其邪。如果遇到天的邪气伤害，岁的邪气侵袭，治不能成功，反受其损害。所以说必须知道天时的宜忌，才可以谈针刺。遵法古人之术，验证当今之病。察其深奥的医理，才能知晓无穷之病。劣医不知，良医重视。针刺法则，外表是看不见的，仿佛神灵所作用。

邪气之中人也，洒淅[⑩]动[⑪]形，正[⑫]邪之中人也，微[⑬]，先见于色，不知于其身，若有若无，若亡若存，有形无形[⑭]，莫知其情。是故上工之取气[⑮]，乃救其萌芽。下工守其已成[⑯]，因败其形。

邪气侵犯人体，如风之吹动，伤人形体。邪犯人体，初始，先见于气色，而身体无症状表现，病症似有似无，或有表现，或无表现，不知其明显之病状。所以良医治病在气色异常时，就开始治疗，以治其萌芽状态。劣医则至病重时才治疗，所以常伤败病人身体。

是故工之用针也，知气之所在，而守其门户，明于调气，补泻所在，徐疾之意，所取之处。泻必用员[⑰]，切而转之，其气乃行，疾而[⑱]徐出，邪气乃出，伸而迎之，遥[⑲]大其穴，气出乃疾。补必用方[⑳]，外引其皮，令当其门，左引其枢，右推其肤，微旋而徐推之，必端以正，安以静，坚心无解，欲微以留，气下而疾出之，推其皮，盖其外门，真[㉑]气乃存。用针之要，无忘其[㉒]神。

医生用针，应知经气之所在，按其俞穴治疗。应知调气，补泻所用之方法，快慢针刺之手段。所刺之病处，泻必须用“方”之法，转针行气，快进慢出，邪气得出，直刺直出，摇大其针孔，邪气则出得快。补必须用“员”的方法。外按皮肤，使正对俞穴，左手按其针柄，右手推按皮肤，入

---

① 服：“事”义。
② 天光：日月星辰之光。
③ 司：察。
④ 八正：即“八风”。
⑤ 辟：通“避”。防避。《周礼·调人》孙诒让正义：“辟即‘避’之借字。”
⑥ 奇：“病”义。
⑦ 得：引为“遇”义。与后文之“遇”互文同义。
⑧ 露：为“潞”之借字。“伤”义。
⑨ 虚：“邪”义。
⑩ 洒淅：与“瑟瑟”同义。如风吹动状。《文选·赠从弟》吕向注：“瑟瑟，风声。”
⑪ 动：“伤”义。
⑫ 正：当为“夫”之误。语首助词。无义。
⑬ 微：“初”义。《礼记·中庸》孔颖达疏：“微是初端。”
⑭ 有形无形：或有表现，或无表现。
⑮ 气：指气色。
⑯ 成：通“盛”。指病重。
⑰ 员：疑为“方”之误。“方”通“放”。泻放义。《素问·八正神明论》：“泻必用方。”
⑱ 而：《甲乙·卷五·第四》作“入”。
⑲ 遥：通“摇”。《甲乙·卷五·第四》正作“摇”。可证。
⑳ 方：为“员”之误。《素问·八正神明论》：“补必用员。”
㉑ 真：“正”义。
㉒ 其：《甲乙·卷五·第四》作“养”。

皮后微转而缓慢进针，必须端正针身，专心静意，耐心待气至，气至后稍留针，获效后快出针，按其皮肤针孔，使正气内存不失。用针的要点，不要忘记养神气。

雷公问于黄帝曰：针论曰：得其人乃传，非其人勿言。何以知其可传？黄帝曰：各得其人，任之其能。故[①]能明[②]其事。雷公曰：愿闻官能奈何？黄帝曰：明目者，可使视色；聪耳者，可使听音；捷疾辞语者，可使传论语；徐而安静，手巧而心审谛者，可使行针艾，理血气而调诸逆顺，察阴阳而兼诸方[③]；缓节柔筋而心和调者，可使导引行气；疾毒言语轻人者，可使唾痈[④]呪[⑤]病；爪苦手毒，为事善伤者，可使按积[⑥]抑痹[⑦]。各得其能，方乃可行，其名乃彰，不得其人，其功不成，其师无名[⑧]。故曰：得其人乃言，非其人勿传[⑨]。此之谓也。手毒者，可使试按龟，置龟于器下而按其上，五十日而死矣。手甘[⑩]者，复生如故也。

雷公问黄帝说：《针论》说：得其有志于医学之人可传授给他，无志学医之人不可传授给他。怎样知道谁是可传之人呢？黄帝说：因人而宜，用其所能，才能使他彰大发扬所传之术。雷公说：愿知怎样察辨不同的人？黄帝说：视力好的，可着重教他望色；耳聪的，可使他侧重听诊；说话言语快利的，可使他传论讲说；稳重，手巧、细心的，可使他掌握针刺艾灸之术，调理血气的逆顺，察辨阴阳之病而兼用其他诸法；手劲柔和，性格和顺的人，可使他进行按摩、导引之法；心性妒嫉，说话语恶的人，可使他进行“唾痈祝病”之类的治病方法；手重心狠，做事爱伤人的，可使他掌握攻泻疾病的方法。总之，各用其能，医法才可流传，其功效才显著。不得适当的人，其功不成，其老师也没有功劳。手狠与否，可使他试按龟。把龟放器物底下让他按压其上。手狠的其龟五十日即死。手软的，其龟复生如常。

---

① 故：《说文·攴部》徐锴系传：“故，使之也”。
② 明：“彰大”义。
③ 方：治病之法。
④ 唾痈：以口水涂痈肿之古法。《说文·口部》：“唾，口液也。”
⑤ 呪：《玄应音义·卷二十五》注：“呪，又作‘祝’”。
⑥ 积：“病”义。
⑦ 痹：“病”义。
⑧ 名：“功”义。《吕览·诬徒》高诱注：“功，名也。”
⑨ 言、传：郭霭春云“‘言’‘传’两字误倒，以上《针论》云云律之可证。”
⑩ 甘：“软”义。《庄子·天道》陆德明释文：“甘，缓也”；《吕览·任地》高诱注：“缓，柔也”。

论疾诊尺第七十四

黄帝问于岐伯曰：余欲无视色持脉，独调其尺，以言其病，从外知内，为之奈何？岐伯曰：审其尺之缓急，小大①，滑涩，肉之坚脆，而病形定矣。

黄帝问岐伯说：我想不望色诊脉，而单察其尺肤，去诊其病，从外知内，怎么办？岐伯说：察其尺肤的缓急、粗细、滑涩，肉的坚软等，而疾病大概就可确定了。

视人之目窠上微痈②，如新卧起状，其颈脉动，时咳，按其手足上，窅③而不起者，风水肤胀也。

看到病人眼胞微肿，好像刚睡起，其颈脉跳动明显，常咳嗽。按其手足，如果凹陷深而不起者，是风水肤胀的病状。

尺肤滑其④淖泽者，风也。尺肉弱者，解㑊。安卧脱肉者，寒热，不治。尺肤滑而泽脂者，风也。尺肤涩者，风痹也。尺肤粗如枯鱼之鳞者，水泆饮⑤也。尺肤热甚，脉盛躁者，病温也。其脉盛而滑者，病⑥且出也。尺肤寒，其脉小者，泄、少气。尺肤炬⑦然先热后寒者，寒热也。尺肤先寒，久大⑧之而热者，亦寒热也。

尺肤温而润滑的，是风邪。尺部肌肉软弱，是解㑊病，周身无力。多睡、消瘦、发热恶寒的，是不治之症。尺肤滑润光泽的，是风邪。尺肤涩滞的，是风痹病。尺肤枯燥像枯鱼之鳞的，是痰饮病。尺肤甚热，脉大数的，是温热病。他的脉滑大，并且出汗。尺肤凉，脉细小的，是泄泻、气虚之病。尺肤突然先热后凉，是外感发热恶寒之证。尺肤开始凉，久按之而热的，也是发热恶寒之证。

肘所独热者，腰以上热；手所独热者，腰以下热。肘前独热者，膺前热；肘后独热者，肩背热。臂中独热者，腰腹热；肘后粗⑨以下三四寸热者，肠中有虫⑩。掌中热者，腹中热；掌中寒者，腹中寒。鱼上⑪白肉有青血脉者，胃中有寒。

肘部独发热的，腰以上常发热；手独热的，腰以下常发热。肘前独热，胸前热；肘后独热，肩

---

① 小大：粗细。

② 痈：为“肿”之音转。《灵枢·水胀篇》作“肿”。可证。

③ 窅：“深”义。《文选·敬山亭诗》刘良注：“窅，深也。”

④ 滑其：《甲乙·卷四·第二》作“温以”。义合。作“滑”，与后文“淖泽”义重不例。

⑤ 泆饮：郭霭春云“《脉经·卷四·第一》‘泆’作‘淡’。按：‘淡’即‘痰’字。《华严经音义》下引《方言》骞师注：‘淡字又作痰也’。据是，则‘淡饮’，即‘痰饮’。后人不知‘淡’‘痰’二字可通，而改‘淡’为‘泆’，强行作解。误矣”。

⑥ 病：《甲乙·卷四·第二》作“汗”。义合。

⑦ 炬：为“焠”之误。“焠”为“猝”之音转。“突然”义。《玉篇·犬部》：“猝，突也。”

⑧ 大：《甲乙·卷四·第二》作“持”。

⑨ 粗：《甲乙·卷四·第二》作“廉”。

⑩ 虫：郭霭春云“以上下文义例之，‘虫’疑是‘热’字之误”。

⑪ 上：《甲乙·卷四·第二》作“际”。

背发热。臂中独热，多腰腹发热；肘后侧以下三四寸处发热的，肠中有热。掌心热的，腹中热；掌心寒的，腹中寒。手鱼际白肉处见青色瘀络的，是胃中有寒。

尺炬然热，人迎大者，当[①]夺血。尺坚大，脉小甚，少气。悗有[②]加[③]，立死。

尺肤突然发热，人迎脉大的，主失血证。尺肤紧甚，脉细小，为气虚证。烦闷甚的，立刻可死掉。

目赤色者病在心，白在肺，青在肝，黄在脾，黑在肾。黄色不可名者，病在胸中。

眼色红的病在心，色白的病在肺，色青的病在肝，色黄的病在脾，色黑的病在肾。黄色杂以他色不可名状的，病在胸中。

诊目痛[④]，赤脉从上下者，太阳病；从下上者，阳明病；从外走内者，少阳病。

诊察眼病，其赤脉向下走的，是太阳经的病，赤脉向上走的，是阳明经的病。赤脉从眼外角向内角走的，是少阳经的病。

诊寒热[⑤]，赤脉上下至瞳子，见一脉一岁死，见一脉半一岁半死，见二脉二岁死，见二脉半二岁半死，见三脉三岁死。

诊察寒热瘰疬病，眼里的赤脉从上至下通贯瞳子。见一条赤脉一年死；见一条半赤脉一年半死；见二条赤脉两年死；见两条半赤脉两年半死；见三条赤脉，三年死。

诊龋齿痛，按其阳[⑥]之来[⑦]，有过者独[⑧]热。在左左热，在右右热，在上上热，在下下热。

诊察龋齿痛，按其病之至处，有病的该处发热。在左左热，在右右热，在上上热，在下下热。

诊血脉[⑨]者，多赤多热，多青多痛，多黑为久痹，多赤、多黑、多青皆见者，寒热。

诊察络脉之病，多赤色的多热，多青色的多痛，多黑色的是久痹，赤、黑、青都见的，是寒热互杂之病。

身痛而[⑩]色微[⑪]黄，齿垢黄，爪甲上黄，黄疸也。安卧，小便黄赤，脉小而涩者，不嗜食。

身痛，面色黄，齿垢黄，指甲黄，这是黄疸病。病人无力喜卧，小便黄赤，脉小涩，不能吃饭。

人病，其寸口之脉，与人迎之脉小大等及其浮沉等者，病难已也。

人病后，寸口脉及人迎脉出现病理脉象，小大浮沉程度相同的，病难愈。

女子手少阴脉动甚者，妊子。

女子手少阴经脉跳滑盛的，是怀孕了。

婴儿病，其头毛皆逆上者，必死。耳间青脉起者，掣[⑫]痛，大便赤[⑬]瓣，飧泄，脉小[⑭]者，手足

---

① 当："主"义。从

② 有：为"之"义。

③ 加：引为"甚"义。《楚辞·沉江》王逸注："加，盛也。"

④ 痛：为"病"之借字。

⑤ 寒热：《灵枢·寒热》"热"下有"瘰疬"二字。

⑥ 阳："病"义。《战国策·韩策》"为阳"，姚宏信注："刘作'伤'"，《集韵·阳韵》："'病'，或作'伤'"。

⑦ 来："至"义。

⑧ 独：孙鼎宜云"独当作为，字误"。

⑨ 脉："络"义。经文中之"经""脉""络"等，每互文同义。

⑩ 而：《甲乙·卷十一·第六》作"面"。

⑪ 微：为"之"义。

⑫ 掣：《甲乙·卷十二·第十一》作"瘛腹"。

⑬ 赤：《甲乙·卷十二·第十一》作"青"。

⑭ 小：《甲乙·卷十二·第十一》作"大"。

寒，难已；飧泄，脉小，手足温，泄易已。

婴儿病，头发上逆，必死。耳间青络隆起的，腹中抽搐疼痛，大便带青瓣状物，食泻，脉大，手足凉的，病难愈；食泻脉小，手足温的，泄泻病易愈。

四时之变，寒暑之胜[1]，重阴必阳，重阳必阴，故阴主[2]寒，阳主热，故寒甚则热，热甚则寒。故曰：寒生热，热生寒。此阴阳之变也。故曰：冬伤于寒，春生瘅热[3]；春伤于风，夏生后泄肠澼[4]；夏伤于暑，秋生痎疟；秋伤于湿，冬生咳嗽，是谓四时之序也。

四时气候的变化，寒暑的产生，阴盛了转变为阳，阳盛了转变为阴，阴生寒，阳生热，所以寒极生热，热极生寒。所以说：寒生热，热生寒。这是阴阳自然之变化。所以说：冬伤于寒邪，春天会生温病；春伤于风邪，夏天会成水泻之病；夏伤于暑邪，秋天成疟疾之证；秋伤于湿邪，冬天生咳嗽之症，这就是四时次序的患病情况。

---

① 胜：为“生”义。
② 主：郭霭春云“统本、金陵本、日抄本两‘主’字，并作‘生’”。
③ 瘅热：《素问·阴阳应象大论》作“温病”。
④ 后泄肠澼：《素问·阴阳应象大论》作“飧泄”。

刺节[①]真邪[②]第七十五

黄帝问于岐伯曰：余闻刺有五节[③]，奈何？岐伯曰：固有五节：一曰振埃[④]，二曰发蒙[⑤]，三曰去爪[⑥]，四曰彻衣[⑦]，五曰解惑[⑧]。黄帝曰：夫子言五节，余未知其意。岐伯曰：振埃者，刺外经，去阳病也；发蒙者，刺府输，去府病也；去爪者，刺关节肢络也；彻衣者，尽刺诸阳之奇输也；解惑者，尽知调阴阳，补泻有余不足，相倾移也。

黄帝问岐伯说：我听说针刺有五种大法，怎么讲？岐伯说：确有五法。一是攻邪之法，二是发汗之法，三是刺水病之法，四是刺热病之法，五是平调阴阳之法。黄帝说：你说的五大法，我不理解。岐伯说：攻邪法，就是刺外脉，去除阳病之法；发汗法，就是刺六府俞穴，去除六府病；刺水病法，就是刺关节血络及五十七穴等治水病之法；刺热病法，就是刺热病五十九俞穴之类的方法；平调阴阳法，就是知道协调阴阳，泻实补虚，平定其失衡偏差。

黄帝曰：《刺节》言振埃，夫子乃言刺外经，去阳病，余不知其所谓也。愿卒闻之。岐伯曰：振埃者，阳气大逆，上满于胸中，愤瞋[⑨]肩息，大[⑩]气逆上，喘喝坐伏，病恶埃烟饲[⑪]不得息，请[⑫]言振埃，尚疾[⑬]于[⑭]振埃。黄帝曰：善。取[⑮]之何如？岐伯曰：取之天容[⑯]。黄帝曰：其咳上气，穷

---

① 刺节："节"通"灸"。"《刺灸》"，为古医经篇名。《吕览·大乐》高诱注："节，止也"；《管子·小问》尹知章注："距，止也"；《说文通训定声》："距，假借为歫"；《说文·久部》段玉裁注："久，本义训从后歫之"；《类篇·久部》："久，从后灸之"；《说文·久部》段玉裁注："灸，古文久"。是"节""灸"古通之证。

② 真邪："真"为"正"义。"真邪"，即"正邪"。

③ 五节："节"，"种类"义。"五节"，即"五种"之义。《战国策·齐策》鲍彪注："节，犹等。"《易·系辞》韩康伯注："等，类也。"

④ 振埃：攻邪之法。"振"，"攻"义；"埃"，指病邪。《荀子·王霸》杨倞注："振，击也"；《慧琳音义·卷三十八》注："击，攻也"。《说文·土部》："埃，尘也"；《慧琳音义·卷十五》注："埃，垢也"。

⑤ 发蒙：发汗之法。"蒙"为"濛"之假字。指汗。《诗·东山》王先谦疏："濛，作'蒙'。"《玉篇·水部》："濛，微雨皃。"

⑥ 去爪：刺水病之法。"去"为"刺"之音转；"爪"为"水"之形误。"去""刺"古声同，故可通。郭霭春："'爪'疑当作'水'。'爪''水'形近易误。《太素》杨注谓'水字错为爪字'。其说是。""刺水"，即《素问·骨空论》"水俞五十七穴"之类的刺法。

⑦ 彻衣："彻"当为"撤"之借字。"撤衣"，指刺热病之法。形容其退热效果如撤去衣服一般。《素问·水热穴论》"治热病五十九俞"之类，即是此法。杨上善："谓五十九刺。"

⑧ 解惑："惑"为"乱"义。"解惑"，即"平乱"之义。平定阴阳失调之法。《战国策·秦策》高诱注："惑，乱也。"

⑨ 瞋：《甲乙·卷九·第三》作"膜"。

⑩ 大："其"义。

⑪ 恶埃烟饲：《甲乙·卷九·第三》作"咽噎"。

⑫ 请：指臣。

⑬ 尚疾："急病"之义。《淮南子·说山》高诱注："上，大也"；《方言·卷十二》："上，重也"。

⑭ 于：《孟子·万章》焦循正义："'于'与'於'通"；《经词衍释》："以，犹於也"；《仪礼·士相见礼》胡培翚正义："以，因也"。

⑮ 取：刺。

⑯ 天容：当为"天突"之误。天突穴治疗气喘咳嗽之症。

诎[①]胸痛者，取之奈何？岐伯曰：取之廉泉。黄帝曰：取之有数乎？岐伯曰：取天容者，无过一里[②]。取廉泉者，血变而止。帝曰：善哉！

黄帝说:《刺灸》讲攻邪法，你说是刺经脉，去病邪，我不知其中的道理，愿尽知之。岐伯说：攻邪，是因为病邪上逆，满于胸中，胸胀哮喘，其气逆上，喘促，坐卧不安，病人胸部闭阻，气息困难。我说攻邪法，此急病因攻邪而愈。黄帝说：讲得好！怎样针刺？岐伯说：刺天突穴。黄帝说：病人咳嗽气喘，胸闷胸痛的，怎样针刺？岐伯说：刺廉泉穴。黄帝说：刺有标准要求吗？岐伯说：刺天突穴，不要超过一寸。刺廉泉穴，病人面部血色改变为止。黄帝说：讲得好！

黄帝曰:《刺节》言发蒙，余不得其意。夫发蒙者，耳无所闻，目无所见。夫子乃言刺府输，去府病，何输[③]使然？愿闻其故。岐伯曰：妙乎哉问也！此刺之大约[④]，针之极也。神明[⑤]之类也。口说书卷，犹不能及也。请言发蒙耳，尚疾于发蒙也。黄帝曰：善。愿卒闻之。岐伯曰：刺此者，必于日中，刺其听宫，中[⑥]其眸子，声闻于耳，此其输也。黄帝曰：善。何谓声闻于耳？岐伯曰：刺邪[⑦]以手坚按其两鼻窍而[⑧]疾偃，其声必应于针[⑨]也。黄帝曰：善。此所谓弗见为之，而无目视，见而取之，神明相得者也。

黄帝说:《刺灸》讲发汗法，我不知其意。发汗法，我没有听到过，也没有见过，你说是刺腑俞，去腑病，哪个俞穴会产生这样的效果？愿知其理。岐伯说：问得真巧妙！这是针刺的要法，针刺之高尖端之术，属于高级刺法一类的方法。口说书写，都不能尽意。我说发汗法，大邪因发汗法而愈。黄帝说：讲得好！愿尽知其法。岐伯说：刺表邪之病，必须在中午人体阳气盛时进行。刺其听宫穴，使针感传应至瞳子，耳内似乎有声响。这就是该俞穴的作用。黄帝说：讲得好！什么是声闻于耳？岐伯说：刺完后用手坚按两鼻孔，快速仰卧，这样，耳内即如声响了。黄帝说：讲得好！这就是不见操作，两目空空，见其针刺，真是达到了高级程度了。

黄帝曰:《刺节》言去爪，夫子乃言刺关节肢[⑩]络，愿卒闻之。岐伯曰：腰脊者，身之大关节也。肢胫[⑪]者，人之管以[⑫]趋翔也。茎垂[⑬]者，身中[⑭]之机[⑮]，阴[⑯]精之候[⑰]，津液之道也。故饮食不节，

---

① 穷诎：喻胸闷。杨上善注：“穷诎，气不申也。”

② 一里：“里”为“寸”义。“一里”，即“一寸”。刘衡如：“穴位在天府下五寸，名曰五里，在膝下三寸，名曰三里。皆可为里字似寸字之明证。”

③ 输：俞穴。

④ 约：通“要”。

⑤ 神明：高明的刺法。《鹖冠子·泰录》：“神明者，积精微全粹之所成也。”

⑥ 中：“应”义。《管子·四时》尹知章注：“中，犹合也”;《助字辨略》：“合，应也”。

⑦ 刺邪:《甲乙·卷十二·第五》作“已刺”。

⑧ 而:《甲乙·卷十二·第五》作“令”。

⑨ 于针:《甲乙·卷十二·第五》作“其中”。

⑩ 肢:《甲乙·卷九·第十一》作“之”。

⑪ 肢胫:《甲乙·卷九·第十一》作“股胻”。

⑫ 管以:《甲乙·卷九·第十一》无此二字。《太素·卷二十二·五节刺》“管”作“所”义合。

⑬ 垂:《甲乙·卷九·第十一》作“睾”。

⑭ 身中：“生身”之义。

⑮ 机：为“器”之音转。《尚书序》孔颖达疏：“机者，机关”;《孙子兵法·谋攻》曹操注：“器械者，机关攻守之总名”。

⑯ 阴：精液属阴。

⑰ 候：“府”义。《玄应音义·卷五》注：“客舍逆旅名候馆”;《周礼·遗人》郑玄注：“候馆，楼可以观望者也”;《文选·齐故安陆昭王碑文》李周翰注：“候府，宿卫之官也”。《广雅·释宫》：“府，舍也。”

喜怒不时，津液内溢，乃下留于睾，血[①]道不通，日大[②]不休，俯仰不便，趋翔不能，此病荣然有水，不[③]上[④]不下，铍石所取，形[⑤]不可匿，常[⑥]不得蔽，故命曰去爪。帝曰：善。

黄帝说：《刺灸》讲刺水病之法，你说是刺关节之络脉及水病五十七穴的刺法，愿尽知之。岐伯说：腰脊是人身之大关节，股胫是人之所以走动的器官，茎睾是生身之器，阴精产生的府库，也是尿液排泄之道路。所以饮食不节，喜怒失常，津液内流，下留于睾，水道不通，日作不止，腰脊俯仰不便，胫足不能行走。这是猝然水聚不行之病，水盛不去，治用铍针、砭石刺其水邪。水肿病人，因足肿鞋常不能穿而蔽足，因身肿衣服常不能穿而蔽身，所以说要用刺水之法。黄帝说：讲得好！

黄帝曰：《刺节》言彻衣，夫子乃言尽刺诸阳之奇腧，未有常处也。愿卒闻之。岐伯曰：是阳气有余而阴气不足，阴气不足则内热，阳气有余则外热。内[⑦]热相搏，热于怀炭，外畏锦帛[⑧]，近[⑨]不可近身，又[⑩]不可近席。腠理闭塞，则汗不出，舌焦唇槁，腊干嗌燥[⑪]，饮食不让[⑫]美恶。黄帝曰：善。取之奈何？岐伯曰：取之于其天府、大杼三痏，又刺中膂，以去其热，补[⑬]足手太阴以去其汗，热去汗稀，疾于彻衣。黄帝曰：善。

黄帝说：《刺灸》讲刺热病之法，你说是尽刺阳热之俞穴，没有固定之穴，愿尽知之。岐伯说：这是阳气盛而阴气虚，阴虚会生内热，阳盛会生外热，两热相合，热得好像怀中抱了炭火，衣不可近身，身热又不能近坑。如果腠理闭塞，则汗不出，舌焦唇燥，嗌干，饮食不知味道。黄帝说：讲得好！怎样针刺治疗？岐伯说：刺其天府、大杼穴各三次，再刺中膂穴，以泻其热。刺手足太阴经以出其汗。热去汗出。病因于刺热法而愈。黄帝说：讲得好！

黄帝曰：《刺节》言解惑，夫子乃言尽知调阴阳，补泻有余不足相倾移也。惑[⑭]何以解之？岐伯曰：大[⑮]风[⑯]在身，血脉偏虚，虚者不足，实者有余。经重不得，倾侧宛伏，不知东西，不知南北，乍上乍下，乍反乍复，颠倒无常，甚于迷惑。黄帝曰：善。取之奈何？岐伯曰：泻其有余，补其不足，阴阳平复。用针若此，疾于解惑。黄帝曰：善。请藏之灵兰之室，不敢妄出也。

黄帝说：《刺灸》讲平调阴阳法，你说是全面了解阴阳的虚实偏差，泻其有余，补其不足，纠正其偏差。怎么讲？岐伯说：风邪在身，血脉偏虚，虚是正气不足，实是邪气有余。轻重不同，错综曲折，病症变化不定，犹如难辨东西南北。病邪上下内外发作无常，颠倒反常无规律，甚于人神

---

① 血：《甲乙·卷九·第十一》作“水”。
② 大：疑为“作”之误。
③ 不：疑为“水”之误。
④ 上：引为“盛”义。
⑤ 形：通“行”。“鞋”义。《说文通训定声》：“形，假借又为行。”《荀子·王霸》杨倞注：“行，步也”；《国语·吴语》韦昭注：“履，行也”。
⑥ 常：通“裳”。《甲乙·卷九·第十一》正作“裳”。可证。
⑦ 内：《甲乙·卷七·第一》作“两”。义合。
⑧ 外畏绵帛：衍文。《甲乙·卷七·第一》无此四字。
⑨ 近：疑为“帛”之音转。涉后文之“近”而音转。
⑩ 又：《甲乙·卷七·第一》作“身热”二字。
⑪ 腊干嗌燥：《甲乙·卷七·第一》作“嗌干”。
⑫ 让：“知”义。
⑬ 补：“治”义。
⑭ 惑：衍文。去之例合。《甲乙·卷十·第二》无。
⑮ 大：为“夫”之误。
⑯ 风：风邪。

志迷乱一样。黄帝说：讲得好！怎样针刺治疗？岐伯说：泻其有余，补其不足，使阴阳平复为度。如此用针，病因调解阴阳法而愈。黄帝说：讲得好！请藏于灵兰之室，不要轻易泄露。

黄帝曰：余闻刺有五邪①，何谓五邪？岐伯曰：病有持②痈者，有容③大④者，有狭⑤小者，有热者，有寒者。是谓五邪。黄帝曰：刺五邪⑥奈何？岐伯曰：凡刺五邪之方，不过五章⑦。瘅热消灭，肿聚散亡，寒痹益⑧温，小者益阳⑨，大者必去，请⑩道其方。

黄帝说：我听说针刺有五种适应证，是哪五种适应证？岐伯说：其病有肿聚之证，有实证，有虚证，有热证，有寒证。这叫做针刺的五种适应证。黄帝说：此五者怎样针刺？岐伯说：大致上说，刺此五者之方法，不过五条。热邪使其消除，肿聚使其消散，寒病使其温热，虚证使其强壮，实证使其邪气除去，我谨述其法如上。

凡刺痈邪⑪，无⑫迎⑬陇⑭，易俗移性⑮，不得脓，脆⑯道更行，去其乡⑰，不安⑱处所，乃散亡。诸阴阳过⑲痈者，取之其输泻之。

凡刺痈肿之证，应刺其脓，去邪排脓。脓不出，换地方再刺。去其邪毒所居之处，不使它在其处，病才可以消除。各条阴阳经脉，凡是病痈肿的，都应刺其俞穴以泻毒热之气。

凡刺大邪日⑳以㉑小，泄夺其有余，乃益㉒虚，剽㉓其通㉔，针其邪，肌肉亲㉕。视之毋有㉖，反㉗其真㉘。刺诸阳分肉间。

凡刺实证，是使它减少，泻其有余，以使其虚减，刺其病，针其邪，使机体复常。诊视其无病邪，才能复其正气，可刺诸阳经的肌肉间。

---

① 邪：语末助词。《经传释词》："邪，犹'也'也。"
② 持：据下文例，当衍。去之例合。
③ 容：衍文。《甲乙·卷五·第二》无。
④ 大：引为"实"义。《助字辨略》："大，盛也。"
⑤ 狭：衍文。《甲乙·卷五·第二》无。
⑥ 邪："者"义。
⑦ 章："条"义。《周髀算经》赵君卿注："章，条也。"
⑧ 益："使"义。
⑨ 阳：通"扬"。"上"义，引为"加""补"义。《经义述闻》："扬、阳古字通。"
⑩ 请："谨"义。
⑪ 邪：为"者"义。
⑫ 无：为"以"义。
⑬ 迎：同"逆"。引为"刺"义。
⑭ 陇：为"脓"之音转。"陇""脓"古韵近，故可通转。
⑮ 易俗移性："去邪排脓"之义。《荀子·解蔽》杨倞注："俗，当读为欲。"《礼记·乐记》郑玄注："欲，谓邪淫也。"
⑯ 脆：《甲乙·卷五·第二》作"越"。
⑰ 乡：邪毒所居之处。
⑱ 安："居"义。
⑲ 过："病"义。
⑳ 日：为"曰"之误。《甲乙·卷五·第二》作"曰"。
㉑ 以："使"义。
㉒ 益："使"义。
㉓ 剽："刺"义。《集韵·笑韵》："剽，刺也"。
㉔ 通：为"病"义。
㉕ 亲：当为"新"义。
㉖ 有：《经传释词》："有，犹为也"；《庄子·天地》郭象注："邪，本又作'为'"。
㉗ 反："复"义。
㉘ 真："正"义。

凡刺小邪，日以大，补其不足乃无害[①]，视其所在迎[②]之界[③]，远近[④]尽至[⑤]，其[⑥]不得外侵而[⑦]，行[⑧]之乃自费[⑨]，刺分肉间。

凡刺虚证，是使其强大，补其不足，于是无虚。视其所病处，远近之穴尽刺。邪不能外侵，时间久了正气自然恢复，可刺肌肉之间。

凡刺热邪，越而苍[⑩]，出游不归乃无病。为开通辟[⑪]门户，使邪得出，病乃已。

凡刺热证，是使其寒凉，邪气不复，于是无病。这叫做开通门户，使邪气尽出，病则痊愈。

凡刺寒邪，日以温，徐往徐来致其神[⑫]，门户已闭气不分，虚实得调，其[⑬]气存也。

凡刺寒证，是使其温热，徐缓往来行针，以致其气，出针后按闭针孔使正气不泄散。虚实得调后，其正气可存。

黄帝曰：官[⑭]针奈何？岐伯曰：刺痈者用铍针，刺大者用锋针，刺小者用员利针，刺热者用镵针，刺寒者用毫针也。

黄帝说：怎样选用针具？岐伯说：刺痈肿用铍针，刺实邪用锋针，刺虚证用员利针，刺热证用镵针，刺寒证用毫针。

请言解论[⑮]，与[⑯]天地相应，与四时相副，人参天地，故可为解[⑰]。下有渐洳，上生苇蒲，此所以知形气之多少也。阴阳者，寒暑也，热则滋雨而在上，根荄[⑱]少汁，人气在外，皮肤缓，腠理开，血气减[⑲]，汁[⑳]大泄，皮淖泽。寒则地冻水冰，人气在中，皮肤致[㉑]，腠理闭，汗不出，血气强，肉坚涩。当是之时，善行水者，不能往冰；善穿地者，不能凿冻；善用针者，亦不能取四厥；血脉凝结，坚搏不往来者，亦未可即柔。故行水者，必待天温冰释冻解，而水可行，地可穿也。人脉犹是也，治厥者，必先熨[㉒]调和其经，掌与腋，肘与脚、项与脊以[㉓]调之。火气[㉔]已通，血脉乃行，然后

---

① 害：“损”“虚”义。

② 迎：“逆”义。

③ 界：边际。

④ 远近：远近之穴。

⑤ 至：“刺”义。

⑥ 其：《甲乙·卷五·第二》无此字。

⑦ 而：语末助词。无义。《文选·七启》旧校：“耳，五臣本作‘尔’”；《读书杂志·史记》王念孙按：“‘而’即‘尔’也”。

⑧ 行：引为“久”义。

⑨ 费：《甲乙·卷五·第二》作“贵”。

⑩ 越而苍：“越”为“曰”之音转。“苍”为“沧”之借字。“而”，为“以”之音转。“曰以沧”，即“是使其寒凉”义。郭霭春：“‘越’与‘曰’通。”《甲乙·卷五·第二》“苍”作“沧”。

⑪ 辟：衍文。涉前“开”字之形义致衍。去之例义合。

⑫ 神：“气”义。《左传·庄公三十二年》孔颖达疏：“神者，气也。”

⑬ 其：《甲乙·卷五·第二》作“真”。

⑭ 官：“用”义。《荀子·天论》杨倞注：“官，犹任也”；《吕览·察今》高诱注：“任，用也”。

⑮ 论：郭霭春云“‘论’似应作‘结’，下文‘此所谓以解结者也’，前后文正相应”。

⑯ 与：“与”前，疑脱“人”字。义始合。

⑰ 解：“比”义。

⑱ 荄：《甲乙·卷七·第三》作“茎”。义妥。若作“荄”，则与“根”义重复。

⑲ 减：《甲乙·卷七·第三》作“盛”。

⑳ 汁：《甲乙·卷七·第三》作“汗”。

㉑ 致：通“缀”。“密”义。

㉒ 熨：“熨”下，《甲乙·卷七·第三》有“火以”二字。

㉓ 以：疑为“皆”之误。“皆”脱为“比”，遂误作“以”。

㉔ 火气：《甲乙·卷七·第三》作“大道”。

视其病，脉淖泽者刺而平之，坚紧者，破而散之[①]，气下乃止，此所谓以解结者也。

我再讲一讲解除病邪的道理。人和天地相应，与四时相合。人既然与天地相参合，所以可用天地间的事物和其相比。如下有水泽湿地，上可生苇蒲，由苇蒲的生长状态可以知道水泽面积的多少。同样，人外形的强弱，可以推知他血气的多少。阴阳的变化，可以显现在寒暑上。天炎热，湿气上蒸，植物根茎汁液少，人则阳气在外，皮肤松弛，腠理开，血气盛，汗大出，皮肤滑利。天寒冷则地冻水冰，阳气入内，皮肤紧密，腠理闭，汗不出，血气强，肌肉坚涩。这时，好比善游水的人不能游冰，善穿掘地的人不能凿开冰冻一样，善针刺的人也不能治疗手足寒凉，血脉凝结之证。血气滞结不往来，也不能即刻调和，所以游水者，必须等到天温冰释冻解之时，而水才能流行，地才能穿掘。人的血脉也是这样。治寒冷之病，必须先用火法熨调其经脉，掌、腋、肘、脚、项、脊都要熨调。经脉通畅了，血气才能正常运行。然后根据具体病情调治。脉滑利的，刺而平之；脉坚紧的，攻而泻之，邪气下则止，这就是所说的解除病邪之法。

用针之类，在于调气，气积[②]于胃[③]，以通营卫，各行其道。宗气留于海，其下者注于气街[④]，其上者走于息道。故厥[⑤]在于足，宗气不下，脉中之血，凝而留止，弗之火调，弗能取之[⑥]。

用针的作用，在于调气。气病在卫，应通利营卫之气，使之各行其道。宗气聚于胸中的气海，其气下注于气冲，上走于呼吸之道。所以寒邪在足，宗气不下，脉中之血，凝而留止。不用火法调治，针刺无效。

用针者，必先察其经络之实虚，切而循之，按而弹[⑦]之，视其应动者，乃后取之而下之。六经调者，谓之不病，虽病，谓之自已也。一经上实下虚而不通者，此必有横络盛加于大[⑧]经，令之不通，视而泻之，此所谓解结[⑨]也。

用针治病，必须先察经络的虚实，循摸尺肤，按而辨察，视其病变之处，然后刺而除之。六经脉气调和，叫做无病。即使病，也容易好。某一经上实下虚而经气不通的，必有盛显之瘀络显现在该经之循行路线上，使它不通，见而针刺泻除去瘀络，这叫作解除病邪。

上寒下热，先刺其项太阳，久留之，已刺则熨项与肩胛，令热下合[⑩]乃止，此所谓推而上之者也。

上寒下热证，先刺项部太阳经脉，久留针。刺罢熨其项和肩胛部，使温热上至后停止，这就是所说的推而上之的方法。

上热下寒，视其虚脉而陷之[⑪]于经络者取之，气下乃止，此所谓引而下之者也。

上热下寒证，视其虚陷的络脉而刺灸之，热气下停止，这就是所说的引而下之的治疗方法。

---

① 散：《甲乙·卷七·第三》作“决”。
② 积：“病”义。后文“有所疾”，或作“有所结”。可证。
③ 胃：通“卫”。
④ 气街：郭霭春云“《针灸大成·卷四·内经补泻》引作‘经于气冲’”。
⑤ 厥：“寒”义。
⑥ 弗能取之：《甲乙·卷七·第三》作“针弗能取”。
⑦ 弹：辨别。《应玄音义·卷二十五》注：“弹，抨也”；《尔雅·释诂》郝懿行疏：“抨，又通作苹”“平，通作苹”；《诗·采菽》孔颖达疏：“平，辨义通”。
⑧ 大：为“其”义。
⑨ 解结：解病，去除病邪之义。
⑩ 下合：疑为“上之”之误。义始合。
⑪ 之：《甲乙·卷七·第三》作“下”。

大热遍身，狂而妄见、妄闻、妄言，视足阳明及[①]大络取之，虚者补之，血而[②]实者泻之，因其[③]偃卧，居其头前，以两手四指挟按[④]颈动脉，久持之，卷[⑤]而切推，下至缺盆中，而复止[⑥]如前，热去乃止，此所谓推而散之者也。

周身高热，致神志躁乱而出现妄见、妄闻、乱言，视其足阳明的大络刺之。虚证补，血实证用泻法。可使病人仰卧，医生站在他的头前面，用两手的拇、食指按他的颈部动脉，按的时间要长一些，随后用手向下切推，至锁骨窝中，再重复操作同前。热退后停止，这就是所说的推而散之的治疗方法。

黄帝曰：有一脉生数十病者，或痛，或痈，或热，或寒，或痒，或痹，或不仁，变化无穷，其故何也？岐伯曰：此皆邪气之所生也。黄帝曰：余闻气者，有真[⑦]气，有正[⑧]气，有邪气。何谓真气[⑨]？岐伯曰：真气者，所受于天，与谷气并而充身也；正气者，正[⑩]风也，从一[⑪]方来，非[⑫]实风，又非虚风也。邪气者，虚风之贼伤人也，其中人也，深，不能自去；正风者其中人也，浅，合而[⑬]自去。其气来柔弱，不能胜[⑭]真气，故自去。

黄帝说：有的一经脉之中会发生几十种病症，或痛，或肿，或热，或冷，或痒，或痹，或麻木不仁，变化无止尽，这是为什么？岐伯说：这都是病邪所致。黄帝说：我听说气有正气、风气、邪气之分，怎么讲？岐伯说：正气天生即存在，与后天水谷之气共同充养人体。正常风气，可从四方来，非实风，非虚风。邪气，虚风，暗中袭人，侵入人体较深，不能自愈。常风伤人浅，其病可自愈。因其常风之气较弱，不能伤损人体的正气，故能自愈。

虚邪之中人也，洒淅动形，起毫毛而发腠理，其入深，内搏[⑮]于骨，则为骨痹，搏于筋，则为筋挛，搏于脉中，则为血闭不通，则为痈，搏于肉，与卫气相搏，阳胜者则为热，阴胜者则为寒，寒则真气去，去则虚，虚则寒。搏于皮肤之间，其气外发，腠理开，毫毛摇[⑯]，气往来行，则为痒。留而不去，则痹。卫气不行，则为不仁。

邪气伤人，伤体表后会寒慄，毫毛竖起或腠理开而汗出。邪入深，内侵于骨，则为骨痹疼痛。侵于筋，则为筋脉拘挛。侵于脉，则为血滞不通，成为痈肿。侵于肌肉，与卫气相合，阳胜的成为热证，阴胜的成为寒证。寒使正气耗散，正气少则虚，虚就成为寒证。邪气侵于皮肤之间，其气外泄，腠理开，毫毛动，气来往行走皮肤间，所以痒。气滞肌肉不去，成为痹痛之病。卫气不行，成为肌肤麻木不仁之症。

---

① 及：“之”义。
② 而：《甲乙·卷七·第三》作“如”。按：“而”“如”古通。《读书杂志·史记》王念孙按：“如，读为而。”是其古通之证。
③ 其：《甲乙·卷七·第三》作“令”。
④ 挟按：《甲乙·卷七·第三》作“按其”。
⑤ 卷：通“拳”。此指手。
⑥ 止：“之”义。
⑦ 真：“正”义。
⑧ 正：“风”义。
⑨ 何谓真气：《甲乙·卷十·第一》作“何谓也”。
⑩ 正：“常”义。
⑪ 一：疑为“四”之脱误。
⑫ 合：“义”义。
⑬ 而：“之”义。
⑭ 胜：《甲乙·卷十·第一》作“伤”。
⑮ 搏：引为“客”、“侵”义。
⑯ 摇：“动”义。

虚邪偏客于身半，其入深，内居荣卫，荣卫稍衰，则真气去，邪气独留，发为偏枯。其邪气浅者，脉[①]偏痛。

其邪气偏侵犯人体的半侧身体，如果侵入深，内滞荣卫，荣卫气衰，使正气耗失，邪气独存，可成为偏枯半身不遂之病。如果邪气侵入浅，可成为半侧身体肌肤疼痛之证。

虚[②]邪之入于身也，深，寒与热相搏，久留而内著，寒胜其热，则骨疼肉枯。热胜其寒，则烂肉腐肌为脓，内伤骨，内伤骨为骨蚀。有所疾[③]前[④]筋，筋屈不得伸。邪气居其间而不反[⑤]，发于[⑥]筋溜[⑦]。有所结[⑧]，气归[⑨]之，卫气留之，不得反[⑩]，津液久留，合而为肠溜[⑪]，久者数岁乃成，以手按之柔。已[⑫]有所结，气归之，津液留之，邪气中之，凝结日以易[⑬]甚，连以聚居，为昔瘤，以手按之坚。有所结，深中骨，气因于骨，骨与气并，日以益大，则为骨疽[⑭]。有所结，中于肉，宗气归之，邪留而不去，有热则化而为脓，无热则为肉疽。凡此数气者，其发无常处，而有常名也。

邪气侵入人体，其深，寒热互结，久留滞阻，如果寒胜热，则成为骨痛肉枯之证；如果热盛寒，就会腐烂肌肉而化为脓，内伤及骨，内伤骨会成为骨蚀烂之证。邪气滞结，伤于筋，使筋不能屈伸，邪气滞留其处不去，会发展成为筋瘤。邪气滞结，气聚不散，卫气滞留，不能复常，使津液久留滞聚结，会成为肠瘤。时间长的几年后才形成瘤肿。用手按其瘤，柔和发软。邪气滞结，气聚不散，津液滞留，邪气伤耗之，凝结日久，愈加严重，接连聚结，会成为昔瘤病。用手按其瘤，坚硬。邪气结滞，深而伤其骨骼，邪气与骨并居一处，日渐增大，成为骨瘤。邪气滞结，伤其肌肉，营卫之气聚阻结滞，邪气留滞不去。如果有热，则化为脓；如果无热，则成为肉瘤之病。凡上述数种气滞结之病，其发病常无固定之处，但有固定病名。

---

① 脉：通“外”。指肌肤。
② 虚：衍文。《甲乙·第十一·卷九》无此“虚”字。
③ 疾：为“结”义。以下文之“有所结”律之，可证。
④ 前：以下文律之，当为“中”之误。“伤”义。
⑤ 反：引为“去”义。《论语·颜渊》何晏集解：“反，犹归也。”“归”有“去”义。
⑥ 于：“为”义。
⑦ 溜：通“瘤”。《甲乙·卷十一·第九》正作“瘤”。可证。
⑧ 结：邪气滞结。
⑨ 归：“聚”义。《易·说卦》李鼎祚集解：“归，藏也”；《庄子·天下》成玄英疏：“藏，积也”；《列子·汤问》殷敬顺释文：“积，聚也”。
⑩ 反：“复”义。
⑪ 肠溜：以上下文律之，当作“肠瘤”。
⑫ 已：衍文。《甲乙·卷十一·第九》无。
⑬ 易：“愈”义。
⑭ 骨疽：郭霭春云“例以以上各段，‘骨疽’应作‘骨瘤’。《千金·卷二十四·第七》有‘陷肿散’能治骨瘤。下‘肉疽’，亦应作‘肉瘤’”。

卫气行第七十六

黄帝问于岐伯曰：愿闻卫气之行，出入之合[①]何如？岐伯曰：岁有十二月，日有十二辰，子午为经，卯酉为纬。天周二十八宿，而一面七星，四七二十八星。房昴为纬，虚张为经。是故房至毕为阳，昴至心为阴。阳主昼，阴主夜。故卫气之行，一日一夜五十周于身，昼日行于阳二十五周，夜行于阴二十五周，周于五藏。

黄帝问岐伯说：愿知卫气的运行、出入之处是怎样的？岐伯说：一年有十二个月，一天有十二时辰，子午南北直线为经，卯酉东西横线为纬。天体环行二十八宿，每一方七个星宿，四方共二十八个星宿。东西房宿至昴宿为纬，南北虚宿至张宿为经。所以房宿至毕宿为阳，昴宿到心宿为阴。阳主白天，阴主夜晚。因此，卫气的运行，一日一夜循行全身五十周，白天行阳分二十五周，夜间行阴分二十五周，环行于五脏之间。

是故平旦阴[②]尽，阳气出于目，目张则气上行于头，循项下足太阳，循背下至小指之端。其散者，别于目锐眦，下手太阳，下至手小指之间外侧。其散者，别于目锐眦，下足少阳，注小指次指之间，以上循手少阳之分，侧下至小指之间。别者以上至耳前，合于颔脉，注足阳明，以下行至跗上，入五[③]指之间。其散者，从耳下下手阳明，入大指之间，入掌中。其至于足也，入足心，出内踝下，行阴分，复合于目，故[④]为一周。

因此黎明时阴气尽，阳气出于目，目张开后气就上行于头，沿颈下足太阳经，沿背下足小指之端。其分支，从目外眦分出，下手太阳经，下手小指外侧之端。另一分支，从目外眦分出后，下行足少阳经，注于足小指次指之间，上行手少阳分支，下行手小指之间。其分支上耳前，入颔脉，注入足阳明经，下至足背上，入足中指之间。另一分支，从耳下沿手阳明经，进入手大指之间，入掌中。卫气至足部，入足心，出内踝，下行阴分后，再上合于目眦，这就是卫气运行的一周。

是故日行一舍[⑤]，人气行一周与[⑥]十分身之八；日行二舍，人气行三周于身与十分身之六；日行三舍，人气行于身五周与十分身之四；日行四舍，人气行于身七周与十分身之二；日行五舍，人气行于身九周；日行六舍，人气行于身十周与十分身之八；日行七舍，人气行于身十二周在身[⑦]与十分身之六；日行十四舍，人气二十五周于身有奇分与十分身之二，阳尽于阴，阴受气矣。其始入于

---

① 合:《甲乙·卷一·第九》作“会”。“会”是“处”义。义合。

② 阴:《甲乙·卷一·第九》“阴”下有“气”字。

③ 五：郭霭春云“顾氏《校记》云：‘经文无称‘五指’之例。以《经脉篇》校之，当作中指’”。

④ 故:“此”义。《墨子·兼爱》孙诒让注:“故者，是也”;《助字辨略》:“此，是也”。

⑤ 舍：星宿。《文选·晋纪总论》李周翰注:“舍，宿也”;《文选·拟明月何皎皎》吕向注:“宿谓星也”;《素问·离合真邪论》王冰注:“宿谓二十八宿”。

⑥ 与:《诸子平议·孟子》俞樾按:“与，当训为如”;《经词衍释》:“乃，犹如也”“乃，犹且也，又也。”

⑦ 在身：衍文。楼英:“在身二字衍文。”

阴，常从足少阴注于肾，肾注于心，心注于肺，肺注于肝，肝注于脾，脾复注于肾为[①]周。是故夜行一舍，人气行于阴藏[②]一周与十分藏之八，亦如阳行之二十五周，而复合于目。阴阳一日一夜，合有奇分十分身之四，与十分藏之二。是故人之所以卧起之时有早晏者，奇分不尽故也。

因此，日行一个星宿，卫气在人身运行一周又十分之八；日行二宿，卫气在人身运行三周又十分之六；日行三宿，卫气在人身运行五周又十分之四；日行四宿，卫气在人身运行七周又十分之二；日行五宿，卫气在人身运行九周；日行六宿，卫气在人身运行十周又十分之八；日行七宿，卫气在人身运行十二周又十分之六；日行十四宿，卫气行人身二十五周有余又十分之二。卫气白天行于阳分后，夜间开始行于阴分，阴受其气。始入阴分，从足少阴经传至肾脏，由肾传心，由心传肺，由肺传肝，由肝传脾，由脾再传肾而成为一周。所以夜行一宿，卫气在人身运行一周又十分之八，与白天相同，夜间也运行二十五周，而重新至目。阴分阳分在一日一夜里，当有余数十分之四或十分之二。人的卧起有早有晚，这是产生余数的原因。

黄帝曰：卫气之在于身也，上下往来不以[③]期，候气而刺之奈何？伯高曰：分[④]有多少，日[⑤]有长短，春秋冬夏，各有分理，然后常以平旦为纪[⑥]，以夜尽为始。是故一日一夜，水下百刻，二十五刻者，半日之度也。常如是毋已，日入而[⑦]止，随日之长短，各以为纪而刺之。谨候其时，病可与期。失时反候者，百病不治。故曰：刺实者，刺其来[⑧]也；刺虚者，刺其去[⑨]也。此言气存亡之时，以候虚实而刺之。是故谨候气之所在而刺之，是谓逢时。在于三阳，必候其气在于阳而刺之；病在于三阴，必候其气在阴分而刺之。

黄帝说：卫气在人体中运行，上下往来无止息，怎样察其气而针刺？伯高说：春分秋分可分别寒温气的多少，冬至夏至可分别昼夜时日的长短。春夏秋冬，冷暖和时间的长短各有规律。卫气的运行常以早晨夜尽之时为标准视为开始。所以一日一夜，计时之水滴下漏一百刻。二十五刻正是白天半天的时间，如此环行不止，日入之时也不停。针刺应随着日出日入时间的长短，作为相应时间标准进行治疗。谨察其时，其病可愈，失时逆天气，百病无效。所以应察虚实而针刺，认真地察其气的所在病位而针刺。这叫做应合时气。病在三阳经，必察见其三阳经的症候再针刺其阳经；病在三阴经，必察见三阴经的症候再针刺其阴经。

水下一刻，人气在太阳；水下二刻，人气在少阳；水下三刻，人气在阳明；水下四刻，人气在阴分；水下五刻，人气在太阳；水下六刻，人气在少阳；水下七刻，人气在阳明；水下八刻，人气在阴分。水下九刻，人气在太阳；水下十刻，人气在少阳；水下十一刻，人气在阳明；水下十二刻，人气在阴分。水下十三刻，人气在太阳；水下十四刻，人气在少阳；水下十五刻，人气在阳明；水下十六刻，人气在阴分；水下十七刻，人气在太阳；水下十八刻，人气在少阳；水下十九刻，人气在阳明；水下二十刻，人气在阴分；水下二十一刻，人气在太阳；水下二十二刻，人气在少阳；水下二十三刻，人气在阳明；水下二十四刻，人气在阴分；水下二十五刻，人气在太阳，此

---

① 为："为"下，《甲乙・卷一・第九》有"一"字。
② 阴脏：《甲乙・卷一・第九》作"身"。
③ 不以：《甲乙・卷一・第九》作"无已"。
④ 分：指春分、秋分。
⑤ 日：郭霭春云"'日'，应作'至'，'日''至'韵误。'至'指夏至冬至"。
⑥ 纪："准"义。
⑦ 而：为"不"义。
⑧ 来：引为"盛"义。
⑨ 去：引为"衰"义。

半日之度也。从房至毕一十四舍，水下五十刻，日行半度。回[①]行一舍，水下三刻与七分刻之四。大要曰：常以日之加于宿上也，人气在太阳，是故日行一舍，人气行三阳与阴分，常如是无已。天与[②]地同纪，纷纷盼盼，终而复始，一日一夜，水下百刻而尽矣。

漏水下一刻，卫气在手足的太阳经；漏水下二刻，卫气在手足的少阳经；漏水下三刻，卫气在手足阳明经；漏水下四刻，卫气至阴经；水下五刻，卫气在太阳经；水下六刻，卫气在少阳经；水下七刻，卫气在阳明经；水下八刻，卫气至阴经；水下九刻，卫气在太阳经；水下十刻，卫气在少阳经；水下十一刻，卫气在阳明经；水下十二刻，卫气至阴经；水下十三刻，卫气在太阳经；水下十四刻，卫气在少阳经；水下十五刻，卫气在阳明经；水下十六刻，卫气至阴经；水下十七刻，卫气在太阳经；水下十八刻，卫气在少阳经；水下十九刻，卫气在阳明经；水下二十刻，卫气至阴经；水下二十一刻，卫气在太阳经；水下二十二刻，卫气在少阳经；水下二十三刻，卫气在阳明经；水下二十四刻，卫气至阴经。水下二十五刻，卫气在太阳经。这是卫气半日的行程。从昴宿至毕宿十四宿，水下五十刻，这是日行半日的时间。日行一宿，漏水下三刻又七分之四刻。古《大要》篇中说：日行每至一宿，卫气一定运行于太阳经。所以日行一宿，卫气就运行了三阳经和一阴经。这样循环运行不止，与天地的规律一致。纷繁有序，终而复始。一日一夜，漏水滴下百刻，卫气行周身尽于五十遍。

① 回:《甲乙・卷一・第九》作“日”。

② 天与:《甲乙・卷一・第九》作“与天”。

九宫八风第七十七

合八风虚实邪正

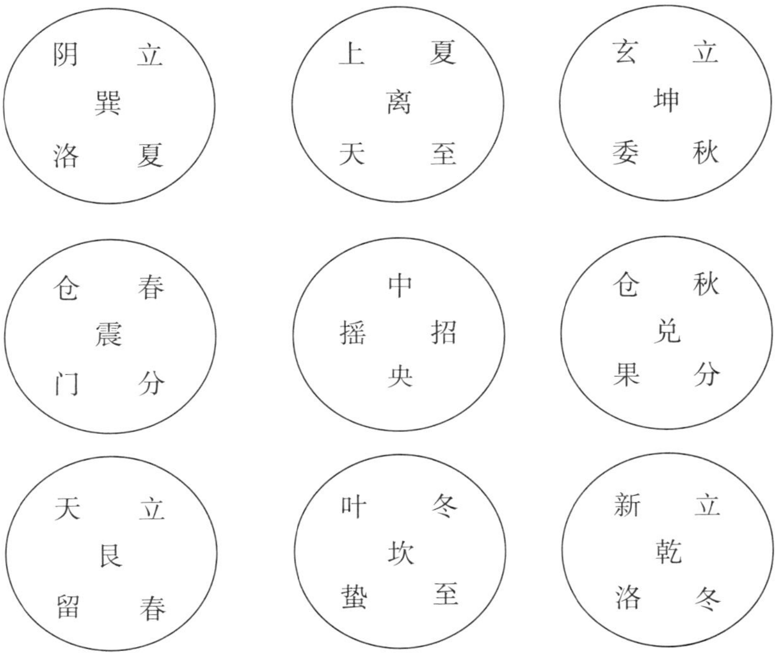

	阴 洛		上天		玄 委
立夏 四		夏至 九		立秋 二	
	东南方		南方		西南方
	仓 门				仓 果
春分 三		招摇 五	中央	秋分 七	
	东 方				西 方
	天 留		叶蛰		新 洛
立春 八		冬至 一		立冬 六	
	东北方		北方		西北方

太一[①]常以冬至之日，居叶蛰之宫[②]四十六日，明日[③]居天留四十六日，明日居仓门四十六日，明日居阴洛四十五[④]日，明日居天宫四十六日，明日居玄委四十六日，明日居仓果四十六日，明日居新洛四十五日，明日复居叶蛰之宫[⑤]，曰冬至矣。

北极星从冬至之日开始，处于北方叶蛰宫的位置四十六天；期满后次日，移处于东北方天留宫的位置四十六天；期满后次日，移居东方仓门宫的位置四十六天；期满后次日，移居东南方阴洛宫的位置四十五天；期满后次日，移居南方上天宫的位置四十六天；期满后次日，移居西南方玄委宫的位置四十六天；期满后次日，移居西方仓果宫的位置四十六天；期满后次日，移居西北方新洛宫的位置四十五天。期满后次日，又重新回到北方叶蛰宫的位置，万物进入冬天。

太一日游，以冬至之日，居叶蛰之宫，数所在，日从[⑥]一处，至九日，复反于一，常如是无已，终而复始。

北极星游行，始于冬至那天，推算它所在的地方，每天迁徙一处，第九天又返回属于一数的坎位，这样常行不止，终而复始地运行。

太一移日，天必应之以风雨，以其日风雨则吉，岁美[⑦]，民安少病矣。先之则多雨，后之则多汗[⑧]。

北极星交移过宫那天，天必然应合以风雨。如果是当天有风雨，是吉象，预兆年景好，民平安少病。如果是提前有风雨，则预示该年多雨；如果是错后有风雨，则预示该年多旱。

太一在冬至之日有变，占在君；太一在春分之日有变，占在相；太一在中宫之日有变，占在吏；太一在秋分之日有变，占在将；太一在夏至之日有变，占在百姓。所谓有变者，太一居五宫之日，病[⑨]风折树木，扬沙石。各以其所主占贵贱，因视风所从来而占之。风从其所居之乡来为实风[⑩]，主生，长养万物。从其冲后[⑪]来为虚风[⑫]，伤人者也。主杀主害者，谨候虚风而避之，故圣人日[⑬]避虚邪之道，如避矢石[⑭]然，邪弗能害，此之谓也。

北极星在冬至那天，气候如有变化，预测君王之事；北极星在春分那天，气候如有变化，预测宰相之事；北极星在中宫的那天，气候如有变化，预测吏官之事；北极星在秋分那天，气候如有变化，预测将军之事；北极星在夏至那天，气候如有变化，预测百姓之事。所说的气候有变化，是北极星处于上述五宫之日，出现暴风，折断树木，飞沙走石。分别从北极星所主的方位来占测他们的吉凶。所以要看风的方向来占测。风从所居处的方向来，叫做实风，是善良之风，主生物养物；风

---

① 太一：北极星。《史记·乐书》张守节正义："太一，北极大星也。"

② 居叶蛰之宫：北极星处于北方叶蛰宫的位置。下"天留""仓门"等，例同此。

③ 明日：次日。《陔余丛考·卷二十一》："次日曰明日。"

④ 四十五日：此按一年366天计算，每宫46天，则成368天，所以将阴洛及新洛各减1天计算，成为45天。

⑤ 复居叶蛰之宫：《尔雅·释训》郝懿行疏："万物尽于北方，苏而复生"。

⑥ 从：郭霭春云"《图经·卷三·针灸避忌太一之图序》作'徙'"。

⑦ 岁美：年景好。

⑧ 汗：为"旱"之借字。《太素·卷二十八·九宫八风》作"旱"。可证。

⑨ 病：《太素·卷二十八·九宫八风》作"疾"。

⑩ 实风："实"为"善"义。即有益、善良之风。《大戴礼记》王聘珍注："实以喻善。"

⑪ 冲后："正后"之义。

⑫ 虚风："虚"通"墟"。"坏"义。《礼记·檀弓》朱彬训："'墟'与'虚'同"；《慧琳音义·卷八十二》注："墟，毁灭无后之地"；《慧琳音义·卷五十三》注："墟，废国邑也"。

⑬ 日：疑为"其"之误。

⑭ 矢石："矢""石"义同。《淮南子·修务》高诱注："石，矢弩也。"

从正后来的，叫作墟风，是伤人之风，主杀主害万物，谨察墟风而防避它。所以圣人躲避害邪之法，好比躲避暗箭一样随时小心，邪气才不能伤害其身。就是这个道理。

是故太一入徙立于中宫，乃朝[①]八风，以占吉凶也。风从南方来，名曰大弱[②]风，其伤人也，内舍于心，外在于脉，气主热；风从西南方来，名曰谋[③]风，其伤人也，内舍于脾，外在于肌，其气主为弱；风从西方来，名曰刚风，其伤人也，内舍于肺，外在于皮肤，其气主为燥；风从西北方来，名曰折[④]风，其伤人也，内舍于小肠，外在于手太阳脉，脉绝则溢[⑤]，脉闭则结不通，善暴死；风从北方来，名曰大刚风，其伤人也，内舍于肾，外在于骨与肩背之膂筋，其气主为寒也；风从东北方来，名曰凶风，其伤人也，内舍于大肠，外在于两胁腋骨下及肢节；风从东方来，名曰婴儿风[⑥]，其伤人也，内舍于肝，外在于筋纽，其气主为身[⑦]湿[⑧]；风从东南方来，名曰弱风，其伤人也，内舍于胃，外在肌肉，其气主体[⑨]重[⑩]。此八风皆从其虚[⑪]之乡来，乃能病人。三虚相搏，则为暴病卒死；两实一虚，病则为淋露[⑫]寒热。犯其雨湿之地，则为痿。故圣人避风，如避矢石之焉。其有三虚而偏中于邪风，则为击仆偏枯矣。

所以北极星移居中宫的位置，才能明知八风，以预测它的吉凶。风从南方来，叫作大热风，它伤人内在心，外在脉，其气主热；风从西南方来，叫作大风，它伤人，内在脾，外在肌肉，其气主热；风从西方来，叫作刚风，其伤人，内在肺，外在皮肤，其气主燥；风从西北方来，名叫伤风，其伤人，内在小肠，外在手太阳脉。脉衰绝则气泄散，脉闭阻则气滞不通，常猝死；风从北方来，叫做大刚风，其伤人，内在肾，外在骨和肩背脊，其气主寒；风从东北方来，名叫凶风，其伤人，内在大肠，外在两胁腋及肢节；风从东方来，叫做婴儿风，其伤人，内在肝，外在筋结，其气主温；风从东南方来，叫做热风，其伤人，内在胃，外在肌肉，其气主温。这是八风都从其所在方位产生伤坏之邪风，所以能伤人。三方向的邪风相合，会暴病猝死；两方益风，一方坏风，病为淋湿所伤而发热恶寒；单受雨湿之侵袭，则成为痿证。所以圣人避邪风，好像躲避暗箭。如果有三方邪风而人体半侧身体伤于风邪的，会成为突然倒地或半身不遂之证。

---

① 朝："明""知"义。《左传·昭公十五年》"蔡朝吴"之"朝"，《公羊传》作"昭"。此"朝""昭"古通之证。《诗·鹿鸣》郑玄笺："昭，明也。"
② 弱：通"热"。
③ 谋："大"义。《诗经异文释·卷九》："'谋''谟'声相近，义亦同。"《尔雅·释诂》邢昺疏："谟者，大谋也。"
④ 折："伤"义。《诗·将仲子》毛传："折言伤害也。"
⑤ 溢：《甲乙·卷六·第一》作"泄"。
⑥ 婴儿风：东方是生发之方，故喻为婴儿。
⑦ 身：衍文。《甲乙·卷六·第一》无。
⑧ 湿：疑为"温"之误。春气主温。
⑨ 体：疑衍文。去之例合。
⑩ 重：疑为"湿"之误。
⑪ 虚：通"墟"。"坏"义。
⑫ 露：通"潞"。"伤"义。

九针论第七十八

黄帝曰：余闻九针于夫子，众多博大矣，余犹不能寤。敢问九针焉生？何因而有名？岐伯说：九针者，天地之大数也，始于一而终于九。故曰：一以法①天，二以法地，三以法人，四以法时，五以法音，六以法律，七以法星，八以法风，九以法野。

黄帝说：我听说你讲九针，博大精深，但我仍不能明白，敢问九针是怎样产生的？为什么有其相应的名称？岐伯说：九针，与天地的大数相合。始于第一种而止于第九种。所以说：第一种针象征天，第二种针象征地，第三种针象征人，第四种针象征时，第五种针象征音，第六种针象征律，第七种针象征星，第八种针象征风，第九种针象征九野。

黄帝曰：以针应九之数奈何？岐伯曰：夫圣人之起天地之数也，一而九之，故以立九野。九而九之，九九八十一，以起黄钟数②焉，以针应数也。

黄帝说：针是怎样应合九这个数字的？岐伯说：圣人制定天地之大概数，从一至九，故有九野之说。九九相乘是八十一，与黄钟数产生的九九八十一数相同，所以用九来定针具之数。

一者天也，天者阳也。五藏之应天者肺。肺者五藏六府之盖也。皮者肺之合也，人之阳也。故为之治③针，必以大其头而锐其末，令无得深入而阳气出。

一应合天，天属阳。五脏中应天的是肺脏。肺是五脏六腑的上盖，其位置最高。皮毛应合肺，为人体的外表。所以制造第一种针镵针，必须针头大，尖锋利，使它不能深刺，以泻表邪。

二者地也，人之所以应土者肉也。故为之治④针，必筩⑤其身而员其末，令无得伤肉分，伤则气得竭。

二应合地，在人与肉相应。所以制造第二种针员针，必须针身直，针尖圆，使它不能损伤肌肉。损伤肌肉会使气衰竭。

三者人也，人之所以成生者血脉者也。故为之治⑥针，必大其身而员其末，令可以按脉勿陷，以致⑦其气，令邪气独出。

三应合人。人之所以有生命，是靠血脉的营养。所以制造第三种针鍉针治血脉之病，必须针身大，针尖圆，使它可以按摩血脉而不陷下，以治疗血脉之气，使邪气排出。

---

① 法："象征"义。《吕览·情欲》高诱注："法，象也。"

② 黄钟数：《国语·周语》韦昭注："黄钟，阳之变也。管长九寸，径三分，围九分，律长九寸，因而九之，九九八十一，故黄钟之数立焉。"

③ 治："制"。下诸"治"，例同。《甲乙·卷五·第二》"治"下有"镵"字。

④ 治：《甲乙·卷五·第二》作"治"下有"员"字。

⑤ 筩："直"义。《玄应音义·卷二》注："筩，经文作'筒'"；《说文·竹部》徐锴系传："筒，通洞无底也"。

⑥ 治：《甲乙·卷五·第二》"治"下有"鍉"字。

⑦ 致："治"义。

四者时也，时者，四时八风之客于经络之中。为瘤[1]病者也。故为之治[2]针，必筩其身而锋其末，令可以泻热出血，而痼病竭。

四应合时，时，指四时八风之邪气侵犯经络之中，成为久痼之病。所以制造第四种针锋针，必须身针直，针尖锐利，使它可以泻热邪，出瘀血，而使久病除去。

五者音也，音者冬夏之分，分于子午，阴与阳别，寒与热争，两气相搏，合为痈脓者也。故为之治[3]针，必令其末如剑锋，可以取大脓。

五应合五音，五音之五是中间之数，在九宫数中，分开了冬至夏至和地支的子午。人体如果阴与阳分开，寒与热互结，就会成为痈脓之证。所以制造第五种针铍针，必须使其尖如剑锋，以使它刺痈排脓。

六者律也，律者，调阴阳四时[4]而合十二经脉。虚邪客于经络而为暴痹者也。故为之治[5]针，必令尖如氂，且员且锐，中身微大，以取暴气。

六应合六律。六律喻人体阴阳十二经脉如六律音之协调。其邪气客侵于经脉，可成暴痹之病。所以制造第六种针员利针，必须使其针尖细如毛，圆而尖，身针略粗，以治暴痹之病。

七者星也，星者人之七窍，邪之所客于经，而为痛痹，舍于经络者也。故为之治[6]针，令尖如蚊虻喙，静以徐往，微[7]以久留，正气因[8]之，真[9]邪俱往，出[10]针而养者也。

七应合七星，七星应合人的七窍。邪气侵入经脉，成为痛痹，这是邪气留滞经络所致。所以制造第七种针毫针，必须使其针尖细如蚊虻之嘴，可徐缓进针，动作轻而久留针，正气可留存，其邪皆泻出。其针有补益的作用。

八者风也，风者人之股肱八节也，八正之虚[11]风，八风[12]伤人，内舍于骨解腰脊节腠理之间，为深痹也。故为之治[13]针，必长其身，锋其末，可以取深邪远痹。

八应合八风，八风应合人的股肱八节。八方的邪风伤人，内留于骨隙腰脊肌肉之间，成为深痹。所以制造第八种针长针，必须使针体长，其尖锋利，以治深邪久痹。

九者野也，野者人之节解皮肤之间也，淫邪流溢于身，如风水之状，而溜[14]不能过于机关大节者也。故为之治[15]针，令尖如挺[16]，其锋微员，以取大气之不能过于关节者也。

九应合九野，九野应合人的骨隙皮肤，邪气漫衍在身体肌表好像风水病之肿胀肌肤一样，不能深入机关骨节。所以制造第九种针大针，使其针尖如破竹，其锋稍圆，用以治疗表邪停滞，不能深

---

① 瘤:《甲乙·卷五·第二》作“痼”。
② 治:《甲乙·卷五·第二》“治”下有“锋”字。
③ 治:“治”下,《甲乙·卷五·第二》有“铍”字。
④ 四时：疑衍。
⑤ 治:《甲乙·卷五·第二》“治”下有“员利”二字。
⑥ 治:《甲乙·卷五·第二》“治”下有“毫”字。
⑦ 微:“轻”义。
⑧ 因：疑为“留”之误。
⑨ 真：疑为“其”之误。正气与邪气不能同时泻出。
⑩ 出：疑为“其”之误。
⑪ 虚:《甲乙·卷五·针道自然逆顺第六》“急写其虚”,《灵枢·根结》作“急写其邪”。
⑫ 八风：衍文。《甲乙·卷五·第二》无。
⑬ 治:《甲乙·卷五·第二》“治”下有“长”字。
⑭ 而溜：衍文。《甲乙·卷五·第二》无此二字。
⑮ 治:《甲乙·卷五·第二》“治”下有“大”字。
⑯ 挺：郭霭春云“应作‘筳’。《离骚》王注:‘筳，小破竹也’”。

入关节之病。

黄帝曰：针之长短有数乎？岐伯曰：一曰镵针者，取法[①]于巾针[②]，去末寸半[③]，卒锐之，长一寸六分，主热在头身也；二曰圆针，取法于絮针[④]，筩其身而卵其锋，长一寸六分，主治分间气；三曰锟针，取法于黍粟之锐，长三寸半，主按脉取气，令邪出；四曰锋针，取法于絮针[⑤]，筩其身，锋其末，长一寸六分，主痈[⑥]热出血；五曰铍针，取法于剑锋，广二分半，长四寸，主大痈脓，两[⑦]热争[⑧]者也；六曰员利针，取法于氂[⑨]，针微大其末，反小其身，令可深内也，长一寸六分，主取痈[⑩]痹者也；七曰毫针，取法于毫毛，长一寸六分，主寒热痛痹在络者也；八曰长针，取法于綦针[⑪]，长七寸，主取深邪远痹者也；九曰大针，取法于锋针，其锋微员，长四寸，主取大气不出关节者也。针形毕矣。此九针大小长短法也。

黄帝说：针的长短有规格吗？岐伯说：第一种叫镵针，取象于绣花之针，离针尖半寸开始，尖细突出，针长一寸六分，主治头身热证；第二种叫圆针，取象于骨针，针身直，其锋圆，长一寸六分，主治肌肉间邪气；第三种叫锟针，取象于黍粟之尖，长三寸半，主按脉刺邪气，使邪气得泻；第四种叫锋针，取象于缝衣之针，真其身，针头尖锐，长一寸六分，主泻热出血；第五种叫铍针，取象于剑锋，宽二分半，长四寸，主治大痈脓，其热邪盛的；第六种叫员利针，取象于厘针，针尖比针身略大，针身细小，使可深入内部，长一寸六分，主治痹证；第七种叫毫针，取象于毫毛，长一寸六分，主治表证寒热，痛痹在络；第八种叫长针，取象于古之长针，长七寸，主治深邪久痹；第九种叫大针，取象于锋针，其尖略圆，长四寸，主治邪气在肌表不能深入关节骨骼的。针的形状讲完了，这就是九针大小长短的不同形态。

黄帝曰：愿闻身形应九野奈何？岐伯曰：请[⑫]言身形之应九野也。左足应立春，其日戊寅己丑；左胁应春分，其日乙卯；左手应立夏，其日戊辰己巳；膺喉首头应夏至，其日丙午；右手应立秋，其日戊申己未；右胁应秋分，其日辛酉；右足应立冬，其日戊戌己亥；腰尻下窍应冬至，其日壬子；六府膈下三藏应中州，其大禁，大禁[⑬]太乙所在之日及诸戊己。凡此九者，善候八正所在之处，所主左右上下。身体有痈肿者，欲治之，无以其所直[⑭]之日溃治之[⑮]，是谓天忌日也。

黄帝说：愿知身形怎样应九野？岐伯说：我讲一讲身形应九野。左足应合立春，它的时日是戊寅、己丑；左胁应合春分，它的时日是乙卯；左手应立夏，它的时日是戊辰、己巳；胸喉头应合夏

---

① 取法：取象。
② 巾针：拟指绣花之针。例与下文“絮针”始不重复。
③ 寸半：《甲乙·卷五·第二》作“半寸”。
④ 絮针：此“絮”，疑为“骨”之误。骨制之针，其针锋不可能过度尖锐而呈略圆形，与此“卵其锋”义合，且与下文之“絮针”例不重合。
⑤ 絮针：孙鼎宜云“絮针，古者缝絮之针也”。
⑥ 痈：《甲乙·卷五·第二》作“泻”。
⑦ 两：疑为“其”之误。
⑧ 争：“盛”义。《礼记·月令》郑玄注：“争者，阳方盛。”
⑨ 氂：当为“厘”之误。喻其细小。例与下文“毫毛”始能有别。
⑩ 痈：当为衍文，去之义例合。
⑪ 綦针：“綦”通“鉥”。《管子·轻重》尹知章注：“鉥，长针也。”《说文·金部》桂馥义证：“‘綦’，通作‘鉥’”;《说文·金部》：“鉥，綦针也”。
⑫ 请：指臣。
⑬ 大禁：衍文。《甲乙·卷十一·第九》无。
⑭ 直：“当”义。《战国策·齐策》高诱注：“直，当也。”
⑮ 溃治之：郭霭春云“《图经·卷三》引作‘刺之’”。

至，它的时日是丙午；右手应合立秋，它的时日是戊申、己未；右胁应合秋分，它的时日是辛酉；右足应合立冬，它的时日是戊戌、己亥；腰尻下窍应合冬至，它的时日是壬子；六腑及膈下的肝、脾、肾三脏应合中州，它的禁忌之日是北极星所在之日与各戊己日。以上九者，可察八风所在之处，及相应的人体左右上下等部位。准备治疗痈肿痛，不要在它所主的时日里针刺，这就是所说的天忌日。

形乐志苦，病生于脉，治之以灸刺；形苦志乐，病生于筋，治之以熨引；形乐志乐，病生于肉，治之以针石；形苦志苦，病生于咽喝①，治之以甘药②；形数惊恐，筋脉③不通，病生于不仁，治之以按摩醪药④，是谓形⑤。

形体安逸，精神苦闷，病多生在经脉，治疗用灸刺法；形体劳苦，精神愉快，病多生在筋，治疗用熨引之法；形体安逸，精神愉快，病多生在肌肉，治疗用针石；形体劳苦，精神苦闷，病多生在咽喉，治疗用药物；屡受惊恐，经脉不通，病多麻木不仁，治疗用按摩药酒，这就是所说的五种形志之病。

五藏气⑥：心主⑦噫⑧，肺生咳，肝主语⑨，脾主吞⑩，肾主欠⑪。六府气：胆为怒⑫，胃为气逆哕，大肠小肠为泄，膀胱不约为遗溺，下焦溢为水。

五脏之气所病：心成为神志之病，肺为咳嗽，肝为身体曲伛，脾为吐，肾为水肿。六腑气病：胆为呕，胃为哕，大小肠为泄泻，膀胱不约束为遗尿，下焦水溢为水肿。

五味⑬：酸入肝，辛入肺，苦入心，甘入脾，咸入肾，淡入胃，是谓五味⑭。

五味所入：酸味入肝，辛味入肺，苦味入心，甘味入脾，咸味入肾，淡味入胃。这是五入。

五并⑮：精⑯气并肝则忧，并心则喜，并肺则悲，并肾则恐，并脾则畏，是谓五精之气并于藏也。

五气所甚：神气甚于肝则忧，甚于心则喜，甚于肺则悲，甚于肾则恐，甚于脾则畏。这叫作五神之气盛于其脏。

五恶⑰：肝恶风，心恶热，肺恶寒，肾恶燥，脾恶湿。此五藏气所恶也。

五脏所怕：肝怕风，心怕热，肺怕寒，肾怕燥，脾怕湿。这是五脏所怕。

---

① 喝：《素问·血气形志篇》作“嗌”。
② 甘药：“甘”疑“毒”字之脱误。“毒药”，泛指药物。
③ 筋脉：“筋脉”即“经脉”。《甲乙·卷六·第二》“筋”正作“经”。可证。
④ 醪药：即药酒。《广雅·释器》：“醪，酒也。”
⑤ 形：《甲乙·卷六·第二》作“五形志也”。
⑥ 五脏气：《素问·宣明五气篇》作“五气所病”。
⑦ 主：《素问·宣明五气篇》作“为”。
⑧ 噫：通“意”。泛指神志。《庄子·在宥》陆德明释文：“意，本又作噫。”《文选·为曹公作书与孙权》“心忿意”之“意”，五臣本作“气”。《左传·庄公三十二年》孔颖达疏：“神者，气也。”
⑨ 语：或为“伛”义。“语”“伛”古声近，故可通。肝主筋，筋病所以伛曲。《慧琳音义·卷二十七》注：“伛，背曲不直也。”肝主筋，筋病故伛。
⑩ 吞：为“吐”义。
⑪ 欠：疑为“水”之误。《素问·水热穴论》：“肾为水肿。”
⑫ 怒：吴考槃《素问厘定》：“怒为呕之误字”。《刺禁论》：“刺中胆，其动为呕。”
⑬ 五味：《素问·宣明五气篇》作“五味所入”。
⑭ 味：《素问·宣明五气篇》作“入”。
⑮ 五并：《素问·宣明五气篇》作“五精所并”。“并”，“甚”义。《素问·生气通天论》王冰注：“并，谓盛实也。”
⑯ 精：“神”义。
⑰ 五恶：《素问·宣明五气篇》作“五脏所恶”。

五液[1]：心主[2]汗，肝主泣[3]，肺主涕，肾主唾，脾主涎，此五液所出也。

五脏之液：心是汗，肝是泪，肺是涕，肾是唾，脾是涎，这是五脏所出之液。

五劳[4]：久视伤血，久卧伤气，久坐伤肉，久立伤骨，久行伤筋，此五久劳所病也[5]。

五劳所伤：久视会伤血，久卧会伤气，久坐会伤肉，久站立会伤骨，久行走会伤筋，这叫作五劳所伤。

五走[6]：酸走筋，辛走气，苦走血[7]，咸走骨[8]，甘走肉，是谓五走也。

五伤：酸味易伤筋，辛味伤气，咸味伤血，苦味伤骨，甘味伤脾，这叫作五伤。

五裁[9]：病在筋，无[10]食酸；病在气，无食辛；病在骨，无食咸[11]；病在血，无食苦[12]；病在肉，无食甘。口嗜而欲食之，不可多也。必自裁也，命曰五裁。

五忌：病在筋，不要多吃酸味；病在气，不要多食辛味；病在骨，不要多吃苦味；病在血，不要多吃咸味；病在脾，不要多吃甜味。口里想吃，但不能多吃，必须自忌，这叫作五忌。

五发[13]：阴病发于骨，阳病发于血，以味发于气[14]，阳病发于冬，阴病发于夏。

五病所发，肾阴之病发生在骨，心阳之病发生于血，脾脏之病发生在肌肉，肝阳之病发源于冬天，肺阴之病发源于夏天。

五邪[15]：邪入于阳，则为狂；邪入于阴，则为血痹；邪入于阳，转[16]则为癫疾；邪入于阴，转则为瘖；阳入之于阴，病静；阴出之于阳，病喜[17]怒。

五邪所乱：病邪入阳，会成为狂证；病邪入阴，会成为血痹病；病邪侵入阳分，聚则成为癫病；病邪侵入阴分，聚则成为失音证。病邪由阳入阴，病人平静；病邪由阴至阳，病人躁动不安。

五藏[18]：心藏神，肺藏魄，肝藏魂，脾藏意，肾藏精[19]志也。

五脏所藏：心藏神，肺藏魄，肝藏魂，脾藏意，肾藏志。

五主[20]：心主脉，肺主皮，肝主筋，脾主肌[21]，肾主骨。

---

① 五液:《素问·宣明五气篇》作“五脏化液”。
② 主:《素问·宣明五气篇》作“为”。
③ 泣:《素问·宣明五气篇》作“泪”。
④ 五劳:《素问·宣明五气篇》作“五劳所伤”。
⑤ 此五久劳所病也:《素问·宣明五气篇》作“是谓五劳所伤”。
⑥ 走：引为“失”“伤”义。
⑦ 苦走血:《素问·宣明五气篇》作“咸走血”。
⑧ 咸走骨:《素问·宣明五气篇》作“苦走骨”
⑨ 裁：“制”“忌”义。《尔雅·释言》:“裁，节也”;《战国策·秦策》高诱注:“裁，制也”。
⑩ 无:《素问·宣明五气篇》“无”下，有“多”字。
⑪ 咸:《素问·宣明五气篇》作“苦”。
⑫ 苦:《素问·宣明五气篇》作“咸”。
⑬ 五发:《素问·宣明五气篇》作“五病所发”。
⑭ 以味发于气:《素问·宣明五气篇》作“阴病发于肉”。
⑮ 五邪:《素问·宣明五气篇》作“五邪所乱”。
⑯ 转：通“抟”。“聚”义。《吴越春秋》徐天祜注:“专，作转”;《史记集解》引徐广:“专，亦作抟”;《管子·霸言》尹知章注:“抟，聚也”。
⑰ 喜：衍文。郭霭春云:“《千金·卷十四·第五》无此字。按：无‘喜’字是。‘病怒’与‘病静’句倒一致。”
⑱ 五藏:《素问·宣明五气篇》作“五脏所藏”。
⑲ 精:《素问·宣明五气篇》无“精”字。
⑳ 五主:《素问·宣明五气篇》作“五脏所主”。
㉑ 肌:《素问·宣明五气篇》作“肉”。

五脏所主：心主脉，肺主皮，肝主筋，脾主肉，肾主骨。

阳明多血多气，太阳多血少气，少阳多气少血，太阳多血少气，厥阴多血少气，少阴多气少血。故曰刺阳明出血气，刺太阳出血恶气，刺少阳出气恶血，刺太阴出血恶气，刺厥阴出血恶气，刺少阴出气恶血也。

阳明经多血多气，太阳经多血少气，少阳经多气少血，太阴经多血少气，厥阴经多气少血，少阴经多气少血。所以刺阳明经可以出血出气，刺太阳经可出血，不可出气，刺少阳经可以出气，不可出血，刺太阴经，可以出血，不可以出气，刺厥阴经，可以出血，不可以出气，刺少阴经，可以出气，不可以出血。

足阳明[①]**太阴为表里，少阳厥阴为表里，太阳少阴为表里，是谓足之阴阳也。手阳明太阴为表里，少阳心主为表里，太阳少阴为表里，是谓手之阴阳也。**

足阳明胃经与足太阴脾经为表里，足少阳胆经与足厥阴肝经为表里，足太阳膀胱经与足少阴肾经为表里。这是足三阴经与足三阳经的表里关系。手阳明大肠经与手太阴肺经为表里，手少阳三焦经与手厥阴心包络经为表里，手太阳小肠经与手少阴心经为表里。这是手三阴经与手三阳经的表里关系。

---

① 足阳明："明"下，《素问·血气形态篇》有"与"字。义合。下"少阳""太阳"等后，例同此。

岁露[①]论第七十九

黄帝问于岐伯曰：经言夏日伤暑，秋病疟。疟之发以[②]时，其故何也？岐伯对曰：邪客于风府，病循膂而下，卫气一日一夜，常[③]大[④]会于风府，其明[⑤]日日下一节，故其日作晏。此其先客于脊背也，故每至于风府则腠理开，腠理开则邪气入，邪气入则病作，此所以日作尚[⑥]晏也。卫气之行风府，日下一节，二十一日下至尾底，二十二日入脊内，注于伏冲[⑦]之脉，其行九日，出于缺盆之中，其气上行，故其病稍益至[⑧]，其内搏[⑨]于五藏，横连募原[⑩]，其道远，其气深，其行迟，不能日作，故次日乃稸积而作焉。

黄帝问岐伯说：经书说夏天伤于暑邪，秋天会病疟疾。疟病的发作应合一定的时间，这是为什么？岐伯答道：邪气侵入风府，沿脊骨而下，而卫气循行一日一夜，在风府处与之会合，其气第二天下移脊骨一节，日下一节，所以其发作一天晚一天，这是邪气侵入脊背的原因。每当卫气行至风府时，腠理开发，邪气趁机侵入，侵入后病就会发作，所以其发作时间当日晚。邪气随卫气之至而侵入风府，每日下移一节，二十一日，下至尾骶骨，二十二日又复入于脊内，流注于太冲之脉，再上行，第九日出于缺盆中。由于气行一日高于一日，所以其发病时间渐早。如果邪气内交于五脏，横连脐腹，由于其道路远，邪气深，行散迟，不能按日发作，所以邪气隔日聚集后，才又发作起来。

黄帝曰：卫气每至于风府，腠理乃发，发则邪入焉。其卫气日下一节，则不当风府奈何？岐伯曰：风府无常[⑪]，卫气之所应，必开其腠理，气之所舍节[⑫]，则其府也。

黄帝说：卫气每行至风府，腠理就开发，腠理开则邪气侵入而发病。卫气逐日下移一节，如果卫气之发没有恰在风府，那会怎么样呢？岐伯说：风邪侵入没有固定之处，但卫气与邪气相合，必须等到腠理开发，邪气入留，病邪就会在该处发作。

---

① 岁露：岁指岁气。即四时八风之邪气。“露”为“潞”之借字。“伤”义。“岁潞”，即“岁气伤害”之义。《周礼·职方氏》孙诒让正义：“‘潞’,《周书》作‘露’，亦声同字通”;《吕览·不屈》高诱注：“潞，羸也”;《国语·鲁语》韦昭注：“羸，病也”。“病”有“伤”义。

② 以：《汉书·刘向传》颜师古注：“以，由也”;《诗·十月之交》陈奂传疏：“由，从也”;《文选·七命》吕向注“应，从也”。

③ 常：衍文。《甲乙·卷七·第五》无此字。

④ 大：助词。

⑤ 明：“次”义。

⑥ 尚：《说文通训定声》云“尚，假借又为当”。

⑦ 伏冲：《甲乙·卷七·第五》作“太冲”。

⑧ 至：《甲乙·卷七·第五》及《素问·疟论》并作“早”。义合。

⑨ 搏：“交”义。

⑩ 募原：脐腹。

⑪ 风府无常：《甲乙·卷七·第五》作“风无常府”。

⑫ 节：“者”义。

黄帝曰：善。夫风之与疟也，相与[①]同类，而风常在，而疟特[②]以时休何也？岐伯曰：风气留其处[③]，疟气随经络沉以内搏，故卫气应乃作也。帝曰：善。

黄帝说：讲得好！风邪和疟邪，性质相似属于同一类。但风邪病常在，而疟疾发作却有休止，这是为什么？岐伯说：风邪常留滞病处，所以病状常在。疟疾之邪气随经络内传行移，与卫气相遇时才会发作。黄帝说：讲得好！

黄帝问于少师曰：余闻四时八风之中人也，故[④]有寒暑，寒则皮肤急而腠理闭，暑则皮肤缓而腠理开。贼风邪气，因得以入乎？将[⑤]必须八正[⑥]虚[⑦]邪，乃能伤人乎？少师答曰：不然。贼风邪气之中人也，不得以时，然必因其开也，其入深，其内极病[⑧]，其病人也卒[⑨]暴；因其闭也，其入浅以留[⑩]，其病[⑪]也徐以迟。

黄帝问少师说：我听说四时八风之伤人，本有寒热之分。寒则皮肤紧急，腠理密闭，热则皮肤弛缓而腠理张开。贼风邪气，因此得以侵入吗？其必须是八方的风邪，才能伤人吗？少师答道：不是这样的。贼风邪气伤人，没有固定时间，所以人体腠理张开，邪气侵入深而快，其发病就会突然急猝；腠理闭合，邪气侵入浅而迟，其发病就缓而慢。

黄帝曰：有寒温和适，腠理不开，然有卒病者，其故何也？少师答曰：帝弗知邪入乎？虽[⑫]平居，其腠理开闭缓急，其故常有时也。黄帝曰：可得闻乎？少师曰：人与天地相参也，与日月相应也。故月满则海水西盛，人血气积[⑬]，肌肉充，皮肤致，毛发坚，腠理郄[⑭]，烟[⑮]垢著。当是之时，虽遇贼风，其入浅不深。至其月郭空，则海水东盛，人气血虚，其卫气去，形独居，肌肉减，皮肤纵[⑯]，腠理开，毛发残[⑰]，膲理薄[⑱]，烟[⑲]垢落。当是之时，遇贼风则其入深，其病人也卒暴。

黄帝说：有的人寒温合适，腠理不开，而突然有病，这是为什么？少师答道：你不知道邪气侵入吗？人虽然起居正常，但其腠理的开闭与紧缓，本来随着时日而变化。黄帝说：可以知道吗？少师说：人和天地相配合，与日月相应合。所以月满海水西盛之时，人气血旺盛，肌肉充满，皮肤细密，毛发坚固，腠理密闭，皮脂润附。此时虽遇贼风邪气，其入侵浅而不深。至月亏海水东盛之时，人气血虚，卫气弱，形虽存，但肌肉减少，皮肤松弛，腠理张开，毛发软，皮脂减失。此时，

---

① 与：《甲乙·卷七·第五》《素问·疟论》并作“似”。
② 特：“独”义。《吕览·论人》高诱注：“特，独也。”
③ 其处：《素问·疟论》“处”下，有“故常在”三字。
④ 故：“本来”义。
⑤ 将：通“其”。《经传释词》：“‘将’与‘其’同义，故二字可互用。”
⑥ 正：“方”义。
⑦ 虚：《甲乙·卷六·第一》作“风”。
⑧ 其内极病：“其”“病”二字疑衍。“内”疑“而”之误。“极”为“疾”义。“其入深而疾”，与后文之“其入浅以留”正对举。
⑨ 卒：“突然”义。
⑩ 留：经为“迟”义。
⑪ 病：《甲乙·卷六·第一》“病”下有“人”字，例合。
⑫ 虽：《甲乙·卷六·第一》“虽”上有“人”字。
⑬ 积：《太素·卷二十八·三虚三实》作“精”。
⑭ 腠理郄：郭霭春云“‘郄’当作‘卻’，俗作‘却’。《素问·四时刺逆从论》王注：‘却，闭也’。‘腠理郄’即‘腠理闭’，与下文‘腠理开’为对文”。
⑮ 烟：疑为“䐁”之误。肌脂。
⑯ 纵：《甲乙·卷六·第一》作“缓”。
⑰ 残：“软”义。
⑱ 理薄：衍文。《甲乙·卷六·第一》无此三字。
⑲ 烟：《甲乙·卷六·第一》作“䐁”。

若遇贼风邪气，则其侵入较深，发病急猝。

黄帝曰：其[①]有卒然暴死暴病者何也？少师答曰：三虚者，其死暴疾也；得三实者，邪不能伤人也。黄帝曰：愿闻三虚。少师曰：乘年之衰，逢月之空，失时之和，因为贼风所伤，是谓三虚。故论不知三虚，工反[②]为粗。帝曰：愿闻三实。少师曰：逢年之盛，遇月之满，得时之和，虽有贼风邪气，不能危之也。黄帝曰：善乎哉论！明乎哉道！请藏之金匮，命曰三[③]实，然此一夫[④]之论也。

黄帝说：人有突然暴病而死的，这是为什么？少师答道；遇到三虚的人，他得病常猝急死亡；遇到三实的人，邪气多不能伤害他。黄帝说：愿知三虚。少师说：逢岁气虚衰之年，遇月亏之时，四时之气失和，可被贼邪所伤，这是三虚。所以说论治不知三虚，医生便是劣医。黄帝说：愿知三实。少师说：逢岁气之盛实，遇月圆之时，四时之气和调，虽有贼风邪气，不能伤害人体。黄帝说：论述得好！光辉之医理！请藏于金柜，叫作《虚实》吧！这是常人都适用的医论。

黄帝曰：愿闻岁之所以皆同病者，何因而[⑤]然？少师曰：此八正[⑥]之候[⑦]也。黄帝曰：候[⑧]之奈何？少师曰：候[⑧]此者，常以冬至之日，太乙立于叶蛰之宫，其至也，天必应之以风雨者矣。风雨[⑨]从南方来者，为虚[⑩]风，贼伤人者也。其以夜半至也，万民皆卧而弗犯也，故其岁民少病。其以昼至者，万民懈惰而皆中于虚风，故万民多病。虚邪入客于骨而不发于外，至其立春，阳气大发，腠理开，因[⑪]立春之日，风从西方来，万民又皆中于虚风。此两邪相搏，经气结代者矣。故诸逢其风而遇其雨者，命曰遇岁露[⑫]焉。因岁之和，而少贼风者，民少病而少死；岁多贼风邪气，寒温不和，则民多病而死矣。

黄帝说：愿知一年中都生同样的病，这是什么原因造成的？少师说：这是八方的邪气所致。黄帝说：怎样察辨？少师说：察此常以冬至之时，北极星居叶蛰宫之时。因北极星移居叶蛰宫这一天，天必应之以风雨。风从南方来的，为坏人伤人的墟风，能够暗中伤人。如果其风邪半夜来，众民都睡卧而不被侵犯，所以该年人民少病。如果其风邪白天来临，百姓正是疲劳之时，所以都会伤于墟风，所以众民多病。墟邪侵入骨髓深处，不即时发于外，至立春时，阳气大发，腠理开泄，又因立春之日，风从西方来，众民又会都伤于墟风之邪。这样两邪相交合，经气结滞不行。所以说遇到各种风邪或暴雨，叫作遇岁气之伤。由于岁气和平，所以少贼风邪气，百姓少病少死。如果该年多贼风邪气，寒温失和，那么百姓就会多病多死。

黄帝曰：虚邪之风，其所伤贵贱何如？候之奈何？少师答曰：正月朔日，太乙居天留之宫，其日西北风，不雨，人多死矣。正月朔日，平旦北风，春，民多死。正月朔日，平旦北风行，民病多

---

① 其：《甲乙·卷六·第一》作“人”。
② 反：疑为“之”之误。
③ 三：当为“虚”之误。此概括三虚三实，不能单言“实”。
④ 一夫：“一夫”犹“匹夫”。“常人”之义。《孟子·梁惠王》赵岐注：“匹夫，一夫也。”《资治通鉴·汉纪》胡三省注：“凡言匹夫、匹妇，谓凡庶之人。”
⑤ 因而：《甲乙·卷六·第一》作“气使”。
⑥ 正：“方”义。
⑦ 候：“气”义。《素问·六节藏象论》：“五日谓之候，三候谓之气。”《玉篇·气部》：“气，候也。”
⑧ 候：“察”义。《希麟音义·卷二》注：“候，伺也”；《广韵·志韵》：“伺，察也”。
⑨ 雨：衍文。《甲乙·卷六·第一》无。
⑩ 虚：为“墟”之借字。“坏”义。
⑪ 因：《甲乙·卷六·第一》“因”上有“有”字。
⑫ 露：为“潞”之音转。“伤”义。

者，十有三也。正月朔日，日中北风，夏，民多死。正月朔日，夕时北风，秋，民多死。终日北风，大病死者十有六。正月朔日，风从南方来，命曰旱乡，风从西方来，命曰白骨，将国有殃，人多死亡。正月朔日，风从东方来，发屋，扬沙石，国有大灾也。正月朔日，风从东南方行，春有死亡。正月朔[1]，天和温不风，籴贱，民不病；天寒而风，籴贵[2]，民多病。此所谓候岁之风，䟣[3]伤人者也。二月丑不风，民多心腹病。三月戌不温，民多寒热。四月巳不暑，民多瘅病。十月申不寒，民多暴死。诸所谓风者，皆发屋，折树木，扬沙石，起毫毛，发腠理者也。

黄帝说：墟邪之风，其伤人的轻重是怎样的？怎样察辨？少师答道：正月初一，北极星居天留宫，这一天有西北风，无雨，人多因病死亡。正月初一，早晨有北风，春天民多病死。正月初一，早晨北风刮，民多有病，病者约占十分之三。正月初一，中午有北风，至夏天民多因病而死。正月初一，傍晚有北风，至秋天，民多病而死。如果整天有北风，大病致死的占十分之六。正月初一，风从南方来，叫作旱乡，从西方来，叫作白骨，国家将有祸殃，人多病死。正月初一，风从东方来，摇动房屋，飞沙走石，国内将有大灾流行。正月初一，风从东南方来，春天多有病死之人。正月初一，天气晴朗无风，民多不病；如果天寒有风，民多生病。这就是所说的岁之邪风，暗伤人的道理。二月丑日如果无风，人多有心腹之病；三月戌日如果气候不温暖，人多病寒热之病；四月巳日如果不热，人多患瘅热之病；十月申日如果不冷，人多暴病死亡。上述所说的各种风，都可摇动房屋，折伤树木，飞沙走石，使人毫毛竖起，侵犯腠理而发病。

---

① 朔：《甲乙·卷六·第一》"朔"下有"日"字。例合。

② 籴贱、籴贵：《甲乙·卷六·第一》无。"籴贱""籴贵"不涉医学，去之例合。

③ 䟣：《太素·卷二十八·八风正候》作"贼"。

大惑论第八十

黄帝问于岐伯曰：余尝上于清冷[①]之台，中阶而顾，匍匐而前则惑。余私异之，窃内怪之，独[②]瞑独[③]视，安心定气，久而不解。独博独眩披发长跪，俯而视之，后久之不已也。卒然自上，何气使然？岐伯对曰：五藏六府之精气，皆上注于目而为之精[④]，精之窠为眼，骨之精[⑤]为瞳子，筋之精为黑眼，血之精为络，其[⑥]窠[⑦]气[⑧]之精为白眼，肌肉之精为约束，裹撷筋骨血气之精而与脉并为系，上属于脑，后出于项中。故邪中于项，因逢其身之虚，其入深，则随眼系以入于脑，入于脑则脑转，脑转则引目系急，目系急则目眩以转矣。邪[⑨]其精，其精所[⑩]中不相比也则精散，精散则视歧，视歧见两物。目者，五藏六府之精也，营卫魂魄之所常营[⑪]也，神气之所生也。故神劳则魂魄散，志意乱。是故瞳子黑眼法[⑫]于阴，白眼赤脉法于阳也。故阴阳合传[⑬]而精明也。目者，心使也，心者，神之舍也。故神精乱而不[⑭]转，卒然见非常处，精神魂魄，散不相得[⑮]，故曰惑也。黄帝曰：余疑其然。余每之东苑，未曾不惑，去之则复。余唯独为东苑劳神乎？何其异也？岐伯曰：不然也。心有所喜，神有所恶，卒然相惑[⑯]，则精[⑰]气乱，视误故惑，神移乃复。是故间者为迷，甚者为惑。

黄帝问岐伯说：我曾经登青霄之高台，走到台阶一半向下回头看，就感到心乱头眩而不得不前俯。我心里暗觉怪异，于是闭目不视，安心静气，却长时间没有解除眩悸之状。其头转目眩，散发长跪原处，俯身而不敢再向下看，后长时间不止。突然发生眩悸之症，是什么原因造成的？岐伯答道：五脏六腑的精气，都上注于目而成为睛，睛的裹窝处是眼，骨的精气成为瞳子，筋的精气成为

---

① 清冷：《甲乙·卷十二·第四》作“青霄”。
② 独：自己。
③ 独：“其”义。
④ 精：通“睛”。
⑤ 精：“气”义。
⑥ 其：衍文。去之与上下文例合。
⑦ 窠：“皮”义。《广雅·释宫》王念孙疏：“凡言窠者，皆空中之义”；《文选·七命》吕向注：“房、壳，皆皮也”。作“皮”解，与上文“骨”“筋”等。例正合。
⑧ 气：当为衍文。后文之“精”，即为“气”义。此“气”赘出。
⑨ 邪：《太素·卷二十七·邪》“邪”下有“中”字。义合。
⑩ 所：语中助词。无义。《助字辨略》：“所字，亦是语助，不为义也。”
⑪ 营：“行”义。
⑫ 法：象征。
⑬ 传：通“抟”。“聚”义。
⑭ 不：为“之”义。
⑮ 得：“和”义。
⑯ 惑：郭霭春云“周本、日刻本、张注本并作‘感’。按：《太素》《千金》并‘感’，与各本合”。
⑰ 精：“神”义。

黑眼，血的精气成为络，皮的精气成为眼白，肌肉的精气成为眼胞。包裹筋骨血气诸精气和眼的络脉合并，共同形成目系。目系上注于脑，后出于项中。所以邪气中于项部，又逢人体虚，邪气就会深入，随眼系进入脑，入脑后则头眩转，眩转则目系急，目系急则目眩而转。邪中于目睛，睛中之气不协调则精气散，气散则视物出现分歧，视歧则视一物成两物。目是五脏六俯精气所聚之处，营卫魂魄所常行之处，神气之所产生之处。所以神劳，魂魄之气会散失，神志出现迷乱。因此，瞳子黑眼处象征阴，眼白和赤络脉象征阳。阴阳合聚而目睛明亮。眼是心气活动的反映，心是神气藏居之处。所以神气乱就会目转而眩，突然见异常之物，精神魂魄，气散而不相和，所以叫作心神乱。黄帝说：我仍然怀疑你所说的，我每次登东苑之台，没有不眩晕心乱的，离开后则恢复正常。难道唯有东苑劳伤神气吗？为什么这样奇怪呢？岐伯说：不是这样的。心有所喜，神有所怕，突然感受异常之气，神气就会乱，视力产生误差，所以就会眩晕心悸乱。神气转移后，就可恢复正常。所以轻的叫作迷，重的叫作惑。

黄帝曰：人之善忘者，何气使然？岐伯曰：上气不足，下气有余，肠胃实而心肺虚，虚则营卫留于下，久之不以时上，故善忘也。

黄帝说：人健忘是什么原因造成的？岐伯说：上部气虚，下部气盛，肠胃气实，心肺气虚，虚则营卫之气滞于下部，长时间不能按时上行，所以成为健忘病。

黄帝曰：人之善饥而不嗜食者，何气使然？岐伯曰：精[①]气并[②]于脾，热气留于胃，胃热则消谷。谷消故善饥。胃气逆上，则胃脘寒，故不嗜食也。

黄帝说：人常饥而不欲食的，是什么原因造成的？岐伯说：病邪之气甚于脾，热气留于胃，胃热则消谷快，消谷快则常饥，胃气逆上，胃脘寒，所以不欲食。

黄帝曰：病而不得卧者，何气使然？岐伯曰：卫气不得入于阴，常留于阳，留于阳则阳气满，阳气满则阳跷盛，不得入于阴则阴气虚，故目不瞑矣。

黄帝说：人病不能眠是什么造成的？岐伯说：卫气不能入于阴分，常留在阳分，会使阳气盛满，阳气盛满使阳跷脉气偏盛，不能入于阴跷脉而阴跷脉气虚，所以目不能合而不眠。

黄帝曰：病目[③]而不得视[④]者，何气使然？岐伯曰：卫气留于阴，不得行于阳。留于阴则阴气盛，阴气盛则阴跷满，不得入于阳则阳气虚，故目闭也。

黄帝说：病有闭目而不能睁开眼的，是什么造成的？岐伯说：卫气留于阴分，不能行于阳分。留于阴分则阴气盛，阴气盛则阴跷脉气盛满，不能入于阳分则阳跷脉气虚，无力睁眼，所以目闭不能睁开。

黄帝曰：人之多卧者，何气使然？岐伯曰：此人肠胃大而皮肤湿[⑤]，而分肉不解[⑥]焉。肠胃大则卫气留久，皮肤湿则分肉不解，其行迟。夫卫气者，昼日常行于阳，夜行于阴，故阳气尽则卧，阴气尽则寤。故肠胃大则卫气行留久，皮肤湿，分肉不解，则行迟。留于阴也久，其气不清[⑦]，则欲瞑，故多卧矣。其肠胃小，皮肤滑以[⑧]缓，分肉解利，卫气之留于阳也久，故少瞑焉。

---

① 精：为“病”义。精气并不导致病态。只有“病气”，才会成为病态。
② 并：“甚”义。
③ 病目：《甲乙·卷十二·第三》作“目闭”。与后文“故目闭也”例合。
④ 视：引为“睁开眼”义。
⑤ 湿：通“涩”。《太素·卷二十七·七邪》正作“涩”。可证。
⑥ 解：“滑利”义。
⑦ 清：通“精”。“盛”义。《甲乙·卷十二·第三》正作“精”。
⑧ 以：为“而”义。

黄帝说：人多睡眠是什么造成的？岐伯说：这样的人肠胃大，皮肤涩，肌肉不滑利。肠胃大使卫气留滞的时间长，皮肤涩使肌肉不润滑，卫气运行迟缓。卫气白天行于阳分，夜间行于阴分，所以阳气尽就会睡眠，阴气尽了就会醒来。由于肠胃大，卫气运行时间延长，皮肤涩而肌肉又不滑利，所以卫气运行迟缓，在阴分留的时间长，其阳气不盛，所以想睡，造成多睡眠之证。如果肠胃小，皮肤滑松，肌肉滑利，卫气留在阳分的时间长，其睡眠就少。

黄帝曰：其非常经[①]也，卒然多卧者，何气使然？岐伯曰：邪气留于上膲，上膲闭而不通，已[②]食若饮汤，卫气留久于阴而不行，故卒然多卧焉。

黄帝说：人没有受到异常惊吓，却突然多睡的，是什么原因造成的？岐伯说：这是邪气留滞上部，使上部之气闭而不通，如果吃得过饱或饮水过多，使卫气久留阴分，不能行至阳分，所以突然多睡眠了。

黄帝曰：善。治此诸邪奈何？岐伯曰：先[③]其藏府，诛其小过[④]，后调其气。盛者泻之，虚者补之。必先明知其形志[⑤]之苦乐，定[⑥]乃取之。

黄帝说：讲得好！怎样治疗这些邪气？岐伯说：先视其脏腑的虚实，攻其病邪，然后调其营卫之气。邪盛用泻法，正虚用补法。必须先了解病人的形志苦乐，然后再针刺治疗。

---

① 经：通"惊"。惊恐义。

② 已："过甚"之义。《助字辨略》："已，太过也。"《公羊传·庄公三十年》何休注："已，甚也。"

③ 先：《甲乙·卷十二·第三》"先"下有"视"字。

④ 小过："小"疑为"寸"之误，"寸"为"疛"之脱。"疛"，"病"义。《广雅·释诂》："疛，病也。""疛"与"过"同义复词，"病邪"义。

⑤ 志：《甲乙·卷十二·第三》作"气"。

⑥ 定："其后"义。

痈疽第八十一

黄帝曰：余闻肠胃受谷，上焦出[1]气，以温分肉，而养骨节，通腠理。中焦出气如露，上注谿谷，而渗孙脉，津液和调，变化而赤为血，血和则孙脉先满溢，乃注于络脉。皆盈，乃注于经脉。阴阳已张[2]，因[3]息[4]乃[5]行，行有经纪[6]，周[7]有道理[8]，与天合同，不得休止。切[9]而调之，从虚去实，泻则[10]不足，疾[11]则气减，留则先后，从实去虚，补则有余。血气已调，形[12]气乃持。余已知血气之平与不平，未知痈疽之所从生，成败之时，死生之期，有[13]远近，何以度之？可得闻乎？

黄帝说：我听说肠胃受纳水谷，上焦之气。以温暖肌肉，滋养骨节，通利腠理。中焦之气如雾露一样，注于孔隙，渗于孙脉，与津液和调，变化成红色的血脉。血和盛则孙脉先充满，接着注于络脉，二者都充满后，再注于经脉。营卫之气通利，血气于是畅行。血气运行在经络，环循流动有规律，和天地自然规律相应合，其运行不会停止。病有虚实，必须察而调之，虚证用泻法其更虚。留针有时间长短的不同。实证用补法邪更实。血气调和，神气则平静。我已知血气的平与不平等情况，但不知痈疽之病是怎样生成的，成败之时，死生之期，其病的新久，怎样察辨？可以听听其中的道理吗？

岐伯曰：经脉留[14]行不止，与天同度，与地合纪。故天宿失度，日月薄蚀，地经失纪，水道流溢，草萓[15]不成，五谷不殖[16]，径路不通，民不往来，巷聚邑居，则别离异处。血气犹然。请言其故。夫血脉营卫，周流不休，上应星[17]宿，下应经数。寒邪客于经络之中则血泣，血泣则不通，不通则卫气归[18]之，不得复反，故痈肿。寒气化为热，热胜则腐肉，肉腐则为脓，脓不泻则烂筋，筋

---

① 出：“之”义。

② 阴阳已张：“阴阳”，指营卫之气。杨上善：“阴，营气也；阳，卫气也。”“已”，《甲乙·卷十一·第九》作“乃”。“张”，“开通”之义。

③ 因：疑为“血”之误。

④ 息：“气”义。《论语·乡党》皇侃疏：“息，亦气也。”

⑤ 乃：《甲乙·卷十一·第九》作“而”。可证。

⑥ 纪：纪络。

⑦ 周：环转。

⑧ 道理：规律。

⑨ 切：“察”义。

⑩ 则：《经传释词》：“则，犹其也”。

⑪ 疾：《史记·天官书》裴骃集解：“疾，过也”。

⑫ 形：《甲乙·卷十一·第九》作“神”。

⑬ 有：为“其”义。

⑭ 留：《甲乙·卷十一·第九》作“流”。

⑮ 萓：《太素·卷二十六·痈疽》作“蘆”。杨上善：“蘆，节枯也。”

⑯ 殖：《甲乙·卷十一·第九》作“植”。

⑰ 星：《甲乙·卷十一·第九》作“天”。

⑱ 归：“聚”义。

烂则伤骨，骨伤则髓消，不当[①]骨空，不得泄泻，血枯空虚，则筋骨肌肉不相荣，经脉败漏，熏[②]于五藏，藏伤故死矣。

岐伯说：经脉流行不止，与天同法，与地合律，所以天宿失常，日月出现亏蚀，地失其常道，水流泛滥，草枯不长，五谷不生，犹如道路不通，民不能往来，滞留居处，分离隔绝，不能流通交往。血气也是这样，我讲一讲其原因。血脉营卫之气，周流不止，上应天宿之律，下合地经之数。寒邪侵入经络之中则血滞，血滞则不通，不通则卫气聚结，不能复返，所以成为痈肿。寒气凝聚，化而为热，热盛会腐烂肉，肉烂成为脓，脓不泻除会进一步烂筋，筋烂又会伤及骨，骨伤则髓伤耗，不能养骨孔，髓液不能流通，血枯少而脉空虚，于是筋骨肌肉都得不到荣养，所以导致经脉败破，动伤五脏，脏伤就会死亡。

黄帝曰：愿尽闻痈疽之形，与忌曰名。岐伯曰：痈发于嗌中，名曰猛疽，猛疽不治，化为脓，脓不泻，塞咽，半日死；其化为脓者，泻则合豕膏，冷食，三日而已。

黄帝说：愿尽知痈疽之症状，与其名称。岐伯说：痈生在咽中，叫作猛疽。猛疽不治疗，就会化脓，脓不泻除，阻塞咽喉，半天即死。如果化脓后，泻除其脓后再涂上猪油膏，冷食，三天可愈。

发于颈，名曰夭疽，其痈[③]大以赤黑，不急治，则热气下入渊腋，前伤任脉，内熏肝肺，熏肝肺十余日而死矣。

痈疽发于颈部的，叫作夭疽，其形状大，色黑赤，不急治疗，热毒之气下入渊腋，前会伤及任脉，内会伤及肝肺，肝肺伤则十多天会死掉。

阳留[④]大发，消脑留项，名曰脑烁，其色不乐[⑤]，项痛而如刺以针，烦心者，死不可治。

阳气太盛，消灼脑液，滞留项部，叫做脑烁。其肤色不赤，项痛如针刺，烦躁的，为死证，不能治疗。

发于肩及臑，名曰疵痈[⑥]，其状赤黑，急治之，此令人汗出至足，不害五藏，痈发四五日逞焫之。

痈生在肩膊部，叫做疵疽。其色赤黑，急须治疗，使病人大汗出至足部，可不伤五脏。痈疽发作四、五天时，快用艾条灸治。

发于腋下赤坚者，名曰米疽，治之以砭石，欲细而长，踈[⑦]砭之，涂以豕膏。六日已，勿裹之。其痈坚而不溃者，为马刀挟瘿，急治之。

痈肿生在腋下，色红质坚的，叫作米疽。治疗用砭石刺之。砭石尖宜尖而长，数刺之，刺后涂猪油膏，六日可愈。不可包裹。如果其痈坚硬不溃破的，是马刀挟瘿病，应急按此病治疗。

发于胸，名曰井疽。其状如大豆，三四日起，不早治，下入腹，不治，七日死矣。

痈疽发生在胸部的，叫做井疽。其形状如大豆一样，三四天生成，如不早治，毒气入腹，则不可治疗了，七日会死去。

---

① 当："养"义。《汉书·成帝纪》颜师古注："中，当也"；《淮南子·原道》高诱注："中，伤也"；《诗·泽陂》"伤如"之"伤"；《韩诗》作"阳"。《管子集校》："阳字当为'养'，假借字。"

② 熏："动"义。

③ 痈：《甲乙·卷十一·第九》作"状"。

④ 留：《甲乙·卷十一·第九》作"气"。

⑤ 乐：疑为"赤"之误。

⑥ 痈：《甲乙·卷十一·第九》作"疽"。

⑦ 踈：《太素·卷二十六·痈疽》作"数"。

发于膺，名曰甘疽，色青，其状如谷实瓜蒌，常苦寒热，急治之，去其寒热，十岁[①]死，死后出脓。

痈疽生在胸部，叫做甘疽，其色青，形状像谷实之坚和瓜蒌的颜色，常发热恶寒不止，急须治疗以除其寒热。不愈的十日死，死后脓自流出。

发于胁，名曰败疵。败疵者，女子之病也。灸[②]之，其病大痈脓，治之[③]，其中乃有生肉，大如赤小豆，剉[④]陵翘草根[⑤]各一升，以水一斗六升煮之，竭为取三升，则强饮，厚衣坐于釜上，令汗出至足，已。

痈病生在胁部的，叫做败疵。败疵是女子的常见病，时间长了，其病会成为大痈脓，其中有生肉如赤小豆大小，治疗可用连翘、茜草根各一升，用水一斗六升煎煮，熬为三升，让病人喝下，穿厚衣服坐在热锅上，使汗出至足，可愈。

发于股胫，名曰股胫疽。其状不甚变，而痈脓搏[⑥]骨，不急治，三十日死矣。

痈病发生在股胫的，叫做股胫疽。其皮色变化不明显，但痈脓深聚在骨，不急治疗，三十天会死掉。

发于尻，名曰锐疽，其状赤坚大，急治之。不治，三十日死矣。

痈疽生在骶尻部位的，叫作锐疽。其形状大坚色赤，应急治疗。不治，三十日即死。

发于股阴，名曰赤施，不急治，六十[⑦]日死。在两股之内，不治，十日而当死。

痈疽发生在大腿内侧，叫做赤施。不急治，六日死。生在两侧大腿之内的，不治疗，十日当死。

发于膝，名曰疵痈[⑧]，其状大痈[⑨]，色不变，寒热，如坚石。勿石[⑩]，石之者死。须其柔[⑪]，乃石之者生。

痈肿生在膝部的，叫做疵疽，其外形肿大，肤色不变，发热恶寒，如果痈肿坚硬未成脓的，不可用铍针刺破，用铍针刺的会死掉。待其化脓柔软后，再用铍针刺脓，可生。

诸痈疽[⑫]之发于节而相应者，不可治也。发于阳者，百日死；发于阴者，三十日死。

各种痈肿生在关节且双侧对称的，不能治疗。发于外侧的，百日死；发于内侧的，三十天死。

发于胫，名曰兔啮，其状赤至骨，急治之，不治害人也。

痈疽生在胫部的，叫做兔啮。其外形红赤，根深至骨。应急速治疗。不治会伤害人。

---

① 岁：为“日”之误。郭霭春：“‘岁’似‘日’字之讹，检《普济方·卷二百八十二》正作‘日’。”

② 灸：通“久”。郭霭春：“周本作‘久’。按：作‘久’是。”

③ 治之：《甲乙·卷十一·第九》此二字在“大如赤小豆”句下。义合。

④ 剉：《甲乙·卷十一·第九》作“以”。

⑤ 草根：“草”疑为“茜”之误。茜草根有凉血解毒的功效。

⑥ 搏：通“抟”。“聚”义。

⑦ 十：衍文。《太素·卷二十六·痈疽》无此字。义合。

⑧ 痈：《甲乙·卷十一·第九》作“疽”。

⑨ 痈：“肿”义。《说文·疒部》：“痈，肿也。”

⑩ 石：指铍针治疗。

⑪ 柔：指痈肿化脓后变柔软。

⑫ 疽：《甲乙·卷十一·第九》无此字。

发于内踝，名曰走缓，其状痈[①]也，色不变。数石[②]其输[③]，而止其寒热，不死。

痈肿生在内踝的，叫做走缓。其形状肿大，肤色不变。用铍针数刺其处，止其寒热的，可不死。

发于足上下[④]，名曰四淫，其状大痈，急[⑤]治之，百日死。

痈肿发生在手足的，叫做四淫。其外形肿大，不急治疗，一百天会死掉。

发于足傍[⑥]，名曰厉痈[⑦]，其状不大，初如[⑧]小指发，急治之，去其黑者[⑨]，不消辄益。不治，百日死。

痈肿生在足的，叫做厉疽。其外形不大，开始先从小指生成。急须治疗。其肤色发黑的，不消就会加重。不治，一百天死。

发于足指，名曰脱痈[⑩]，其状赤黑，死不治；不赤黑，不死。不衰[⑪]，急斩之，不[⑫]则死矣。

痈疽生在足指的，叫做脱疽。其外形赤黑，为死证，不能治疗；其肤色不赤黑的，不会死亡。治疗后无效的，应急斩去其指，不去掉会死亡。

黄帝曰：夫子言痈疽，何以别之？岐伯曰：营卫[⑬]稽留于经脉之中，则血泣而不行，不行则卫气从之而不通，壅遏不得行，故热。大热不止，热胜则肉腐，肉腐则为脓，然不能陷，骨髓不为燋枯，五藏不为伤，故命曰痈。

黄帝说：你说的痈和疽，怎样区别？岐伯说：营气滞留于经脉之中，则血滞涩不行，不行则卫气不能畅通，壅阻不能正常运行，所以产生发热。大热不止，热盛使肉腐烂，肉腐烂而化为脓。但痈毒不能内陷深入至骨，骨髓不干枯，五脏五会受伤，所以叫作痈。

黄帝曰：何谓疽？岐伯曰：热气淳盛，下陷肌肤筋髓枯[⑭]，内连五藏，血气竭，当其痈下，筋骨良肉皆无余，故命曰疽。疽者，上之皮夭以坚，上[⑮]如牛领之皮。痈者，其皮上薄以泽。此其候也。

黄帝说：什么是疽？岐伯说：热气炽盛，下深入肌肤筋骨，内及五脏，使血气耗竭。在其肿处，筋骨肌肉都坏死而无好组织，所以叫做疽。疽的上皮色黑而坚，如牛颈之皮。痈的上皮薄而润泽，这是其诊别方法。

---

① 痈：“肿” 义。

② 石：铍针。

③ 输：张景岳云 “砭其所肿之处也”。

④ 上下：手足，与其病名 “四淫” 义例合。

⑤ 急：《甲乙・卷十一・第九》“急” 上有 “不” 字。义合。

⑥ 傍：衍文。郭霭春：“《鬼遗方・卷四》无此字”。

⑦ 痈：《太素・卷二十六・痈疽》作 “疽”。

⑧ 如：《甲乙・卷十一・第九》作 “从”。

⑨ 去其黑者：《甲乙・卷十一・第九》作 “其状黑者”。

⑩ 痈：郭霭春云 “《鬼遗方・卷四》作 ‘疽’”。

⑪ 不衰：“不” 上，《甲乙・卷十一・第九》有 “治之” 二字。义合。

⑫ 不：“不” 下，《甲乙・卷十一・第九》有 “去” 字。义合。

⑬ 卫：《甲乙・卷十一・第九》作 “气”。

⑭ 枯：《甲乙・卷十一・第九》作 “骨肉”。义合。

⑮ 上：《甲乙・卷十一・第九》作 “状”。

黄帝内经书名与成书年代考证

目　录

第一章 《内经》原名《诊经》

第一节 《诊经》出现的年代

陈邦贤等《中国医学人名志》:“程高，后汉。性好经方。闻涪翁善医术，有《诊经诊脉法》，录求积年，翁乃授之，高亦隐迹不仕。”“诊经”与“诊脉法”，互文同义，我们不能把它看成是两本书。若作为一个偏义词来看，则侧重于“诊经”。因为“诊经”的含义更宽，它可以包括“诊脉法”在内。

西汉时，脉诊已较普遍。在此之前，古人诊病，比较重视望诊。扁鹊望齐桓公之容色，即指出“君有疾在腠理，不治将深”。《伤寒论·序》:“余每览越人入虢之诊，望齐侯之色，未尝不慨然叹其才秀也！”《难经·六十一难》:“经言望而知之，谓之神”“望而知之病，望见其五色，以知其病”，是古人崇尚望诊之例。

从《史记·扁鹊仓公列传》中所载的仓公（淳于意）“诊籍”中我们知道，西汉时不仅脉诊普遍使用，而且诊脉部位以寸口为主。也就是说寸口诊脉的起源，有文字可证者，就是西汉时仓公之“诊籍”。《史记·扁鹊仓公列传》所载仓公 25 例“诊籍”中，有多处提到寸口脉诊。而且仓公每一医案，其始必先“诊其脉”，可见当时寸口诊脉之盛行。

在仓公的“诊籍”（医案）中，齐郎中令循病一案中，有“切其脉时，右口气急，脉无五藏气，右口脉大而数，数者中下热而涌”；齐王太后病一案中，有“臣意诊其脉，切其太阴之口”；齐中尉潘满如一案中有“右脉口气至紧小”；济北王侍者韩女病一案中有“肝脉弦，出左口”。“右口”“太阴之口”“脉口”等，均指同一诊脉部位，即今天之“寸口”诊脉部位。可见仓公之时，也就是西汉之时，寸口诊脉法已较普及。

由于寸口脉诊脉法较其他的诊脉法，如上下（人迎、趺阳）诊脉法等方便而实用，所以这种诊脉法容易推广普及。也正是有了这种方便实用的诊脉法，古人对于脉学的研究（整理、归类、创新等）才有了量和质的发展。在仓公的“诊籍”中，已经出现了多种脉象。如：长而弦、代、数、盛、急、少衰、阴、沉而坚大、浮而大紧、大而躁、乍躁乍代、深小弱、三阴俱搏、紧小、大而实、涩而不属（注）、肝脉弦等。

汉时的《诊经》，虽然早已亡佚，但是我们从它现存于同类书的痕迹中可以推知，《诊经》的主要内容，以望诊、脉诊为主，同时也有辨病的内容。《素问·移精变气论》:“色脉者，上帝之所贵也，先师之所传也，上古使僦贷季，理色脉而通神明。”由于《诊经》中“脉诊”的内容较多，所以古人连称作“诊经诊脉法”。

战国前的古书，常有一书多名的情况，也多有篇无名的情况，也就是说书名的称谓较随便，如《战国策》或叫《国事》，或叫《短长》，或叫《事语》，或叫《长书》、《修书》等（余嘉锡《四库提要辨证》)。《诗经》原无书名，经孔子整理后定名。《尔雅》本为周秦旧文辑录，至西汉末始定书名。这种情况，战国后也有延续，尤其是医书，无书名、一书多名的情况时有发生。如汉墓出土(公元前168年)之古帛书《老子》《战国策》《医经》等均无书名。《难经》,《隋书·经籍志》初载时并无作者，至《旧唐书·经籍志》却说它为“秦越人撰”。《针灸甲乙经》又名《黄帝三部针经》《黄帝三部针灸经》《黄帝甲乙经》《甲乙经》等，这就可以理解《诊经诊脉法》就是《诊经》一书而不是两书的书名了。

《后汉书·方术列传》:“郭玉者，广汉雒人也。初，有老父不知何出，常渔钓于涪水，因号涪翁。乞食人间，见有疾者，时下针石，辄应时而效。乃著《针经诊脉法》传于世。弟子程高寻求积年，翁乃授之。高亦隐迹不仕。玉少师事高，学方诊六微之技，阴阳隐侧之术。和帝时，为太医丞，多有效应。”

这里“针经”之“针”字，当为“诊”之音转。《针经》即《诊经》。为什么？其一，汉以前医经、医方、本草、脉书、针灸之书等，是分别立著的，并不杂合在一起综合为说。这可以从《汉书·艺文志·方技略》中得到佐证。《方技略》中说:“医经者，原人血脉、经络、骨髓、阴阳、表里，以起百病之本，死生之分，而用度针石汤火所施，调百药剂和之所宜，至齐之得，犹磁石取铁，以物相使。拙者失理，以愈为剧，以生为死”“经方者，本草石之寒温，量疾病之浅深，假药味之滋，因气感之宜，辩五苦六辛，致水火之齐，以通闭解结，反之于平。”经方与医经，泾渭分明。汉前针灸之书与诊病之书，是分别而论，并不参杂的。所以“针经”与“诊脉法”合并在一起是违逆当时体例的。而“诊经”“诊脉法”则是义例相合。

其二，西汉以前以灸法为主。因为当时冶铁技术尚不发达，制造不出较精致的金属针具，所以限制了针刺技术的应用与发展。西汉前的针刺，多用砭石，即石针。据《史记·扁鹊仓公列传》,扁鹊救治虢太子一案，以药熨法急救为主:“乃使子豹为五分之熨，以八减之齐和煮之，以更熨两胁下，太子起坐”。至西汉之仓公(淳于意)仍多用灸法。如仓公治龋齿“灸其左大阳明脉”，治气疝“灸其足厥阴之脉”(见《史记·扁鹊仓公列传》)。马王堆汉墓(前168年)出土之《足臂十一脉灸经》《阴阳十一脉灸经》，只用灸法。《左传》载秦医缓治晋景公之病时说:“攻之不可，达之不及”。“攻”即灸法。至《伤寒论》时仍有“可火”“火攻”等灸法应用。

西汉中、晚期，熟铁冶制技术及炒钢新技术才出现(见《中国科学技术史稿》)。此时才有可能出现精制金属针具。在西汉末至东汉初这样短时间内，针刺技术的积累和发展，不可能产生《针经》这样的专业针刺书籍。况且《后汉书·方术列传》说涪翁用的是“针石”，也就是说仍沿用砭石来刺病。《汉书·艺文志》“针石汤火所施”注:“针，所以刺病也；石谓砭石，即石针也”。《山海经·东山经》“其下多针石”郭璞注:“针石，可以为砥(砭)针治痈肿者”。《素问·宝命全形论》王冰注:“古者以砭石为针”。又《血气形志篇》注:“石，谓石针，则砭石也”。《战国策·秦策》吴师道注:“石针曰砭，所以刺病”。由此可知，“针”“石”互文同义，均指砭石。石针比较粗糙，不如金属针具那样能够准确地针刺穴位。所以“针石”时代，不具备产生以刺疗穴位为主的《针经》。

《后汉书·方术列传》说《诊经》(《针经》)的作者是涪翁。这一观点笔者不能认同。涪翁的年代约为公元20—80年。而早此之前的公元前180年(汉高后八年)，淳于意就从他的老师公乘阳庆那里获得了诊书——《五色诊病》。公乘阳庆为公元前250—前176时人(《中国医史年表》)。那时已有专业诊书出现。《史记·扁鹊仓公列传》:“太仓公者，齐太仓长，临淄人也。姓淳于氏，名意。少而喜医方术。高后八年，更受师同郡元里公乘阳庆。庆年七十余，无子。使意尽去其故方。更悉以禁方予之。传黄帝、扁鹊之《脉书》《五色诊病》，知人死生，决嫌疑，定可治，及药论，甚精。受之三年，为人治病，决死生多验。”又据《史记·扁鹊仓公列传》《古今医统》《太平御览》等载，淳于意从公乘阳庆那里获得《五色诊病》后，又传授给多人，如汉人宋邑从淳于意学“《五诊》《脉论》之术”，为当世良医；汉人杜信从淳于意学“《上下经脉》、《五诊》之法”，另外还有唐安、高期、冯信等人。公乘阳庆不但授医术于淳于意，还传授给了杨中清。这说明诊病之书，即《诊书》，已在公乘阳庆、仓公学派中广为流传。

前面说过，战国时及西汉初，古人对书名的称谓多较随便，一书往往多称。仅此《扁鹊仓公传》一篇，便出现了《五色诊病》《五诊》二名。诊病之书笼统称为《诊书》，自在情理之中。而《诊经》之“经”字，在当时只不过是“书”之含义。“诊经”即“诊书”，“诊书”，古人就叫作“诊经”。《淮南子·本经》高诱注：“经，书也”，《国语·吴语》韦昭注：“经，兵书也”，《礼记·王制》注：“书者，言事之经”。此“书”“经”互文同义，古人称书为“经”。《论衡·正说》：“五经总名为书”，《史记·礼书》索隐：“书者，五经六籍总名也”，《史记·正义》：“五经六籍咸谓之书”。

西汉时仓公（淳于意）学派的《五色诊病》或《五诊》，就是当时的《诊书》，也就是《诊经》。其产生流传的时间在西汉中期至东汉初。

我们之所以不认为东汉初之涪翁是《诊经》的作者，还有另一个参考因素。据《后汉书·方术列传》载，涪翁乞食人间，无固定住处，是否识字尚不可知。另外涪翁性喜清静，以道家之无为为旨，常垂钓于涪河，连名字都不向世人透露，更不会著书立说彰显其名其术。程高寻求多年，涪翁才传授给他，是其术并不轻易传人，自然不去著书泄露其术。所以我们分析涪翁上受师传，口述传给程高的可能性较大，即涪翁曾得到先师《诊经》的口授，他又口述传授给了程高。

第二节 《诊经》音转为《内经》

《汉书·艺文志》：“《黄帝内经》十八卷，《外经》三十七卷。”关于为什么叫“内经”和“外经”，日人丹波元胤在《医籍考》中说：“内外，犹《易》内外卦及《春秋》内外传、《庄子》内外篇、《韩非》内外储说，以次第名焉者，不必有深意。‘内’字，诸家有说，不可从也。”丹波元胤氏所说的《易经》内外卦，不过是上下篇一类的含义。《左传·僖公十五年》杜预注“筮卦之画从下而始，故以下为内，上为外”，朱骏声《说文通训定声》：“筮卦以下始，故近为内卦，远为外卦”。把《内经》和《外经》，解成黄帝医书之上篇和下篇，这显然不妥。因为自《汉志》载录“《黄帝外经》”以来，从来也没有人见到过《黄帝外经》，也就是说，只见《内经》，不见《外经》。如果一本书只有上篇，而下篇始终不存在，是难以说通的。

丹波元胤氏说“以次第名焉者，不必有深意”。这就是说，《黄帝内经》和《黄帝外经》可以看作是黄帝医书的第一种、第二种之义，没有什么过深的含义。《韩非子·内篇》陆德明释文：“内者，对外立名。”内篇与外篇，相互对举而言，无非也是上、下篇之义。《易·系辞》李鼎祚集解：“内，初。”《战国策·韩策》鲍彪注“外，犹后也”。这里的“内”“外”，有先、后之义，亦即一、二之义。但是这种先后、一二次序之说，也难以解释《内经》《外经》的确切含义。因为两书没有对比，所以谈不上先后、一二。

余嘉锡在《四库提要辨证》中说：“刘向于《素问》之外，复得黄帝医经若干篇，于是别其纯驳，以其纯者合《素问》编之为《内经》十八卷，其余则为《外经》三十七卷，以存一家之言。”又“刘、班于一人所著，同为一家之学者，则为之定著同一之书名，如《淮南内、外》是也”。照余氏的说法，《黄帝外经》是《黄帝内经》的补充篇。如此则“内”有“原书”之义，“外”有“增补”之义。余氏的后一种说法，与丹波元胤氏犹“《春秋》内外传”一例说法相同。关于《春秋》之“传”，我们现在只知道现存的三传:《左传》《公羊传》《谷梁传》。至于这三传怎么成了“内外传”，我们则不得而知了。但按其所举例义，是让我们理解成黄帝内外经虽然作者不同，但同为黄帝医书之类，所以用“内”“外”来命名其书，以示经同立说却有异。

我们同样要否定这一观点。西汉前的古医书，类别分明，不综合论述。如医经、医方、本草、经脉之书，都是独立为著。如果简单地用内、外二字来概括分别，失其古例。如同为医理之说，外内主次另立书之说拟无必要。

《汉书·艺文志》图书目录之蓝本，为西汉末期刘向、刘歆父子所著的目录学书《七略》。余嘉锡、龙伯坚、高文铸等均认为《黄帝内经》之书名为刘向、刘歆父子编撰《七略》时所定。余嘉锡《四库提要辨证》:“刘向于《素问》之外，复得黄帝医经若干篇，于是别其纯驳，以其纯者合《素问》编之为《内经》十八卷”；龙伯坚《黄帝内经概说》:“这表明在刘歆时代，即公元前1世纪的末年，已有《黄帝内经》这一名称。在刘歆以前有没有《黄帝内经》这一名称呢?《史记·扁鹊传》说：‘长桑君……乃悉取其禁方书与扁鹊’。可见公元前五世纪上半期扁鹊时代，只有禁方书的笼统名称，不仅没有《内经》这一名称，并且医书和黄帝也还没有发生关系”；高文铸《黄帝内经书目汇考》:“刘向整理国家图书之前，或许没有《内经》之名，其内容均以单篇形式流传。逮刘向等编目时，把有关黄帝、岐伯论医的内容合为二佚，一曰《黄帝内经》，一曰《黄帝外经》”。

《黄帝内经》书名出于刘向、刘歆之时，这一观点我们基本上赞同。但是我们要提出三种新观点:（1）《黄帝内经》之“内”字，为“诊”字之音转。《黄帝内经》，即《黄帝诊经》。（2）《黄帝外经》之“外”字，为“脉”字之音转。《黄帝外经》即《黄帝脉经》。（3）《内经》（即《诊经》）之内容，原本并无黄帝、岐伯问答之体例。其问答体例，为其后之书《素问》之编撰体例。下面分别论述。

刘向、刘歆生活的年代，为公元前77年至公元23年。他们在编撰图书目录、辑录医书时，必然选择在当时较为普及、流行的医学著作，而且确有其书，方才著录。所以我们说《黄帝内经》《黄帝外经》，在刘向、刘歆时确有其书，只不过是书名不同罢了。关于这一点，余嘉锡在《四库提要辨证》中说:“不知向、歆校书，合中外之本以相补，除重复定著为若干篇（其事无异为古人编次丛书全集），著之《七略》《别录》，其篇卷之多寡，次序之先后，皆出重定，已与通行之本不同，故不可以原书之名名之。”这就是说，刘向、刘歆搜录书籍所定之书名，多与原书不同。

从西汉初年公乘阳庆之时起，至其徒弟淳于意及其门生宋邑、杜信、唐安、高期、冯信等人时，《诊书》、《脉书》就已经开始传播普及（见《史记·扁鹊仓公列传》）。至刘向、刘歆时，淳于意（仓公）学派的《诊书》《脉书》等，已经流传了一百多年，在当时的社会及医界中，已算是名著了，所以才会被刘向、刘歆采录。

“诊”与“内”，“脉”与“外”，均音近易转。刘向以前没有《黄帝内经》《黄帝外经》之书名，只有《诊书》《脉书》之医书。不管是在流传过程中发生的音转，还是刘向、刘歆整理医书时导致的音转，我们见到的《黄帝内经》、《黄帝外经》的文字记载，只能追溯到刘向、刘歆的《七略》了。

西汉时期，又是一个崇尚黄帝的时代，医书冠以“黄帝”之名，更是普遍现象。《淮南子·修务训》:“世俗之人多尊古而贱今，故为道者必托之于神农、黄帝而后能入说。”刘向《列子新书目》说:“孝景黄帝时贵黄老术，此书颇行于世。”《淮南子》为公元前122年之书，汉景帝公元前156—前140年执政。此时正是仓公学派推行传播《诊书》《脉书》之时代，将其书冠以“黄帝”二字，也是随世合俗。所以我们认为，将《内经》冠名“黄帝”二字，不是刘向、刘歆所为。《史记·扁鹊仓公列传》：“太仓公者……传黄帝扁鹊之《脉书》《五色诊病》。”是仓公（淳于意）之时，至少至太史公司马迁之时（公元前145—前90年），已将“黄帝”和医书联系起来。

关于“诊”音转为“内”，“脉”音转为“外”，我们可以从文字语音学角度找出一些佐证。《文选·诔史诗八首》旧校：“内，善作‘中’”，柳宗元《送诗人廖有方序》蒋之翘注：“中，一作‘内’”。是“内”“中”古通用；《经义述闻》：“中、得声相近，故二字可通用”，《文选·与山巨源绝交书》“得志”，旧校：“五臣本‘得’作‘其’字”，《群经平议·孟子》俞樾按：“‘之’，与‘其’同”。是“中”通“之”；《史记·龟策列传》“而骨直空枯”张守节正义：“直，语发声也，今河东亦然”。是“直”“之”古通；《庄子·山木》释文：“‘真’，司马本作‘直’”。是“之”“真”古通。《素问·三部九候论》：“必指而导之，乃以为真。”此“真”，正为“诊”之假借字，此“诊”音转为“内”之佐证。

《素问·大奇论》：“胃脉沉鼓涩，胃外鼓大，心脉小坚急，皆膈偏枯。”由前后文字之例可知，“胃外”，即“胃脉”。“外”为“脉”之音转。《素问·调经论》：“阳注于阴，阴满之外”，《素问·示从容论》：“胃外归阳明也”，《素问·阴阳类论》：“其气归膀胱，外连脾胃”。诸“外”，均“脉”之音转。《国语·周语》韦昭注：“脉，理也”，《礼记·大学》孔颖达疏：“外，疏也”，《文选·江赋》李善注：“疏，理也”。是“脉”“外”义同可假借。《史记·扁鹊仓公列传》“阴阳外变”，“外变”，《素问·玉版论要》作“脉变”。是“外”“脉”古通之证。

我们认为，《汉书·艺文志》所载的《黄帝内经》，原名《诊经》或《黄帝诊经》。由于音转，致成《黄帝内经》。并且，《汉书·艺文志》所指的《黄帝内经》一书，原本书中并无黄帝与岐伯问答之体例。黄帝、岐伯问答之体例，出现在《难经》之后的《素问》一书中。

第三节 《诊经》的现存痕迹

《诊经》传播于西汉中、晚期，至刘向、刘歆易名为《内经》收录于《七略》，又被《汉书·艺文志》收载后，则《内经》之名显而《诊经》之名晦。但是，《汉书·艺文志》收载《黄帝内经》之后，《诊经》之书仍有流传。例如《后汉书·方术列传》载涪翁（约20—80年时人），著《诊经诊脉法》。《汉书》成书于公元82年。涪翁将《诊经》传授给程高，程高再传郭玉。郭玉和帝时（89—104）为太医丞。是《诊经》虽音转为《内经》被《汉书·艺文志》收录，但其后仍有流传之证。

一、《诊经》书名的现存痕迹

1.《素问》中《上经》《下经》之含义及所指有两种，一指古《脉经》上下篇，如《示从容论》所指。另一种，其“上”“下”当为“诊”字之脱误。“诊”脱为“彡”或“㐱”，则易误为“上”和“下”。《上经》《下经》，均指古之“《诊经》”。如《逆调论》《痿论》所指之《下经》。

2.《素问·示从容论》：“明引《比类》《从容》，是以名曰《诊轻》，是谓至道也。”林亿《新校正》：“按《太素》‘轻’作‘经’。”这是《素问》中记载《诊经》书名的证据。《诊经》音转易名为《内经》，被正统的史书《汉书》收载后，医家就开始推崇《黄帝内经》了。但是，《诊经》毕竟是《内经》的前身，它的痕迹不可能消失得一干二净，它的书名在民间口授相传，或者偶有记载，致使它出现在《素问》和《太素》之中。

二、《史记》记载中《诊经》的痕迹

《史记·扁鹊仓公列传》中说："庆（指公乘阳庆）有古先道遗传黄帝、扁鹊之脉书，五色诊病，知人死生，决嫌疑，定可治"；又说："受其《脉书》《上下经》《五色诊》《奇咳术》《揆度》《阴阳外变》《药论》《石神》《接阴阳禁书》。"其中，《五色诊病》《诊法》，就是后来所说的《诊书》，也就是《诊经》。前面说过，古人对书名之称谓往往较随便。《五色诊病》也好，《五色诊》也好，《素问·玉版论要》又称它为《五色》。它们都是《诊经》的别名，笼统说都可以称作《诊书》，因古人"经"与"书"同义。

我们认为，《史记·扁鹊仓公列传》中记载公乘阳庆的医书主要有两种，即《脉书》和《诊书》，所以在篇中先以论述。下面记载的《奇咳术》《揆度》《阴阳外变》等，我们认为是篇名，而不是书名。这里是书名、篇名同论之例。余嘉锡《四库提要辨证》："古人著书，多单篇别行，及其编次成书，类出于门弟子或后学之手。"

从《奇咳术》《揆度》《阴阳外变》之字义上去分析，应该是《诊经》之篇名。太史公收载公乘阳庆主要医书《五色诊病》（即《诊经》）之时，又具体例举了篇名。

《奇咳术》之"奇咳"，就是疾病的意思。"奇"为"疾"之音转。《集韵·支韵》："'奇'，或作'倚'"，《楚辞·大招》王逸注："倚，辟也"，《左传·宣公九年》杜预注："辟，邪也"，《汉书·贾谊传》颜师古注："辟，足病"，《战国策·宋卫策》鲍彪注："疾，犹癖"，《广韵》："癖，腹病"，《集韵》："癖，积病"。《礼记·缁衣》郑玄注："疾，犹非也"，《淮南子·修务》高诱注："非常曰奇"。

"咳"与"骇""恢""痌""病"古通。"咳"即"病"。《春秋·隐公二年》"无骇"，《谷梁传》作"无侅"，桂馥《说文义证》："侅，通作'咳'"。《汉书·杨雄传》颜师古注："骇，动也"，《吕氏春秋·审分》高诱注："恫，动"，《说文通训定声》："痌，假借为恫"，《说文》："恫，痛也"，《玄应音义·卷二十》注："恢，痛也"，《广雅·释诂》王念孙疏："骇，与核声近义同"。《文选·苦热行》"痌行"，五臣本作"病行"。此"咳"与"病"通之证。

"术"，为"书"之音转。《素问·著至教论》："诊无上下，以书别"。此"书"，正"术"之假字。《广雅·释言》："书，著也"，《广韵·术韵》："述，著述"，《仪礼·士丧礼》郑玄注："古文'述'，皆作'术'"。

综上，《奇咳术》，就是《疾病书》，也就是疾病论的意思。现在《素问》中《奇病论》一篇篇题，其名称或许由此而来。由此，我们分析此篇主要是讲病证表现的，这是《诊经》的内容之一。

《揆度》，是察辨区别病证的。《楚辞·离骚》朱熹集注："揆，一作'察'"，《诗·文王》陈奂传疏："度，犹鉴也"，《吕氏春秋·适音》高诱注："鉴，察也"。是"揆度"，本是察辨的含义。《素问·玉版论要》："揆度者，度病之浅深也"。

《素问·病能论》中说："《揆度》者，切度之也"，又说："所谓揆者，方切求之也，言切求其脉理也。度者，得其病处，以四时度之也。"将《揆度》解成是"切求其脉理"，这是对古人《揆度》含义的误解。《史记·扁鹊仓公列传》中载公乘阳庆的医书中另有脉辨专篇，即《阴阳外变》。

《阴阳外变》，是一篇辨脉的专篇。"外"为"脉"之通假，在《诊经音转为内经》一节中已经论述。"变"通"辨"。《易经异文释》："革：大人虎变。晁氏易云：京作'辨'"。是"变""辨"古通之证。《素问·疏五过论》："不在藏府，不变躯形"，"变"亦"辨"之假。"外变"，即"脉辨"。

《史记·扁鹊仓公列传》载淳于意"诊籍"中有关《诊经》的内容：

“《脉法》曰：脉长而弦，不得代四时者，其病主在于肝，和即经主病也，代则络脉有过。”

“《脉法》曰：脉来数疾，去难而不一者，病主在心。”

“《脉法》曰：热病阴阳交者死。”

“《脉法》曰：沉之而大坚，浮之而大紧者，病主在肾。”

“《脉法》曰：不平不鼓，形獘。”

“师言曰：安谷者过期，不安谷者不及期。”

“《病法》：过入其阳，阳气尽而阴气入。”

“《脉法》曰：病重而脉顺清者曰内关。”

“《诊脉法》曰：病养喜阴处者顺死，喜养阳处者逆死。”

“扁鹊曰：阴石以治阴病，阳石以治阳病”（这可能是《扁鹊内经》的话）。

“论曰：阳病处内，阴形应外者，不加悍药及镵石。”

“《诊法》曰：二阴应外，一阳接内者，不可以刚药。”

“《脉法》、《奇咳》言曰：藏气相反者死。”

“《脉法》曰：年二十脉气当趋，年三十当疾步，年四十当安坐，年五十当安卧，年六十以上当大董。”

《脉法》《诊脉法》当是《阴阳外（脉）变》之互文，即古《诊经》之篇名。

《病法》为《奇咳术》之别称。《奇咳》为《奇咳术》之简称。

三、《素问》中《诊经》篇名的痕迹

《素问·玉版论要》：“黄帝问曰：余闻《揆度》《奇恒》，所指不同，用之奈何？岐伯对曰：《揆度》者，度病之浅深也。《奇恒》者，言奇病也。请言道之至数。《五色》《脉变》《揆度》《奇恒》，道在于一。”这里的《揆度》，与《史记·扁鹊仓公列传》所载的《揆度》篇名相同，都是《诊经》的篇名。其含义解释，也符合《史记》及经传训诂之例。

《奇恒》，当是公乘阳庆医书中之《奇咳术》。“咳”古读音如“孩”，与“恒”声同。也就是说“咳”音转成为“恒”。“奇咳”本就是“疾病”之义。《玉版论要》解释为“《奇恒》者，言奇病也”，义正与此合。《五色》，为《五色诊病》之省文。《脉变》，为《阴阳外变》之简称。《史记》所载之“外”，即“脉”之音转，前已论述。由此可知，《素问·玉版论要》所载《诊经》之篇名，基本上是沿袭了《史记·扁鹊仓公列传》之说。

《素问·病能论》：“《揆度》者，切度之也。《奇恒》者，言奇病也。所谓奇者，使奇病不得以四时死也。恒者，得以四时死也。所谓揆者，方切求之也，言切求其脉理也。度者，得其病处，以四时度之也。”“揆度”，本是察辨的含义，《揆度》为察辨病证之篇。这里解释成切脉、以四时度病等是错误的。前面已经论述。

“所谓奇者”等22字，我们怀疑是注文，混入正文。因为《玉版论要》只有“《奇恒》者，言奇病也”，而无其后22字。况且此22字之解释，是曲解古义。《奇恒》与《奇咳》同，都是疾病、病证的含义，而不是什么“得以四时死”“不得以四时死”之义。

《素问·痿论》：“故《本病》曰：大经空虚，发为肌痹……”《本病》之“本”，为“论”之音转。《论病》，当与《奇咳论》同义，即《诊经》的篇名之一，《奇咳论》之别名。

《素问·疏五过论》：“《上经》《下经》《揆度》《阴阳》《奇恒》《五中》，决以明堂，审于终始，可以横行。”这里的《阴阳》，当是《史记·扁鹊仓公传》中《阴阳外变》的简文，是《诊经》中辨脉之篇。《五中》，是《五色诊病》之简称。“中”为“诊”之音转。《五中》，即《五诊》。《五色诊病》在《史记·扁鹊仓公列传》中就已简称其为《五诊》：“臣意教以《五诊》”。“中”通“诊”之证见《诊经音转为内经》一节中。

《素问·疏五过论》：“善为脉者，必以《比类》《奇恒》《从容》知之，为工而不知道，此诊之不足贵。”《比类》，疑是《诊经》中《揆度》篇名之别称。《诊经》西汉时在仓公（淳于意）学派中流传，仓公又授予多人，其传本必然不是一种，由于几代之多人传播，其传本不同，书中篇名自然有别。同为一篇相同的内容，其篇名可能不相同。犹如全元起《素问》之《决死生篇》，王冰注本作《三部九候论》，《经合论》作《离合真邪论》等例。

《从容》之“从”，又为“形”之音转。《素问·疏五过论》在同篇中，既有《从容》，又有“《形名》”之说：“《比类》《形名》，虚引其经”。这说明《从容》与《形名》是互文同义，只不过是音转所致罢了。由此看来，《从容》，当是论述望诊内容的篇章。

《素问·示从容论》：“不引《比类》，是知不明也⋯⋯明引《比类》《从容》，是以名曰《诊轻》（《太素》作《诊经》）。”这里说明《比类》（即《揆度》）《从容》，都是《诊经》的篇名。

引出《从容》篇名者，还有《素问·征四失论》和《素问·阴阳类论》。《素问·征四失论》说：“治数（术）之道，《从容》之葆，坐（卒）持寸口，诊不中五脉，百病所起。”《素问·阴阳类论》中说：“雷公曰：臣悉尽意，受传《经脉》，颂得《从容》之道，以合《从容》。”

综上所述，《史记·扁鹊仓公列传》及《素问》中收录的《诊经》篇名 18 种，实则为 5 篇。即：

《奇咳术》　（《奇恒》《本病》《奇咳》《病法》）

《揆度》　（《比类》）

《阴阳外变》　（《脉变》《阴阳》《脉法》《诊脉法》）

《五色诊病》　（《五色》《五中》《五诊》）

《从容》　（《形名》）

四、《难经》中《诊经》内容的痕迹

1.《难经·七难》曰：“经言少阳之至，乍大乍小，乍短乍长；阳明之至，浮大而短；太阳之至，洪大而长；太阴之至，紧大而长；少阴之至，紧细而微；厥阴之至，沉短而敦。此六者，是平脉邪？将病脉邪？然：皆王脉也。”

这是论述四时正常脉象的一段文字。将四时冠以“少阳”“太阳”“少阴”“太阴”等太、少阴阳之称者，始自西汉。董仲舒（公元前 179—前 104 年）《春秋繁露》：“春者，少阳之选也”“夏者，太阳之选也”“秋者，少阴之选也”“冬者，太阴之选也。”《诊经》为西汉时产生流传之书，太、少阴阳之说已被引入经脉学说之中。况且本难又云“经言”。所以我们认为此“经”，指《诊经》。这段文字是《诊经》论述四时脉象的朴实之说，但不一定完全是《诊经》原文。因为它在西汉少阴、少阳、太阴、太阳的基础上，增加了“阳明”和“厥阴”两项，未必是《诊经》之原录，不过其大概我们仍宜视作《诊经》之文。

“少阳之至”“阳明之至”“太阳之至”等，“之至”，《素问·平人气象论》作“脉至”。《新校正》云：“按《扁鹊阴阳脉法》云：少阳之脉，乍小乍大，乍长乍短。”

还有一点在这里必须纠正，就是关于“少阳之至，乍大乍小，乍短乍长”之“乍”字，注家都解作“忽”义。即解为“忽大忽小，忽短忽长”。这是错误的。春天之脉怎么会一会儿大一会儿小，或忽短忽长呢？这里的“乍”，为“不”之形误。“不大不小，不短不长”，正是介于太阳、阳明中间的脉象。春天阳气初始，不似夏时阳气之盛，所以其脉象大小及长短居中，故云“不大不小，不短不长”。

“敦”，《脉经·卷五·扁鹊阴阳脉法》作“紧”。

2.《难经·十一难》曰：“经言脉不满五十动而一止，一藏无气者。何藏也？然：人吸者随阴入，呼者因阳出。今吸不能至肾，至肝而还，故知一藏无气者，肾气先尽也。”

这段文字，我们认为“脉不满五十动而一止，一藏无气者”，或为《诊经》之文。“何藏也”以下诸字，为注解《诊经》此句话之文。

这里的“一”，为“其”之音转。“一藏”，即“其藏”。西汉时医家已观察到了病人脉有歇止停跳的情况，并认为是由于脏气虚所致。所以《诊经》说“脉不满五十动而一止，其藏无气”。这里“一”，并不是一个的意思。《难经》后面的解释是“望文生义”，并发挥出是“肾气先尽”。这是由于误解《诊经》之文而又错误发挥所致。

《助字辨略》：“壹字在此犹云是也”，又云：“其日，犹云是日。”《诗·小宛》李富孙释：“壹、一古今字。”此“一”“其”古通之证。

3.《难经·十三难》曰：“经言见其色而不得其脉，反得相胜之脉者即死；得相生之脉者，病即自已。色之与脉当参相应，为之奈何？然：五藏有五色，皆见于面，亦当与寸口尺内相应。假令色青，其脉当弦而急；色赤，其脉浮大而散；色黄，其脉中缓而大；色白，其脉浮涩而短；色黑，其脉沉濡而滑。此所谓五色之与脉，当参相应也。”

《史记·扁鹊仓公列传》所载公乘阳庆有《五色诊病》一书，我们认为它是西汉流传的主要诊书，即《诊经》。从书名，我们推知《诊经》中必有望色诊病之《五色诊病》篇章。此在“经言”后论述色脉合参，望色诊病，所以我们认为此段文字之大概，有可能为《诊经》的内容。

4.《难经·十五难》曰：经言春脉弦，夏脉钩，秋脉毛，冬脉石，是王脉耶，将病脉也？然：弦、钩、毛、石者，四时之脉也。春脉弦者，肝，东方木也，万物始生，未有枝叶，故其脉之来，濡弱而长，故曰弦。夏脉钩者，心，南方火也，万物之所茂，垂枝布叶，皆下曲如钩，故其脉之来疾去迟，故曰钩。秋脉毛者，肺，西方金也，万物之所终，草木华叶，皆秋而落，其枝独在，若毫毛也，故其脉之来，轻虚以浮，故曰毛。冬脉石者，肾，北方水也，万物之所藏也，盛冬之时，水凝如石，故其脉之来，沉濡而滑，故曰石，此四时之脉也。

此段文字之中心内容：春脉弦，夏脉钩，秋脉毛，冬脉石。我们认为是《诊经》的内容。西汉之时，常以轻重来形象地比喻四时，此则以弦、钩、毛、石来比喻四时之常脉。《淮南子·时则训》：“春为规，夏为衡，秋为矩，冬为权。”是其例。

“春脉弦”，指春时之脉象长直。“夏脉钩”，指夏时之脉象洪大圆滑。徐灵胎《内经注释》：“钩即洪”。《尚书符》胡之骥注：“玦，钩类”，《汉书·五行志》颜师古注：“半环曰玦”。是“钩”本有“圆滑”义。“秋脉毛”指浮脉。“冬脉石”指沉脉，这是古人观察四时脉象的朴实记录。

《难经·十五难》又云：“如有变奈何？然：春脉弦，反者为病。何谓反？然：其气来实强，是谓太过，病在外；气来虚微，是谓不及，病在内。气来厌厌聂聂，如循榆叶曰平；益实而滑，如循长竿曰病；急而劲益强，如新张弓弦曰死。春脉微弦曰平，弦多胃气少曰病，但弦无胃气曰死，春以胃气为本。

夏脉钩，反者为病。何谓反？

然：其气来实强，是谓太过，病在外；气来虚微，是谓不及，病在内。其脉来累累如环，如循琅玕曰平；来而益数，如鸡举足者病；前曲后居，如操带钩曰死。夏脉微钩曰平，钩多胃气少曰病，但钩无胃气曰死。夏以胃气为本。

秋脉毛，反者为病。何谓反？

然：其气来实强，是谓太过，病在外；气来虚微，是谓不及，病在内。其脉来蔼蔼如车盖，按之益大曰平；不上不下，如循鸡羽曰病；按之萧索，如风吹毛曰死。秋脉微毛曰平，毛多胃气少曰病，但毛无胃气曰死。秋以胃气为本。

冬脉石，反者为病。何谓反？

然：其气来强实，是谓太过，病在外；气来虚微，是谓不及，病在内。脉来上大下兑，濡滑如雀之喙曰平；啄啄连属，其中微曲曰病；来如解索，去如弹石曰死。冬脉微石曰平，石多胃气少曰病，但石无胃气曰死，冬以胃气为本。"

去掉一些形容及比喻之词，所显示的是这段文字的中心内容，即论述四时病脉、四时常脉与病脉的鉴别、从脉象辨病位之内外。这些朴实的基本内容，有可能是《诊经》的内容。因为《诊经》既然有四时常脉之论述，也应有四时病脉的论述，否则，怎么去诊断疾病呢？

这里"胃气"之"胃"，为"脉"之音转。"胃气"，即"脉气"。《方言·十》："䘑，又慧也"，《集韵》："慧，通作'惠'"；《诗·谷风》陆德明释文："一本'渭'作'谓'"，《左传·僖公廿四年》"渭滨"，《韩非子》作"惠宝"，《春秋左传异文释》："'惠''谓'音同"，《素问·气厥论》"谓之食亦"，《太素》"谓"作"胃"。此"脉"、胃、谓、渭、慧、惠古并通之证。本难之"春脉微弦曰平""夏脉微钩曰平""秋脉微毛曰平""冬脉微石曰平"等，四"脉"字，《素问·平人气象论》均作"胃"。是"胃""脉"通假之例证。

5.《难经·十七难》曰：经言病或有死，或有不治自愈，或连年月不已，其死生存亡，可切脉而知之邪？

然：可尽知也。诊病若闭目不欲见人者，脉当得肝脉强急而长，而反得肺脉浮短而涩者，死也。

病若开目而渴，心下牢者，脉当得紧实而数，反得沉涩而微者，死也。

病若吐血，复鼽衄血者，脉当沉细，而反浮大而牢者，死也。

病若谵言妄语，身当有热，脉当洪大，而反手足厥逆，脉沉细而微者，死也。

病若大腹而泄者，脉当微细而涩，反紧大而滑者，死也。

本段"经言"之后，指出脉证不合的几种危重病证情况。出血后脉当沉细，发热脉当洪大，泄泻脉当微细而涩。古人观察这些最基本、最客观的脉象变化，当是《诊经》的内容之一。

6.《难经·十九难》曰："经言脉有逆顺，男女有恒，而反者，何谓也？

然：男子生于寅，寅为木，阳也。女子生于申，申为金，阴也。故男脉在关上，女脉在关下。是以男子尺脉恒弱，女子尺脉恒盛，是其常也。反者，男得女脉，女得男脉也。

其为病何如？

然：男得女脉为不足，病在内；左得之，病在左，右得之，病在右。随脉言之也。女得男脉为太过，病在四肢；左得之，病在左，右得之，病在右。随脉言之，此之谓也。"

这里指出男脉女脉之不同，病理脉象上男女虚实表里之区别。此处没有将阴阳脉象细致地划分，只是概指为男女两项，这也是一种朴实的医理论述。

7.《难经·二十难》曰："经言脉有伏匿。伏匿于何藏而言伏匿邪？

然：谓阴阳更相乘、更相伏也。脉居阴部而反阳脉见者，为阳乘阴也。脉虽时沉涩而短，此谓阳中伏阴也；脉居阳部而反阴脉见者，为阴乘阳也。脉虽时浮滑而长，此谓阴中伏阳也。

重阳者狂，重阴者癫。脱阳者见鬼，脱阴者目盲。”

“脉有伏匿”，当是《诊经》之文。“伏”为“浮”之音转。“浮匿”，即浮沉之义。浮脉和沉脉是最基本的脉象，也是最容易观察到的脉象，《诊经》自然要把它首先记载。二十难中误解《诊经》本义，将“伏匿”之脉象解释得离奇不可理解和操作，如“更相乘、更相伏”“阳乘阴”“阴乘阳”等。本来是朴实的浮、沉二脉，却被解释得杂乱难懂，一脉之中，何以阴阳互错至此？

“伏”“浮”古声同，故可通转假借。《经籍纂诂》：“‘伏羲氏’，《易·系辞传下》作‘包犧氏’”，《经义述闻》王引之按：“凡从‘孚’从‘包’之字，古声相近，古字亦相通。《左氏春秋·隐公八年》：公及莒人盟于‘浮来’，《公羊》《谷梁》并作‘包来’。”此“浮”“伏”古通之证。

下文“重阳者狂，重阴者癫”之“癫”字，不是“癫狂”之“癫”字，而是“颠”之通假字，“静止”之义。此“颠”与前文“狂”对举成文。“重阳”为阳盛之证，“重阴”为阴盛之证。阳盛则狂，阴盛则静。此阳盛动躁狂乱，阴盛静止沉滞之说，当为《诊经》朴实之内容。《素问·生气通天论》：“阴不胜其阳，则脉流薄疾，并乃狂；阳不胜其阴，则五藏气争（静），九窍不通”，正指出了这种阳盛躁动、阴盛静滞的病理状况。

“癫”“瘨”同字。《慧琳音义·卷二》注：“‘癫’，《说文》又作‘瘨’。”桂馥《说文义证》：“‘瘨’通作‘颠’。”《楚辞·九歌》王逸注：“颠，顿也”，《汉书·李广传》颜师古注：“顿，止也”。是“癫”“颠”古通之证。

此难“狂”与“癫”分别而论，与五十九难之“狂癫”合词论述，含义不同。后者指狂乱、癫痫之证。郭霭春《八十一难经集解》引滕万卿说：“此篇滑注以为《难经·五十九难》之错简。以予观之，弗然。彼所论则脏气偏实之所生，病从内也。此既伤寒热病阳证阴证等所见，病从外也。故见鬼、目盲乃死。彼所谓狂癫，正气自失，精神放散，不归本舍，历年之久，犹尚未已，岂有目盲见鬼之危急乎！学者诸察。”

“脱阳者见鬼，脱阴者目盲”，也当属《诊经》之文。“脱阳”“脱阴”，就是“阳虚”“阴虚”之互文。古人之述如此。阳虚气虚，正气不足，神志不定，所以梦见或幻见鬼神怪异。阴虚津亏，目失津血，所以致目盲。《素问·生气通天论》：“阳气者，烦劳则张，精（津）绝，辟积于夏，使人煎厥。目盲不可以视，耳闭不可以听，溃溃乎若坏都，汩汩乎不可止。”正指此义。

8.《难经·二十一难》曰：“经言人形病，脉不病曰生；脉病，形不病曰死，何谓也？

然：人形病，脉不病，非有不病者也，谓息数不应脉数也，此大法。”

这里“人形病，脉不病曰生；脉病，形不病曰死”之脉证合参的朴实论述，当属《诊经》之文。《素问·方盛衰论》：“是以形弱气虚，死；形气有余，脉气不足，死；脉气有余，形气不足，生”，与此类同。

9.《难经·五十三难》曰：“经言七传者死，间藏者生。”“七”为“其”之脱。“传”指病发展。“间”，好转，愈义。《左传·昭公七年》杜预注：“间，差也。”“藏”有“脉”义。“间藏”即脉象好转正常。此句当为《诊经》之义。

10.《难经·六十一难》曰：“经言望而知之谓之神，闻而知之谓之圣，问而知之谓之工，切脉而知之谓之巧，何谓也？

然：望而知之者，望其五色以知其病。”

西汉公乘阳庆之《五色诊病》，即《诊经》。此“经言”后所言五色诊病，与《诊经》之内容合例。

五、《素问》中《诊经》内容的痕迹

1.《素问·生气通天论》:“因于寒，欲如运枢，起居如惊，神气乃浮。因于暑，汗，烦则喘喝，静则多言，体若燔炭，汗出而散。因于湿，首如裹，湿热不攘，大筋软短，小筋弛长。软短为拘，弛长为痿。因于气，为肿，四维相代，阳气乃竭。

阳气者，烦劳则张，精绝。辟积于夏，使人煎厥。目盲不可以视，耳闭不可以听，溃溃乎若坏都，汩汩乎不可止。阳气者，大怒则形气绝，而血菀于上，使人薄厥。有伤于筋，纵，其若不容。汗出偏沮，使人偏枯。汗出见湿，乃生痤疿。高梁之变，足生大丁，受如持虚。劳汗当风，寒薄为皶，郁乃痤。

阳气者，精则养神，柔则养筋。开阖不得，寒气从之，乃生大偻。陷脉为瘘，留连肉腠。俞气化薄，传为善畏，及为惊骇。营气不从，逆于肉理，乃生痈肿。魄汗未尽，形弱而气烁，穴俞以闭，发为风疟”。

“阴者，藏精而起亟也；阳者，卫外而为固也。阴不胜其阳，则脉流薄疾，并乃狂；阳不胜其阴，则五藏气争，九窍不通”。

“因于露风，乃生寒热。是以春伤于风，邪气留连，乃为洞泄；夏伤于暑，秋为痎疟；秋伤于湿，上逆而咳，发为痿厥；冬伤于寒，春必温病。四时之气，更伤五藏”。

“因于寒”一段，指出了寒、暑、湿、气等四种致病因素导致的病理病证变化。其中“气”，当指“风气”。“阳气者，烦劳则张”一段，指出了阳亢津伤、气血逆上、偏枯、痤疿、肿胀等病证变化。其中，病因论述朴实，文词多存古义，音转通假字也较多。例如不用“头”用“首”，不用“除”用“攘”，不用“病”或“疾”用“辟”，不用“大”用“夏”，不用“四肢”用“四维”，不用“谵语”用“多言”，“代”为“大”之音转，“怒”为“努”之音转，“受”为“手”之音转等。《周礼·天官·冢宰》:“春时有痟首疾”,《汉书·艺文志》颜师古注:“秦谓人为黔首，言其头黑也”。《楚辞·离骚》王逸注“首，头也”，此云“首如裹”，是其古例之证。

《难经·二十难》说:“重阳者狂，重阴者癫。脱阳者见鬼，脱阴者目盲。”此云“阳气者，烦劳则张，精绝。辟积于夏，使人煎厥。目盲不可以视，耳闭不可以听”“阳气者，大怒则形气绝，而血菀于上，使人薄厥”“阴不胜其阳，则脉流薄疾，并乃狂；阳不胜其阴，则五藏气争，九窍不通”，均为阴阳偏盛之论述，都含《诊经》古义在内。

“因于露风”一段，论述四时病证因果，颇存古例。《周礼·天官·冢宰》:“四时皆有疠疾：春时有痟首疾，夏时有痒疥疾，秋时有疟寒疾，冬时有嗽上气疾。”是古人认识疾病，多首先论述四时之病。

2.《素问·金匮真言论》:“故春气者病在头，夏气者病在藏，秋气者病在肩背，冬气者病在四肢。故春善病鼽衄，仲夏善病胸胁，长夏善病洞泄寒中，秋善病风疟，冬善病痹厥。故冬不按跷，春不鼽衄，春不病颈项。仲夏不病胸胁，长夏不病洞泄寒中，秋不病风疟，冬不病痹厥。”《阴阳应象大论》:“故曰：冬伤于寒，春必温病，春伤于风，夏生飧泄，夏伤于暑，秋必痎疟，秋伤于湿，冬生咳嗽”。

此“故曰”后引出之文，与此类同，“故曰”当指《诊经》之说。

此春、秋病证之论述，与《周礼》所载四时之春、秋病证相合。《周礼》说:“春时有痟（痛义）首疾”，此说“春气者病在头”;《周礼》:“秋时有疟寒疾”，此说“秋善病风疟”。

此段之二“鼽衄”，含义不同。前“鼽衄”，非指鼻出血之证，而是指流涕伤风之类病证。春时风气盛，故伤风流涕之证多。后“鼽衄”，指发汗法。“春不鼽衄”，即春天不用发汗之法。与前文冬天不用按摩之法之“冬不按跷”对举而言。

3.《素问·阴阳应象大论》：“善诊者，察色按脉，先别阴阳。审清浊而知部分；视喘息，听音声而知所苦；观权衡规矩而知病所主；按尺寸，观浮沉滑涩而知病所生。以治无过，以诊则不失矣。”

“审清浊”，指观察排泄物的清稀浊稠。“权衡规矩”指面部色泽之彰显与晦暗。“滑涩”，指尺部皮肤之光滑或枯涩。这种以望诊为主，兼以闻诊按诊的基础诊病方法，拟属于《诊经》的内容。

4.《素问·阴阳别论》：“脉有阴阳”“所谓阴阳者，去者为阴，至者为阳；静者为阴，动者为阳；迟者为阴，数者为阳。”

“去”，指脉下落。“至”，指脉搏起。将脉象归纳为沉、浮、柔顺、躁疾、迟、数等六类，是一种基础朴实的分类法。

“阴争于内，阳扰于外，魄汗未藏，四逆而起，起则熏肺，使人喘鸣。阴之所生，和本曰和。是故刚与刚，阳气破散，阴气乃消亡。淖则刚柔不和，经气乃绝。”

“结阳者，肿四肢。结阴者，便血。”

“阴争于内”一段，指出阴阳以平静协调为生理常态，与《生气通天论》“阴平阳秘（谧）”例同。

“争”为“静”之脱。“扰”，动义。阴静于内，阳动于外，为正常生理。“魄汗未藏”，即大汗不止。“四”为“气”之音转或字误。古“四”作“亖”，“气”作“三”，形近致误。“熏”，“动”义。大汗伤阴，气逆动肺，故喘鸣。“和本”，为“其平”之误。阴平为和。“刚与刚”之“与”，为“愈”之音转，“刚愈刚”，“亢之又亢”之义，所以阳破阴亡。

“结阳”“结阴”，《难经·二十难》引《经》(《诊经》）言之“脱阳”“脱阴”与此例法一致。“结”为“疾”之音转。“疾阳”“疾阴”，即“病阳”“病阴”之义。“肿四肢”为阳病，“便血”为阴病。归类甚为朴实。

5.《素问·五藏生成篇》：“五藏之气，故色见青如草兹者死，黄如枳实者死，黑如炲者死，赤如衃血者死，白如枯骨者死。此五色之见死也。青如翠羽者生，赤如鸡冠者生，黄如蟹腹者生，白如豕膏者生，黑如乌羽者生。此五色之见生也。”

“夫脉之小大滑涩浮沉，可以指别；五藏之象，可以类推；五藏相音，可以意识；五色微诊可以目察。能合脉色，可以万全。赤，脉之至也，喘而坚，诊曰有积气在中，时害于食，名曰心痹，得之外疾思虑而心虚，故邪从之。白，脉之至也，喘而浮，上虚下实，惊，有积气在胸中，喘而虚，名曰肺痹，寒热，得之醉而使内也。青，脉之至也，长而左右弹，有积气在心下支胠，名曰肝痹，得之寒湿，与疝同法，腰痛足清头痛。黄，脉之至也，大而虚，有积气在腹中，有厥气，名曰厥疝。女子同法，得之疾使四肢汗出当风。黑，脉之至也，上坚而大，有积气在小腹与阴，名曰肾痹，得之沐浴清水而卧。”

“五藏之气”一段，指出五色望诊之生理病理及病变深浅之五色不同。“夫脉之小大滑涩”一段，指出色脉合参及五藏主要病变的色脉表现、病因病机。《难经·十三难》“经言”后之“色青，其脉当弦而急；色赤，其脉浮大而散；色黄，其脉中缓而大；色白，其脉浮涩而短；色黑，其脉沉濡而滑。此所谓五色之与脉，当相参应也”与此极为相类。此处的“痹”，与《痹论》之“痹”含义不同，此处指“病”义，而非风寒湿所致之痹证之“痹”。

6.《素问·移精变气论》：“色脉者，上帝之所贵也，先师之所传也。上古使僦贷季，理色脉而通神明，合之金木水火土四时，八风六合，不离其常，变化相移，以观其妙，以知其要。欲知其要，则色脉是矣。色以应日，脉以应月。常求其要，则其要也。夫色之变化，以应四时之脉。此上帝之所贵，以合于神明也”、“治之要极，无失色、脉，用之不惑，治之大则。”

《诊经》以望色诊病、脉诊为主要内容。此云“先师之所传也”，是此段论望色诊脉之语，由来已久。

7.《素问·玉版论要》：“容色见上下左右，各在其要。其色见浅者，汤液主治，十日已。其见深者，必齐主治，二十一日已。其见大深者，醪酒主治，百日已。色夭面脱，不治，百日尽已。脉短气绝死，病温虚甚死。

色见上下左右，各在其要。上为逆，下为从。女子右为逆，左为从；男子左为逆，右为从，易：重阳死，重阴死。阴阳反他，治在权衡相夺。

搏脉，痹躄。寒热之交，脉孤为消气，虚泄为夺血。孤为逆，虚为从。行奇恒之法，以太阴始。行所不胜曰逆，逆则死；行所胜曰从，从则活。八风四时之胜，终而复始，逆行一过，不复可数，论要毕矣。”

本篇开篇即有《五色》《脉变》《揆度》《奇恒》等《诊经》篇名。所论内容，以望色为主，而《诊经》正以望诊、脉诊为主要内容。所以上述所录该篇内容，多存《诊经》古义。

篇中“重阳死、重阴死”，《二十难》之“脱阳”与此“脱阴”文法一致。篇中以脉之有力（孤）、无力（虚）来判别病证之虚实，十分朴实。其诊脉说“太阴”而不说“寸口”，也是其早于东汉之佐证。

8.《素问·脉要精微论》：“夫脉者，血之府也。长则气治，短则气病，数则烦心，大则病进，上盛则气高，下盛则气胀，代则气衰，细则气少，涩则心痛。浑浑革至如涌泉，病进而色弊，绵绵其去如弦绝，死。”

“夫精明五色者，气之华也，赤欲如白裹朱，不欲如赭；白欲如鹅羽，不欲如盐；青欲如苍璧之泽，不欲如蓝；黄欲如罗裹雄黄，不欲如黄土；黑欲如重漆色，不欲如地苍。五色之精微象见矣，其寿不久也。夫精明者，所以视万物，别白黑，审短长。以长为短，以白为黑，如是则精衰矣。”

“彼春之暖，为夏之暑，彼秋之忿，为冬之怒。四变之动，脉与之上下。以春应中规，夏应中矩，秋应中衡，冬应中权。是故冬至四十五日，阳气微上，阴气微下；夏至四十五日，阴气微上，阳气微下。阴阳有时，与脉为期。”

“征其脉小色不夺者，新病也；征其脉不夺其色夺者，此久病也；征其脉与五色俱夺者，此久病也；征其脉与五色俱不夺者，新病也。”

上录第一段文字，将“长”脉列为正常脉象，当为原始较早之说，后世则将长脉归之为肝病之脉。且“数”脉无迟脉相对应，“大”无“小”之对应，“涩”无“滑”之对应。是其属早期脉象之论述。

第二段文字论述五色诊病，与《五藏生成篇》雷同。是五色诊病，本是古法，所以《素问》中反复引用。

第三段文字，以四时应规矩权衡，配合脉象，实西汉之说，故多存《诊经》古义。

第四段文字论脉色相失明病证之新久，内含古义。

9.《素问·平人气象论》：“春胃微弦曰平，弦多胃少曰肝病，但弦无胃曰死，胃而有毛曰秋病，毛甚曰今病。藏真散于肝，肝藏筋膜之气也。夏胃微钩曰平，钩多胃少曰心病，但钩无胃曰死，胃而有石曰冬病，石甚曰今病。藏真通于心，心藏血脉之气也。长夏胃微软弱曰平，弱多胃少曰脾病，但代无胃曰死。软弱有石曰冬病，弱甚曰今病。藏真濡于脾，脾藏肌肉之气也。秋胃微毛曰平，毛多胃少曰肺病，但毛无胃曰死，毛而有弦曰春病，弦甚曰今病，藏真高于肺，以行荣卫阴阳也。冬胃微石曰平，石多胃少曰肾病，但石无胃曰死，石而有钩曰夏病，钩甚曰今病。藏真下于肾，肾藏骨髓之气也。”

“臂多青脉，曰脱血。尺脉缓涩，谓之解㑊。安卧脉盛，谓之脱血。尺涩脉滑，谓之多汗。尺寒脉细，谓之后泄。脉尺粗常热者，谓之热中。”

“颈脉动喘疾咳，曰水。目裹微肿如卧蚕起之状，曰水。溺黄赤，安卧者，黄疸。已食如饥者，胃疸。面肿曰风，足胫肿曰水，目黄者曰黄疸。”

“春夏而脉瘦，秋冬而脉浮大，命曰逆四时也。风热而脉静，泄而脱血脉实，病在中脉虚，病在外脉涩坚者，皆难治，命曰反四时也。”

“人以水谷为本，故人绝水谷则死。脉无胃气亦死。所谓无胃气者，但得真藏脉不得胃气也。所谓脉不得胃气者，肝不弦肾不石也。”

“太阳脉至，洪大以长；少阳脉至，乍数乍疏，乍短乍长；阳明脉至，浮大而短。”

上述四时脉象、尺肤滑涩诊病等，多属古人基础的疾病认识观。

10.《素问·玉机真藏论》:“春脉如弦”“夏脉如钩”“秋脉如浮”“冬脉如营。”

“大骨枯槁，大肉陷下，胸中气满，喘息不便，其气动形，期六月死。真藏脉见，乃予之期日。大骨枯槁，大肉陷下，胸中气满，喘息不便，内痛引肩项，期一月死。真藏见，乃予之期日。大骨枯槁，大肉陷下，胸中气满，喘息不便，内痛引肩项，身热脱肉破䐃。真藏见，十月之内死。大骨枯槁，大肉陷下，肩髓内消，动作益衰。真藏来见，期一岁死。见其真藏，乃予之期日。大骨枯槁，大肉陷下，胸中气满，腹内痛，心中不便，肩项身热，破䐃脱肉，目眶陷，真藏见，目不见人，立死。其见人者，至其所不胜之时则死。”

“凡治病，察其形气色泽，脉之盛衰，病之新故，乃治之，无后其时。形气相得，谓之可治；色泽以浮，谓之易已；脉从四时，谓之可治；脉弱以滑，是有胃气，命曰易治，取之以时。形气相失，谓之难治；色夭不泽，谓之难已；脉实以坚，谓之益甚；脉逆四时，为不可治。必察四难，而明告之。

所谓逆四时者，春得肺脉，夏得肾脉，秋得心脉，冬得脾脉，其至皆悬绝沉涩者，命曰逆。四时未有藏形，于春夏而脉沉涩，秋冬而脉浮大，名曰逆四时也。

病热脉静，泄而脉大，脱血而脉实，病在中脉实坚，病在外脉不实坚者，皆难治。”

“脉盛、皮热、腹胀、前后不通、闷瞀，此谓五实；脉细、皮寒、气少、泄利前后、饮食不入，此谓五虚。”

篇中“大骨枯槁”一段，反复论述，我们认为此系保存《诊经》古貌之例，故较少整理改动。“真”为“瘨”之脱，《说文》:“瘨，病也”。“瘨藏”之“藏”，为“脉”义。

“凡治病”一段，指出脉柔和滑利，是脉有胃气之古人本义。“胃”与“脉”古通。“有胃气”即“有脉气”。《淮南子·原道》高诱注:“弱，柔也”，《管子·四时》尹知章注:“柔，和也”。是此篇之“脉弱”之弱，本“和”义。

春浮冬沉，是古人对四时脉象的基本认识，反此为病，所以叫“逆四时”。“五实”“五虚”证，是古人对病证虚实的概括性朴实的总结。

11.《素问·宣明五气篇》:“邪入于阳则狂，邪入于阴则痹，搏阳则为巅疾，搏阴则为瘖，阳入之阴则静，阴出之阳则怒。”

此段的中心含义是：阳盛则动亢，阴盛则静安。阴静阳动，是古人认识阴阳的最初始、最基本的性质，所以说它多含古义。

“狂”“巅”“怒”互文同义；“痹”“瘖”“静”互文同义。前三字指阳亢之状，后三字指阴静之态。《楚辞·招魂》朱熹集注：“狂，犹猛也。”“痹”，为“谧”之音转，“静”义。《集韵》“‘痹’，或作‘疪’”。“痹”从“畀”声。《尔雅·释诂》郝懿行疏：“‘畀’，通作‘俾’”，《经义述闻》：“‘比’与‘俾’古字通”，《说文通训定声》：“‘比’假借为‘庇’”，又“‘密’，假借为‘比’”，《集韵》：“宓，通作‘密’”，《说文通训定声》：“‘谧’，假借又为‘宓’”。《尔雅·释诂》：“谧，静也”。

“巅”通“癫”，“狂”义。《奇病论》张志聪注：“‘巅’，亦作‘癫’”。《广雅》：“癫，狂也”。“怒”为“弩”之音转，引为“盛”义。“瘖”与“静”同义。《慧琳音义·卷三》：“瘖，犹无声也”，柳宗元《为户部王叔文陈情表》蒋之翘注：“‘瘖’，一作‘暗’”，《广韵》：“暗，默也”，又“默，静也”。

12.《素问·通评虚实论》：“何谓从则生，逆则死？岐伯曰：所谓从者，手足温也；所谓逆者，手足寒也。”

“消瘅、仆击、偏枯、痿厥、气满发逆，肥贵人，则高梁之疾也；隔塞闭绝，上下不通，则暴忧之疾也；暴厥而聋，偏塞闭不通，内气暴薄也。”

从手足的寒温去辨病证的死生，是一种既古老又朴实实用的诊病手段。第二段文字，认为消瘅等多种病证，都与甘肥饮食有关，是较早的病因认识观。“偏枯”与“偏塞闭”互文同义，后“通”字，为“痛”之借字。《灵枢·热病》：“痱之为病也，身无痛者，四肢不收，智乱不甚。”是其证。

13.《素问·举痛论》：“五藏六府，固尽有部。视其五色，黄赤为热，白为寒，青黑为痛，此所谓视而可见者也。”

此段概括古人五色诊病之要点。

14.《素问·腹中论》：“病有少腹盛，上下左右皆有根，此为何病？可治不？岐伯曰：病名曰伏梁。帝曰：伏梁何因而得之？岐伯曰；裹大脓血，居肠胃之外，不可治，治之每切，按之致死。”

“人有身体髀股䯒皆肿，环脐而痛，是为何病？岐伯曰：病名伏梁，此风根也。其气溢于大肠而著于肓，肓之原在脐下，故环齐而痛也。不可动之，动之为水溺涩之病。”

“石药发瘨，芳草发狂。夫热中消中者，皆富贵人也。今禁高梁，是不合其心，禁芳草石药，是病不愈。愿闻其说。岐伯曰：夫芳草之气美，石药之气悍，二者其气急疾坚劲，故非缓心和人，不可服此二者。”

上三段多含《诊经》古义。《难经·十五难》：“心之积，名曰伏梁，起脐上，大如臂，上至心下，久不愈，令人病烦心。”《史记·扁鹊仓公列传》：“臣意即诊之，告曰：‘公病中热’。论曰：‘中热不溲者，不可服五石’。石之为药精悍，公服之不得数溲，亟勿服……论曰：‘阳病处内，阴形应外者，不加悍药及镵石’。夫悍药入中，则邪气辟矣，而宛气愈深。”

15.《素问·痹论》：“阴气者，静则神藏，躁则消亡，饮食自倍，肠胃乃伤。淫气喘息，痹聚在肺；淫气忧思，痹聚在心；淫气遗溺，痹聚在肾；淫气乏竭，痹聚在肝；淫气肌绝，痹聚在脾。”

此段之“痹”，为“病”义。

16.《素问·痿论》：“肺者，藏之长也，为心之盖也。有所失亡，所求不得，则发肺鸣，鸣则肺热叶焦。故曰：五藏因肺热叶焦，发为痿躄，此之谓也。悲哀太甚，则胞络绝，胞络绝，则阳气内动，发则心下崩，数溲血也。故《本病》曰：大经空虚，发为肌痹，传为脉痿。思想无穷，所愿不得，意淫于外，入房太甚，宗筋弛纵，发为筋痿，及为白淫。”

“《下经》曰：筋痿者，生于肝，使内也。”

“《下经》曰：肉痿者，得之湿地也。”

“《下经》曰：骨痿者，生于大热也。”

《素问·逆调论》：“《下经》曰：胃不和则卧不安。”

《本病》之“本”，为“论”之音转。《论病》，即《奇咳术》之别名，即《诊经》篇名。《下经》之“下”，为“诊”之脱误。“诊”脱为“彡”与“下”形近致误。则《下经》即《诊经》。前面均已论述。

17.《素问·病能论》：“人之不得偃卧者何也？岐伯曰：肺者藏之盖也，肺气盛则脉大，脉大则不得偃卧，论在《奇恒》《阴阳》中。”

“阳气者，因暴折而难决，故善怒也，病名曰阳厥。”

“阳明者常动，巨阳少阳不动，不动而动，大疾。”

“肺气盛”指哮喘之证。这是哮喘的早期称谓。至东汉，则多叫做“上气”。哮喘气急，所以不能平躺安卧。“论在《奇恒》《阴阳》中”，是说详论在此二篇中。此二篇正是《诊经》篇名，前已论述。

阳气不泄而上亢，所以成“阳厥”之阳盛证。

“阴明”指人迎脉动，“巨阳”指天柱脉动，“少阳”指天容脉动。后三“动”据杨上善注，当为“同”之音转。“巨阳少阳不动”，即巨阳之天柱、少阳之天容，其脉跳动力度与人迎脉不同，此古人诊病之实践观察。

18.《素问·奇病论》：“病胁下满气逆，二三岁不已，是为何病？岐伯曰：病名曰息积。”

“人有身体髀股胻皆肿，环脐而痛，是为何病？岐伯曰：病名曰伏梁。此风根也。其气溢于大肠，而著于肓，肓之原在脐下，故环脐而痛也。不可动之，动之为水溺涩之病也。”

“有所犯大寒，内至骨髓，髓者以脑为主，脑逆故令头痛，齿亦痛，病名曰厥逆。”

“津液在脾，故令人口甘也。此肥美之所发也，此人必数食甘美而多肥也。肥者令人内热，甘者令人中满，故其气上溢，转为消渴。”

“有癃者，一日数十溲，此不足也。身热如炭，颈膺如格，人迎躁盛，喘息气逆，此有余也”。

《素问·奇病论》之篇题，拟即《诊经》之《奇咳术》之别称。所以篇中所述，当含《诊经》篇义。“人有身体”一段，此与《腹中论》两录，是其为古篇之文可明。

19.《素问·刺志论》：“气实形实，气虚形虚，此其常也，反此者病；谷盛气盛，谷虚气虚，此其常也，反此者病；脉实血实，脉虚血虚，此其常也，反此者病。”

“气虚身热，此谓反也；谷入多而气少，此谓反也；谷不入而气多，此谓反也；脉盛血少，此谓反也；脉少血多，此谓反也。”

此古人望形诊病基础之法。

20.《素问·皮部论》：“是故百病之始生也，必先于皮毛，邪中之则腠理开，开则入客于络脉，留而不去，传入于经，留而不去，传入于府，廪于肠胃。邪之始入于皮也，泝然起毫毛，开腠理；其入于络也，则络脉盛色变；其入客于经也，则感虚乃陷下。其留于筋骨之间，寒多则筋挛骨痛，热多则筋弛骨消，肉烁䐃破，毛直而败。”

这种因表及里的病因病理之说，在《诊经》时的西汉时代就已经形成了。《史记·扁鹊仓公列传》：“扁鹊过齐，齐桓侯客之。入朝见，曰：‘君有疾在腠理，不治将深。’桓侯曰：‘寡人无疾。’扁鹊出，桓侯谓左右曰：‘医之好利也，欲以不疾者为功。’后五日，扁鹊复见，曰：‘君有疾在血脉，不治恐深。’桓侯曰：‘寡人无疾。’扁鹊出。桓侯不悦。后五日，扁鹊复见，曰：‘君有疾在肠胃之间，不治将深。’”

21.《素问·调经论》：“经言阳虚则外寒，阴虚则内热，阳盛则外热，阴盛则内寒。余已闻之矣，不知其所由然也。岐伯曰：阳受气于上焦，以温皮肤分肉之间，令寒气在外，则上焦不通，上焦不通，则寒气独留于外，故寒慄。帝曰：阴虚生内热奈何？岐伯曰：有所劳倦，形气衰少，谷气不盛，上焦不行，下脘不通，胃气热，热气熏胸中，故内热。帝曰：阳盛生外热奈何？岐伯曰：上焦不通利，则皮肤致密，腠理闭塞，玄府不通，卫气不得泄越，故外热。帝曰：阴盛生内寒奈何？岐伯曰：厥气上逆，寒气积于胸中而不泻，不泻则温气去，寒独留，则血凝泣，凝则脉不通，其脉盛大以涩，故中寒。”

此言阴阳虚实之基本病理，且前有“经言”之语，是含古书之语。

22.《素问·示从容论》：“八风菀熟，五藏消烁，传邪相受。夫浮而弦者，是肾不足也；沉而石者，是肾气内著也；怯然少气者，是水道不行，形气消索也；咳嗽烦冤者，是肾气之逆也。”

“夫脉浮大虚者，是脾气之外绝，去胃外归阳明也。夫二火不胜三水，是以脉乱无常也。四肢解惰，此脾精之不行也；喘咳者，是水气并阳明也；血泄者，脉急血无所行也。”

《素问·示从容论》篇中有“夫《从容》之谓也”之语。《从容》是《诊经》之篇名。篇中又有“明引《比类》《从容》，是以名曰《诊轻（经）》”，直呼古医经书名为《诊经》。所以我们认为此二段为《诊经》之文。

前段文字三“肾”，当为“身”之音转。脉浮、脉沉不能都归之于“肾”。后段文字之“二”“三”，均为“其”字之脱误。义例始合。

23.《素问·阴阳类论》：“冬三月之病，病合于阳者，至春正月脉有死征，皆归出春。冬三月之病，在理已尽，草与柳叶皆杀，春阴阳皆绝，期在孟春。春三月之病，曰阳杀，阴阳皆绝，期在草干。夏三月之病，至阴不过十日，阴阳交，期在濂水。秋三月之病，三阳俱起，不治自已。阴阳交合者，立不能坐，坐不能起，三阳独至，期在石水。”

此段文字前有“却念《上下经》《阴阳》《从容》”“在经论中”等语。且预测疾病死期，其文词古而朴实，如“出春”“草干”“濂水”等，所以我们认为此含《诊经》之文。

24.《素问·方盛衰论》“春夏归阳为生，归秋冬为死。反之，则归秋冬为生。”

“一上不下，寒厥到膝，少者秋冬死，老者秋冬生；气上不下，头痛巅疾。”

“诊有十度：度人，脉度、藏度、肉度、筋度、俞度。”

“是以圣人持诊之道，先后阴阳而持之，《奇恒》之势乃六十首。诊合微之事，追阴阳之变，章五中之情，其中之论，取虚实之要，定五度之事，知此乃足以诊。”

“知丑知善，知病知不病，知高知下，知坐知起，知行知止，用之有纪，诊道乃具，万世不殆。”

“起所有余，知所不足，度事上下，脉事因格。是以形弱气虚，死；形气有余，脉气不足，死；脉气有余，形气不足，生。是以诊有大方，坐起有常，出入有行，以转神明，必清必净，上观下观。司八正邪，别五中部，按脉动静，循尺滑涩，寒温之意，视其大小，合之病能，逆从以得，复知病名，诊可十全，不失人情。故诊之，或视息视意，故不失条理，道甚明察，故能长久。不知此道，失经绝理，亡言妄期，此谓失道。”

篇中所说“《奇恒》”，为《奇咳术》之别名，即《诊经》篇名。所以其论述诊病之法，当含《诊经》之意。其中假借、脱误之文每见，如“一”为“气”之假，“十”为“五”之误等，又佐其为《诊经》古说之证。

第四节 《内经》(诊经)的传本

《诊经》虽然早已亡佚，但根据《汉书·艺文志》《史记·扁鹊仓公列传》《难经》《素问》等记载或该书中的现存痕迹，《诊经》的古传本至少有七个。即：

西汉公乘阳庆《五色诊病》(《五色诊》《五诊》《五色》《五中》)

《黄帝内经》

《扁鹊内经》

《白氏内经》

东汉涪翁《诊经》

《难经》引录的《诊经》传本

《素问》引录的《诊经》传本

西汉公乘阳庆的传本，为《诊经》的早期传本。由于有公乘阳庆、杨中倩、淳于意、宋邑、杜信、高期、冯信等多人传播，所以有《五色诊病》《五色诊》《五诊》《五色》《五中》等多种称谓。我们可以概括地将其称为《诊书》，即《诊经》。因为古人“经”“书”同义。

《汉书·艺文志》：“《黄帝内经》十八卷，《外经》三十七卷；《扁鹊内经》九卷，《外经》十二卷；《白氏内经》三十八卷，《外经》三十六卷。”这里记载了三种不同冠名的《内经》传本，亦即《诊经》的三个传本。

《诊经》本为一书，由于传本的不同，导致了卷数的不同。三种传本的冠名，都是古人当时崇敬的神名，而不是真实姓名。也就是说，古人将《诊经》或冠此名，或冠彼名。就其实质来说，仍为《诊经》一书。

《淮南子·说林》高诱注“黄帝，古天神也”，《汉书·王莽传》颜师古注“太一、黄帝，皆仙上天。”《史记·五帝黄帝纪》：“黄帝者，少典之子，姓公孙，名轩辕，生而神灵，弱而能言，幼而徇齐，长而敦敏，成而聪明。”《辞海》：“黄帝，上古帝号，少典之子，姓公孙，长于姬水，又姓姬，生于轩辕之丘，故曰轩辕氏，国于有熊，故亦称有熊氏。以土德王，土色黄，故曰黄帝……咨岐伯作《内经》，创医药之方。”

黄帝为传说之神，又传其创医药之方，所以医学之书古人多冠黄帝之名。《淮南子·修务训》：“世俗之人多尊古而贱今，故为道者必托之于神农、黄帝而后能入说。”

扁鹊，也为传说之神名。“扁鹊”，为“颛顼（音专须）”之音转。《谷梁传·隐公八年》陆德明释文：“五帝：少昊、颛顼、高辛、唐、虞也。”《吕览·执一》高诱注：“五帝：黄帝轩辕、颛顼高阳、帝喾高辛、帝尧陶唐、帝舜有虞。”《吕览·孟冬》高诱注：“颛顼，黄帝之孙，昌意之子，以水德王天下，号高阳氏，死祀为北方水德之帝。”

《辞通》：“‘颛’即古‘专’字”，《史记·吴世家》：“乃求勇士专诸”，《吴越春秋·王僚使公子光传》：“乃得勇士专诸”，《吴越春秋·夫差内传》：“扁诸主剑”，此“扁”“颛”古通之证。

《庄子·天地》陆德明释文：“顼顼，本又作旭旭”，朱起风：“旭旭与顼顼通”。《广雅·释诂》王念孙疏：“旭之言晧晧也”，《慧琳音义·卷十九》注：“‘晧’，或从‘白’作‘皓’”，《说文通训定声》：“‘晧’，假借为‘浩’”，《吕览·下贤》高诱注：“‘鹄’，读如浩浩昊天之‘浩’”，《广雅·释鸟》王念孙疏：“‘干鹄’，又谓之‘干鹊’”，《辞通》：“‘鹄’即‘鹊’字，‘干鹄’亦作‘干鹊’，是其明证”，此“项”通“鹊”之证。

远古传说之神，常形容为禽兽怪异之身。例如女娲为人面蛇身。《山海经·大荒西经》郭璞注："女娲，古神女而帝者，人面蛇身，一日中七十变。"《扁鹊汇考》："在近年出土的汉画像石中，被专家考证为'扁鹊针灸行医图'上，扁鹊就被神化为'胸以上是人，胸以下是鸟'的神物。"

喜鹊古称"干鹊"，音转为"扁鹊"。喜鹊被视为知人往来之神鸟，所以用以命名神之名称。《古今注·鸟兽》："鹊，一名神女。"

《诗·鹊巢》朱熹集解："'鹊'、'鸠'，皆鸟名。鹊善为巢，其巢最完固。"《诗·鹑之奔奔》陈奂传疏："鹊，今谓之干鹊，即冬季架巢之鸟。"《尔雅·释鸟》郝懿行疏："《西京杂记》曰：干鹊噪，行人至。亦犹猩猩知人往事也。《礼射》'鳱鹄'，即此也。《广雅》：'鳱鹄，鹊也'。郑注《大射仪》引《淮南子》'鳱鹄知来'，贾疏亦云山鹊，然则鳱鹄即鵫鷽，声相近。今《淮南·氾论》作'干鹄知来而不知往'，高诱注：'干鹄'，鹊也，人将有来事忧喜之微，则鸣。此知来也。"《广雅·释鸟》王念孙疏："'干鹄'，又谓之'干鹊'"，又"《西京杂记》陆贾曰：干鹊噪而行人至，今人则通呼喜鹊"。《说文·鸟部》："鷽，鵫鷽，山鹊，知来事鸟也"，《尔雅·释鸟》："鷽，山鹊"。《诗·鹊巢》马瑞辰传："鹊，干鹊，今之喜鹊也"，《慧琳音义·卷二》注："鹊，知太岁所在也"。《论衡》："太岁，岁月之神"，又"太岁，天别神也"。

由上而知，"干鹊""鳱鹄""山鹊""干鹄""颛顼""扁鹊"，皆今之喜鹊，古人认为是神鸟，故以其名来命名神名。

《白氏内经》之"白"字，当是"伯"字之脱。"伯"指岐伯。岐伯也是神名。清代梁章钜《称谓录·卷十九》："《云笈七笺·轩辕本纪》：'时有仙伯出于岐山，号岐伯，善说草木之药性味，为大医，帝请主方药"。此则岐伯为山神。

另外，"岐"字之本身，又可通"奇"，"奇"有"神"义。《广雅·释天》："江神谓之奇相。""伯"有"长""老"之义。《诗·卫风·伯兮》孔颖达疏："伯，长也"，《公羊传·桓公四年》何休注："称伯者，上敬老也"，《仪礼·士冠礼》郑玄注："伯、仲、叔、季，长幼之称"。因此，"岐伯"，又可解为"神伯""老神""大神"之义。

《楚辞·天问》："女岐无合，焉取夫九子。""岐"为"奇"之音转。"女歧"即"女奇"，指神女、神鸟之义。所以能无夫生九子。闻一多："女歧，神女，无夫而生九子也。"又"要之歧母即女歧，九婴即九子，皆古民族推源论中之神话人物，故或为人名，或为地名，而地名随民族而迁徙，故地又或在南，或在北也……风皇即南宫朱鸟，燃则一母九雏之风皇，亦即九子母女歧矣。九子母传说之演变，其见于先秦两汉古籍者如此之多"。

无独有偶，扁鹊与岐伯，其含义竟然联系在了一起。"扁鹊"为神鸟喜鹊之名，"岐伯"为神鸟凤凰之名。古人命神之名，多用鸟类之名。《经义述闻》王引之按："'鹄'，即'鹤'之假借。""鹤"，也是鸟名。正如闻一多所说，先秦两汉，神女神鸟之传说"如此之多"。

《说文·木部》段玉裁注："古'枝''岐'通用"，《经籍纂诂·支韵》："'歧'作'枝'"，《庄子·养生主》陆德明释文："'枝'，本或作'猗'"，《经词衍释·卷四》："'猗'字亦作'倚'"，《周礼》郑玄注："'奇'，读曰'倚'"。是"岐""奇"古通之证。

总之，黄帝也好，扁鹊也好，岐伯（白氏）也好，都是神话之名。也就是说都是虚假不实之名。而《内经》(《诊经》) 却是西汉时就存在的实实在在的诊书。一本《诊经》，分化出了三个传本。即《黄帝内经》《扁鹊内经》《白氏内经》。

关于《内经》(《诊经》) 的卷数，《甲乙经·序》说："按《七略》《艺文志》，《黄帝内经》十八卷，今有《针经》九卷，《素问》九卷，二九十八卷，即《内经》也。"

《甲乙经·序》的撰写者根据《汉书·艺文志》，说《内经》为十八卷，并且强将《针经》《素问》各九卷拼凑成《内经》的卷数，以合《汉志》之说。这种说法后世虽有沿承，但此说是不妥的。《黄帝内经》只是《汉书·艺文志》记载的《内经》三个古传本之其中之一，不能将另外两个传本的卷数抛开不谈。综合其三个传本的卷数，才是《内经》的卷数。《汉书·艺文志》说:《黄帝内经》十八卷,《扁鹊内经》九卷,《白氏内经》三十八卷。可知,《内经》的卷数，最少是九卷，最多是三十八卷。

东汉涪翁之《诊经》，据《后汉书·方术列传》，传给了弟子程高。程高又传给了郭玉。郭玉在和帝时（89—104）为太医丞，精通脉学，治病多有效验，另著有《经方颂说》(见《中国医史年表》)。这说明《诊经》在西汉时被音转为《内经》，收载于《汉书·艺文志》后,《诊经》之原本原名，仍有流传。

根据前面所论,《难经中诊经内容的痕迹》和《素问中诊经内容的痕迹》两节中我们摘录分析的条文语句来看,《难经》和《素问》所引录的条文是有区别的，所以我们将其视为两个传本。

第二章 《甲乙经》早于《素问》

第一节 《甲乙经》原貌初探

一、《甲乙经》初本的卷数

《甲乙经》，又名《针灸甲乙经》《黄帝甲乙经》《黄帝三部针经》《黄帝三部针灸经》《甲乙针经》等，简称《甲乙》。

关于《甲乙经》初本（原始本）的卷数，诸说不同。贾维诚《三百种医籍录》：“据《隋书·经籍志》载为十卷，似以十干为分卷序数，故名‘甲乙’。但本书卷数，历代记载不一，宋以后统为十二卷，今通行本乃经吴勉学校勘的‘医统本’，十二卷。”

《隋书·经籍志》：“《黄帝甲乙经》，十卷。音一卷。”

此处“音一卷”，明显已非原本之貌。已有增益注音之嫌。而主张《甲乙》之以十干记序者，又依此《隋志》之“十卷”为据，如贾维诚先生《三百种医籍录》。日人丹波元胤《中国医籍考》卷二十一：“《外台秘要》引此书（指《甲乙》），其疟病中云，出庚卷第七；水肿中云，出第八辛卷……然则玄晏原书，以十干例，故以‘甲乙’命名。《隋志》：黄帝甲乙经，十卷，可以证焉……李善《魏都赋》注云：‘甲乙，次舍之处以甲乙纪之也’。”

以十干记卷数次序，在古书中实属罕见。晋代葛洪《抱朴子·内篇》载有“《甲乙经》一百七十卷”，为道家《太平经》之别名，其书以甲、乙、丙、丁等为部。惜与《针灸甲乙经》并非一书。《康熙字典》以地支计卷，其后有仿效者，如《辞源》《辞海》《中华大字典》《联绵词典》等。而以十天干计卷者，尚未见到。况且所引《外台》之说有疑点。如“庚”在天干次序中本就排名第七，为何又重复“第七”？“辛”本排序第八为何又重言“第八”？

在《隋书》之前的梁《七录》载:《甲乙经》十二卷。并不是“十卷”。也没有说著者，是《隋志》冠上了“黄帝”二字，说是《黄帝甲乙经》十卷。这就说明，用《隋志》所载的“十卷”去证明《甲乙经》原书用十干计卷的说法，是不可靠的。

《旧唐书·经籍志》：“《黄帝三部针经》，十三卷。皇甫谧撰。”

这里，《甲乙经》又成了十三卷，而且又将皇甫谧冠为作者。

《补晋书·艺文志》：“《黄帝三部针经》，十三卷。见两唐志。即《七录》十二卷之《黄帝甲乙经》也。本有《音》一卷，《唐志》并计之，故云十三卷。此书汇集旧文而成，首有谧自序。《新志》既入录，而又出《黄帝甲乙经》十二卷，复误显然。”

这里认为，较十二卷多出一卷，是将释音一卷计入其内。

《唐书·艺文志》：“皇甫谧《黄帝三部针经》，十二卷”“《黄帝甲乙经》，十二卷。”

《宋史·艺文志》:“皇甫谧《黄帝三部针灸经》,十二卷。即《甲乙经》”“林亿《黄帝三部针灸经》,十二卷。”

宋代《通志·艺文略》:“《黄帝甲乙经》,十二卷”“皇甫谧《黄帝三部针灸经》,十二卷。”

明代《国史·经籍志》:“《黄帝甲乙经》,十二卷”“皇甫谧《三部针灸经》,十二卷。”

明《万卷堂书目》:“《甲乙经》,十二卷,皇甫谧。”

明《医藏书目》:“《甲乙针经》,十二卷,皇甫士安。”

一部《甲乙》,史书、目录之书却多误重复收录。如《唐书·艺文志》既载“皇甫谧《黄帝三部针经》十二卷”,又载“《黄帝甲乙经》十二卷”;《宋史·艺文志》既载“皇甫谧《黄帝三部针灸经》十二卷”,又载“林亿《黄帝三部针灸经》十二卷”,其实均为《甲乙经》一书。这说明史志收载书目、卷数等不严谨,缺乏考辨。所以其所载卷数,多是人云我云,并不能认定。

清《四库全书总目提要》认为《甲乙经》是八卷:“《甲乙经》,八卷。晋代皇甫谧撰。两淮盐政采进本。谧,有《高士传》已著录。是编皆论针灸之道。《隋书·经籍志》称《黄帝甲乙经》十卷。注曰:《音》一卷,《梁》十二卷,不著撰人姓名。考此书首有谧自序,称《七略·艺文志》:《黄帝内经》十八卷。今有《针经》九卷,《素问》九卷,二九一十八卷,即《内经》也。又有《明堂孔穴针灸治要》,皆黄帝、岐伯选事也。三部同归,文多重复,错互非一。甘露中,吾病风,加苦聋,百日方治(按此四字,文义未明,疑有脱误,今仍旧本录之,谨附志于此),要皆浅近,乃选集三部,使事类相从,删去浮词,除其重复,至为十二卷(按‘至’字,文义未明,亦疑有误)云云。是此书乃裒合旧文而成。故《隋志》冠以‘黄帝’。然删除谧名,似乎黄帝所自作,则于文为谬。《旧唐·经籍志》称《黄帝三部针经》十三卷,始著谧名。然较《梁》本多一卷,其并《音》一计之欤!《新唐书·艺文志》既有《黄帝甲乙经》十二卷,又有皇甫谧《黄帝三部针经》十三卷,兼袭二志之文,则更舛误矣”。

此清时《四库全书》收录之本为八卷本。

《日本国见在书目》:“《黄帝甲乙经》,十二,玄晏先生撰”,又“《甲乙经》,四。”

这里又出现了《甲乙经》的四卷本,这可能是《甲乙经》卷数最少的传本。

明《脉望馆书目》:“《针灸甲乙经》,六本。”

明《传是楼书目》:“《明堂针灸黄帝三部针灸甲乙经》,十二卷。六本。晋皇甫谧集。”

这里的“本”,当是“卷”之误,古书计卷,尚无论“本”的。也就是说,明时有《甲乙经》之六卷本。

由于《甲乙经》的普及性及实用性,所以自其问世后,就受到医者的重视和欢迎。《魏书·崔彧传》:“教以《素问》《九卷》及《甲乙经》,遂善医术。”《北齐书·方伎列传》:“马嗣明,河内人,少明医术,博综经方,《甲乙经》《素问》《明堂》《本草》,莫不咸诵。”唐太宗李世民时(627年),将《甲乙经》列为医生之必习之书(《中国医史年表》第36页)。

正因为此,致使《甲乙经》的传本较多,至明时仍有六卷本传播,清时仍有八卷本流传。综上所述,《甲乙经》的卷本有四卷本、六卷本、八卷本、十卷本、十二卷本、十三卷本。

那么,哪些卷本较为贴近原始《甲乙经》之初本呢?我们认为六卷本较为贴近《甲乙经》原始初本,这是分析《甲乙经》编写体例后得出的结论。

《甲乙经》的编写体例,是按内容分卷的。相同的内容,不论内容多少,都归纳在一卷之中。例如卷一以论述脏象生理为主。容纳了十六篇内容,他们是:《精神五藏论》《五藏变腧论》《五藏六府阴阳表里论》《五藏五官论》《五藏大小六府应候论》《十二原论》《十二经水论》《四海论》《气息周身五十营四时日分刻漏论》《营气论》《营气三焦论》《阴阳清浊精气津液血脉论》《津液五别论》《奇邪血络论》《五色论》《阴阳二十五人形性血气不同论》。

第二卷论经脉，有七篇内容：《十二经脉络脉支别》《奇经八脉》《脉度》《十二经标本》《经脉根结》《经筋》《骨度肠度肠胃所受》。

第三卷论俞穴，只有一个内容。

由此不难看出，同样是一卷，少则一个内容，多则十六篇内容。所以说《甲乙》之体例，以内容之相类定卷。

第七卷至第十二卷，情况就有些不同了。同样是论病证这样一个内容，竟然分出了六卷。这与卷一至卷六的体例与文风截然有别。这不得不使我们产生质疑。卷一之十六卷内容尚不嫌多，仍容纳于一卷之中。卷七至卷十二相同的内容却要分成六卷。这说明原本应在六卷的内容，由于后人不断地补充添加内容，致使卷数越增越多，违反了《甲乙经》初本之体例。

二、《甲乙经》初本的篇章内容

1. 作为注文意义的赘加成分

（1）《甲乙经·卷一·精神五藏论第一》："《素问》曰：怒则气逆，甚则呕血，及食而气逆，故气上。喜则气和志达，营卫通利，故气缓。悲则心系急，肺布叶举，两焦不通，营，卫不散热气在中，故气消。恐则神却，却则上焦闭，闭则气还，还则下焦胀，故气不行。寒则腠理闭……热则腠理开，营卫通，汗大泄。惊则心无所倚，神无所归，虑无所定，故气乱。劳则喘且汗出，内外皆越，故气耗。思则心有所伤，神有所止，气流而不行，故气结。"

"《素问》曰：人卧血归于肝。肝受血而能视，足受血而能步，掌受血而能握，指受血而能摄。"

"《素问》曰：肝在声为呼，在变动为握，在志为怒。怒伤肝。《九卷》及《素问》又曰：精气并于肝则忧。解曰：肝虚则恐，实则怒，怒而不已，亦生忧矣。肝之与肾，脾之与肺，互相成也。脾者土也，四藏皆受成焉。故恐发于肝而成于肾，忧发于脾而成于肝。肝合胆，胆者中精之府也。肾藏精，故恐同其怒，怒同其恐。一过其节，则二藏俱伤。经言若错，其归一也。"

"《素问》曰：心在声为笑，在变动为忧，在志为喜，喜伤心。《九卷》及《素问》又曰：精气并于心则喜。或言心与肺脾二经有错，何谓也？解曰：心虚则悲，悲则忧。心实则笑，笑则喜。心之与肺，脾之于心，亦互相成也。故喜发于心而成于肺，思发于脾而成于心，一过其节，则二藏俱伤。此经互言其义耳。非有错也。"

"又杨上善云：心之忧在心变动，肺之忧在肺之志。是则肺主于秋，忧为正也。心主于忧，变而生忧也。"

"《素问》曰：脾在声为歌，在变动为哕，在志为思，思伤脾。《九卷》及《素问》又曰：精气并于脾则饥。"

"《素问》曰：肺在声为哭，在变动为咳，在志为忧，忧伤肺。《九卷》及《素问》又曰：精气并于肺则悲。"

"《素问》曰：肾在声为呻，在变动为慄，在志为恐，恐伤肾。《九卷》及《素问》又曰：精气并于肾则恐。"

上述"《素问》曰""《九卷》曰""杨上善云"等，均非《甲乙经》初本之原文，而是后人增入之注文。

注文之中，又出现了注解《素问》《九卷》之文。如"解曰"后之文字，为解释《素问》《九卷》经文之文，当然更不是《甲乙经》初本之原文了。

（2）《甲乙经·卷一·五藏六府阴阳表里第三》："《素问》曰：夫脑髓骨脉胆女子胞，此六者，地气之所生也。皆藏于阴，象于地，故藏而不泻，名曰奇恒之府。胃大肠小肠三焦膀胱，此五者，天气之所生也。其气象天，故泻而不藏。此受五藏浊气，名曰传化之府，此不能久留，输泻者也。魄门亦为五藏使，水谷不得久藏。五藏者，藏精气而不泻，故满而不能实；六府者，传化物而不藏，故实而不能满。水谷入口，则胃实而肠虚，食下，则肠实而胃虚。

故曰实而不满，满而不实也。气口何以独为五藏主，胃者，水谷之海，六府之大源也。"

此云"《素问》曰"，本为引注之文，并非《甲乙经》初文。

（3）《甲乙经·卷一·五藏六府官第四》："《素问》曰：心在窍为耳。"

"《素问》曰：诸脉者皆属于目。又《九卷》曰：心藏肺，肺舍神。"

"《素问》曰：肾在窍为耳。"

（4）《甲乙经·卷一·五藏大小六府应候》："杨上善云：心藏言神有八变，后四藏但言藏变不言神变者，以神为魂魄意之主，言其神变则四藏可知，故略而不言也。"

"《素问》曰：肺之合皮也，其荣毛也，其主心也。下章言肾之应毫毛，于义为错。"

"《素问》曰：心之合肺也，其荣色也，其主肾也。其义相顺。"

"《素问》曰：肝之合筋也，其荣爪也，其主肺也。其义相顺。"

"《素问》曰：脾之合肉也，其荣唇也，其主肝也。其义相顺。"

"《九卷》又曰：肾合骨。《素问》曰：肾之合骨也，其荣发也，其主脾也。其义相同。"

"其义相顺""其义相同"等语，为评价《素问》引注之文的话。

（5）《甲乙经·卷二·十二经脉络脉支别第一·上》："《灵枢》云：少阴终者，面黑齿长而垢，腹胀闭，上下不通而终矣。"

"《九卷》云：腹胀闭不得息，善噫善呕，呕则逆，逆则面赤，不逆，上下不通，上下不通，则面黑皮毛焦而终矣。"

"《九卷》云：中热嗌干，喜溺烦心，甚则舌卷卵上缩而终矣。"

（6）《甲乙经·卷二·奇经八脉第二》："《素问》曰：督脉者，起于少腹以下骨中央，女子入系廷孔，其孔，溺孔之端也，其络循阴器合篡间，绕篡后，别绕臀至少阴，与巨阳中络者，合少阴上股内后廉，贯脊属肾，与太阳起于目内眦，上额交巅，上入络脑，还出别下项，循肩髆内侠脊抵腰中，入循膂络肾，其男子循茎下至篡，与女子等。其小腹直上者，贯脐中中央，上贯心，入喉上颐，环唇上系两目之中。此生病从小腹上冲心而痛，不得前后，为冲疝。其女子不孕，癃痔遗溺嗌干。督脉生病治督脉。"

"《难经》曰：督脉者，起于下极之俞，并于脊里，上至风府，入属于脑，上巅循额，至鼻柱。阳脉之海也。"

"《难经》曰：阳跷脉者，起于跟中，循外踝上行，入风池。阴跷脉者，亦起于跟中，循内踝上行，入喉咙，交贯冲脉。此所以互相发明也。又曰：阳维阴维者，维络于身，溢畜不能环流溉灌也。故阳维起于诸阳会，阴维起于诸阴交也。又曰：带脉起于季胁，回身一周。又曰：阴跷为病，阳缓而阴急，阳跷为病，阴缓而阳急。阳维维于阳，阴维维于阴，阴阳不能相维，为病腰腹纵容，如囊水之状。"

（7）《甲乙经·卷五·针灸禁忌第一·上》："《素问》曰：春刺散俞及与分理，血出而止。又曰：春者木始治，肝气始生。肝气急，其风疾，经脉常深，其气少不能深入，故取络脉分肉之间。

《九卷》云：春刺荥者。正同。于义为是。又曰：春取络脉，治皮肤。又曰：春取经与脉分肉之间。二者义亦略同。又曰：春气在经脉，夏取诸俞孙络肌肉皮肤之上。又曰：春刺俞。二者正同。于义为是。"

"《素问》曰：夏刺络俞，见血而止。又曰：夏者火始治，心气始长，脉瘦气弱，阳气流溢，血温于腠，内至于经。故取盛经分腠，绝肤而病去者。邪居浅也。所谓盛经者，阳脉也。义亦略同。"

"《素问》曰：秋刺皮肤，循理，上下同法。又曰：秋者金始治，肺将收杀，金将胜火，阳气在合，阴初胜，湿气反体。阴气未盛，未能深入，故取俞以泻阴邪，取合以虚阳邪。阳气始衰，故取于合。是谓始秋之治变也。"

"《九卷》又曰：秋取气口，治筋脉。于义不同。"

"《素问》曰：冬取俞窍及于分理。甚者直下，间者散下。俞窍与诸俞之分，义亦略同。又曰：冬者水始治，肾方闭，阳气衰少，阴气坚盛，巨阳伏沉，阳脉乃去，取井以下阴逆，取荥以通气。又曰：冬取井荥，春不鼽衄。是谓末冬之治变也。又曰：冬气在骨髓。又曰：冬刺井。病在藏，取之井。二者正同于义为是。又曰：冬取经俞，治骨髓五藏。五藏则同经俞。有疑。"

"俞窍与诸俞之分，义亦略同""是谓末冬之治变也""二者正同义""五藏则同经俞，有疑"等句，为按语。

（8）《甲乙经·卷七·六经受病发伤寒热病第一·上》："《八十一难》曰：阳虚阴盛，汗出而愈，下之即死；阳盛阴虚，汗出而死，下之即愈。"

（9）《甲乙经·卷七·六经受病发伤寒热病第一·中》："《素问》曰：五十九者，头上五行。五行者，以越诸阳之热逆也。大杼、膺俞、缺盆、背椎，此八者，以泻胸中之热；气街、三里、巨虚上下廉，此八者，以泻胃中之热；云门、髃骨、委中、髓空，此八者，以泻四肢之热。五藏俞傍五，此十者，以泻五藏之热。凡此五十九者，皆热之左右也。"

（10）《甲乙卷七·太阳中风感于寒湿发痉第四》："张仲景曰：太阳病，其证备，其身体强，几几然，脉反沉迟者，此为痉。夫痉脉来，按之築築而弦，直上下行。"

"太阳病，发热无汗恶寒，此为刚痉。太阳病发热汗出不恶寒，此为柔痉。"

"太阳病无汗，小便少，气上冲胸，口噤，不能语，欲作刚痉。"

此又引录张仲景《金匮要略》之语，其非《甲乙》原文可知。

（11）《甲乙经·卷七·阴阳相移发三疟第五》："《九卷》曰：取足阳明。《素问》刺太阴。渴而间日作，《九卷》曰：取手少阳。《素问》刺足少阳。"

（12）《甲乙经·卷八·经络受病入肠胃五藏积发伏梁息贲肥气痞气奔豚第二》："《难经》曰：心之积，名曰伏梁。起于脐上，上至心下，大如臂。久久不愈，病烦心，心痛，以秋庚辛日得之。肾病传心，心当传肺，肺以秋王不受邪，因留结为积。

《难经》曰：肺之积名曰息贲。在右胁下覆大如杯，久久不愈。病洒洒恶寒，气逆喘咳，发肺痈。以春甲乙日得之。心病传肺，肺当传肝，肝以春王不受邪，因留结为积。"

"《难经》曰：肝之积，名曰肥气，在左胁下，如覆杯，有头足，如龟鳖状。久久不愈，发咳逆瘖疟，连岁月不已。以季夏戊己日得之。肺病传肝，肝当传脾，脾以季夏王不受邪，因留结为积。此与息贲略同。

《难经》曰：脾之积，名曰痞气，在胃脘，覆大如盘。久久不愈，病四肢不收，发黄疸，饮食不为肌肤。以冬壬癸日得之。肝病传脾，脾当传肾。肾以冬王不受邪。因留结为积。

《难经》曰：肾之积，名曰奔豚，发于腹上，至心下，若豚状，或上或下无时。久不已，令人喘逆，骨痿，少气。以夏丙丁日得之。肺病传肾，肾当传心。心以夏王不受邪。因留结为积也。”

此《难经·五十六难》之文。

（13）《甲乙经·卷九·邪在肺五藏六府受病发咳逆上气第三》：“《九卷》言振埃，刺外经而去阳病。”

2. 作为原文形式的赘加成分

（1）相互参杂的赘加成分

凡篇中参杂有《素问》内容的，虽以原文形式出现，我们认为是赘加之文。因为《素问》的成书，晚于《甲乙经》。而《甲乙经》初本，原本并无《素问》之文。此系后人据《素问》以充填《甲乙经》内容的。在《甲乙经》中，这样相互参杂《素问》内容的例子很多。例如：

《甲乙经·卷一·五色第十五》在“以色言病之间甚奈何”一段中，添加了《素问·脉要精微论》“夫精明五色者，气之华也。赤欲如白裹朱，不欲如赭色也（今本《素问》无‘色也’二字）；白欲如白壁之泽（《素问》‘白壁之泽’作‘鹅羽’），不欲如垩也（《素问》‘垩也’作‘盐’）；青欲如苍壁之泽，不欲如蓝也（《素问》无‘也’字）；黄欲如罗裹雄黄，不欲如黄土也（《素问》无‘也’字）；黑欲如重漆色，不欲如炭也（《素问》‘炭也’作‘地苍’）。五色精微象见，其寿不久也”一段。

又将《素问·五藏生成篇》“色见青如草兹者死”一段，及“色味当五藏，白当肺，辛”一段略加变通加入该篇中。

《甲乙经·卷二·十二经脉络脉支别第一·上》在篇末增加了《素问·诊要经终论》之“太阳脉绝（《素问》‘脉绝’作‘之脉’），其终也，戴眼，及折（《素问》‘及’作‘反’）瘛疭，其色白，绝汗乃出，则终矣（《素问》作‘出则死矣’）；少阳脉绝（《素问》‘脉绝’作‘终者’下同。）其终也（《素问》无此三字），耳聋，百节尽纵（《素问》‘尽’作‘皆’），目橐系绝（《素问》‘橐’作‘瞏’），系绝一日半死。其死也，目白乃死（《素问》作‘色先青白，乃死矣’）；阳明脉绝，其绝也（《素问》无此三字），口目动作，善惊，妄言，色黄，其上下经盛而不行（《素问》‘行’作‘仁’），则终矣”。

《甲乙经·卷四·经脉第一·上》增添了《素问·平人气象论》之“平人何如？曰：人一呼脉再动，一吸脉亦再动，呼吸定息，脉五动，闰以太息，名曰平人。平人者，不病也。常以不病之人，以调病人（《素问》作‘常以不病调病人’）。医不病，故为病人平息以调之（《素问》‘之’后有‘为法’二字）。人一呼脉一动，一吸脉一动者，曰少气。人一呼脉三动而躁（《素问》作‘人一呼脉三动，一吸脉三动而躁’），尺热曰病温，尺不热脉滑曰病风（《素问》‘风’后有‘脉涩曰痹’四字）。人一呼脉四动以上曰死，脉绝不至曰死，乍疏乍数曰死。人常禀气于胃，脉以胃气为本，无胃气曰逆，逆者死（《素问》作‘平人之常气禀于胃。胃者平人之常气也。人无胃气曰逆，逆者死’）”。

又有《素问·平人气象论》“心脉来，累累如连珠”及《素问·玉机真藏论》“春脉者肝也，东方木也”等段之添加。

《甲乙经·卷五·针道第四》篇末增益了《素问·宝命全形论》“凡刺之真，必先治神。五藏已定，九候已明（《素问》‘明’作‘备’），后乃存针。众脉所见，众凶所闻（二‘所’字，《素问》作‘不’与‘弗’）。外内相得，无以形先，可玩往来，乃施于人。虚实之要（《素问》作‘人有虚实’），五虚勿近，五实勿远。至其当发，间不容瞚。手动若务，针耀而匀，静意视义，观适之变，是谓冥冥，莫知其形。见其乌乌，见其稷稷，从见其飞，不知其谁。伏如横弩，起若发机（‘若’，

《素问》作‘如’)”一段。

《甲乙经·卷六·形气盛衰大论第十二》添加“人年十岁，五藏始定，血气已通，其气在下，故好走；二十岁，血气始盛，肌肉方长，故好趋；三十岁……”一段之后，增添了《素问·上古天真论》“女子七岁，肾气盛，齿更发长；二七天水至(《素问》‘天水’作‘而天癸’)，任脉通，太冲脉盛，月事以时下，故有子；三七肾气平均，故真牙生而长极；四七筋骨坚，发长极，身体盛壮；五七阳明脉衰，面皆焦(《素问》‘皆’作‘始’)，发始白(《素问》‘白’作‘堕’)；七七任脉虚，太冲脉衰少，天水竭，地道不通，故形坏而无子耳(‘七七’前,《素问》有‘六七,三阳脉衰于上，面皆焦，发始白’14字。‘天水’作‘天癸’，‘耳’作‘也’)；丈夫八岁，肾气实，发长齿更；二八肾气盛，天水(《素问》作‘天癸’)至，而精气溢泻，阴阳和，故能有子；三八肾气平均，筋骨劲强，故真牙生而长极；四八筋骨隆盛，肌肉满壮；五八肾气衰，发堕齿槁；六八阳气衰于上，面焦，鬓发颁白(《素问》‘鬓发’作‘发鬓’)；七八肝气衰，筋不能动，天水(《素问》作‘天癸’)竭，精少，肾气衰，形体皆极；八八则齿发去。肾者主水，受五藏六府之精而藏之。故五藏盛，乃能泻。今五藏皆衰，筋骨懈堕，天水(《素问》作‘天癸’)尽矣。故发鬓白，体重(《素问》作‘身体重’)，行步不正而无子耳”一节，以补充其内容。

(2)作为全篇的赘加成分

《甲乙经·卷五·缪刺论》全篇引用《素问·缪刺论》之文;《甲乙·卷七·阴阳相移发三疟)全篇引录《素问·疟论》之文;《甲乙·卷九·脾受病发四肢不用》全篇采用《素问·太阴阳明论》之文;《甲乙·卷十·阳受病发风》全篇采用《素问·风论》及《素问·离合真邪论》之文等。此等全篇引录《素问》为主的篇章，我们认为原本并非《甲乙》之文，为后人增益所致。

综上所述，我们认为，不管是摘录《素问》之文参杂于原文之中，还是通篇采用《素问》之文，都是后人添加于《甲乙》之中的。也就是说都不是《甲乙》初本之原文。

将《素问》之文增益于《甲乙》原文之中，有的在《太素》(668年)之前，有的在《太素》之后，王冰注《素问》(762年)之前。

因为《甲乙》中有“杨上善云”等语，所以我们说有的在杨上善《太素》之后。《甲乙》中无《素问》运气七大篇之文。而《素问》运气七大篇，一般认为是王冰增入《素问》之中的。据此，我们说在王冰注《素问》之前。

三、俞穴部分

《甲乙经》的俞穴论述，多集中在卷三中。其中穴位的解剖位置、针灸尺度等具体论述，多系后人所添加，而非《甲乙经》原文。例如“上星一穴，在颅上，直鼻中央，入发际一寸陷者中，可容豆。督脉气所发，刺入三分，留六呼，灸三壮”“百会，一名三阳五会，在前顶后一寸五分，顶中央旋毛中陷，可容指，督脉足太阳之会，刺入三分，灸三壮”“强间，一名大羽，在后顶后一寸五分，督脉气所发，刺入四分，灸五壮”等。

此等论述，杨上善《黄帝内经太素》不载,《太素》杨上善注文所引《九卷》之文中，无此等文字之片言只语。王冰注《素问》所引《针经》《灵枢》之文，亦无此等文字。今本《灵枢》，同样没有。所以我们说《甲乙经》初本，原无此等论述。

我们分析《甲乙经》初本之所以没有上述俞穴详论之文的原因有两个。其一，当时俞穴的水平还没有发展到上述文字论述的水平，所以不可能出现上述的详论。

中医经络学说的发展，是先经脉后俞穴的一个发展过程，而不是先出现穴位，然后再形成经脉的过程。

西汉以前经脉只称为“脉”，至马王堆汉墓帛书《五十二病方》时，经脉还没有形成十二条，而只有足泰阳脉、足少阳脉、足阳明脉、足少阴脉、足泰阴脉、足厥阴脉、臂泰阴脉、臂少阴脉、臂泰阴脉、臂少阳脉、臂阳明脉等十一条经脉。

《五十二病方》中，没有穴位的论述。西汉以前，多以论述“脉”之病症为主，如《五十二病方·阴阳十一脉灸经》“钜阳脉（太阳脉）”之“头痛、脊痛、要（腰）以（似）折”、“阳明脉”之“颜痛、鼻鼽、心与胠痛”等。其治疗也多针对“脉”而很少针对穴位治疗。如《五十二病方·足臂十一脉灸经》之“久（灸）泰阳脉”“久（灸）少阳脉”“久（灸）阳明脉”等。

至东汉之时，已形成了完善的十二经脉之说。但此时的穴位数量，仍然记载不多，而详细的取穴治疗之说，更是缺乏。

至东晋时，出现了论述俞穴的专书，叫《黄帝蝦蟆图》。此时专论俞穴之书，尚不叫《明堂图》。东晋葛洪《抱朴子·内篇》：“黄帝医经有《蝦蟆图》。言月始生二日，蟆始生，人亦不可针灸其处。”至于《蝦蟆图》中记载了多少个穴位，其具体内容是什么，就不得可知了。不过有一点可以明确，在东晋时，俞穴之学已较前有了一个很大的发展，所以才导致俞穴专著之产生。

《黄帝内经太素·卷十一·输穴》：“肺出少商。少商者，手大指内侧也。为井”“鱼际者，手鱼也，为荥”“太泉者，鱼后下陷者之中也，为输。”

《甲乙经·卷三·手太阴及臂凡一十八穴第二十四》：“肺出少商。少商者，木也。在手大指端内侧，去爪甲如韭叶。手太阴脉之所出也，为井。刺入一分，留一呼，灸一壮”“鱼际者，火也。在手太指本节后内侧，散脉中。手太阴脉之所溜也。为荥。刺入二分，留三呼，灸三壮”“太渊者，水也。在掌后陷者中。手太阴脉之所注也。为俞。刺入二分，留二呼，灸三壮。”

通过以上三个穴位的比较，我们不难看出，《太素》所载之文多简朴、概括，当为《甲乙经》初本之原文。而《甲乙经》今本之文，则详尽而有发展。如俞穴的位置，穴位的归属经脉、归属性质（井、荥、俞、原、经、合等）、针刺深度、留针时间、灸治壮数等，均一一详述。此明显后人俞穴发展之说而增益补充于《甲乙经》初文之中。此等例子，在《甲乙经·卷三》中比比皆是。这里仅举三例以概言之。

其二，《甲乙经》初文之所以不载俞穴详论之文的原因，可能是当时已有《明堂图》之类的俞穴专论书问世，而《甲乙经》之本意，以阐发论述经脉、针道等医理为主，所以不收载俞穴细说，即便是有其内容，也以简朴的概说为主。

《太素卷八·经脉之一》“足阳明之脉，起于鼻交頞中……”杨上善注：“十二经脉行处及穴名，备在《明堂经》，具释之也。”

《太素卷九·经脉之二·脉行同异》“手少阴之脉独无输何也……”杨上善注：“又《明堂》手少阴亦有五输主病，不得无输，即其信也。”

《太素卷十一·输穴·本输》“中封者，在内踝前一寸半陷者中也”，杨上善注：“《明堂》：内踝前一寸，仰足而取之”“太冲者，在行间上二寸陷者之中也”杨上善注：“《明堂》：本节后二寸或一寸半陷中者也。”

“内庭者，次指外间陷者中也”，杨上善注：“《明堂》：足大指次指外间也”；“陷谷者，中指内间上行二寸陷者之中也”，杨上善注：“《明堂》：足大指次指外间本节皮陷者中”；“冲阳者，足跗上五寸陷者中也”，杨上善注：“《明堂》：一名会原，足跗上五寸，骨间动脉上，去陷谷三寸也”。

通过杨上善的注文，我们知道当时，即《太素》前，也就是隋前，已有《明堂》之专论俞穴之书，因此《甲乙经》初本即不再详论俞穴了。

《甲乙经·卷七·六经受病发伤寒热病》："肝热病者，小便先黄，腹痛多卧，身热，热争则狂言及惊，胸中胁满痛，手足燥，不得安卧，庚辛甚，甲乙大汗，气逆则庚辛死。刺足厥阴少阳……心热病者……刺手少阴太阳……"这是《素问·刺热篇》的内容，而不是《甲乙》初本之内容。

"《素问》曰：五十九者，头上五行，五行者，以越诸阳之热逆也。大杼、膺俞、缺盆、背椎，此八者，以泻胸中之热；气冲、三里、巨虚上下廉，此八者，以泻胃中之热；云门、髃骨、委中、髓空，此八者，以泻四肢之热。五藏俞旁五，此十者，以泻五藏之热。凡此五十九者，皆热之左右也。"

这是《素问·水热穴论》的内容，后人添增于《甲乙经》之中。

"头脑中寒，鼻衄，目泣出，神庭主之；头痛，身热，鼻窒，喘息不利，烦满，汗不出，曲差主之；头痛，目眩，头项强急，胸胁相引不得倾侧，本神主之；热病汗不出，上星主之……"

此为后人添加之句明显。

《甲乙经·卷七·太阳中风感于寒湿发痉第四》："风痉身反折，先取太阳及腘中及血络出血；痉中有寒取三里；痉取之阴跷及三毛上及血络出血；痉取囟会、百会及天柱，鬲俞、上关、光明主之……"

"风痉"至"三毛上及血络出血"见于《灵枢·热病》。其第一句又见于《太素·卷三十·杂病》。所以当是《甲乙经》原文。自"痉取囟会"之后诸句，为后人添加之句，非《甲乙经》初文。

《甲乙经·卷七·阴阳相移发三疟第五》："疟脉满大急，刺背俞，用中针，傍五胠俞各一遍，肥瘦出血；疟脉小实急，灸胫少阴；刺指井；疟脉缓大虚，便用药，不宜用针……"

"足太阳疟，令人腰痛头重，寒从背起，先寒后热，渴渴止，汗乃出，难已，间日作，刺腘中出血；足少阳疟，令人身体解㑊，寒不甚，恶见人，心惕惕然，热多汗出甚，刺足少阳……"

此为《素问·刺疟篇》文。

"痻疟，神庭及百会主之；痻疟，上星主之，先取譩譆，后取天牖、风池、大杼；痻疟，取完骨及风池、大杼、心俞……"

此则为《太素》后添加之文。

《甲乙经·卷八·五藏传病发寒热》："寒热骨痛，玉枕主之；寒热懈懒，淫泺胫酸，四肢重痛，少气难言，至阳主之……"

《甲乙经·卷八·第二》："息贲时唾血，巨阙主之；腹中积上下行，悬枢主之……"

《甲乙经·卷八·第三》："心胀者，心俞主之，亦取列缺；肺胀者，肺俞主之……"

《甲乙经·卷九》："心腹中卒痛而汗出，石门主之……""咳逆上气，魄户及气舍主之……""胸满痛，璇玑主之……"等，以及卷十、卷十一、卷十二等，凡言"主之"之论俞穴主病之句，均是《太素》后添加于《甲乙》中之文，而不是《甲乙》之原文。

第二节 《甲乙经》早于《素问》

《素问》与《甲乙经》相关内容的比较

《甲乙经》是一部早于《素问》的书，《素问》却又很少抄袭《甲乙经》之文，倒是在《素问》问世后，又有人将《素问》之大量篇章片段，补充增益于《甲乙经》初本之原文之中，致使我们今天分析比较《甲乙经》《素问》之文，带来了不少困难。首先是谁先谁后，难以辨别。不过，依据我们的观点，即《甲乙经》早于《素问》的观点，还是可以找出一些相关的内容进行比较的。比较的目的很明确，就是要证明原始本《甲乙经》早于《素问》。

1.《素问》的问答体例受原始本《甲乙经》的影响。

《素问》的问答体例，又受原始本《甲乙经》的影响，但其并没有《甲乙经·序例》中规定的那样规范。为什么？因为《素问》尚未见到《甲乙经·序例》（请注意，《甲乙经·序》并不是皇甫谧撰写，而是在《素问》之后的唐代（约670年左右）。自然《素问》见不到《甲乙经·序》了），只是一种仿效原始本《甲乙经》的形式体例，所以自然难合《甲乙·序例》的严格要求了。即使是今天的原始本《甲乙经》，其问答体例也不与《甲乙经·序》中的规定相合了。有问无答、不设问答的篇章，也不在少例。这是由于《甲乙经》的传本、变异本较多，后人忽略此体例，使体例发生变化的缘故。

《素问》仿效《甲乙经》之例，篇首每以“黄帝问曰”“岐伯对曰”为例。但是，《甲乙经》篇中只言“问”言“对”，不复出“黄帝”“岐伯”人名。《素问》篇中，却时仍以“岐伯对曰”“帝曰”“岐伯曰”等为例。

在《甲乙经》中，问答人有黄帝、岐伯、雷公、少师、伯高。而《素问》中却以黄帝、岐伯二人为主，仅在《著至教论》《示从容论》《征四失论》《阴阳类论》《方盛衰论》《解精微论》等六篇中出现了“雷公”。为什么？这说明《素问》是较少抄袭《甲乙经》之文的。

相对来说，《灵枢》则不同了。问答人有黄帝、少师、雷公、伯高、岐伯、少俞等六人，较《甲乙经》又多出了一个“少俞”，这是因为《灵枢》大量抄袭沿用《甲乙经》之文的结果。又将“少师”音转成了“少俞”，所以就多出了一个问答人——“少俞”。

2.《甲乙经·卷二·经脉根结第五》：“太阳根于至阴，结于命门。命门者，目也；阳明根于历兑，结于颃颡。颃颡者钳大，钳大者，耳也；少阳根于窍阴，结于窗笼，窗笼者，耳也。太阳为开，阳明为阖，少阳为枢。故开折则肉节溃缓而暴病起矣。故候暴病者，取之太阳。视有余不足。溃缓者，皮肉缓，膲而弱也。阖折则气无所止息，而痿病起矣。故痿病者取之阳明。视有余不足。无所止息者，真气稽留，邪气居之也。枢折则骨摇而不能安于地。故骨摇者取之少阳。视有余不足。节缓而不收者，当核其本。

太阴根于隐白，结于太仓；厥阴根于大敦，结于玉英，络于膻中；少阴根于涌泉，结于廉泉。太阴为开，厥阴为阖，少阴为枢。故开折则仓廪无所输，膈洞。膈洞者，取之太阴。视有余不足。故开折者，则气不足而生病。阖折则气弛而善悲。善悲者，取之厥阴。视有余不足。枢折则脉有所结而不通。不通者，取之少阴。视有余不足。有结者，皆取之。”

《素问·阴阳离合论》：“岐伯曰：圣人南面而立，前曰广明，后曰太冲，太冲之地，名曰少阴，少阴之上，名曰太阳。太阳根起于至阴，结于命门，名曰阴中之阳。中身而上，名曰广明，广明之下，名曰太阴，太阴之前，名曰阳明。阳明根起于历兑，名曰阴中之阳。厥阴之表，名曰少阳。少阳根起于窍阴，名曰阴中之少阳。是故三阳之离合也，太阳为开，阳明为阖，少阳为枢。三经者，不得相失也。搏而勿浮，命曰一阳。

帝曰：愿闻三阴。岐伯曰：外者为阳，内者为阴。然则中为阴。其冲在下，命曰太阴。太阴根起于隐白，名曰阴中之阴。太阴之后，名曰少阴。少阴根起于涌泉，名曰阴中之少阴。少阴之前，名曰厥阴。厥阴根起于大敦。阴之绝阳，名曰阴之绝阴。是故三阴之离合也，太阴为开，厥阴为阖，少阴为枢。三经者，不得相失也。搏而勿沉，名曰一阴。”

《素问·阴阳离合论》三阳经三阴经之根结起止之说，是沿袭《甲乙经》而来的。其中出现了解释发挥、脱文、概括等现象。

例如“前曰广明，后曰太冲。太冲之地，名曰少阴，少阴之上，名曰太阳”等句，为解释之文。“名曰阴中之阳”“名曰阴中之少阳”等，为发挥之文。

除太阳有“根于”“结于”外，其他五经只有“根于”，而无“结”。是脱文。

《素问》认为六经之“开”“阖”“枢”，是经脉解剖生理现象之归纳总结，所以说“是故三阳之离合也”“是故三阴之离合也”。“离合”，为“络”音之分离。在《素问》中，“络”“经”每互文同义。《缪刺论》“邪客于手阳明之络”“邪气客于足阳跷之脉”、“邪客于足阳明之经（《甲乙经》、《太素》‘经’作‘络’）”，即是“络”“经”“脉”互文同义之证。此“三阳之离合”“三阴之离合”，即“三阳之络”“三阴之络”，亦即三阳经、三阴经之义，这也是一种概括。

《甲乙经》三阳经三阴经之开、阖、枢失调，皆有病症论述。而《素问》却概括成了一句话：三经者，不得相失也。

另，《素问·痿论》：“论言治痿者独取阳明何也？”此“论言”，正指此《甲乙经》之“阖折则气无所止息，而痿病起矣，故痿病者，皆取之阳明”。

《甲乙经》认为，阳明经病，是痿证之因，所以治痿“皆取之阳明”。《素问·痿论》：“阳明者，五藏六府之海，主润宗筋，宗筋主束骨而利机关也。冲脉者，经脉之海也，主渗灌谿谷，与阳明合于宗筋。阴阳总宗筋之会，会于气街，而阳明为之长，皆属于带脉，而络于督脉。故阳明虚则宗筋纵，带脉不引，故足痿不用也。”这是在《甲乙经》痿病病因上的进一步发挥阐释。

3.《素问·脉解篇》，林亿等《新校正》认为系沿袭发挥《甲乙经》之篇，真是独具慧眼。《新校正》说：“详此篇所解，多《甲乙经》是动所生之病，虽复少有异处，大概则不殊矣。”

我们不妨比较一下：

《素问·脉解篇》：“阳明所谓洒洒振寒者。阳明者午也。五月盛阳之阴也。阳盛而阴气加之，故洒洒振寒也。所谓胫肿而股不收者，是五月阳盛之阴也。阳者衰于五月，而一阴气上，与阳始争，故胫肿而股不收也。所谓上喘而为水者，阴气下而复上，上则邪客于藏府间，故为水也。所谓胸痛少气者，水气在藏府也。水者阴也。阴气在中，故胸痛少气也。所谓甚则厥，恶人与火，闻木音则惕然而惊者，阳气与阴气相薄，水火相恶，故惕然而惊也。所谓欲独闭户牖而处者，阴阳相薄也。阳尽而阴盛，故欲独闭户牖而居。所谓病至则欲乘高而歌，弃衣而走者。阴阳复争，而外并于阳，故使之弃衣而走也。所谓客孙脉则头痛鼻鼽腹肿者，阳明并于上，上者则其孙络太阴也，故头痛鼻鼽腹肿也。”

《甲乙经·卷二·十二经脉络脉支别第一（上）》：“胃足阳明之脉……是动则病凄凄然振寒，善伸数欠，颜黑，病至则恶人与火，闻木音则惕然惊心欲动，独闭户塞牖而处。甚则欲上高而歌，弃衣而走，贲响腹胀，是为臂厥。是主血所生病者，狂瘈，温淫汗出，鼽衄，口歪，唇紧，颈肿，喉痹，大腹，水肿，膝髌肿痛。”

二者主要病症基本相同，可证《新校正》之说不缪。

《素问·脉解篇》：“厥阴所谓癞疝，妇人少腹肿者。厥阴者辰也。三月阳中之阴，邪在中，故曰癞疝少腹肿也。所谓腰脊痛不可以俯仰者，三月一振，荣华万物，一俯而不仰也。所谓癞癃疝肤胀者，曰阴亦盛而脉胀不通，故曰癞癃疝也。所谓甚则嗌干热中者，阴阳相薄而热，故嗌干也。”

《甲乙·卷二·十二经脉络脉支别第一（上）》：“肝足厥阴之脉……是动则病腰痛不可以俯仰，丈夫癞疝，妇人少腹肿，甚则嗌干，面尘脱色。”

癞疝、少腹肿、腰痛、嗌干等主要病症相同，《脉解篇》多解释发挥之词。

4.《甲乙经·卷五·针道终始第五》:“人迎一盛，病在足少阳，一盛而躁，在手少阳；人迎二盛，病在足太阳，二盛而躁，在手太阳；人迎三盛，病在足阳明，三盛而躁，在手阳明。人迎四盛，且大且数，名曰溢阳，溢阳为外格。

脉口一盛，病在足厥阴，一盛而躁，在手心主；脉口二盛，病在足少阴，二盛而躁，在手少阴；脉口三盛，在足太阴，三盛而躁，在手太阴。脉口四盛，俱大且数，名曰溢阴。溢阴为内关。不通者，死不治。人迎与太阴脉口俱盛四倍已上，名曰关格。关格者，与之短期。”

《素问·六节藏象论》:“人迎一盛，病在少阳；二盛病在太阳；三盛病在阳明；四盛以上为格阳。寸口一盛，病在厥阴，二盛病在少阴；三盛病在太阴。四盛以上为关阴。人迎与寸口俱盛四倍以上为关格。关格之脉羸，不能极于天地之精气，则死矣。”

《灵枢·终始》此节同《甲乙经》。

三相比较，就能说明《素问》此段，是沿袭《甲乙经》的。《素问》省略了“一盛而躁”“二盛而躁”等句，且只用“少阳”“太阳”等经名，而不用“足少阳”“足太阳”之名，又省去了“手少阳”“手太阳”等手经之名。

《素问》将“溢阳”“外格”合并称之为“格阳”；将“溢阴”“内关”合并称之为“关阴”。

《甲乙经》及《灵枢》之“关格者，与之短期”,《素问》意释为“关格之脉羸，不能极于天地之精气，则死矣”。

5.《甲乙经·卷六·逆顺病本末方宜形志大论第二》:“形乐志苦，病生于脉，治之以灸刺；形苦志乐，病生于筋，治之以熨引；形乐志乐，病生于肉，治之以针石；形苦志苦，病生于咽喝，治之以甘药。形数惊恐，经络不通，病生于不仁，治之以按摩醪醴，是谓五形。故志曰，刺阳明出血气；刺太阳出血恶气；刺少阳出气恶血；刺太阴出气恶血；刺少阴出气恶血；刺厥阴出血恶气。”

《素问·血气形志篇》:“形乐志苦，病生于脉，治之以灸刺；形乐志乐，病生于内，治之以针石；形苦志乐，病生于筋，治之以熨引；形苦志苦，病生于咽嗌，治之以百药；形数惊恐，经络不通，病生于不仁，治之以按摩醪药，是谓五形志也。刺阳明出血气，刺太阳出血恶气，刺少阳出气恶血，刺太阴出气恶血，刺少阴出气恶血，刺厥阴出血恶气也。”

二者相比较，有三点可说明《素问·血气形志篇》袭《甲乙经》时致误。

其一:《甲乙经》“治之以甘药”,《素问》作“治之以百药”。将“甘”形误成“百”，致使义不可通。形志皆苦，内外皆伤，人体正虚，所以要用甘味和缓之药来补益。

其二，将“治之以按摩醪醴”之“醪醴”，意变成“醪药”。因为认为其含义相同，所以抄袭时发生了意变词汇。

其三，将“是谓五形，故志曰”，误变成了“是谓五形志也”。《甲乙经》“故志”之“志”为“之”之音转。“故志曰”即“故之曰”，义连下句。《素问》袭用时不明此故，导致错误。

《墨子·天志》孙诒让注:“‘之’，一本用‘志’。”是“志”“之”古通之证。

6.《甲乙经·卷五·针灸禁忌第一》:“刺法曰：无刺熇熇之热，无刺漉漉之汗，无刺浑浑之脉，无刺病与脉相逆者。”

《灵枢·逆顺》及《太素·卷二十三·量顺刺》此段均与《甲乙经》相同。

《素问·疟论》:“经言无刺熇熇之热，无刺浑浑之脉，无刺漉漉之汗。故为其病逆，未可治也”。

《甲乙经》《灵枢》《太素》三者相同，是《甲乙经》所载此段文字为最始。《素问》沿袭引录此段时，“无刺漉漉之汗”与“无刺浑浑之脉”，次序互易。“无刺病与脉相逆者”意误为“故为其病逆，未可治也"。《素问》之"经言"，正指《甲乙经》此说。此《素问》在后，明袭《甲乙经》之证。

7.《甲乙经·卷五·针道第四》："夫针之要，易陈而难入，粗守形，上守神。神乎神，客在门。未睹其病，恶知其原。刺之微，在速迟。粗守关，上守机。机之不动，不离其空。空中之机，清静以微。其来不可逢，其往不可追。知机道者，不可挂以发，不知机者，叩之不发。知其往来，要与之期。粗之闇乎，妙哉！上独有之也。往者为逆，来者为顺。明知逆顺，正行无问。迎而夺之，恶得无虚。追而济之，恶得无实。迎而随之，以意和之，针道毕矣。"

《素问·八正神明论》："夫子数言形与神，何谓形？何谓神？愿卒闻之。岐伯曰：请言形，形乎形，目冥冥，问其所病，索之于经。慧然在前，按之不得，不知其情，故曰形。

帝曰：何谓神？岐伯曰：请言神。神乎神，耳不闻，目明心开而志先。慧然独悟，口弗能言，俱视独见，适若昏，昭然独明，若风吹云，故曰神。"

这是对上述所引《甲乙经》"粗守形，上守神"的解释阐发之文。其时当在《甲乙经》之后。

《素问·离合真邪论》："夫邪去络入于经也，舍于血脉之中，其寒温未相得，如涌波之起也，时来时去，故不常在。故曰方其来也，必按而止之，止而取之，无逢其冲而泻之。真气者，经气也。经气太虚，故曰其来不可逢，此之谓也。故曰候邪不审，大气已过，泻之则真气脱，脱则不复，邪气复至，而病益蓄。故曰其往不可追，此之谓也。不可挂以发者，待邪之至时而发针泻矣。若先若后者，血气已尽，其病不可下。故曰知其可取如发机，不知其取如扣椎。故曰知机道者不可挂以发，不知机者叩之不发。此之谓也。"

《素问·离合真邪论》此段，是对《甲乙经》"其来不可逢，其往不可追""知机道者，不可挂以发，不知机者，叩之不发"等句的解释之词，其当在《甲乙经》之后。

8.《甲乙经·卷七·阴阳相移发三疟第五》："曰：其作日晏与其日早，何气使然？曰：邪气客于风府，其明日日下一节，故其作也晏。此皆邪客于脊背，每至于风府，则腠理开，腠理开则邪气入，邪气入则病作。以此日作稍益晏也。其出于风府，日下一节，二十一日，下至骶骨，二十二日，入于脊内，注于太冲之脉。其气上行九日，出于缺盆之中。其气日高，故作日益早。其间日发者，由邪气内薄于五藏，横连募原，其道远，其气深，其行迟，不能与营气俱行，不能偕出，故间日乃作。

曰：卫气每至于风府，腠理乃发，发则邪入，入则病作。今卫气日下一节，其气之发，不当风府，其日作奈何？曰：风无常府，卫气之所发，必开其腠理，邪气之所合，则其病作。

曰：风之与疟，相似同类。而风独常在，疟得有时休者，何也？曰：风气常留其处故常在。疟气随经络次以内传，故卫气应，乃作。"

《素问·疟论》："其作日晏与其日早者，何气使然？岐伯曰：邪气客于风府，循膂而下。卫气一日一夜大会于风府。其明日日下一节，故其作也晏。此先客于脊背也，每至于风府，则腠理开，腠理开则邪气入，邪气入则病作。以此日作稍益晏也。其出于风府，日下一节，二十五日下至骶骨，二十六日入于脊内，注于伏膂之脉。其气上行，九日出于缺盆之中。其气日高，故作日益早也。其间日发者，由邪气内薄于五藏，横连募原也。其道远，其气深，其行迟，不能与卫气俱行，不得皆出，故间日乃作也。

帝曰：夫子言卫气每至于风府，腠理乃发，发则邪气入，入则病作。今卫气日下一节，其气之发也，不当风府，其日作者奈何？岐伯曰：此邪气客于头项循膂而下者也。故虚实不同，邪中异所，则不得当其风府也。故邪中于头项者，气至头项而病；中于背者，气至背而病；中于腰脊者，气至腰脊而病；中于手足者，气至手足而病。卫气之所在，与邪气相合，则病作。故风无常府，卫气之所发，必开其腠理，邪气之所合，则其府也。

帝曰：善。夫风之与疟也，相似同类，而风独常在，疟得有时而休者何也？岐伯曰：风气留其处，故常在。疟气随经络，沉以内薄，故卫气应，乃作。”

二者相比较，《素问》袭《甲乙经》处明显。《素问》“二十五日下至骶骨，二十六日入于脊内”之“二十五日”，《甲乙经》作“二十一日”；“二十六日”，《甲乙经》作“二十二日”，显系《素问》抄录之错误。

《太素·卷二十五·疟解》《灵枢·岁露论》《病源卷十一·疟病诸候》等并作“二十一日”和“二十二日”。《素问》林亿《新校正》：“全元起本‘二十五日’作‘二十一日’，‘二十六日’作‘二十二日’。《甲乙经》、《太素》并同。”姚止庵：“按脊骨本二十一节，日下一节，止应二十二日。”是《素问》抄袭之错无疑。

《素问·疟论》“注于伏膂之脉”，“伏膂”，《甲乙经》作“太冲”。《灵枢·岁露》及《病源卷十一·疟病诸候》均作“伏冲”。郭霭春：“‘伏’是‘伏’之误字，‘伏冲’即‘太冲’。”

“膂”是“冲”之义变字。“膂”与“脊”同义，“脊”有“直”义，“冲”也有“直”义，故《素问》将“冲”义变为“膂”。《书·君牙》蔡沈集传：“膂，脊也”，《说文·吕部》段玉裁注：“脊骨，曰脊椎，曰膂骨”。《仪礼》郑玄注：“脊者，体之正也”，《吕氏春秋·君守》高诱注：“正，直也”，《中说·王道》阮逸注：“冲，直也”。

由上，则“伏”为“太”之误字，“膂”为“冲”之义变字，“伏膂之脉”，即《甲乙经》“太冲之脉”，《素问》袭录致误。

“此邪气客于头项循膂而下者也”及其后之八十八字，为今本《素问·疟论》增益补充《甲乙经》之文。林亿《新校正》：“全元起本及《甲乙经》、《太素》自此‘邪客于头项’至‘则病作故’八十八字，并无”。《病源卷十一·疟病诸候》亦无此八十八字。

《甲乙经》“邪气上所合，则其病作”，《素问》作“邪气之所合，则其府也”。“府”，为“病”之形误，此袭录之笔误。

9.《甲乙经·卷十二·卧肉苛诸息有音及喘第三》：“今邪气客于五藏，则卫气独营其外，行于阳，不得入于阴。行于阳则阳气盛，阳气盛则阳跷满，不得入于阴，阴气虚，故目不得眠。”

《素问·逆调论》：“人有逆气不得卧而息有音者，有不得卧而息无音者，有起居如故而息有音者，有得卧，行而喘者，有不得卧，不能行而喘者，有不得卧，卧而喘者，皆何藏使然？愿闻其故。岐伯曰：不得卧而息有音者，是阳明之逆也。足三阳者不行，今逆而上行，故息有音也。阳明者胃脉也。胃者六府之海，其气亦下行，阳明逆不得从其道，故不得卧也。《下经》曰：胃不和则卧不安，此之谓也。夫起居如故而息有音者，此肺之络脉逆也。络脉不得随经上下，故留经而不行，络脉之病人也微，故起居如故而息有音也。夫不得卧，卧则喘者，是水气之客也。夫水者循津液而流也。肾者水藏，主津液，主卧与喘也。”

《素问》将《甲乙经》“不得眠”之“阳盛阴虚”一种病因，发展成了“不得卧”之阳明逆、胃失和、肺络逆、水气客等多种病因。又《甲乙经·卷十二·第一》“卫气昼行于阳，夜行于阴。阴主夜，夜主卧”“阳气尽，阴气盛，则目瞑，阴气尽，阳气盛，则寝”，与此前说类同。

10.《甲乙经·卷十一·足太阴厥脉病发溏泄下痢第五》：“春伤于风，夏生飧泄。”“飧泄”后，当有脱文。《太素·卷三十·四时之变》：“冬伤于寒，春生瘅热；春伤于风，夏生飧泄肠澼；夏伤于暑，秋生痎疟；秋伤于湿，冬生咳嗽。是谓四时之序。”《灵枢·论疾诊尺》“飧泄”作“后泄”。

其余同《太素》。是《太素》之文，当是《甲乙经》之原文。今本《甲乙经》脱漏。

《素问·阴阳应象大论》："故曰：冬伤于寒，春必温病；春伤于风，夏生飧泄；夏伤于暑，秋必痎疟；秋伤于湿，冬生咳嗽。"此《素问》袭《甲乙经》之文。"瘅热"，义变为"温病"。

11.《甲乙经·卷五·针道第四》："凡用针者，虚则实之，满则泄之，菀陈则除之。邪胜则虚之。《大要》曰：徐而疾则实，疾而徐则虚。言其实与虚，若有若无。察后与先，若存若亡。为虚为实，若得若失，虚实之妙，九针最妙。补写之时，以针为之。"

《素问·针解篇》："刺虚则实之者，针下热也，气实乃热也。满而泄之者，针下寒也。气虚乃寒也。菀陈则除之者，出恶血也。邪胜则虚之者，出针勿按。徐而疾则实者，徐出针而疾按之。疾而徐则虚者，疾出针而徐按之。言实与虚者，寒温气多少也。若无若有者，疾不可知也。察后与先者，知病先后也。为虚与实者，工勿失其法。若得若失者，离其法也。虚实之要，九针最妙者，为其各有所宜也。补泻之时者，与气开阖相合也。九针之名，各不同形者，针穷其所当补泻也"。

《素问》此段，是对《甲乙经》该段之解释。其时当在《甲乙经》之后。

第三节 《甲乙经》的成书年代

《隋书·经籍志》："《黄帝甲乙经》，十卷，音一卷。"

《旧唐书·经籍志》："《黄帝三部针经》十三卷，皇甫谧撰。"

是《甲乙经》原书，并没有冠著者，至《旧唐书》始冠以"皇甫谧撰"。这就是说，皇甫谧未必是《甲乙经》的作者。根据我们的研究分析，皇甫谧虽是晋时名儒，但却不是《甲乙经》的作者，《旧唐书》之说不可靠。

葛洪是晋时的一位药物学家和医学家。据王明《抱朴子内篇校释·序言》，葛洪的生卒年代为283—363年。《晋书·葛洪传》说葛洪著有"《金匮药方》一百卷，《肘后要急方》四卷"，另"抄五经史汉百家之言方技杂事三百一十卷"。葛洪还著有《抱朴子内篇》《抱朴子外篇》《玉函方》《神仙服食药方》《服食方》《黑发酒方》等六十多种著作。尽管葛洪博学广识，著述甚丰，却只字未提"《甲乙经》"并引录其文。是葛洪时，也就是363年前尚无《甲乙经》之书。

葛洪《抱朴子内篇·卷十三·极言》："五味入口，不欲偏多。故酸多伤脾，苦多伤肺，辛多伤肝，咸多伤心，甘多伤肾。此五行自然之理也"。

《甲乙经·卷六·五味所宜五藏生病大论》："酸先走肝""苦先走心""辛先走肺""甘先走脾""咸先走肾。"

二者之说，截然不同，是葛洪之时尚无《甲乙经》之说及其书之佐证。

汗、吐、下三法，汉时已有，至晋时，汗吐下攻病之遗风犹存。葛洪《抱朴子内篇·卷五·至理》："麻黄、大青之主伤寒，俗人犹谓不然也。宁煞生请福，分著问崇，不肯信良医之攻病。"

《抱朴子内篇》"麻黄"后言"医之攻病"，是其仍袭承汉时汗吐下称"攻"之风气。

晋嵇康（224—263）《嵇中散集·卷三》："夫服药求汗，或有弗获。"此又晋时仍尚汗法之佐证。

在《甲乙经》中，很难找到崇尚汗、吐、下三法之论述。所以我们说《甲乙经》的成书不在晋代。因为其没有明显的具有时代性的汗吐下之所谓"攻"法。这也算是一种旁证吧。

晋时尚养生，葛洪《抱朴子·卷十三·极言》："体已素病，因风寒暑湿者以发之耳。苟令正气不衰，形神相卫，莫之能伤也。"葛洪本人，又极善于炼丹修炼，好神仙长生之术。此时养生神仙之书，又极为丰富。据《抱朴子·内篇·卷十九·遐览》所载，就有《九生经》《二十四生经》《九仙经》《灵卜仙经》《养生书》等二百多种。但在《甲乙经》中，除卷一第二后人补入《素问·四气调神大论》之"逆春气则少阳不生"一段外，未见养生其他专论。此系《甲乙经》不在晋时佐证之二。

公元前93年，文学家东方朔作《答客难》，"难"也是"问"义。可见，东汉之前，著问答之书，多用"难"字。至晋葛洪《抱朴子·对俗》，仍有"或人难曰"，是此时"难"尚作"问"字用。《抱朴子·对俗》中又有"或问曰"之语。"难""问"交杂使用。在《甲乙经》中，则直接用"问"而不用"难"了。这是《甲乙经》非晋时之作佐证之三。

晋时文风浮藻，著书立说，文章华而不实。据《中国文化史年表》载，南北朝西魏时"欲改晋以来文章浮华之风"。而《甲乙经》之初本，文词朴实，显非晋时风气。此是《甲乙经》非晋时之作佐证之四。

据《中国文化史年表》，562年，南北朝陈人知聪携《针灸甲乙经》《明堂图》等一百六十余卷医书抵日本。其后不久，即公元7世纪初，日本规定医学必修《甲乙经》《本草》《素问》等书（见山东中医学院编《甲乙经校释·前言》）。

这说明《甲乙经》产生在562年之前。前面的论述说明，《甲乙经》不在晋代成书。这就使《甲乙》的成书年代有了一个大致范围，即420—562年之间。

梁阮孝绪之《七录》即载有"《甲乙经》十二卷"。这表明距梁前不远，就已有了《甲乙经》。所以《七录》才能够载录其书名。南北朝之梁朝，在502至557年之间。这又可将《甲乙经》成书年代的下限，由562年提前到502年，即420—502年之间。

北齐魏收所著的《魏书·崔彧传》中说："彧少尝诣青州，逢隐逸沙门，教以《素问》《九卷》及《甲乙经》，遂善医术。中山王英子略曾病，王显（483—515）等不能疗，彧针之，抽针即愈。"

北齐为550—577年。魏收著《魏书》的年代，离《甲乙经》成书之时较近。其时《甲乙经》已经流传较广，作为医者学习之书而普及。崔彧为中山王英子略治病的时间，大致在公元500年间左右。此时崔彧习《甲乙经》后已医术大长，是《甲乙经》之书，问世后不久即传播开来，受到医家欢迎，并且很快又传播到日本。

隋·李百药《北齐书·方伎列传》："马嗣明，河内人，少明医术，博综经方，《甲乙经》《素问》《明堂》《本草》莫不咸诵……嗣明隋初卒。"是彼时《甲乙经》之书，已较盛行。

我们注意到，在420—502年之间，即我们分析认为的《甲乙经》之成书年代范围之内，南北朝之程天祚著有一部"《针经灸经》"（《中国医史年表》据《隋书经籍志考证》）。

日人丹波元胤《中国医籍考·卷二十一》："程氏天祚《针经》，隋志六卷，佚"；陈邦贤《中国医学人名志》："程天祚，著有《针经》，见《隋志》"；安徽中医学院、上海中医学院编《针灸学辞典》："程天祚《针经》，见《隋书·经籍志》"。

古书常一书多名，我们在前面已有论述。此处仅四家所述，已有《针经灸经》《针经》两个名称。史书又常将一书异名之书重复载录，致使一书常成多名。如《甲乙经》即有《黄帝甲乙经》《黄帝三部针经》《针灸甲乙经》等多种名称。程天祚之《针经灸经》为古《针经》之一种。亦可分离为《针经》《灸经》二名。《针经灸经》成书于450年，《甲乙经》成书的时间大致与其同时。

《甲乙经》自公元450年问世后，即有《针经》《灸经》《针灸经》等多种名称。

晋代葛洪《抱朴子内篇·遐览》载有一部与《甲乙经》同名的书"《甲乙经》一百七十卷"，书中以甲、乙、丙、丁等序为部，实为道家《太平经》一书的别名。王明注："《太平经》五十卷，

《后汉书·襄楷传》载：于吉《神书》百七十卷，号《太平清领书》。唐代李贤注：《神书》，即道家《太平经》也。其经以甲、乙、丙、丁、戊、己、庚、辛、壬、癸为部，每部一十七卷，而《抱朴子》书录《太平经》仅五十卷，未晓何故？下文又著录《甲乙经》一百七十卷，盖非晋代皇甫谧所撰之医经，乃于吉《神书》一百七十卷尔”。

后人是否将此《甲乙经》十干定部之说混淆于医经之《甲乙经》，现虽未知。但梁《七录》初载《甲乙经》为十二卷。程天祚《针经》又为六卷，而均非十卷。则此甲乙分卷之说当不攻自破。

隋唐前叫作“针经”的书，有多种（多亡佚），其所指不同。如《中国医史年表》所载三国吕博之《玉匮针经》、西晋张子存之《赤乌神针经》程天祚之《针经灸经》等。宣统三年《山东通志卷一百三十六·艺文·医家》载南朝宋徐叔向著有《针灸要钞》一卷。由此我们知道，“针”与“灸”连用为书名者，始自晋后之南北朝时期。

自《甲乙经》450年左右问世后，其传本多而流传广，所以《太素》前所称之“针经”，多指此书。

552年，我国赠《针经》予日本钦明天皇（《中国医史年表》据日本藤井尚久《医学文化年表》）。此《针经》，实即《甲乙经》。

据《医学读书志》，梁时之《七录》载有“《甲乙经十二卷》《针灸经十二卷》”，这分明是一书二名，《七录》重复记载。我们前面说过，史书对于重名之书，重复记载之例很多。此处之“针灸经”“甲乙经”实为一书。且同为“十二卷”，是其本一书二名可知。后人将二名合并，又称之为“针灸甲乙经”。殊不知“甲乙”本是“灸”音之分离，而误合为一。

至于《黄帝三部针灸甲乙经》（《黄帝三部针经》《黄帝三部针灸经》），是一本唐代产生的书（约670年）。他含有《素问》《针经》（《九卷》）《明堂》（《明堂孔穴针灸治要》）三部书之综合内容，与原始的《甲乙经》，并非一书。北宋林亿在《新校正黄帝针灸甲乙经》时，看到的《甲乙经》，已经是含有三部内容的《甲乙经》，而不是原始的《甲乙经》了。

在652年之《千金方》时，《素问》《甲乙》《黄帝针经》《明堂流注》等书平行分列，并无混合（见《千金方·序例》），说明“三部”内容之《甲乙经》，此时尚未问世。至682年之《千金翼方》时，“三部”之《甲乙经》已经问世。孙思邈据此校秦承祖之《明堂图》。《千金翼方·卷二十六》：“《三部针经》具存焉”。李景荣：“《三部针经》，即《黄帝三部针灸甲乙经》，亦称《针灸甲乙经》。”所以我们说《黄帝三部针灸甲乙经》与原始的《甲乙经》，并非一书。他是在原始《甲乙经》问世二百多年后才出现的一本书。

第四节 《甲乙经》的作者不是皇甫谧

将《甲乙经》的作者误冠以皇甫谧，是《旧唐书》的错误。于是，后人多沿袭其误，认为皇甫谧是《甲乙经》的作者。如《唐书·艺文志》、《宋史·艺文志》、明《国史经籍志》、明《传是楼书目》、明《万卷堂书目》、明《医藏书目》、清《四库全书总目提要》等，以及唐宋后等医书医者，均云皇甫谧撰，无人提出异议。

我们主要有三点理由，来否定皇甫谧是《甲乙经》的作者。

一、皇甫谧的生卒年代，与《甲乙经》的成书年代不合

《中国医史年表》据《晋书·皇甫谧传》，认为皇甫谧生于216年，卒于283年。《晋书·皇甫

谧传》说其卒于太康三年，即282年，时年六十八岁，则其生卒年当为214—282年。而我们的研究分析认为，《甲乙经》成书于450年。此时皇甫谧早已去世，则不可能为《甲乙经》的作者了。

过去认为《甲乙经》的成书年代，多以《甲乙经》皇甫谧序中之“甘露”年为据，说是256年左右。但《甲乙经》之序，并非皇甫谧所撰。皇甫谧不可能在其死后一百七十年后再为《甲乙经》作序。

《甲乙经·序》中说：“《黄帝内经》十八卷，今有《针经》九卷，《素问》九卷。二九十八卷，即《内经》也。”《素问》《针经》均晋以后之书，皇甫谧均不得见，怎能引在序中？此唐时之人借皇甫谧其名其时，撰述其序，所以不能依此序认定作者是皇甫谧。

前已说过，古医书常不著书名，后人则多以神名或名流之名冠以著者，如《黄帝内经》《扁鹊内经》《神农本草经》、秦越人《难经》等。此则将晋时之名儒皇甫谧，冠为《甲乙经》之作者。

二、《晋书·皇甫谧传》中并未说皇甫谧著有《甲乙经》之书

皇甫谧为晋之名儒，故《晋书》为其立传。但在《皇甫谧传》通篇中，并未说他著过《甲乙经》之书。

《晋书·皇甫谧传》：“皇甫谧，字士安，幼名静。安定朝那人。居贫。躬自稼穑，带经而农。遂博综典籍百家之言。沉静寡欲，始有高尚之志。以著述为务，自号玄晏先生。著有《礼乐圣真之论》。

后得风痹疾，犹手不辍卷。究宾主之论，以难解者，名曰《释劝》。曰：‘若黄帝创制于九经，岐伯剖腹以蠲肠，扁鹊造虢而尸起，文挚徇命于齐王，医术显术于秦、晋，仓公发秘于汉皇，华佗存精于独识，仲景垂妙于定方。生不逢乎若人，故乞命诉乎明王’。武帝频下诏敦逼不已，并不应。

太康三年卒，时年六十八。所著诗赋诔颂论难甚多，又撰《帝王世纪》《年历》《高士》《逸士》《列女》等传、《玄晏春秋》，并重于世。”

清代吴士鉴《补晋书·经籍志》载皇甫谧著有《礼乐圣真论》。

《玉海书目》：“晋正始初，安定皇甫谧以汉纪残缺，博案经传，旁观百家，著《帝王世纪》并《年历》，合十二篇，起太昊帝，讫汉献帝”。

《隋志》载皇甫谧撰《高士传》六卷、《玄晏春秋》三卷。《隋志》《唐志》载皇甫谧著《逸士传》一卷，《列女传》六卷，《征士皇甫谧集》二卷。

皇甫谧虽然“以著述为务”，且著述“甚多”，但并无医学著作之记载，所以说其并不是《甲乙经》的作者。

三、皇甫谧是文史学家而不是医学家

据《晋书·皇甫谧》所载皇甫谧生平之事，多为著述文史之书，并无习医成为医家并撰著医书之说。虽然“得风痹疾”，“犹手不辍卷”，但并未指出他得病后开始习医并著医说。即使是托名皇甫谧所撰的《甲乙经·序》中，也未指出他病后习医著医书之事。《甲乙经·序》只是在《晋书·皇甫谧传》“后得风痹病”的基础上，推算添加了“甘露中，吾病风”之时间。

“甘露”之年号，有两个时间概念。据《中国历史年代简表》，一指三国魏之甘露年，即256—260，注家多持此说。一指西晋之甘露年，即265—266年。若依《晋书》所载之“后得风痹疾”，则当指皇甫谧晚年得风痹病，应以265—266年为是，此值皇甫谧56岁，与《晋书》所说之“后”相合。

《甲乙经·序》为什么省去了《晋书》“风痹疾”之“痹疾”二字，而只说“吾病风”之“风”一字呢？这是障人眼目之法。伪造皇甫谧自序之人，唯恐被人识破破绽，所以不敢全文袭用《晋书》之说。尽管如此，我们认为《甲乙序》仍然是沿袭《晋书》之说。因为其风病之本质，并未发生改变。

《晋书》是唐贞观年间房乔等人集体编撰。贞观指627—649年间，可知伪造《甲乙序》者在唐贞观之后，并非皇甫谧本人所撰。

皇甫谧晚年患了“风痹”病，就是现在所说的关节、肌肉疼痛或麻木不仁之病，并不是瘫痪或半身不遂之病。所以他仍然能够伏案著书，“手不辍卷”。但《晋书》并未说他自此开始习医，改著医书了，所以我们说皇甫谧并不是医学家。

将皇甫谧误认为是医家，一是因于《旧唐书·经籍志》。他将《甲乙经》冠为皇甫谧撰，这就误使后人认为皇甫谧是医学家。另一原因，归咎于《太平御览》所引《晋书》之增文。《太平御览》七百二十二引《晋书》说：“后得风痹疾，因而学医，习览经方，手不辍卷，遂尽其妙”。由于在《晋书》“后得风痹疾，犹手不辍卷”的基础上，增赘了“因而学医，习览经方”八字，遂使文义骤变，皇甫谧变成医学家了。

第三章 《素问》成书于490年左右

第一节 《素问》的成书年代

一、从语法关系看《素问》的成书年代

我们在第三章中说过,《甲乙经》在《素问》之前。通过我们的研究分析,认为《甲乙经》成书于公元450年。那么《素问》的成书时间当在450年之后。下面先从语法关系的角度,来讨论一下《素问》的成书年代问题。

著名古汉语学家王力先生在《汉语史稿》中说:"'其'作主语,在南北朝以后。"我们看一看《素问》中,"其"字作主语的情况。

1.《素问·金匮真言论》:"东方青色……其应四时,上为岁星。""应",动词,"应合"义,作谓语。"其",在此作主语。下文"其应四时,上为荧惑星""其应四时,上为镇星"等,例同。

2.《素问·阴阳应象大论》:"其盛,可待衰而已""其高者,因而越之;其下者,引而竭之;中满者,泻之于内;其有邪者,渍形以为汗;其在皮者,汗而发之;其慓悍者,按而收之;其实者,散而写之。"

"其盛""其高者""其下者""其有邪者""其在皮者""其慓悍者""其实者"等,均作主语。

3.《素问·阴阳别论》:"二阳之病发心脾,有不得隐曲,女子不月。其传为风消,其传为息贲者,死不治。"

"消",为"哮"之音转。"风消"即"风哮",指哮喘病。哮喘病如风哮之鸣响,所以叫它"风哮"。"其",在此作主语,指代病。"其传为风消",即"病转变为哮喘"之义。

"贲"有"大""急"义。"息贲",指气粗大而急之症。《尚书大传》郑玄注:"贲,大也"。《素问·缪刺论》王冰注:"贲,谓气奔也"。"其传为息贲",即"病变为气急气喘之病症"义。此"息贲",与前文"风消",互文同义。

《素问·阴阳别论》:"三阳为病发寒热,下为痈肿,及为痿厥腨痛。其传为索泽,其传为颓疝。"

"索泽",口渴求水,当为消渴病之别称。"颓疝",指阴囊肿大之类的病症。"其传为索泽,其传为颓疝",即"病转变为消渴,病转变为阴囊肿大"之义。"其",在此作主语。

《素问·阴阳别论》:"一阳发病,少气善咳善泄。其传为心掣,其传为隔。"

"心掣,心悸之类的病症。

"隔"为"鬲"之音转。《汉书·地理志》颜师古注:"鬲与隔同。""鬲",是锅一类的器具。《说文·鬲部》:"鬲,鼎属,实五谷,斗二升。"《广雅·释器》:"鬲,釜也。""鬲",在此引指膨胀

之病。

“其传为心制，其传为隔”，即“病变为心悸证，病变为膨胀病”之义。“其”，作主语。

4.《素问·五藏生成篇》：“心之合脉也，其荣色也，其主肾也；肺之合皮也，其荣毛也，其主心也；肝之合筋也，其荣爪也，其主肺也；脾之合肉也，其荣唇也，其主肝也；肾之合骨也，其荣发也，其主脾也。”

“荣”，动词，“荣养”之义。“其荣色”，即“它荣养色泽”义。“其荣毛”，即“它荣养毛”之义。

“主”通“注”，动词，“通连”之义。五藏通过经络相互通连，所以说“注”。“其主肾”、“其主心”，即“它通连肾”“它通连心”之义。“其”，在此作主语，指代相应的藏器。

5.《素问·诊要经终论》：“太阳之脉，其终也，戴眼，反折瘛疭。”“终”，动词，作谓语。“其”，代词，作主语。

《素问·诊要经终论》：“其死也，色先青白，乃死矣。”

“死”，动词，死亡之义。“其”，代词，作主语。

6.《素问·脉要精微论》：“其软而散者，当消环自已”“其软而散者，当病灌汗”“其软而散色泽者，当病溢饮”“其软而散者，当病食痹”“其软而散色不泽者，当病足骱肿”“其软而散者，当病少血。”

“其软而散者”“其软而散色泽者”“其软而散色不泽者”等，均为主语。

《素问·脉要精微论》：“其有躁者在手”“其有静者在足。”“在”，“察”义。《管子集校》：“在，察也”。“其有躁者”，“其有静者”，在此均作主语。

7.《素问·玉机真藏论》：“其不及，则令人胸痛引背，下则两胁胠满。”

“其不及，则令人烦心，上见咳唾，下为气泄。”

“其不及，则令人喘，呼吸少气而咳，上气见血，下闻病音。”

“其不及，则令人心悬如病饥，眇中清，脊中痛，少腹满，小便变。”

“其不及，则令人九窍不通。”

上述之“其”，均作主语。

《素问·玉机真藏论》：“其至皆悬绝沉涩者，命曰逆。”

“其至皆悬绝沉涩者”，主语。

8.《素问·三部九候论》：“其应过五寸以上蠕蠕然者不病；其应疾中手浑浑然者病；中手徐徐然者病；其应上不能至五寸，弹之不应者死。”

“其”，指代“脉”，作主语。

“其可治者奈何？”

“其可治者”，主语。

9.《素问·八正神明论》：“腠理开，逢虚风，其中人也，微。”

“中”，“伤”义。动词。“其”，作主语。

10.《素问·离合真邪论》：“余愿闻邪气之在经也，其病人何如？”

“病”，在此作动词。“其”，指代邪气。作主语。

《素问·离合真邪论》：“经之动脉，其至也，亦时陇起。其行于脉中循循然，其至寸口，中手也，时大时小。”

“至”，动词，“到来”义。“行”，动词，“运行”义。三“其”，均指代经血之气。在此作主语。

11.《素问·阳明脉解篇》:“其弃衣而走者，何也？”

“其弃衣而走者”，主语。

《素问·阳明脉解篇》:“其妄言骂詈、不避亲疏而歌者，何也？”

“其妄言骂詈不避亲疏而歌者”，主语。

12.《素问·热论》:“其未满三日者，可汗而已；其满三日者，可泄而已。”

“其未满三日者”，“其满三日者”，主语。

13.《素问·评热病论》:“其为病也，使人强上冥视，唾出若涕，恶风而振寒。”

“其”，指代前文“劳风”之病，在此作主语。

14.《素问·疟论》:“其出于风府，日下一节，二十五日下至骶骨。”

“其”，指代疟邪，在此作主语。

《素问·疟论》:“其以秋病者，寒甚。”“其以秋病者”，主语。

《素问·疟论》:“其但热而不寒者，阴气先绝，阳气独发。”

“其”，指代疟病。主语。

15.《素问·刺疟篇》:“十二疟者，其发各不同时。”

“发”，动词，发作。“其”，指代十二疟，主语。

16.《素问·腹中论》:“其时有复发者，何也？”

“其时有复发者”，主语。

17.《素问·痹论》:“其有五者，何也？”

“其有五者”，主语。

《素问·痹论》:“其入藏者，死；其留连筋骨间者，疼久；其留皮肤间者，易已。”

“其入藏者”“其留连筋骨者”“其留皮肤间者”，均为主语。“其”，指代痹邪。

《素问·痹论》:“其不痛不仁者，病久入深，荣卫之行涩，经络时疏，故不通。”

“其”，指代痹病。主语。

18.《素问·皮部论》:“其入于络也，则络脉盛色变；其入客于经也，则感虚乃陷下；其留于筋骨之间，寒多则筋挛骨痛，热多则筋弛骨消。”

“其”，指代邪气。主语。

19.《素问·骨空论》:“其少腹直上者，贯脐中央，上贯心入喉，上颐还唇。”

“其少腹直上者”，指督脉从小腹直上者。“其”，指代督脉，主语。

20.《素问·调经论》:“夫邪之生也，或生于阴，或生于阳。其生于阳者，得之风雨寒暑；其生于阴者，得之饮食居处，阴阳喜怒。”

“其生于阳者”，“其生于阴者”，主语。“其”，指代邪气。

21.《素问·缪刺论》:“其不时闻者，不可刺也。”

“其”，指代病人。“其不时闻者”，主语。

22.《素问·征四失论》:“其时有过失者，请闻其事解也。”

“其”，指代医生，主语。

二、从词汇看《素问》的成书年代

1. 澼

《素问·生气通天论》:“因而饱食，筋脉横解，肠澼为痔。”

《素问·通评虚实论》:“帝曰：肠澼便血何如？岐伯曰：身热则死，寒则生。帝曰：肠澼下白沫何如？岐伯曰：脉沉则生，脉浮则死。帝曰：肠澼下脓血何如？岐伯曰：脉悬绝则死，滑大则生。岐伯曰：肠澼之属，身不热，脉不悬绝何如？岐伯曰：滑大者曰生，悬涩者曰死。”

“澼”字,《说文》不载。汉前应用较少。从《庄子·逍遥游》“世世以洴澼统为事”之注解看,“澼”是“击”义，与医学之应用义关系不大。成玄英注:“澼，擗也”。王念孙:“澼言擗，谓击也”。

“澼”有“病”义。其音义皆由“癖”字发展而来。在这种意义上来说,“癖”与“澼”是古今字。

“癖”在东汉时有“病”义。《说文·疒部》:“癖，湿病也”，又:“痿，癖也”。《广雅·释诂》:“痿，病也”。《广韵·至韵》:“癖，脚冷湿病也”,《汉书·哀帝纪赞》颜师古注:“痿，病两足不能相过曰痿”。是“癖”“痿”均有“病”义。

《汉书·贾谊传》颜师古注:“辟，足病”,《诗·荡》陆德明释文:“辟，邪也”。《说文通训定声》:“辟，假借又为庳”。王筠《说文句读》:“癖，俗伪为庳”。“澼”从“辟”音。则“澼”又可为“癖”之音转。

《素问·大奇论》:“心肝澼亦下血”。此“澼”，正为“病”义。

由上可知,“癖”字的使用在前,“澼”字的使用在后。

2. 长夏

《素问·平人气象论》:“长夏胃微软弱曰平。”

《素问·藏气法时论》:“病在心，愈在长夏。”

《素问·六节藏象论》:“春胜长夏，长夏胜冬。”

“长夏”一词在医书中的普遍使用，在晋代后。“长夏”指农历六月。在《礼记·月令》中，将六月称为“溽暑”。直至三国时之魏何晏《景福殿赋》时，仍称六月为“溽暑”。

《素问》中广泛使用“长夏”而不用“季夏”，是词汇的时代变迁所致。这说明《素问》的时代晚于晋代。

3. 肉

左民安在《细说汉字》一书中说:“‘肌’字和‘肉’字，在先秦时代各有各的含义。一般地来说,‘肉’是指禽兽的肉,‘肌’是指人的肉。可是到了汉代以后，除了‘肌’字仍不能指禽兽的肉而外,‘肉’也能用来指人的肌肉了。”

我们来看《素问》中“肉”指人的肌肉的情况：

《素问·上古天真论》:“四八筋骨隆盛，肌肉满壮”“独立守神，肌肉若一。”

《素问·生气通天论》:“失之则内闭九窍，外壅肌肉”“陷脉为痿，留连肉腠”“营气不从，逆于肉理，乃生痈肿”“清静则肉腠闭拒，虽有大风苛毒，弗之能害。”

《素问·阴阳应象大论》:“中央生湿……脾生肉，肉生肺……在体为肉。”

《素问·五藏生成篇》:“脾之合肉也”“多食酸，则肉胝腸而唇揭。”

《素问·平人气象论》:“脾藏肌肉之气也。”

《素问·玉机真藏论》:“大骨枯槁，大肉陷下。”

《素问·藏气法时论》:“脾病者，身重，善肌肉痿。”

《素问》中“肉”被广泛用来指人的肌肉，说明其成书至少在汉代以后。

4. 霕霕

《素问·阴阳离合论》:“阴阳霕霕，积传为一周，气里形表而为相成也。”

“霕”字,《说文》不载，为《四声篇海》引《搜真玉镜》之字。《搜真玉镜》约成书于宋初。该书收录了其前的大量俗字、难字、怪字，且以注音为主（反切和直音）。说明此字的出现年代较晚。据《新校正》，其读音当为“冲”音（chōng）。林亿《新校正》说:“按别本‘霕霕’作‘衝衝’”。“衝”读音为“冲”。

王冰《阴阳离合论》注:“霕霕，言气之往来也。”此“霕霕”之义，是运行不息之义。《说文·雨部》:“雩（音 yu），羽舞也”,《尔雅·释训》:“舞，雩也”。段玉裁《说文解字注》:“‘雩，或作‘亏’。”《史记·刺客列传》司马贞索隐:“重，犹复也。”舞是运动，重是反复。此“霕”字组字之义，即喻往返运行，循环不止之义。

据《新校正》,“霕”为“衝”之音转。而“衝”又为“憧”之音转。“憧”音亦读“冲”，所以我们说“霕”音当读“冲”（chong）。

《广雅·释训》:“憧憧，往来貌。”王念孙疏:“《咸·九四》:‘憧憧往来，朋以尔思’。《释文》:‘憧憧，京作憧憧’,《易林·咸之坤》云:‘心恶来怪，衝衝何懼’，并字异而义同。”《易·咸》陆德明释文:“憧憧，往来不绝貌。”《说文通训定声》:“‘憧’，假借为‘憧’”，是憧、憧、衝、霕古并通。

王冰《素问》本用“霕”字，而《新校正》说《素问》之别本用“衝”字，说明“霕”字的产生，距王冰时不远。

5. 掣

《素问·阴阳应象大论》:“血实宜决之，气虚宜掣引之。”

程士德:“掣,《太素》《甲乙经》均作‘掣’，古通用。掣，牵曳也。张介宾注:‘气虚者，无气之渐，无气则死矣，故当挽回其气而引之使复也。如上气虚者，升而举之；下气虚者，纳而归之；中气虚者，温而补之。是皆掣引之义。’又吴崑注:‘气虚，经气虚也。经络之气，有虚处必有实处，宜掣引其实者，济其虚者。’张注言药治，吴注言针刺，二说义皆通。”

《素问·阴阳别论》:“一阳发病，少气，善咳，善泄，其传为心掣，其传为隔。”

《素问识》:“吴（崑）云:‘心引而动也。’张（景岳）云:‘心动不宁，若有所引，名曰心掣。’志（张志聪）云:‘心虚而掣痛。’（多纪元）简按:《圣济总录》云:‘古无怔忡之名，名曰心掣者，是也。’”

“掣”“掣”二字《说文》均无，均为后起字。“掣”音 shī，“掣”音 chè。《中华大字典》:“掣”，时制切，音誓。霁韵。‘觢’或字。《集韵》:‘觢’，一角仰也，一曰牛角立谓之觢。或作‘掣’‘掣’。

《诗·大雅》郑玄笺:“掣，拽也。”

《释名·释姿容》:“掣，制也，制顿之使顺已也。”

《文选·西征赋》李善注:“掣，牵也。”

《玄应音义·卷十二》注:“掣，挽也。”

杜甫《寓目》仇兆鳌注:“掣，牵挽也。”

《慧琳音义·卷二十七》注引《玉篇》:“掣，引而纵之也。”

6. 癃

“癃”，本指疲劳之病。至汉《五十二病》时，“癃”指小便不利之病。到《素问》时，“癃”在小便不利之义的基础上，又衍生出了“病”义。这更是一种后起义，说明《素问》的时代较晚。

《五十二病方》：“瘩（癃），弱（溺）不利，脬盈。”

《素问·宣明五气篇》：“膀胱不利为癃。”

《素问·奇病论》：“有癃者，一日数十溲。”

《素问·气厥论》：“胞移热于膀胱，则癃溺血。”

《说文·疒部》：“癃，罷病也”；《汉书·高帝纪》“年老癃病”颜师古注：“癃，疲病也”；《资治通鉴·齐纪二》胡三省注引《释名》：“疲病曰癃”。是“癃”本“疲病”义。

西汉淳于意之“诊籍”时，尚无“癃”病之记载。《史记·扁鹊仓公列传》：“涌疝也，令人不得前后溲”“齐王太后病，召臣意入诊脉，曰：风瘅客脬，难于大小溲，溺赤”“病气疝，客于膀胱，难于前后溲，而溺赤……出于病得之欲溺不得”。是此时只称“不得前后溲”“难于大小溲”“难于前后溲”“欲溺不得”。而无“癃”之说。

《素问·刺疟论》：“小便不利如癃状。”王冰注：“癃，谓不得小便也”。《集韵·东韵》：“癃，或作瘩、瘽”。是“癃”有小便闭阻不利之义。

至于《素问·奇病论》“有癃者”及《素问·气厥论》“则癃溺血”之“癃”，则明明为“病”义。

7. 痝

《素问·评热病论》：“有病肾风者，面胕痝然壅，害于言。”

张景岳：“痝然，失色貌。”

吴崑：“面胕痝然壅者，肾风并于上，而令率先塞也。”

《素问·风论》：“肾风之状，多汗恶风，面痝然浮肿，脊痛不能立，其色炲，隐曲不利。诊在肌上，其色黑。”

王冰：“痝然，言肿起也。”

张琦：“面肿者，风挟水气上行，即《评热病论》之风水也。”

《素问·奇病论》：“有病痝然而肿，如有水状，切其脉，大紧，身无痛者，形不瘦，不能食，少食，名为何病？岐伯曰：病生在肾，名为肾风。肾风而不能食，善惊，惊已心气痿者死。”

杨上善：“庞然者，面皮起之貌。”

“痝”音 máng，《说文》不载，为后起字。《中华大字典》：“莫江切，音龙，江韵。一，病困也。一曰病洒。见《集韵》。二，肿起貌。《素问·风论》：‘肾风之状，多汗恶风，面痝浮肿。’”

8. 皶、痤

《素问·生气通天论》：“劳汗当风，寒薄为皶，郁乃痤。”

皶音 zhā。《说文》《广韵》不载，是一个后起字。《集韵》音“庄加切”。

皶是晋代以后产生之字。其含义指鼻面部之小疹疱。《生气通天论》张志聪注：“皶，面鼻赤瘰也。”《类篇·皮部》：“皶，鼻上皮包。”今称之为“酒皶鼻”，指鼻部之红疹疱点。

《生气通天论》王冰注：“形劳汗发，凄风外薄肤腠，居寒，脂液遂凝稸于玄府，依空渗涸，皶刺长于皮中，形如米，或如针，久者上黑，长一分余，色黄白而瘦，于玄府中。俗曰粉刺。解表已。玄府谓汗空也。痤谓色赤膜愤，内蕴血脓，形小而大，如酸枣或如按豆。此皆阳气内郁所为。”

王注之“皶”，当今之“痤疮”。今仍俗称为“粉刺”。是痤疮称为“粉刺”，由来已久。王注之“痤”，为“皶”病之重者，当今之“瘢痕型痤疮”之病。

痤音 cuō，本指小疖肿。至《素问》时，则与皶为一类病，均指今之痤疮病。《说文·疒部》：

“痤，小肿也”，《荀子·君道》王先谦集解：“痤，疖也”，《山海经·中山经》郭璞注：“痤，痈痤也”，《管子集校》：“痤疽，痈也”。此《素问》痤指粉刺之有脓脂之重者之义，为后起之义。

9. 许

《素问·五藏别论》：“病不许治者，病必不治，治之无功矣。”

“许”的本义是“听”。《说文·言部》：“许，听也。”《孟子·梁惠王》焦循正义：“许，听也。”由“听”，引申为“从”“顺”义。《玉篇·言部》：“许，从也”，段玉裁《说文解字注》：“许，引申之凡顺从曰许。”

有认为“许”的本义为“答应”。《吕氏春秋·首时》高诱注：“许，诺。”左民安《细说汉字》：“‘许’字的本义是‘答应’，如《左传·僖公五年》：‘许晋使’。也就是说，答应了晋国的使者。由‘答应’之义又可引申为‘赞许’，如《三国志·蜀志·诸葛亮传》：‘时人莫之许也’。意思是：当时的人没有不赞许他的。”

“许”作“准许”之义，也是一种引申义，由“从”义引申而来。其时间可能在晋代后。《广韵·语韵》：“许，许可也。”是《广韵》时，“许”已记载有“准许”之义了。

10. 飧泄

《素问·四气调神大论》：“逆之则伤肺，冬为飧泄。”

《素问·阴阳应象大论》：“清气在下，则生飧泄；浊气在上，则生䐜胀。”

《素问·藏气法时论》：“脾病者……虚则腹满肠鸣，飧泄食不化。”

《素问·痹论》：“肠痹者，数饮而不得出，中气喘争，时发飧泄。”

“飧”音 sūn，本指食物。《国语·晋语》韦昭注：“熟食曰飧”，《左传·昭公五年》：“飧有陪鼎”杜预注：“熟食为飧”，《诗·大东》陆德明释文：“飧，熟食也”，《周礼·司仪》郑玄注：“飧，食也”，《群经平议·春秋外传国语二》俞樾按：“飧者，夕食也”，《孟子·告子》孙奭疏：“朝食曰饔，夕食曰飧”。

“飧”，字又作“湌”。《集韵·魂韵》：“‘飧’，或作‘餐’，通作‘湌’。”

在《甲乙经》初本中，“飧”尚只为“食”义。《甲乙经·卷八·五藏六府胀第三》：“大肠胀者，肠鸣而痛濯濯，冬日重感于寒，则泄湌不化”。《甲乙经·卷八·气奔豚第二》：“多寒则肠鸣，飧泄不化”。

这里的“湌”或“飧”，均为“食”义，指食物。“泄湌不化”，即“泄出不消化的食物”义。“飧泄不化”，即“食物泄出不消化”之义。

《甲乙经》成书于450年，此时“飧”尚不作为病名使用，而只是“食物”的含义。至《素问》时，“飧泄”已作为病名来使用，所以《藏气法时论》在“飧泄”后又增加了“食”字。由《甲乙经》之“不化”，成了“食不化”。《甲乙经》“飧”不指病名，若增“食”字则义与飧字之“食”义重复，所以无“食”字。而《素问》则不同了，它将“飧泄”视为一个病名，所以其后复云“食不化”以解释飧泄病的具体症状。

《素问》成书晚于《甲乙经》，所以我们说“飧泄”一词作为病名使用，始自450年以后的《素问》。

西汉淳于意之“诊籍”《五十二病方》《汉代武威医简》等，均看不到“飧泄”一名。《难经·五十七难》的“五泄”（胃泄、脾泄、大肠泄、小肠泄、大瘕泄），没有“飧泄”一词。《难经》将“饮食不化”之泄，归之于“胃泄”一条中。《五十七难》说：“胃泄者，饮食不化”。因此我们说，“飧泄”一词，出现较晚。

11. 躄

《素问·玉版论要》:“搏脉痹躄，寒热之交。”

“躄”音bì。“痹躄”，即“病躄”，病足跛不能行之病义。

“躄”是一个后起字，今本《说文》不载。《汉书·贾谊传》“辟且病痱”颜师古注:“辟，足病。”《慧琳音义·卷六十一》注引《字书》:“躄，亦足病也。”是“辟”与“躄”为古今字。“辟”字原本有“足病”的含义，后人干脆增一“足”字成“躄”，以示其“足病”之义。

《广韵》收载“躄”字，是“躄”字的使用较晚。《广韵·昔韵》:“躄，跛躄。”是“躄”指脚跛不能行走之病。

《史记·平原君虞卿列传》“民家有躄者”张守节正义:“躄，跛也”,《慧琳音义·卷六十一》注:“躄，足跛也”，卷二十四注又说:“躄，谓足偏枯不能行也”,《文选·七发》李善注:“躄，跛不能行也”，柳宗元《起废答》蒋之翘注:“躄，人不能行也”。《广雅·释诂》王念孙疏:“跛者足屈不伸，故亦谓之躄。”

12. 㑊

《素问·平人气象论》:“尺缓脉涩，谓之解㑊。”

《素问·玉机真藏论》:“冬脉太过与不及，其病皆何如?岐伯曰：太过则令人解㑊，脊脉痛而少气不欲言。”

《素问·气厥论》:“大肠移热于胃，善食而瘦人，谓之食㑊。”

《素问·刺疟篇》:“足少阳之疟，令人身体解㑊。”

《素问·刺要论》:“刺骨无伤髓，髓伤则销铄胻酸，体解㑊然不去矣。”

《素问·四时刺逆从论》:“夏刺经脉，血气乃竭，令人解㑊。”

“㑊”音yì，是个后起字，见《四声篇海》引《余文》。在《素问》中，“㑊”又与“亦”同。《气厥论》“食亦”条张志聪注:“亦，解㑊也。”是“㑊”与“亦”同。

“亦”，本指“腋”。“亦”与“腋”为古今字。《说文·亦部》:“亦，人之臂亦也”，徐锴系传：“亦，人之掖也”，王筠注:“亦，在臂下曲隈之处”。段玉裁《说文解字注》:“亦、腋古今字。”

《素问》之“㑊”，当为“易”之音转。“病”义。“解㑊”，即“身体松弛无力之病”义。“食㑊”，即“食病”之义。

《诸子平议·孟子》俞樾按:“‘亦’‘易’二字古通用。”《经义述闻》:“易者，疾也”,《论语·阳货》皇侃疏:“疾，谓病也”。是“亦”通“易”而有“病”义。

“解㑊”一词，既为《素问》所独有，其产生年代应在450年以后《素问》成书之时。

13. 念

《素问·阴阳类论》:“却念上下经，阴阳从容，子所言贵，最其下也。”

此“念”作“读”解，是后起义。“念”，本义为“思念”。《说文·心部》:“念，常思也”,《尔雅·释诂》:“念，思也”,《史记·陈涉世家》司马贞索隐:“念者，思也”,《尔雅·释言》郭璞注：“念，相思念”。

“念”音转为“谂”，“告知”之义。《书·盘庚》刘逢禄注:“念，读为谂，告也”。《说文通训定声》:“谂，假借为念。”《国语·鲁语》韦昭注:“谂，告也。”

“念”作“读”义，当由“谂”之“告”义引申而来。是一种后起之义。

三、二序之说不可靠

我们说的二序，指《伤寒论》自序和《甲乙经》自序。因为这两个序中都提到了《素问》一书，所以我们讨论《素问》的成书年代，就不得不讨论一下此二序了。

《伤寒论》自序："乃勤求古训，博采众方，撰用《素问》《九卷》《八十一难》《阴阳大论》《胎胪药录》，并《平脉辨证》，为《伤寒杂病论》合十六卷。"

北宋林亿等在《伤寒论》序中说："张仲景，《汉书》无传，见《名医录》，云：'南阳人，名机，仲景乃其字也。举孝廉，官至长沙太守。始受术于同郡张伯祖，时人言，识用精微过其师'。所著论，其言精而奥，其法简而详，非浅闻寡见者所能及。"

《名医录》，即唐甘伯宗之《名医传》，该书已亡佚，关于仲景之说，林亿等引录三十九字。

《唐书·艺文志》："《伤寒卒病论》，十卷，张仲景。"

《宋史·艺文志》："张仲景《伤寒论》，十卷。"

《隋书·经籍志》："仲景后汉人。"

贾得道《中国医学史略》："最近北京中医研究院在河北省发现一部题为梁陶弘景撰的《辅行诀脏腑用药法要》的传抄本，前有阙文，后无结尾。但比较完整地记载了51首方剂"。"外感天行方，共有阴旦、阳旦、青龙、白虎、朱鸟、玄武六名，各分大小，共12方……值得注意的是在12方前有一段'昔南阳张玑，依此诸方，撰为《伤寒论》一部，疗治明悉，后学咸尊奉之'的话。12方之后又有一段'张玑撰《伤寒论》，避道家之称，故其方皆非正名，但以某药名之'的话。"

陶弘景为南北朝时人，其生卒年代为452—536年。

《伤寒论》自序既不是张仲景所作，也不是王叔和所为。因此，以该序来推测《素问》的成书年代，就不可靠了。

《伤寒论》自序中有一段话："余宗族素多，向余二百，建安纪年以来，犹未十稔，其死亡者，三分有二，伤寒者十居其七"。

《伤寒论》自序撰录这段话的依据，我们分析有三种情况。其一是引录自唐代甘伯宗之《名医传》。《名医传》中可能有此记载，所以将其引入《伤寒论》自序中。宋《郡斋读书志》："按《名医录》云：仲景南阳人，名机，仲景其字也。举孝廉，官至长沙太守，以宗族二百余口，建安纪元以来，未及十稔，死者三之二，而伤寒居其七。"

如果是这样，则《伤寒论》自序则出于唐代甘伯宗之后。

其二，依据史料的记载，《伤寒论》自序的作者，应该是一位熟读史书之人。否则，他怎么能在自序之开篇就引《史记》所载秦越人入虢为虢太子诊病及望齐侯之色诊病之事呢?

自序开篇说："余每览越人入虢之诊，望齐侯之色，未尝不慨然叹其才秀也！"

秦越人入虢诊治虢太子"尸厥"假死之病及望齐桓侯之色预料其病之事，收载于《史记·扁鹊仓公列传》中。自序说"每览"，就是说经常翻阅，故对史载之事较为熟悉。

《后汉书·献帝纪》："（建安）二年夏五月，蝗，秋九月，汉水溢。是岁饥，江淮间，民相食。"

《后汉书·五行志》："建安二年九月，汉水流害民人，是时天下大乱。"

自然灾害之时，常是疫病蔓延之机会。《伤寒论》自序的作者，是否根据史载建安时的兵灾天祸疫情等情况，以第一人称，托名张仲景而杜撰了上述一段话。

第三种情况，"伤寒"之说，自东汉时流行以来，直至隋唐，其说仍盛行不衰。如巢元方《诸病源候论》，孙思邈《备急千金要方》《千金翼方》，王焘《外台秘要》等，都有长篇之专项以论伤寒其论其方。无论从“伤寒”临床方药的应用，还是到“伤寒”理论的研究发展等，都较东汉时有过之而无不及。难怪李顺保《伤寒论版本大全》将该时期称之为“伤寒学成熟期”。

从东汉至唐，“伤寒”说不但是医生的常用术语，也广泛被普通民众所认可和熟悉。由于把外感热性病概称为“伤寒”，所以“伤寒”的含义广泛。外感疫病发热之病，自然按其证候，将其归属为“伤寒”的范围。否则死亡率怎么会这样高呢？如《伤寒论》自序中所述，“其死亡者，三分有二，伤寒十居其七”。

隋唐期间，疫病屡发，其死亡率自然很高。592年，《南史·卷六·徐孝克传》载：“长安疾疫”。

《北史·卷十二·隋本纪》载隋大业八年（612年）“大旱疫，人多死，山东尤盛”。

《唐书·卷三十六·五行志》载贞观十年（636年）“关内，河东大疫”。贞观十五年（641年）“三月，泽州疫”。贞观十六年，“夏，谷、泾、徐、戴、虢五州疫”。贞观十七年（643年），“夏，泽、濠、庐三州疫”。贞观十八年（644年），“庐、濠、巴、普、郴五州疫”。

《唐书·卷三十六·五行志》载永淳元年（682年），“冬，大疫，两京死者，相枕于路”。景龙元年（707年），“夏，自京师至山东、河北疫，死者数千”。

《全唐文纪事·卷五十二·感遇》载宝应元年（762年），“江东大疫，死者过半，城郭邑居为之空虚”。

《唐书·卷三十六·五行志》载大顺二年（891年），“春，淮南疫，死者十有三四”。

《伤寒论》自序的作者，既熟读史书，又熟悉伤寒，或者依据当时的所见所闻，将此事归附为仲景家族之事，而载录于自序之中。

《伤寒论》自序中有一段话：“夫天布五行，以运万类，人禀五常，以有五藏，经络府俞，阴阳会通，玄冥幽微，变化难极，自非才高识妙，岂能探其理致哉！上古有神农、黄帝、岐伯、伯高、雷公、少俞、少师、仲文，中世有长桑、扁鹊，汉有公乘阳庆及仓公，下以此往，未之闻也。观今之医，不念思求经旨，以演其所知，各承家技，始终顺旧。省疾问病，务在口给，相对斯须，便处汤药。按寸不及尺，握手不及足，人迎、趺阳，三部不参，动数发息，不满五十，短期未知决诊，九候曾无仿佛，明堂阙庭，尽不见察，所谓窥管而已。夫欲视死别生，实为难矣。”

唐孙思邈《备急千金要方·卷一·治病略例》（该书成书于650年左右）中此段话并未说明是张仲景之语。这与他的《千金方》《千金翼方》凡引用张仲景语均说“张仲景曰”“仲景曰”之体例不合。是此段文字并非张仲景之语，而是后人据《千金方》将此段文字加入《伤寒论》自序中的，这也说明《伤寒论》自序的产生年代是较晚的。

据钱超尘《伤寒论文献通考》及李顺保《伤寒论版本大全》，在《康平本伤寒论》中，自序中“撰用《素问》《九卷》《八十一难》《阴阳大论》《胎胪药录》，并平脉辨证”之二十三字，是作为“博采众方”一句的注文，用小字写在此句之后的。这说明这二十三字是注文而不是自序原文，宋本《伤寒论》将其混为自序原文。自序本来就产生较晚，此注文当更晚。这就更不能以此为据来推算《素问》的成书年代了。

我们将《千金方》序与《伤寒论》序比较一下，不难发现其中破绽。

《千金方》序：“张仲景曰：当今居世之士，曾不留神医药，精究方术，上以疗君亲之疾，下以救贫贱之厄，中以保身长全，以养其生，而但竞逐荣势，企踵权豪，孜孜汲汲，唯名利是务。崇饰其末而忽弃其本，欲华其表而悴其内。皮之不存，毛将安附？进不能爱人知物，退不能爱躬知己。卒然遇邪风之气，婴非常之疾患，及祸至而后震慄。身居厄地，蒙蒙昧昧，戆若遊魂。降志屈节，欲望巫祝，告穷归天，束手受败。赍百年之寿命，将至贵之重器，委付庸医，恣其所措。咄嗟喑鸣！厥身已毙，神明消灭，变为异物，幽潜重泉，徒为涕泣，痛夫！举世昏迷，莫能觉悟，自育若是，夫何荣势之云哉？此之谓也。”

《伤寒论》自序：“怪当今居世之士，曾不留神医药，精究方术，上以疗君亲之疾，下以救贫贱之厄，中以保身长全，以养其生。但竞逐荣势，企踵权豪，孜孜汲汲，惟名利是务。崇饰其末，忽弃其本，华其外而悴其内。皮之不存，毛将安附焉？卒然遭邪风之气，婴非常之疾患，及祸至而方震栗。降志屈节，钦望巫祝，告穷归天，束手受败。赍百年之寿命，持至贵之重器，委付凡医，恣其所措。咄嗟鸣呼！厥身已斃，神明消灭，变为异物，幽潜重泉，徒为啼泣。痛夫！举世昏迷，莫能觉物，不惜其命，若是轻生，彼何荣势之云哉？而进不能爱人知人，退不能爱身知己。遇灾值祸，身居厄地，蒙蒙昧昧，惷若游魂。哀乎！趋士之士，驰竞浮华，不固根本，忘躯徇物，危若冰谷，至于是也。”

《千金》序“当今居世之士”，《伤寒》序“当”前多出一“怪”字，义例难合。后文之“曾不留神医药”之“曾”，为“增”之借字。“多”义。“曾不留神”，即“多不留神”之义。段玉裁《说文解字注》：“曾，增之假借字”。朱骏声《说文通训定声》：“曾，假借为‘增’”，是“曾”“增”古通之证，多出一“怪”字，与“曾”字反不成例。是《千金序》之原句在前为妥，《伤寒》序之增字在后失例。

《千金》序“而但竞逐荣势”“而崇饰其末，忽弃其本”“欲华其外而悴其内”三句中，《伤寒》序脱“而”“而”“欲”三字，则义不如《千金》序原文之连贯通顺。

《千金》序“皮之不存，毛将安附？”“毛将安附”有“安”而本为疑问句，《伤寒》序在“安”后赘一“焉”字，反成画蛇添足，义与“安”重复。此《伤寒》序在《千金》序后误赘文词之例。

《千金》序“卒然遇邪风之气”，《伤寒》序将“遇”易作“遭”。不管是形误也好，亦或是义同互用也好，此则为《伤寒》序在后易词之例。

《千金》序“进不能爱人知物，退不能爱躬知己”，《伤寒》序“物”，易作“人”；“躬”，意变为“身”。成了“进不能爱人知人，退不能爱身知己”。其义例均不如《千金》序原文之为当。是其在后抄袭《千金》之证。

《千金》序“身居厄地”，本为“身处险境”之义，《伤寒》序在“身”前意增“遇灾值祸”四字。《千金》序前文已说明“卒然遇邪风之气，婴非常之疾患，及祸至”等困险因素，与“身居厄地”，义正连贯，多此“遇灾值祸”四字，义反与前重复不类。此《伤寒》序在后以意误加之例。

《千金》序“戇若游魂”。《说文・心部》：“戇，愚也。”《伤寒》序将“戇”直接变成了“愚”。这是一种抄袭意变之例。

《千金》序“齎百年之寿命，将至贵之重器，委付庸医”。《伤寒》序将“齎”易为“赍”，将“将”易为“持”，将“庸”易为“凡”。其义例均不如《千金》序原文为妥。均为据义意变之例。

《千金》序“涕泣”，《伤寒》序变为“啼泣”。《仪礼・既夕礼记》贾公彦疏：“啼，即泣也”。这也是一种意变。

通过上述比较，可以得出这样的结论：是《伤寒》序抄袭《千金》序，而不是《千金》序引录《伤寒》序。尽管《千金》序中有“张仲景曰”之字样，但凭此并不能说明《千金》引用了《伤寒》序。《千金》序既被袭抄于《伤寒》序中，其时间明显应在《千金》之后，后人不辨，见《千金》序有此言，则反误认为是《伤寒》序之言，遂加“张仲景曰”四字，愈发使后学者难辨。

《甲乙经》序说：“按《七略・艺文志》：《黄帝内经》十八卷。今有《针经》九卷，《素问》九卷。二九十八卷，即《内经》也……《素问》论病精微，《九卷》，是原本《经脉》。”

注家据此，说《素问》出于汉晋之间。如纪昀等《四库全书总目提要》:“晋皇甫谧《甲乙经·序》称《针经》九卷,《素问》九卷，皆为《内经》，与《汉志》十八篇之数合。则《素问》之名起于汉、晋间矣。”清代周贞亮《校正内经太素杨注·后序》:“晋皇甫士安《甲乙经·序》称《针经》九卷,《素问》九卷，皆为《内经》，与《汉志》十八卷之数合，是《素问》之名实起于汉晋之间，故其书《隋志》始著于录”。

我们在第三章《甲乙经》早于《素问》中已经说过,《甲乙经》的成书时间是450年，此时皇甫谧早已去世，则皇甫谧不可能是《甲乙经》的作者。至于《甲乙经》序，则产生时间更晚，更不是皇甫谧所撰。

《甲乙经》序中说“今有《针经》九卷,《素问》九卷”，是其撰序之时有此二书行世。《针经》,与《九卷》，名异而类同。《九卷》一书，成书于《甲乙经》之后,《太素》之前。杨上善《黄帝内经太素》一书中，每引《九卷》之语。是杨上善之时，正有《九卷》之书在世。杨上善未引录《针经》，而王冰则大量引录《针经》之说。是《针经》一书，产生于《太素》之后，王冰注《素问》之前。《甲乙经》序即云亲见《针经》，则其撰序之时，当在《太素》前后。所以其序不可能是皇甫谧所为。而依《甲乙经》序判定《素问》的年代就不可靠了。

四、《素问》成书于490年左右

根据我们第三章的论述，原始本《甲乙经》早于《素问》。原始本《甲乙经》的成书年代为450年。那么《素问》成书年代的上限其本上可以确定，即不能早于450年，也就是说较纪昀、周贞亮等说的《素问》产生于汉晋之间的年限，又延后了二百多年。

我们再来讨论一下《素问》成书年代的下限。

《素问》书名的记载，是从南北朝时期开始的。梁阮孝绪《七录》载“《素问》八卷”。此载录早于《隋书·经籍志》。南朝的梁代是502—557年。

北齐魏收《魏书·崔彧传》:“彧少尝诣青州，逢隐逸沙门，教以《素问》《九卷》及《甲乙经》，遂善医术。中山王英子略曾病，王显等不能疗，彧针之，抽针即愈。”北齐的年代是550—577年，此时《素问》已成为习医者之教材。

隋代李百药《北齐书·方伎列传》:“马嗣明，河内人，少明医术，博综经方,《甲乙经》《素问》《明堂》《本草》莫不咸诵。”是此时《素问》之书，在医界颇有影响，拟为学医者必读之书。

自南北朝之后,《素问》之学逐渐被医界公认并普及，流传不衰。段逸山《素问全元起本研究与辑复》中说:“隋朝建立于589年，已是6世纪末，距全元起注释《素问》几近百年。

马嗣明所诵《素问》，也有可能是全元起本。嗣后引用《素问》者联绵不断。萧吉的《五行大义》、虞世南的《北堂书钞》、孙思邈的《千金要方》以及《昭明文选》李善注、《史记·扁鹊仓公列传》张守节正义、王焘的《外台秘要》都曾引用过《素问》的材料。萧吉卒于614年，虞世南卒于638年，孙思邈卒于682年，李善卒于689年。张守节的《史记正义》作于唐玄宗开元二十四年（736年），而王焘卒于755年，距离王冰注释《素问》的唐代宝应元年（762年），不过7年而已。

由此可见,《素问》自问世以来，直至王冰改编之时，其本一直流传”。

南北朝时既然有上述之书对《素问》书名的载录，说明《素问》一书至少产生在南北朝时期，甚或应稍早一些。

根据史料的记载，有四个人的生卒年代可作为《素问》成书年代的参考时限。

1. 王显

据《魏书》载，王显为当时的名医。生于北魏孝文帝太和七年，即483年。《魏书・王显传》："文昭皇太后之怀世宗也，梦为日所逐，化而为龙而绕后，后寝而惊悸，随成心疾。文昭太后敕召徐謇及显等为后诊脉。謇云：'是微风入藏，宜进汤加针'。显云：'案三部脉，非有心疾，将是怀孕生男之象'。果如显言。"

王显死于北魏宣武帝延昌四年，即515年。《魏书・王显传》："四年正月，世宗夜崩，隶宗践祚，显参奉玺策随从……显既蒙任遇，兼为法官，恃势使威，为时所疾，朝宰托以侍疗无效，执之禁中，诏削爵位，临执呼冤，直阁以刀镮撞其腋下，伤中吐血，至右卫府，一宿死。"

据《魏书・崔彧传》，中山王英子略患病，王显治不好，却被崔彧针刺治愈。而崔彧少时就习读《素问》，是王显之时，已有《素问》行世。

2. 王僧孺

《梁书・王僧孺传》说王僧孺梁武帝时"普通三年卒，时年五十八岁"。那么王僧孺的生卒年是464—522年，比王显约长二十岁。王僧孺的生卒年代之所以和《素问》发生了联系，是因为全元起编撰《素问》时曾请教过王僧孺有关砭石的问题。

王僧孺是当时的名儒，古识渊博。所以作为当时名医的全元起，慕名向其请教。《南史・王僧孺传》："僧孺工属文，善楷隶，多识古事。侍郎全元起欲注《素问》，访以砭石。僧孺答曰：'古人当以石为针，必不用铁'。《说文》有此'砭'字。许慎云：'以石刺病也'。《东山经》：'高氏之山多针石'，郭璞云：'可以为砭针'。《春秋》：'美疢不如恶石'，服子慎注云：'石，砭石也'。季世无复佳石，故以铁代之尔。"

据《素问・宝命全形论》"四曰制砭石小大"林亿《新校正》之按语，此说当属史实。《新校正》说："按全元起云：'砭石者，是古外治之法。有三名，一针石，二砭石，三鑱石，其实一也。古来未能铸铁，故用石为针，故名之针石。言工必砥蛎锋利，制其小大之形，与病相当。黄帝造九针以代鑱石。上古之治者，各随方所宜。东方之人多痈肿聚结，故砭石生于东方。'"

王僧孺解"砭石"为"石针"，全元起解释与之相同，是《南史》之说不缪。是王僧孺成名之时，正为《素问》编撰之时。古人多云"三十而立"（见《论语》），若依上王僧孺之生时464年，加上三十年为494年，当为王僧孺成名之时，正在490年左右，也就是我们分析推算的《素问》的成书年代之大概时间。

3. 全元起

关于全元起的生卒年代，史书不载。北宋林亿等《重广补注黄帝内经素问序》中说："昔在黄帝……乃与岐伯上穷天纪，下极地理，远取诸物，近取诸身，更相问难，重法以福万世，于是雷公之伦，授业传之，而《内经》作矣。历代宝之，未有失坠。苍周之兴，秦和述六气之论，具明于《左史》。厥后越人得其一二，演而述《难经》。西汉仓公传其旧学，东汉仲景撰其遗论。晋皇甫谧刺而为《甲乙经》。及隋杨上善，纂而为《太素》，时则有全元起者，始为之训解，阙第七十一通。迄唐宝应中，太仆王冰笃好之，得先师所藏之卷，大为次注。犹是三皇遗文，烂然可观。"

这是林亿认为的《内经》之产生传变过程。其中提到了全元起，且紧依《太素》之后，而说"时则有"，是认为全元起为隋人。

明代徐春甫《古今医统大全・卷一》："全元起以医鸣隋，其实不在巢、杨之下。一时缙绅慕之如神，患者仰之，得则生，舍则死。其医悉祖《内经》。所著《内经训解》行世。"徐春甫亦认为全元起是隋人。

史书虽无全元起生平事迹的直接记载。但我们从《南史·王僧孺传》全元起向王僧孺请教砭石一事中，可以间接知道，全元起与王僧孺是同时之人。王僧孺的生卒年代为464—522年。全元起当与之同时，至少是出生年代几为同时。否则，怎么会向王僧孺去请教呢？

段逸山先生认为，全元起的生活年代较王僧孺稍晚。他在《素问全元起本研究与辑复》一书中说“王僧孺卒于梁武帝普通二年（《梁书·王僧孺传》言僧‘普通三年卒，时年五十八’），即521年，大体与王显同时。全元起既然向王僧孺请教，则其生活年代也当比王僧孺稍后。既然这样，那么全元起与崔彧的生活时期应当相仿，大致在5世纪下半叶至6世纪上半叶间，但是两人的活动地域一南一北”。

我们认为，比较倾向于全元起与王僧孺是同时的，而且比王僧孺年长一些。因为全元起当时向王僧孺请教时，已是名医。且在朝中任侍郎之职（三品之官）。王僧孺则是当时之名孺，为齐之太学博士。且精通古代知识。一为名医，一为名流。当时，全元起官居三品，所以我们认为其年龄较王僧孺为长。全元起认为自己古典之学不如王僧孺，所以不耻下问，慕名前去求教。

全元起既有编撰《素问》之志，必是饱学岐黄医学之士。以王僧孺的生年推算，全元起当生于460年左右，至490年左右，全元起正值三十多岁，事业有成，精力旺盛，始能撰著《素问》。

4. 崔彧

据《魏书·崔彧传》载，崔彧也是当时之名医。其年龄略小于王显，但其医术却后来者居上。王显未能治愈中山王英子略之病，而经崔彧针刺治愈。崔彧又“广教门生，令多救疗。其弟子清河赵约、勃海郝文法之徒，咸亦有名”。崔彧年少时即习《素问》。其教门生，自当以《素问》之说为旨。这对于《素问》之传播，无疑起了积极作用。

王显生卒年为483—515年，崔彧略晚，当生于486年左右。其年少值500年左右，其时《素问》已问世，所以崔彧才能得以学习。至510年左右，崔彧始能“善医术”。崔彧少年时（约500年左右），即有人传授《素问》之学。是在此之前，《素问》之书即当问世。而书载《素问》之名，又都在500年之后。考虑到《素问》初本问世后，当有一段流行传播时间，所以我们推测《素问》之成书时间为490年左右。此时间即在450年（《甲乙经》成书时间）之后，又符合《魏书》《南史》的有关记载。

据《南史·王僧孺传》，王僧孺卒于梁武帝普通二年，即521年。则全元起不可能在521年之后再去请教王僧孺并撰写《素问》。又据《南史·王僧孺传》，梁天监初，即502年，王僧孺已离开梁都出任南海太守，则此时全元起也不可能再去找他请教砭石之事。全元起最有可能请教王僧孺的时间，应该是王僧孺为齐太学博士之时，且在建武初（494年）之前。因建武初，王僧孺已被荐举作了钱唐县令，而这一段时间正是490年左右。

五、《素问》的增补完善

1. 内容的逐渐补充

《素问》自490年左右问世后，其内容不断地被补充，至唐王冰时，则更是大篇幅地补充了内容。王冰后，此现象似有停止或明显减少。补充《素问》内容的方式有三：一是直接在篇中填加内容，二是将古注文混入正文而相应增添了内容，三是篇章的增加。

（1）直接补充内容例

《素问·上古天真论》:“昔在黄帝，生而神灵，弱而能言，幼而徇齐，长而敦敏，成而登天。”这一段文字，郭霭春先生认为是王冰所增。他在《黄帝内经素问校注语译·上古天真论》中说：

"'昔在'以下二十四字，不是《素问》原文。疑是王冰所增。唐代崇奉道家，在高宗上元元年（六百七十四年），曾有'王公以下皆习老子'的诏令。王冰任过太仆令的官职，他是表示过要执行这一政令的。所以此次注《素问》时，他就袭用了《大戴记·五帝德篇》的成语，给黄帝粉饰上极美的赞词。又在《素问·上古天真论》注里引了九次老子。黄老并称，很明显地反映出了尊仰道家的意思。这用王冰《自序》中所说'昭彰圣旨，敷畅玄言'的话，是可以证明的，实际上这二十四字与医学没有任何联系。"

《上古天真论》中还有一大段话："黄帝曰：余闻上古有真人者，提挈天地，把握阴阳，呼吸精气，独立守神，肌肉若一。故能寿敝天地，无有终时，此其道生。

中古之时，有至人者，淳德全道，和于阴阳，调于四时，去世离俗，积精全神，游行天地之间，视听八达之外，此盖益其寿命而强者也，亦归于真人。

其次有圣人者，处天地之和，从八风之理，适嗜欲，于世俗之间，无恚嗔之心，行不欲离于世，被服章，举不欲观于俗。外不劳形于事，内无思想之患，以恬愉为务，以自得为功，形体不敝，精神不散，亦可以百数。

其次有贤人者，法则天地，象似日月，辩列星辰，逆从阴阳，分别四时，将从上古合同于道，亦可使益寿而有极时。"

这一大段话，《甲乙经》及《太素》均不载，我们认为是王冰所增。

《上古天真论》之"真"字，当为"齿真"之脱。"齿真"为"齿"义，"齿"有"年"义。"天齿真"，即"天年"义。指人自然寿命。是《上古天真论》本为论述人之自然寿命之篇，王冰却增加了养生之道一大段话，与例不合。《学汇》："齿真，牙末。"《六书故》："齿真，真牙也。男子二十四岁，女子二十一岁，真牙生。"《左传·文公元年》注："齿，年也。"

据王冰序"冰弱龄慕道，夙好养生"，知王冰长于养生之道，故增添此养生之法于《上古天真论》之中。

《素问·四气调神大论》："春三月，此谓发陈。天地俱生，万物以荣。夜卧早起，广步天庭，被发缓形，以使志生。生而勿杀，予而勿夺，赏而勿罚，此春气之应，养生之道也。逆之则伤肝，夏为寒变，奉长者少。

夏三月，此谓蕃秀，天地气交，万物华实，夜卧早起，无厌于日，使志无怒，使华英成秀，使气得泄，若所爱在外，此夏气之应，养长之道也。逆之则伤心，秋为痎疟，奉收者少，冬至重病。

秋三月，此谓容平，天气以急，地气以明，早卧早起，与鸡俱兴，使志安宁，以缓秋刑，收敛神气，使秋气平，无外其志，使肺气清。此秋气之应，养收之道也。逆之则伤肺，冬为飧泄，奉藏者少。

冬三月，此谓闭藏。水冰地坼，无扰乎阳，早卧晚起，必待日光，使志若伏若匿，若有私意，若已有得，去寒就温，无泄皮肤，使气亟夺。此冬气之应，养藏之道也。逆之则伤肾，春为痿厥，奉生者少。"

此段文字，《甲乙》不载。《太素·卷二·顺养》收录，是《太素》前添加之文，此早于王冰之前。据《诸病源候论》，此段文字为《养生方》之文。却被添加于《素问》之中。《隋书·经籍志》载张湛著有《养生要集》一书，钱超尘《伤寒论文献通考》认为即《养生论》。《养生论》与《养生方》是否为一书，暂无定论。

《素问·汤液醪醴论》："黄帝问曰：为五谷汤液及醪醴奈何？岐伯对曰：必以稻米，炊之稻薪，稻米者完，稻薪者坚。帝曰：何以然？岐伯曰：此得天地之和，高下之宜，故能至完，伐取得时，故能至坚也。”

此为《汤液醪醴论》开首之段，义与篇中不合。篇中之“汤液醪醴”，指中药煎剂。此段之“汤液醪醴”，指酒类。且段中所言，皆为造酒过程，与篇中之中药煎剂之义相差甚远。所以我们认为此段文字，为后人添加之文。

北宋林亿等《伤寒论》序：“晋皇甫谧序《甲乙针经》云：伊尹以元圣之才，撰用《神农本草》，以为汤液。汉张仲景论广汤液，为数十卷。”是“汤液”指中药煎剂之义。

篇中“醪醴”，《说文》：“药，治病草”，《易・无妄》焦循注：“药，治疾者也”，《广韵・铎韵》：“疗，治病也”。《经义述闻》：“‘药’字并与‘疗’字同义”。《说文・疒部》：“朝鲜谓药毒曰痨”，《说文通训定声》：“朝鲜谓饮药毒曰痨”，《方言》：“江湘郊会谓医治之曰愮”。是疗、愮、药、痨古通之证。“醪”与“疗”“痨”声同韵近，与“愮”声韵并近，故“醪”为“药”之音转而义通“药”。《素问・血气形志篇》：“治之以按摩醪药。”此“醪药”同义复词，即“药”义。

《仪礼・聘礼》郑玄注：“今文‘礼’皆作‘醴’，《春秋繁露・玉英》凌曙注：“‘理’，他本作‘礼’”，《管子集校》：“‘理’，当作‘治’”，《尹文子・大道》钱熙祚校：“藏本‘治’作‘制’”，《读书杂志・荀子》王念孙按：“‘至’，当为‘制’”，《说文通训定声》：“‘资’，假借又为‘至’”，《资治通鉴・晋纪》胡三省注：“‘齐’，读为‘资’”。《汉书・郊祀志》颜师古注：“‘齐’，药之分齐也”，《慧琳音义・卷八》注：“齐，分齐之剂”。

（2）注文误入正文例

《素问・五藏生成篇》：“诊病之始，五决为纪，欲知其始，先建其母。所谓五决者，五脉也。”

“五决为纪”之“决”，通“脉”。“五决”，即“五脉”。《释名・释姿容》：“‘蝠摘’，犹‘谲摘’也”，《荀子・儒效》杨倞注：“‘谲’与‘决’同”，《说文通训定声》：“‘谲’，假借又为‘决’”，《广韵・麦韵》：“‘蝠’，又作‘脈’，经典亦作‘脈’”。是决、脉、谲古并通之证。“决”即“脉”之假。注家不解，反而注云“所谓五决者，五脉也”。此显系注文，反被误入正文。王冰此句有注，是此注文误成正文当在王冰之前。

《素问・金匮真言论》：“故冬不按跷，春不鼽衄，春不病颈项，仲夏不病胸胁，长夏不病洞泄寒中，秋不病风疟，冬不病痹厥。飧泄，而汗出也。”

“飧泄，而汗出也”当为“洞泄”之注文，被误入正文。

“飧泄”，与“洞泄”，为一病二名。《素问・阴阳应象大论》：“春伤于风，夏生飧泄”，此云“洞泄”，是二者本一病。

“洞泄”之“洞”，为“痛”之音转。“洞泄”，即“痛泄”，腹痛泄泻之义。

《说文通训定声》：“‘痛’，假借为‘恫’”，《说文》：“恫，痛也”，《广雅・释诂》：“桐，痛也”，《法言・学行》：“桐，洞也”。是“洞”“痛”古通之证。

“而汗出”之“而”，当为“饵”之音转。“食”义。“汗”，为“泄”之误。“饵泄”，即完谷不化，食物泄出之义。此是对“飧泄”（即“痛泄”）的解释。《释名・释饮食》：“饵，而也”，《广韵・志韵》：“饵，食也”。

此六字王冰无注，也未提出质疑，只是说“此上五句，并为‘冬不按跷’之所致也”。王冰说五句，若加此句，则成六句，故疑此为王冰所添加之注文，误入正文。

《素问・三部九候论》：“一候后则病，二候后则病甚，三候后则病危。所谓后者，应不俱也。”

“所谓后者，应不俱也”八字，为注文混入正文之例。

这里的“后”，为“厚”之音转。“大”义。《诸子平议・吕氏春秋》俞樾按：“‘后’‘厚’古通用",《国语·鲁语》韦昭注:"厚，大也。"

《甲乙经·卷四·经脉》:"人迎大一倍于寸口，病在少阳；再倍病在太阳；三倍病在阳明""寸口大一倍于人迎，病在厥阴……"

《素问·六节藏象论》:"人迎一盛，病在少阳，二盛病在太阳，三盛病在阳明，四盛以上为格阳。寸口一盛，病在厥阴，二盛病在少阴，三盛病在太阴，四盛以上为关阴。人迎与寸口俱盛四倍以上为关格。"

《灵枢·终始》:"人迎一盛，病在足少阳，一盛而躁，病在手少阳；人迎二盛，病在足太阳，二盛而躁，病在手太阳；人迎三盛，病在足阳明，三盛而躁，病在手阳明。人迎四盛，且大且数，名曰溢阳。"

《甲乙经》之"大"、《六节藏象论》与《终始》之"盛"，与《三部九候论》之"后"，均互文同义。均指脉象大而有力之义。"所谓后者，应不俱也"，本是一个错误的注文（误解"后"义），反被误入了正文。

王冰此句注:"俱，犹同也。"是此注文误在正文之中，当在王冰之前。

《素问·病能论》:"《上经》者，言气之通天也;《下经》者，言病之变化也;《金匮》者，决死生也;《揆度》者，切度之也;《奇恒》者，言奇病也。所谓奇者，使奇病不得以四时死也；恒者，得以四时死也。所谓揆者，方切求之也，言切求其脉理也。度者，得其病处，以四时度之也。"

这里的"奇"，为"疾"之音转。"奇病"，即"疾病"。《集韵·支韵》:"'奇'，或作'倚'"，《楚辞·大招》王逸注:"倚，辟也"，《左传·宣公九年》杜预注:"辟，邪也"，《汉书·贾谊传》颜师古注:"辟，足病"。《战国策·宋卫策》鲍彪注:"疾，犹癖"，《广韵》:"癖，腹病"，《集韵》:"癖，积病"。《礼记·缁衣》郑玄注:"疾，犹非也"，《淮南子·修务》高诱注:"非常曰奇"。是"奇""疾"古通之证。

"所谓奇者，使奇病不得以四时死也；恒者，得以四时死也"二十二字，是注文混入正文之例。《素问·玉版论要》:"《奇恒》者，言奇病也"，其后无此二十二字。可证。

"所谓揆者"后二十八字，亦当为注文误入正文之字。经文已解《揆度》之义，此复解，义重不例。王冰认为此是错简之文，他说:"凡言所谓者，皆释未了义。今此所谓，寻前后经文，悉不与此篇义相接，似今數句，少成文义，终是别释经文……错简文也。"

（3）篇章增补例

《素问·灵兰秘典论》通篇之文，《甲乙经》及《太素》均不载。是《素问》问世之初，并无此篇之文。

隋代萧吉的《五行大义》载有此篇之文。萧吉卒于614年，是此篇成文于614年之前。因初本《素问》未载此篇，故杨上善668年著《太素》时未能收录，则此篇当在《太素》之后，王冰之前（762年）被增补于《素问》之中。

2. 素问缺篇质疑

《素问》缺篇之说，是唐代王冰在762年提出来的，此距《素问》问世，已有二百七十多年。

王冰在《重广补注黄帝内经素问序》中说:"班固《汉书·艺文志》曰:'《黄帝内经》十八卷'。《素问》即其经之九卷也。兼《灵枢》九卷，乃其数焉。虽复年移代革，而授学犹存，懼非其人，而时有所隐，故第七一卷，师氏藏之。今之奉行，惟八卷尔。"他在《病能论》"度者，得其病处，以四时度之也"句下注云:"世本既阙七二篇，应彼阙经错简文也。"

据此，则王冰提出的《素问》缺篇是第七十一篇，第七十二篇。

梁阮孝绪《七录》载“《素问》八卷”。是《素问》问世之本，本为八卷。至唐王冰时，世行之本仍为八卷，所以王冰说：“今之奉行，惟八卷尔。”《七录》距《素问》产生年代最近，其说不当缪。

全元起《素问》本之初本，即《素问》之初本，本是《七录》所说的八卷，并不存在缺卷缺篇之说。倒是后人在《素问》初本的基础上，不断补充内容，增加篇章，直到唐王冰后，这种增补现象才明显减少。

明明是八卷的《素问》初本，在王冰后的全元起注本中却偏偏要将篇章内容归划在九卷之中，这无疑问要少掉一卷而成缺了。

我们来看一下段逸山先生辑复的全元起本《素问》之篇目：卷一为7篇（《平人气象论》《决死生篇》《藏气法时论》《宣明五气篇》《经合论》《调经论》《四时刺逆从论》）；卷二为11篇（《移精变气论》《玉版论要》《诊要经终论》《八正神明论》《真邪论》《标本病传论》《皮部论》《气穴论》《气府论》《骨空论》《缪刺论》）；卷三为6篇（《阴阳离合论》《十二藏相使》《六节藏象论》《阳明脉解》《五藏举痛》《长刺节论》）；卷四为8篇（《生气通天论》《金匮真言论》《阴阳别论》《经脉别论》《通评虚实论》《太阴阳明表里篇》《逆调论》《痿论》）；卷五10篇（《五藏别论》《汤液醪醴论》《热论》《刺热篇》《评热病论》《疟论》《腹中论》《厥论》《病能论》《奇病论》）；卷六为9篇（《脉要精微论》《玉机真藏论》《刺疟篇》《刺腰痛篇》《刺齐论》《刺禁论》《刺志论》《针解篇》《四时刺逆从论》）；卷八为9篇（《痹论》《水热穴论》《从容别白黑》《论过失》《方论得失明著》《阴阳类论》《四时病类论》《方盛衰论》《方论解》）；卷九为10篇（《上古天真论》《四气调神大论》《阴阳应象大论》《五藏生成篇》《异法方宜论》《咳论》《风论》《厥论》《大奇论》《脉解篇》）。

由上可知，全元起本每卷之中，最多的是11篇，最少的是每卷6篇。如果照王冰所说的缺两篇，那么缺篇第七卷就只有两篇内容了。这与全本《素问》之卷篇体例明显不合。全元起辑复本之七十篇，本当依《七录》，为八卷，并无缺卷缺篇之说，后人依王冰之说，其时间拟在王冰（762年）后，林亿《新校正》（1056年）前，将全元起本分作九卷而缺第七卷，以圆“阙篇”之说。

尽管《甲乙经》序也有“今有《针经》九卷，《素问》九卷，二九十八卷，即《内经》也。亦有所忘失”之说，但未指出是内容上之残脱还是缺卷缺篇，故不足为据。

王冰崇奉道家，在《上古天真论》注中，多次引用《老子》，即可为证。《上古天真论》“和于术数”条王冰注：“《老子》曰：万物负阴而抱阳”；“以耗散其真”条王冰注：“《老子》曰：弱其志，强其骨”；“不时御神”条王冰注：“《老子》曰：持而盈之，不如其已”等。

“九”为阳数之极。王冰编次《素问》之篇，或以“九”数为准，以求九九八十一篇之数。因最终未能凑够其篇数，只好云“阙”了。是宁以缺篇为数，也要取“八十一”这个九之倍数为篇。

《春秋繁露·郊祀》凌曙注：“九，阳数也”，《楚辞·九辩序》：“九者，阳之数，道之纲纪也”，《汉书·京房传》颜师古注：“九，阳数之极也”。

这种崇尚“九”数的概念，在《素问》中也有体现。《素问·生气通天论》：“天地之间，六合之内，其气九州、九窍”；《素问·六节藏象论》：“天以六六为节，地以九九制会”；《素问·三部九候论》：“天地之至数，始于一，终于九焉”“三而三之，合则为九，九分为九野，九野为九藏”；《素问·离合真邪论》：“余闻九针九篇，夫子乃因而九之，九九八十一篇”。

“九”为数之“极”，篇目以“九”为数，九九八十一，就算是完善完美了，所以王冰取其数为篇数。

王冰编次《素问》，以“迁移以补”“加字以昭其义”“区分事类”“削去繁杂”等为主要手段，而未有直接自己编撰通篇之文补充《素问》者。否则，他直接撰写两篇补入《素问》即可，何必言“阙”呢？

一般认为，王冰由他书整篇移入《素问》中的是:《天元纪大论》《五运行大论》《六微旨大论》《气交变大论》《五常政大论》《六元正纪大论》《至真要大论》。

值得注意的是，王冰在《五运行大论》注解“思胜恐”时说:“思见祸机，故无忧恐。‘思’，一作‘忧’，非也。”在注释《气交变大论》中“上应太白岁星”时他又说:“太白芒盛，岁减明也。一经少此六字，缺文耳。”这不得不使我们考虑，在王冰时，已有《素问》之别本载有《五运行大论》《气交变大论》等篇，所以王冰说“一作”“一经”。由此看来，王冰移入运气七大篇的观点似应改变一下了，即王冰时，运气七大篇已被当时世行之《素问》别本收录其中了。王冰所说的“世本”，在其前也可能收载有运气七大篇了，王冰不过是照经注释七大篇罢了。

王冰合并或分割《素问》篇目，并不是随意进行的。他根据当时所获“张公秘本”，并与数种当时传行的《素问》版本，包括全元起的《素问》原始本，相互参照，才能发现“一篇重出而别立二名”“两论并吞而都为一目”的情况的。于是他“区分事类，别目以冠篇首”，尽量恢复其卷篇原状。且王冰所加之文字，都用红笔书写，以使“今古必分”。可见王冰拆、并篇目，还是比较严谨的。通过拆并篇目，算上运气七大篇，仍不够九九八十一之数。王冰又不敢擅自乱添篇卷，于是只好提出“阙篇”之说了。

《素问》初本的篇数，并不是九九八十一篇。例如段逸山先生《素问全元起本研究与辑复》，考订全元起《素问》本为70篇。已见上。龙伯坚先生《黄帝内经概说》通过考据林亿《新校正》，认为全元起《素问》本是69篇。它们是：卷一7篇:《平人气象论》《决死生》《藏气法时论》《经合论》《宣明五气篇》《调经论》《四时刺逆从论》；卷二11篇:《移精变气论》《玉版论要篇》《诊要经终论》《八正神明论》《真邪论》《皮部论》《气穴论》《气府论》《骨空论》《缪刺论》《标本病传论》；卷三6篇:《阴阳离合论》《十二藏相使》《六节藏象论》《阳明脉解》《五藏举痛》《长刺节论》；卷四8篇:《生气通天论》《金匮真言论》《阴阳别论》《经脉别论》《通评虚实论》《太阴阳明论》《逆调论》《痿论》；卷五10篇:《五藏别论》《汤液醪醴论》《热论》《刺热论》《评热病论》《疟论》《腹中论》《厥论》《病能论》《奇病论》；卷六9篇:《脉要篇》《玉机真藏论》《刺疟篇》《刺腰痛篇》《刺齐论》《刺禁论》《刺志论》《针解》《四时刺逆从论》；卷八9篇:《痹论》《水热穴论》《四时病类论》《方盛衰论》《从容别白黑》《论过失》《方论得失明著》《阴阳类论》《方论解》；卷九9篇:《上古天真论》《四气调神大论》《阴阳应象大论》《五藏生成篇》《咳论》《厥论》《风论》《大奇论》《脉解》。

上述卷一及卷六均有《四时刺逆从论》一篇，虽内容不同，但篇题重复。且卷六该篇之内容简短，文义又与篇题不合。故我们认为此篇不当从《新校正》引录全本之例，计入全本之篇数之内。全元起本《素问》卷一之《经合论》与卷二之《真邪论》，内容完全重复，此亦不当从《新校正》等说，视为两篇，而应视为一篇。

我们认为，至少还有五篇，不是《素问》初本之篇数。

《灵兰秘典论》(《十二藏相使》)：此篇通篇之文，既不见于《甲乙经》，又不见于《太素》，当是《太素》之后，加入《素问》之篇。

《经脉别论》：此篇不见于《甲乙经》。此篇“象大浮也”句下，《新校正》说:“按《太素》及全元起本云:‘象心之大浮也’。”《太素》仁和寺本卷十六《脉论》载有此篇之文。所以此篇应是《素问》后（490年后)，《太素》(668年）前，增入《素问》之篇。

《脉解篇》：此篇不见于《甲乙经》，而见于《太素·卷八·经脉病解》。是该篇不是《素问》初篇，后人据《甲乙经·卷三·十二经脉络脉支别》的有关内容，改写编撰成篇，而在《太素》（668年）前，增补于《素问》之中。林亿《新校正》说："详此篇所解，多《甲乙经》是动、所生之病，虽复少有异处，大概则不殊矣。"

《疏五过论》（《论过失》）：此篇《甲乙经》不载。该篇"凡未诊病者"一句，《医心方》卷一引《太素》，"凡"下无"未"字；"病深者，以其外耗于卫，内夺于荣"句，林亿《新校正》："按《太素》'病深者以其'，作'病深以甚也'"；"始乐后苦"句，《新校正》说："按《太素》作'始苦'"；"及欲侯王"句，《新校正》："按《太素》'欲'作'公'"；"治病之道，气内为宝"句，《新校正》："按全元起本及《太素》作'气内为实'。杨上善云：天地间气为外气，人身中气为内气，外气裁成万物，是为外实。内气荣卫裁生，故为内实。治病能求内气之理，是治病之要也"。

今《太素》仁和寺本卷十六《脉论》仅存《疏五过论》篇中之只言片语："为万民副""始乐后苦""封君败伤及公侯王""气内为实"，是林亿所见之《太素》本，较仁和本为详。

由上，说明《疏五过论》（《论过失》），是在《素问》成书（490年左右）之后，《太素》（668年）之前，被曾补于《素问》中的篇章。

《征四失论》（《方论得失明著》）：《甲乙经》不载此篇。该篇"更名自功"，林亿《新校正》说："按《太素》，'功'作'巧'"；"愚心自得"句，《新校正》说："按全元起本作'自巧'，《太素》作'自功'。"今《太素》仁和寺本卷十六《脉论》，有该篇之片语："更名自巧""愚心自功"。是此篇亦当为《素问》之后，《太素》之前，增于《素问》中之篇数。

由上可知，除去《天元纪大论》《五运行大论》《六微旨大论》《气交变大论》《五常政大论》《六元正纪大论》《至真要大论》所谓运气七大篇，再除去所谓的缺篇两篇，全元起《素问》本的篇数，也不能与段逸山及龙伯坚之70篇、69篇相加而成81篇之数。如果再按我们的分析，去掉《灵兰秘典论》《经脉别论》《脉解篇》《疏五过论》《征四失论》全本卷六之《四时刺逆从论》卷二之《真邪论》等篇，则《素问》初本的篇数更少。

通过以上的分析，我们可以得出这样一个结论：《素问》的所谓"阙篇"，实际上是不存在的。

六、《素问》的传本

《隋书·经籍志》记载的医书3953卷，其中医方类书3714卷，占94%。而基础理论之书仅51卷，仅占1%略强。医学界极需基础理论之书。

《素问》体现了当时医学发展的概况，且以问答的普及形式编撰，所以在490年左右一经问世，立刻受到了普遍重视。它在生理、病理、诊法、治则、经脉等多方面有了很大的进步和完善，在当时的医学领域中，属于领先和创新的地位。

由于上述原因，《素问》一经问世，其传抄习读者甚众，刻版印刷之本亦多，且常呈多种版本同时流传之趋势，直至北宋林亿校刻王冰之注本后，才成为其后主要流传的"通行本"。

1. 全元起本与全元起注本

我们认为全元起本与全元起注本是不同的。这从林亿等的《素问·新校正》中，可以看出来。

《素问·宝命全形论》"间不容瞚"，《新校正》说："按《甲乙》'瞚'作'暄'，全元起本及《太素》作'眴'"。

《素问·八正神明论》"月生而泻，是谓藏虚"，《新校正》："按全元起本'藏'作'减'，'藏'当作'减'"。

《素问·离合真邪论》“血气已尽，其病不可下”，《新校正》：“按全元起本作‘血气已虚’。‘尽’字当作‘虚’字，此字之误也”。

《素问·刺热篇》“热病先胸胁痛……刺足少阳，补足少阴”，《新校正》：“详‘足太阴’，全元起本及《太素》作‘手太阴’”。

上为《新校正》所引“全元起本”之例。

《素问·宝命全形论》“四曰知砭石小大”，《新校正》：“按全元起云：砭石者，是古外治之法，有三名，一针石，二砭石，三镵石。其实一也。古来未能铸铁，故用石为针。言工必砥蛎锋针，制其小大之形，与病相当，黄帝造九针以代镵石。上古之治者，各随方所宜，东方之人多痈肿聚结，故砭石生于东方”。

《素问·举痛论》：“悲则心系急，肺布叶举”，《新校正》：“全元起云：悲则损于心，心系急则动于肺，肺气系诸经，逆，故肺布而叶举”。

《素问·刺腰痛》：“解脉令人腰痛如引带”，《新校正》：“按全元起云：有两解脉，病源各异，恐误，未详”。

《素问·风论》“久风入中，则为飧泄”，《新校正》：“按全元起云：飧泄者，水谷不分为利”。

《素问·厥论》：“前阴者，宗筋之所聚”，《新校正》：“全元起云：前阴者，厥阴也”。

《素问·奇病论》：“无治也，当十月复”，《新校正》：“按全元起注云：所谓不治者，其身九月而瘖，身重不得为治，须十月满，生后复如常也，然后调之”。

上为《新校正》所引全元起注文之例。

《素问·阴阳别论》“不过四日而死”，《新校正》：“全元起注本作‘四日而已’”。

《素问·脉要精微论》“彼春之暖”，《新校正》：“按全元起注本‘暖’作‘缓’”。

《素问·三部九侯论》：“少气不足以息者危”，《新校正》：“按全元起注本及《甲乙经》《脉经》‘危’作‘死’”。

上为《新校正》所引《全元起注本》之例。

全元起本《素问》，即《素问》之初本，原本并无注文，这与《甲乙》之例相同。至杨上善，始为所引录之《素问》之文作注。

全元起本《素问》注本，产生于王冰之后，它在全元起无注文的原文上开始加注而成为本。北宋林亿等校正《素问》时就见到了全元起《素问》的注本，所以可以引用其注本。当然其注文出自王冰后之人，自非全元起所注了。

王冰 762 年注《素问》时，见到的是《黄帝素问》这一书名，而并未见到“全元起”这个名字。“全元起”这个名字，是唐李延寿编撰《南史》及长孙无忌编撰《隋书·经籍志》时提到的，因《素问》原书并无著者之名，所以王冰未能看到。同样，早于王冰近一百年的《太素》，也未引“全元起”一字一语，可佐证《素问》之初，并无署名。就连杨上善的《黄帝内经太素》，王冰也未能看到，所以在王注中也没有看到有关《太素》或杨上善的只言片语，真是憾事。

尽管在《素问》王冰注中有几处“全本作”“全注”等语，但是我们通过分析，是可以将其排除的。

我们先来看《素问·汤液醪醴论》“平治于权衡，去宛陈莝，微动四极”一段王冰的注解：“平治权衡，谓察脉浮沉也。脉浮为在表，脉沉为在里。在里者泄之，在外者汗之，故下次云开鬼门洁净府也。去宛陈莝，谓去积久之水物，犹如草茎之不可久留于身中也。全本作草莝。微动四极，谓微动四肢，令阳气渐以宣行，故又曰温衣也”。

此处王注之校语“全本作草莖”，与他处校语之体例不合。王冰之《素问》注文，涉及《素问》别本之校语共29条，其术语体例为“一为”“一经”“一云”“一本”“或为”“或作”等，尚无“某本作”之例。这是其一。

其二，王注凡涉及别本之校语，多在注文之首就首先指出，或在注文之末加以指出，而未有夹杂在注文中间者。如《素问·生气通天论》“体若燔炭，汗出而散”条王冰注：“此重明可汗之理也。为体若燔炭之炎热者，何以救之？必以汗出，乃热气施散。‘燔’，一为‘燥’，非也”。

《素问·阴阳别论》“所谓阳者，胃脘之阳也”王冰注：“胃脘之阳，谓人迎之气也。察其气脉动静小大与脉口应否也。胃为水谷之海，故候其气而知病处。人迎在结喉两傍，脉动应手，其脉之动常左小而右大。左小常以候藏，右大常以候府。一云：‘胃胞之阳’。非也”。

此二例均为在注末加校语之例。

《素问·经脉别论》“一阴至，厥阴之治也”王冰注：“‘一’，或作‘二’。误也。厥阴，一阴也。上言二阴至则当少阴治，下言厥阴治则当一阴至也”。

《素问·宣明五气篇》“并于脾则畏”王冰注：“一经云饥也。肾虚而脾气并之，则为畏。畏，谓畏惧也。《灵枢经》曰：恐惧而不解则伤精。精为肾神，明脾土并于肾水也”。

此二例又为在注前加校之例。

由上可知，“全本作草莖”之校语，体例不合，去此五字，王注之文义反联贯。

其三，王冰作校语，多在该句之后即时作校，此则在“去宛陈莝”句后未见，反在八、九句后作校，此例又与诸篇校例不合。因此，我们认为，此句校语，非王冰所为，乃是王冰后之人加入。

《素问·玉机真藏论》：“浆粥入胃，泄注止，则虚者活；身汗得后利，则实者活。此其候也”。王冰：“全注，饮粥得入于胃，胃气和调，其利渐止，胃气得实，虚者得活。言实者得汗外通，后得便利，自然调平”。

此注前后文例不一，前为引全注释虚得活，后为王冰释实者活之语。王冰云“言实者”，则前注文若为王注，当依“言虚者”之体例，与其方合。前引全注，王冰又没有对全注进行评说，竞径自“言实者”自为体例，与前引注文例不相同，所以我们认为全注之文为王冰之后加入，非王注原貌。

《素问·奇病论》：“当有所犯大寒，内至骨髓，髓者以脑为主，脑逆故令头痛，齿亦痛，病名曰厥逆。帝曰：善”。

王冰在“齿亦痛”句下注：“夫脑为髓主，齿是骨余，脑逆反寒，骨亦寒入，故令头痛齿亦痛。”又在“善”字后注：“全注：人先生于脑，缘有脑则有骨髓。齿者，骨之本也”。王注已较详尽，后复引之全注义多重王注，且不在头痛句后为注，反在段末补充加录，是明明为后人添增之注语，而非王冰之注所引。

上面的引录及分析，我们仍然是为了证明一个问题，即全元起《素问》注本是产生于王冰之后的。

2.《素问》的《甲乙经》本

《甲乙经》中收录的《素问》之文，是在《素问》490年左右问世之后，在《太素》（668年）之前被收录到《甲乙经》中的。《甲乙经》的初本，并无《素问》之文。《甲乙经》中的《素问》之文，最为接近《素问》产生的年代，所以对于保存《素问》初本的原貌，有着十分重要的意义。

例如，《素问·上古天真论》：“二七而天癸至”，《甲乙经·卷六·形气盛衰大论》作：“二七，天水至”。查上下文例，诸七均无“而”字，是本无“而”字，后人随笔增一“而”字。《甲乙经》

本为朴实之“天水”，后竟易成“天癸”。《左传·哀公十三年》杜预注：“癸，北方主水。”

《素问·平人气象论》：“四时未有藏形，春夏而脉瘦，秋冬而脉浮大，命曰逆四时也。风热而脉静，泄而脱血脉实，病在中，脉虚，病在外，脉涩坚者，皆难治，命曰反四时也。”

此段与《甲乙经·卷四·经脉第一·下》一对照，就明显看出脱文、误字、赘文甚多了。《甲乙经》：“四时未有藏形，于春夏而脉沉涩，秋冬而脉浮大，病热脉静，泄而脉大，脱血而脉实，病在中而脉实坚，病在外而脉不实坚者，皆为难治，名曰逆四时也。”

此类例子很多，不一一叙述了。

3.《素问》的《太素》本

《太素》成书于669年，距《素问》之后近两百年，比王冰距《素问》问世的时间，要早出近百年。因此，《太素》中收录的《素问》之文，相对来说，也是接近《素问》之原貌的。且《太素》的编排体例，多与《素问》的原始本全元起本相同。

清代黄以周在《太素》校本叙中说：“《太素》之文同全元起本，不以别论羼入其中。”萧延平《黄帝内经太素·例言》：“全元起所注《素问》久亡，林亿等《新校正》每引以纠正王注《素问》，其所引全书，多与《太素》同。足征《太素》所编之文，为唐以前旧本。”林亿《素问·新校正》，引用《太素》之文一百六十多条，足以说明《太素》在保存《素问》原貌上之具有的重要意义。

4. 王冰注《素问》时的别本

王冰注释《素问》，除参考“张公秘本”外，还参考了数种别本。据段逸山先生统计，王冰涉及别本的术语共29条，其中“一为”10条，“一经”6条，“一云”3条，“一本”2条，“或为”4条，“或作”2条，加上七大篇的两条，共29条。

例如《生气通天论》“烦则喘喝”王注：“喝，一作鸣”；“体若燔炭”王注：“燔，一为燥，非也”；《阴阳别论》“胃脘之阳”王注：“一云胃胞之阳，非也”；《诊要经终论》“中肾者七日死”王注：“一云七日死，字之误也”等。

是王冰当时所见的别本，不止一种。

5. 王冰后的别本

王冰注《素问》之后，除出现了全元起《素问》注本外，别本仍存于世，且出现了王冰注本的改易本。

《素问·阴阳离合论》“阴阳𩅦𩅦”，《新校正》：“按别本‘𩅦𩅦’作‘冲冲’”；《素问·阴阳别论》“不过四日而死”，《新校正》：“按别本作‘四日而生’，全元起注本作‘四日而已’”；《素问·五藏生成篇》“少十二俞”，《新校正》：“按别本与全元起本、《太素》‘俞’作‘关’”。

此王冰后别本之仍存。

《素问·刺腰痛篇》“引脊内廉刺足少阴”下，《新校正》说：“今注云‘从腰痛上寒至并合朱书’十九字，非王冰之语，盖后人所加也”，是王冰后出现了王冰注本的改易本。

6.《新校正》后的别本

《素问·八正神明论》“问其所病”，明代吴勉学校《甲乙·卷五·第四》时说：“《素问》作‘问其所痛’”，与今通行本《素问》不同，是彼时存在《素问》之别本。

《素问·奇病论》“有癃者……此有余也”句下，吴勉学《甲乙·卷九·第十一》校：“《素问》下有‘阳气大盛于外’一句”，今本《素问》无。此又《素问》彼时别本之证。

《甲乙·卷五·第三》吴勉学校：“目嗌肿，全此二十九字，《素问》王冰注原在邪客足少阴络之下，今移在此”。今《素问·缪刺论》无此二十九字。此彼时吴勉学所据《素问》之本，与今本不同。

7. 明清注家及丛书、类书本

如张景岳、马莳、张志聪、吴崑、高士宗、李中梓等注本。丛书本之《四库全书》本、《四部丛刊》本、《四部备要》本等。

《素问·上古天真论》“八达”郭霭春校：“读本、赵本、吴本、明抄本、周本、朝本、藏本‘达’并作‘远’”。

《素问·阴阳应象大论》“得过”，郭霭春校：“吴本、周本‘得’并作‘则’”。

《素问·阴阳离合论》“锺锺”，郭霭春校：“胡本、读本、赵本、吴本、藏本‘锺’并作‘冲’”。

是各本之间，个别字词之间有其差异。

第二节　全元起是《素问》的作者

一、从《太素》看全元起是《素问》的作者

全元起之前，无《素问》之名，《素问》之初，又无全元起之名。这一点我们在前面已经讨论过。全元起《素问》之初本，并无注文。全元起《素问》注本的出现，是在王冰之后。

《甲乙经》不录全元起只字，《太素》也不引全元起之注片言，王冰所引全注两条，也被我们分析后排除了，就是一个证明。

《太素》所录《素问》之文，其文序体例多与全元起《素问》本一致。是《太素》虽未见全元起之名，却认可全元起《素问》，就是《素问》之原本，杨上善在此《素问》经文的基础上加注。

《素问·阴阳应象大论》中有一段话：“帝曰：余闻上古圣人，论理人形，列别藏府，端络经脉，会通六合，各以其经，气穴所发，各有处名，溪谷属骨，皆有所起，分部逆从，各有条理，四时阴阳，尽有经纪，外内之应，皆有表里，其信然乎？”

林亿等《新校正》认为这段话原本不在《阴阳应象大论》之中，全元起本在《上古天真论》中，下接“夫上古圣人之教也”句。《新校正》说：“详‘帝曰’至‘其信然乎’，全元起本及《太素》在‘上古圣人之教也’上”。

《素问·痹论》：“凡痹之客五藏者，肺痹者，烦满喘而呕；心痹者，脉不通，烦则心下鼓，暴上气而喘，嗌干善噫，厥气上则恐；肝痹者，夜卧则惊，多饮数小便，上为引如怀；肾痹者，善胀，尻以代踵，脊以代头；脾痹者，四肢解堕，发咳呕汁，上为大塞；肠痹者，数饮而出不得，中气喘争，时发飧泄；胞痹者，少腹膀胱按之内痛，若沃以汤，涩于小便，上为清涕。阴气者，静则神藏，躁则消亡。饮食自倍，肠胃乃伤。淫气喘息，痹聚在肺；淫气忧思，痹聚在心；淫气遗溺，痹聚在肾；淫气乏竭，痹聚在肝；淫气肌绝，痹在脾。”

在《素问·痹论》中，此段话上接“所谓痹者，各以其时重感于风寒湿之气也”句下，下连“诸痹不已，亦益内也”句前。

《太素·卷三·阴阳杂说》此段上接“阴阳相过曰弹”句后，下连“阴争于内，阳扰于外”句前。与全元起本《素问·阴阳别论》相同。唯“弹”字作“溜”，与《素问》同。

《素问·玉机真藏论》：“黄帝曰：见真藏曰死，何也？岐伯曰：五藏者皆禀气于胃，胃者五藏之本也。藏气者，不能自致于手太阴，必因于胃气，乃至于手太阴也。故五藏各以其时，自为而至

于手太阴也。故邪气胜者，精气衰也。故病甚者，胃气不能与之俱至于手太阴，故真藏之气独见。独见者病胜藏也，故曰死。帝曰：善。"

此段文字，在《素问·玉机真藏论》中上接"诸真藏脉见者，皆死不治也"句，下连"黄帝曰：凡治病，察其形气色泽"句。

林亿《新校正》："详自'黄帝问'至此一段，全元起本在第四卷《太阴阳明表里篇》中，王冰移于此处。"

全元起《素问·太阴阳明表里篇》此段上接"伤于湿者，下先受之"句，下连"帝曰：脾病而四肢不用，何也？"句。《太素·卷六·藏府气液》此段上下文句连接，与全元起本《素问》相同。

《素问·刺疟篇》"诸疟而脉不见"句上有"疟脉满大急，刺背俞，用中针傍五胠俞各一，适肥瘦出其血也。疟脉小实急，灸胫少阴，刺指井。疟脉满大，急刺背俞，用五胠俞背俞各一，适行至于血也。疟脉缓大虚，便宜用药，不宜用针。凡治疟，先发如食顷乃可以治，过之则失时也"一段话。

《太素·卷二十五·十二疟》与全元起本《素问·刺疟篇》均没有上述这一段话。林亿《新校正》："详从前'疟脉满大'至此，全元起本在第四卷中，王氏移续于此也"。

上举诸例，是《太素》与全元起《素问》本语序相同之例。

《素问·调经论》："神不足则悲"。"悲"字，《新校正》："《太素》并全元起注本并作'忧'"。

《素问·调经论》："血有余则怒，不足则恐"。"恐"字，《新校正》说："按全元起本'恐'作'悲'，《甲乙经》及《太素》并同"。

《素问·调经论》："病在脉，调之血"。《新校正》："按全元起本及《甲乙经》云：病在血，调之脉"。段逸山："《太素》同全元起本"。

《素问·四时刺逆从论》"气不外行"，《新校正》："全元起本作'气不卫外'，《太素》同"。

《素问·缪刺论》："邪客于足太阴之络……刺腰尻之解，两胂之上，是腰俞，以月死生为痏数。"《新校正》："此特多'是腰俞'三字耳。别按全元起本旧无此三字。"《太素·卷二十三·量缪刺》也无此三字。

《素问·经脉别论》"象心之大浮也"，"大"字，《新校正》："按《太素》及全元起本云'象心之太浮也'"。

《素问·汤液醪醴论》"五藏阳以竭也"，"阳"字，《新校正》："按全元起本及《太素》'阳'作'伤'，义亦通"。

上为《太素》与全元起本词句相同之例。

由于《太素》多宗全元起《素问》本之旧，所以后人多依《太素》来校正《素问》之文。清黄以周在《太素》校本叙中说："《太素》之文同全元起本……《太素》所编之文为唐以前之旧本，可以校正今之《素问》《灵枢》者，观覼缕述。"段逸山先生在《素问·全元起本研究与辑复》一书中说："《素问》王冰注文与林亿新校正涉及迁移全元起本文字者共 88 条，包括除 7 篇大论与 2 篇佚文外的各篇篇题下新校正所云 72 条与正文中的校注 16 条。在这 88 条中，明确指出迁移所在的，有篇题下新校正 71 条，正文中正注 1 条，新校正 7 条，计 79 条，为后人了解全元起原貌提供了方便。另有 9 条，包括篇题下新校 1 条，正文中新校正 8 条，对迁移所在语焉不详，只是说原在全元起本某篇，甚至唯言原在全元起本某卷，而未确指其在何处，这就为全元起本内容的准确安置造成了困难。笔者认为，遇有此类情况，一般可从现存《太素》作为判定全元起本具体内容安置的准则。"

杨上善大概没有见到李延寿的《南史》及长孙无忌的《隋书·经籍志》，所以不知道全元起之名。《太素》既宗全元起《素问》本之旧貌，则是其认可全元起《素问》本，是《素问》的原始本。我们只能从依据全元起《素问》本这个角度，来间接地讨论、认识全元起是《素问》作者这个问题。

二、从王冰注本看全元起是《素问》的作者

若说杨上善撰《太素》的时间（669 年）距长孙无忌进《隋书》的时间（656 年）及李延寿撰成《南史》的时间太近，未能读其书而知全元起之名，尚可理解。可是到了王冰注《素问》时，时间又过了一百年，惜王冰仍不知道全元起，甚至连《太素》及杨上善也未提及，则令人费解。因此，我们也只能从王冰依据全元起《素问》本这个角度，来间接地讨论《素问》作者的问题。

王冰在《素问注·序》中说："世本纰缪，篇目重叠，前后不伦，文义悬隔"。他所说的"世本"，根据他注中的"一为""一经""一本"等语，当不是一种版本。但其主要依据的，则是全元起素问本。这从他改动、移易《素问》的情况，就可以看出来。

王冰在《素问》注序中还说："时于先生郭子斋堂，受得先师张公秘本，文字昭晰，义理环周，一以参详，群疑冰释。恐散于末学，绝彼师资，因而撰注，用传不朽，兼旧藏之卷，合八十一篇，二十四卷，勒成一部。"

王冰所说的"张公秘本"和"旧藏之卷"，我们认为仍指全元起本。因为在王冰的 4500 条注文中，并未再提起"张公"本及"旧卷"。这说明王冰时，全元起《素问》本，已不是一种版本了。

王冰注本，除七大篇外，其文字内容 95% 以上与全元起《素问》本相同。其篇名 80% 以上与全元起本相同。所以我们说王冰依据的主要是全元起《素问》本，即视该本为正宗的《素问》之本。其移动、改动、增补等，均依全本之为基础。

王冰改动全元起《素问》篇名的主要情况是：把《决死生篇》改称《三部九候论》，将《经合论》《真邪论》合称为《离合真邪论》，《十二藏相使》改称《灵兰秘典论》，《五藏举痛》简称为《举痛论》，《从容别白黑》改称《示从容论》，《论过失》改作《疏五过论》，《方论得失明著》改称《征四失论》。

全元起《素问》卷一《经合论》与卷二之《真邪论》，内容完全重复，《新校正》却未能指出其误。观该篇内容，主旨有二，一为讲经络。如"天地温和，则经水安静；天寒地冻，则经水凝泣；天暑地热，则经水沸溢……"一为正邪之论。如"真气者，经气也""诛罚无过，命曰大惑，反乱大经，真不可复，用实为虚，以邪为真，用针无义，反为气贼，夺人正气。以从为逆，荣卫散乱，真气已失，邪独为著，绝人长命，予人夭殃"。

是全元起《素问》，该篇本为两篇内容，应予分开，将主要论经络的内容归之于《经合论》，将论正邪的内容，划归《真邪论》。王冰未能分开，仅仅将其篇题合而为一，称为《离合真邪论》。

全元起本篇题"经合"之"合"字，当为"络"之脱误。"络"脱为"各"，又误为"合"。由此，则"经合"本为"经络"，与篇中所论，义例正合。

"真"，为"正"之音转。"真邪"，即"正邪"。观篇中之文，正论正邪。

王冰本篇题《离合真邪论》之"离合"，当为"络"音之分离。"络"音分离成为"离""合"二音，正与全元起《脉合（络）》之"合"（络）暗合。

王冰注本的篇序，与全元起《素问》有较大的变动，《新校正》于每篇篇题下，都予以指出。如《上古天真论》新校正说："按全元起注本在第九卷，王氏重次篇第，移冠篇首"；《四气调神大

论》新校正:“按全元起本在第九卷”;《生气通天论》新校正说“按全元起注本在第四卷”,《金匮真言论》新校正“按全元起注本在第四卷”等。

我们来比较一下全元起《素问》的篇序和王冰注本的篇序,可以看出明显不同。

全元起本《素问》篇序:

卷一

《平人气象论》第一

《决死生篇》(《三部九候论》)第二

《藏气法时论》第三

《宣明五气篇》第四

《经合论》(《离合真邪论》)第五

《调经论》第六

《四时刺逆从论》第七

卷二

《移精变气论》第八

《玉版论要篇》第九

《诊要经终论》第十

《八正神明论》第十一

《真邪论》(《离合真邪论》)第十二

《标本病传论》第十三

……

王冰注本篇序

第一卷

《上古天真论篇》第一

《四气调神大论篇》第二

《生气通天论篇》第三

《金匮真言论篇》第四

第二卷

《阴阳应象大论篇》第五

《阴阳离合论篇》第六

《阴阳别论篇》第七

第三卷

《灵兰秘典论篇》第八

《六节藏象论篇》第九

《五藏生成论篇》第十

《五藏别论篇》第十一

……

王冰移易全元起《素问》内容的情况较多。通行本多出的内容由王冰从他篇迁入的,段逸山先生考证有10篇(《素问全元起本研究与辑录》)。此引录如下:《藏气法时论》(卷一第三)。多出“肝色青宜食甘”至“病随五味所宜也”146字,由全元起本《脉要精微论》篇末迁入该篇末。龙先生、左合先生、马先生同，其他诸家未予指出。

《骨空论》（卷二第十七）。多出“灸寒热之法”至“数刺其俞而药之”185字，由全元起本《刺齐论》篇末迁入该篇末。陈先生未予指出，其他诸家同。

《热论》（卷五第三十五）。多出“凡病伤寒而成温者”至“暑当与汗皆出勿止”32字，由全元起本《奇病论》篇末迁入该篇篇末。龙先生、左合先生，马先生同，其他诸家未予指出。

《厥论》（卷五第四十）。多出“太阴厥逆”至“发喉痹嗌肿痓治主病者”196字，由全元起本卷九《厥论》篇首迁入该篇末。左合先生同，龙先生、马先生另增《大奇论》篇中21字，其他诸家未予指出。

《玉机真藏论》（卷六第四十四）。多出“黄帝曰见真藏曰死何也”至“帝曰善”112字，由全元起本《太阴阳明表里》篇中迁入该篇篇中。多出“是顺传所胜之次”7字，原系王冰注文而误入正文，林亿等改为注文，后复入正文。前一处左合先生与马先生同，其他诸家未予指出。后一处诸家未予指出。

《刺疟篇》（卷六第四十五）。多出“疟脉满大急”至“过之则失时也”89字，由全元起本《通评虚实论》篇中迁入该篇中。左合先生同，其他诸家未予指出。

《痹论》（卷八第五十二）。多出“凡痹之客五藏者”至“痹聚在脾”184字，由全元起本《阴阳别论》篇中迁入该篇篇中。左合先生同，其他诸家未予指出。

《阴阳类论》（卷八第五十七）。多出“雷公曰请问短期”至“期在盛水”154字，由全元起本《四时病类论》篇首迁入该篇篇末。龙先生与左合先生同，其他诸家未予指出。

《阴阳应象大论》（卷九第六十三）。多出“帝曰余闻上古圣人”至“其信然乎岐伯对曰”76字，由全元起本《上古天真论》篇中迁入该篇篇中。左合先生同，其他诸家未予指出。

《大奇论》（卷九第六十九）。多出“肾肝并沉”至“并小弦欲惊”与“三阳急为瘕”至“二阳急为惊”各21字，分别由全元起本卷九《厥论》篇中、篇末迁入该篇中。龙先生与马先生多前一小段，左合先生谓一部分在卷九《厥论》中，其他诸家未予指出。

由此，王冰所移易之文，仍以全元起《素问》本为据。

三、从《新校正》看全元起是《素问》的作者

北宋林亿等《素问》新校正，有一千三百多条，其中有二百多条涉及全元起本及全元起注本。这为我们讨论《素问》的作者，增添了一些证据。

《新校正》对全元起本有两种称谓，一叫做“全元起本”，一叫作“全元起注本”。例如：

《素问·生气通天论》“汗出偏沮，使人偏枯”，《新校正》：“按‘沮’，《千金》作‘祖’，全元起本作‘恒’”。

《素问·阴阳应象大论》“帝曰：余闻上古圣人，论理人形……其信然乎？”《新校正》：“详‘帝曰’至‘信其然乎’，全元起本及《太素》在‘上古圣人之教也’（《上古天真论》）上。”

《素问·六节藏象论》“肾者主蛰……为阴中之少阴”，《新校正》：“按全元起本并《甲乙经》《太素》‘少阴’作‘太阴’。当作‘太阴’。”

《素问·五藏别论》“藏精气而不泻也”，《新校正》：“按全元起本及《甲乙经》《太素》‘精气’作‘精神’”。

《素问·上古天真论》“夫上古圣人之教下也”，《新校正》：“按全元起注本云：‘上古圣人之教也，下皆为之’。《太素》《千金》同”；“合于道”，《新校正》：“按全元起注本云：‘合于道教’”；“太

冲脉盛”，《新校正》：“按全元起注本及《太素》《甲乙经》俱作‘伏冲’。下‘太冲’同”；“肌肉若一”，《新校正》：“按全元起注本云‘身肌宗一’，《太素》同”。

《素问·阴阳别论》“四日而死”，《新校正》：“按别本作‘四日而生’，全元起注本作‘四日而已’，俱通。详上下文义，作‘死’者非”。

《素问·脉要精微论》“彼春之暖”，《新校正》：“按全元起注本‘暖’作‘缓’”。

《素问·三部九候论》“少气不足以息者，危”。《新校正》：“按全元起注本及《甲乙经》《脉经》‘危’作‘死’”。

由此可知，“全元起本”与“全元起注本”不同。“全元起本”，即《素问》之原始本，并无注文。“全元起注本”为全元起《素问》加注文之本，为唐代王冰后出现的本子，其注文并不是全元起所为。因为其书已署上了全元起的名字，所以《新校正》即认为是全元起之语。

在《素问》篇题下之《新校正》校语，只有四篇涉及“全元起注本”。这不得不使我们联想到，“全元起本”之篇目篇序，或与“全元起注本”之篇目篇序也有不同之处。再进一步说，这四篇与《素问》其他篇相对来说，是否成篇时间（至少是篇中的一些内容）与他篇不同呢？否则《新校正》怎么偏偏谓此四篇“全元起注本在”某卷，而其他篇只说“全元起本”呢？这四篇是：

《上古天真论》篇题，《新校正》说：“按全元起注本在第九卷。”

《生气通天论》篇题，《新校正》说：“按全元起注本在第四卷。”

《金匮真言论》篇题，《新校正》：“按全元起注本在第四卷。”

《六节藏象论》篇题，《新校正》：“按全元起注本在第三卷。”

“全元起本云”“全元起云”“全元起注本云”，这三者的含义各不相同。“全元起本云”，即原始《素问》之经文；“全元起云”，是全元起本注文之话；“全元起注本云”，是后起的全元起注本之经文，与《素问》初本之经文含义有别。由此上三则，则提示全元起本即《素问》之初本，作者即全元起。

“全元起本云”例：

《素问·五藏生成篇》：“此五味之所合也。五藏之气……”《新校正》：“按全元起本云‘此五味之合五藏之气也’，连上文。《太素》同”。此《素问》初本（即全元起本）之经文本为“此五味之合五藏之气也”。

《素问·移精变气论》：“标本已得，邪气乃服”，《新校正》：“按全元起本又云：‘得其标本，邪气乃散矣’”。此又《素问》经文之旧。

《素问·汤液醪醴论》：“精神不进，志意不治，故病不可愈”。《新校正》：“按全元起本云：‘精神进，志意定，故病可愈’”，此当为《素问》初始之文。

《素问·三部九候论》“令合天道”，《新校正》：“按全元起本云：‘令合天地’”。此本全元起《素问》之经文。

“全元起云”例：

《素问·异法方宜论》“其民嗜酸而食胕”，《新校正》：“按全元起云：‘食鱼也’”，这是全元起注本中的解释之语。

《素问·移精变气论》：“故毒药不能治其内，针石不能治其外，故可移精祝由而已”。《新校正》：“按全元起云：‘祝由，南方神’”，此解释“祝由”之语。

《素问·藏气法时论》“肝苦急，急食甘以缓之”，《新校正》：“按全元起云：‘肝苦急，是其气有余’”，此亦解释“肝苦急”之语。

《素问·宝命全形论》“四曰制砭石小大”,《新校正》:“按全元起云:‘砭石者,是古外治之法。有三名:一针石,二砭石,三镵石。其实一也。古来未能铸铁,故用石为针,故名之针石。言工必砥砺锋利,制其小大之形与病相当。黄帝造九针以代镵石。上古之治者,各随方所宜,东方之人多痈肿聚结,故砭石生于东方’”,这是全元起注本对“砭石”的解释。

“全元起注本云”例:

《素问·上古天真论》“合于道”,《新校正》说:“按全元起注本云:‘合于道教’”。这是全元起注本之经文。全元起注本是王冰后之本,与全元起之初本有别。“肌肉若一”,《新校正》:“按全元起注本云:‘身肌宗一’”这是王冰后全元起注本之经文,《新校正》虽未言全元起本,但全元起《素问》本未必是此四字。

《素问·三部九候论》:“以左手足上,上去踝五寸按之,庶右手足当踝而弹之”。《新校正》:“臣亿等按《甲乙经》及全元起注本并云:‘以左手,足上去踝五寸而按之,右手当踝而弹之’”,这是全元起注本之经文。

全元起本与全元起注,或全元起注本与全元起注文同时引录例:

《素问·三部九候论》“以左手足上,上去踝五寸按之,庶右手足当踝而弹之”,《新校正》:“按《甲乙经》及全元起注本并云:‘以左手,足上去踝五寸而按之,右手当踝而弹之’。全元起注云:‘内踝之上,阴交之出,通于膀胱,系于肾,肾为命门,是以取之,以明吉凶’”,这是全元起注本之经文与注文同时引录之例。

《素问·宣明五气篇》“黔首共馀食,莫知之也”,《新校正》:“按全元起本‘馀食’,作‘饱食’。注云:‘人愚不解阴阳,不知针之妙,饱食终日,莫能知其益妙’”。这是全元起本、全元起注本共引录之例。

《素问·热论》“三阳经络皆受其病,而未入于藏者,故可汗而已”,《新校正》:“按全元起云‘藏’作‘府’。元起注云:‘伤寒之病,始入于皮肤之腠理,渐胜于诸阳,而未入府,故须汗,发其寒热而散之’”。“全元起云”,即全元起本经文之语,“元起注云”,为全元起注本之注文。

《素问·长刺节论》“病在少腹有积,刺皮骺以下”,《新校正》:“全元起本作‘皮髓’。元起注云‘齐傍埵起也’,亦未为得”,此全元起本与全元起注本并用之例。

《素问·皮部论》“故皮者有分部,不与,而生大病也”,《新校正》:“全元起本作‘不与’。元起云:‘气不与经脉和调,则气伤于外,邪流入于内,必生大病也”。此全元起本“不与”,即《素问》原文,“元起云”,为全元起注本之注文。

全元起注文,有混入《素问》经文中的情况。也有全元起注文,与经文难辨分的情况。之所以出现这种情况,是因为全元起本来就是《素问》的作者,后来出现了全元起的注本,就误认为是全元起“注”。而不是全元起“著”了。出现上述两种情况,也可以从这一方面来佐证全元起是《素问》的作者,所以出现了其注文误入正文,注文正文难分的情况。

《素问·奇病论》:“人有重身,九月而瘖……岐伯曰:无治也,当十月复。《刺法》曰:无损不足,益有余,以成其疹。然后调之。”《新校正》认为“然后调之”四字为全元起注文,误入正文。《新校正》说:“按《甲乙经》及《太素》无此四字。按全元起注云:‘所谓不治者,其身九月而瘖,身重不得为治,须十月满,生后复如常也,然后调之’则此四字本全元起注文,误书于此。”

全元起本就是《素问》原本,全元起注本虽是后起,然而其所注,必是本于全元起之原本经文,试将“然后调之”置于“当十月复”句后,文义并无不妥。

《素问·宣明五气篇》:“阳入之阴则静,阴出之阳则怒。”《新校正》:“按全元起云:‘阳入阴则为静，出则为恐’。”此虽说“全元起云”，却是全元起本之经文，亦即《素问》之初文。因为全元起本本是《素问》经文，所以出现了此注文、经文不分的情况。

《素问·移精变气论》:“治以草苏草荄之枝，本末为助，标本已得，邪气乃服。”《新校正》:“按全元起本又云：‘得其标本，邪气乃散矣’。”段逸山《素问全元起本研究与辑复》:“据文意，此9字宜为全元起对‘标本已得，邪气乃服’的注文。”

今通行本《素问》作“标本已得，邪气乃服”，全元起《素问》本之初作“得其标本，邪气乃散矣”。此又全元起注文与《素问》经文混淆之例。

《素问·奇病论》:“身热如炭，颈膺如格，人迎躁盛，喘息气逆，此有余也。”此后有小注“是阳气太盛于外，阴气不足，故有余也”15字，《新校正》说:“详此十五字，旧作文写。按《甲乙经》《太素》并无此文，再详乃是全元起注，后人误书于此。今作注书。”是“此有余也”之后，《素问》经文本有“是阳气太盛于外，阴气不足，故有余也”十五字。全元起注本或作注文处理，《新校正》依其改为注文。此又全元起注文混入经文之例，足证全元起本与《素问》经文之密切联系，它本无法替代。

我们认为，全元起本即（即《素问》原本）无疑在王冰之前，而全元起注本则产生于王冰之后。这从全元起注本暗引王冰之注中可以得到证明。

《素问·针解篇》:“人齿面目应星”。王冰注:“人面应七星者，所谓面有七孔之应也”。《新校正》:“详此注乃全元起之辞也”。《新校正》因为从全元起注本中见到了此句话，所以就认为是王冰暗引全元起注之说。我们的观点恰恰相反，不是王冰暗引了全元起注，而是全元起注暗引了王冰之说。因为《新校正》将全元起注本与全元起的时代视为一致，而不认为全元起注本是后起之书，所以才产生了上述之误解。

王冰注《素问》4500多条，除非他认为医界都已熟知的术语源流而随笔写出外，其他引录如《灵枢》《针经》《老子》《尚书》《易》《阴阳书》《针诰孔穴经》等及至《素问》篇名，无不注明出处。而此全元起寥寥数注，又很少录引，岂有不注明出处之理？而且根据我们的观点，其在全注本之前，则不可能去引未问世之书。对于全元起注本则不同了，他于王冰4500多条注文中暗引数条，则可视为很正常之举。我们虽然未作更深入的考证，但仅据《新校正》，在现存四十条全元起注文中，已经暗引王冰注文3条，其所占比例就已接近十分之一。

全元起注本为后起之书，晚于王冰，与全元起本不同。这是佐证全元起是《素问》作者的证据之一。若全元起注本出现于王冰之前，则有可能其注是全元起所作，这就容易掩盖全元起是《素问》作者一说。而全元起注本在王冰之后产生，则其注文不可能是全元起所为，而因此证明全元起《素问》本无注文，是全元起“著”《素问》而不是“注”《素问》。

《素问·阴阳类论》:“三阳独至，期在石水”。王冰注:“石水者，谓冬月水冰如石之时，故云石水也”。《新校正》:“详‘石水’之解本全元起之说，王氏取之。”此例同前，不是王冰暗引了全元起注，而是全元起注本暗引了王冰之说。

四、从史料记载看全元起是《素问》的作者

最早记载《素问》的史书是523年阮孝绪的《七录》，距《素问》的成书时间不过三十年左右。如此近距离的时间，说明《七录》所载的“《黄帝素问》八卷”之说是可靠的。可惜的是，《七录》未载录《素问》的著者。我们分析是《素问》成书后当时并无署名。直至唐时的杨上善、王冰等时，也未提全元起之名。是《素问》之初，本无署名。所以《七录》未载。

至《隋书·经籍志》(656年),始记载"《黄帝素问》九卷",又重复记载:"《黄帝素问》八卷,全元越注。""全元越",为"全元起"之误。此时,始有"全元起"之名。而此时已较阮孝绪的《七录》又过了一百多年,也就是说,一百多年后,从《隋书·经籍志》中,才知道全元起这个人。

长孙无忌等的《隋书》编撰时间,与李延寿编撰《南史》(659年)的时间基本上相当。李延寿《南史》的编撰用了十六年,于659年开始发行传布,而隋书于656年开始发行,时间仅隔三年。

在《南史》中,提到了"全元起"之名。《南史·王僧孺传》:"僧孺工属文,善楷隶,多识古事。侍郎金元起欲注《素问》,访以砭石。僧孺答曰:'古人当以石为针,必不用铁'。《说文》有此'砭'字,许慎云:'以石刺病也'。《东山经》'高氏之山多针石',郭璞云:'可以为砭针',《春秋》:'美疢不如恶石',服子慎注云:'石,砭石也'。季世无复佳石,故以铁代之尔。""金元起",为"全元起"之误。

《南史》虽然没有专为名医全元起立传,但通过《王僧孺传》中记载全元起向王僧孺请教砭石一事,却将全元起的名字和《素问》连在了一起,说全元起"欲注《素问》"。《南史》和《隋书》的编撰时间及发行时间极相近,而两书又同时都提到了《素问》。仅一点不同的是,《隋书》说"《黄帝素问》",《南史》说"《素问》",其实为一书。《南史》此篇不专著录医经书目,故简称其为"《素问》"。

"《素问》"一名,最早出现在梁阮孝绪的《七录》中。至于《伤寒论》序和《甲乙经》序中提到的"《素问》",由于《伤寒论》"撰用《素问》《九卷》《八十一难》《阴阳大论》《胎胪药录》,并平脉辨证"等二十三字,《康平本伤寒论》是作为"博采众方"一句的注文出现的,且通过我们的研究分析,《伤寒论》序不是张仲景,也不是王叔和所作;《甲乙经》成书于450年,其作者不是皇甫谧,其序更不是皇甫谧所作。《甲乙经》序中提到了"《针经》九卷",《针经》是《太素》之后才出现的书(《针经》一书,非指一书,《甲乙经》也被当时之人称之为《针经》,而《甲乙经》序提到的《针经》,与《素问》并称为十八卷的,当指杨上善之后的《针经》。王冰在注《素问》时,每引《针经》之说),所以我们说,其说与《伤寒》序之说一样,是不可靠的。

排除了《伤寒》序和《甲乙经》序中《素问》的记载和年代问题,《素问》之名出现的时间就开始清楚了,523年阮孝绪的《七录》,是最早记载《素问》的史书。《南史》和《隋书》所载的"全元起",是最早记载全元起之名的史书。

《南史》和《隋志》之所以能收载全元起之名,我们分析当时已有其他史料或书籍有此记载。即两史所载,有资料来源,而不是凭空杜撰的。《素问》之书的问世,距上述两史的编撰时间,已有一百六十多年,且《素问》的问世,在当时医学界是一个创举,产生了极大的效应,很快被医学界和社会上认可并传播扩散,所以《素问》之书名和全元起之名自应被相关的书籍收载或引录。两史之载,正是依据当时的相关记载而来的。李延寿《南史》的资料来源,多依据其父李大师的《南北朝编年》。长孙无忌等所撰《隋志》,是否也参考了《南北朝编年》,就不得可知了。总之,《南史》与《隋书》所载《素问》之名和全元起之名,是史实,是可信的。

我们说全元起是《素问》的作者,主要有以下理由:

1. 全元起之前没有《素问》之名,也见不到相关的史书或其他书籍的记载。

《素问》之名,最早见于523年阮孝绪的《七录》,全元起之名,最早见于656年的《隋书》和659年的《南史》,此前未见任何书籍著录。一部轰动医学界的医学巨著,不可能不被其相关的医学类书籍记载或引录,一部几乎达到了家喻户晓的医学名著,也不可能不被其同时代和近时代的史书或他类书所记载或引录。《素问》则恰恰相反，在《七录》之前，《素问》的书名没有被任何书籍所记载。为什么？因为《素问》在490年以前还没有问世。一部没有问世的医学书，尽管是医学巨著，它也不可能被任何书籍所载录。

全元起的生活年代与王僧孺同时。据《梁书·王僧孺传》，王僧孺梁武帝时“普通三年卒，时年五十八岁”。那么，王僧孺的生卒年是464—522年。全元起当与之同时，至少是出生年代几为同时。全元起的卒年不详，或者要比王僧孺寿命长。

全元起生活的年代，尤其是全元起的壮年时代（490年左右），《素问》之书尚未问世。当时书籍都无《素问》之名的记载，全元起怎样去注释所谓《素问》呢？一部尚未产生的书，又怎样去注释呢？据此，我们排除了全元起“注”《素问》的可能性，而增强了全元起“著”《素问》的概念。

2. 全元起具备著《素问》的条件

全元起在当时已是名医，医理精深，医技超群。明代徐春甫《古今医统大全》说：“全元起以医鸣隋，其实不在巢、杨之下。一时缙绅慕之如神，患者仰之，得则生，舍则死。其医悉祖《内经》。所著《内经训解》行世。”

徐春甫说全元起是当时名医，这一点符合史实。但徐氏对全元起生平的叙述中，有两点明显错误，应予纠正。一是全元起是南朝人，而不是隋人。否则怎么会向南朝名儒王僧孺请教砭石的问题呢？其二，全元起的书名，不会叫做“《内经训解》”，徐氏是根据史书载全元起“注《素问》”之说，而又将《素问》与《内经》混淆为一书，所以才臆想出“《内经训解》”一名的。我们前面说过，《内经》原名叫《诊经》，与《素问》并不是一书。所以全元起的书名不可能叫“《内经训解》”的。不过，徐氏对于全元起医术的评价，倒是可取的。

全元起是南朝时的名医，当时其社会名望已很高，且官居侍郎。否则，名儒王僧孺不会接受他的访问咨询，而史书也不会将他的名字和王僧孺联系在一起。正因为都是名人，史书才名正言顺地记载了两个人的相关事迹。

全元起精通医理，熟悉他以前的医书大概，如(《诊经》)《经脉》等书。全元起是个有志向的人。在他精通医理，医术精湛之后，看到当时医学基本理论之书缺乏，医生治病，只能查阅为数极少的医理之书。而随着时代的发展，医生们要求更加详细、创新性质的医理之书。面对这种医理之书与时代需要不能相适应的现状，他决心要填补这个缺口，所以在他年华正茂，精力旺盛之时（490年左右），立志要著一部医学基础理论之书，既要总结概括前人的医学成果，又要适应当时医界的创新要求，而且其书又要求带有深入浅出的可读性，以利于普及。

为了完成著《素问》这一医学壮举，他做了积极的准备工作，以保证该书的质量。除了参考诸多医籍外，他还勤学好问，向有一技专业之长的人请教，所以才发生了向精通古事的王僧孺请教砭石之事，并因此被当作佳话载入了史册。《南史·王僧孺传》说他“欲注《素问》”，正是他立志著书，积极作筹备工作之时。

3. 史书载全元起与《素问》有着极密切的联系

我们看一看史书关于全元起和《素问》的记载：

《南史·王僧孺传》：“全元起欲注《素问》。”

《隋书·经籍志》：“《黄帝素问》八卷，全元越注。”

《旧唐书·经籍志》：“《黄帝素问》八卷。”

《唐书·艺文志》：“全元起注《黄帝素问》，九卷。”

《宋史·艺文志》：“《素问》八卷，隋全元起注。”

宋《通志·艺文略》:"《黄帝素问》,九卷,全元起注。"

宋《中兴馆阁书目辑考》:"《素问》八卷,全元起注。序云:素者本也,问者黄帝问岐伯也。陈性情之原,五行之本,故名。"

宋《崇文总目》:"《黄帝素问》八卷,全元起。"

由上可以看出,自《隋书》之后之史书或书目类书,均依《南史》之说,称《素问》为全元起"注"。关键就是在这一个"注"字上,使人陷入误区。我们说过,全元起之时尚无《素问》一书,全元起去注释什么呢?这里的"注",只能是"著",是"著"之音转,也就是"著"的通假字。

史书"注""著"("撰")混用,每有先例。如《宋史·艺文志》:"《黄帝内经素问》,二十四卷,唐王冰注",又重复记载:"《黄帝素问》,二十四卷,王冰撰";《旧唐书·经籍志》:"《黄帝内经太素》,三十卷,杨上善撰",宋《通志·艺文略》:"《黄帝内经太素》,三十卷,杨上善注";《日本国见在书目》:"《黄帝八十一难经》,九卷,杨玄操撰",宋《直斋书录解题》:"《难经》二卷……杨玄操复为之注"。

此"注""撰"混用之例。

宋《崇文总目》只云"《黄帝素问》八卷,全元起",并未言"注",按照史书之例,此即名言《素问》为全元起所著。例如明《国史经籍志》:"《宣明论方》,十五卷,刘完素";《崇文总目》:"《脉经》,十卷,王叔和";《唐书·艺文志》:"《补肘后救卒备急方》,六卷,陶弘景"等,只载人名者,均为该书即所载之人著。

"注""著"古通假之证:

《后汉书·陈纪传》:"发愤著书数万言";《史记·庄周传》:"善属书离词";《汉书·叙传·述董仲舒传》:"论道属书"。朱起凤《辞通》:"'著''属'古读同音,故书传通用",又云:"'注天',又为'属天',亦其例也",又云:"'注'字古通作'属'"。

《诗·郑氏笺》疏:"注者,著也";《礼记大传》及《广雅·释诂四》并云:"著,明也";《礼记·乐记》注:"注犹立也";《汉书·张良传》注:"著,谓书之于史"。

此"注""著""属"古通之证,亦可佐证《南史》"全元起欲注《素问》"之"注"字,当为"著"之假字。

五、从方言看全元起是《素问》的作者

楚是春秋战国的国名。楚为南国,楚语是南国具有代表性的方言。随着时代的变迁,楚国早已不存在了,但是其具有代表性的方言,却会在楚语地代世世代代流传下来。全元起是南朝人,身居南国之楚语地代,至少是毗邻楚语地代,其著作中自觉不自觉地必然要显示出楚语方言的痕迹。我们从楚方言这一角度进行讨论,可以印证全元起是《素问》的作者。

1."将",楚语为"大"义

《方言·卷一》:"秦晋之间凡物壮大谓这嘏……齐楚之郊或曰京或曰将,皆古今语也。"

郝懿行疏:"将,为楚语"。

《尚书·洛诰》"惇宗将礼",孙星衍疏:"将者,大也",《荀子·赋》王行谦集解:"将者,大也"。《左传·宣公四年》孔颖达疏:"谓大指为将指",又"足以大指为将指"。

在《素问》中的体现:

《素问·奇病论》:"夫肝者,中之将也,取决于胆。"

"中之将",即"中之大"之义。肝在五藏中最重最大,所以说是胸腹中藏器之"将"。

2.“苏”，楚语为“草”义

《方言·卷三》:“苏、芥，草也。江淮南楚之间曰‘苏’。”

《庄子·天运》陆德明释文:“苏，草也”,《广雅·释草》:“苏，草也”，柳宗元《宥腹蛇文》蒋之翘注:“苏，草也”,《楚辞·离骚》洪兴祖注:“苏，取草也”,《资治通鉴·后唐纪》胡三省注:“採草为苏”。

在《素问》中的体现：

《素问·移精变化论》:“十日不已，治以草苏草荄之枝，本末为助”。

“草苏”，同义复词，指草叶，与后之草荄（即草根）并言，指新鲜之药草全草。“枝”为“汁”之音转。“草苏草荄之枝（汁）”，指新鲜药草榨取之汁液。杨上善:“药草根茎，疗病之要也”。马莳:“苏者，叶也，荄者，根也”。

3.“差”“间”，楚语为“愈”义

《方言·卷三》:“差、间、知、愈也。南楚病愈者谓之差，或谓之间。”

《类篇·左部》:“差，瘉也”,《广韵·卦韵》:“差，病除也”,《资治通鉴·梁纪十六》胡三省注:“差，本作瘥。疾稍愈谓之差”。

《左传·昭公七年》杜预注:“间，差也”,《论语·子罕》何晏集解:“少差曰间”,《左传·襄公十年》杜预注:“间，疾差也”,《类篇·门部》:“间，瘳也”。

在《素问》中的体现：

《素问·风论》:“肺风之状，多汗恶风，色皏然白，时咳短气，昼日则差，暮则甚。”“差”，即病减轻。此为楚语。王冰:“昼则阳气在表，故差。暮则阳气入里，风内应之，故甚也。”

《素问·标本病传论》:“谨察间甚，以意调之。间者并行，甚者独行。”

“间甚”，指病之轻重。

4.“聋”为楚语

《方言·卷六》:“耸、耳宰，聋也……陈楚江淮之间谓之聋。”是“聋”，本为楚语。

《说文·耳部》:“聋，无闻也”;《庄子·逍遥游》陆德明释文:“聋，不闻也”;《礼记·王制》孔颖达疏:“聋，谓耳不闻声”;《韩非子·解老》:“耳不能别清浊之声则谓之聋”。

在《素问》中的体现：

《素问·诊要经终论》:“少阳终者，耳聋，百节皆纵。”

《素问·通评虚实论》:“暴厥而聋，偏塞闭不通，内气暴薄也。”

《素问·刺志论》:“刺客主人，内陷中脉，为内漏耳聋。”

5.“汩”，楚语指“急”貌

《方言·卷六》:“汩、遙，疾行也。南楚之外曰汩，或曰遙。”郭璞注:“汩汩，急貌也”。

《尔雅·释水》陆德明释文:“汩，水声急也”;《列子·汤问》殷敬顺释文:“汩，疾也”;《后汉书·张衡传》李贤注:“汩，疾皃也”;《文选·吴都赋》刘逵注:“汩，急疾，无所不至”。

在《素问》中的体现：

《素问·生气通天论》:“阳气者，烦劳则张……溃溃乎若坏都，汩汩乎不可止。”

“汩汩”，喻阳亢盛急之状。王安道:“火炎气逆，故目盲耳闭而无所用。此阳极欲绝，故其精败神去，不可复生，若堤防之崩坏，而所储之水奔散滂流，莫能遏之矣”。

6.“瘅”音，楚语有“盛”义。

《方言·卷六》:“戏、惮，怒也。齐曰戏，楚曰惮”。“惮”与“瘅”通。郝懿行:“惮亦盛怒貌也。《大雅·桑庚篇》云：'逢天僤怒'，'僤'与'惮'通。《秦策》云：'王之盛亦惮矣'，惮亦威之盛……《史记·春申君传》：'惮作单，古字假借耳……'《周语》'阳瘅愤盈'，旧音引《方言》：楚谓怒为瘅。'瘅'与'惮'古亦通用。"

《广韵·咨韵》："瘅，怒也"；《广雅·释诂》王念孙疏："楚谓怒为瘅"；《读书杂志·汉书》王念孙按："瘅者，盛也"；《说文通训定声》："'瘅'，假借又为'疸'"；《春秋左传异文释》："'瘅'，作'疸'"。

在《素问》中的体现：

《素问·平人气象论》："溺黄赤安卧者，黄疸……目黄者，曰黄疸。""疸"与"瘅"通，"盛"义。"黄疸"，即"黄盛""黄甚"之义。

《素问·疟论》："其但热而不寒者，阴气先绝，阳气独发，则少气烦冤，手足热而欲呕，名曰瘅疟""瘅疟何如？岐伯曰：瘅疟者，肺素有热……令人消烁肌肉，故命曰瘅疟。""瘅"，"盛热"之义。

《素问·奇病论》："有病口苦，取阳陵泉。口苦者病名为何？何以得之？岐伯曰：病名曰胆瘅。夫肝者，中之将也，取决于胆，咽为之使。此人者，数谋虑不决，故胆虚，气上溢而口为之苦。"

"瘅"，"盛"义。胆气盛，所以叫"胆瘅"。"决"为"泄"义。胆主疏泄胆汁，所以说"取决（泄）于胆"。"不决"，指胆汁不能正常疏泄。"虚"，疑"逆"之音转。胆汁郁滞不泄，所以上逆而成口苦之症。

7."薆"，楚语为隐蔽义

《楚辞·离骚》："众薆然而蔽之"。"薆"通"爱"。《说文》："薆，蔽不见也"，又"僾，仿佛也"，《广雅·释言》："爱，僾也"，《说文》引《诗·静女篇》"僾而不见"，今《诗》"僾"作"爱"。《诗·大雅·烝民》毛传："爱，隐也"。

《尔雅·释言》："薆，隐也"；《汉书·律历志》颜师古注："薆，蔽也"。钱绎《方言笺疏》："薆、爱、僾、爱，并字异义同"。

在《素问》中的体现：

《素问·四气调神大论》："夏三月……使气得泄，若所爱在外，此夏气之应，养长之道也。"

"爱"，通"薆"，隐蔽之义。此为楚语。"若所爱在外"，义为使所隐蔽的肢体裸露在外。冬日寒盛，人厚衣穿戴，肢体隐蔽不露。夏日炎热，使所隐蔽于衣内的肢体暴露于外，增加散热功能以适应夏季之炎热。这是古人朴素的夏季养生之道。

8."独"（獨），楚语为"大"义

《方言·卷十二》："蜀，一也，南楚谓之獨。"郭璞注："蜀，犹獨耳"，郝懿行："按，自宜以'一'释'蜀'，不当以'蜀'释'一'。《广雅》：'蜀，弌也'。'弌'，古文'一'字……《释畜》云：'鸡大者蜀'，按《释诂》：'介，大也'，《广雅》：'介，独也'……'独'谓之'蜀'，亦谓之'介'，'大'谓之'介'，亦谓之'蜀'，'一'谓之'蜀'，亦谓之'独'，'特'谓之'独'，亦谓之'一'，义并相通也"。此"独（獨）"为"大"义。

在《素问》中的体现：

《素问·四气调神大论》："逆冬气，则少阴不藏，肾气独沉。"

"独"为"大"义，"沉"为"病"义。"独沉"，即"大病"之义。《文选·赠五官中郎将诗》李周翰注："沉、痼、疾，皆病也"。是"沉"有"病"义之证。

《素问·阴阳类论》："三阴为母，二阴为雌，一阴为独使。"

“一阴”，指厥阴肝经。“独”，“大”义，“使”为“甚”之音转，亦“大”义“盛”义。厥阴为阴之极，所以说其为“大”或者“盛”。“独”与“使”同义复词，均“大”“盛”之义。前文“一阴独至，经绝”之“独”字，亦“大”义。

《韩非子·外储》王先慎集解：“‘使’，作‘用’”，《书·召诰》孔颖达疏：“郑、王皆以‘自’为‘用’”，柳宗元《酬娄秀才》蒋之翘注：“‘是’，一作‘自’”，《读书杂志·荀子》王念孙按：“《汉书·司马相如传》‘闲雅甚都’，《史记》‘甚’作‘是’。”是“使”“甚”古通之证。

9.“蹇”音，楚语为“艰难”义

《方言·卷十》：“言蹇，极，吃也。楚语也”。郭璞注：“语涩难也。”

“蹇”通“言蹇”。《玄应音义·卷九》注引《方言》：“蹇，吃也。楚人语也”。《易·序卦》：“蹇者，难也”，赵岐《孟子题辞》焦循正义：“屯、蹇，皆谓难也”，《楚辞·远逝》王逸注：“蹇，难也”。《易经异文释·卷三》：“‘蹇’，《众经音义·十》引作‘謇’”，《小学蒐佚·声类》：“‘言蹇’，亦‘謇’字也”，《方言·卷六》：“‘謇’，难也”钱绎疏：“‘蹇’‘謇’古今字，‘言蹇’，俗字”。

在《素问》中的体现：

《素问·骨空论》：“蹇，膝伸不屈，治其楗。”

“蹇”，指行走艰难。为楚语。王冰：“谓膝痛屈伸蹇难也”。

李今庸先生《古医书研究》中指出《素问》中出现楚语处四则，此引录如下：

《素问·五藏生成篇第十》说：“黑如乌羽者生。”《素问·平人气象论篇第十八》说：“死脾脉来，锐坚如乌之喙。”乌，楚语。《说文·佳部》说：“雅，楚乌也……秦谓之雅”，可证。

《素问·脉要精微论篇第十七》说：“白欲如鹅羽，不欲如盐。”鹅，楚语。《方言》卷八说：“雁，自关而东谓之䴥鹅，南楚之外谓之鹅。”可证。

《素问·平人气象论篇第十八》说：“安卧脉盛，谓之脱血……溺黄赤、安卧者，黄疸。”《灵枢·海论第三十三》说：“髓海不足……懈怠安卧。”《灵枢·论疾诊尺第七十四》说：“……黄疸也，安卧，小便黄赤。”安卧，为“安餧”。“餧”楚语。《说文·卧部》说：“餧，楚谓小儿懒餧，从卧食。”可证。然《玉篇·卧部》说：“餧，女厄切，楚人谓小懒曰餧。”是《说文》之“儿”字为衍文。

《素问·通评虚实论篇第二十八》说：“跖跛，风寒湿之病也”。此文“跖”“跛”，叠词同义，今谓之“相同连合词”。跖，楚语。《说文·足部》说：“跖，楚人谓跳跃曰跖。”《方言》卷一说：“跖，跳也……楚曰跖。”可证。

第三节 《素问》的名义

一、《素问》与《内经》并不是一本书

《黄帝素问》和《黄帝内经》是两本书，并不是一本书。因为《内经》亡佚，就把《素问》叫作“《内经》”，这种做法是不妥当的。如果将两者混为一谈，那么解释《素问》书名的含义时就必然要受到《内经》含义的影响。所以有必要对此问题进行一下讨论。

之所以将《素问》视为《内经》，主要受两个序言的影响。一是《甲乙经·序》。该序说：“按《七略·艺文志》，《黄帝内经》十八卷，今有《针经》九卷，《素问》九卷，二九十八卷，即《内经》也。”因为当时看不到《黄帝内经》一书，就将写序时能够见到的《针经》和《素问》指认为

“《内经》”。仅就卷数而言，梁阮孝绪《七录》所载《素问》卷数为八卷而并非九卷。

二是唐代王冰之序，该序说：“班固《汉书·艺文志》曰：‘《黄帝内经》十八卷’。《素问》即其经之九卷也，兼《灵枢》九卷，乃其数焉。”王冰之时，《针经》与《灵枢》并存，二书内容相类，或是由于二书卷数有别，或是为了避免重复，王冰选择了《灵枢》，与《素问》并称为《内经》。

我们在第一章中就说过，“《内经》”为“《诊经》”之音转。《内经》原名叫《诊经》。至《汉书·艺文志》载录之时，已经音转成了“《内经》”。这个“内”字，令后人颇费解。它既不是“内科病”“外科病”之“内”的含义，也不是“内篇”“外篇”之“内”的含义。因为《汉书·艺文志》所说的“《黄帝外经》”，是根本不存在的。“外”，为“脉”之音转。“《黄帝外经》”，即“《黄帝脉经》”。这些我们都在第一章中做过考证。因此说，《内经》之“内”，与“外”字不可能对举成义。

《素问》和《内经》，虽然都冠以“黄帝”二字，但冠以“黄帝”之名的不一定都是一本书。古人将“黄帝”一词，视为医学的代名词，凡是医书，此书可以冠以“黄帝”，彼书也可以冠以“黄帝”。例如晋·葛洪就把医书统称为“黄帝医经”。这反映了当时将黄帝视为医学代名词的真实状况。犹如今人将中医学称为“岐黄之学”或“岐黄之术”一样。

从内容上来看，《内经》(《诊经》) 原本是诊断学专著，而《素问》则是一本全面的医学基础理论阐述之书。不知全元起编撰《素问》之时是否还存在《内经》(《诊经》) 之传本或残本，或者《内经》的内容已离析存录于他书之中，全元起都会参考的。因为从全元起请教王僧孺砭石之事可以看出，全元起为著《素问》，多方准备，医学外行有一技之长的都视之为师，何况当时的医学书籍呢。正因为全元起广参群书，才能著出概括当时医学水平的举世之作。但是，我们不能说全元起参考或引录了《内经》(《诊经》) 之文，就说《素问》与《内经》是一本书。

从书的体例形式上来说，《素问》，是以问答形式编写的。《内经》是否以问答形式编写，虽无史料证明，但我们认为该书不是问答体例编写的。因为从同时代的仓公“诊籍”《五十二病方》等书中，或者从《素问》中《诊经》存留的痕迹分析中，我们看不到这种迹象。因此《内经》的编写体例，与《素问》也是不相同的。

《素问》与《内经》并非一书，前贤已有质疑或明述。元代吕复《九灵山房集·沧州翁传》：“至隋《经籍志》始有《素问》之名，而不指为《内经》。唐王冰乃以《九灵》九卷牵合《汉志》之数，而为之注释”。

清代姚际恒《古今伪书考》：“以《素问》九卷、《灵枢经》九卷当《内经》十八卷，实附会也”。

清代张琦《素问释义·自叙》：“《汉书艺文志》：《黄帝内经》十八卷，无《素问》之名。《隋书·经籍志》始载《素问》九卷。后汉张机《伤寒论》序云撰用《素问》九卷，晋代皇甫谧、王叔和皆引用之，则《素问》之名实始于东汉，谓即黄帝之《内经》与否，正不可知。”

清代萧延平《黄帝内经太素·例言》：“大抵《素问》为西汉以前书，其是否即《汉志》中《内经》，无从证明。”

二、全元起之书原名《黄帝素问》

全元起之书问世时叫作“《黄帝素问》”，这从史书记载中可以证实。

梁阮孝绪（公元 523 年）的《七录》，时间距《素问》问世之时，不过三十多年，其说当最可靠。《七录》说：“《素问》八卷。”

《隋书·经籍志》:“《黄帝素问》，九卷。”又说:“《黄帝素问》八卷，全元越注。”

《旧唐书·经籍志》:“《黄帝素问》，八卷。”

《唐书·艺文志》:“全元起注《黄帝素问》，九卷。”

宋《通志·艺文略》:“《黄帝素问》，九卷。全元起注。”

是全元起本来叫做《黄帝素问》，并未加“内经”二字。我们说过，“黄帝”，古人视其为医学代名词，而“《内经》”只是一本书名。“《黄帝素问》”，就是“医学问答”或“医术问答”之义，而加“内经”，其义就成了“医学内经的方法问答”之义了。《素问》本为综合性基础医理之书，而并非专为《内经》(《诊经》)所作之书。所以全元起之初，自然不加“内经”二字。

唐代王冰把《黄帝素问》加上了“内经”二字，叫作《黄帝内经素问》，他所注的书叫作《重广补注黄帝内经素问》。宋以后，凡“素问”前，多加“内经”二字。如《宋史·艺文志》:“《黄帝内经素问》，二十四卷，唐王冰注”；宋《中兴馆阁书目辑考》:“《黄帝内经素问》，十四卷，王冰注”；明《世善堂藏书目录》:“《黄帝素问内经》，十二卷”；明《传是楼书目》:“《黄帝内经素问》，二十四卷，唐王冰注，宋林亿、孙奇、高保衡补注”。

注家受史书“全元起注《素问》”之说的影响，于是就把全元起的书叫作《素问训解》或《素问训诂》。如明代王九达《黄帝内经素问灵枢合类》自序:“全元起列为《(素问)训解》”；清代张琦《素问释义》自叙:“隋全元起始作《(素问)训诂》”；明代徐春甫把它叫作“《内经训解》”。他在《古今医统大全》中说:“全元起以医鸣隋……其医悉祖《内经》，所著《内经训解》行世”；南宋·陈振孙又叫作“《素问注》”。他在《直斋书录解题》中说:“《汉志》但有《黄帝内外经》，至《隋志》乃有《素问》之名，又有全元起《素问注》八卷”。

我们认为，上述之名，都是对全元起书名的误解。

三、《素问》的名义

首先看林亿《新校正》引全元起之说:“《素问》之义，全元起有说。云:‘素者，本也。问者，黄帝问岐伯也。方陈性情之源，五行之本，故曰素问’。元起虽有此解，亦未甚明。按《乾凿度》云:‘夫有形者生于无形，故有太易，有太初，有太始，有太素。太易者，未见气也；太初者，气之始也；太始者，形之始也；太素者，质之始也。气形质具而痾瘵由是萌生。’故黄帝问此太素，质之始也。《素问》之名，义或由此。”

林亿所引，当为全元起注本之说，全元起注本产生于王冰之后，其注文并非全元起之说。所以就连林亿也说其“虽有此解，亦未甚明”。全元起就是《素问》的作者，哪有作者自己都解释不清楚自己书名含义的道理？是全元起《素问》之初本，本无注文，亦无书名之解。其注文诸说均产生于王冰之后，并非全元起之说。因此，其《素问》名义之解，自不当为据。林亿又引《乾凿度》之说，将“素”解为“质之始”，即今天之“基本”“基础”之义，义亦未妥。

有将“素”解作人名者。北宋张君房《云笈七签》:“天降素女，以治人疾，黄帝问之，而作《素问》”。古人未有以“素女”代称医学者，故此说不妥。

有将“素”解作白绢者。南宋赵希弁《郡斋读书后志》:“昔人谓《素问》，以素书黄帝之问，犹言素书也”。这是望文生义之说，不可取。

有将“素”解作“平素”“日常”之义者。如明代吴昆《黄帝内经素问注》:“平日讲求，谓之《素问》”；明·马莳《内经素问注证发微》:“《素问》者，黄帝与岐伯、鬼臾区、伯高、少师、少俞、雷公六臣平素问答之书”。《素问》是全元起作了多方面积极的准备工作后才认真撰写的，并不是乎素问语之记录，所以此说也是一种臆说。

清代胡澍之解释，义较近。他在《黄帝内经素问校义》中说："素者，法也……黄帝问治病之法于岐伯，故其书曰《素问》。素问者，法问也，犹后世扬雄著书谓之《法问》矣。"惜"素"本应与前文"黄帝"连读，指"医术"之义，胡氏却与"问"字连读，义虽近而仍难通畅。

"《素问》"的"素"字，为"术"之音转，即通假。"《黄帝素问》"，即"《黄帝术问》"，译出来就是"医学问答"或"医术问答"之义。"《素问》"本是"《黄帝素问》"的简称，人们习以为常地将"素"与"问"连读，自然难解"《黄帝素问》"之义了。

《史记·蔡泽传》"情素"，《后汉书》作"情数"，《史记·衡山王赐传》"雅数"，《汉书·丹史传》作"雅素"。朱起风："'数'与'素'同音通假"。《荀子·劝学》杨倞注："数，术也"，《淮南子·本经》高诱注："术，数也"。《孟子·告子》赵岐注："数，技也"，《集韵》："术，一曰技也"。是"素""术""数"古并通之证。

"素"之通"术"，由来已久。自《汉书·艺文志》以降，直至隋唐，屡见不鲜。如《汉书·艺文志》载"《黄帝太素》"（此为阴阳之书，非杨上善《太素》医类之书）一书，颜师古注："刘向《别录》云：'或言韩诸公孙之所作也'。言阴阳五行，以为黄帝之道也，故曰'太素'"。此"素"，正"术"义。"道"亦"法"义、"术"义。《左传·定公五年》杜预注："道，犹法术"，《国语·吴语》韦昭注："道，术也"。"黄帝之道"，即"黄帝之术"。此为"大术"，所以称为"太素"。

《抱朴子·杂应篇》："余见戴霸、华佗所集《金匮绿囊》，崔中书《黄素方》，及百家杂方，五百许卷。""《黄素方》"，即"《黄术方》"，指黄帝之术，即医术之义。

《隋书·经籍志》李延寿注："梁有《黄素药方》二十五卷，亡。"此亦将黄帝医学称为"黄素（术）"。

《旧唐书·孙思邈》："又撰《福禄论》三卷，《摄生真录》及《枕中素书会》《三教论》各一卷。"此"素"，正"术"之通假。"枕中素"，即"枕中术"。

杨上善"《黄帝内经太素》"之"素"，亦为"术"之通假，即"黄帝内经大术"之义。其与《汉书·艺文志》颜师古解"《黄帝太素》"之义，大体相同。医学为涉及人体生死之大术，所以称其为"大术"，即"太素"。

由上可知，"素"之通"术"，古人常用。"《黄帝素问》"本为"《黄帝术问》"，即"医学问答"或"医术问答"之义。"问"字当与《难经》之"难"字一样，自成词义，不当与前文"素"字连读连解。

第四章 《灵枢》的成书年代

第一节 《灵枢》是《甲乙经》的变异本

《灵枢》的前身是《九卷》,《九卷》的前身是《甲乙经》。也就是说,《灵枢》是在《甲乙经》的基础上产生的,《灵枢》是《甲乙经》的变异本。这就是我们今天看到的《灵枢》,为什么会与《甲乙经》有诸多相同之处的原因。

《灵枢》大量抄袭了《甲乙经》之文,这就是我们之所以说《灵枢》为《甲乙经》的变异本的根据。清代周学海《内经评文》自跋中说:"《灵枢》缺脱弥甚,史崧取皇甫士安《针灸甲乙经》之文补之"。虽说是"补",却意识到《灵枢》大量袭用了《甲乙经》之文。为什么说是《灵枢》抄袭了《甲乙经》,而不是《甲乙经》引录《灵枢》之文呢?我们通过下面的比较,就可以证明这个问题。

(一)《甲乙经・卷一・五藏六府阴阳表里第三》:"脾主为胃,使之迎粮。"

《灵枢・师传》:"脾者主为卫,使之迎粮。"

《甲乙经》之"胃",《灵枢》音转成了"卫"。"胃"可容纳粮食、食物,"卫"怎么去纳食"迎粮"呢?致义不可解。当从《甲乙经》之初作"胃"为是。

(二)《甲乙经・卷八・五藏六府胀第三》:"大肠胀者,肠鸣而痛濯濯,冬日重感于寒,则泄,飡不化。"

《灵枢・胀论》:"大肠胀者,肠鸣而痛濯濯,冬日重感于寒,则飧泄不化。"

《甲乙经》"泄,飡不化",是"泄泻,食物不化"之义。《灵枢》作"飧泄不化","飧泄"变成了病名,飧泄病而食不化。

《国语・晋语》韦昭注:"熟食曰飧",《周礼・秋官・司仪》郑玄注:"飧,食也",《群经平议・春秋外传・国语》俞樾按:"飧者,夕食也"。《集韵・魂韵》:"飧,或作餐,通作飡"。是"飧"本是"食物"之义,"飧""飡"字同。

《甲乙经・卷八・第二》:"多寒则肠鸣,飧泄不化。"

《灵枢・百病始生》:"多寒则肠鸣,飧泄,食不化。"

《灵枢》"飧泄"后多一"食"字。这是不明《甲乙经》本义之例。《甲乙经》之"飧泄不化",是"食物泄出不消化"之义。而《灵枢》将"飧泄"视为病名,只好增一"食"字以贯通其义,成了"飧泄病泄泻,食物不消化"之义。"飧"本"食"义,赘增"食"字,含义发生了变化。

(三)《甲乙经・卷一・五藏六府阴阳表里第三》:"胆者,清净之府。"

《灵枢・本输》:"胆者,中精之府。"

《甲乙经》"清净"之"净",为"津"之音转。胆储清清之胆汁,所以说它为"清净(津)"之府。《素问·汤液醪醴论》:“开鬼门,洁净府”。“净府”之“净”,为“津”之音转。“净府”,即“津府”。膀胱为储纳津水之府,所以称它为“净(津)府”。是古人每有“净”通“津”之例。《素问·脉要精微论》:“水泉不止者,是膀胱不藏也”,《素问·灵兰秘典论》:“膀胱者,州都之官,津液藏焉”。是膀胱本为储藏津水之藏器,所以称它为“净(津)府”,与《甲乙经》之“清净(津)之府”同例。

《灵枢》不明此义,将《甲乙经》之“清净(津)”误或音转成了“中精”,致义费解。

(四)《甲乙经·卷二·经脉根结第五》:“阳气少而阴气多,阴气盛,阳气衰,故茎叶枯槁,湿雨下归,阴阳相离,何补何泻?”

《灵枢·根结》:“阳气少,阴气多,阴气盛而阳气衰,故茎叶枯槁,湿雨下归,阴阳相移,何泻何补?”

《甲乙经》之“阴阳相离”,《灵枢》音误成了“阴阳相移”。“阴阳相离”,是一种病理状态,符合前文“阳气少而阴气多,阴气盛,阳气衰”等阴阳失调的论述。而“阴阳相移”有时为一种生理状态或自然界的正常变化状态。如人体春夏秋冬阴阳之气多少的变化,四时寒暖之交替依序变化等。总之,《灵枢》之“移”,不如《甲乙经》原本之“离”义切为妥。

(五)《甲乙经·卷一·第九》:“周天二十八宿。”

《灵枢·卫气行》:“天周二十八宿。”

“周天”,较“天周”义妥。这是《灵枢》抄袭时随笔之误。

《甲乙经·卷一·第九》:“天一面七星,周天四七二十八宿。”

《灵枢·卫气行》:“而一面七星,四七二十八星。”

《灵枢》将“天”误作“而”。义难通。

《甲乙经·卷一·第九》:“卫气之在身也,上下往来无已。”

《灵枢·卫气行》:“卫气之在于身也,上下往来不以期。”

此《灵枢》明显抄袭致错。或为误解文义,或为抄袭所据《甲乙经》之本有文字残脱。不管怎么说,“往来不以期”是说不通的。卫气循行周身,上下往来不止。所以《甲乙经》说“上下往来无已”,其义例均合。至《灵枢》,则说卫气“不以期”,明显错误。生理之卫气,按其生理路线及昼夜规律有序地循行不止,怎么会“不以期”呢?

(六)《甲乙经·卷一·阴阳清浊精气津液血脉第十二》:“浊而清者上出于咽,清而浊者下行于胃。”

《灵枢·阴阳清浊》:“浊而清者上出于咽,清而浊者则下行。”

《甲乙经》“上出于咽”“下行于胃”,文例对举,义相连贯。《灵枢》脱“于胃”二字,则义例均失。此抄袭之脱文之例。

《甲乙经》同篇“浊者下流于胃”,《灵枢·阴阳清浊》:“浊者下走于胃。”“走”为“流”之义同相易之词。因其义同,抄袭时随意变字。

《甲乙经》同篇:“浊中有清,清中有浊”,《灵枢》同篇作“浊者有清,清者有浊”。将“中”音转为“者”,义不如《甲乙经》为准确。

(七)《甲乙经·卷一·五藏大小六府应候》:“五藏皆偏倾者,邪心善盗,不可为人,卒反复言语也。”

《灵枢·本藏》:“五藏皆偏倾者,邪心而善盗,不可以为人,平反复言语也。”

“卒”,在此为“多”义。“卒反复言语”,即“多反复无常”“多失信用”之义。《庄子·秋水》

陆德明释文:“卒，众也”,《吕氏春秋·先已》高诱注:“众，多也”，是“卒”有“多”义。《灵枢》将“卒”形误为“平”，则义难解。

（八）《甲乙经·卷一·第十二》:“液脱者，骨痹，屈伸不利。”

《灵枢·决气》:“液脱者，骨属屈伸不利。”

《灵枢》将《甲乙经》之“痹”，误为“属”，义难通。“痹”为风寒湿邪所致之疼痛之证，“骨痹”，为骨骼疼痛之证。若作“属”，则既不是病证之名，又不是生理之名。当从《甲乙经》之原始义。

（九）《甲乙经·卷一·津液五别第十三》:“天寒则腠理闭，气涩不行，水下流于膀胱，则为溺与气。”

《灵枢·五癃津液别》:“天寒则腠理闭，气湿不行，水下留于膀胱，则为溺与气。”

《灵枢》这里出现了两个通假字，一个是“湿”，为《甲乙经》“涩”字之音转。一个是“留”，是在《甲乙经》“流”字的基础上音转而来。所以说其在《甲乙经》之后，抄袭《甲乙经》而来。《甲乙经》之“气涩不行”，本指人体气机涩滞不畅。若作“湿”解，则义不妥。“水下流于膀胱”，才能尿出，与下文“则为溺”义贯。若“水下留于膀胱”，则成水液积留不出之证，怎么还能“为溺”呢?

《甲乙经·卷一·津液五别第十三》:“夫心系急，肺不能常举，乍上乍下，故咳而涎出矣。”

《灵枢·五癃津液别》:“夫心系与肺，不能常举，乍上乍下，故咳而泣出矣。”

《甲乙经》之“心系急，肺不能常举”，因果明显，文义联贯。而《灵枢》将“急”字误成“与”，成了“心系与肺，不能常举”了。《素问·举痛论》:“悲则心系急，肺布叶举，而上焦不通”，并未言“心举”。此《灵枢》抄袭《甲乙经》致误。

（十）《甲乙经·卷一·阴阳二十五人形性血气不同第十六》:“气不足于上者，推而往之。”

《灵枢·阴阳二十五人》:“气不足于上者，推而休之。”

“往”为“至”义。气不足，经“推”法治疗后气至于上，所以说“往”。而《灵枢》误作“休”，则义难解。

《甲乙经·卷一·阴阳二十五人形性血气不同第十六》:“其宛陈血不结者，即而取之。”

《灵枢·阴阳二十五人》:“其宛陈血不结者，则而予之。”

“不”为“之”之音转。“血不结”，即“血之结”，指瘀血之证。《甲乙经》治疗此瘀血证“即而取之”，是攻逐瘀血之法。《灵枢》则将“取”误作“予”字，“予”为补法。瘀血反用补法，则犯“实实”之忌，为错误之治法。是《甲乙》义正不误,《灵枢》在后袭而致误。

（十一）《甲乙经·卷二·十二经脉络脉支别第一上》:“大肠手阳明之脉……是动则病齿痛颊肿。”

《灵枢·经脉》“齿痛颊肿”作“齿痛颈肿”。

“颊”离“齿”近，牙痛红肿，热必先涉及颊，所以当以《甲乙经》之“颊”字为妥。《灵枢》之“颈”，当是“颊”之声转。

《甲乙经·卷二·十二经脉络脉支别上》:“胃足阳明之脉……口喎唇紧。”

“口喎唇紧”,《灵枢·经脉》作“口喎唇胗”。“口喎”与“唇紧”，正对举成文。若变成“唇胗”，则义例均失。此“胗”，为“紧”之音转，由此可印证《灵枢》在《甲乙》之后。

《甲乙经·卷二·十二经脉络脉支别上》“胃足阳明之脉”条又云“黄疸不能食”。《灵枢·经脉》作“黄疸不能卧”，义失。黄疸本是消化系统疾病，古人认为与脾胃及肝胆有关。所以《甲乙》之“不能食”，与病相合。《灵枢》误作“不能卧”，令人费解。

（十二）《甲乙经·卷二·十二经脉络脉支别下》：“气之过于寸口也，上出焉息？下出焉状？”

《灵枢·动输》：“气之过于寸口也，上十焉息？下八焉伏？”

《甲乙经》之“上出”，指脉气跳动搏起；“下出”，指脉搏之下落。至《灵枢》，则将“出”分别误作“十”与“八”，致义不可解。脉搏怎么会搏起为十，下落为八呢？此明为《灵枢》袭《甲乙经》致误而非《甲乙经》袭《灵枢》，如为《甲乙经》袭《灵枢》，怎么会将两个《灵枢》袭《甲乙经》致误而不同的字（十、八）误作一个字（出）呢？

（十三）《甲乙经·卷二·十二经脉络脉支别下》：“此粗之所过，上之所悉也。”

《灵枢·经别》：“此粗之所过，上之所息也。”

“粗”指“粗工”，即劣医；“上”，指“上工”，即良医。“悉”，明知之义。《灵枢》将“悉”音转成“息”，致义不可解。

（十四）《甲乙经·卷二·十二经标本第四》：“五藏者，所以藏精神魂魄也；六府者也，所以受水谷而化物者也。其气内循于五藏而外络支节。”

“其气内循于五藏”，《灵枢·卫气》作“其气内干五藏”。《甲乙经》之“循”，为“行”义。《灵枢》误作“干”，义难解。

《甲乙经·卷二·十二经标本第四》：“取此者，用毫针，必先按而久存之，应于手，乃刺而予之。”

《灵枢·卫气》：“取此者，用毫针，必先按而在久，应于手，乃刺而予之。”

“存”，“察”义。“在”，亦“察”义。《尔雅·释诂》：“存，察也。”《礼记·文王世子》郑玄注：“在，察也。”《灵枢》取义近之词易换“存”而为“在”。但《灵枢》“在久”，不如《甲乙经》“久存之”文义连贯。有以臆引录《甲乙》原文之嫌。

（十五）《甲乙经·卷二·经脉根结第五》：“故开折则肉节溃缓而暴病起矣。”

《灵枢·根结》：“故开折则肉节渎而暴疠起矣。”

“溃”为“坏”“烂”义。《战国策·赵策》吴师道注：“溃，坏也”，《慧淋音义·卷七十六》注：“溃，烂也”。

“渎”，《说文·水部》：“渎，沟也”，《史记·屈原贾生列传》司马贞索隐：“渎，小渠也”。是“渎”与“溃”义本不同。“缓”有“断”义。《释名·释言语》：“缓，浣也，断也”。

《甲乙经》之“肉节溃缓”，指肌肉关节溃烂。《灵枢》将“溃”误作“渎”（形近而抄袭致误），则成“肉节渎”而义不可解。

（十六）《甲乙经·卷四·经脉第一上》：“外揣言浑束为一，未知其所谓，敢问约之奈何？”

《灵枢·禁服》：“敢问约之奈何……夫约方者，犹约囊也，囊满而弗约，则输泄。方盛弗约，则神与弗俱。雷公曰：愿为下材者，勿满而约之。黄帝曰：未满而知约之以为工，不可以为天下师。”

《甲乙经》之“约”，本“要”之借字。“敢问约之奈何”，即“敢问要之奈何”。是问其要领之义。《释名·释形体》王先谦疏：“‘要’，‘约’一声之转，古亦通用。”《说文通训定声》：“要，借为‘约’”。是“要”“约”古通之证。

《灵枢》不解其义，竟在文中将“约”解为“约束”之义。如“约囊”“弗约”“约之”等。是其误解《甲乙经》之本义，而望文臆解之例。

（十七）《甲乙经·卷九·大寒内薄骨髓阳逆发头痛第一》：“厥头痛，员员而痛。”

《灵枢·厥病》：“厥头痛，贞贞头重而痛。”

“员员”，《甲乙经》本喻头晕旋转之状，至《灵枢》将“员员”形误成“贞贞”，则义不可解。

《群经平议·毛诗》俞樾按：“员者，施也”，《素问·刺热篇》：“其逆则头痛员员”，张志聪注：“员员，周旋也”。

《说文·卜部》：“贞，卜问也”，《国语·晋语》韦昭注：“贞，正也”。

是“贞贞”之义不可喻头晕头旋之状，此《灵枢》抄袭《甲乙经》致误。

（十八）《甲乙经·卷八·第二》：“两实相逢，中人肉间。”

《灵枢·百病始生》：“两实相逢，众人肉坚。”

《甲乙经》之“间”为“中”义。“中”为“伤”义。“中人肉间”，即“伤人肉中”之义。《灵枢》将“中”音转为“众”，将“间”音转为“坚”，“众人肉坚”成了“大家肌肉坚固”之义了，与前文之致病因素“两实相逢”，义不能合拍，此《灵枢》之误。

（十九）《甲乙经·卷八·水肤胀鼓胀肠覃石瘕第四》：“先刺其腹之血络。”

《灵枢·水胀》：“先刺其胀之血络。”

《甲乙经》义为先刺腹部水肿显现在腹部之络脉，而《灵枢》将“腹”误作“胀”，则义不确切了。究竟是何处之水肿之胀，而不可知了。

（二十）《甲乙经·卷四·经脉第一下》：“血衄不止。”

《灵枢·玉版》：“衄而不止。”

《灵枢》之“而”字，正为《甲乙经》“血”字之形误。《甲乙经》之“血衄”，《灵枢》作“衄而（血）”，均系抄袭时之笔误所致。

（二十一）《甲乙经·卷四·病形脉诊第二上》：“黄帝问曰：邪气之中人奈何？高下有度乎？岐伯对曰：身半以上者，邪中之；身半以下者，湿中之。”

《灵枢·邪气藏府病形》：“黄帝问于岐伯曰：邪气之中人也奈何？岐伯答曰：邪气之中人高也。黄帝曰：高下有度乎？岐伯曰：身半以上者，邪中之也；身半以下者，湿中之也。”

观《甲乙经》此段文字，义例合拍，词序连贯，文义畅通。再看《灵枢》此段文字，赘出“岐伯答曰：邪气之中人高也”，词义不类，文义难通。显系误赘。

《甲乙经》之“邪”，当为“风”之误。风为阳邪，所以犯人上部。与后文之湿邪侵犯下部正对举成文。《素问·太阴阳明论》：“故伤于风者，上先受之；伤于湿者，下先受之。”可证《甲乙经》此“邪”为“风”之误。

《灵枢》系抄袭《甲乙经》，未加辨识，照样抄作“邪”字。正所谓以讹传讹。此点又可印证《灵枢》此文系抄袭《甲乙经》而来。

《甲乙经·卷四·病形脉诊第二上》：“其气之津液皆上熏于面，而皮又厚，其肉坚，故大热，甚寒不能胜之也。”

《灵枢·邪气藏府病形》：“其气之津液皆上熏于面，而皮又厚，其肉坚，故天气甚寒，不能胜之也。”

《甲乙经》之“故大热，甚寒不能胜之也”有因有果，文义正合。而《灵枢》脱“大热”，反增“天气”二字，成无因有果之句。因为有大热，所以才出现后文“甚寒不能胜”之句。《灵枢》脱“大热”，则义难贯通了。

《甲乙经·卷四·病形脉诊第二上》：“夫色脉与尺之皮肤相应，如桴鼓影响之相应。”

《灵枢·邪气藏府病形》：“夫色脉与尺之相应也，如桴鼓影响之相应也。”

《灵枢》脱“皮肤”二字，文义显不如《甲乙》之初文明朗清晰。

《甲乙经·病形脉诊第二下》:“五藏六府之气，荥俞所入为合，令何道从入？入安从道？”

《灵枢·邪气藏府病形》:“五藏六府之气，荥输所入为合，令何道从入？入安连过？”

《甲乙经》“入安从道”，义为“进入后居处什么地方”。《灵枢》将“从道”误作“连过”，致义不可解。

（二十二）《甲乙经·卷五·九针九变十二节五刺五邪第二》:“针其邪，于肌肉视之无有，乃自直道，刺诸阳分肉之间。”

《灵枢·刺节真邪》:“针其邪，肌肉亲，视之毋有，反其真，刺诸阳分肉间。”

《甲乙经》之义，针刺病邪，肌肉病变不明显者，就直接从直路刺外侧之肌肉之间。

至《灵枢》，赘一“亲”字。“肌肉亲”则义不可解。疑“親”为“视”之误。本为一个“视”字，《灵枢》误成“親”后又赘一“视”字。

《甲乙经》“乃自直道”，《灵枢》误成“反其真”，义亦不可解。“反”为“乃”之形误；“其”为“直”之形误；“真”为“道”之误。漏脱“自”字。

（二十三）《甲乙经·卷五·针道第四》:“粗守关，上守机。机之不动，不离其空。空中之机，清静以微，其来不可逢，其往不可追。”

《灵枢·九针十二原》:“粗守关，上守机。机之动，不离其空，空中之机，清静而微，其来不可逢，其往不可追。”

二者相较，仅一字之差，义却悬殊。《灵枢》抄袭《甲乙经》时，因不明“机”之含义，或是一时疏忽，“机之”后脱一“不”字。

此处“机”，为“气”之音转，指针刺时之得气感或人体经脉之气。“空”为“孔”之音转。此处“关”，喻人体俞穴，如人体体表之要道关口。“粗守关，上守机”，即“劣医只知道依凭俞穴部位而刺，而良医却依据针刺之得气感进行调治”之义。“机之不动，不离其空”，即：气之未来（即不见得气感时），针不离开俞穴之孔（部位）之义。因此“机之不动”之“不”字，还是一个关键词，若脱之，则含义相反。

《甲乙经·卷五·针道第四》:“取血脉者，在俞横居，视之独满，切之独坚。”

《灵枢·九针十二原》:“血脉者，在腧横居，视之独澄，切之独坚。”

《甲乙经》之“满”与“坚”相辅成义，指浅表络脉之充盈坚硬者，故前文云“取血脉”（刺血脉之义）。至《灵枢》，则将“满”误为“澄”，与后文之“坚”不类，义不成解。“血脉”前又脱一“取”字，文义明显失之于《甲乙经》之原本初文。

《甲乙经·卷五·针道第四》:“故曰皮肉筋脉各有所处，病各有所舍。”

《灵枢·九针十二原》:“故曰皮肉筋脉各有所处，病各有所宜。”

“舍”与“处”，互文同义。《玉篇》:“舍，处也”，《晏子春秋》孙星衍笺：“舍，犹处也”。《甲乙经》之义，是说人体皮肉筋脉等生理组织结构，都有正常的位处，而疾病也同样有其相应的部位。至《灵枢》将“舍”误成“宜”，则含义变化，义例不合了。是《甲乙经》之本文为宜。

（二十四）《甲乙经·卷五·针道终始第五》:“六经之脉不结动也，本末相遇，寒温相守。司形肉血气必相称也，是谓平人。”

《灵枢·终始》:“六经之脉不结动也，本末之寒温之相守司也，形肉血气必相称也，是谓平人。”

《甲乙经》之“本末相遇，寒温相守”，本指人体之内外上下相和，阴阳寒温平衡相宜。“遇”与“守”，互文同义，均有“合”义。“相遇”“相守”，均为“相合”之义。“本末相遇”，即“内外相合”之义；“寒温相守”，即“寒温相合”之义。

《庄子·养生主》成玄莫疏：“遇，合也”。《周礼·秋官》郑玄注：“守，不失相伍”。《墨子·号令》孙诒让注：“五人为伍，二伍为部”，《文选·吴都赋》李周翰注：“部，伍也”。是“遇”“守”均有“合”义之证。

《灵枢》抄袭《甲乙经》时不明其义及其文例对举之例，将“相遇”误成“之”，将“相守”与“司”连文，致使文义不通。

“司”为“察”义。《甲乙经》之“司形肉血气”，即“察其形肉血气”之义。《灵枢》不明，竟将“司”与前文“相守”连读，致义难通。

《甲乙经·卷五·针道终始第五》：“补阴泻阳，音声益彰，耳目聪明。”

《灵枢·终始》：“补阴泻阳，音气益彰，耳目聪明。”

《甲乙经》“音声”与后文“耳目”，互举成文。《灵枢》将“声”误作“气”，则文义不类。

（二十五）《甲乙经·卷五·针道自然逆顺第六》：“食血者，身体空虚，肌肉软弱，血气慓悍滑利，刺之岂可同乎？”

《灵枢·根结》：“血食之君，身体柔脆，肌肉软弱，血气慓悍滑利，其刺之徐疾浅深多少，可得同之乎？”

《甲乙经》之“食血者”，《灵枢》意变为“血食之君”；《甲乙经》之问语“岂可同乎？”，《灵枢》变为“可得同之乎？”《甲乙经》“刺之”后，《灵枢》增“徐疾浅深多少”六字以作补充。是《灵枢》在《甲乙经》的基础上有增补及变易。

《甲乙经·卷五·针道自然逆顺第六》：“实而补之，则阴阳血气皆溢”。

《灵枢·根结》：“满而补之，则阴阳四溢”。

《灵枢》将《甲乙经》之“实”易为“满”字，不若“实”字例合。前文有“调其虚实”。此易为“满”字，不妥。

《甲乙经》之“阴阳血气皆溢”，较为具体。而《灵枢》成“阴阳四溢”，则为概指之义了。

《甲乙经·卷五·针道自然逆顺第六》：“调阴与阳，精气乃充。”

《灵枢·根结》：“调阴与阳，精气乃光。”

《灵枢》之“光”，义不确。此明为《甲乙经》“充”字之形误。阴阳协调，精气充旺，义例正合。作“光”，则义难通。

（二十六）《甲乙经·卷五·针道外揣纵舍第七》：“夫九针，少则无内，大则无外。恍惚无穷，流溢无极。余知其合于天道人事四时之变也。余愿浑求为一可乎？”

《灵枢·外揣》：“夫九针者，小之则无内，大之则无外，深不可为下，高不可为盖，恍惚无穷，流溢无极。余知其合于天道人事四时之变也。然余愿杂之毫毛，浑束为一，可乎？”

《甲乙经》“浑求为一”为“概究其基本规律”之义。《灵枢》增文成“杂之毫毛，浑束为一”，义成了“把各种杂说综合在一起”之义。“求”“束”，形近致误。一字之误，其义不同。

“恍惚”前，《灵枢》又增益了“深不可为下，高不可为盖”八字，对《甲乙经》原文进修增补、修饰。

（二十七）《甲乙经·卷六·八正八虚八风大论第一》：“大寒疾风，民多病。”

《灵枢·岁露》：“天寒而风，籴贵，民多病。”

《甲乙经》之“大寒疾风”为气候之反常，所以成为致病因素。而《灵枢》之“天寒而风”为冬季之正常气候，未必是致病之因。四时之气，有常有变。变才成为致病因素。

《灵枢》之“天”，为“大”之赘误。“而”为“疾”之误。又赘“粢贵”二字，与医学并不相涉。

《甲乙经·卷六·八正八虚八风大论第一》：“贼风邪气之中人也，不得以时，然必因其开也，其入深，其内亟也疾。”

《灵枢·岁露》：“贼风邪气之中人也，不得以时，然必因其开也，其入深，其内极病。”

“亟”为“急”义。《左传·隐公十一年》陆德明释文：“亟，急也”。“亟”与“疾”，互文同义。《甲乙经》之“亟也疾”，为“急而速”之义。《灵枢》不解，抄袭时竟将“亟”音转为“极”，将“疾”（“速”义）意变为“病”，成了“其内极病”。于义难通，且又与下文“其病人也”义重。

（二十八）《甲乙经·卷七·六经受病发伤寒热病第一·中》：“未汗勿庸刺。”

《灵枢·热病》：“未曾汗者，勿腠刺之。”

《甲乙经》“未汗勿庸制”，义为“没有发汗的不需要针刺”。而《灵枢》将“庸”误为“腠”，义成了“没有发汗的，不要刺肤腠”。

（二十九）《甲乙经·卷七·阴衰发热厥阳衰发寒厥第三》：“热则……人气在外，皮肤缓，腠理开，血气盛，汗大泄。”

《灵枢·刺节真邪》：“热则……人气在外，皮肤缓，腠理开，血气减，汗大泄。”

《甲乙经》之“血气盛”，《灵枢》误作“血气减”。天热经血畅流，气机旺盛，当为“血气盛”。《素问·离合真邪论》：“天暑地热，则经水沸溢”“暑则气淖泽”等，可佐证。

《甲乙经·卷七·阴衰发热厥阳衰发寒厥第三》：“治厥者，必先熨火以调和其经，掌与腋，肘与脚，项与脊，以调其气，大道以通，血脉乃行。”

《灵枢·刺节真邪》：“治厥者，必先熨调和其经，掌与腋，肘与脚，项与脊以调之，火气已通，血脉乃行”。

《甲乙经》之“大道”，指大经脉。至《灵枢》误作“火气”，则义不通。

第二节 《九卷》在《素问》之后《太素》之前

《九卷》也是《甲乙经》的一个变异本，与《灵枢》相比，《九卷》是一个早期的《甲乙经》变异本，《灵枢》则是一个较晚的《甲乙经》变异本。因此，《九卷》的内容，多依据《甲乙经》而来。

杨上善在《太素》中，每引《九卷》之说。所以我们说《九卷》产生于《太素》之前。

《九卷》之所据，为《甲乙经》，所以它不可能早于《甲乙经》。而《甲乙经》问世后，需要有一段时间的传播，才会产生别本或变异本。而《甲乙经》中被后添入的《素问》《九卷》之文，又常常并列、同时引录，所以我们说《九卷》产生于《素问》之后。

如《甲乙经·卷一·精神五藏论第一》：“《九卷》及《素问》又曰：精气并于肝则忧”“《九卷》及《素问》又曰：精气并于心则喜”“《九卷》及《素问》又曰：精气并于脾则饥”“《九卷》及《素问》又曰：精气并于肺则悲”“《九卷》及《素问》又曰：精气并于肾则恐”。

《甲乙经·卷一·五藏六府官第四》：“《素问》曰：诸脉者皆属于目。又《九卷》曰：心藏脉，脉舍神。”

《甲乙经·卷五·针灸禁忌第一·上》：“《素问》曰：春刺散俞，及与分理，血出而止。又曰：春者木始治，肝气始生。肝气急，其风疾，经脉常深，其气少，不能深入，故取络脉分肉之间。

《九卷》云：春刺荥者。《素问》曰：秋刺皮肤循理，上下同法……《九卷》又曰：秋取气口，治筋脉。”

此《甲乙经》之中，《素问》、《九卷》并举之例。

《太素·卷二·调食》：“五走：酸走筋，辛走气，苦走血，咸走骨，甘走肉，是谓五走。”杨上善注：“《九卷》此文及《素问》皆苦走骨，咸走血。此文言苦走血，咸走骨，皆左右异，具释于前也”。

《甲乙经·卷六·五味所宜五藏生病大论第九》：“酸先走肝”“苦先走心”“甘先走脾”“辛先走肺”“咸先走肾”。该篇引《九卷》说：“酸入胃，其气涩，不能出入，不出则留于胃中，胃中和温，则下注于膀胱之胞。膀胱之胞薄以软，得酸则缩绻，约而不通，水道不行，故癃。阴者，积筋之所终聚也。故酸入胃而走于筋”“苦入胃，五谷之气皆不能胜苦，苦入下脘，下脘者，三焦之路，皆闭而不通，故气变呕也。齿者骨之所络也。故苦入胃而走骨”“咸入胃，其气上走中焦，注于诸脉。脉者血之所走也。血与咸相得，则血涘，血涘则胃中竭，竭则咽路焦，故舌干而善渴。血脉者，中焦之道，故咸入而走血矣”。

《灵枢·五味论》篇，与《九卷》之说，文字大致相同。又均与杨上善注之说相合。由此可知，《九卷》是在《甲乙经》基础上的解释、发挥、变异。

《太素·卷八·经脉之一》：“心手少阴之脉，起于心中，出属心系，下鬲络小肠。”杨上善注：“《九卷》心有二经：谓手少阴，心主。手少阴经不得有输。手少阴外经受病，亦有疗处，其内心藏不得受邪，受邪即死。又《九卷·本输》之中，手少阴经及输并皆不言。”

《九卷》心有二经之说，本于《甲乙经·卷二·十二经脉络脉支别第一·上》。该篇中有“心少阴之脉”及“心主手厥阴之脉”。手少阴经不得有输之说，亦本于《甲乙经》。《甲乙经·卷三第二十六》说：“手少阴之脉独无俞，何也？岐伯对曰：少阴者，心脉也。心者，五藏六府之大主也。为帝王。精神之舍也。其藏坚固，邪弗能容也，容之则心伤，心伤则神去，神去则死矣。故诸邪之在于心者，皆在心之包络。包络者，心之脉也。故独无俞焉。”

《太素·卷十·经脉之三·阴阳跷脉》：“跷脉者，少阴之别，起于然骨之后，上内踝之上。”杨上善注：“《九卷经》云：跷脉从足至目。”

《甲乙经·卷二·奇经八脉第二》：“跷脉者，少阴之别。起于然骨之后，上内踝之上，直上循阴股，入阴，上循胸里，入缺盆，上循人迎之前，上入鼽，属目内眦，合于太阳。阳跷而上行，气相并还则为濡目，气不营则目不合也。”

是《九卷》之说，仍本《甲乙经》。

《太素·卷十·冲脉》杨上善注：“《九卷经》又云：冲脉者，十二经之海也。与少阴之本络，起于肾下，出于气街，循阴股内廉，邪入腘中，循胫骨内廉，并少阴之经，下入内踝之后，入足下。”

《甲乙经·卷二·十二经脉络脉支别第一·下》：“冲脉者，十二经脉之海也。与少阴之络，起于肾下，出于气街，循阴股内廉，斜入腘中，循胻骨内廉，并少阴之经，下入内踝之后足下。”

是《九卷》与《甲乙经》，几乎无异。

《太素·卷十四·人迎脉口诊》：“寸口主中，人迎主外。”杨上善注：“《九卷·终始》篇曰：平人者，不病也。不病者，脉口人迎应四时也。应四时者，上下相应，俱往俱来也。”

《甲乙经·卷五·针道终始第五》：“所谓平人者，不病也。不病者，脉口人迎应四时也。上下相应而俱往来也。”

《灵枢·终始》与《九卷》略异，而与《甲乙经》相同。是《九卷》、《灵枢》并本于《甲乙》。

杨上善注："《九卷·终始》篇云：人迎与太阴脉口俱盛四倍以上，命曰关格。"《甲乙经·卷五·针道终始第五》及《灵枢·终始》均同。是《九卷》此语，亦出自《甲乙经》。

《太素·卷二十五·五藏热病》："三椎下间主胸中热。"杨上善注："《九卷》背五藏俞，并以第三椎为肺俞，第五椎为心俞，第七椎为膈俞，第九椎为肝俞，第十一椎为脾俞，第十四椎为肾俞。"

《灵枢·背腧》："愿闻五藏之腧，出于背者。岐伯曰：胸中大腧在杼骨之端，肺腧在三焦之间，心腧在五焦之间，膈腧在七焦之间，肝俞在九焦之间，脾腧在十一焦之间，肾腧在十四焦之间。皆挟背相去三寸所，则欲得而验之，按其处，应在中而痛解，乃其腧也。"

《素问·血气形志篇》："欲知背俞，先度其两乳间，中折之。更以他草度去半已，即以两隅相拄也。乃举以度其背。令其一隅居上，齐脊大椎，两隅在下，为其下隅者，肺之俞也；复下一度，心之俞也；复下一度，左角肝之俞也，右角脾之俞也；复下一度，肾之俞也。是谓五藏之俞。"

《灵枢》之说，与《九卷》同。《素问》之说，与《九卷》有异。

《甲乙经·卷三·第八》："凡五藏之腧，出于背者，按其处，应在中而痛解，乃其腧也……肺俞在第三椎下两傍各一寸五分""心俞在第五椎下两旁各一寸五分""膈俞在第七椎下两旁各一寸五分""肝俞在第九椎下两旁各一寸五分""脾俞在第十一椎下两旁各一寸五分""肾俞在第十四椎下两旁各一寸五分。"

是《九卷》《灵枢》《甲乙经》之说相同。

由上述《太素》所引《九卷》之语与《甲乙经》比较后得知，《九卷》多源自《甲乙经》之说。

杨上善撰《太素》之时为669年，其时已多次在书中引用《九卷》之说，是此前《九卷》已问世。《素问》成书于490年左右。而《九卷》的产生年代，当在490—668年之间。

关于《九卷》书名的含义，我们认为并不是因为其有九卷之篇而叫作"九卷"的。"九"为"灸"之音转。"《九卷》"，即"《灸卷》"。《九卷》(《灸卷》) 所本，为《甲乙经》，而《甲乙经》又有《针灸甲乙经》《针经》《针灸经》等多种名称。此"九"，正是本于《针灸甲乙经》之"灸"音而来。

《九卷》(《灸卷》) 又名"《刺节》"。《甲乙经·卷九·第三》："《九卷》言振埃"，《灵枢·刺节真邪》："《刺节》言振埃"。《甲乙经》叫"《九卷》"，《灵枢》叫"《刺节》"，是一书二名之证。

"《刺节》"之"节"，为"灸"之音转。"《刺节》"，即"《刺灸》"，义例亦仿《针灸甲乙经》之书名。

《素问·三部九候论》："留瘦不移，节而刺之"。"瘦"为"痼"之误，"痼"为"病"义。

"留痼"，即"久病"之义。此"节"，正为"灸"之音转。"节而刺之"，即"灸而刺之"。久病不愈，灸刺并用，所以说"留瘦（痼）不移，节（灸）而刺之"。

《吕氏春秋·大乐》高诱注："节，止也"，《管子·小问》尹知章："距，止也"，《说文通训定声》："距，假借为歫"，《说文·久部》段玉裁注："久，本义训从后歫之"，《类篇·久部》："久，从后灸之"。《说文·火部》："灸，古文作久"。是"节"通"灸"之证。

第三节 《针经》在《太素》之后王冰之前

被称作"《针经》"的书，有多种，在《甲乙经》前，如西晋张子存的《赤乌神针经》。《甲乙》450年问世后，其后也有人称它为《针经》的。我们这里说的《针经》，指《太素》后、王冰前出现的《针经》。

《针经》产生于《太素》之后。即669年以后。为什么？因为杨上善在《太素》中并未引录《针经》之名之文。是杨上善之时，尚无《针经》出现，所以其所引，多为当时已存在的《九卷》之书。

《九卷》是《甲乙经》的变异本，而《针经》可以说是《九卷》的别本。《针经》与今天的《灵枢》，文字内容已极为近似了，所以有人认为《针经》与《灵枢》为一书。王冰注《素问》时（762年），在注文中大量引用了《针经》之文。说明王冰之时见到的是完整的《针经》版本，也说明在王冰前，《针经》已经存在了。

《素问·调经论》："神有余，则泻其小络之血，出血勿之深斥，无中其大经，神气乃平。"王冰注："《针经》曰：经脉为里，支而横者为络，络之别者为孙络。平，谓平调也。"林亿等《新校正》："详此注引《针经》曰，与《三部九候论》注两引之，在彼云《灵枢》而此曰《针经》。则王氏之意，指《灵枢》为《针经》也。"

《新校正》之说未必妥当。《针经》与《灵枢》内容虽极为相似，但并不是一本书。其中内容，完全相同的也不在少例。如果是一本书，王冰也没有必要既说《灵枢》，又说《针经》了。况且王冰注中引《灵枢》《针经》之说均多处，是两本书一并参考，并不视其为一书的。

南宋王应麟《玉海》引《中兴馆阁书目》说："《针经》九卷，大氐同（《灵枢》），亦八十一篇。《针经》以《九针十二原》为首，《灵枢》以《精气》为首，又间有详略。"是《针经》与《灵枢》并非一书。

唐孙思邈在《千金方·大医习业》中说："凡欲为大医，必须谙《素问》《甲乙经》《黄帝针经》。"《千金方》成书于652年。孙思邈说的《黄帝针经》是否就是王冰注《素问》所引录的《针经》。由于《千金方》中只有《素问》的引文，而无《针经》的引文，所以我们难以断定。杨上善之《太素》几与《千金方》同时，却又只字未提《针经》，更无引文，而只是说"《九卷》"。那么孙思邈所说的"《黄帝针经》"究竟是指《九卷》（或者《九卷》当时别名叫《黄帝针经》）呢？还是指王冰所采用的《针经》呢？尚难定论。因之我们仍然以《太素》之后，王冰之前，为《针经》的产生时间。

王冰注《素问》，引用《针经》23次，涉及今本《灵枢》10篇之内容，它们是：《灵枢·官针》《灵枢·经筋》《灵枢·海论》《灵枢·营气》《灵枢·玉版》《灵枢·决气》《灵枢·九针十二原》《灵枢·本神》《灵枢·脉度》《灵枢·杂病》。其中，《经筋》《海论》《营气》《九针十二原》《本神》《脉度》等6篇，又为王冰注引《灵枢》涉及之篇。

在王冰注引《针经》的23次中，有22次与今天的《灵枢》之文相同。它们是：

《素问·刺要论》"泝泝然寒栗"王冰注引《针经》；"肝动则春病热而筋弛"王冰注引《针经》；"体解㑊然不去矣"王冰注引《针经》。

《素问·针解篇》"为虚与实者，工勿失其法"王冰注引《针经》；"若得若失者，离其法也"王冰注引《针经》；"补泻之时，与气开阖相合也"王冰注引《针经》；"手如握虎者，欲其壮也"王冰注引《针经》。

《素问·长刺节论》"伤筋骨，痈发若变"，王冰注引《针经》。

《素问·皮部论》"肉烁䐃破，毛直而败"，王冰注引《针经》。

《素问·气穴论》"大禁二十五，在天府下五寸"，王冰注引《针经》。

《素问·骨空论》"侠脐上行，至胸中而散"，王冰注引《针经》。

《素问·调经论》"有余有五，不足亦有五，何以生之乎？"王冰注引《针经》；"神有余则笑不休，神不足则悲"，王冰注引《针经》；"无中其大经，神气乃平。"王冰注引《针经》；"气有余则喘咳上气，不足则息利少气"，王冰注引《针经》；"血有余则怒，不足则恐。"王王注引《针经》；"不足则四肢不用。"王冰注引《针经》；"志有余则腹胀飧泄，不足则厥"。王冰注引《针经》；"远气乃来，是谓追之。"王冰注引《针经》。

《素问·缪刺论》"令人目痛从内眦始"，王冰注引《针经》；"足阳明中指爪甲上一痏，手大指次指爪甲上各有一痏，立已，左取右，右取左"，王冰注引《针经》。

《素问·离合真邪论》"静以久留，以气至为故"，王冰注引《针经》。

由上可知，《针经》与《灵枢》相同之文甚多。

《素问·离合真邪论》"其气已至，适而自护"，王冰注："适，调适也；护，慎守也。言气已平调，则当慎守，勿令改变，使疾更生也。《针经》曰：'经气已至，慎守勿失'，此其义也，所谓慎守，当如下说"。

《新校正》："详王引《针经》之言，乃《素问·宝命全形论》文，兼见于《针解论》耳。"

是王冰此处注引《针经》之说，不见于今之《灵枢》，反见于《素问·宝命全形论》及《素问·针解篇》。

《素问·宝命全形论》说："刺虚者须其实，刺实者须其虚。经气已至，慎守勿失。"《素问·针解篇》："经气已至，慎守勿失者，勿变更也。"

王冰既引《针经》此说，是其当时所见之《针经》有此句话。也是《针经》与《灵枢》有不同之处之佐证。

我们认为，《针经》与《灵枢》，均为《九卷》之别本。其文字内容多与《九卷》相同或近似。这从杨上善《太素》注中所引《九卷》之文就可以证明。而《九卷》又本于《甲乙》。也就是说，一本《甲乙》，衍生出《九卷》《针经》《灵枢》等多本书。

据南宋王应麟《玉海》引《中兴馆阁书目》之说，《针经》与《灵枢》在篇目编次上有先后次序之不同。《针经》以《九针十二原》为首篇，《灵枢》以《精气》为首篇。可是我们今天看到的《灵枢》，却是以《九针十二原》为篇首。而且没有"《精气》"一篇题目。可见后人又将《针经》与《灵枢》混淆了，而且也有改易。

第四节 《灵枢》的成书年代及其早期版本

杨上善《太素》（669 年）未引录及提及《灵枢》，至王冰注《素问》时（762 年），却有详细的引录。王冰在注《素问》时，共引录《灵枢》78 次，有的具体篇名也引录出来。是《灵枢》产生于 668—762 年之间。在《外台秘要》（752 年）中，只有《九卷》之名而无《灵枢》之称，则《灵枢》之产生似应在《外台秘要》之后，王冰之前，即 752—762 年之间。据此，则《灵枢》的成书时间，约在 752—762 年之间。

《灵枢》一名，隋、唐史书之《经籍志》《艺文志》等，均不载。至《宋史·艺文志》始载："《黄帝灵枢经》，九卷"。这说明《灵枢》书名，产生较晚。

清《四库全书总目提要》按："李濂《医史》所载，元吕复《群经古方论》曰：《内经灵枢》，汉、隋、唐志皆不载。隋有《针经》九卷，唐有《灵宝注黄帝九灵经》十二卷而已（《旧唐书·经籍志》载："《黄帝九灵经》，十二卷，灵宝注；《唐书·艺文志》载：灵宝注《黄帝九灵经》，十二卷)。或谓王冰以‘九灵’更名‘灵枢’”。又:“王冰以《九灵》名《灵枢》,不知其何所本?”

王冰将《九灵》改名《灵枢》之说,并不确当。宋《通志·艺文略》既载《九灵经》,又载《灵枢经》,且卷数不同。《通志·艺文略》说“灵宝注《黄帝九灵经》,十二卷”,又说“《内经灵枢经》,九卷”。是《九灵》与《灵枢》本非一书。王冰所据《灵枢》而未提《九灵》,或是《九灵》版本脱残未能参用,而《灵枢》彼时版本详晰,所以王冰据以为注。也可能《九灵》为《九卷》之别名,亦未尝不可。况《灵枢》之后,也就是王冰之后,又产生了一个“《九墟》”。总之,《九卷》也好,《针经》也好,还是《九灵》《灵枢》也好,要之都是从《甲乙经》原本中衍生出来的多种版本,而名称却因之有异。它们的内容大都相似,只是版本有些区别罢了。也就是说,是一类内容极为近似的书,而不能视为同一本书。因为从篇序到内容之繁简及个别词句的差异等方面,毕竟有不同之处。再者说,王冰既能将《九灵》更名为《灵枢》,为什么不将《针经》也更名呢?而且《针经》与《灵枢》是内容几乎相同的两本书,为什么还要再分别引录其文而不只取其一而代之呢?这说明王冰引据书籍,态度还是严谨的。所以他不会随意更改古书之名称的。

王冰在注《素问》时,引用《灵枢》78次,其文字内容与今天通行本之《灵枢》,基本相同。王冰所据的《灵枢》本,基本上可以代表《灵枢》早期版本的面貌。

《素问·上古天真论》“度百岁乃去”王冰注:“《灵枢经》曰:人百岁,五藏皆虚,神气皆去,形骸独居而终矣”。今本《灵枢·天年》,除无“人”字外,其他与之相同。

《素问·上古天真论》:“五七,阳明脉衰,面始焦,发始堕。”王冰注:“《灵枢经》曰:‘足阳明之脉,起于鼻,交頞中,下循鼻外,入上齿中,还出侠口环唇,下交承浆,却循颐后下廉,出大迎,循颊车,上耳前,过客主人,循发际,至额颅。手阳明之脉,上颈贯颊,入下齿缝中,还出侠口’。故面焦发堕也。”今《灵枢·经脉》“頞中”下,有“旁约太阳之脉”六字;“下齿”后,无“缝”字。是王冰时所据之《灵枢》本,与王冰后之《灵枢》本,又有所不同。

《素问·四气调神大论》:“阳气者闭塞,地气者冒明。”王冰注:“《灵枢经》曰:天有日月,人有眼目。”今本《灵枢·邪客》“眼目”作“两目”。

《素问·生气通天论》:“大怒则形气绝,而血菀于上,使人薄厥。”王冰注:“《灵枢经》曰:盛怒而不止则伤志。”今本《灵枢·本神》“盛”前有“肾”字。

《素问·生气通天论》:“故阳气者,一日而主外。”王冰注:“《灵枢经》曰:目开则气上行于头,卫气行于阳二十五度也。”今本《灵枢·卫气行》“开”作“张”。

《素问·金匮真言论》:“非其人勿教,非其真勿授,是谓得道。”王冰注:“《灵枢经》曰:明目者,可使视色;耳聪者,可使听音;捷疾辞语者,可使论语;徐而安静,手巧而心审谛者,可使行针艾,理血气而调诸逆顺,察阴阳而兼诸方论;缓节柔筋而心和调者,可使导引行气;痛毒言语轻人者,可使唾痈咒病;爪苦手毒,为事善伤者,可使按积抑痹。由是则各得其能,方乃可行,其名乃彰’。故曰非其人勿教,非其真勿授也。”

今本《灵枢·官能》“耳聪”作“聪耳”;“论语”,作“传论”;“徐”前有“语”字;“方”后,无“论”字;“痛”,作“疾”;无“由是则”三字。

《素问·阴阳应象大论》:“年四十,而阴气自半也,起居衰矣。”王冰注:“《灵枢经》曰:人年四十,腠理始疏,荣华稍落,发斑白。”今本《灵枢·天年》无“人年”二字;“十”后,有“岁”字;“稍”,作“颓”;“发”后,有“颇”字。

《素问·阴阳应象大论》“肠胃为海”,王冰注:“《灵枢经》曰:胃为水谷之海”。今本《灵枢·海论》作“胃者,水谷之海”。

《素问·阴阳离合论》“其冲在下，名曰太阴”，王冰注：“《灵枢经》曰：冲脉者，与足少阴之络皆起于肾下，上行者过于胞中。”今本《灵枢·动输》“者”后，有“十二经之海也”六字；“络”前有“大”字；“起”前，无“皆”字。

《素问·六节藏象论》“四盛已上为格阳”，王冰注：“《灵枢经》曰：一盛而躁在手少阳；二盛而躁在手太阳；三盛而躁在手阳明”。今本《灵枢·终始》“在”前，有“病”字。

《素问·五藏别论》：“是以五藏六府之气味，皆出于胃，变见于气口”，王冰注：“荣气之道，内谷为实”。《新校正》：“详此注，出《灵枢》。”今本《灵枢·营气》作“营气之道，内谷为宝”。

《素问·脉要精微论》“此寒气之肿，八风之变也”，王冰注：“《灵枢》经曰：风从东方来，名曰婴儿风，其伤人也，外在筋纽；风从东南来，名曰弱风，其伤人也，外在于肌；风从西南来，名曰谋风，其伤人也，外在于肉；风从北方来，名曰大刚风，其伤人也，外在于骨”。

今本《灵枢·九宫八风》诸风之次序与之不同；“外有筋纽”前，有“内舍于肝”四字；“在”后，有“于”字；“外在于肌”作“外在肌肉”，“外”前有“内舍于胃”四字；“外在于肉”之“肉”作“肌”，“外”前有“内舍于脾”四字；“外在于骨”作“外在于骨与肩背之膂筋”，“外”前，有“内舍于肾”四字。

《素问·平人气象论》“目黄者曰黄疸”，王冰注：“《灵枢经》曰：目黄者病在胸”。今本《灵枢·论疾诊尺》作“黄色不可名者，病在胸中”。

《素问·宣明五气篇》“膀胱不利为癃，不约为遗溺”，王冰注：“《灵枢经》曰：足三焦者，太阳之别也，并太阳之正，入络膀胱，约下焦，实则闭癃，虚则遗溺”。今本《灵枢·本输》无“足”字；“太阳之别也”前，有“足少阳太阳之所将”八字。

《素问·奇病论》“人有尺脉数甚，筋急而见，此为何病”，王冰注：“《灵枢经》曰：热则筋缓，寒则筋急”，今本《灵枢·经筋》作“寒则筋急，热则筋弛”。

《素问·奇病论》“甘者令人中满，故其气上溢，转为消渴”。王冰注：“《灵枢经》曰：甘多食之令人闷”，今本《灵枢·五味论》作“甘走肉，多食之，令人悦心”。

由上可知，王冰所据《灵枢》之本，与今之《灵枢》本，每有小异，且其能代表《灵枢》早期版本之貌，故对校正今本《灵枢》之文，当有重要参考价值。

王冰注引《灵枢》之文，有的不见于今本《灵枢》。如《素问·四气调神大论》“去寒就温，无泄皮肤，使气亟夺”，王冰注：“《灵枢经》曰冬日在骨，蛰虫周密，君子居室”。今本《灵枢》无此文，此文见《素问·脉要精微论》中。

《素问·生气通天论》“数犯此者，则邪气伤人，此寿命之本也”，王冰注：“《灵枢经》曰：血气者人之神，不可不谨养”，今本《灵枢》无此文，此文见于今《素问·八正神明论》中。

《素问·五运行大论》“酸伤筋”，王冰注：“《灵枢经》曰：酸走筋，筋病无多食酸”。《新校正》“详注云《灵枢经》云，乃是《素问·宣明五气篇》文”。

《素问·三部九候论》“中部人，手少阴也”，王冰注：“《灵枢经·持针纵舍论》问曰：少阴无输，心不病乎？对曰：其外经病而藏不病，故独取其经于掌后锐骨之端”，今本《灵枢》无《持针纵舍论》之篇题。是王冰所据《灵枢》本之篇题，与今本《灵枢》不同。今本《灵枢·邪客》篇中有上述王冰所引之文，且有“余愿闻持针之数，内针之理，纵舍之意”之语，是《灵枢》初本，此篇题或如王冰所引，叫作“《持针纵舍论》”。

《素问·至真要大论》：“两阴交尽故曰幽，两阳合明故曰明，幽明之配，寒暑之异也。”王冰注：“《灵枢·系日月论》云：亥十月，左足之厥阴。戌九月，右足之厥阴。此两阴交尽，故曰厥阴”，今本《灵枢》此篇题为《阴阳系日月》。

王冰注《素问》所引《灵枢》之文，涉及今本《灵枢》27 篇中之内容，可见王冰所据的《灵枢》本子，是一部较完善的本子。这 27 篇的篇名具体如下：

《灵枢·天年》

《灵枢·经脉》

《灵枢·邪客》

《灵枢·本藏》

《灵枢·本神》

《灵枢·卫气行》

《灵枢·顺气一日分为四时》

《灵枢·官能》

《灵枢·海论》

《灵枢·根结》

《灵枢·阴阳系日月》

《灵枢·动输》

《灵枢·本输》

《灵构·终始》

《灵枢·邪气藏府病形》

《灵枢·营气》

《灵枢·九宫八风》

《灵枢·九针十二原》

《灵枢·论疾诊尺》

《灵枢·脉度》

《灵构·营卫生会》

《灵枢·背腧》

《灵枢·逆顺肥瘦》

《灵枢·肠胃》

《灵枢·经筋》

《灵枢·五味论》

《灵枢·九针论》

上述篇目，加上王冰注引《针经》不与上述重复者四篇（《官针》《玉版》《决气》《杂病》），共涉及 31 篇今本《灵枢》之内容。

《宋史·艺文志》、宋《通志·艺文略》、宋《玉海》、宋《中兴馆阁书目辑考》、宋《郡斋读书志》、宋《文献通考》等，均载《灵枢经》为九卷，未言其篇数。

至明《天一阁书目》、明《兴善堂藏书目录》、明《医藏书目》、清《四库全书总目提要》、清《八千卷楼书目》、清《楝亭书目》、清《壬子文澜阁所存书目》、清《书目答问》、清《观古堂藏书目》、《经籍访古志》等，均谓《灵枢》为十二卷。较宋史之载增加了三卷。今本《灵枢》，即 1151 年史崧复出之《灵枢》本，为十二卷，八十一篇。

虽然不能断定是王冰当时未能全部篇章引录采用，还是当时所据之《灵枢》本篇目较少。但是根据《新校正》时，《灵枢》已残缺得不能用以校书的事实，以及明清所载之卷数明显比宋时所载增加了三卷一事，我们认为《灵枢》篇目较王冰之初本，有明显增加的迹象。

《素问·调经论》“神有余，则泻其小络之血，出血勿之深斥，无中其大经，神气乃平”句下《新校正》说：“按今《素问》注文中引《针经》者，多《灵枢》之文。但以《灵枢》今不全，故未得尽知也”。是《灵枢》彼时已残缺不全。

尽管当时的《灵枢》已非全本，但《新校正》还是引录了数条。如《素问·刺热篇》“热病先身重骨痛，耳聋好瞑，刺足少阴”。《新校正》：“按《灵枢经》云：热病而身重骨痛，耳聋而好瞑，取之骨，以第四针，索骨于肾，不得索之土。土，脾也”。

《新校正》所引，见于今《灵枢·热病》。“针”后，《灵枢·热病》有“五十九刺，骨病不食，啮齿耳青”十二字。是林校所据《灵枢》之本，与今本又不相同。

《素问·刺禁论》“无刺大惊人”，《新校正》：“《灵枢经》云：新内无刺，已刺无内；大怒无刺，已刺无怒；大劳无刺，已刺无劳；大醉无刺，已刺无醉；大饱无刺，已刺无饱；大饥无刺，已刺无饥；大渴无刺，已刺无渴；大惊大恐，必定其气，乃刺之也”。今本《灵枢·终始》语序条文与其不同，另“已刺无内”作“新刺无内”；“大怒”作“新怒”；“大劳”作“新劳”；“大饱”作“已饱”；“大醉”作“已醉”；“大饥”作“已饥”；“大渴”作“已渴”。此又与林亿所据《灵枢》本不同。

《素问·标本病传论》“冬夜半，夏日中”，《新校正》：“按《灵枢经》：夫气入藏，病先发于心，一日而之肺，三日而之肝，五日而之脾。三日不已，死。冬夜半，夏日中”。“夫气入藏”，今本《灵枢·病传》作“大气入藏奈何？岐伯曰”。

《素问·五运行大论》“其志为忧”，《新校正》：“《灵枢经》曰：愁忧则闭塞而不行。又云：愁忧而不解则伤意”。今本《灵枢·本神》“则闭塞”作“者，气闭塞”；“愁忧而不解”前，有“脾”字。

上述《新校正》引录《灵枢》之文，《热病》及《病传》两篇，王冰注《素问》，未引录其文。这样，我们加上王冰注引《灵枢》涉及今本《灵枢》的篇目，共为33篇，仍不及今天《灵枢》81篇数目一半。

在王冰所据的《灵枢》本之后，又出现了一本叫作“《九墟》”的书。《九墟》可以看作是《灵枢》的别本。它产生于王冰之后，《新校正》之前。

《素问·阴阳离合论》：“是故三阳之离合也，太阳为开，阳明为阖，少阳为枢”。《新校正》：“按《九墟》，太阳为关，阳明为合，少阳为枢”。《太素·卷五·阴阳合》“太阳为开”肖延平按：“嘉祐本《素问》新校正云：《九墟》‘太阳为关’”。《灵枢·根结》作“太阳为开，阳明为阖，少阳为枢”。

此《新校正》未辨《九墟》之误。《九墟》晚《灵枢》而出，将“开”字，误作“关”字。

《素问·阴阳离合论》：“是故三阴之离合也，太阴为开，厥阴为阖，少阴为枢。”《新校正》：“按《九墟》云：关折则仓廪无所输隔洞，隔洞者，取之太阴；合折则气弛而善悲，悲者取之厥阴；枢折则脉有所结而不通，不通者取之少阴”。

与《九墟》之文相较，今《灵枢·根结》“关”作“开”；“取之太阴”下有“视有余不足，故开折者，气不足而生病也”等16字；“气弛”作“气绝”；“取之厥阴”下有“视有余不足”5字。

此《九墟》“关”字又为“开”之误。观《九墟》此段，除“关”字错外，其文例合拍。而今本《灵枢》，拟在《九墟》之后又有增文。

《九墟》一书，明代仍存。

《灵枢·寿夭刚柔》:“无形而痛者，其阳完而阴伤之也。急治其阴，无攻其阳。有形而不痛者，其阴完而阳伤之也。急治其阳，无攻其阴。”

明吴勉学校《甲乙经·卷六·第六》“其阳完而阴伤”时说:“《九墟》‘完’作‘缓’，下同”。又“急治其阳，无攻其阴”说:“《九墟》作‘急治其阴，无攻其阳’”，“急治其阴，无攻其阳”说:“《九墟》作‘急治其阳，无攻其阴’。”

《甲乙经·卷七·阴衰发热厥阳衰发寒厥第三》:“厥而腹膨膨，多寒气，腹中爂火爂火，便溲难，取足太阴。”“爂火爂火”下，吴勉学校:“音‘最’,《九墟》作‘荥’”。

今本《灵枢·杂病》作“厥而腹响响然，多寒气，腹中榖榖，便溲难，取足太阴”。

《灵枢》的产生时间，与《针经》接近，它们都是在杨上善《太素》(668年)之后，王冰注《素问》(762年)之前这一段时间内产生的。王冰注《素问》时，同时采用了这两本书之说。

南宋王应麟《玉海》引《中兴馆阁书目》说:“《黄帝灵枢》九卷，黄帝、岐伯、雷公、少俞、伯高问答之语，隋杨上善序，凡八十一篇。《针经》九卷，大氐同，亦八十一篇。《针经》以《九针十二原》为首,《灵枢》以《精气》为首，又间有详略。王冰以《针经》为《灵枢》，故席延赏云:‘《灵枢》之名，时出最后’。”

此说有几处错误。其一，杨上善作序之说不确。杨上善并未见到《灵枢》，其所著《太素》书中只字未提《灵枢》，是彼时杨上善只见《九卷》，未见《灵枢》。他怎么能去为《灵枢》作序呢?况且自王冰之后,《灵枢》之版本，未有提及杨上善作序者。

其二，凡八十一篇之说不妥。《灵枢》之初，并非八十一篇。这个问题我们前面已经做过讨论。只是王冰《素问》序中将《素问》《灵枢》并称为“内经”后，后人才仿《素问》之篇数，将《灵枢》也增益为八十一篇的。

其三，王冰将《针经》视为《灵枢》之说，也是错误的。《针经》与《灵枢》的内容极为近似，二书之内，文字内容完全相同者不在少例。不能说某些内容相同，既见于此，又见于彼，或者说先云此书说过某句话，同样的话又出自彼书，就将二书混为一书。王冰注中并没有只字说《针经》即《灵枢》。相反，他引用二书，泾渭分明，并不混淆。

席延赏所说,《灵枢》晚于《针经》，这一点我们是认同的。王冰注《素问》时，引用《灵枢》78次，引用《针经》24次。引用《灵枢》次数是《针经》次数的3倍。我们说过,《灵枢》与《针经》，是内容极为近似的书，为什么王冰引用时会此多彼少呢?其原因之一可能是彼时《灵枢》本较为完整完善，而《针经》本已不完整，所以相对就引用的少了些。从这一点看，也可印证《灵枢》较《针经》稍晚。

综上所述，如果从内容的关联性和时间的先后来看，我们可以将下列书次序地排列起来:

《甲乙经》——《九卷》——《针经》——《灵枢》——《九墟》

第五节 《灵枢》的名义

关于《灵枢》的书名含义，明代马莳(《黄帝内经灵枢注证发微》)说:“然谓之曰‘《灵枢》’者，正以枢为门户，合辟所系，而灵及至神至元之称，此书之功，何以异是。”

马莳之意，“灵”作“神”“元”解。《国语·晋语》韦昭注“灵，神也”。《左传·宣公十二年》杜预注:“元，大也”,《诸子平议·淮南内篇·二》俞樾按“元者，本也”,《春秋繁露·重政》:“元，犹厚也”。是“灵”有“神”义，又有“本”义。

马莳将“枢”解作“要”义，所以他说“正以枢为门户，合辟所系”。门枢为开合之关键，所以引为“要”义。《文选·效曹子建乐府白马篇》李善注：“枢，要也”。

马莳是为《灵枢》作注的第一家，他毕生研究《内经》，对于《内经》的注释颇有独到之处。但马莳解此《灵枢》名义，为两种含义，而并非一种。若按“灵”为“神”义，“枢”为“要”义，则“《灵枢》”义为“神验重要”的意思。若按“灵”为“本”义，“枢”为“要”义，则“灵”“枢”互文同义，均为“根本”“重要”的意思。《淮南子·原道》高诱注“枢，本也”，是“灵”“枢”均有“本”义之证。《灵枢》所论，人体经脉血气俞穴之道，为人身生理之所系，病理由生之根本，所以马莳说其“乃至神至元之称”。

明代张景岳(《类经》)说：“神灵之枢要，是谓灵枢”，义与马莳相近。

清代张志聪(《灵枢经集注》)说：“《灵枢》，为世人病所由治也。病既生而弗治之，则无以通其源。故本经所论，荣卫血气之道路，经脉藏府之贯通，天地四时之所由法，音律风野之所由分，靡非藉其针而开导之，以明理之本始，而惠世之泽长矣。”

张志聪之意，亦以“源”“本”来解《灵枢》含义。他认为《灵枢》论荣卫血气，经脉藏府，为人身之本源，同时又为疾病产生的基础，针刺治病之本始，所以他说：“读《灵枢》而识病之所以瘳，则藏府可以贯通，经脉可以出入，三才可以合道，九针可以同法。”

清代黄元御(《灵枢悬解》)说：“凡刺法、腧穴、经络、藏象、皆自《灵枢》发之……是乃岐黄之灵。”

黄元御之说，仍宗马莳之意，《灵枢》一为腧穴、经络、藏象、刺法之本原，一为“神灵”之义。

清代方本恭(《内经述》)说：“予故于《灵枢》则取经俞，而列其文；于《素问》则取运气，而实其旨，合运气于经俞，而医之能事毕矣。”

方氏之意，《灵枢》论经俞、针刺为长，其名义多与经俞有关，此亦未脱离“本源”“枢要”含义之例。

清代章楠(《灵素节注类编》)说：“朱子曰：天以阴阳五行化生万物，气以成形，而理亦赋焉。以其在天名理，赋物名性，同出异名，无非一灵而已。一灵乘气，化以成形质。凡有血气者，皆有知觉也。惟人为万物之灵，禀阴阳五行之全气，故配天地为三才。”

章楠之意，“灵”为“生命”之义。他认为自然界的生物虽然有成千上万种，但有一个共同点，即都是有生命、有形质的。所以他说“同出异名，无非一灵而已。一灵乘气，化以成形质”。凡有血气之生命，都有知觉、感觉，这是一个基本的共性。但人是众多生物之首，其感觉、思维、创造力是其他生命所不能相比的。因此，人的生命就显得更为珍贵，所以他说“惟人为万物之灵，禀阴阳五行之全气，故配天地为三才”。人的生命，是天地自然界不能缺少的一个组成部分，所谓天、地、人之“三才”，就是这个含义。

章楠认为人的生命(即“灵”的本质)与天地阴阳五行之变化是密不可分的。他说：“太极者，阴阳环抱，浑元一气，人之命蒂也。主宰太极者，知觉神明，为天人合一之理，名曰性。故言天命之谓性也。一灵孕乎太极则生，阴阳气竭而太极毁则死。由是言之，所以生者，得气化之和也；所以病者，得气化之乖也；所以死者，由阴阳气绝也。故圣人详究天地、阴阳、五行、生化之理，即以斡施人身阴阳、气血、生化之源，以救其病，以保其生。”

《法言·渊骞》李轨注：“灵，命也。”是“灵”古有“命”义。我们常说的“生灵”，即“生命”之义。如果按照章楠的解释，“灵”作“命”义，那么“灵枢”，就应解释为“生命之要”之义了。《灵枢》讲经脉血气之源，阴阳生化之本，所以叫它“生命之要”或作“生命之本”了。

有认为“《灵枢》”取名之义，与“《九灵》”一书有关系。

《旧唐书·经籍志》:“《黄帝九灵经》十二卷，灵宝注。”

《唐书·艺文志》:“灵宝注《黄帝九灵经》，十二卷。”

宋《通志·艺文略》:“灵宝注《黄帝九灵经》，十二卷。”

正是由于上述书之载录，使人产生误解，将“九灵”之“灵”，与“灵枢”之“灵”联系起来，并认为是王冰改“九灵”而为“灵枢”。

《素问·王冰序》林亿等《新校正》说:“按《隋书·经籍志》谓之《九灵》，王冰名为《灵枢》。”今《隋书·经籍志》并无“《九灵》”之名。林亿所说，当指《旧唐书·经籍志》所载。

明代吕复说:“或谓王冰以《九灵》更名为《灵枢》。”

陆心源说:“《灵枢》即《针经》，灵宝注以针有九名，改为《九灵》，又以十二经络分为十二卷。王冰又因《九灵》之名，而改为《灵枢》。”

余嘉锡说:“考《唐志》虽有灵宝《九灵经》十二卷，然只录注本而别无单行之《九灵经》。盖《九灵》即《针经》，灵宝作注时，分其卷帙，因其书详言九针，因题之为《九灵》。”

王冰并没有见到《九灵》之书，而且也没有一人引录《九灵》书中之只字片言。《旧唐书》的编写，在王冰之后，王冰当然看不到其书名。况且王冰连《九卷》都没有看到。所以王冰是不可能将《九灵》改为《灵枢》的。正如杭世骏所说:“《九灵》是《九灵》,《针经》是《针经》，不可合而为一也。”

“《九灵》”之“灵”，与“《灵枢》”之“灵”，在含义上并无联系。前者指人名，即“灵宝”之名。后者则有“神”“本”等含义。“《九灵》”之“九”，拟与《九卷》有关。灵宝为《九卷》作注，使之增为十二卷。却被人将《九卷》与灵宝之名混合而称之为“九灵”。难怪只见其书名，而不见其书一字。因其书本来就是《九卷》。这里存在两种可能，一为灵宝指认当时所见之《针经》即古之《九卷》，所以复其古名而为其作注。再者就是《九卷》自《太素》之后，仍在民间散在传播，直至灵宝时为其作注，但是王冰确实没有见到《九灵》。

我们认为,《灵枢》书名的含义，与《素问》《太素》等书名的含义，是有一定联系及相承关系的。我们在前面说过,《素问》及《太素》的“素”，为“术”之音转。“黄帝素问”，即“黄帝术问”，也就是医学问答之义。“黄帝太素”，就是“医学大术”“医学大法”之义。

同样，“灵枢”之“枢”，当为“术”之音转。“灵枢”，即“灵术”。“神灵之术”或“生命之术”的意思。这与“素问”之“素”，是互文同义。也就是说,《灵枢》承袭了《素问》《太素》取名之例，将“素”变成了“枢”，但其本质是相同的。

《难经》成书年代考证

前 言

《难经》是中医四大经典之一，向为历代医家所重视。例如元代滑寿在《难经本义》中说："《难经》八十一篇，辞若甚简，然而荣卫度数，尺寸位置，阴阳王相，脏腑内外，脉法病能，与夫经络流注，针刺俞穴，莫还该尽。"任锡庚先生在《难经笔记·自序》中说："《八十一难》者，医经之枢纽也。《黄帝内经》已阐医学之理。仲景之书，始昭医学之实。而《难经》承《内经》之理，启《伤寒》之实，谈理之处固多，尚实之处亦复不少，体用兼备，华实并茂者也。微《难经》不足以见《内经》之实，微《难经》不足以得《伤寒》之理。"

宋代苏东坡在《楞伽经·跋》中评价《难经》说："医之有《难经》，句句皆理，字字皆法。后世达者，神而明之，如盘走珠，如珠走盘，无不可者。"

《难经》的成书年代，诸说不一。唐代杨玄操《难经集注·序》说："《黄帝八十一难》者，斯乃渤海秦越人之所作也。"《旧唐书·经籍志》："《黄帝八十一难经》二卷，秦越人撰。"《新唐书·艺文志》："秦越人《黄帝八十一难经》二卷。"宋《通志·艺文略》《宋史艺文志》《崇文总目》《郡斋读书志》《直斋书录题解》，明《国史经籍志》《世善堂藏书目录》《医藏书目》以及纪天锡、吴澄、滑寿、吕复等，均从此说，认为《难经》是战国时之作。

郭霭春《八十一难经集解·序例》："《难经》的成书年代，可能在西汉以前。"郭氏在同年出版的《中国医史年表》中，认为《难经》成书于公元190年（东汉）。甄志亚等《中国医学史》："其成书年代可以确定在东汉以前，大约编撰于西汉时代。"何爱华《难经解难·著述考证（六）》："我认为，《难经》不是战国时代，或东汉、六朝时代的著作，而是西汉时代的著作。"李今庸《八十一难经成书年代考》："《难经》的成书时间，当在汉代……《难经》成书的年代上限，只能在公元79年的后汉章帝建初四年以后……《难经》成书年代的下限，只能在公元210年，即后汉献帝建安十五年以前。"贾得道《中国医学史略》："近人考定本书为东汉人所作是可信的。"日人丹波元胤《中国医籍考·卷七》："按《八十一难经》，较之于《素问》《灵枢》，其语气稍弱，似出于东都（指东汉）以后之人。"《四库全书提要》："《难经》八十一篇，《汉书·艺文志》不载，隋、唐《志》始载《难经》二卷，秦越人著。吴太医令吕广尝注之，则其文当出三国前。"又"《伤寒论·平脉篇》中所称'经说'，今在第五难中，则亦后汉良医之所为"。

清代姚际恒《古今伪书考》："陈直斋曰：'《汉志》亦但有《扁鹊内外经》，《隋志》始有《难经》。《唐志》遂属之越人，皆不可考。'恒案：《伤寒论》序云：'撰用《素问》九卷，八十一难'。八十一难者，即指《素问》九卷而言也。六朝人又为此，绝可笑。"清代廖平在《难经经释补证》中说："《难经》之伪，凡深于医者皆知之。"范行准先生在《黄帝众难经、玉匮针经作者吕广的年代问题》一文中说："要之，姚际恒说《难经》是六朝人所伪托的话，可成定论。而吕广是隋以前的吴地人而不是三国时人，也是可以肯定的。"顾实《重考古今伪书考》："《伤寒论》序之'撰用《素问》九卷，八十一难'，非指此《难经》。姚说是也。《汉志》：'《扁鹊内经》九卷'，盖其遗文，尚见于真《脉经》《千金方》及《外台秘要》所引'《扁鹊脉法》',然俱不见于《难经》中,则《难经》非扁鹊书,甚明也。且《难经》专为创立气口寸关尺脉法而作,与《灵枢》《素问》三部九候之说不同,而与张仲景、王叔和脉法亦不合,清徐大椿已攻之。最近廖平断定为六朝人伪作,详所著《难经经释补证》。"

虽然是众说纷纭,但有一点大家的看法还是比较一致的,即《难经》成书于《素问》之后。从唐代杨玄操开始,多认为《难经》是《内经》的提要发挥之作。杨玄操在《黄帝八十一难经注·序》中说:"黄帝有《内经》二帙,帙各九卷,而其义幽赜,殆难穷览,越人乃采摘英华,抄撮精要,二部经内凡八十一章,勒成卷轴,伸演其旨,探微索隐,传示后昆。"

《难经》在《素问》之后,这一点基本上可以定论。因为《难经》中每引《素问》之说。例如《一难》之"十二经皆有动脉""独取寸口以决五脏六腑死生""寸口者脉之大会,手太阴之脉动"等说,均是在《素问·三部九候论》《素问·五藏别论》《素问·经脉别论》等篇的基础上,沿承与发展而成的论说观点。再如《三难》之"真脏之脉",袭自于《素问·玉机真藏论》;《七难》之太、少、阳明之脉象等,沿承自《素问·平人气象论》;《十五难》之"春脉弦、夏脉钩、秋脉毛、冬脉石"等,源于《素问·玉机真脏论》等。相反,《难经》中的寸关尺定位、持脉手法轻重、肾间动气、左为肾右为命门等诸说,却不见于《素问》中。为什么?因为前代人的书是不能采用后代人的书的。《素问》在《难经》之前,自然看不到《难经》诸新说。

我为什么说《难经》在《素问》之后,而不说其在《内经》之后呢?这是因为自《汉书·艺文志》载"《黄帝内经》十八卷"之书目以来,含实质内容的"《内经》",直到隋代杨上善《黄帝内经太素》一书时,才出现。《太素》视《素问》《九卷》,为《内经》之实质内容。约670年时,含三部内容(《黄帝素问》《九卷》《明堂》)之《甲乙经》(注意,不是原始本的《甲乙经》)序中说:"《黄帝内经》十八卷,今有《针经》九卷,《素问》九卷。二九十八卷,即《内经》也。"《黄帝内经太素》成书于675年左右,彼时将《素问》《九卷》视为《内经》之内容,当是彼时对医界之共识。《难经》之成书,早于《黄帝内经太素》。在《黄帝内经太素》中,杨上善注文中多次引录《难经》之原文,可证《难经》在其之前。而《难经》问世之时,对于《内经》包含何内容,尚无共识。虽然在《难经》成书之前,《黄帝素问》和原始本的《甲乙经》,已经存世,但没有人把《素问》和《甲乙经》看作是《内经》之两大内容的。所以当时《难经》之引用发挥,只能依据当时已存世的《黄帝素问》和《甲乙经》,而不能是后人所称的"《内经》"。现在所称的"《内经》",其内容包括《素问》《灵枢》二书,而《针经》《九卷》,都是《灵枢》的前身。《难经》成书之时,《灵枢》《针经》尚未问世,《九卷》当时是否存世,尚不能定论。这些观点此书中均有所考证。

既然《难经》成书于《素问》之后是医家之共识,那么根据笔者之考证,《素问》成书于490年左右,而《甲乙经》之初本(不是含三部内容之《甲乙经》),成书于450年左右。《难经》则是继《甲乙》《素问》之后产生的著作,则其成书年代不能早于490年。又据梁阮孝绪523年成书之《七录》载有"《黄帝众难经》"之书目,隋代萧吉(525—606)之《五行大义》已引录有今《难经·三十二难》之原文,则《难经》的成书年代的下限,应在523年之前。也就是说,《难经》成书的年代,在490—523年之间。笔者推定《难经》在510年左右成书,一得之见,恳盼诸师斧正。

申洪砚

2019年11月

目　录

一、《难经》成书年代诸说汇录

1. 唐代杨玄操说

《黄帝八十一难经》者，斯乃勃海秦越人之所作也。越人受桑君秘术，遂洞明医道，至能彻视脏腑，刳肠剔心，以其与轩辕时扁鹊相类，乃号之为扁鹊。又家于卢国，因命之曰“卢医”。世或以卢、扁为二人者，斯实谬矣。

按黄帝有《内经》二帙，帙各九卷，而其义幽颐，殆难穷览。越人乃采摘英华，抄撮精要，二部经内凡八十一章，勒成卷轴，伸演其旨，探微索隐，传示后昆，名为《八十一难》，以其理趣深远，非卒易了故也。既弘畅圣言，故首称黄帝，斯乃医经之心髓，救疾之枢机，所谓脱牙角于象犀，收羽毛于翡翠者矣。逮于吴太医令吕广为之注解，亦会合玄宗，足可垂训。而所释未半，余皆见阙。余性好医方，问道无倦，斯经章句，特承师授，既而耽研无斁，十载于兹。虽未达其本源，盖亦举其纲目。此教所兴，多历年代，非唯文句舛错，抑亦事绪参差，良难领会。

今辄条贯编次，使类例相从，凡为一十三篇，仍旧八十一首。吕氏未解，今并注释。吕氏注不尽，因亦伸之，并别为音义，以彰其旨。昔皇甫玄晏，总三部为《甲乙》之科，近世华阳陶贞白，广《肘后》为百一之制，皆可以留情极虑，济育群生者矣。余今所演，盖亦远慕高仁，迩遵盛德。但恨庸识有量，圣旨无涯，绠促汲深，玄致难尽。

杨玄操《难经注释·序》

2.《唐书·经籍志》

《黄帝八十一难经》一卷，秦越人撰。

3.《唐书·艺文志》

秦越人《黄帝八十一难经》二卷。

4. 宋《崇文总目》

《黄帝八十一难经》，二卷，秦越人撰。

秦越人采《黄帝内经》精要之说，凡八十一章，编次为十三类，理趣深远，非易了，故曰“难经”。

5. 南宋陈振孙说

《难经》二卷

渤海秦越人撰，济阳丁德用补注。《汉志》亦但有《扁鹊内外经》而已，《隋志》始有《难经》，

《唐志》题云秦越人，皆不可考。德用者，乃嘉中人也。序言太医令吕广重编此经，而杨元操复为之注，览者难明，故为补之，且间之为图。八十一难分为十三篇，而首篇为诊候，最详。凡三十四难。盖脉学自扁鹊始也。

陈振孙《直斋书录解题》

6. 南宋晁公武说

《黄帝八十一难》，一卷。

秦越人撰，吴·吕广注，唐·杨玄操演。越人受桑君秘术，洞明医道，采《黄帝内经》精要之说，凡八十一章，编次为十三类，其理趣深远，非易了，故名“难经”。

晁公武《郡斋读书志》

7. 宋代李子野说

可以生人，可以杀人，莫若兵与刑。然兵刑乃显然之生杀，人皆可得而见。医乃了隐然之生杀，人不可得而见。年来妄一男子，耳不闻《难》《素》之语，口不诵《难》《素》之文，滥称医人，妄用药饵。误之于尺寸之脉，何啻乎尺寸之兵，差之于轻重之剂，有甚于轻重之刑。予业为儒未效，唯祖医是习，不揆所学，尝集解王叔和《脉诀》矣，尝句解《幼幼歌》矣。如《八十一难》，乃越人受桑君之秘术，尤非肤浅者所能测其秘。随句笺解，义不容辞。敬以十先生补注为宗祖，言言有训，字字有释，必欲学医君子，口诵心维，以我之生，观彼之生，自必能回生起死矣，何至有实实虚虚，医杀之讥？吁！医有生人之功如此，岂不贤于兵刑之生杀哉！

李子野《难经句解·自序》

8. 元代张翥说

医之为道圣矣！自神氏，凡草木金石，可济夫夭死札瘥，悉列诸经。而《八十一难》，自秦越人推本轩岐、鬼臾区之书，发难析疑，论辨精诣，鬼神无遁情，为万世法。其道与天地并立，功岂小补也哉！且夫人以七尺之躯，五脏百骸受病。六气之诊，乃系于三指点按之下，一呼一吸之间，无有形影。特切其洪、细、濡、伏，若一发苟或谬误，则脉生而药死之矣！而可轻以谈医，而可易以习医邪？寓鄞滑伯仁，故家许，许去东垣近，早为李氏之学，遂名于医。予雅闻之，未识也。今年秋来，遗所撰《难经本义》，阅之使人起敬。有是哉！君之精意于医也。条释图陈，脉络尺寸，部候虚实，简而通，决而明。予虽未尝学，而思亦过半矣。呜呼！医之道，生道也。道行则生意充宇宙，泽流无穷，人以寿死，是则往圣之心也。世之学者，能各置一通于侧，而深求力讨之，还为良医也者几希。呜呼！越人我师也。伯仁不为我而刊诸梓，与天下之人共之。是则伯仁之心也。故举其大指为序。

《难经本义》序

9. 元代刘仁本说

粤自神农咀百药，而寒温辛酸甘苦品制之宜，君臣佐使之用，具诸本草，治药者于焉依据。由黄帝作《素问》《内经》，凡受病根源俞府，皆切脉而知。故秦越人因之，设为八十一难问答，究竟精微，尽医师之道焉。世之医者，率熟诊而察脉，而审证，而治药。若《难经》一书，诚大本领，苟不由《难经》而出，其亦庸医呼？

余观注本草者，若今东阳朱彦修氏所著，已无余蕴。而解《难经》者，不知其几家，求诸精诣，十无一、二。许昌滑君伯仁甫，挟岐黄之术，学仿于东垣先生，精于诊而审于剂者也。愈疴起痼，活人居多。余生足疾，人人治而弗痊。有言伯仁善治法，余致之，听其议论，皆自《难经》而来，迥异于世之言医者。岂异哉！究理义之精微，众人固弗识也。因出示所述《难经本义》二卷，发前人所未发之旨，首列诸图，后疏本义。盖其儒者积学二十余年，凡医之书，无不参考，而折衷已意，各条问答之下。于戏，其用心亦仁矣！得之者可以趋黄帝、岐伯之庭，而问崆峒寿域也。虽然，吾闻之，望而知其病者谓之神，闻而知者谓之圣，又问而知之谓之工。至于诊脉浅深，呼吸至数，而后能疗治者，得巧之道焉。神圣工讵得见矣，今所求者巧耳。于巧之中，又不可以言语。文字传者，若扁之起虢，缓之视膏肓，于《难经》乎何有？然与否也，吾其审于伯仁甫云。

《难经本义》序

10. 元代揭汯说

《素问》《灵枢》，医之大经大法在焉。后世诸方书，皆本于此。然其言简古渊涵，未易通晓，故秦越人发为《八十一难》，所以推明其义也。然越人去古未远，其言亦深。一文一字，意周旨密，故为之注释者，亦数十家。但各以臆见而卒无归一之论，或得此而失彼，或举前而遗后。非惟自误，又以误人，识者病焉。许昌滑君伯仁，笃实详敏，博极群书，工于医者三十四年，起废愈痼，不可胜纪，遂昼惟思夕，旁推远索，作《难经本义》二卷，析其精微，探其隐赜，钩其玄要，疑者辩之，误者正之，诸家之善者取之。于是《难经》之书，词达理明，条分缕解，而《素问》《灵枢》之奥，亦由是而得矣。夫人之生死系于医，医之本原出于经。经之旨不明，其害可胜言哉！然则伯仁之功岂小补者耶！

《难经本义》序

11. 元代滑寿说

《史记·越人传》载赵简子、虢太子、齐桓侯三疾之治，而无著《难经》之说。《隋书·经籍志》《唐书·艺文志》俱有秦越人《黄帝八十一难经》二卷之目。又唐诸王侍读张守节作《史记正义》，于《扁鹊仓公传》，则全引《难经》文以释其义，传后全载四十二难与第一难、三十七难原文。由此知古传以为秦越人所作者，不诬也。详其设问之辞，称经言者，出于《素问》《灵枢》二经之文，在《灵枢》者尤多。亦有二经无所见者，岂越人别有摭于古经，或自设为问答也耶？

邵庵虞先生尝曰：《史记》不载越人著《难经》，而隋、唐书《经籍》《艺文志》，定著越人《难经》之目。作《史记正义》者，直载《难经》数章，愚意以为古人因经设难，或与门人弟子答问，偶得此八十一章耳，未必经之当难者仅此八十一条。难由经发，不特立言。且古人不求托名之书，故传之者唯专门名家而已。其治流传寖广，官府得以录而著其目，注家得以引而成文耳。

圭斋欧阳公曰：切脉于手之寸口，其法自秦越人始，盖为医者之祖也。《难经》先秦古文，汉以来答客难等作，皆出其后，又文字相质，难之祖也。

杨玄操序谓，黄帝有《内经》二帙，其义幽赜，殆难究览。越人乃采摘二部经内精要，凡八十一章，伸演其道，名《八十一难经》，以其理趣深远，非卒易了故也。

纪天锡云：秦越人将《黄帝素问》疑难之义，八十一篇重而明之，故曰《八十一难经》。

宋治平间，京兆黎秦辰序虞庶《难经》注云：世传《黄帝八十一难经》，谓之难者，得非以人之五脏六腑隐于内，为邪所干，不可测知，唯以脉理究其仿佛邪？若脉有重十二菽者，又有如按车盖，而若循鸡羽者，复考内外之证以参校之，不其难乎！

按：欧、虞说，则“难”字，当为去声，余皆奴丹切。

丁德用《补注》题云:《难经》历代传之一人。至魏华佗，乃烬其文于狱下。于晋宋之间，虽有仲景、叔和之书，然各示其文，而滥觞其说。及吴太医令吕广，重编此经，而尚文义差迭。按此则《难经》为烬余之文，其编次复重经吕广之手，固不能无缺失也。

谢氏谓:《难经》王宗正《注义》图解，大概以诊脉之法，心肺俱浮，肝肾俱沉，脾在中州为正而已。至于他注家，所引寸关尺而分两手部位，及五脏六腑之脉，并时分见于尺寸，皆以为王氏《脉经》之非。殊不知脉之所以分两手者，出于《素问·脉要精微论》，其文甚明，越人复推明之，于十难中言一脉变为十，以五脏六腑相配而言，非始于叔和也。且三部之说有二：一则四难所谓心肺俱浮，肾肝俱沉，脾者中州，与第五难菽法轻重同。而三部之中，又各自分上中下云；一则《脉要精微论》之五脏部位，即二难之分寸关尺，十难之一脉变为十者也。若止以心肺俱浮，肾肝俱沉，脾为中州一法言之，则亦不必分寸关尺。而十难所谓一脉十变者，何从而推之？

滑寿《难经汇考》

12. 明代熊宗立说

《素问》《灵枢》，医之大经，法诊候证治，悉有枢机。然其经旨幽深，不无疑难。赖扁鹊之圣，重而明之，设以问答，发为《八十一难》，词义周密，法理玄微。后世医乃大备。若此经不作，虽千万世，使医之道，犹触途冥行。此经既作，则部候虚实，显然分明；脏腑邪变，罔能闲隐；井荥得穴，经络有归。启迪后人，何其幸欤！自是以来，注家相踵，繁简醇疵，或有遗憾。予遂从其俗解，间有是与不是，望高明君子，订而正之，使初学蒙士，或有取焉。

《勿听子俗解八十一难经》序

13. 明代屠隆说

秦越人受术长桑公，称饮上池水，见垣一方，医精矣。然以视轩辕氏术当无加焉，而作《难经》。夫《难经》者，难《内经》也，神圣之作，当何难哉？曰神圣之作无所事难，乃其旨玄妙，后世罕窥，非解其说不明，非辨其理不畅。故《难经》者，余以为敷玄抽秘，羽翼《内经》者也。岂讲轩辕之业而操戈相向乎？即其间与《内经》之旨似稍有一二不合，其大要同矣。

《难经正义》序

14.《四库全书·难经本义提要》

《难经本义》二卷，周秦越人撰，元滑寿注。越人即扁鹊，事迹具《史记》本传。寿字伯仁，《明史·方技传》称为许州人，寄居鄞县。按朱右《撄宁生传》曰：世为许州襄城大家，元初祖父官江南，自许徙仪真，而寿生焉．又曰：在淮南曰滑寿，在吴曰伯仁氏，在鄞越曰撄宁生。然则许乃祖贯，鄞乃寄居，实则仪真人也。滑寿卒于明洪武中，故《明史》列之《方技传》。然戴良《九灵山房集》有《怀滑撄宁》诗曰：“海日苍凉两鬓丝，异乡漂泊已多时，欲为散木留官道，故托长桑说上池。蜀客著书人岂识，韩公卖药世偏知，道涂同是伤心客，只合相从赋黍离。”则寿亦抱节之遗老，托于医以自晦者也。是书首有张翥序，称寿家去东垣近，早传李杲之学，《撄宁生传》则称学医于京口王居中，学针法于东平高洞阳。考李杲足迹未至江南，与寿时代亦不相及，翥所云云，殆因许近东垣，附会其说欤。《难经》八十一篇，汉《艺文志》不载，《隋唐志》始载《难经》

二卷，秦越人著。吴太医令吕广尝注之，则其文当在三国前。广书今不传，未审即此本否？然唐张守节注《史记·扁鹊列传》所引《难经》，悉与今合，则今书犹太古本矣。其曰《难经》者，谓经文有疑，各设问难以明之。其中有此称经云，而《素问》《灵枢》无之者，则今本《内经》传写脱简也。其文辨折精微，词致简远，读者不能遽晓，故历代医字多有注释。寿所采摭凡十一家。今唯寿书传世，其书首列汇考一篇，论书之名义源流，次列阙误总类一篇，记脱字误字，又次图说一篇，皆不入卷数。其注则融会诸家之说，而以己意折中之。辨论精核，考证亦极详审，《撄宁生传》称《难经》本《灵枢》《素问》之旨，设难释义，其间荣卫部位，脏腑脉法，与夫经络腧穴，辨之博矣。而阙误或多，愚将本其旨意，注而读之，即此本也。寿本儒者，能通解古书文义，故其所注，视他本所得为多云。

15. 明代马莳说

《汉志》有《扁鹊内外经》，《史记》作《扁鹊传》，叙扁鹊姓秦，名越人，齐渤海人。家于卢国，故名卢医。黄帝时有神医曰扁鹊，当时以扁鹊称越人，其受长桑君术，治赵简子虢世子疾，及知齐桓侯疾之不治，靡不详书，并无著《难经》之说。《隋志》始载《难经》，《唐志》始属越人。吴吕广、唐杨玄操敷演厥义，次类十三。以其趣未易测，读难为平声者，有以也。至宋虞庶亦然。其间丁德用，周仲立，王宗正，纪齐卿，张元素，袁淳甫，谢坚白，陈廷芝，李晞范，滑伯仁，皆宋元人也。以迄近世熊宗立，张世贤，俱作去声，其义为正。

秦汉以来，答客难之作，法皆本此。滑伯仁谓诸家解义，冯氏丁氏伤于凿，虞氏伤于巧，李氏周氏伤于任，王吕晦而舛，纪氏大醇而少疵，惟谢氏袁氏殊有理致佳趣。今以愚缀论之，张元素注后议药，无乃刻舟求剑之意。李晞范首绘天神，似流释教，而臆说不经，难以摘议。滑伯仁注解既阙考证不全。较之他义则少优耳。熊宗立、张世贤有注与图，而语多不伦。是诸贤之为书者如此。然皆徇《难经》而无以正其失，遗《内经》而无以究其源，即如前篇所论之失，既皆不能厘正。

至于七难之论，三阳三阴；十难之论，刚柔微甚；十六难之言六十首；十八难之论积聚痼疾；十九难之论女得男脉；二十难之言重阳重阴；二十三难之言寸口人迎；三十难之言清者为营，浊者为卫，营行脉中，卫行脉外；三十一等难之论三焦；三十二难之言血营气卫；三十五难之论六腑非清净之处；三十七难之论关格；四十一难之论太阳太阴；五十八难之论寒热。亦未可有究竟其义者。若夫六十二难已后，则越人之言甚精。缘于《灵枢》相合，而后人则失其大义者多矣。是以《内》《难》两书，义若霄壤，而岐黄经典，僅同覆瓿。昔人谓，补《周礼》者，自刘德始，坏《同礼》者，亦自刘德始。疏《周礼》者，自刘歆始，晦《周礼》者，亦自刘歆始。然则《内经》难，而无以同其义焉 . 其殆刘德矣乎！《难经》注，而不能正其失焉，其殆刘歆矣乎！愚故悉以《内经》正之，岂敢以己意附会，而非越人与诸家哉！

《难经》既以《内经》为难，则凡各篇称经言者，皆宜本之《内经》也。但越人有“经言”二字，而未尝明言出自何篇，今据各篇“经言”，以考《素问》《灵枢》等篇，有全同者，有半同者，有偶有一、二句相同者，有全无一、二字相合者，是果“经言”竟失于越人之后耶？抑亦越人有自发本意，臆之为岐黄之所言，而遂指为“经言”耶？愚今遍考《内经》，其全无者，则亦已耳。凡有正义相同，则明指曰本难之词，出自某篇，名曰“正考证”，若有字面意义稍合，则亦类纂之以备览观，名曰“附考证”。

盖《难经》止有八十一义耳，设欲以尽合者而始入之，则《内经》之见遗者多矣。况神圣精微之词，如赵壁隋珠，宁失太详，毋失少略。不然，则后学何由以博览也。

《灵枢》者，《隋书·经籍志》谓之《九灵》，唐启玄子王冰复名曰《灵枢》。今考《八十一难》，出自《灵枢》者，十之六、七。出之《素问》者，十之三四。盖春秋以前，针法必重。故越人述《灵枢》者居多也。宋史崧序《灵枢》云，世所奉行，唯《素问》耳。是慨世之重《素问》而忽《灵枢》也。观王冰注释《素问》，而《灵枢》全未之及，则史崧之言，有自来矣。以故《灵枢》之义，益不明于后世，而学者之于此书，犹聋瞽之。不知有日月雷霆也。凡此《难经》之论。营卫三焦，经络关格，血气俞穴，无由印证。况望其能，精于针法，以救世疾哉。今观《灵枢》一书，井焉有条，学者先明《经脉》《经别》《经筋》《骨度》《脉度》《肠胃》《平人绝谷》《本神》《本脏》《本输》《根结》《背腧》《经水》《海论》《五阅五使》《阴阳清浊》《阴阳系日月》《顺气一日分为四时》《天年》《五味》《卫气失常》《动输》《通天》《五味论》《阴阳二十五人》《五音五味》等篇，则人身之经络大体明矣。又识《五十营》《营气》《卫气》《卫气行》《营卫生会》等篇，则人身之营卫明矣。又识《邪气脏腑病形》《寿夭刚柔》《终始》《五邪》《寒热病》《癫狂》《热病》《厥病》《病人》《杂病》《周痹》《口问》《师传》《决气》《五癃津液》《胀论》《五乱》《病传》《淫邪发梦》《五变》《五色》《论勇》《论痛》《水胀》《贼风》《百病始生》《上膈》《忧恚无言》《寒热》《邪客》《论疾诊尺》《九宫八风》《岁露论》《大惑论》《痈疽》等篇，则人身之病机明矣。又识《九针十二原》《九针》《小针》《官能》《行针》《禁服》《逆顺肥瘦》《四时气》《血络》《外揣》《逆顺》《玉版》《五禁》《刺节真邪》《九针论》等篇，则人身之针法明矣。

愚见后世医籍，不分《内经》，或出《素问》，或出《灵枢》，皆名“经曰”，至有引《难经》者，亦名“经曰”。岂知《内经》可以经称，而《难经》则以《内经》为难，其“经”之一字，正指《内经》之“经”耳，非越人自名其书为经也。

马莳《难经正义》

16. 清代严茂源说

丁德用《难经补注》言，华元化得越人书，被执乃烬，今之流传者，皆吴太医令吕广重编，文多错简，词义难明。十七家之注，如滑氏等，仅存疑义，莫从考证。或有古本，惜未显于世耳。今子所闻，莫非吴氏之古本欤。客曰：否。因偕沈子访之，见其人飘然鹤发，非世俗之流。读其书，非素见之书，方知《难经》本来词明理贯，并无一字衍文，故东坡楞伽跋云：如医之《难经》，句句皆理，字字皆法。必有见而云然。益证师言有自矣。噫！二千余年若晦若灭之书，一旦复显，使天下人知《八十一难》，乃越人之注《内经》也。

《古本难经阐注》序

17. 清代徐大椿说

《难经》，非经也。以《灵》《素》之微言奥旨引端未发者，设为问答之语，俾畅厥义也。古人书篇名义，非可苟称，难者，辩论之谓。天下岂有以难名为经者，故知《难经》非经也。

自古言医者，皆祖《内经》，而《内经》之学，至汉而分，仓公氏以诊胜，仲景以方胜，华佗氏以针灸杂法胜。虽皆不离乎《内经》，而师承各别。逮晋、唐以后，则支流愈分，徒讲乎医之术，而不讲乎医之道，则去圣远矣。惟《难经》则悉本《内经》之语，而敷畅其义，圣学之传，惟此为得其宗。然窃有疑焉，其说有即以经文为释者，有悖经文而为释者，有颠倒经文以为释者。夫苟如他书之别有师承，则人自立说，源流莫考。即使与古圣之说大悖，亦无从证其是非。若即本《内经》之文以释《内经》，则《内经》具在也。以经证经而是非显然矣。然此书之垂已二千余年，注者不下数十家，皆不敢有异议。其间有大可疑者，且多曲为解释，并他书之是者反疑之，则岂前人皆无识乎？殆非也。盖经学之不讲久矣，惟知溯流以寻源，源不得，则中道而止，未尝从源以及流也。故以《难经》视《难经》，则《难经》自无可议。以《内经》之义疏视《难经》，则《难经》正多疵也。余始也，盖尝崇信而佩习之，习之久而渐疑其或非，更习之久而信已之必是，非信已也，信夫《难经》之必不可违乎《内经》也。于是本其发难之情，先为申述《内经》本意，索其条理，随文诠释。既乃别其异同，辨其是否，其间有殊法异义，其说不本于《内经》，而与《内经》相发明者，此则别有师承，又不得执《内经》而议其可否。惟夫遵《内经》之训而诠解未洽者，则摘而证之于经，非以《难经》为可訾也。正所以彰《难经》于天下后世，使知《难经》之为《内经》羽翼，其渊源如是也，因名之为《经释》。

《难经》所以释《经》，今复以《经》释《难》，以《难》释《经》而《经》明，以《经》释《难》而《难》明，此则所谓医之道也，而非术也，其曰秦越人著者，始见于《新唐书·艺文志》，盖不可定。然实则两汉以前书云！

徐大椿《难经经释序》

18. 清代姚际恒说

秦越人《难经》，陈直斋曰："《汉志》亦但有《扁鹊内外经》，《隋志》始有《难经》，《唐志》遂属之越人，皆不可考。"恒案：《伤寒论》序云："撰用《素问》九卷，八十一难。八十一难者，即指《素问》九卷而言也。六朝人又为此，绝可笑。

姚际恒《古今伪书考》

19. 清代丁锦说

《难经》者，扁鹊之所著也。何为乎而名经，本于《内经》，故名也。《内经》，黄帝之《灵枢》《素问》也。其阐发天地阴阳五行之理，动植飞潜之性，合于五脏六腑，声色臭味之微，未病而知其病之来，已病而知其病之源。不定法，故法无不神；不立方，故方无不备。犹夫六经之垂于万世也。

扁鹊去古未远，能徹其源委，合《灵》《素》之一十八卷，各八十一篇，批隙导窾，条分缕析，共列八十一难，亦述而不作之意也。其词虽出于《灵》《素》，而晦者明之，繁者省之，缺者补之，复者略之，无微不徹，无义不该。故《灵》《素》而下，首推《难经》。虽有继起名贤，安能出其范围哉！数千年来，尚有人知《灵》《素》之义者，独赖此书之存。历世久远，传写失真，前后舛错，以致文气失贯，精义不彰。近代注家，因讹就讹，愈解愈晦，沿至今日，徒知《难经》之名，而不明《难经》之蕴者，盖不少矣！

予自庚戌之秋，游武昌，客参政朱公所，公素好医，出箧中古本《难经》，乃晋王叔和医范三经之一也。开卷观之，异于坊本，如古之三难，误列十八难，古之十二难，误列七十五难，共误三十余条而式亦不类子坊本，其间词升一字，经也。其对词降一字，引经以释经也。以今本对校，心目之间，恍若有见。由是而推其论脉论症论治，莫不曲畅旁通。此诚济世之津梁，医林之至宝也。余留楚三载，深有得于此书，癸丑冬归里，亲族故交，凋零殆半，问其故，或曰卒于病也，或曰卒于药也。余不禁愀然思，惕然惧，因忆昔人云为人臣者，不可不知医，为人子者，不可不知医，信哉言乎。遂以是书命子侄于举业之暇读之，其原文对词，乃扁鹊引经以释经之旨，是即扁鹊之注也。注有未详，疏以通之。六经成例，具见于前。是以据所偶得，并采滑氏诸家之切当者，句解字释，赘于各条之末，名之曰《古本难经阐注》。刍荛一得，敢附前贤。以其尝苦心于斯也。倘读者藉此以洞《难经》之源，未必无小补于斯道云尔。

丁锦《古本难经阐注》序

20. 清代黄元御说

昔黄帝传《内经》，扁鹊作《难经》，《史·仓公传》所谓黄帝、扁鹊之《脉书》。黄帝《脉书》即《内经》，扁鹊《脉书》即《难经》也。妙理风生，疑丛雾散，此真千古解人！其见五脏症结，全恃乎此。不须长桑灵药，上池神水也。而《史传》载之，此子长不解耳。

扁鹊姓秦，名越人，齐勃海人也，家于鄚，为医或在齐，或在赵。在齐号卢医，在赵名扁鹊。过邯郸，闻贵妇人，即为带下医。过洛阳，闻周人爱老人，即为耳目痹医。入咸阳，闻秦人爱小儿，即为小儿医。扁鹊名闻天下，其生虢太子也，天下尽以为扁鹊能生死人，扁鹊曰：越人非能生死人也，此自当生者，越人能使之起耳。

嗟乎！秦越人不能生死人，何今之人偏能死生人耶！天下之病，孰非当生者，遇越人而生，遇余人而死。越人，一人而已，而后世医工，自仲景以来，不知几千人也，则其当生者，万不一生矣。人无不病，医无不死，遥遥两千年中，死于兵荒刑戮者，十之一，死于医药服服食者，十之九。天地之大德曰生，庸妄之大憞曰杀。天地之善生，不敌庸妄之善杀也。仁人君子，能无恸乎！来者，悲生灵之毒祸，伤今古之奇冤，未得晏然自已也。

丙子五月，《灵枢解》成，岐黄而后，难《灵》《素》者，扁鹊耳。代天地司生者，寥寥无几，代天地司杀者，芸芸不绝。《难经》不可不解也。五月十六日创始，二十二日书竣。

扁鹊，千古死人也，孰知死人而生死人。扁鹊生不能杀死人也，况其死乎！但使自今以往，当生者皆使之起，则扁鹊虽死，而其德大矣！

黄元御《难经悬解》序

21. 清代叶霖说

医书之繁，汗牛充栋，然剽袭伪托者多矣。何从而信之哉，亦在慎辨之尔。辨之法有三：考其年以求其世，此后味其词而索其旨之浅深，临其诊而证其言之是非，而真伪无所匿矣。执是以观古今医籍，盖十不失一焉。若世传之《难经》者，杨云操序言渤海秦越人所作，殆难穷考，而仲景《伤寒论》自序，有撰用《素问》《九卷》《八十一难》云云，其为汉以前书无疑，是即史迁《仓公传》所谓扁鹊之脉书也。而《隋书·经籍志》云:《黄帝八十一难》二卷，与杨氏之序不侔。夫“难”，问难也。“经”者，问难《黄帝内经》之义也。云“黄帝”者，或原于此。越人之作，似属可信。

自古言医者，皆祖述《内经》，而《内经》十八卷，西晋乱后，亡佚益多。《素问》九卷，梁《七录》隋全元起注本，只存其八，已佚第七一卷，王太仆拉杂《阴阳大论》之文，以补其亡，妄托得自张公秘本，殊不足据。《针经》九卷，唐人搜其残帙，易名《灵枢》，亦非庐山真面。越人去古未远，采摘《内经》精要，意周旨密，虽为华元化烬余之书，经吕广编次，不无衍阙。然医经补逸，独赖此篇，厥功伟矣。惟理趣深远，非浅学得窥堂奥，故诠注者亡虑数十家，间见精义，究不能处处实有指归，岂得为后学津筏，读者病之。霖学识庸陋，难探元微，谨考经文，寻其意旨，旁采群籍，资为左证，质以诸贤之笺释，西士之剖验，以正其义。非敢启幽前秘，嘉惠来兹，唯在讲肄之际，取便翻阅尔。

叶霖《难经正义》序

22. 清代莫熺说

《史记》载扁鹊，姓秦氏，名越人，渤海郡，郑人也。受业于长桑君，授秘方，饮以上池之水，能见垣一方人。其后起虢世子之死，诊赵简子之脉，视齐桓侯之疾，真精义入神，非凡流可及。溯《灵》《素》之源流，演《难经》八十一篇，首取寸口，以明肺之一经，乃脉之要会。一取关部，以分阴阳之界，脉以胃气为本。一取尺内，以明肾为生气之原，乃十二经之根本。三部既明，则脉之大纲已判然矣。其脏腑之部位，气血之流行，阴阳升降之义，五行生克之理，四时逆从之论，虚实补泻之分，三焦命门之辨，七冲八会之区，色脉之参应，针法之迎随，奇经八脉，无一不详且尽。后之注《难经》者，不啻十余家，然文繁者，失之过多，词寡者，失之太略。二者皆非初学之津梁。

盖《难经》一书，设为问答，其义业已解明，奚烦多赘。但业是术者，恐未及究心《灵》《素》之奥旨，而经络穴名，多所不晓，况初学乎。兹以滑氏之注，细考各家之说。其中或误，或阙，或错简，或衍文，疑词诸义，悉遵滑氏重加删订，而为《难经直解》。学者诚能熟读本文，细研注义，则知寸至鱼际名曰寸，尺至尺泽名曰尺。经络之阴阳，脏腑之表里，井荥腧经合，其所出为井，所流为荥，所注为腧，所行为经，所入为合。气血之周于身，始于肺，终于肝，而复会于肺。脉之要会，于此洞然无遗矣。嗟乎！《难经》之秘旨，即《灵》《素》之阶梯也，学者其可乎诸。

莫熺《难经直解》自序

23. 清代钱熙祚说

先秦医书之存于今者，《素问》《灵枢》，并为后人窜乱。惟《难经》尚系原本。吴吕广，唐杨玄操，宋丁德用、虞庶、杨康候，并有注释。元滑伯仁采诸家之说，而以己意折衷之，为《难经》本义二卷。然所采甚略。惟明王九思等集注，备录诸说，不下一语，深得古人撰述之体。今去明季仅二百载，而诸家之注，亡佚殆尽，独此书以流入日本，佚而复存，若有神物呵护。今为校正刊入丛书。是书存而吕杨丁虞五家之注具存，于以考其异同，而究其得失，亦医家所当尽心者也。首载杨元操序，称《难经》为秦越人作。盖唐以前已有此说，故医家重之。惟其以右肾为命门，以两寸候大小肠，与《内经》不合，遂起后人难端。今按《素问·三部九候论》以头面诸动脉为上三部，两手动脉为中三部，两足动脉为下三部。而《难经》以寸关尺为三部，浮中沉为九候，则二书诊法，本自不同，不得以彼难此。诸家疑大小肠在下焦，不当候之两寸。不知两手六部，皆非脏腑定位，不过借手太阴一经动脉，以候五脏六腑之有余不足。吴草庐、李濒湖已有定论。即《难经》所言脉位，乃是因五行之气而推。

《十八难》云："金生水，水流下行而不能上，故为下部；木生火，火炎上行而不能下，故为上部；土主中宫，故为中部。"观《灵枢》十二经脉，虽各有起止，各有支别，而实一气贯注，如环无端。故两手六部，亦展转相生。今谓二肠之气，不得随经而至于两寸，岂其然乎？

"命门"二字，并不见于《内经》。《素问·刺禁论》："七节之旁，中有小心。"杨上善以为肾，马元台以为心包，亦无命门之说。乃后人谓命门在两肾中间，形如胡桃。此真无稽之谈，而俗医靡然从之。《难经》之意，不过以肾为一身之根本，人身左血右气，血为阴，气为阳，两肾之中，以右肾为尤重，元名之曰命门。自古命门治法，亦惟温补肾阳，而谓两肾外别有命门，岂非欲求胜于古人而不顾其心之所安者乎？近世周省吾谓不有越人，何从有命门之说。旨哉斯言，如呼寐者而使之觉矣。

大率宋元以来，说经者好为臆解，而余波所渐，乃并及医书。此书集诸家之注，未必尽是，然尚循文释义，不为新奇可喜之谈。由是以讲求蕴奥，俾古人之意，晦而复明，而妄议古人者，亦得以关其口而夺之气，讵不足重也与！

钱熙祚《难经集注》跋

24. 清代周学海说

《难经》继《灵》《素》而起，为医家之正宗，前人久无异议。至徐灵胎氏乃摘其纰缪甚众。丁履中氏乃移其篇第，托言古本金山残锡之，又因脉经引扁鹊语不见难经，引《难经》语不称扁鹊，疑《难经》非越人书也。其言皆新奇可喜，而未察其实也。夫《难经》非全书也，非因《内经》之难明，而有意诠释之也。

古之习于《内经》者，心有所会，撮记旨要，以期无忘焉耳。故有直抒所见，不必出于《内经》者，有竟取经文为问答，绝不参以己说者。察其所言，皆《内经》之精髓，不易之定法，其于大义，已无不赅，而不必如《内经》之详且备也。读《内经》者，必及《难经》，非读《难经》，即可废《内经》。后世厌《内经》之繁而难通，但取《难经》而索之，无怪其窒而滋之惑也。即如一难为全书开宗，作者岂肯率而尔为之？乃后人攻击，逐句皆疵。夫寸口独取，岂曰三部不参？荣卫相随，讵云昼夜同道？况《难经》之有功于轩岐，而大赉于天下万世也，在于发明命门，犹程子谓孟子之有功于圣门，在发明性善也。而后人即以此为诟病，将亦谓性善之说，不见于《论语》而斥之耶。

《内经》三部九候，但言身之上中下，至越人始兼以寸关尺、浮中沉而言之，自是寸口诊法，始精而备，万世不能易矣。前有岐伯，后有越人，皆医中之开辟草昧者也。自宋以来，注《难经》者二十余家。滑氏以前，多不可见，仅见明王九思所辑。今读其词，多繁掘而少所发明，至滑氏始能晓畅。徐氏虽好索瘢，犹可引人以读《内经》也。张天成氏、丁履中氏肤庸极矣。丁氏尤多臆说。今主滑氏《本义》，其诸家之议可互发者附之，偶参鄙见，则加按以别之。夫岂敢谓能羽翼经旨也。以视夫肤词臆说，横肆诋諆者，当有间矣。请以质之海内明于斯道者。

周学海《难经本义增辑》序

25. 清代姚振宗说

《黄帝八十一难经》二卷，不著撰人。

《史记列传》：扁鹊者，勃海郡，郑人也，姓秦氏，名越人。少时为人舍长舍客长。桑君过，扁鹊独奇，常谨遇之。长桑君亦知扁鹊非常人也。出入十余年，乃出其怀中药，饮以上池之水，悉取其禁方书，以与扁鹊，忽然不见，殆非人也。扁鹊以其言饮药，视见垣一方人。以此视病，尽见五脏症结，特以诊脉为名耳。为医或在齐或在赵，名闻天下。后入咸阳，秦太医令李醯自知伎不如扁鹊也，使人刺杀之。至今天下言脉者，由扁鹊也。《正义》曰：《黄帝八十一难》序云：秦越人与轩辕时扁鹊相类，仍号之扁鹊。又家于庐国，因命之曰庐医也。

晋皇甫谧《帝王世纪》曰：黄帝有熊氏命雷公岐伯论经脉，旁通问难八十一为《难经》。

唐王勃《八十一难经》序曰：岐伯以授黄帝，黄帝历九师以授伊尹，伊尹以授汤，汤历六师以授太公，太公以授文王，文王历九师以授医和，医和历六师以授秦越人，秦越人始定立章句。

按：此二条似非事实。王勃序见《汉书·艺文志》，考证《宋志》有王勃《医语纂要》一卷。王伯厚所据或本诸此。

《唐书·经籍志》：黄帝《八十一难经》一卷，秦越人撰。

《唐书·艺文志》：秦越人《黄帝八十一难经》二卷。

《宋史·艺文志》：扁鹊注《黄帝八十一难经》二卷，秦越人撰。

《崇文总目》：秦越人采《黄帝内经》精要之说，凡八十一章，编次为十三类，理趣深远，非易了，故名《难经》。

晁氏《读书志》：秦越人生于渤海，家于庐，受桑君秘术，洞明医道，世与其与黄帝时扁鹊相类，乃号之为扁鹊，采《黄帝内经》精要之说，凡八十一章，名曰《难经》。唐杨元操编次为十三类。

陈氏《书录》曰：《难经》二卷，渤海秦越人撰。《汉志》亦但有《扁鹊内外经》而已，《隋志》始有《难经》，《唐志》遂题云秦越人，皆不可考。

《四库提要》曰：《难经》八十一篇，《汉书·艺文志》不载，《隋唐志》始载二卷。其曰“难经”者，谓经文有疑，各设问难以明之。其中有此称经云而《素问》《灵枢》无之者，则今本《内经》传写对误也。其文辨析精微，词旨简远，读者不能遽晓，故历代医家多有注释。

梁有《黄帝众难经》一卷，吕博望注，亡。

《太平御览·方术部》《玉匮针经》序曰：吕博，少以医术知名，善诊脉论疾，多所著述。吴赤乌二年为太医令，撰《玉匮针经》及注《八十一难经》，大行于代。

晁氏《读书志》曰：《八十一难经》，秦越人撰，吴吕广注。

陈氏《书录》曰：《难经》二卷，渤海秦越人撰，济阳丁德用补注，序言太医令吕广重编此经。

案：晁陈二家，皆称吕广，似本名。“广”隋人避炀帝讳，改为博。犹《广雅》改《博雅》之类也。本志称吕博望，似即其字。

姚振宗《隋书经籍志考证》

26. 清代廖平说

《难经》之伪，凡深于医者皆知之。既经徐灵胎著专书攻之，丹波氏犹强为辩护者，不过以《史记》张守节《正义》引杨玄操序，以为秦越人耳。使其书早出《集解》，《索隐》何不引据？今考《正义》引《素问》十一条，《素问》皆无其文。又引《素问》而无《灵枢》，是其于医学毫无研究。可知又《千金》《外台》诊法，原书无一与《难经》同者，是《难经》与《脉诀》世俗虽有流传，老医达人皆鄙夷不屑，道《正义》因素不习医，喜其简易，故摭拾以塞责仓公传，以经脉高下及奇络结。《正义》引《素问》云奇经八脉（《内经》无此名词）往来舒时一止而复来名之曰结（结本诊筋络名词，移作诊经，伪《脉经》乃有此说）。扁鹊传：不待切脉，《正义》引《素问》云：待切脉而知病寸口六脉，三阴三阳云云（《难经》专诊两手乃有此说，《素问》固无之）。不惟《素问》无其文，且与《素问》冰炭水火之背驰。大抵所引《素问》，皆出《难经》，或称《八十一难》，或称《素问》，随手杜造，以至于此。又其引王叔和数条，皆出今伪本《脉经》中，于《素问》无一引用，于王氏真本《脉经》，亦无一引用。则其人耳食浮慕，毫无黑白，不待言矣。又卷末自宋本附有《正义》一千七百余字，丹波氏以为中有纪注及张洁古药注数十则杂钞医说，其人皆宋以后则非《正义》原文可知，且乖注史体例，尝疑此卷中《正义》为晚医所识记刊本，误以为《正义》，并非张氏原本所有，故卷末所附一千七百余字，别本乃无之。考史书如《史记》，犹多后人附入记识，何况《正义》乎。此《正义》之所以不足为据也（《太素》之附吕注，疑亦后人记识补入者）。

又真《脉经》《千金》《外台》皆有扁鹊诊法，今除《史记本传》及三书外，再为采补辑扁鹊诊法一卷，此书出而《难经》之真伪自定也。《千金》《外台》其出尚在后，尚且宝贵以其尊经也。若反经背古，虽真古书又何足取？

《难经》旧名：

梁阮孝绪《七录》有《黄帝众难经》，不言撰人。

隋《五行大义》引作《黄帝八十一问》。

隋杨氏《太素》引作《黄帝八十一问》。

《隋书·经籍志》作《黄帝八十一难》。

唐李善《文选》注，引作《黄帝八十一问》。

唐《周礼》贾氏疏，引作《八十一难经》。

唐张守节《正义》引作《黄帝八十一难》。

《新唐书·艺文志》:《黄帝八十一难》，秦越人。

日本丹波疏证云：此书不知何人所作，隋以前归之黄帝，唐而降则属之秦越人（《新唐书》出于北宋，张《正义》不足据，则当云宋以降属之秦越人）。

廖平《难经经释补正》

27. 日丹波元胤说

《八十一难》之名，昉见于汉张仲景《伤寒论》自序，而梁阮孝绪《七录》有《黄帝众难经》之目。

《隋书·经籍志》曰:《黄帝八十一难》，二卷。注：梁有《黄帝众难经》一卷，吕博望注。亡。

盖“众”，乃“八十一”之谓。《集注》题曰:《黄帝八十一难经》,《本义》无“八十一”字，非其旧也。其以黄帝冠者，正与《内经》同。

《淮南子》曰：世俗之人，多尊古而贱今，故为道者，必托之于神农黄帝，而后能入说。详见于先子《素问题解》。

《素问·离合真邪论》曰：九九八十一篇，以起黄钟数焉。古书多以此为数，《素》《灵》《老子》皆然也。

虞伯圭曰：古人因经设难，或与门人子弟问答，得此八十一章耳。未必经之当难者，止此八十一条也，此说不可从。

陈详道《礼记讲义》曰：太玄八十一家，象八十一元士，少则制众，无则制有，盖太玄取诸太极而已。故其数如此。老子之书，终于八十一,《难经》此于八十一，皆此意欤。

王伯厚《困学纪闻》曰：石林谓，太玄皆老子绪余。老氏：道生一,一生二。二生三,三之为九，故九而九之，为八十一章。太玄以一玄为三方，自是为九，而积之为八十一首。

“难”，是问难之义。《帝王世纪》云：黄帝命雷公岐伯，论经脉，旁通问难八十一为《难经》。隋萧吉《五行大义》，唐李善《文选·七发》注，并引此经文曰:《黄帝八十一问》云。可以证焉。《唐·艺文志》有耆婆《八十四问》，许咏《六十四问》，盖本此。

陈振孙《书录解题》载《难经》二卷，曰“难”当作去声读，欧阳圭齐曰:《难经》先秦古文，汉以来答难等作，皆出其后。又文字相质，难之祖也。元胤按:《史记·黄帝本纪》云：死生之说，存亡之难。《索隐》：难，犹说也。凡事是非未尽，假以往来之词，则日难。又上文有死生之说，故此云存亡之难，所以韩非著书有《说林》《说难》也。八十一难之难，得之其义益明。或读为平声，非也。杨云操序曰：名为八十一难，以其理趣深远，非卒易了。僧幻云《史记》附标载杨玄操《音义》曰：难，音乃丹切。黎泰辰序虞庶《难经注》曰：世传《黄帝八十一难经》，谓以难者，得非以人之五脏六腑隐于内，为邪所干，不可测知，唯以脉理究其仿佛邪。若脉有重十二菽者，又有如按车盖，而若循鸡羽者。复考内外之证，以参校之。难乎！纪天锡进《难经集注》表曰：秦越人将《黄帝素问》疑难之义，八十一篇，重而明之，故曰《八十一难经》。滑寿曰：按欧虞说，则难字当为去声，余皆奴丹切。

此书不详何人作，隋以上则附之于黄帝，唐而降则属之于秦越人。《隋·经籍志》云：《黄帝八十一难》二卷，盖原于《帝王世纪》之说也，杨玄操为秦越人之所作也。

杨玄操序曰：《黄帝八十一难经》者，斯乃勃海秦越人所作也。越人受桑君之秘术，遂洞明医道，至能视徹脏腑，刳肠剔心，以其与轩辕时扁鹊相类，乃号之为扁鹊。又家于卢国，因命之日卢医。世或以卢扁为二人者，斯实谬矣。按黄帝有《内经》二帙，帙各九卷，而其义幽赜，殆难穷览。越人乃采摘英华，抄撮精要。二部经内，凡八十一章，勒成卷轴。既弘畅圣言，故首称黄帝云。元胤按：王惟一《集注》本，亦题曰卢国秦越人撰，盖据杨玄操之言者。扬子《法言》曰：扁鹊，卢人也，而医多卢。

王勃云：秦越人始定章句。盖勃序见《文苑英华》，其言迂怪可疑。

王勃序曰：《黄帝八十一难》，是医经之秘录也。昔者，岐伯以授黄帝，黄帝历九师，以授伊尹，伊尹以授汤，汤历六师，以授太公，太公授文王，文王历九师，以授医和，医和历六师，以授秦越人，秦越人以定章句。历九师以授华佗，佗历六师，以授黄公，黄公以授曹夫子。夫子讳元，字真道，自云京兆人也。

《旧唐书·经籍志》云：《黄帝八十一难经》一卷，秦越人撰。按开元中，张守节作《史记正义》，于《扁鹊传》首引杨玄操《难经》序。则玄操，开元以前人，而其属诸越人者，岂创于玄操欤！司马迁云：天下至今言脉者，由扁鹊。盖论脉莫精于《难经》，则其说之所以起也。然谓之扁鹊所作，唐而上无说。实为可疑矣。《八十一难》之目，已见于仲景自序。而叔和《脉经》，士晏《甲乙》，往往引其文。则汉人所撰。要之不失为古医经，亦何必论其作者。

《本义》曰：《史记》越人传，无著《难经》之说，《隋书·经籍志》《唐书·艺文志》俱有秦越人《黄帝八十一难》二卷之目。又唐诸王侍读张守节作《史记正义》，于《扁鹊仓公传》，则全引《难经》文，以释其义。后附载四十二难，与第一难、三十七难全文。由此则知古传以为越人所作者，不诬也。详其设问之词，称经言者，出于《素问》《灵枢》二经。而见于《灵枢》者尤多。亦有二经无所见者，岂越人别有摭于古经耶？《经释》曰：云秦越人著者，始见于《新唐书·艺文志》，盖不可定。然实两汉以前书也。

元胤：尝考《素问》，其言雅奥，理亦精。虽有汉人之所补缀，其实多周秦古书之文。若《灵枢》，则朱子称为浅易，较之《素问》，殆为雁行。而《八十一难》，则又其亚也。何者？详玩其文，语气稍弱，全类东京，而所记亦多与东京诸书，相出入者。若元气之称，始见于董仲舒《秦秋繁露》，杨雄解嘲。而至东汉，比比称之。男生于寅，女生于申，《说文》包字注、高诱《淮南子》注、《离骚章句》，俱载其说。木所以沉，金所以浮，出于《白虎通》。金生于巳，水生于申；泻南方火，补北方水之类，并是五行纬说家之言，而《灵》《素》中，未有道及者，特见于此经。其决非出西京人手，可以见矣。且此经诊脉之法，分以三部，其事约易明，自张仲景、王叔和辈，取而用之。乃在医家，实为不磨之矜式。然征之《素》《灵》，业已不同，稽之仓公诊籍，亦复不合。则想以其古法隐奥，不遽易辨识。故至东汉，或罕传其术者。于是名师据《素问》有三部九候之称，仿而演之，以作此一家言者欤。

丁德用曰:《难经》为华佗烬余之文，吴太医令吕广重编此经。王文洁曰：扁鹊者，轩辕时扁鹊也。隐居严岳，不登于七人之列，而自作《八十一难经》，以后秦越人注之。今书故称秦越人扁鹊，是特无稽之谈耳。姚际恒《伪书考》曰:《伤寒论》序云，撰用《素问》《九卷》《八十一难》者，即指《素问》《九卷》而言也。六朝人又为此书，绝可笑，是亦臆测。

胡应麟曰:《班志》扁鹊有《内经》九卷,《外经》十二卷，或即今《难经》也。此说难凭。

此经所论，一本《内经》之精要，以发其蕴奥而较诸《素问》《灵枢》之义，往往有相诡者，是果何也?《素》《灵》旧称古之《内经》，而取两书较之，亦往往有其义相乖者。《内经》中已如此。又取《素》《灵》而篇篇较之，其言有前后相畔者。一书中亦复如此，况《难经》虽原《内经》，而其实别是一家言。《春秋》三传各异其词。古之说经立言，率皆为然，亦何遽取彼举此，而至轩轾耶。

徐大椿著《难经经释》，以此经有以《内经》文为释者，有悖《内经》文者，有颠倒《内经》文者。掎摭得失，而辨驳之，是未通古人立言之旨。

吴文正公曰：昔之神医秦越人，撰《八十一难》，后人分其八十一为十三篇。予尝嫌其分篇之未当，而正之。其篇凡六。一至二十二，论脉；二十三至二十九，论经络；三十至四十七，论脏腑；四十八至六十一，论病；六十二至六十八，论穴道；六十九至八十一，论针法。夫秦氏之书，与《内经素灵》相表里，而论脉论经络居初，岂非医之道所当先明此者欤。予喜读医书，以其书之比他书最古也(赠医士章伯明序)。按吴氏六篇，视之于杨氏十三类，条理区别，甚为的当。元以后注《难经》者，未有表章者也。

《本义·汇考》亦论分篇之义，与此约略相类，不及吴氏甄别之精也。

夫《八十一难经》，古今之为笺释者，亡虑数十家，若吕广、杨玄操、虞庶、丁德用，其书虽亡，而王翰林《集注》，存其全说。滑伯仁《本义》所注，稍为妥适。而周仲立、王诚叔、冯玠、袁淳甫、谢坚白、陈廷芝等解，因其纂录，而得概见一二矣。纪齐卿《集注》，则本义所授，殊为仅仅。顷览宋本《史记》扁仓传，其附标多载医家之言，中有纪注及张洁古药注数十则。近代徐大椿《经释》，以《内经》之文，议《难经》之失。其言虽似乖雅道，注中濬明诸家未发之义者，亦不为少矣。若此数家，其传于今者，可以为后学之津梁也。其他则佚者居多。至于明熊宗立、张世贤、王文洁辈，不过剽袭《本义》之说，托名于作者之林耳。客岁戊寅，元胤窃读此经，以王氏《集注》为本，识其栏外，以诸家之注，备一时之研查，既为及门之徒，讲于家塾，奈何病目视短，不可快读细书，于是别编成一书。起稿于仲冬至日，至于今春三月念有五日，而始断手。颜曰:《八十一难经疏证》釐为二卷，以还《隋志》之旧。且据草卢胡氏之言，劃以六篇。噫！元胤识庸学楛，虽不能以闯圣言之蕴奥，评古贤之传注矣。谨考经文，寻其指归，旁探群籍，资为证左，质以过庭之所受，对床之所闻，而后反之蔀暗，以竭吾陋，疏可通而阙可疑，必有契于鄙意而止矣。然岂敢谓析理剀切，足以启幽前秘，击蒙后生耶。唯在讲肄之际，取便审阅也。览者勿以赘述见罪。幸甚。

丹波元胤《难经疏证》

28. 清代孙鼎宜说

甚矣！自六经而外,《难经》亦有今古文之殊也。今文之注，始吴吕广而渐盛，而古文则传云出自王叔和，其所起之时同，而悠悠忽忽各二千百年，要皆同也。其书之出自越人与否，吾不得知，要为《内经》解说之最古者。习之既久，渐而疑之。乃取其书分别录之，择其优者列为上卷，其驳杂者次之，其杂录经文不足存者，姑殿于下。各以叙人疾病诊治为次。惟下卷无治法。正其章句，辨其舛谬，并撰用徐大椿及滑寿之说以注之。除下卷十五章，又适得八十一章之数，非故欲袭九九之名也。上卷已瑕瑜互见矣，中卷其《难经》之本色邪。去圣未远，尚且犹然，况后世之著作乎，于是益令人读《内经》而不置也。

孙鼎宜《难经章句》序

29. 顾实说

秦越人《难经》。

晁子止曰《汉志》亦但有《扁鹊内外经》,《隋志》始有《难经》,《唐志》遂属之越人，皆不可考。恒案:《伤寒论序》云：撰用《素问》《九卷》《八十一难》，八十一难者，即指《素问》九卷而言也。六朝人又为此，绝可笑。

张仲景《伤寒论序》之“撰用《素问》九卷八十一难”，非指此《难经》，姚说是也。《汉志》《扁鹊内经》九卷，盖其遗文，尚见于真《脉经》《千金方》及《外台秘要》所引《扁鹊脉法》，然俱不见《难经》中，则《难经》非扁鹊书，甚明也。且《难经》专为创立气口之寸关尺脉法而作，与《灵枢》《素问》三部九候之说不同，而与张仲景、王叔和脉法亦不合。清徐大椿已攻之。最近廖平断为六朝人所作。详所著《难经经释补正》。

顾实《重考古今伪书考》

30. 任锡庚说

《八十一难》者，医经之枢纽也。《黄帝内经》已阐医学之理，仲景之书，始昭医学之实，而《难经》承《内经》之理，启《伤寒》之实，谈理之处固多，尚实之处亦复不少。体用兼备，华实并茂者也。微《难经》不足以见《内经》之实，微《难经》不足以得《伤寒》之理。证之《七十五难》，东实西虚，即见《内经》之实；方之《四十九难》五邪见证，即得《伤寒》之理。《六十六难》通行三气，束《内经》之归;《五十八难》伤寒有五，发伤寒之始。《灵枢经》《素问》《八十一难》《伤寒论》《金匮要略》，其理自属一贯，达其理所以得其实。第《灵枢》《素问》，文法散漫；《伤寒》《金匮》条目纷繁，恒以难寻端绪，废而不读。惟《八十一难》篇章井然，依类而集。故善学者，必先熟读《难经》，而后上溯《内经》之理，下探仲景之实，由《素问》而《灵枢》，由《伤寒》而《金匮》，按有序循阶，登堂入室。医经之理虽深，自不难得其原旨也。

取数千年人所畏难之书，快然诵读，尤得其理，固宜读之有次，登高自卑，所谓知其要者，一言而终，不知其要，流散无穷。须知上古医经，确系身心性命之学，非以后世书，于意识参悟中，悬拟想当如是之理。理或有之，实不尽然。空为阴阳五行、八卦干支所役使，于祛病修身之道，有何益哉？盖以《难经》一书，为千载之秘录，文词古奥，率以今文解之，解能得其万一。所赖汉唐以来，诸家注释，学者乃能有所归。而予质性颇钝，二十余年，勉能得其梗概，每有觉悟，随时授笔记之，今则联缀成篇，用示不忘也。

任锡庚《难经笔记》自序

31. 日冈西为人说

《帝王世纪》：黄帝命雷公岐伯，论经脉，旁通问难八十一为《难经》。教制九针，著《内外术经》十八卷（《太平御览·卷七百二十一》）。

《文苑英华》(卷七百三十五·序三七·杂序一·《黄帝八十一难》):《黄帝八十一难经》,是医经之秘录也。昔者岐伯以授黄帝,黄帝历九师以授伊尹。伊尹以授汤,汤历六师以授太公,太公授文王,文王历九师以授医和,医和历六师以授秦越人,秦越人始定立章句,历九师以授华佗。华佗历六师以授黄公,黄公以授曹夫子。夫子讳元,字真道,自云京兆人也。盖授黄公之术,洞明医道,至能遥望气色,徹视脏腑,洗肠刳胸之术,往往行焉。浮沉人间,莫有知者云去。

《汉书艺文志考证》:《扁鹊内经》九卷。《隋志》:《黄帝八十一难经》二卷。《崇文总目》:秦越人撰(秦越人采《黄帝内经》精要之说,凡八十一章,编次为十三类,理趣深远,非易了,故名《难经》)。《馆阁书目》:《脉经》一卷,题扁鹊撰。凡十六篇。《史记》:王勃《八十一难经序》曰:岐伯以授黄帝,黄帝历九师以授伊尹。伊尹以授汤,汤历仓公师公乘阳庆,传黄帝扁鹊之脉书。太史公曰:扁鹊言医为方者宗。六师以授太公,太公以授文王,文王历九师以授医和,医和历六师以授秦越人。秦越人始定立章句,历九师以授华佗。华佗历六师以授黄公,黄公以授曾元。

纪天锡云:秦越人,将《黄帝素问》疑难之义八十一篇,重而明之,故曰《八十一难经》。

宋治平间,京兆黎泰辰序《虞庶难经注》云:世传《黄帝八十一难经》,谓之难者得非以人之五脏六腑隐于内,为邪所干,不可测知,难以脉理究其仿佛邪。若脉有重十二菽者,又有如按车盖而若循鸡羽者,复考内外之症以参校之,不其难乎?丁德用《补注》题云:《难经》历代传之一人,至魏华佗,乃烬其文于狱下。于晋宋之间,虽有仲景、叔和之书,然各示其文,而滥觞其说。及吴太医令吕广重编此经,而尚文义差迭。按此则《难经》为烬余之文。其编次复重经吕广之手,固不能无缺失也。东坡先生《楞伽经·跋》云:如医之有《难经》,字字皆理,句句皆法。后世达者,神而明之。如盘走珠,如珠走盘,无不可者。若出新意而弃旧学,以为无用,非愚无知,则狂而已。譬如俚俗医师,不由经论,直授药方,以之疗病,非不或中。至于遇病辄应,悬断死生,则与知经学古者,不可同日语矣。世人徒见其有一至之功,或捷于古人,因谓《难经》不学而可,岂不误哉?

《古今医统大全》:《难经》六卷八十一篇,卢国扁鹊撰,姓秦,名越人。述《内经》设为问答,撰《难经》八十一篇,为十卷。所引经言,多非《灵》《素》本文,盖后人之托词也。或古有其书,而今亡之矣。《汉志》但有《扁鹊内外经》,而《隋志》始有《难经》,《唐志》又属之越人,皆不可考。《通考》有吴太医令吕广注,唐杨玄操演。《医史》有隋吕博望注本,不传。宋王惟一集五家之说,而醇疵相乱。惟虞氏粗为可观。纪齐卿注稍密,乃辩吕、杨、王三子之非。周仲立颇加订易,而考证未明。李子野为之句解,而无所启发。嘉祐丁德用绘图释义,颇为精详。近代张洁古注后附药,殊非经意。今皆未之见也。惟正统间,熊宗立《俗解》,相传愈失其义。如《五十九难》云"颠狂之脉阴阳俱盛",《俗解》分阴分阳,与本文语畔。诸如此类甚多,浸使后学晦盲,是故国朝医政坏于《难经》《脉诀》二书之伪也。

《隋书·经籍志》(卷三子部医方):《黄帝八十一难经》二卷。梁有《黄帝众难经》一卷,吕博望注。亡。

《册府元龟》(卷七百二十四方术部五·医五):《八十一难经注》,吕博。

《通志·艺文略》(医方类上·脉经):《黄帝众难经》二卷,吕博望注。

注:吕广传,《太平御览》卷七百二十四云:《玉匮针经序》曰:吕博,少以医术知名,善诊脉论疾,多所著述。吴赤乌二年为太医令,撰《玉匮针经》及注《八十一难经》,大行于代。

《难经本义》本义引用诸家姓名云:吕氏广,吴太医令。《难经》注解。

《医学源流》"吴"云:吕广,吴人,为太医令,重编《难经》。按:丁德用《补注》:《难经》

历代传之一人，至魏华佗，乃烬其文于狱下。于晋宋之间，虽有仲景、叔和之书，然各示其文，而滥觞其说。虽吴吕广重编此经，而尚文义差迭。按，此则《难经》为烬余之文，其编次复重经吕广之手，固不能无缺失也。按《名医图》有吕博，无吕广。予疑博即广也。

《补三国艺文志》（卷三子之类·医字）:《吕博望众难经》一卷。《太平御览》七百二十四《玉匮针对经序》曰云云。《隋书·经籍志》曰：梁有《黄帝众难经》一卷，吕博望注。亡。按《隋志》"《玉匮针经》"亡下又有"《赤乌神针经》"一卷，不著撰人。两《唐书》并云"张子存撰"。子存，不知何代人，吕博，《七录》称吕博望，或其字欤。

《难经疏证》（黄帝八十一难经解题）：八十一难之名，昉见于汉张仲景《伤寒论》自序，而梁阮孝绪《七录》有《黄帝众难经》之目。盖"众"乃"八十一"之谓。《集注》题曰《黄帝八十一难经》,《本义》无"黄帝八十一"字，非其旧也。其以"黄帝"冠者，正与《内经》同。

《医籍考》（卷一·一百九十七页）：熊均曰：按《名医图》有吕博，无吕广，予疑博即广也。按僧幻云《史记·扁仓传》"附标"曰:《黄帝八十一难经》，吴太医令吕广注，一本作吕博。按吕氏本名广，隋代国讳，遂转为博。先子曰：吕博望，即吕广也。魏张楫《广雅》隋曹宪为之音解，避炀帝讳，更名《博雅》。据此，吕名作博者，系于隋人所易，岂甘氏《名医图》偶不改之乎？盖医经之有注，莫先于此书。其说辑在于王翰林《集注》，几乎所谓名亡而实不亡者，亦幸哉。

杨康侯所著《通神论》，元符中黄鲁直为序，与天圣四年相距七十余年。王惟一决不得与康侯眉睫相接，则不知何由集入其说也。辛巳仲冬十八日，西城侍医野间君（成式）令嗣仁夫（成已），得皇国亡名氏《难经俗解钞》，持来见示。卷首称《难经》有十家补注。所谓十家，并越人而言之，曰"卢秦越人撰，吴太医令吕广注，济阳丁德用补注，前歙州歙县尉杨玄操演，巨宋陵阳草莱虞庶再演，青神杨康侯续演，琴台王九思校，通仙王哲象再校正，东京道人石友谅音释，翰林医官朝散大夫殿中省尚药奉御骑都尉赐紫金鱼袋王惟一重校正，建安李元立锓木于家塾。"

冈西为人《宋以前医籍考》

32. 张山雷说

吾国医经，《素》《灵》以外，断推《八十一难》。然今之《素》《灵》，实皆重编于唐人之手，羼杂脱误，确有可据。而唐前旧本，自宋以后，遂不可得见。惟《难经》则孙吴时吕广已有注解，行世最早，远在今本《素》《灵》之先，是真医经中之最古者，其理论与《素》《灵》时有出入。盖当先秦之世，学说昌明，必各有所受之，不可执一以概其余。其发明之最精而最确者，则独取寸口三部之脉，以诊百病虚实生死，视《素问》所谓天地人三部，更握其要，简而能赅，无往不应，宜乎举国宗之，遂为百世不祧之大经大法。斯其开宗明义，超出《素问》之上者。惟别称右肾为命门一说，几欲以肾中水火两事，分道而驰，大乖先天太极氤氲之至理，未免骈枝蛇足，而转以开后人纷纭聚讼之端，斯亦子书自成一家之恒例。揆之正理，固是瑕瑜互见，而要不失为独树一帜体裁，即其余大醇小疵，要亦时有可议者，惟在后学以正法眼善读之，何可遽以为古人咎。

相传是书为秦越人所撰，证以《唐志》，固有明征。然《脉经》所引扁鹊诸说，多不在八十一难之中，而所引《难经》之文，又不皆属之扁鹊。则晋时虽有是书，而尚不以为越人撰述之明证。且班《史》未著于录，则东汉时亦似尚未行世者。至《隋志》乃始有之，曰《黄帝八十一难》二卷，并不标越人之名（《隋志》双行分注，又曰：梁有《黄帝众难经》一卷，吕博望注。亡。盖其时皆称之为《黄帝难经》，犹《内经》之例耳，亦不言越人）。至《旧唐书·经籍志》，乃曰《黄帝八十一难经》二卷，而注以秦越人撰四字。至宋欧阳氏《新唐书·艺文志》，则径称秦越人《黄帝八十一难经》二卷，是为近世共称越人《难经》之滥觞。要之汉季定本可无疑义，所以唐张守节《史记正义》引证《难经》，已同今本。非如今之《素》《灵》，俱编成于王启玄一手者，可以同日而语。

其注是书者，以寿颐所见，吕博望本，《隋志》虽曰已亡，而明人王九思等集注《八十一难》，首列吕广之名，书中录存吕注不少，且录杨玄操序文，明言吴太医令吕广为之注解。又曰：吕氏未解，今并注释，吕注不尽，因亦伸之。是吕注固未尝亡也（《隋志》注言《黄帝众难经》一卷，吕博望注。亡。未尝以为即是吕广。然博望疑即广表字，当是一人）。王氏集注本，自吕广外，又有丁德用、杨玄操、虞庶、杨康侯四家。元·滑伯仁《难经本义》，引用诸家，又有周与权、王宗正、纪天锡、张元素、袁坤厚、谢缙孙、陈瑞孙七家。其单行者，正统道藏本，有宋人李子野《句解》。雍正朝，有吴江徐大椿洄溪氏之《难经经释》。后又有四明张世贤之《图注难经》，云间丁覆中之《难经阐注》。光绪中叶，又有皖南建德周学海澄之氏之《增补难经本义》，诸本至今并存，注家不可谓不多。然考其文义，绎其词旨，大都望文敷衍，甚少精警，就以彼善于此，当以滑氏之《本义》，徐氏之《经释》，较为条鬯。而余子碌碌，殊不足观。盖伯仁、灵胎皆以文学著名，宜乎言之尚能亲切有味。本校课目，向有《难经》一种，选用成书授课，未能切理餍心。且坊间伯仁《本义》，已不易得，而徐灵胎、周澄之两家，又皆无单行本，爰为汇集各注，释其精切不浮者，摘取入录，而删除其空廓无谓之语，参以拙见所及，为经文疏通而证明之。颜以笺字，遇经文之必不可通者，必直抒已见，不欲转辗附会，以盲引盲，则别以正字标之，因名之曰《难经汇注笺正》。所持理论，颇有与本经及各家注语显相歧异者，若以汉唐经疏体例言之，则违背本师，大犯不韪。然处此开明之世，自当阐发真理，冀得实用，何可苟同。况医乃人生需要之学，尤必以确合生理病理为正鹄，则临证时乃有功效。讵能依附古说，姑作违心之论，致蹈于自欺欺人之嫌。

须知八十一难本文，盖出于战国秦汉之间，各道其道，必非一时一人之手笔。所以诸条意义，各有主张，是亦诸子书恒有之体例。不必视为圣经贤传，遂谓一字一句不容立异，则是其所当是，而非其所当非，又何害于孔门各言尔志、举尔所知之义。非有意于矫同立异，妄炫新奇，导诸同学以离经背道也。尚祈世有通才，明以教我，匡所不逮，则不独寿颐一人之幸，抑亦举国学子之祷祀而求者已。

张山雷《难经汇注笺正》自序

《史记·越人传》载越简子、虢太子、齐桓侯三疾之治，而无著《难经》之说。《隋书·经籍志》《唐书·艺文志》俱有秦越人《黄帝八十一难经》二卷之目。又唐诸王侍读张守节作《史记正义》，于《扁鹊仓公传》则全引《难经》文以释其义。《传》后全载四十二难与第一难、二十七难全文。由此则知古传以为秦越人所作者不诬也。

圭斋欧阳公曰：切脉于手之寸口，其法自秦越人始，盖为医者之祖者。《难经》先秦古文，汉以来答客难等作，皆出其后，又文字相质难之祖也。

独取寸口，是《难经》创见之学，而于病理证情，无不符合。苟非自有师承，岂能别开生面？推为医家之祖，允无愧色。此确非专守《素》《灵》之成法者，后人尊之为经，固亦因其独有发明，足以树千秋万世之正鹄耳。

杨玄操序谓黄帝有《内经》二帙，其义幽赜，殆难究览。越人乃采摘二部经内精要，凡八十一章，伸演其道，名《八十一难经》，以其理趣深远，非卒易了故也。

《八十一难》颇有出于《素》《灵》以外者，必谓采摘二部精要而为是书，终觉目光之短。且是书用问答体，其为执经问难之义，亦属浅显明白，而乃读为难易之难，所见太浅。

吴太医令吕氏，首为《难经》作注，虽单行本今不可见，然未闻其重为《难经》编次也。丁德用乃宋人，去孙吴之世甚远。乃竟谓古唯传之一人，而华元化烬之于狱云云，皆是推测臆度得之。而偏能侃侃以谈，一若实有其事者。宋人凿空，每喜杜撰事实，盖亦风气使然。正犹朱考亭《大学章句》所谓右经一章，盖孔子之言，而曾子述之，其传十章，则曾子之意而门人托之云云。若问考亭何以而知是孔子之言曾子之意，那不瞠目而不知所对！

脏腑之气，分系诊脉，两说俱有至理。心肺俱浮，肾肝俱沉，脾在中州，以脏腑本位之上中下而言之，则其气自当分应之于浮中沉三候；其于五脏六腑分配于两手六部者，仍是上中下三部自然之应。

两说皆不可偏废，位虽异而理则同。是在临证时神而明之，会而通之，自有得心应手之妙。若偏执一说，而于指下呆认之曰：此为肺脉，此为心脉，则终是痴人说梦。此又《难经》之可以补《内经》所未备者。苟非上古之世，自有真传，奚能说得精切有味，推而放之四海而准耶？

《内经》言脉，只有尺寸，不见关字。独取寸关尺者，《难经》之创说也。然二难言以关至尺是尺内，从关至鱼际是寸口内，而并未明言掌后高骨即是关部。其明言高骨是关者，则始见于叔和之《脉经》，而高阳生《脉诀》承之。《千金》所谓寸口之处，其骨自高，亦本于《脉经》。此叔和必有所受之，可见汉魏间医学师承，自有原委，不尽在今本《内》《难》两经之中。或谓今本《内》《难》残缺，尚是理想之词，未必尽确。于以知《脉经》《甲乙》等书，实是不可不读。然《脉经》在宋时，虽未散佚，盖已不绝如线。观考亭、坚白二条，则考亭固未见有叔和之书，即丁德用为《难经》作注，亦只言密排三指，不能指出关部之高骨。夫以能注《难经》之人，尚未一见《脉经》，则其时固只有高阳生之《脉诀》盛行于世，皆以为此即叔和之书，而并不知世间因自有叔和《脉经》在。正以其时儒学大昌，竞骛讲学，号为儒生者，莫不谓医乃小道，薄之不为。而《脉经》《甲乙》等书，久已若存若亡，无人过问。医学谫陋亦由风气为之。考高能知《脉诀》词旨鄙浅，绝非叔和之书，殊不知叔和之书，尚自常存于天壤。

张山雷《难经汇注笺正》

33. 黄竹斋说

吾国先秦医典，相传迄今而完全无阙者，《神农本草经》而外，惟秦越人《难经》而已。然考《史记·扁鹊列传》，不言其著书。而《前汉书·艺文志》有扁鹊《内经》九卷、《外经》十二卷，未列《难经》之目。张仲景《伤寒杂病论集》云：撰用《素问》九卷，《八十一难》。皇甫谧《帝王世纪》云：黄帝命雷公、岐伯论经脉，旁通问难八十一为《难经》。《隋书·经籍志》有《黄帝八十一难》二卷。王勃《黄帝八十一难经序》云:《黄帝八十一难》是医经之秘录也。昔者岐伯以授黄帝，黄帝历九师以授伊尹，伊尹以授汤，汤历六师以授太公，太公以授文王，文王历九师以授医和，医和历六师以授秦越人，秦越人始定位章句，历九师以授华佗，佗历六师以授黄公，黄公以授曹夫子。夫子讳元字真道，自云京兆人也云云。《唐书·经籍志》有《黄帝八十一难经》一卷，秦越人著。《新唐书·艺文志》作秦越人《黄帝八十一难经》二卷。据此，则《黄帝八十一难》与秦越人《难经》同为一书也无疑。

盖《难经》乃撷《灵》《素》之精要，阐轩岐之奥秘，经文有引端未发而疑者，设为问答之词，以畅明其旨，探颐索隐，辨析精微，词简而义博，理深而旨远，洵医家之宝典也。自吴吕广注后，唐有杨玄操，宋有丁德用、虞庶、周与权、王宗正，金有纪天锡、张元素，元有袁坤厚、谢缙孙、陈瑞孙、滑伯仁诸家注解。今世仅存滑氏《难经本义》，余书尽佚。惜哉！明王九思辑吕广、杨玄操、丁德用、虞庶、杨康侯五家为《难经集注》。张世贤又广采十二家之注，演绎图表，撰《难经图注》。至清乾隆时，徐灵胎以诸家注解多违经旨，乃取《灵》《素》本文，以经解经，撰《难经经释》，刊落陈言，直探本源，为注《难经》者独开生面。同时，松江丁锦游武昌，客参政朱公所，得古本《难经》，其章节次序，分类编篡，纲举目张，脉通络贯。较滑氏以下诸本不同者三十余条。乃采吕广至明十七家之注，撰为《古本难经阐注》，上下二卷。于是，《难经》乃有古文一派之学。近人南通司树屏《难经编正》，鄞县陈颐寿阐注校正，皆以是为兰本。丁丑岁孟夏，余在南京罗哲初先生处，获睹其珍藏《白云阁原本难经》一册，云得诸先师桂林左修之先生传授。余持归，校阅其书，章次虽不异丁氏古本，而文词简洁晓畅，订正古本讹错脱者，不遑枚举。原文晦涩支蔓，有经前人注释千百言尚不克了解者，兹乃不烦费词而义理昭然，较诸丁氏古本，实为优胜。余爱不忍释，因手抄一册，并请罗君公之于世。

黄竹斋《白云阁原本难经》序

34. 吴保神说

《八十一难》一卷，始见于张仲景《伤寒论》序，孙吴时吕广为之注。《隋志》载之不标作者姓氏，其年世不可考。徐灵胎断为两汉前书，盖亦略言之也。唐初杨玄操补注本书，重次原文，是为《难经》之一大沿革。古人定本，遂不可见。厥后注是书者，宋有丁德用、虞庶、周仲立、杨康侯、王诚叔、李子野，金有纪天锡、张元素，元有袁淳甫、谢坚白、陈廷芝、滑伯仁，明有张天成、虞天民，清有徐灵胎、丁履中、黄坤载。日医为之注释者，又有玄医、滕万卿诸家。研究之者，不可谓不多。而《难经》之独取寸口，三焦无形之绝大发明，大都随文敷衍。五脏轻重，肠胃长短之无稽伪说，仍属依样葫芦。处今开明时代，吾国医学风雨飘摇之秋，大有整理必要。爰为选缉群说，订正错讹，名曰《难经集义》，使古人真旨，不为邪说所蔽，并冠秦伯未氏《难经之研究》于卷端，俾后学入手，有所问津云。

吴保神《难经集义》序

35. 秦伯未说

《难经》之名称

日本丹波元简《难经解题》曰:《八十一难》之名，昉见于汉张仲景《伤寒论》自序。而梁阮孝绪《七录》有《黄帝众难经》之目。盖“众”，乃“八十一”之谓。《集注》题曰《黄帝八十一难经》,《本义》无“黄帝八十一”字。非其旧也。其所以冠黄帝者，正与《内经》同。《淮南子》所谓世俗之人，多尊古而贱今，故为道者，必托之于神农黄帝是也。至其何以称八十一，则考陈详道。《礼记讲义》曰：太玄八十一象，象八十一元。士少则制众，无则制药厂有。盖太玄取诸太极而已。故其数如此。《老子》之书终于八十一,《难经》止于八十一，皆此意欤。王伯厚《困学纪闻》曰：石林谓太玄皆老子绪余。老氏道生一,一生二,二生三,三之为九，故九而九之，为八十一章。太玄以一玄为三方，自是为九，而积之为八十一首。又考之医籍,《素问·离合真邪论》曰九九八十一篇，以起黄钟数焉。则古书信或多以此为数。虞伯圭强作解，人谓古人因经设难，或与门人弟子问答，偶得此八十一章耳，未必经之当难者，止此八十一条也。不可从。至何以称“难”，至堪研究。一读去声，作“问难”之“难”解；一读平声，作“难易”之“难”解。其主张前者，曰“难”是“问难”之义。《帝王世纪》云：黄帝命雷公岐伯论经脉，旁通问难八十一为《难经》。

隋萧吉《五行大义》，唐李善《文选·七发》注，并引此经文曰:《黄帝八十一问》云，可以证焉。见《事物纪原》类当作去声读。欧阳圭齐曰:《难经》先秦古文，汉以来答客难等作，皆出其后。又文字相质难之祖也。见陈绩孙《书录解题》。主张后一说者，杨玄操序谓，黄帝有《内经》二帙其义幽颐，殆难究览，越人乃采摘二部经内精要，凡八十一章，伸演其道，名《八十一难经》。以其理趣深远，非卒易了故也。黎泰辰序《虞庶难经注》曰：世传《黄帝八十一难经》，谓之“难”者，得非以人之五脏六腑隐于内，为邪所干，不可测知，唯以脉理究其仿佛邪。若脉有重十二菽者，又有如按车盖而若循鸡羽者，复考内外之证以参校之，难乎！纪天锡进《难经集注》表曰：秦越人将《黄帝素问》疑难之义，八十一篇，重而明之，故曰《八十一难经》。在此二者之间，更有引《史记·黄帝本纪》云，死生之说，存亡之难。《索隐》：难犹说也。凡事是非未尽，假以往来之词，则曰难。又上文有死生之说，故此云存亡之难。所以韩非著书有《说林》《说难》也，其理亦颇亲切。

《难经》之作者

《难经》之作者，医界中几尽知为渤海秦越人撰。但考隋以上附之于黄帝，唐而降始属之秦越人。《隋·经籍志》云:《黄帝八十一难》二卷，盖原于《帝王世纪》之说也。其称越人者，或本于杨玄操。张守节作《史记正义》，于《扁鹊传》首，引杨玄操《难经》序。玄操，开元以前人。则属之越人者，或创于彼。彼序曰:《黄帝八十一难经》者，斯乃渤海秦越人所作也。越人受长桑君之秘术，遂洞明医道，至能视徹脏腑，刳肠剔心。以其与轩辕时扁鹊相类，乃号之为扁鹊。按黄帝有《内经》二帙，帙各有九卷。而其义幽颐，殆难穷觅，越人乃采摘英华，抄撮精要，二部经内，凡八十一章，勒成卷轴。既弘畅圣言，故首称黄帝云。王勃序则谓秦越人始定章句。其言迁怪可疑，姑录如下。序曰:《黄帝八十一难经》，是医经之秘录也。昔者岐伯以授黄帝，黄帝历九师以授伊尹，伊尹以授汤，汤历六师以授太公，太公授文王，文王历九师以授医和，医和历六师以授秦越人，秦越人始定章句，历九师以授华佗，华佗历六师以授黄公，黄公以授曹夫子。夫子讳元字真道，自云京兆人也。丁德用《补注》题则谓:《难经》历代传之一人，至魏华佗乃烬其文于狱下。于晋宋之间，虽有仲景叔和之书，然各示其文而滥觞其说。及吴太医令吕广重编此经，而文义差迭。据此则《难经》为烬余之文，其编次复重经吕广之手。但按《名医图》有吕博无吕广。疑博即广也。《隋志》云：梁有《黄帝众难经》一卷，吕博望注。亡。《太平御览》载《玉匮针经》序云：吕博，少以医术知名，善诊脉论疾，多所著述。吴赤乌二年为太医令，撰《玉匮针经》及注《八十一难》，大行于世。疑吕博望即吕博也，魏张揖作《广雅》，隋曹宪为之音解，避炀帝讳，更名《博雅》。以此推之，其人本名广，其作博者，盖系于隋人所易，岂甘氏《名医图》偶不及改之乎？总之，《八十一难》之目，见于仲景自序，而叔和《脉经》士安《甲乙经》往往引其文，则汉人所撰，要之不失为古医经。若必欲归之越人，不能无怀疑耳。

《难经》之真伪

《难经》之作者，既在怀疑之列，则此书真伪，常然不能下准确之断语。徐大椿所谓云秦越人著者，始见于《新唐书·艺文志》，盖不可定。然实两汉以前书也。尝考《素问》，其方雅奥，其理亦精。虽有汉人所补缀，其实多周秦古书之文。若《灵枢》则朱子称为浅易，较之《素问》殆为雁行。而《八十一难》，则又其亚也。何者？详玩其文，语气稍弱，全类东京，而所记亦多与东京诸书相出入者。若元气之称，始见于董仲舒《春秋繁露》，扬雄解嘲。而至东汉，比比称之。男生于寅，女生于申，《说文》“包”字注，高诱《淮南子》注，《离骚》章句，俱载其说。木所以沉，金所以浮，出于《白虎通》。金生于巳，水生于申。泻南方火，补北方水之类，并是五行纬说家之言。

而《灵》《素》中未有道及者，特见于此经，其决非出西京人手，可以见矣。且此经诊脉之法，分以三部，其事约易明，自张仲景、王叔和辈取用之。乃在医家为不磨之矜式。然征之《素》《灵》。业已不同。稽之仓公诊籍，亦复不合，则或以古法隐奥，不遽易辨识，故至东汉，罕传其术。于是名师据《素问》有三部九候之称，仿而演之，以作此一家言欤。姚际恒《伪书考》:《伤寒论》序云：撰用《素问》《九卷》《八十一难》者，即指《素问》九卷而言也。六朝人又为此书，绝可笑。犹此以观，《难经》一书，大半可信为后人伪造而托名于扁鹊。司马迁曰：天下至今言脉者，由扁鹊。盖譬之托名于黄帝以言其神也。而此书之作者，盖益觉渺茫不可信。

《难经》之分类

《难经》分类，昉于杨氏，凡十三类。一难至二十四难为经脉证候；二十五六难为经络大数；二十七至二十九难为奇经八脉；三十、三十一难为营卫三焦；三十二至三十七难为脏腑配像；三十八至四十七难为脏腑度数；四十八至五十二难为虚实邪正；五十三、四难为脏腑传病；五十五、六难为脏腑积聚；五十七至六十难为五泄伤寒；六十一难为神圣工巧；六十二至六十八难为脏腑井俞；六十九至八十一难为用针补泻。

吴文正嫌其未当，厘而正之。其篇凡六：一至二十二论脉；二十三至二十九论经络；三十至四十七论脏腑；四十八至六十一论病；六十二至六十八论穴道；六十九至八十一，论针法。见赠医士章伯明序《本义汇考》，与此约略相类，而实不及吴氏甄别之精。吾友锡山丁仲祐氏，则谓一难至二十一难皆言脉；二十二难至二十九难论经络流注，始终长短度数，奇经之行及病之吉凶。其间有云脉者，非谓尺寸之脉，乃经隧之脉也。三十难至四十三难言营卫三焦，脏腑肠胃之详。四十四、五难言七冲门乃人身资生之用。八会为热病在内之气穴。四十六、七难言老幼寐寤以明气血之盛衰，人面耐寒杂病之别，而继之以望闻问切，医之能事毕矣。六十二难至八十一难，言藏荥俞用针补泻之法。又全体之学所不可无者，此盖本以类相从终始之意。因此书固有类例，然但当如大学朱子分章，以见记者之意则可，不当以已之立类，统经之篇章也。至余撰《难经学》一书，分生理解剖诊察疾病治疗五篇，则便学者清眉目，计当别论。

《难经》之发明

《难经》之学说之思想，虽未敢充分信仰，而其发明之处，自有足述。窍以为最有价值之处，当为二难之定关部。《内经》以中附上为关，而对于尺部，无相当之指点。王叔和以高骨定为关。而何以必在高骨处，未能阐发。独《难经》以分寸为尺，分尺为寸语，将关部切实指出。盖尺泽至鱼际共一尺九分，当尺泽穴起量得一尺，鱼际穴起，量得一寸，得一相交焉点而关部以定，后人以为只指分尺寸而不知其在定关部，乃《难经》独得之秘。良足辅翼经文者也。次为四十五之述八会。八会者，府会太会，脏会季胁，筋会阳陵泉，髓会绝骨，血为膈俞，骨会大杼，脉会太渊，气会三焦外一筋直两乳内。于《内经》无所见，而其义确有所据。

次为四十九难之分析五邪所伤，以一经为主病而以各证验其所从来，不特五脏互受五邪，凿然可晓。凡百病现证，皆可类测。此义一开，而诊脉辨证一法，至精至密，殊足继先圣而开求学。次若五十五难之剖晰“积聚”二字。七十三难之分析一经为子母等，均精确多发明。于此知一书之中，必有足采之处，亦必有可议之点。含英咀华，是在学者，惟设鸟瞰以观，不免大疵小醇。苏东坡《楞严经跋》云：医之有《难经》，字字有理，句句皆法。后此达者，神而明之。如盘走珠，如珠走盘，无不可者。未免推崇失实矣。

秦伯未《难经之研究》

36. 米锡礼说

《难经》者，何为而作也？秦越人阐发《灵》《素》之微言奥旨，辨论疑难而作也。盖自吾华医学道统之传有自来矣，而其书见于历代史典，以及经籍、艺文各志。授受渊源，详于《文苑英华》王勃序中。是书为医家之宝典，《灵》《素》之阶梯。吾人业斯学者，欲启《灵》《素》之蕴，必先明斯经之旨，方能深造精诣，而登于堂奥。圭斋欧阳公曰：切脉于手之寸口，其法自秦越人始，盖为医者之祖也。惟其书文简意奥，非注莫明。自吴·吕广迄今，注者五十余家。皆据通行本，多不免承讹袭谬，曲解失真。

吾师长安黄竹斋夫子，于十年前往鄞访求仲景遗书，并得桂林罗哲初秘本《难经》，较诸通行本，条理区别，甚为的当。喜其数千年之讹谬有所订正，越人之活人书得以重光。遂为之序刊，以大其传。于著成《周易会通》《老子道德经会通》《针灸治疗会通》《本草考证》等书，脱稿之余，复取此秘本《难经》，为之注释，详稽而博考，授古以证今，独抒心得之秘，阐发是经之蕴，谬误疑义无不尽晰。诚医林之鸿宝，当代之杰作也。又以越人道衍农黄，仁被万世，不能不考索事迹而彰诸天下，遂纂辑《秦越人事迹考》《难经注家考》，附于卷尾，以集是书之全。其先生用意精微，古往今来注此经者未能有若是之备，可谓集《难经》之大成者矣。此稿于立春日着手，至春分晧成，命曰《难经会通》

米锡礼《难经会通》跋

37. 吴考槃说

《难经》名称;《八十一难》之名，始见于张仲景《伤寒论》序。梁阮孝绪《七录》有《黄帝众难经》之目，众，即“八十一”之谓。名曰“难”者，一般看法，大都认为作解释《内经》疑难之义。如杨玄操《集注难经序》：黄帝有《内经》二帙，帙各九卷，而其义幽颐，殆难究览。越人乃采摘英华，抄撮精要，二部经内凡八十一章，勒成卷轴，伸演其旨，探微索隐，传示后昆，分为八十一难。以其理趣深远，非卒易了故也。既弘畅圣言，故首称黄帝。又有解作“难以理解”者，如黎泰辰《虞庶难经注》序谓世传《八十一难经》，谓之“难”者，得非以人之五脏六腑隐于内，为邪所干，不可测知，唯以脉理，究其仿佛耶。若脉有十二菽者，又有蔼蔼如车盖而若循鸡羽者，复考内外之证以校之，不其难乎？更有引《史记·黄帝本纪》索隐:“难”，犹“说”也，如韩非著书有《说林》《说难》者，亦可资考。

《难经》作者:《隋书·经籍志》载《黄帝八十一难》二卷，不著撰人姓氏，王勃《难经序》谓:《黄帝八十一难经》，是医经之秘录也……秦越人始定章句。《旧唐书·经籍志》载《黄帝八十一难经》一卷，秦越人撰。宋陈振孙《书录解题》云:《隋志》始有《难经》，《唐志》遂题云秦越人，皆不可考。清代徐大椿《难经经释》序说，旧题秦越人撰，盖不可定。实两汉以前书。钱熙祚《脉经跋》又引《扁鹊脉法》并不见于《难经》，而书中引《难经》之文，亦不称扁鹊曰。可见《难经》不知何人所作，《唐志》属之秦越人者，妄也。然则《难经》作者姓氏，现已无有确实可靠依据。要之《八十一难》之名，见于《伤寒论》序，《脉经》又引其文，不失为古医经之一种，若必欲归之秦越人，是无多大说服力。

《难经》沿革：杨玄操序云：文句舛错，事绪参差，后人传览，良难领会。今辄条贯编次，使类例相从，凡为一十三篇，仍旧八十一首。丁德用《补注》题云：吴太医令吕广重编此经，而文义差迭。据此，则《难经》经过吕、杨作注，编第序次，已非原来面貌，所以冯玠《难经注》有谓十二难合入用针补泻之类，当在六十难之后，以类相从说法。而丁锦《阐注》移次七十七难，滕万卿《古义》又易列八十一难也。

《难经》学说：和《素问》师承有别，故其理解方法，亦有不同。如以论脉言，《素问》以厌厌聂聂，如落榆荚为肺平，而《难经》则作肝平。《素问》以实而盈数，如鸡举足为脾病，而《难经》则作心病。《素问》以喘喘连属，其中微曲为心病，而《难经》则作肾病。《素问》说气口独为五脏主，气口太阴也。而《难经》则说寸口者，脉之大会。《素问》以头、手、足为三部，部各有三候。而《难经》则说三部者，寸关尺也，九候者，浮中沉也。《素问》说，冲脉者，起于气街，并少阴之经。而《难经》则说冲脉者，起于气冲，并足阳明之经。以论证言，《素问》说邪入于阳则狂，搏阳则为癫疾。而《难经》则说重阳者狂，重阴者巅。《素问》说，热病者，皆伤寒之类也。凡病伤寒而成温者，先夏至日者为病湿，后夏至日者为病暑。而《难经》则说伤寒有五，有中风，有伤寒，有湿温，有热病，有温病，其所苦各不同。所谓言虽有异，理各有当。是故后人《素》《难》并称。

《难经》发明：举其要者而言，如独取寸口，分寸为尺，分尺为寸，以定关部。一脉十变，是刚柔之异。上损及下，下损及上，为骨痿不能起于床，皮聚而毛落之先后不同。积聚之脉不结伏，痼疾之脉不浮结，为脉不应病，病不应脉。心主与三焦为表里，俱有名而无形。阴阳维跷之苦心痛，苦寒热。阳缓而阴急，阴缓而阳急。七冲门，八会之所名所在。五邪所伤，以各经主病验其所来。积聚之根本不同。东实西虚之泻南补北。均言之成理，持之有故。虽其书尚有可议之点，亦属瑕难掩瑜的。

《难经》学者:《难经》传世以来，吴有吕广注，唐有杨玄操《集注》，宋有丁德用《补注》，杨康侯《注解》，侯自然、高承德《疏》，庞安时《解义》，宋庭臣《注释》，周与权《辨证》，王宗正《注义》，虞庶、谢复古、冯玠《注》，李駉《句解》。金有纪天锡《集注》，张洁古《药注》。元有袁坤厚《本旨》，谢缙孙《说》，陈廷芝《辨疑》，滑伯仁《本义》。明有吕复《附说》，熊宗立《俗解》，虞天民《注》，张世贤《图注》，马莳《正义》，姚濬《考误》，徐述《补注》，王文洁《评林》，张景皋《直解》，黄渊《笺释》。清有徐大椿《经解》，丁锦《阐注》，唐千顷《注疏》黄元御《悬解》。日医有玄医《疏》，滕万卿《古义》，丹波元胤《疏证》等。或择焉不精，或语焉不详，或随文作解，或牵强附会。求有特殊阐发者，不太多见。

《难经正义》，杨州叶霖著。叶氏医林物望，名满遐迩。是书寻其旨趣，探颐索隐，辨论精切，考证详审。如浮象火上炎，沉象水润下，三菽之通称三部，至骨之微举其指等，均能发前人之所未发，明前人之所未明，确是《难经》注疏之有数善本。且其所诠脏腑部分，杂采西说引证，为近今中西结合之先河，更属医学家必读之要书。爰为校正脱误，补加注音，以广其传。

吴考槃《难经正义》校后记

38. 郭霭春说

《难经》一书的作者，有的认为是秦越人所作，有的认为是六朝人的伪托，也有的认为是先秦名医所作，未必出于一人之手。可说是众说纷纭，莫衷一是了。我们认为考订古书真伪和成书年代，不能仅摭拾片语孤证，就定为如何，而应该认真地从其书内容的核心问题加以探索，似乎才能够得到比较正确的结论。《难经》一书，主要是创造性地提出“寸口者，脉之大会，手太阴之动脉”这一论点，因而创立了“独取寸口，以决五脏六腑死生吉凶”的诊法。这与《内经》的脉法是不相合的。但是，从《难经》之说一出，而《素问》三部九候的诊法，就在实际中失去它的作用。而历代的脉书就都沿着寸口动脉的说法，“分寸为尺，分尺为寸”确定以寸关尺为三部，以浮中沉为九候，直到现在未改。这对于中医诊断学来说是多么大的影响，而仍有人说“《难经》是不通之怪书”，那就未免太武断了。

俞嘉锡说得好：“《难经》《素问》《灵枢》，同为张仲景撰《伤寒论》时所采用，其为医家古书了无疑义。不始于吕广作注，更不始见于《隋志》也。《史记·仓公传》所谓《黄帝扁鹊脉书》，疑即指《难经》言之。”

紬绎俞说，核之《仓公传》所载的二十六个病例，其中有二十个病例都是切脉诊，可见仓公诊籍就是“独取寸口，以取五脏六腑死生吉凶之法”的具体实例。那么仓公诊籍和《难经》的特点既然如此相和，则仓公之学，就是《难经》的传人。在事实上来看，也是有可能的。根据这样的特点，初点判定《难经》的成书时代，可能在西汉以前。这样说，不会是什么支离之谈吧！

《难经》何以有不同的书名，在隋·杨上善《太素》注引《难经》作《八十一难》，而萧吉《五行大义》，唐·李善《文选·七发》注引《难经》，同作《八十一问》。因此有人怀疑现存的《难经》和《八十一难》，是否为相同之书呢？早在明代，陈懿德就说：“始皇焚书之时，《八十一难》安知有全册乎？譬如《尚书》藏壁，尚有古今之殊，而此《难经》出于人间世者与古异矣。”其实《难经》一书二名，在其他古籍不无先例，似乎可以不论。至于它的古文今文之分，主要在于文字相传。清代孙鼎宜说：“今文之注始吴吕广，古文出自王叔和。”他的说法，一向未被人们所重视，因之久置而不论了。

值得注意的是，现存的《难经》中文字篇次，已经遭到改动了。举证说吧，如唐代杨玄操，他就曾改动过《难经》。他在《难经》序里说过“(《难经》) 非唯文句舛错，抑亦事绪差参”，因此他就另行“条贯编次，使事例相从，凡为一十三篇，仍旧八十一首。”像杨氏这种对《难经》编注的作法，是和王冰次注《素问》迁移篇次的作法，是一模一样的。至于他删改了哪些文句，文献无征，那就很难举出了。由此来说，现存的《难经》，已不是《难经》的原貌，大致是不会错的。

《难经》一书，有人认为它伸演《素问》《灵枢》的旨趣，而赞以“采摘英华，妙撮精要”的美语。从《七难》起，引“经言”者，全书凡三十五见，其中亦有称“经言”，而《素问》《灵枢》无其义的。滑寿、姚振宗就以为今本《内经》有脱简错误。其实也未必然。因为所谓“经言”，不一定都是出自《素》《灵》。前古医书，如《上经》《下经》等早亡佚了。《难经》所引“经言”，安知不出自亡佚的古医经呢？如必以“经言”就是《素》《灵》之言，试问《素问·离合真邪论》《调经论》《解精微论》等篇所引的“经言”，又是出自哪里呢？要知道《难经》有本之《素》《灵》者，亦有显然与《素》《灵》异帜者，间亦有补《素》《灵》之未备者。这样说，好像是比较允当的。

在《通考》卷四十二云：“宋时医学方脉，以《素问》《难经》《脉经》为大经。”这就是说，《难经》是久已被人重视了。我们现在学习它，究应钻研哪些主要内容呢？滑寿说：“其间荣卫度数，尺寸部位，阴阳王相，脏腑内外，脉法病能与经络流注，针刺俞穴，莫不该备。”以上这些，当然需要研究。但更简要的，似为《二十二难》之气血分属；《二十五难》之心主三焦，有名无形；《三十六难》《三十九难》之左肾右命；《五十八难》之伤寒有五；《六十四难》之井荥俞经合，别以阴阳五行；《七十五难》之东实西虚，泻南补北；《八十一难》之肝实肺虚。这些理论，都是《难经》所独创，而为《内经》之所未及，尤其应当先加研习的。

至若清代熊叔陵发挥越人之说，“论命门以受生授生分别左右，以经脉行度先左后右，奇经即奇邪血络，相火即心主肾间，动气即卫气，足厥阴上巅乃所交督脉，三焦乃行经化液之气。”（见汪廷珍《实事求是斋遗稿·卷二〈难经辑注〉序》）其说新异，有益启发人的思考，所惜熊书已不得见，未免令人遗憾。

古今笺释《难经》的不下数十家，若吕广、杨玄操、虞庶、丁德用之说，在王九思《集注》里可能存其梗概（其中引吕注一百六十七条，引杨注一百八十五条，引虞注二百九十一条，引丁注二百四十七条。引虞注二百九十一条，引丁注二百四十七条。杨玄操与杨康侯之说混，康侯仅存两条）。若周仲立、王诚叔、冯玠、袁淳甫、谢坚白、陈廷芝之说，在滑氏《本义》里，似仅录其一二。后若熊宗立、张世贤、王文洁则了无新义。莫熺、叶霖只能依附旧说。惟有徐大椿、张寿颐阐发真义，令人钦服。

郭霭春《八十一难经集解·序例》

39. 凌耀星说

《难经》的成书年代与作者

《难经》即《黄帝八十一难经》，亦称《八十一难》。书名冠以“黄帝”，乃是托名，此与《黄帝内经》《神农本草经》等，如出一辙。《八十一难》书名最早见于东汉张仲景《伤寒杂病论》自序。《隋书·经籍志》载有《黄帝八十一难》二卷，但未署撰者姓名。历代对《难经》的成书年代与作者，意见不一，至今没有确切统一的结论。兹将几种不同说法和主要论据，以及我们的见解，扼要简述如下。

一、战国时秦越人所撰

首提此说者为唐杨玄操《难经集注·序》，该文云：“《黄帝八十一难经》者，斯乃渤海秦越人之所作也。”《旧唐书·经籍志》亦载“《黄帝八十一难经》二卷，秦越人撰。”唐以后历代医家，大多宗此说。如李駉、滑寿、吕复、徐大椿，近人陈邦贤、黄维三等。

关于秦越人，《史记·扁鹊仓公列传》有云：“扁鹊者，勃海郑人也，姓秦氏，名越人。”（一说扁鹊秦越人为庐人。如《战国策·秦策》高诱注：“扁鹊，庐人，姓秦名越人”）又说：“至今言脉者由扁鹊也。”

《难经》一书，既精于论脉，与《史记》所述，正相吻合。因此尽管《史记》没有扁鹊秦越人撰著《难经》的记载，但学者们仍称《难经》为扁鹊书。如滑寿提出：“《隋书·经籍志》《唐书·艺文志》俱有秦越人《黄帝八十一难经》二卷之目，又唐诸王侍读张守节作《史记正义》，于《扁鹊仓公传》，则全引《难经》文以释其义。传后全载四十二难与第一难、三十七难全文，由此则知古传以为秦越人所作者不诬也。”（《难经本义》《难经汇考》）余嘉锡认为《史记》中的所谓黄帝扁鹊脉书，疑即指《难经》言之（《四库提要辨证》）。胡应麟提出：考班志扁鹊有《内经》九卷，《外经》十二卷，或即今《难经》也（《医籍考·医经七》转引）。据此，确认《难经》的作者即公元前3世纪左右，战国时代号称“扁鹊”的名医秦越人。亦有学者认为《汉书·艺文志》中所记的《扁鹊内经》九卷，《扁鹊外经》十二卷，可能和《难经》有一定传承关系。他从本书内容和有关资料分析，估计本书是战国时人辑越人的佚文而成（《经典医籍版本考·难经》）。

近代不少学者对成书于战国之说表示异议。如日本丹波元胤说：“谓之扁鹊所作，唐而上无说，实为可疑矣。”他们所据的理由是：（1）《史记·扁鹊仓公列传》中没有扁鹊秦越人撰写《难经》的史实。《汉书·艺文志》有《扁鹊内经》《扁鹊外经》的记载，没有提到《难经》。（2）魏王叔和《脉经》中有不少《难经》文，但都没有标明这些话是扁鹊所云。而《难经》所引扁鹊之言，有的却又不见于今本《难经》。据此，对成书于战国时期扁鹊秦越人所撰之说，多数学者持怀疑或否定的意见。

二、成书于汉代说

成书于汉代有两种意见。其一是成书于西汉。如何爱华氏认为《难经》为西汉时代以淳于意为代表的一派医家所著（《人民保健》1960年第3期）。郭霭春氏初步判定《难经》成书年代可能在西汉以前（《难经集解·序例》）。其二是成书于东汉。如日本丹波元胤认为“其决非西京之文”（见《医籍考·医经七》）。多数学者宗此说，如《四库全书总目·难经本义提要》提出“其文当出三国前”。贾得道云：“近人考定本书为东汉人所作是可信的。”（《中国医学史略·难经》）。李今庸氏认为《难经》成书年代，下限很大可能就在公元106年，即后汉殇帝延平左右（《读古医书随笔·难经成书年代考》）。

以上两说都是在否定战国说，及肯定后汉张仲景《伤寒杂病论·序》中有撰用《素问》《九卷》《八十一难》……的基础上提出来的。他们所据的理由尚有：

1.《史记》虽未提及《难经》，而其所载淳于意二十六例诊籍中有二十例采用切脉诊法，有十例征引《脉法》的文字。而从《素问》王冰注及《新校正》所引《脉法》和《扁鹊阴阳脉法》的内容，有五条见于今本《难经》第七难和第十四难。

2. 仲景曾说“观今之医……按寸不及尺，握手不及足，人迎趺阳三部不参”，可见当时已盛行独取寸口的切脉法。而独取寸口则首创于《难经》。

3. 首注《难经》吕广是汉末三国孙吴太医令。在唐人所写吕广著《玉匮针经》序中有云“吕博，吴赤乌二年为太医令，撰《玉匮针经》及注《八十一难》，大行于世”。这位吕博与《隋书·经籍志》引梁阮孝绪《七录》中《黄帝众难经》一卷，吕博望注，亡”的吕博望是同一人，亦即吕广。因避隋炀帝名讳，改“广”为“博”。

4. 脉学专书《脉经》并非完全出于王叔和的自著，而实为王氏兼采各家之说，汇集而成。其中也包括扁鹊《难经》。在魏晋以前的医籍中，《脉经》与《难经》相同的内容最多，可证。

皇甫谧《甲乙经》中亦有多处征引《难经》原文。《太平御览》引皇甫谧《帝王世纪》有“黄帝命雷公、岐伯论经脉，旁通问难八十一，为《难经》”的记载。《甲乙经》卷三第十九校引吕广撰《募输经》云：“太仓在脐下三寸，非也”之文。

王叔和和皇甫谧是魏晋时人，他们都看到过吕广的书。吕广既为三国时人，则其所注的《难经》当至少在汉代。

《难经》中有不少的内容亦见于汉代诸书。如“原（元）气”一词见于西汉董仲舒《春秋繁露》，“肝得水而沉，肺得水而浮”及“三焦者，水谷之道路，气之所终始”等见于东汉班固的《白虎通义》。“金生于巳，水生于申”见于西汉刘安的《淮南子》。“男子生寅，女子生于申”见于东汉许慎的《说文》“包”字注。“蚑行喘息，蜎飞蠕动”见于多种汉代书籍中。根据以上种种，持西汉说者，认为这些内容来自《难经》，主东汉说者，认为《难经》摘自以上诸书。

三、六朝人所撰

首提此说者为清姚际恒《古今伪书考》。恽铁樵、廖平、范行准等亦宗此说，并加考证。持此说者有的认为古医经的《八十一难》已失传，今本《难经》为后人伪撰（日人山田宗俊《伤寒论集成》，见《皇汉医学丛书》）。有的认为吕博望注《众难经》和皇甫谧《帝王世纪》所提《难经》均非现行本《难经》（万方《难经著作年代考》，见湘潭师专《自然科学学报》1984年第1期）他们针对以上成书于汉代说的某些论据进行辨驳。其所据的主要理由如下：

1.《难经》一书《史记》《汉书·艺文志》均未载，说明司马迁、班固都没有见到此书。直至

《隋·经籍志》才开始著录。

2. 吕广不是3世纪三国孙吴人，乃六世纪隋代吴地人。对此范行准氏引北宋党永年《神秘名医录·残议难经》卷上“公尝谓虞（疑为‘盧’字）国有名师越人……述曰八十一残经也。传于隋，则有吴吕广辄为解注，广患润释难备，始为之《难经》也。”（《黄帝众难经注、玉匮针经作者吕广的年代问题》，上海中医药杂志1957年10月）。

3.《隋书·经籍志》引梁《七录》吕博望所注《众难经》在梁时早已亡佚。当时不必避炀帝名讳。所以吕博望并非吕广。

4. 对《伤寒杂病论》原序是否为仲景所作，提出疑问。早在元代吴澄指称《伤寒论》与原序文气不合（见《活人书辨序》）。此后日人中西惟忠也说自序“究其文意，脉理不属”（《伤寒论研究》）。而山田宗俊《伤寒论集成》和川越衡山《伤寒脉证式》（三书均见《皇汉医学丛书》）均认为是后人的伪撰，非是仲景之旧）。

此外也有对仲景原序中所撰用的八十一难提出不同意见。清代张志聪认为是指《灵枢》而言（《医籍考》卷二十四转引）。姚际恒认为是指《素问》八十一篇（《古今伪书考》）。日人中西惟忠指出，在仲景书中，看不到《难经》的影响。

据此认为张仲景并没有以《难经》作为古训。

5.《脉经》中与《难经》相同的文字，大多引自《素问》等古医经。其不见于《内经》等书的内容，经对照比较，则《脉经》论述较详，且自成系统。《难经》则多较简略，应是《难经》摘自《脉经》。

6. 在《脉经》中，虽以寸口脉分寸关尺，但对九候的概念仍承《素问》的全身上中下三个部位。王叔和编撰《脉经》乃集前人脉学大成。而《难经》的寸关尺，浮中沉三部九候却没有被吸引进去，说明王叔和没有见到过《难经》，则《难经》成书，当在《脉经》之后。

7. 根据《甲乙经》自序，说明该书主要是取自《素问》《针经》《明堂孔穴针灸治要》三部同归，没有提到《难经》。因此《甲乙经》卷二第七及卷八中，题为“《难经》曰”“《八十一难》曰”的文字，都是隋唐以后所补入并非皇甫谧所征引。

四、唐以后成书

此说由黄云眉《古今伪书考补正》提出。他说：“《素问》托于唐以前，故张守节《史记正义》得引之，《灵枢》托于王冰，守节当不及引。《难经》又在冰后，则更不得引矣。”

以上唐以后成书说，附和者甚少。《难经》书名既在《隋书·经籍志》中已见著录，则此说殊难成立。其他诸说，论证已见，驳斥异己，所举多属旁证。确定古籍成书年代，旁证果有意义，若能列举更多内证，将更有说服力。除上述汉代说第5项关于“元气”“蚑行喘息、蜎飞蠕动……”等词句亦见于汉代典籍外，我们着重从本书中搜寻内证，论证如下：

1. 汉代说与六朝说争论之焦点是《伤寒杂病论》自序之真伪，与仲景是否以《八十一难》为古训。从以下资料，我们观点是肯定的：

（1）寸关尺、浮中沉三部九候诊脉法首创于《难经》，已是众所公认之事实。而这种脉法在仲景书中确定得到广泛应用。如“心下痞，按之濡，其脉关上浮者……”（《伤寒论》第154条）、“太阳病，寸缓、关浮、尺弱……”（《伤寒论》第244条）、“下利，寸脉反浮数，尺中自涩者，必圊脓血。”（《伤寒论》第363条）、“寸脉沉大而滑”（《金匮要略》第一）、“小青龙汤下已，多唾口燥，寸脉沉，尺脉数……”（《金匮要略》第十二）、“尺脉浮为伤肾”（《金匮要略》第十五）、“尺脉浮，目睛晕黄，衄未止”（《金匮要略》第十六）。这些脉法当受自《八十一难》。

（2）《金匮要略》第一有云："病人脉浮者在前，其病在表；浮者在后，其病在里。"《伤寒论》第十二条云："太阳中风，阳浮而阴弱"，诸家注释"在前""在后""阳""阴"多指寸部与尺部。《难经·三难》有"关之前者，阳之动也""关之后者，阴之动也"。以前后阴阳分尺寸之说既不见于《内经》，显然来自《难经》。

（3）第五十八难云："伤寒有五，有中风，有伤寒，有湿温，有热病，有温病，其所苦不同"，启示后学，"伤寒"有广义、狭义之分。广义伤寒，作为外感热病之总称，仲景《伤寒论》主要论述各种外感热病。题其书名为"伤寒论"，其概念是完全相同的。在《伤寒论》开首，仲景就提出"中风""伤寒""温病"等具体病名。此外，阳明病谵语、潮热之承气汤证及表里俱热、大汗大烦渴、脉洪大的白虎汤证当属于"热病"。湿家之为病一身尽疼发热，身色如熏黄，和伤寒身热发黄的茵陈蒿汤证及栀子柏皮汤证等，则属于湿温范畴。《难经》的五种伤寒，都体现在张仲景对具体疾病的辨证论治之中。

（4）《金匮要略·脏腑经络先后病脉证第一》："问曰：上工治未病何也？师曰：夫治未病者，见肝之病，知肝传脾，当先实脾。四季脾王不受邪，即勿补之。中工不晓相传，见肝之病，不解实脾，惟治肝也。"以上内容与《难经·七十七难》基本相同。该文曰："经言：上工治未病，中工治已病，何谓也？然，所谓治未病者，见肝之病，则知肝当传之于脾，故先实其脾气，无令得受肝之邪，故曰治未病焉。中工者，见肝之病，不晓相传，但一心治肝，故曰治已病也。"至于"四季脾王不受邪"之理论，则见于《难经·五十六难》，以上内容均不见于《内经》。

（5）《金匮要略》第六有"外证身体不仁，如风痹状"句。考《内经》一百六十三篇原文中，仅《至真要大论》提及"证有中外"，其余所有篇中凡论病时，都只有"病能""病状""病形"等词，找不到"证""病证"的名词。众所周知，《至真要大论》等七篇大论，乃唐代王冰在次注《素问》时，才将他所发现的师氏旧藏之卷补入的。而在《难经·十六难》中，恰有"是其病有内外证"，并详细论述了五脏病"内证"与"外证"的种种表现。可见仲景"外证"一词，很可能承自《难经》。

（6）《金匮》第一篇"血气入脏即死，入腑即愈""脉脱入脏即死，入腑即愈"与第十二篇"积者脏病也，终不移；聚者腑病也，发作有时，展转痛移，为可治"等关于脏病与腑病的预后和积与聚的鉴别诊断之论述，与五十二难、五十四难、五十五难所述内容和观点，是完全一致的，而亦不见于《内经》。

根据以上资料，可以论证张仲景撰写《伤寒杂病论》时，确曾接受和运用了《难经》的理论作为古训，仲景的自序是可信的。

2.《脉经》的撰述，选录了《难经》的内容。王叔和撰写的这部脉学专书，谓集后汉以前脉学之大成，而《难经》一书又是偏重于论脉。如果王叔和见到《难经》，必然会接受其有关脉学的理论并加以运用。现将两书内容逐一对照，列表于下（凡两书内容虽同，而系明显出自《素问》《灵枢》者，概不列入）：

3.此表可见如下两点：

（1）根据表内数字统计，两书内容相同者，约二千七百余字，占《难经》全书的五分之一强。而其中脉学部分共十二难，约一千九百字，占《难经》全部脉学内容的近半数。

脉经		难经			两书比较
卷次	篇次	难次	字数	内容	
卷一	第四	一难全	136	脉学	相同或基本相同
		二难全	79		
		三难全	135		
	第六	五难全	83		
	第八	九难全	43		
	第九	四难全	291		
		六难全	60		
	第十一	二十难全	105		
卷四	第一	十四难全	66		
		八难全	101		
	第五	十四难全	584		
卷五	第五	十七难全	163		
卷二	第四	二十七难全	134	经脉	
		二十九难全	127		
卷一	第十	四十八难全	105	疾病	
卷五	第二	七难全	155	脉	稍有出入
卷二	第四	二十八难全	172	经脉	
卷六	第一、三、五、七、九	五十六难全	457	疾病	《脉经》分散在五篇中

（2）《脉经》中的这部分文字，在编写体例方面，与《难经》的独特风格，竟毫无两样，即先列问句，后接答词，并以“然”字冠于答词之首。

以上内证，充分说明王叔和编写《脉经》时，确实如他在序文中所说的“撰集岐伯以来，逮于华佗，经纶要诀……其王、阮、傅、戴、吴、葛、吕、张，所传异同，咸悉载录”。除了《素问》《灵枢》《伤寒杂病论》等古医经外，他对《难经》脉学的论述，显然颇为重视，而大量录用。其中所提“吕”氏，应指首注《难经》的吕广而言。则叔和所据的《八十一难经》传本，自当为今已亡佚的吕广注本无疑。

此外，我们从原文中的避讳字也能找到一些佐证。如十五难“春脉弦……益实而滑，如循长竿，曰肝病”“来而益数，如鸡举足，曰脾病”。文中两个“盈”字，《难经》均作“益”，很可能是避汉惠帝刘盈的庙讳。又如《金匮要略》用“淋”不用“癃”，《难经》用“癃”而不用“淋”，没有避汉殇帝刘隆讳（《读古医书随笔·难经成书年代考》）。从《难经》避惠帝讳，而不避殇帝讳视之，其成书年代，似可略见端倪。

根据以上内证及现有史料，对《难经》成书年代与作者，我们的见解是决不晚于汉代，是东汉以前医家辑秦越人佚文而成的。

凌耀星《难经校注》校注后记

40. 李今庸说

《难经》，又叫《八十一难》，也有叫它做《八十一问》的。它在中医学里，是起过一定作用的。

它除阐发了《黄帝内经》的某些医学理论外，还在“命门”“三焦”和“脉诊”等方面的理论创造上作出了自己的成绩。当然，它里面还掺杂有一些不切实际的东西。

《难经》一书，清代姚际恒把它收入在他的《伪书考》中。然姚氏之所以把《难经》列为伪书，主要是因为《难经》题为“战国秦越人撰”是没有根据的。这里且不说姚氏这种处理古代著作的方法是否正确，只从医学史的角度来对《难经》的成书年代加以探讨，这对于研究中医学的发展也许不是无益的。

我们在考察《难经》成书的真正时代的时候，如果企图在古代文献上找到直接的说明文字，恐怕是不实际的。事实上，就现在来说，这只能从《难经》和其他古代文献的关系上找到一些侧面材料去探讨《难经》成书的大致年代。

《难经》一书，未见于《汉书·艺文志》。《隋书·经籍志》载有“《黄帝八十一难》二卷”，然未著录撰者姓氏。至《旧唐书·经籍志》载“《黄帝八十一难经》一卷”，始题“秦越人撰”，随着《新唐书·艺文志》也记载“秦越人《黄帝八十一难经》二卷”。这就说明了《难经》之书，题为秦越人撰，乃唐、宋人所为，实非战国时代的秦越人所著。且秦越人号扁鹊，《史记·扁鹊仓公列传》载扁鹊对于越简子、虢太子、齐桓侯三疾之治，而无著《难经》之说。《脉经》《甲乙经》《千金要方》等书，载《难经》之文不言引自扁鹊，引扁鹊之语又不见于《难经》，故无怪乎清人姚际恒要称其为“伪书”了。

《难经》一书，不是战国时代的秦越人撰，已如上述。我从一些古代文献的考察中，似乎可以认为《难经》的成书时间，大约在“后汉”，下面就来说一下这个问题。

1. 杨玄操《难经集注序》说：“按黄帝有《内经》二帙，帙各九卷。而其义幽颐，殆难穷览，越人乃采摘英华，抄撮精要，二部经内凡八十一章，勒成卷轴，伸演其道，探微索隐，传示后昆，名为《八十一难经》。以其理趣深远，非卒易了故也。”这里杨玄操仍然把《难经》说成是秦越人撰是有谬误的，但说明了《难经》是阐发《内经》之难则是对的。滑寿《难经本义·自序》也说：“《难经》……盖本黄帝《素问》《灵枢》之旨，设为问答，以释疑义。”《难经》既然是阐发《内经》之难的，它的成书当然要晚于《内经》，而在《内经》之后了。考《内经》成书于战国后期，有些内容又是秦汉年间陆续补充的，这就规定了《难经》的成书时间不能早于战国后期，甚至不能早于秦汉时代。

2. 长沙马王堆汉墓出土的故佚书《经法·论》中说：“岐（蚑）行喙息，扇蜚（飞）耎（蠕）动”，《黄帝四经初探》一文说：“这两句美文，汉朝人是经常用的”（见《文物》1974 年第 10 期）。不错，在汉代人的著作里，每见到这“蚑行喙息，蜎飞蠕动”两句者，如陆贾的《新语·道基》说：“蚑行喘息蜎飞蠕动之类，水行陆生根著叶长之属，为宁其心而安其性……”刘安的《淮南子·原道训》说：“蚑行喙息，蠉飞蠕动，待而后生，莫之知德，待而后死，莫之能怨”，《淮南子·俶真训》说“蠉飞蠕动，蚑行哙息，可切循把握而有数量”，司马迁《史记·匈奴传》说“蚑行喙息蠕动之类，莫不就安利而辟危殆”，班固的《汉书·公孙弘传》说“蚑行喙息，咸得其宜”，王褒的《洞箫赋》说：“是以蟋蟀蚸蠖，蚑行喘息……”（见《文选·卷十七》）等等均是。然《难经·六十三难》也说：“诸蚑行喘息，蜎飞蠕动，当生之物，莫不以春而生”。据此，则《难经》的成书时间，当在汉代。

3.《难经·十六难》说：“是其病有内外证”，并接着详细论述了五脏的“内证”和“外证”。这里对疾病的外候，用了“证”字。考《黄帝内经》现存的一百六十篇中，除《素问》讨论“运气学说”的所谓“七篇大论”外，其余各篇对疾病的外候，则曰“病形”，曰“病能”，曰“病状”，曰“病之形能”，均未用“证”字。《史记·扁鹊仓公列传》也未用“证”字。只有《素问》中所谓“七篇大论”的《至真要大论》一篇提出了“气有高下，病有远近，证有中外，治有轻重”，才用了“证”字。从对疾病的外候用“形”“能”“状”等字转而用“证”字，似有一个时间过程，根据考证，《素问》中所谓“七篇大论”，为后汉时代的作品。《素问》中所谓“七篇大论”的《至真要大论》说：“证有中外”，《难经·十六难》说：“是其病有内外证”，二者思想一致，产生的时间自应相距不远。《素问》中所谓“七篇大论”为后汉时代作品，《难经》的成书年代亦当在后汉时代。

4.《难经·三十一难》说：“三焦者，水谷之道路，气之所终始也”，《白虎通·情性》说：“三焦者，包络府也，水谷之道路，气之所终始也”。二者言“三焦为水谷之道路，气之所终始”的文字相同而不见于《内经》，其是《难经》抄《白虎通》的，抑或是《白虎通》抄《难经》的，过去无人讨论过。考《白虎通》一书，为后汉班固撰，是班固根据后汉章帝建初四年即公元 79 年，诸儒在“白虎观”考定五经同异而奏的《白虎通德论》撰集的。而班固又撰《汉书·艺文志》。其《汉书·艺文志》未著录《难经》一书，表明班固没有看到过《难经》，从而表明《白虎通》的这段文字不是抄录《难经》的，而《难经》的这段文字却是抄录《白虎通》的，表明《难经》的成书晚于《白虎通》。因而这就告诉我们，《难经》成书的年代上限只能在公元 79 年的后汉章帝建初四年以后。

5.《伤寒论·伤寒杂病论集》说：“乃勤求古训，博采众方，撰用《素问》《九卷》《八十一难》《阴阳大论》《胎胪》《药录》并平脉辨证，为《伤寒杂病论》合十六卷”。这说明了张仲景在写《伤寒杂病论》的时候，《难经》就是他的一部重要参考书籍。据《张仲景生平问题的讨论》一文的考证，张仲景生于后汉桓帝和平元年，即公元 150 年左右，死于后汉献帝建安十六—二十四年，即公元 211—219 年之间，而《伤寒杂病论》之书约写成于后汉献帝建安十五年，即 210 年左右（见《新中医药》1953 年 8 月号）。因而这就告诉我们，《难经》成书年代的时间下限，只能在 210 年，即后汉献帝建安十五年以前。其实，根据《伤寒论》《金匮要略》用“淋”而不用“癃”，《难经》用“癃”而不同“淋”，没有避汉殇帝刘隆讳的情况，则《难经》成书的年代下限，很大可能就在 106 年，即后汉殇帝延平左右。

李今庸《〈八十一难经〉成书年代考》

41. 王树权说

在中医学伟大宝库中，医书典籍之繁，汗牛充栋。《难经》名《八十一难》，是一部阐述《黄帝内经》中有关脉学、经络、脏腑、腧穴、疾病、针法等问题的著作。在中医学宝库中，是最为珍贵的典籍之一。

《八十一难经》，相传为春秋时秦越人（扁鹊）所著，而在《史记·扁鹊传》和《汉书·艺文志》均无记载。再说，“秦越人”乃是众医家的偶托代表，并非某人。《八十一难经》在当时的历史情况下久经辗转，修改整理，不断充实，逐步完善，将成书托名“秦越人”传流后世。

《八十一难经》成书在《黄帝内经》之后，对《黄帝内经》的学术理论做了进一步充实和发挥。对脉法，经络流注，营卫三焦，荣腧经穴，用针补泻等方面的学术发展，起了积极的推动作用。例如“命门”这一名词，虽然最早见于《黄帝内经》，但与以后的命门学说完全无关。所以有关命门的记载，最早应该从《八十一难经》算起。在第八难中谈道：“诸十二经脉者，皆系生气之原。”并指出：“所谓生气之原者，谓十二经之根本也，谓肾间动气也。”第三十六难又讲：“左者为肾，右者为命门。命门者，谓精神之所舍，原气之所系也。”并讲了“男子以藏精，女子以系胞”的作用。

又在第三十九难中，强调了肾为万物之元的重要。这些引起了“命门即右肾”和“命门在两肾之间”的争论，虽然在临床方面没有什么实际意义，但这对后世把命门和相火的作用联系起来，强调命门主火的作用，有重要意义。命门学说促进了中医学理论的发展。《八十一难经》成书在《伤寒杂病论》之前。张仲景在《伤寒杂病论》序中提到了《八十一难》之名。

原书以质疑问难的形式对“八十一难”一一讲解（并非如《黄帝内经》有问有答，而是提出问题，即进行讲解）。《黄帝内经》开篇是，黄帝“问于天师曰”，黄帝向天师岐伯提出问题后，“岐伯对曰”，岐伯回答。是问答形式。《八十一难经》是，说出假设的问题，直接解释。全书五卷十三篇，共八十一难。一至二十二难论脉，二十三至二十九难论经络，三十至四十七难论脏腑，四十八至六十一难论病，六十二至六十八难论穴道，六十九至八十一难论针法。凡人体内脏的作用，虚实邪正的变化，以及诊脉治病的方法，都有论述。而两手寸口诊脉，也是《难经》的创作，至今仍旧沿用。

《八十一难经》问世以来，历代医家纷纷注解、校勘，诸家各抒己见。今余学习众医学，提出自己的拙见。由于水平所限，虽尽全力，谬误难免。批评指正者，均是吾师。

王树权《图注八十一难经译·前言》

42. 赵怀舟说

《难经》一书，又名《黄帝八十一难经》《八十一问》《八十一难》等，是中医学中继《黄帝内经》之后又一部经典医籍。《难经》是以假设问答、解释疑难的体例编撰而成。它不同于一般注释，而是发挥至理，剖析疑义，以垂示后学。尤其是其自出机杼，有所创新，补《内经》之所未发，扩前圣而起后贤，丰富和发展了中医的相关理论，有着宝贵的历史价值和学术价值。对中医学理论体系的形成与发展，产生了深远而重要的影响。后世医学常《内》《难》并称，并将《难经》与《黄帝内经》《神农本草经》《伤寒杂病论》并列为中医四大经典著作之一。

宋代苏轼《楞伽经跋》曰：“医之有《难经》，句句皆理，字字皆法，后世达者，神而明之。如盘走珠，如珠走盘，无不可者。若出新意，而弃旧学，以为无用，非愚无知则狂而已。譬如俚俗医师，不由经论，直授药方，以之疗病，非不或中。至于遇病辄应，悬断死生，则与知经学古者，不可同日语矣。世人徒见其有一至之功，或捷古人，因谓《难经》不学而可，岂不误哉！”

清代徐大椿在《医学源流论·难经论》中称《难经》“是书之旨，盖欲推本经旨，发挥至道，剖晰疑义，垂示后学。真读《内经》之津梁也”。并指出“其中有自出机杼，发挥妙道，未尝见于《内经》，而实能显《内经》之奥义，补《内经》之所未发。此盖别有师承，足与《内经》并垂千古”。但近年来，在中医界多重《内经》而轻《难经》，似有忽视学习研究《难经》的倾向，未有将《难经》摆到相应的学术位置。

难经的命名

《难经》是《黄帝八十一难经》的简称。书名昉见于张仲景的《伤寒杂病论·序》。梁阮孝绪《七录》有《黄帝众难经》之目。关于《难经》书名的含义，后世解释不尽一致。其一，难，读去声，作“问难”解，系解释疑难之意。晋代医学家皇甫谧《帝王世纪》曰：“黄帝命雷公、岐伯、论经脉、旁通问难八十一，为《难经》。”徐大椿《难经经释》自序也明确指出：“以《素》《灵》之微言奥旨，引端未发者，设为问答之语，俾畅厥义也。”《史记·五旁本纪》曰：“顺天地之纪，幽明之占，死生之说，存亡之难。”司马贞《索隐》注云：“难，犹说也。凡事是非未尽，假以往来之词，则曰难。”可见“难”，只是“问”字的互词而已。日丹波元胤《中国医籍考》进一步说明“问难”是名经的本义：“按先子曰：《八十一难》之目，昉见于张仲景《伤寒论序》。难是问难之谓。隋萧吉《五行大义》，唐李善《文选·七发》注，《太平御览》引此经，作《八十一问》，则其义可证焉。其冠以“黄帝”二字者，正与《内经》同，盖出假托也。

其二，“难”作“难易”之难解。如杨玄操《黄帝八十一难经注》序曰：“名为《八十一难》，以其理趣深远，非卒易了故也。”黎秦辰《虞庶难经注》序亦曰：“谓之难者，得非以人之五脏六腑隐于内，为邪所干，不可测知，惟以脉理，究其仿佛耶。若脉有重十二菽者，又有如按车盖而若循鸡羽者，复考内外之证以参校之，不其难乎？”从《难经》的体例和文义分析，则皆为问题答疑，当以前者为是。

《难经》的成书与作者

查考《难经》一书，在《史记·扁鹊仓公列传》和《汉书·艺文志》中均无著录。东汉时期的名医张仲景在《伤寒杂病论·序》中，以及后来的《隋书·经籍志》中，虽然提到了此书，但都没有说明作者和成书时间。因此，历代学者对此书的成书时间和作者，众说纷纭，各持一说，自成一言，而终无定论。

《难经》的作者，在隋以前托名黄帝，成书于上古，多指为黄帝所作，认为是黄帝时代的著作。晋代医学家皇甫谧《帝王世纪》曰：“黄帝命雷公岐伯，论经脉，旁通问难八十一，为《难经》。”《隋书·经籍志》载：“《黄帝八十一难经》二卷。”唐以后多题为扁鹊（秦越人）撰，成书于战国。首先是由杨玄操倡说于前。他在《黄帝八十一难经注》序中说：“《黄帝八十一难经》者，斯乃勃海秦越人之所作也……按黄帝有《内经》二帙，帙各九卷，而其义幽颐，殆难穷览，越人乃，采摘英华，抄撮精要，二部经内凡八十一章，勒成卷轴，伸演其旨，探微索隐，传示后昆，名为《八十一难》。”王勃复为之详述于后，他说：“《黄帝八十一难经》，是医经之秘录也。昔者岐伯以授黄帝，黄帝历九师以授伊尹，伊尹以授汤，汤历六师以授太公，太公授文王，文玉历九师以授医和，医和历六师以授秦越人，秦越人始定立章句。”（见《文苑英华·杂序类·黄帝八十一难经序》）随后，《旧唐书·经籍志》等书也记载有“《黄帝八十一难经》一卷，秦越人撰”云云。自此以后，凡称说《难经》者，无不指秦越人所作。如《新唐书·艺文志》《崇文总目辑释》《通志·艺文略》《郡斋读书后志》《宋史·艺文志》等均称之。于是，秦越人著《难经》之说，便几乎成为定谳了。

还有成书于西汉说。甄志亚主编的《中国医学史》认为：“从此书的内容来看……其成书年代可以确定在东汉以前，大约编撰于西汉时代。至于作者姓名，有待进一步考证。秦越人之说殆不可信。”

成书于东汉说。《四库全书提要》曰：“《难经》八十一篇，汉《艺文志》不载，隋、唐《志》始载《难经》二卷，秦越人著。吴太医令吕广尝注之，则其文当出三国前。”日本学者丹波元胤在《中国医籍考》中亦云：“《八十一难经》，较之于《素问》《灵枢》，其语气稍弱，似出东都（东汉定都洛阳）以后之人。而其所记，又有与当时之语相类者。若元气之称，始见于董仲舒《秦秋繁露》，杨雄《解嘲》，而至后汉，比比称之。男生于寅，女生于申，《说文》包字注，高诱《淮南子》注，《离骚》章句，俱载其说。木所以沉，金所以浮，出于《白虎通》。金生于巳，水生于申，泻南方火，补北方水之类，并是五行纬说家之言。而《素》《灵》中未有道及者，特见于此经。且此经诊脉之法，分以三部，其事约易明。自张仲景、王叔和辈，执而用之。乃在医家，实为不磨之矜式。然征之《素》《灵》，业已不同。稽之仓公《诊籍》，复又不合。则想其古法隐奥，以不遽易辨识，故至后汉或罕传其术者。于是时师据《素问》有三部九候之称。仿而演之，以作一家言者欤。其决非西京之文者，可以观矣。”李今庸在《读古医书随笔》中也提出：“《难经》之书，题为秦越人撰，乃唐、宋人所为，实非战国时代的秦越人所著。”他认为，此书的成书时间不能早于战国后期，甚至不能早于秦汉时代，而应当在后汉时代。确切地说，上限只能在公元79年的后汉章帝建初四年以后，下限很大可能在106年即后汉殇帝延平左右。

成书于六朝后期说。清代学者姚际恒《古今伪书考》，近代学者廖平《难经经释补正》，又都断定《难经》一书为六朝时期人所伪托。姚际恒《伪书考》曰：“《伤寒论》序云：撰用《素问》《九卷》《八十一难》。《八十一难》者，即指《素问》《九卷》而言也，六朝人又为此，绝可笑。”

从本书内容和有关资料分析，极有可能是战国时人辑录秦越人的佚文而成。马继兴《中医文献学》第二篇中医文献源流论，对此书的相关背景给出了简要的说明。其文曰：“《难经》是《黄帝八十一难经》的略称，又名《八十一难》。原书题‘卢国秦越人撰’。秦越人是春秋、战国之际的人，亦称扁鹊。《史记》曾载其传记，但未提到此书。《汉书·艺文志》中所记的《扁鹊内经》九卷，《外经》十二卷，可能和本书有一定的传承关系……但现存的《难经》一书中也掺入了秦汉以后的部分文字，例如书中有类似西汉时期流行的五行纬说文字之类。”后汉张仲景在《伤寒论·序》中称“撰用《素问》《九卷》《八十一难》”，吴太医令吕广复为之注释，可见其成书于汉朝之前。盖秦汉之前医书多是口传心授，其后又辗转传抄，讹误在所难免，改动亦属必然。特别是经过后世医家的编次，已非原貌。因此可以说，《难经》与《内经》一样，非出一时一人之手笔。而且在《脉经》《中藏经》《千金翼方》《外台秘要》等晋唐文献中，其引用或转引的一些自称源于“扁鹊”的内容，多与今本《难经》的内容相吻合或理论相雷同。这就提示我们，即使《难经》不是秦越人本人所撰，很有可能是扁鹊学派医家所为，或后汉医家搜集整理扁鹊遗论及其学派学术观点而成，其为古医经毋庸置疑。古文献学家黄永年先生尝说：“战国的诸子书本不一定是本人所作，多数是治其学者所为。”（《古文献学四讲》）古籍亦然，《难经》亦然。

《旧唐书·经籍志》指出：“《黄帝八十一难经》一卷，秦越人撰。”秦越人约生活于公元前5世纪，渤海郡鄚（今河北任丘）人。远古时以扁鹊为名医号，秦越人医术精湛，治病多效，故称为扁鹊。时至今日，扁鹊著《难经》一说广为流传。而魏晋时期的皇甫谧（215—282）则认为《难经》成书年代早到几乎与《内经》同时，其《帝王世纪》一书中指出：“黄帝有熊氏，命雷公，岐伯论经脉，旁通问难八十一，为《难经》。教制九针，著《内外术经》十八卷。”（转引自《太平御览·卷721·方术部二·医一》）

东汉张仲景《伤寒杂病论序》中已有“勤求古训，博采众方，撰用《素问》《九卷》《八十一难》……为《伤寒杂病论》合十六卷”的记载。《太平御览·卷724·方术部五·医四》引：“《玉匮针经》序曰：吕博，少以医术知名，善诊脉论疾，多所著述。吴赤乌二年（239年）为太医令。撰《玉匮针经》及注《八十一难经》，太行于代。”三国时吕广曾为《难经》作注，其书久佚（本文用《众难经注》的省称）。日本丹波胤说：“盖医经之有注，莫先于此书。”

为了深入研究《甲乙经》对《难经》的引用情况，应当首先了解《甲乙经》的大致体例，这是非常重要的一点。《甲乙经》的体例有多种层次，如合编改编、删繁删重、病症排列、问答主对、字体格式……但最为宏观的创作体例莫过于其书编排过程中“经释有别”的基本原则。

《甲乙经新校》一书非常重视对原书体例的理解与重塑，其书《重按说明》中指出：“最令人不解的是：既称三部甲乙，书中却多次出现《八十一难》及仲景之文（与正文同为大字），这岂不成了‘五部甲乙’？”李云先生对这个问题的解答结论是非常巧妙的，同时解答过程却是非常辛苦的，从发现问题到最终解决，耗时至少30年。这是在借鉴前贤大家如张灿玾、黄龙祥教授前期工作的基础上，对原书不断体会摸索的结果。幸运的是，今天我们可以直接利用这样的成果，对《甲乙经》中多次出现的《难经》引文现象，加以解释和利用。

简述李云先生的结论:《甲乙经》中不但包括了《素问》《九卷》《黄帝明堂经》三部经典的相关经文，还包括了皇甫谧的释文。“经文”和“释文”在原书中，当是可以明显区别的。只不过由于岁月流逝,《甲乙经》原书“经释有别”的体例遭到有意无意的破坏，如今流传的各本或多或少存在着经释混淆的现象。

通过对《甲乙经新校》一书引用《难经》情况进行初步的考察，我们可以得出如下基本结论:《甲乙经》中出现 13 次对于《难经》文字的引用，其位置皆出现在皇甫谧的释文中。其中 12 次以大字形式出现，可以基本肯定是皇甫谧本人对《难经》的直接引证及评说。唯一一次释文的小字注文形式出现的对《难经》的明确征引，或系宋臣林亿等人所为。

这样的结论很好地解释了李氏“五部甲乙”之惑，同时说明一个问题：虽然皇甫谧认为《难经》的成书如其书名全称所示的“黄帝八十一难经”云云，是《内经》时代的产物，但与《素问》《九卷》《黄帝明堂经》三部经典相较，其学术地位还是有高下之别，至少在针灸治病领域还是有侧重点不同的。所以《甲乙经》对于《难经》的引用虽然格外引人注目，但同时范围也是有限的。

以《甲乙经新校》为研究底本，我们可以发现《甲乙经》一书对于《难经》的称引方式有 3 种，分别是:《难经》(凡 1 见) 和《八十一难》(凡 6 见) 及“又曰”(凡 6 见) 等。

需要着重指出的是，上述“称引方式”皆以《甲乙经新校》的正文为标准，对此李云先生有明确说明。其书对《难经》第 2 次引文的校注原文如下:“八十一难，原作‘难经’，据明抄本改。按,《难经》古称‘八十一难’,《隋书·经籍志》《旧唐书·经籍志》皆然，而称‘难经’则始自宋代。本书‘八十一难’皆作‘难经’者，疑为明代人所改，今皆据明抄本复其旧貌。又，本书凡‘八十一难曰’‘张仲景曰’起首之文，皆皇甫谧释文。明代以后《甲乙经》传本，多将皇甫谧释文混入正文，与书名‘黄帝三部’不符矣，不可从。”此处作者重申其努力全面厘清《甲乙经》经文、释文之别的基本学术观点，从宏观体例的角度考量，笔者认为这样的分析和操作是有道理的。

赵怀舟《八十一难经吕杨注》辑校与研究

43. 何爱华说

自清末姚际恒著《古今伪书考》，考定《难经》为六朝以后的伪作以来，有关《难经》的著作时代、著者以及与后世医家、医著的关系和影响等，在学术上便成为难解难分的老大难问题。本书收载著者考证研究《难经》原著的著作时代、著者以及与后世医学发展的关系，乃至传本、注本、校正家、诠疏家等有历史文献研究的论文十三篇，探讨并力争解决这种长期纷争不休的疑难问题。

关于《难经》的著作时代问题

读了《上海中医药杂志》1957 年 10 月号发表的范行准先生《黄帝众难经玉匮针经作者吕广的年代问题》一文，我个人有一点与范先生不同的浅近看法，特地提出来和范先生商讨，并望同道们批评指正。

首先我认为范先生的全文是研究吕广年代问题的文章，不是研究《难经》著作时代问题的文章。《难经》诚然是一部伪书，但众所周知，它的光辉科学价值如《灵》《素》一样是不可抹煞的。尽管关于它的著作时代问题还有不同意见，但我们可以确信，在今后的医学史学专家和广大医药工作者共同努力下，一定能够把它彻底地搞清楚。

然而，像范先生那样，只凭姚际恒的见解，贸然断定《难经》是六朝时代的著作，这却未免失之盲从。范先生认为《伤寒论》序文中“撰用素问九卷，八十一难”二书，每书各有八十一篇问难的文字，绝不是指今日坊本之《黄帝八十一难经》的书名。我以为范先生似乎有点弄错了，我们有必要先把《伤寒论》原序里的这一句话全部征引出来。仲景在原序中是这样说的：“撰用《素问》《九卷》《八十一难》《阴阳大论》《胎胪药录》并平脉辨证，为《伤寒杂病论》合十六卷。”由于仲景这段话，在两千年来的传抄过程中，被人断错了句，不知使多少人发生误解。我以为应该这样断句：“撰用《素问》《九卷》《八十一难》《阴阳大论》《胎胪药录》；并平脉辨证，为《伤寒杂病论》，合十六卷。”这就是说，《伤寒杂病论》十六卷是撰用《素问》《九卷》《八十一难》《阴阳大论》《胎胪药录》等五部古代医学经典著作作参考文献的。范先生承认了《九卷》是一部古书《针经》《灵枢》的名称，那么，这《八十一难》《阴阳大论》《胎胪药录》是什么呢？我以为，它既不是《素问》《九卷》二书每书各有八十一篇的篇数，也不是八十一篇中某一篇的篇名，应该也是当时古典医书之一的名称。毫无疑问，这《八十一难》也就是《难经》了。

这里，我们不妨再把脉学的发展史引申一下，来论证这个问题。我们且看看仲景时代的脉法是：“观今之医……按寸不及尺，握手不及足，人迎、趺阳三部不参……所谓窥管而已。”从仲景这段文字来看，在当时的诊法上早就已经盛行“独取寸口”的切脉法。这是很好的证明。仲景曾撰用《八十一难》，在今本《伤寒论》《金匮要略》书中，有没有根据呢？事实是这样：仲景在他的著作中，很多处都有“寸口脉”的记载。至于关、尺二部脉法、在《伤寒论》的 49、50、120、128、129、154、244、268、286、363 等各条中，都有关、尺二部脉法的记载。在《金匮要略方论》中，有《血痹虚劳病脉证并治第六》《胸痹心痛短气病脉证治第九》《腹满寒疝宿食病脉证治第十》《痰饮咳嗽病脉证并治第十二》《黄疸病脉证并治第十五》《惊悸吐衄下血胸满瘀血病脉证治第十六》《呕吐哕下利病脉证治第十七》等各篇中，亦皆有关、尺二部脉法的记载。其中尤以《伤寒论·辨阳明病脉证并治篇》中第 244 条的“太阳病，寸缓、关浮、尺弱”和《金匮要略方论·血痹虚劳病脉证并治篇》的“血痹，阴阳俱微，寸口、关上微、尺中小紧”的记载，更为明确。因此，我认为，这些都是仲景撰用《八十一难》的具体例证。以后王叔和的脉学，也是在《难经》的基础上发展起来的。如《脉经》的《辨尺寸阴阳荣卫度数第四》《持脉轻重法第六》《辨脏腑病脉阴阳大法第八》《辨脉阴阳大法第九》诸篇中的脉法，几乎全部出于第一、第二、第三、第四、第九等各难之中。即使针灸大师皇甫谧，也不能说他的针灸学与《难经》毫无关系。他的《奇经八脉第二》《经络受病入肠胃五脏积发伏梁息贲肥气痞气奔肫第二》，这两篇中的主要部分，却也出自第二十八、第二十九、第五十六等各难之中。这些事实均可证明《难经》一书，远在六朝以前早已存在，并为仲景、叔和、士安诸人所引用。因此，范先生说《难经》是六朝时期著作的论点尚不能作为定论。

那么，范先生为何竟有这样错误的论断呢？我认为：第一，在诊法上，范先生受了廖平的影响，误认诊两手之法起于齐梁之后的医家。第二，在考据上，范先生受了姚际恒的影响，误认《难经》一书不载于梁《七录》，而以《隋志》为考据之蓝本，遂断定《难经》一书是六朝人所伪托。廖平之误，恐亦误于此。我以为考证一部古书的著作年代，不仅要有足够的史料为证明，同时还须要有正确的观点来分析和认识史料。

《难经》是我国的古代医学经典著作之一，向与《内经》并称为“内、难”二经，亦为学医之人必读之书。历代医家对《难经》之研讨，可谓各尽其能事。但近二、三十年来，在“考伪”风气的影响下，有几篇文章意在降低《难经》之历史地位与科学价值，并将《难经》与《伤寒论》《金匮要略》《脉经》《针灸甲乙经》之间的理论与实践的密切关系，予以割裂。因此，作者爰将拙见提出，就正于先进同道。

1.《难经》与《内经》之关系

《难经》与《内经》的关系，杨玄操氏首揭："《黄帝内经》二帙，帙各九卷，而其义幽颐，殆难穷览……采摘英华，抄撮精要，二部《内经》，凡八十一章，名为《八十一难》。"按杨玄操氏，虽首揭《难经》与《内经》之关系，谓《难经》系由《内经》采摘英华、抄撮精要而来，这是很正确的。但其还缺乏深入及必要的分析研究。考滑伯仁氏对《难经》之研究，实可谓深入精到，著有《难经本义》一书。滑氏曰："详其设问之词，称言经者，出于《素问》《灵枢》二经之文，在《灵枢》者尤多。亦有二经无所见者。"由此看来，滑氏确实已将《难经》与《内经》之关系，做了极为深入的分析研究与阐明。

《难经》既由《内经》抄摘演绎而来，但《难经》称"经言"，在今本《内经》中无所见者，这是何故？殊不知，今本《内经》于齐梁间人全元起氏注《素问》时，即有十三篇已全部脱简，仅余六十八篇。今本《内经》之《天元纪》《五运行》《六微旨》《气交变》《五常政》《六元正纪》《至真要》等七大论篇，则皆为唐王冰氏所补入。《刺法》《本病》两篇则又为北宋刘舒温氏所补入。由此观之，后世之《内经》，已绝非古本《内经》之原貌，则滑伯仁氏所谓《难经》称经言者，于今本《内经》中无所见者，计有十四篇。可能均在《内经》脱简之十三篇中。据滑伯仁氏之研究，《难经》一书除三十五篇不可考者外，其余之四十六篇，则均出于《内经》之中。这是毫无疑问的。这样，《难经》一书是从《内经》演进而来的著作，也是毫无疑问的。

《难经》不同于《内经》之特点，在于其根据《素问·五脏别论》云：胃者水谷之海，六腑之大源也。五味入口，藏于胃以养五脏气，而变见于气口也，气口独以为五脏主。《经脉别论篇》云：气口成寸，以决死生。《玉版论要》云：行奇恒之法，自太阴始。又据《灵枢·九针十二原篇》云：脉会太渊等为基础理论根据，并予发挥，创造性地提出："寸口者，脉之大会，手太阴之动脉也。"而其在诊法上独创异于《内经》的诊法。《内经》取头面诸动脉为上三部，取两手之动脉为中三部，取两足趺阳动脉为下三部的三部九候诊法。《难经》则创立"独取寸口，以决五脏六腑死生吉凶之法"，独以寸口一部动脉，"分寸为尺，分尺为寸"确定以寸、关、尺为三部，以浮、中、沉为九候。滑伯仁氏曰："殊不知脉之所以分两手者，出于《素问·脉要精微论》，其文甚明。"此论虽极是，但《内经》绝不专主张以两手动脉——独取寸口，以候五脏六腑之疾病变化。故以两手动脉——独取寸口，分寸为尺，分尺为寸，以定寸、关、尺三部，以候五脏六腑之疾病变化，究为《难经》之独特发明处。《难经》于其二十三难中，另亦间有"人迎"之论，但已肯定不足为其特点上之主题。

要之，《难经》乃是从《内经》演进而来的祖国医学理论著作，其独特以两手寸口动脉，分为寸、关、尺三部，以候五脏六腑之病变，为其异于《内经》之特点。

《难经》之著作时代，丹波元胤氏据元气之出西汉董仲舒氏《春秋繁露》，扬雄氏《解嘲》；男生于寅，女生于申，出东汉高诱氏《淮南子注》与《离骚章句》；木所以浮，金所以沉出于班固氏《白虎通》等哲理观念，为探求《难经》著作时代之标志，谓《难经》一书著于汉代。这倒是不失的可靠方法之一。然就《难经》而论，其哲学观念并不能构成为《难经》著作时代之主流。盖《难经》为继承《内经》演进而来的著作，主导古代医学之哲学观念的阴阳五行学说于战国时，即已为古代医学家运用于医学中，以之阐释生理、病理之机制，为著作《内经》之主导哲学思想。故此，其虽不失为标志之一，但尚不足为《难经》著作时代之主要标志。如前所述，《难经》之主要特点，在于其独专取两手寸口动脉，分寸、关、尺三部，以候五脏六腑之病变为其主流，这是我们探求《难经》著作时代之首要标志。丹波元胤氏谓："《难经》征之《素》《灵》，业已不同，稽之仓公诊籍，又复不合。”云云。此论，其前者是对的。《难经》为《内经》之演进摘要，当然业已不同。若谓与仓公诊籍不合，恐不尽然。

分析仓公之全部诊籍——二十六例病案，以诊法而论，除属于“望诊”二例，属于“问诊”二例外，尚有二例模糊不明，计六例。其余全部之二十例皆为“切脉诊”，占总值之77%。其中，四例皆谓诊“脉口”“左口”“右口”等，无一例道及诊“人迎”或“趺阳”者。且有二例候得“心脉浊躁”，二例总得“肝脉弦出左口，躁浊而静，少阳初代”，三例候得“肾主浊，在太阴，脉涩而不属”等，三例候得“肺气热，不平而代，乍躁乍大，脉来散数”等以候五脏六腑病变之事实。由此观之，则仓公诊籍实为执“独取寸口，以决五脏六腑死生吉凶之法”者的具体实例。因此，非仅《难经》之特点与仓公诊籍完全相合，而且也可证明《难经》一书，实为西汉时代之著作。

《难经》经文，凡引《内经》经文时，不分《素问》《灵枢》，皆统称之为“经言曰”。不仅俗谓《素问》先出，《灵枢》为晚出之谬说，完全可以揭穿，而且可证明《难经》著作之时代，必在《内经》分为《素问》《灵枢》之前。

《难经》引《内经》经文，既无《素问》《灵枢》之分，那么，仲景自序云：“撰用《素问》《九卷》《八十一难》……”的事实，就更足以证明，在仲景时代以前，不仅《内经》一书业已被划分为《素问》与《灵枢》（九卷）两部，而且《难经》一书，早已问世于仲景时代以前。这也是《难经》一书著于西汉时代的证据之一。

从独诊寸口的诊脉法历史来说，淳于意（仓公）诊籍之二十例病案，皆独诊寸口动脉，以候五脏六腑之病变。不仅如此，他还将这种诊脉法分别地传授于宋邑、高期、王禹、冯信、正芳、杜信、唐安等诸弟子。此后，在东汉初年，公元89—106年之际，涪翁、程高、郭玉等人，所师师相授的诊脉法，即为“左右各诊一手”的“独取寸口，以候五脏六腑吉凶”的诊脉法。足证独取寸口诊脉法在西汉以后的历史上是极为盛行的。盖由此，遂引起仲景有“按寸不及尺，握手不及足，人迎、趺阳三部不参”的批评。这些事实，均为《难经》一书见于西汉时代之证据。

《难经》之著者问题，前人赵浚谷氏有言曰：“传记言《内经》乃黄帝书，《难经》乃越人书。吾观《内经》非黄帝书，直越人书;《难经》非越人书，直仓令书耳。以为仓令之书，故必寄之于越人；越人之书，故必寄于黄帝。”为了证实赵氏的这一番话，特为其提出如下的论证:《难经》一书，既为西汉时代之著作，著者必定为西汉时代之人。丹波元胤氏谓其“不失为古经论，何必论其著者”，此说，我不甚同意。稽之于仓公诊籍，其主流之特点既然与之完全相合，是赵说亦有其充分理由。且《仓公传》中，淳于意（仓公）也常常自云：“意治病人，必先切其脉乃治之。败逆者，不可治，其顺者乃治之。心不精脉，所期死生，视可治，时时失之，臣意不能全也。”既然淳于意每治病人必先切其脉，其所诊之病例，有百与之七十七以上的绝大多数，皆独诊寸口动脉，以候五脏六腑之病变，且又无一例道及《内经》之“人迎”“寸口”“趺阳”三部并重之诊法。而且于其三十例病案中，又有候得心、肝、肺、肾等各脏腑之具体病变。由此看来，则淳于意氏诚为分寸为尺，分尺为寸，以定关部，独取寸口之动脉，分寸关尺三部，以决五脏六腑吉凶之脉学大师。因而分寸为尺、分尺为寸，以定关部，独取寸口之动脉，分为寸关尺三部，以决五脏六腑吉凶之《难经》，当然可能是其著作，或其一派古代医学家之著作。

2.《难经》与《伤寒论》等之关系

《难经》与《内经》之关系，既如前述。至于其与《伤寒论》等后世医家著作之关系，仲景于《伤寒论》原序中早已明告其“勤求古训，博采众方，撰用《素问》《九卷》《八十一难》……并平脉辨证，为《伤寒杂病论》合《十六卷》”云云。由此可见，伟大的《伤寒杂病论》，亦确实是奠基在《内》《难》二经的理论基础之上的。丹波元胤氏亦谓："自仲景以来，叔和《脉经》，士安《甲乙》，往往引其文……执而用之。乃在医家，实为不磨之矜式。"这一席话，确实是很对。南京中医学院伤寒教研组亦云："《伤寒论》……总结了汉以前的医学理论和实践经验，在《内经》《难经》等经典著作的理论基础上进一步发展，确立六经证治，使祖国医学'辨证论治'的特有系统，更为完整，更切合于临床运用，从而奠定了中医治疗学的基础。"又该院金匮教研组在《金匮释义》一书之《脏腑经络先后病脉证第一》的"结语"中亦云："《脏腑经络先后病篇》是全书的总纲，它继承了《内经》《难经》的学说和理论，并将这些学说和理论进一步发展成为临证上'辨证论治'的指导者。"这些事实，皆足以说明，祖国医学理论的基础是实践，又转过来为实践服务的。近人任应秋、范行准两氏，对《难经》与《伤寒论》关系的认识，即曾均认为《难经》是六朝以后晚出之"伪书"。而仲景书中间有寸、关、尺三部诊法，均系后人所窜入。因此，这里就着重从寸、关、尺三部诊法，来论证一下《难经》与后世医家著作——仲景伟大的《伤寒杂病论》等的关系。

今本之《伤寒论》，人尽皆知，共有398条（法或节）论文与113方。据近人之研究，398条论文中有145条论文皆论及切脉。今本《金匮要略》，按南京中医学院金匮教研组之分类，亦共有394条（法或节）论文，其中论及切脉之论文，共有129条。

仲景在《伤寒杂病论》一书中（今本《伤寒论》与《金匮要略》两书），其有论文792条，其中有274条论及切脉。确切指定为切寸口脉的计为46条，切趺阳脉的计12条，约为4∶1。其余之216条论文，虽均为论切脉之文，但亦均未确切指定为诊寸口脉或趺阳脉。这216条论文，以寸口脉与趺阳的4∶1的比例予以分配，则仲景的《伤寒杂病论》全书中，将共有208条论文，是在论述以切寸口脉来诊断认识疾病的。由此可见，尽管仲景是批评了当时医学为"按寸不及尺，握手不及足，人迎、趺阳三部不参"。这虽然是说明了仲景是很重视"趺阳脉"，但仍然没有诊察过"人迎脉"。就诊法而论，这些事实，也说明了仲景切脉诊法上，确确实实是师承了《难经》的理论与经验，而以切寸口之脉为主的。如果妄图否定或无视这些事实，则只能破坏张仲景"平脉辨证""病、脉、证并治"这种"辨证论治"的祖国医学的完整医疗体系，或者将导致仲景成为只是片面知"病、证、治"，而不知"脉"的医学家而已。至若脉学大师王叔和《脉经》的《辨尺寸阴阳荣卫度数第四》《持脉轻重法第六》《辨脏腑病脉阴阳大法第八》《辨阴阳大法第九》等诸病所论脉法，皆出自于《难经》第一、第二、第三、第四、第九等各篇中。针灸大师皇甫谧《针灸甲乙经》的《奇经八脉第二》《经络受病入肠胃五脏积发伏梁息贲肥气痞气奔肫》等两篇，则出于《难经》之第二十八、第二十九、第五十六等各篇之中。这更是极为明显易见的。

关于《难经》的著作时代：第一，为战国秦越人（扁鹊）所撰说。其说出自唐杨玄操，并为滑寿、徐大椿、刘伯骥等所接受和赞同。其均未能提出令人信服的论证，而且我皆有所讨论，故不赘述。而余嘉锡著《四库提要辨证》，据《仓公传》提出：所谓黄帝扁鹊之脉书，疑即指《难经》言之，以其书为扁鹊所著，发明黄帝明堂经脉之理，故谓之《黄帝脉书》，并与《十三难》"五脏有五色，皆见于面，亦当与寸口尺内相应也"相互对照"益足证所谓黄帝扁鹊之脉书，五色诊病知人死生者，即《难经》也"。这样论证《难经》为秦越人所著，颇似有力，但还是经不住推敲的。因为余嘉锡之说，并未将"发明黄帝明堂经脉之理"的经络学之脉，与切脉的脉学之脉，予以科学地区别开来，而是混为一说。事实上，《仓公传》的"黄帝、扁鹊之脉书"，并非切脉诊的脉学之脉的脉书，而是经络学经脉之脉的脉书。这一点，从湖北陵张家山出土汉简《脉书》来说，即相当于马王堆帛书《阴阳十一脉灸经》《脉法》《阴阳脉死候》三种古经脉佚书（此三种佚书名称，并非原名，为帛书整理小组所加的）。但《难经》诊脉，则非经络学经脉之脉，而是切脉诊的脉学之脉。因此，余嘉锡之说，亦难于成立。

第二，著于东汉说。日人丹波元胤据“元气之称，始见于董仲舒《春秋繁露》”等，提出“其决非出西京之文，可以观矣”。李今庸据《三十六难》“诸蚑行喘息，蜎飞蠕动，当生之物，莫不以春而生”相似的话。见于王褒《洞萧赋》、班固《汉书·公孙弘传》、司马迁《史记·匈奴传》《淮南子·原道训》《俶贞训》、陆贾《新语·道基》乃至马王堆汉墓出土古佚书《黄帝四经》等，因而提出《难经》成书年代在东汉之说。其实，这种论据，在我看来，并不能证明《难经》著于东汉时代。因为，董仲舒的原话是：一国之君，犹一体之心也……布惠施政，若元气之流皮毛腠理也。这话是把“心”比做“一国之君”的以医喻政。董仲舒是经学家，不是医学家。他以医喻政，把“元气流皮毛腠理”比做是君主的“布惠施政”。这说明，“元气”这个医学术语早已存在，流传很久了，讲政治理论的经学家，都用来以医喻政了。何况，董仲舒本来就是西汉武帝时代的人，《春秋繁露》为西汉时代的著作，怎能根据董仲舒论“元气”之说，来证明《难经》为东汉时代的著作呢？据唐兰的考证，马王堆古佚书《黄帝四经》，是在公元前168年（汉文帝十二年）葬入地下的。抄写时间，约在公元前179—169年之间。其中，有的内容，早在公元前271年，就被范雎引用过。因此《新语》《淮南子》《史记》《汉书》乃至王褒《洞萧赋》等，载有同《难经》相似的论述，皆可视为引自古佚书《黄帝四经》。或这种相似的言论，在西汉时代，早已成为广泛流行的常用语了。因此，《难经》的这种内容，本来就是西汉时代所固有的。

第三，著于六朝说。此说为姚际恒所立，并为范行准、万方等所宗。对此，我已另有专文讨论，原文具在，亦不赘述。

总之，我认为，《难经》不是战国时代，或东汉、六朝时代的著作，而是西汉时代的著作。

何爱华《难经解难校译》

二、《难经》成书于公元510年左右

1. 汉时无寸关尺定位说

汉时并没有把手腕寸口部诊脉部位分为寸、关、尺三部之说。这一点可经从《史记·扁鹊仓公列传》中得到佐证。

《史记·扁鹊仓公列传》:“齐郎中令循病，众医皆以为蹷，入中而刺之。臣意诊之，曰:‘涌疝也，令人不得前后溲’循曰:‘不得前后溲三日矣。’臣意饮以火齐汤。一饮得前溲，再饮大溲，三饮而疾愈。病得之内，所以知循病者，切其脉时，右口气急，脉无五脏气，右口脉大而数。数者中下热而涌。左为下，右为上，皆无五脏应，故曰涌疝。中热，故溺赤也。”

这里的“右口”，并不是右手寸口之义，而是概指手腕口之“寸口”之义。《说文·又部》:“又，手也”，又“又，手口相助也，从又从口”。王筠《说文释例》:“又，古右字”，张再兴《殷周金文集成》:“右是又的后起区别字。”马叙伦《说文解字六书疏证》:“右，度之事理，初民口语之不足者，则以手助而形容之（今小儿犹然）。助之义得于手，以手助口，故声即得于又也。会意。”由此知“右口”即“寸口”之义。

“右口”与“寸口”，互文同义。甲古文中“又”“疛”同字，即是其证。李孝定《甲骨文字集释》:“又、疛当是一字。古文从又从寸，每得通作，且二者声近韵同。”

“寸”，原本也是“手”义。“寸口”，初本为“手口”之义。林義光《文源》:“寸，象手形。”“寸口”由“手口”之义，演伸出了具有长度单位之“寸口”含义。《说文》:“人手却一寸，动脉，谓之寸口。”詹鄞鑫《长度单位探源》:“寸来源有两说。一说一个指头的宽度为一寸，一说寸本寸口之称，遂以寸口至手腕的距离为一寸。从字形上看，‘寸’字的古文从又从一。‘又’是手的象形，‘一’是指示符号，以指示寸口的部位。布指为寸的古俗，寸口之说符合造字意图，两说实有因果关系。前说反映出‘寸’来源于用手指宽为寸的古法。随着诊病切脉术的产生，发现人手的脉搏处正好处在距手腕一指宽的部位，于是将切脉按指之处也称为‘寸口’。造字者为了字形显义的明确性，便按指示寸口的意思造了‘寸’字。切脉之‘寸口’，当是从‘布指知寸’的量度古法发展而来的。”

据詹氏之说，西汉时诊脉应用之“寸口”，其宽度为一指宽，即“一寸”，这自然不是后世所说的能够容下三指宽的“寸关尺”诊脉部位了。

《史记·扁鹊仓公列传》:“齐中尉潘满如病少腹痛，臣意诊其脉，曰：遗积瘕也。臣意即谓齐太仆臣饶、内史臣繇曰：中尉不复自止于内，则三十日死。后二十余日，溲血死。病得之酒且内，所以知潘满如病者，臣意切其脉深小弱，其卒然合，合也，是脾气也。右口脉气至紧小，见瘕气也。以次相乘，故三十日死。三阴俱抟者，如法。不俱抟者，决在急期。一抟一代者，近也。故其三阴抟，溲血如前止。”

此处“右口脉”，义同前之“右口”，即指手口之“寸口”脉。

《史记·扁鹊仓公列传》:“齐王太后病，召臣意入诊脉，曰：风瘅客脬，难于大小溲，溺赤。臣意饮以火齐汤，一饮即前后溲，再饮病已，溺如故。病得之流汗出滫。滫者，去衣而汗晞也。所以知齐王太后病者，臣意诊其脉，切其太阴之口，湿然风气也。《脉法》曰：沉之而大坚，浮之而大紧者，病主在肾。肾切之而相反也，脉大而躁。大者，膀胱气也。躁者，中有热而溺赤。”

此“太阴之口”，亦指“寸口。”《素问·五脏别论》:“气口亦太阴也”。“气口”、“脉口”，均即“寸口”，即寸口诊脉之处。

《史记·扁鹊仓公列传》:“济北王侍者韩女，病要背痛，寒热，众医皆以为寒热也。臣意诊脉，曰：内寒，月事不下也。即窜以药，旋下，病已。病得之欲男子而不可得也。所以知韩女之病者，诊其脉时，切之，肾脉也。啬而不属。啬而不属者，其来难，坚，故曰月不下。肝脉弦，出左口。故曰欲男子不可得也。”

此“左口”，并不是左手寸口脉之义，而是概指手口之寸口脉而言。“左口”，为“右口”之互词，其义均指寸口脉。高田忠周《古籀篇》:“左右为转注字。右字从口，口者，言也。言可以为利，又可以为害。若唯右字从又口，助意未完，故先造左字。工者规矩也，所以正直也。左手从又工，助意甚完。故右字受意于左字，而从口亦所以为助之意，始得完全也。”陈炜湛《甲骨文辨析》:“廪康以后，以左为右或反右为左之例渐多，然多属假借用法。”

《史记·扁鹊仓公列传》:“临菑泛里女子薄吾病甚，众医皆以为寒热笃，当死，不治。臣意诊其脉，曰：蛲瘕。蛲瘕为病，腹大，上肤黄粗，循之戚戚然。臣意饮以芫华一撮，即出蛲可数升，病已。三十日如数。病蛲得之于寒湿，寒湿气宛笃不发，化为虫。臣意所以知薄吾病者，切其脉，循其尺，其尺索刺粗，而毛美奉发，是虫气也。其色泽者，中藏无邪气及重病。”

这里的“尺”，指皮肤，而非“寸关尺”定位之尺部。“尺”与“肤”通。《史记·范雎传》“尺寸之地”,《战国策·秦策》作“肤寸之地”，是“尺”通“肤”之证。文中之“尺索刺粗”，即皮肤干燥粗涩之义。

综上所述，汉时并无“寸关尺”定位之说，所以《难经》不可能是汉代之作。

2.《甲乙经》无寸关尺定位之说

原始的《甲乙经》，当是古《针经》的延续继承与演化发展，而不是后世所说的是《素问》《针经》《明堂》三部书之合文择录。也就是说，排除了《素问》《明堂》之内容，才是《甲乙经》初本之原貌。原始的《甲乙经》，其成书时间早于《素问》，当在490年之前，彼时《素问》尚未问世，它是看不到《素问》的，所以不会将《素问》之文纳入其中的（详见《黄帝内经书名与成书年代考证》)。

《七录》:“《黄帝针灸经》十二卷。亡。”清代姚振宗《隋书经籍志考证》:“此似即皇甫氏《甲乙经》之别本。”这说明最初的《甲乙经》已经亡佚。《隋书·经籍志》:“《黄帝甲乙经》十卷，音一卷。梁十二卷。”梁时之十二卷，与《七录》所载之卷数合，惜已亡佚。至其后人之辑佚重撰，则将《素问》《明堂》之内容，掺入其中。《旧唐书·经籍志》:“《黄帝三部针经》十三卷，皇甫谧撰”;《唐书·艺文志》:“皇甫谧《黄帝三部针经》十三卷，又《黄帝甲乙经》十二卷”;《日本国见在书目》:“《黄帝甲乙经》十二，玄晏先生撰，又《甲乙经》四”;《宋史·艺文志》:“皇甫谧《黄帝三部针灸经》十二卷。即《甲乙经》。又林亿《黄帝三部针灸经》十二卷”；宋《通志·艺文略》:“《黄帝甲乙经》十二卷，又皇甫谧《黄帝三部针灸经》十二卷”。自《旧唐书·经籍志》开始，就将“三部”加入了《甲乙》书名之中，并且有了该书作者之名。

《外台秘要·卷三十九·明堂序》：“夫明堂者，黄帝之正经，圣人之遗教，所注孔穴，靡不指的。又皇甫士安，晋朝高秀，洞明医术，撰次《甲乙》，并取三部为定。如此，则《明堂》《甲乙》，是医人之秘宝，后之学者，宜遵用之……今依准《甲乙》正经，人长七尺五寸之身（《千金方》云七尺六寸四分）……其十二经脉，皆以五色作之。奇经八脉，并以绿色标记……《黄帝素问》摘孔穴原经脉，穷万病之所始。《九卷》《甲乙》及《千金方》、甄权、杨操等诸家灸法，虽未能远穷其理，且列流注及旁通，终疾病之状尔。”

《甲乙经》之作者，《外台》沿袭前人之说。《甲乙经》三部之内容，当是《外台》所亲见。

北宋林亿《新校正黄帝针灸甲乙经序》：“晋皇甫谧博综典籍百家之言，沉静寡欲，有高尚之志。得风痹，因而学医，遂臻至妙，取《黄帝素问》《针经》《明堂图》三部之书，撰为《针灸经》十二卷。历古儒者之不能及也。或曰《素问》《针经》《明堂》三部之书，非黄帝书，似出于战国。曰：人生天地之间，八尺之躯，脏之坚脆，府之大小，谷之多少，脉之长短，血之清浊，十二经之血气大数。皮肤包络其外，可剖而视之乎？非大圣上智，孰能知之？战国之人何与焉大哉！《黄帝内经》十八卷，《针经》三卷，最出远古，皇甫士安能撰而集之。惜简编脱落者已多，是使文字错乱，义理颠倒，世失其传，学之者鲜矣。唐·甄权但修《明堂图》，孙思邈从而和之。其余篇第，亦不能尽言之。”

林亿等所校，为“三部”之《甲乙》。但从该序中同时也得到了一个提示，即甄权之时（隋末唐初），“三部”之《甲乙》似尚未问世，故甄权仍以撰治《明堂图》（《明堂人形图》）为主。

《四库全书总目提要》：“《甲乙经》八卷，晋代皇甫谧撰。谧有《高士传》，已著录是编皆论针灸之道。《隋书·经籍志》称《黄帝甲乙经》十卷，注曰音一卷，梁十二卷，不著撰人姓名。考此书首有谧自序，称《七略》《艺文志》：《黄帝内经》十八卷。今有《针经》九卷，《素问》九卷，二九十八卷，即《内经》也。又有《明堂孔穴》《针灸治要》，皆黄帝、岐伯选事也。三部同归，文多重复，错互非一。甘露中，吾病风，加苦聋，百日方治。按：此四字，文义未明，疑有脱误，今仍旧本录之，谨附识于此。要皆浅近，乃撰集三部，使事类相从。删其浮词，除其重复，至为十二卷。按：至字文义未明，亦疑有误。云云。是此书乃裒合旧文而成，故《隋志》冠以黄帝。然删除谧名，似乎黄帝所自作，则于文为谬。《旧唐书·经籍志》称《黄帝三部针经》十三卷，始著谧名。然较梁本多一卷。其并音一卷计之欤？《新唐书·艺文志》既有《黄帝甲乙经》十二卷，又有皇甫谧《黄帝三部针经》十三卷，兼袭二《志》之文。则更舛误矣。书凡一百一十八篇，内《十二经脉络脉支别篇》《疾形脉诊篇》《针灸禁忌篇》《五脏传病发寒热篇》《阴受病发痹篇》《阳受病发痹篇》，各分上下；《经脉篇》《六经受病发伤寒热病篇》各分上、中、下。实一百二十八篇。句中夹注，多引杨上善《太素经》、孙思邈《千金方》、王冰《素问》注、王惟德《铜人图》。参考异同。其书皆在谧后。盖宋高保衡、孙奇、林亿等校正所加，非谧之旧也。考《隋志》有《明堂孔穴》五卷，《明堂孔穴图》三卷，又《明堂孔穴图》三卷。《唐志》有《黄帝内经明堂》十三卷，《黄帝十二经脉明堂五脏图》一卷，《黄帝十二经明堂偃侧人图》十二卷，《黄帝明堂》三卷，又杨上善《黄帝内经明堂类成》十三卷，杨玄孙《黄帝明堂》三卷。今并亡佚，惟赖是书存其精要。且节解章分，具有条理。亦寻省较易。至今与《内经》并行。不可偏废。盖有由矣。”

“三部”之《甲乙》问世后，又参杂了多处后人之注文，虽与正文并存，则“非谧之旧也”。可见林亿等校正“三部”之《甲乙经》时，就已经正文释文并存了。

《郑堂读书记》（子部五之一·医家类）：《甲乙经》十二卷，《医统正脉》本，晋皇甫谧撰。《四库全书》著录。《隋志》载《黄帝甲乙经》十卷，音一卷，梁有十二卷。《新唐志》作十二卷，皆无谧撰之文。惟《唐志》又载《皇甫谧黄帝三部针经》十三卷，《宋志》作"十二卷"，注云：即《甲乙经》。据其自序，盖合《针经》《素问》《明堂孔穴针灸治要》三书，撮其精要，以成是经。非即谧所自撰，故《隋志》《新唐志》，皆不题其名氏也。但《新唐志》别载《三部针经》十二卷，明著其名氏，而《崇文目》《读书志》《书录解题》则并两书皆不载，俱不可解。

是书凡一百十八篇，言针灸之法最悉。诸言'主之'者，可灸可刺；其言'刺之'者，不可灸；其言'灸之'者，不可刺。此其例也。其称《甲乙经》，则莫得而详其义矣。或谓王冰所撰《灵枢经》，即割裂此经之文，伪为古书。然元晏实引古经以成书，非若所著《帝王世纪》之伪造故事。所以《灵枢》一经，亦具有源本，故可与《素问》并行也。

此说《灵枢》为《甲乙》之沿袭衍生并不误，但非此"三部"之《甲乙》所衍生，而当是初始之《甲乙经》，原始本《甲乙经》之后，又有《九卷》《针经》等衍生本问世。

《旧唐书·经籍志》载："《黄帝内经明堂类成》十三卷，杨上善撰。"但杨上善《黄帝内经太素》及《隋本黄帝内经明堂》之注中，均未提及《甲乙经》。再据《千金方·卷二十九·明堂三人图第一》："鸠集今古名医《明堂》，以述《针灸经》一篇，用补私阙。庶依图知穴，按经识分，则孔穴亲疏，居然可见矣。旧《明堂图》，年代久远，传写错误，不足指南。今一依甄权等新撰为定云耳。"谢盘根在《古今录验方校注》中说："(甄权)《名堂人形图》，当时缙绅之士踵相慕写，遍传华夷。其所述针灸孔穴，为孙思邈所膺服。"这就是说，甄权(541—643)前之《明堂》之类的孔穴书籍，多残阙有误，所以孙思邈以参用甄权的《明堂人形图》为主。再看"三部"《甲乙》中孔穴论述之详尽，就可以基本上断定他参用不是甄权前的《明堂》类书籍，而是甄权及其之后的《明堂》类书籍。所以"三部"《甲乙》之成书，当在甄权之后。

在《千金方》中，看不到"三部"《甲乙经》之证据。虽然《千金·卷十二》注文中有内关穴《甲乙经》的描述，以及《千金·卷二十六·食治·序论》中有《甲乙经》的三条释文：《千金·卷十三·心脏》："手心主之别，名曰内关，去腕五寸"，注："《甲乙》作'二寸'"。《千金·卷二十六·食治·序论》："故咸入胃走于血"，注："皇甫士安云：肾合三焦，血脉虽属肝心而为中焦之道，故咸入而走血也"；《千金·卷二十六·食治·序论》："故苦入胃而走骨，入而复出，齿必黧疏"，注："皇甫士安云：水火相济，故骨气通于心"；《千金·卷二十六·食治·序论》："故甘走肉，则肉多粟起而胝"，注："皇甫士安云：其气外通于皮，故曰甘入走皮矣。皮者，肉之盖，皮虽属肺，与肉连躯，故甘润肌肉并于皮也"。查新雕本《千金方》，此等注文，均为宋臣林亿等所为，而非《千金方》原文。这就说明，在《千金方》时(652年)之《千金方》中，仍然找不到所谓《素问》《针经》《明堂》三部合一之《甲乙经》之证据。这提示"三部"《甲乙经》之成书，当在《千金方》之后。

到了《千金翼方》时(682年)，与《千金方》时的"一依甄权等新撰为定"的情况不同，《千金翼·卷二十六·取孔穴法》中说："余退以《甲乙》校秦承祖图……其图阙漏仍有四十九次。"这时的《甲乙经》，已经有《明堂》孔穴的内容了。也就是说，这时，三部合一的《甲乙经》已经出现了，所以孙思邈才能拿《甲乙经》中的孔穴论述，去校对秦承祖之《明堂图》了。

原始的《甲乙经》，即不含《素问》《明堂》内容的《甲乙经》，笔者曾考证其成书时间当在公元450年左右(详见《黄帝内经书名与成书年代考证》)。其后，便向两方面分化发展：一是催衍出了《针经》《九卷》《灵枢》等书；二是在其后200多年时，被人增添了《素问》《明堂孔穴》的内容，成了至今仍然通行的"三部"之《甲乙》。含有"三部"内容《甲乙经》的成书时间，当在

《千金方》至《千金翼方》之间，即公元652年至公元682年之间。

附:《甲乙经》原貌初探

1.《甲乙经》初本的卷数

《甲乙经》，又名《针灸甲乙经》《黄帝甲乙经》《黄帝三部针经》《黄帝三部针灸经》《甲乙针经》等，简称《甲乙经》。

关于《甲乙经》初本（原始本）的卷数，诸说不同。贾维诚《三百种医籍录》:“据《隋书·经籍志》载为十卷，似以十干为分卷序数，故名‘甲乙’。但本书卷数，历代记载不一，宋以后统为十二卷，今通行本乃经吴勉学校勘的‘医统本’，十二卷。”

《隋书·经籍志》:“《黄帝甲乙经》，十卷。音一卷。”

此处“音一卷”，明显已非原本之貌，已增益注音之“一卷”，则原书当为九卷。

日人丹波元胤《中国医籍考》卷二十一:“《外台秘要》引此书（指《甲乙经》），其症病中云：出庚卷第七；水肿中云，出第八辛卷……然则玄晏原书，以十干例，故以‘甲乙’命名。《隋志》:《黄帝甲乙经》十卷，可以证焉……李善《委都赋》注云:‘甲乙，次舍之处以甲乙纪之也’。”

以十干记卷数次序，在古医书中实属罕见。晋·葛洪《抱朴子内篇》载有“《甲乙经》一百七十卷”，为道家《太平经》之别名，其书以甲、乙、丙、丁等为部。惜与《针灸甲乙经》并非一书。

丹波元胤所引《外台》之说，尚有疑点。如“庚”在天干次序中本就排序第七，为何又重复“第七”,“辛”排序本就第八，为何又赘复言“第八”？

《外台·卷七·诸虫心痛病方一十八首》:“凡厥心痛，与背相引，嘉瘈疭……蛔虫也”，注:“出《甲乙经》第一卷中”;《外台·卷二十二·寒热瘰疬方一十一首》:“寒热瘰疬，在于颈腋者……此赤脉不下贯瞳子者可疗”，注:“出第八卷中”;《外台·卷二十八·卒死方二十四首》:“《甲乙经》云：黄帝问于岐伯曰：有卒死者，何邪使然……气复则生”，注:“出第六卷中”。上述所引，均未见“甲”“乙”“丙”“丁”类卷之序称。是《外台秘要》所见之《甲乙经》，是否以天干次序名卷数，尚难定论。

在隋之前的梁《七录》中载:《黄帝甲乙经》十二经，音一卷。又载:《黄帝针灸经》十二卷，亡。清·姚振宗《隋书经籍志考证》:“此似即皇甫氏《甲乙经》之别本。”《七录》所载的卷数是“十二卷”，而不是“十卷”，且没有说著者。是《隋志》冠上了“黄帝”二字，并说《黄帝甲乙经》十卷。这提示初本《甲乙经》问世不久，很快就亡失了两卷而变成十卷本了。据《隋书·经籍志》，这十卷本中，其中“音一卷”，那实质上亡佚了三卷，成为九卷本了。天干只有十个，而《七录》所载之初本《甲乙经》为十二卷。如果用十个天干去计数十二卷本，那自然不能配套，也是说不通的。因此，说《甲乙经》使用天干计卷的说法，是不可靠的。

《旧唐书·经籍志》:“《黄帝三部针经》，十三卷。皇甫谧撰。”

这里，书名出了“三部”的字样，而且有了托名作者皇甫谧。这提示《旧唐书》记载的《甲乙经》，已经是由原始本的《甲乙经》分化衍生成了含有《素问》《针经》《明堂》三部内容的“《甲乙经》”了。

这里的“十三卷”，当有“音一卷”在内《补晋书·艺文志》:“《黄帝三部针经》十三卷，见两《唐志》。即《七录》十二卷之《黄帝甲乙经》也。本有《音》一卷，《唐志》并计之，故云十三卷。此书汇集旧文而成，首有谧自序。《新志》既入录，而又出《黄帝甲乙经》十二卷，复误显然。”

《唐书·艺文志》:“皇甫谧《黄帝三部针经》十二卷”又“《黄帝甲乙经》十二卷”。

前面说过,《甲乙经》自问世后，不久就一分为二，衍生出了以原始本《甲乙经》为基础的《九卷》《针经》《灵枢》一类书，200 年后又衍生出包含《素问》《明堂》《针经》在内的“三部”之《甲乙经》。所以《新唐志》所载之《黄帝三部针经》十二卷和《黄帝甲乙经》十二卷，是书名的重复辑还是《甲乙经》的两种截然不同的版本，尚难定论。

《新唐志》所载的两部《甲乙经》，均为十二卷。这也排除了用天干计卷数的可能性。

《宋史·艺文志》:“皇甫谧《黄帝三部针灸经》，十二卷，即《甲乙经》”又“林亿《黄帝三部针灸经》，十二卷。”

这里将“皇甫谧《黄帝三部针灸经》指认成了《甲乙经》，而”《黄帝三部针灸经》又变成了“林亿”所撰。看来两种不同版本的《甲乙经》，仍然存在。

宋《通志·艺文略》:“《黄帝甲乙经》十二卷”，又“皇甫谧《黄帝三部针灸经》十二卷。”

明《国史·经籍志》:“《黄帝甲乙经》，十二卷”又“皇甫谧《三部针灸经》，十二卷。”

明《万卷堂书目上》:“《甲乙经》，十二卷。皇甫谧。”

明《医藏书目》:“《甲乙针经》，十二卷，皇甫士安。”

上史书，目录之书记载，多沿袭前说。对于是重复载录，还是不同的版本，多是人云我云，并不能认定。

清《四库全书总目提要》认为《甲乙经》是八卷:“《甲乙经》，八卷。晋皇甫谧撰。两淮盐政采进本。谧，有《高士传》已著录。是编皆论针灸之道。《隋书·经籍志》称《黄帝甲乙经》，十卷。注曰:《音》一卷，梁十二卷。不著撰人姓名。考此书首有谧自序，称《七略》《艺文志》:《黄帝内经》十八卷，今有《针经》九卷,《素问》九卷，二九一十八卷，即《内经》也。又有《明堂孔穴针灸治要》，皆黄帝、岐伯选事也。三部同归，文多重复，错互非一。甘露中，吾病风，加苦聋，百日方治（按此四字，文义未明，疑有脱误，今仍旧本录之，谨附志于此），要皆浅近，乃选集三部，使事类相从，删去浮词，除其重复，至为十二卷（按‘至’字，文义未明，亦疑有误）云云。是此书乃裒合旧文而成。故《隋志》冠以‘黄帝’。然删除谧名，似乎黄帝自作，则于文为谬。《旧唐书·经籍志》称《黄帝三部针经》十三卷，始著谧名。然较《梁》本多一卷，其并《音》一计之欤！《新唐书·艺文志》既有《黄帝甲乙经》十二卷，又有皇甫谧《黄帝三部针经》十三卷，兼袭二志之文，则更舛误矣。”

此清时《四库全书》收录之本为八卷本。

《日本国见在书目》:“《黄帝甲乙经》，十二，玄晏先生撰”，又“《甲乙经》，四卷。”

这里又出现《甲乙经》的四卷本。这可能是《甲乙经》卷数量最少的传本。

明《脉望馆书目》:“《针灸甲乙经》，六本。”

“六本”前，疑脱“十二卷”三字。古之计卷，尚无论“本”的。

明《传是楼书目》:“《明堂针灸黄帝三部针灸甲乙经》，十二卷，六本。晋·皇甫谧集。”

由于《甲乙经》的普及性及实用性，所以自其问世后，就受到医者的重视和欢迎。《魏书·崔彧传》:“教以《素问》《九卷》及《甲乙经》，遂善医术。”《北齐书·方伎列传》:“马嗣明，河内人，少明医术，博综经方，《甲乙经》《素问》《明堂》《本草》，莫不咸诵。”唐太宗李世民时（公元 627 年），将《甲乙经》列为医生之必习之书（《中国医史年表》)。

正因为此，致使《甲乙经》的传本较多，至明时仍有六卷本传播，清时还有八卷本流传。综上所述,《甲乙经》的卷本有四卷本、六卷本、八卷本、十卷本、十二卷本、十三卷本。

那么，哪个本更贴近《甲乙经》的初本呢？笔者最近认为，《隋书·经籍志》所载之“《黄帝针经》九卷”，更为贴近原始的《甲乙经》卷数。从后来依《甲乙经》而衍生出来的“《九卷》”来看，其卷数明示为“九卷”，也可反过来佐证《甲乙经》初本的卷数为九。

《隋书·经籍志》又载：“《黄帝甲乙经》十卷，音一卷。梁十二卷”。除去《音》一卷，实际上仍是九卷。此条注：“梁十二卷”，而“《黄帝针经》九卷”下又注：“梁有《黄帝针灸经》十二卷。”难怪姚振宗《隋书经籍志考证》说《黄帝针灸经》“似即皇甫氏《甲乙经》之别本”呢。由此知《黄帝针经》《黄帝针灸经》《黄帝甲乙经》均为《甲乙经》之名。

2.《甲乙经》初本的篇章内容

（1）作为注文意义的赘加成分

（2）①《甲乙经·卷一·精神五脏论第一》：“《素问》曰：怒则气逆，甚则呕血，及食而气逆，故气上。喜则气和志达，营卫通利，故气缓。悲则心系急，肺布叶举，两焦不通，营卫不散，热气在中，故气消。恐则神却，却则上焦闭，闭则气还，还则下焦胀，故气不行。热则腠理开，营卫通，汗大泄。惊则心无所倚，神无所归，虑无所定，故气乱。劳则喘且汗出，内外皆越，故气耗。思则心有所伤，神有所止，气流而不行，故气结。”

“《素问》曰：人卧血归于肝。肝受血而能视，足受血而能步，掌受血而能握，指受血而能摄。”

“《素问》曰：肝在声为呼，在变动的握，在志为怒。怒伤肝。《九卷》及《素问》又曰：精气并于肝则忧。解曰：肝虚则恐，实则怒，怒而不已，亦生忧矣。肝之与肾，脾之与肺，互相成也。脾者土也，四脏皆受成焉。故恐发于肝而成于肾，爱发于脾而成于肝。肝合胆，胆者中精之府也。肾藏精，故恐同其怒，怒同其恐。一过其节，则二脏俱伤。经言若错，其归一也。”

“《素问》曰：心在声为笑，在变动为忧，在志为喜，喜伤心。《九卷》及《素问》又曰：精气并于心则喜。或言心与肺脾二经有错，何谓也？解曰：心虚则悲，悲则忧。心实则笑，笑则喜。心之于肺，脾之于心，亦互相成也。故喜变于心而成于肺，思发于脾而成于心。一过其节，则二脏俱伤。此经互言其义耳。非有错也。”

“又杨上善云：心之忧在心变动，肺之忧在肺之志。是则肺主于秋，忧为正也。心主于忧，变而生忧也。”

“《素顺》曰：脾在声为歌，在变动为哕，在志为思，思伤脾。《九卷》及《素问》又曰：精气并于脾则饥。”

“《素问》曰：肺在声为哭，在变动为咳，在志为忧，忧伤肺。《九卷》及《素问》又曰：精气并于肺则悲。”

“《素问》曰：肾在声为呻，在变动为栗，在志为恐，恐伤肾。《九卷》及《素问》又曰：精气并于肾则恐。”

上述“《素问》曰”“《九卷》曰”“杨上善云”等，均非《甲乙经》初本之原文，而是“三部”《甲乙》所添或后人所增之文。注文之中，又出现了注解《素问》《九卷》之文。如“解曰”后之文字，为解释《素问》《九卷》之文，当然更不是《甲乙经》的初本原文了。

②《甲乙经·卷一·五藏六府阴阳表里第三》：“《素问》曰：夫脑、髓、骨、脉、胆、女子胞，此六者，地气之所生也。皆藏于阴，象于地。故藏而不泻，名曰奇恒之腑。胃、大肠、小肠、三焦、膀胱，此五者，天气之所生也。其气象天，故泻而不藏。此受五脏浊气，名曰传化之府，此不能久留，输泻者也。魄门亦为五脏使，水谷不得久藏，五脏者，藏精气而不泻，故满而不能实；六腑者，传化物而不藏，故实而不能满。水谷入口，则胃实而肠虚，食下，则肠实而胃虚。故曰实而

不满，满而不实也。气口何以独为五脏主？胃者，水谷之海，六腑之大源也。”

此云“《素问》曰”，本为引注之文，并非《甲乙经》之初文。

③《甲乙经·卷一·五脏六腑官第四》：“《素问》曰：心在窍为耳。”

“《素问》曰：诸脉者皆属于目。又《九卷》曰：心藏肺，肺舍神。”

“《素问》曰：肾在窍为耳。”

④《甲乙经·卷一·五藏大小六府应候》：“杨上善云：心藏言种有八变，后四脏但言藏变不言神变者，以神为魂魄意之主，言其神变则四脏可知，故略而不言也。”

“《素问》曰：肺之合皮也，其荣毛也，其主心也。下章言肾之应毫毛，于义为错。”

“《素问》曰：心之合肺也，其荣色也，其主肾也。其义相顺。”

“《素问》曰：肝之合筋也，其荣爪也，其主肺也，其义相顺。”

“《素问》曰：脾之合肉也，其荣唇也，其主肝也，其义相顺。”

“《九卷》又曰：肾合骨。《素问》曰：肾之合骨也，其荣发也，其主脾也，其义相同。”

“其义相顺”“其义相同”等语，为评价《素问》引注之文的话。

⑤《甲乙经·卷二·十二经脉络脉支别第一·上》：“《灵枢》云：少阴终者，面黑齿长而垢。腹胀闭，上下不通而终矣。”

“《九卷》云：腹胀闭不得息，善噫善呕，呕则逆，逆则面赤。不逆，上下不通，上下不通，则面黑皮毛焦而终矣。”

“《九卷》云：中热嗌干，喜溺烦心，甚则舌卷卵上缩而终矣。”

《九卷》是《灵枢》的前身。《灵枢》产生于668—762年之间，即杨上善《太素》后，王冰之前。此处引录了《灵枢》之说，说明“三部”之《甲乙经》，成书时间符合我们前面说的公元652—682年之间。

⑥《甲乙经·卷二·奇经八脉第二》：“《素问》曰：督脉者，起于少腹以下，骨中央，女子入系廷孔，其孔，溺孔之端也。其络循阴器合篡间，绕篡后，别绕臀至少阴，与巨阳中络者，合少阴上股内后廉，贯脊属肾，与太阳起于目内眦，上额交巅，入络脑，还出别下项，循肩髆，内侠脊抵腰中，入循膂络肾，其男子循茎下至篡，与女子等。其小腹直上者，贯脐中中央，上贯心，入喉上颐，环唇上系两目之中。此生病从小腹上冲心而痛，不得前后，为冲疝。其女子不孕，癃痔遗溺嗌干。督脉生病治督脉。”

“《难经》曰：督脉者，起于下极之俞，并于脊里，上至风府，入属于脑，上巅循额，至鼻柱，阳脉之海也。”

“《难经》曰：阳跷脉者，起于跟中，循外踝上行，入风池。阴跷脉者，亦起于跟中，循内踝上行，入喉咙，交贯冲脉。此所以互相发明也。又曰：阴维阳维者，维络于身，溢畜不能环流溉灌也。故阳维起于诸阳会，阴维起于诸阴交也。又曰：带脉起于季胁，回身一周。又曰：阴跷为病，阳缓而阴急，阳跷为病，阴缓而阳急。阳维维于阳，阴维维于阴。阴阳不能相维，为病腰腹纵容，如囊水之状。”

⑦《甲乙经·卷五·针灸禁忌第一·上》：“《素问》曰：春刺散俞及与分理，血出而止。又曰：春者木始治，肝气始生。肝气急，其风疾，经脉常深，其气少不能深入，故取络脉分肉之间。《九卷》云：春刺荥者。正同。于义为是。又曰：春取络脉，治皮肤。又曰：春气在经脉，夏取诸俞孙络肌肉皮肤之上。又曰：春刺俞。二者正同。于义为是。”

“《素问》曰：夏刺络俞，见血而止。又曰：夏者火始治，心气始长，脉瘦气弱，阳气流溢，血温于腠，内至于经。故取盛经分腠，绝肤而病去者，邪居浅也。所谓盛经者，阳脉也，义亦略同。”

“《素问》曰：秋刺皮肤，循理，上下同法。又曰：秋者金始治，肺将收杀，金将胜火，阳气在合，阴初胜，湿气反体。阴气未盛，未能深入，故取俞以泻阴邪，取合以虚阳邪。阳气始衰，故取于合，是谓始秋之治变也。”

“《九卷》又曰：秋取气口，治筋脉。于义不同。”

“《素问》曰：冬取俞窍及于分理。甚者直下，间者散下。俞窍与诸俞之分，义亦略同。又曰：冬者水始治，肾方闭，阳气衰少，阴气坚盛，巨阳伏沉，阳脉乃去，取井以下阴逆，取荥以通气。又曰：冬取井荥，春不鼽衄。是谓末冬之治变也。又曰：冬气在骨髓。又曰：冬刺井。病在脏，取之井。二者正同义。为是。又曰：冬取经俞，治骨髓五脏。五脏则同经俞。有疑。”

“俞窍与诸俞之分，义亦略同”“是谓末冬之治变也”“者正同义”“五脏则同经俞。有疑”等句，为按语。

上多引《九卷》之说。《九卷》也是《甲乙经》初本的一个变异本。与《灵枢》相比，《九卷》是一个早期的《甲乙经》变异本，《灵枢》则是一个较晚的《甲乙经》变异本。因此，《九卷》的内容，多依据原始的《甲乙经》而来。杨上善在《太素》中，每引《九卷》之说，而无《灵枢》之名，是当时《灵枢》尚未问世之故。“三部”之《甲乙经》，每引《九卷》之语，是其成书较晚的一个佐证之一。

《九卷》本衍生于初始本《甲乙经》之后，而652—682年之间产生的“三部”之《甲乙经》，反倒引录《九卷》之文，杂入原始的《甲乙经》之中。例如《九卷》心有二经之说，即本于《甲乙经·卷二·十二经脉络脉支别第一·上》。该篇中有“心少阴之脉”及“心主手厥阴之脉”。手少阴经不得有输说，亦本于《甲乙经》。《甲乙经·卷三第二十六》说：“手少阴之脉独无俞，何也？岐伯对曰：少阴者，心脉也。心者，五脏六腑之大主也。为帝王。精神之舍也。其脏坚固，邪弗能容也。容之则心伤，心伤则神去，神去则死矣。故诸邪之在于心者，皆在心之包络。包络者，心之脉也。故独无俞焉。”

⑧《甲乙经·卷七·六经受病发寒热病第一·上》：“《八十一难》曰：阳虚阴盛，汗出则愈，下之则死；阳盛阴虚，汗出而死，下之则愈。”

⑨《甲乙经·卷七·六经受病发寒热第一·中》：“《素问》曰：五十九者，头上五行。五行者，以越诸阳之热逆也。大杼、膺俞、缺盆、背椎、此八者，以泻胸中之热；气街、三里、巨虚上下廉，此八者，以泻胃中之热；云门、髃骨、委中、髓空，此八者，以泻四肢之热。五脏俞旁五。此十者，以泻五脏之热。凡此五十九者，皆热之左右也。”

⑩《甲乙经·卷七·太阳中风感于寒湿发痓第四》：“张仲景曰：太阳病，其证备，其身体强，几几然，脉反沉迟者，此为痓。夫痓脉来，按之築築而弦，直上下行。”

“太阳病，发热无汗恶寒，此为刚痓。太阳病发热汗出，不恶寒，此为柔痓。”

“太阳病无汗，小便少，气上冲胸，口噤，不能语，欲作刚痓。”

此引录见于《诸病源候论》《千金翼方》《金匮要略》诸书中，显然不是《甲乙经》原始之文可知。

⑪《甲乙经·卷七·阴阳相移发三疟第五》：“《九卷》曰：取足阳明。《素问》刺太阴。渴而间日作。《九卷》曰：取手少阳。《素问》刺足少阳。”

⑫《甲乙经·卷八·经络入肠胃五脏积发伏梁息贲肥气痞气奔豚第二》：“《难经》曰：心之积，名曰伏梁。起于脐上，至心下，大如臂。久久不愈，病烦心，心痛，以秋庚辛日得之。肾病传心，

心当传肺，肺以秋王不受邪，因留结为积。”

“《难经》曰：肺之积，名曰息贲，在右胁下，覆大如杯，久久不愈。病洒洒恶寒，气逆喘咳，发肺痈。以春甲乙日得之。心病传肺，肺当传肝，肝以春王不受邪，因留结为积。”

“《难经》曰：肝之积，名曰肥气。在左胁下，如覆杯，有头足，如龟鳖状，久久不愈。发咳逆瘖疟，连岁月不已。以季夏戊己日得之。肺病传肝，肝当传脾，脾以季夏王不受邪，因留结为积，此与息贲略同。”

“《难经》曰：脾之积，名曰：痞气。在胃脘，覆大如盘，久久不愈。病四肢不收，黄疸饮食不为肌肤。以冬壬癸日得之。肝病传脾，脾当传肾。肾以冬王不受邪，因留结为积。”

“《难经》曰：肾之积，名曰奔豚。发于腹上，至心下，若豚状，或上或下无时。久久不已，令人喘逆，骨痿，少气。以夏丙丁日得之。肺病传肾，肾当传心。心以夏王不受邪，因留结为积也。”

此《难经》五十六难之文。

⑬《甲乙经·卷九·邪在肺五脏六腑受病发咳逆上气第三》：“《九卷》言振埃，刺外经而去阳病。”

（3）作为原文形式的赘加成分

①相互参杂的赘加成分

凡《甲乙》篇中参杂有《素问》内容的虽以原文形式出现，当不是《甲乙经》原始之初文，为“三部”《甲乙》之赘加之文。因为《素问》的成书，晚于原始本之《甲乙经》。而《甲乙经》之初本，原本并无《素问》之文。此系后人据《素问》以充填《甲乙经》之内容，而成所谓“三部”之《甲乙经》。在“三部”《甲乙经》中，这样相互参杂《素问》内容的例子很多。例如：

《甲乙经·卷一·五色第十五》在“以色言病之间甚奈何”一段中，添加了《素问·脉要精微论》：“夫精明五色者，气之华也。赤欲如白裹朱，不欲如赭色也（今本《素问》无‘色也’二字）；白欲如白璧之泽（《素问》‘白璧之泽’作‘鹅羽’）不欲如垩也（《素问》‘垩也’作‘盐’）；青欲如苍璧之泽，不欲如蓝也（《素问》无‘也’字）；黄欲如罗裹雄黄，不欲如黄土也（《素问》无‘也’字）；黑欲如重漆色，不欲如炭也（《素问》‘炭也’作‘地苍’）。五色精微象见，其寿不久也。”一段。

又将《素问·五脏生成篇》“色见青如草兹者死”一段，及“色味当五脏，白当肺，辛”一段，略加变通加入该篇中。

《甲乙经·卷二·十二经脉络脉支别第一·上》在篇末增加了《素问·诊要经络论》之“太阳脉绝（《素问》‘脉绝’作‘之脉’），其终也，戴眼，及折（《素问》‘及’作‘反’）瘛疭，其色白，绝汗乃出，则终矣（《素问》作‘出则死矣’）；少阳脉绝（《素问》‘脉绝’作‘终者’。下同），其终也（《素问》无此三字），耳聋，百节尽纵（《素问》‘尽’作‘皆’），目橐系绝（《素问》作‘目瞏绝系’）。系绝一日半死（《素问》‘系绝’作‘绝系’）。其死也，目白乃死（《素问》作‘色先青，乃死矣’）；阳明脉绝（《素问》‘脉绝’作‘终者’），其绝也（《素问》无此三字），口目动作，善惊，妄言，色黄，其上下经盛而不行（《素问》‘而不行’作‘不仁’），则终矣。”

《甲乙经·卷四·经脉第一·上》增添了《素问·平人气象论》之“平人何如？曰：人一呼脉再动，一吸脉亦再动，呼吸定息，脉五动，闰以太息，名曰平人。平人者，不病也。常以不病之人，以调病人（《素问》作‘常以不病调病人’）。医不病，故为病人平息以调之（《素问》‘之’后有‘为法’二字）。人一呼脉一动，一吸脉一动者，曰少气。人一呼脉三动而躁（《素问》作‘人一呼脉三动，一吸脉三动而躁’），尺热曰病温，尺不热脉滑曰病风（《素问》‘风’后有‘脉涩曰痹’四字）。人一呼脉四动以上曰死，脉绝不至曰死，乍疏乍数曰死。常人禀气于胃，脉以胃气为本，无胃气曰逆，逆者死（《素问》作‘平人之常气禀于胃。胃者平人之常气也。人无胃气曰逆，逆者死’）。”

又有《素问·平人气象论》“心脉来，累累如连珠”及《素问·玉机真脏论》“春脉者肝也，东方木也”等段之添加。

《甲乙经·卷五·针道第四》篇末增益了《素问·宝命全形论》“凡刺之真，必行治神。五脏已定，九候已明（《素问》‘明’作‘备’），后乃存针。众脉所见，众凶所闻（二‘所’字，《素问》分别作‘不’与‘弗’）。外内相得。无以形先，可玩往来，乃施于人。虚实之要（《素问》作‘人有虚实’）五虚勿近，五实勿远。至其当发，间不容瞚。手动若务，针耀而匀，静意视义，观适之变，是谓冥冥。莫知其形。见其乌乌，见其稷稷，从见其飞，不知其谁。伏如横弩，起若发机（‘若’，《素问》作‘如’）”一段。

《甲乙经·卷六·形气盛衰大论第十二》：“人年十岁，五脏始定，血气已通，其气在下，故好走；二十岁，血气始盛，肌肉方长，故好趋；三十岁，五脏大定，肌肉坚固，血脉盛满，故好步；四十岁，五脏六腑十二经脉，皆大盛平定，腠理始开，荣华剥落，鬓发颁白，平盛不摇，故好坐；五十岁，肝气始衰，肝叶始薄，胆汁始减，目始不明；六十岁，心气始衰，乃善忧悲，血气懈堕，故好卧；七十岁，脾气虚，皮肤始枯，故四肢不举；八十岁，肺气衰，魂魄离散，故言善误；九十岁，肾气焦，脏乃萎枯，经脉空虚。至百岁，五脏皆虚，神气皆去，形骸独居，而终尽矣。”一段之后，增添了《素问·上古天真论》”女子七岁，肾气盛，齿更发长；二七天水至（《素问》‘天水’作‘而天癸’），任脉通，太冲脉盛，月事以时下，故有子；三七肾气平均，故真牙生而长极；四七筋骨坚，发长极，身体盛壮；五七阳明脉衰，面皆焦（《素问》‘皆’作‘始’），发始白（《素问》‘白’作‘堕’）；七七任脉虚，太冲脉衰少，天水竭，地道不通，故形坏而无子耳（‘七七’前，《素问》有‘六七，三阳脉衰于上，面皆焦，发始白’14字。‘天水’作‘天癸’，‘耳’作‘也’）。丈夫八岁，肾气实，发长齿更；二八肾气盛，天水（《素问》作‘天癸’）至，而精气溢泻，阴阳和，故能有子；三八肾气平均，筋骨劲强，故真牙生而长极；四八筋骨隆盛，肌肉满壮；五八肾气衰，发堕齿槁；六八阳气衰于上，面焦，鬓发颁白（《素问》‘鬓发’作‘发鬓’）；七八肝气衰，筋不能动，天水（《素问》作‘天癸’）竭，精少，肾气衰，形体皆极；八八则齿发去。肾者主水，受五脏六腑之精而藏之。故五脏盛，乃能泻。今五脏皆衰，筋骨懈堕，天水（《素问》作‘天癸’）尽矣。故发鬓白，体得（《素问》作‘身体重’），行步不正，而无子耳”一节，以补充其内容。

②作为全篇的赘加成分

《甲乙经·卷五·缪刺论》全篇引用《素问·缪刺论》之文；《甲乙经·卷九·脾受病发四肢不用》全篇采用《素问·太阴阳明论》之文；《甲乙经·卷十·阳受病发风》全篇采用《素问·风论》及《素问·离合真邪论》之文等。此等全篇采用《素问》为主的篇章内容，笔者认为并非《甲乙经》原本之文，为后人“三部”之《甲乙》增益所致。

综上所述，不管是摘录《素问》之文参杂于原文之中，还是通篇采用《素问》之文，都是后人添加于《甲乙经》之中的。也就是说都不是《甲乙经》初本之原文。

“三部”之《甲乙经》中，有杨上善之引语。《甲乙经·卷一·精神五脏论第一》：“又杨上善云：心之忧在心变动，肺之忧在肺之志，是则肺主于秋，忧为正也。心主于忧（憂），变而生忧也。”

据此，“三部”《甲乙经》之成书时间，拟当在《太素》之后。关于《太素》的成书时间，萧延平在《校刊太素例言》中说，称老子为“玄元皇帝”，是唐高宗乾封元年后之事（公元666年）。杨上善注中每称老子为“玄元皇帝”。由此，《太素》之成书当在公元666年之后。

据李云《黄帝内经太素新校·前言》，唐高宗上元间（674—675年），杨上善奉敕整理《黄帝内经》而成《黄帝内经太素》，则《太素》的成书时间，当在676年左右。既然引有杨上善之语，就说明“三部”之《甲乙经》是紧步《太素》之后，在《千金翼方》之前（682年）成书的。

李云在《黄帝三部针灸甲乙经新校·卷一·精神五藏第一》中又说：“按，‘杨上善云’至‘变而生忧也’，为宋儒注文，原书误作大字，今改为小字。”惜未指出何本为小字，据何本而改。因之难成定论。

（4）《甲乙经》中的《难经》引文

《甲乙经·卷二·十二经脉络脉支别第一·下》：“《难经》曰：督脉者，起于下极之俞，并于脊里，上至风府，入属于脑，上巅循额，至鼻柱。阳脉之海也。”

“《难经》曰：阳蹻脉者，起于跟中，循外踝上行，入风池。阴蹻脉者，亦起于跟中，循内踝上行，入喉咙，交贯冲脉（此所以相互发明也）。又曰：阳维阴维者，维络于身，溢蓄不能环流溉灌也（‘也’前，《二十八难》有‘诸经者’三字）。故阳维起于诸阳会，阴维起于诸阴交也。又曰：带脉起于季胁，回身一周。又曰：阴蹻为病，阳缓而阴急，阳蹻为病，阴缓而阳急。阳维维于阳，阴维维于阴。阴阳不能相维，为病腰腹纵容，如囊水之状。”

《甲乙经·卷七·六经受病发伤寒热病第一·上》：“《八十一难》曰：阳虚阴盛，汗出而愈，下之即死；阳盛阴虚，汗出而死，下之即愈。”

《甲乙经·卷八·气奔肫第二》：“《难经》曰：心之积，名曰伏梁，起于脐上，上至心下，大如臂，久久不愈（《难经》五十六难作‘久不愈’），病烦心（《难经》五十六难‘病’前有‘令人’二字），心痛（《难经》五十六难无此二字），以秋庚辛日行之。肾病传心（‘肾’前，《难经》五十六难有‘何以言之’四字），心当传肺，肺以秋王不受邪《难经》五十六难作‘肺以秋适王，王者不受邪’），因留结为积（《难经》五十六难作‘心欲复还肾，肾不肯受，故留结为积’）。”

“《难经》曰：肺之积，名曰息贲，左右胁下，覆大如杯（《难经》五十六难作‘在右胁下，覆大如杯’），久久不愈（《难经》五十六难作‘久不已’），病洒洒恶寒（《难经》五十六难作‘令人洒淅恶寒’），气逆喘矣（《难经》五十六难作‘喘咳’），发肺痈。以春甲乙日得之。心病传肺（‘心’前，《难经》五十六难有‘何以言之’四字），肺当传肝，肝以春王不受邪（《难经》五十六难作‘肝以春适王，王者不受邪’），因留结为积（《难经》五十六难作‘肺复欲还心，心不肯受，故留结为积’）。”

“《难经》曰：肝之积，名曰肥气。在左胁下，如覆杯，有头足，如龟鳖状（《难经》五十六难无此四字）。久久不愈（《难经》五十六难作‘久不愈’），发咳逆瘖疟（‘发’前，《难经》五十六难有‘令人’二字），连岁月不已（《难经》五十六难无‘月’字），以季夏戊己日得之。肺病传肝（《难经》五十六难‘病’前有‘何以言之’四字，‘传’后有‘于’字），肝当传脾，脾以季夏王不受邪（《难经》五十六难作‘脾季夏适王，王者不受邪’），因留结为积（《难经》五十六难作‘肝复欲还肺，肺不肯受，故留结为积’）。”

“《难经》曰：脾之积，名曰痞气。在胃脘，覆大如盘。久久不愈（《难经》五十六难作‘久不愈’），病四肢不收（《难经》五十六难‘病’作‘令人’），发黄疸，饮食不为肌肤。以冬壬癸得之。肝病传脾（‘肝’前，《难经》五十六难有‘何以言之’四字），脾当传肾，肾以冬王不受邪（《难经》五十六难作‘肾以冬适王，王者不受邪’），因留结为积（《难经》五十六难作‘脾复欲还肝，肝不肯受，故留结为积’)。”

“《难经》曰：肾之积，名曰贲肫。发于腹（《难经》五十六难作‘发于少腹’），上至心下，若豚状，或上或下无时，久不已，令人喘美逆，骨痿，少气。以夏丙丁日得之。肺病传肾（《难经》五十六难‘肺’前，有‘何以言之’四字），肾当传心。心以夏王不受邪《难经》五十六难作‘心以夏适王，王者不受邪’），因留结为积也（《难经》五十六难作‘肾欲复还脾，脾不肯受，故留结为积’)。”

上述《难经》之文，显然不是初始《甲乙经》之文，因为原始《甲乙经》之时，《难经》尚未问世，所以它不可能引录《难经》之文。而“三部”之《甲乙经》，成书于676—682年之间，所以能够看到并引录《难经》之文。

（4）俞穴部分

《甲乙经》俞穴的论述，多集中在卷三之中。其中穴位的解剖位置、针灸尺度、禁忌等具体论述，多“三部”《甲乙经》时所添加，而非《甲乙经》之原始之文。例如“上星，一穴，在颅上，直鼻中央，入发际一寸陷者中，可容豆。督脉气所发，刺入三个，留六呼，灸三壮”“百会，一名三阳五会，在前顶后一寸五分，顶中央旋毛中陷，可容指。督脉足太阳之会，刺入三分，灸三壮”“强间，一名大羽，在后顶后一寸五分，督脉气所发，刺入四分，灸五壮”等。

此等论述，杨上善《黄帝内经太素》不载，《太素》杨上善注文所引《九卷》之文中，无此等文字之片语只言。王冰注《素问》所引《针经》《灵枢》之文，亦无此等文字。今本之《灵枢》，同样没有，所以说《甲乙经》之初本，原无此等论述。

原始之《甲乙经》，本是古《脉经》《针经》的延续衍生本，而俞穴之论述，多为古《明堂》一类书的专职功能。《太素·卷八·经脉之一》杨上善注：“十二经脉行处及穴名，备在《明堂经》，具释之也。”

梁阮孝绪《七录》载：

《针经并孔穴蝦蟆图》三卷。徐悦、龙衔素撰。亡。任莉莉辑注：“徐悦、龙衔素，始末未详。姚氏《考证》曰：‘针’下脱‘经’字。是两书《唐志》亦著录，后佚。

《偃侧杂针灸经》三卷，秦承祖撰，亡。任莉莉：“是书两《唐志》著录作‘《明堂图》’三卷，后佚。

《明堂流注》六卷。亡。

任莉莉：“未著撰人。新《唐志》著录‘《黄帝流注脉经》一卷’。姚氏《考证》曰：‘此《流注脉经》一卷，即梁时《明堂流注》六卷之仅存者。’”

《明堂孔穴》二卷。亡。

任莉莉：“未著撰人。新《唐志》著录五卷，后佚。”

《新撰针灸穴》一卷。亡

任莉莉：“未著撰人。”

《偃侧图》八卷。

任莉莉：“未著撰人，此书后佚。

《偃侧图》二卷。

任莉莉：“未著撰人，此书后佚。

东晋葛洪《抱朴子内篇》：“黄帝医经有《蝦蟆图》。言月始生二日，蝦蟆始生，人亦不可针灸其处。”由此知，针灸俞穴之禁忌，在东晋时就出现专书了。

《隋书·经籍志》:

《黄帝流注脉经》一卷。梁有《明堂流注》六卷，亡。

《明堂孔穴》五卷。梁有《明堂孔穴二》卷。《新撰针灸穴》一卷。亡。

清姚振宗《隋书经籍志考证》:“并不著撰人。《唐书·艺文志》‘《明堂孔穴》五卷’。”

《明堂孔穴图》三卷

《明堂孔穴图》三卷。梁有《偃侧图》八卷，又《偃侧图》二卷。

清姚振宗《隋书经籍志考证》：并不著撰人。

《抱朴子·杂应篇》曰：世人多令人以针治病，其灸法又不明处所分寸，而但说其身中孔穴荣输之名，自非旧医备览《明堂流注》《偃侧图》者，安能晓之哉!

案《四库简明目录》《明堂灸经》条曰：其曰‘明堂’者，《素问》称雷公问黄帝以人身经络，黄帝坐明堂以授之，故《旧唐书·经籍志》以针灸诸书别为《明堂》《经脉》一类。又钱遵王《读书敏求记》曰：昔黄帝问岐伯以人经络，尽书其言藏于灵兰之室。自雷公请问，乃坐明堂授之。后世言明堂者以此。今医家记针灸之穴，为偶人点志其处名‘明堂’非也。案二家之说，则所谓‘明堂’者，即天子明堂，犹明堂班宣月令遂称明堂月令，托以为重耳。

以上十四部，附梁有十八部。盖依仿《汉志·医经》一门，以类次之者。两《唐志》目之曰‘明堂经脉’,《通志·艺文略》分为二门，曰‘经脉’，曰‘明堂针灸’，是为第一类。

《旧唐书·经籍志》:

《黄帝明堂经》三卷

《明堂图》三卷，秦承祖撰。

《龙衔素针经并孔穴蝦蟇图》三卷。

《黄帝内经明堂》十三卷。

《黄帝十二经脉明堂五藏图》一卷。

《黄帝十二经明堂偃侧人图》十二卷。

《黄帝明堂》三卷。

《黄帝内经明类成》十三卷，杨上善撰

《黄帝明堂经》三卷，杨玄孙撰注。

古之《明堂》诸书，至唐孙思邈时，已经“年代久远，传写错误，不足指南”，所以孙思邈撰《千金方·卷二十九·明堂三人图》时，“一依甄权等新撰为定”。说明唐初甄权之《明堂人形图》在当时是较善之本，被孙思邈所推崇，以致当时“缙绅之士，多写权图，略遍华裔”。

在《千金翼方》时，“三部”内容之《甲乙经》已经问世，所以孙思邈才得以用其校正秦承祖之《明堂图》。而在《千金方》时，由于所见仅为原始本之《甲乙经》，不含“三部”《甲乙》中之俞穴内容，所以孙思邈当时仅以甄权之《明堂图》为正。这提示“三部”之《甲乙》，成书时间正在《千金方》与《千金翼方》之间。

《千金翼方·卷二十六·取孔穴法》:“余退以《甲乙》校秦承祖《图》，有旁庭、脏会等一十九穴，按六百四十九穴，有目无名，其角孙、景风一十七穴，《三部针经》具存焉。然其图缺漏，仍有四十九穴。”

此外“《三部针经》”，李景荣认为即《甲乙经》。他在《千金翼方校释》中说:“《三部针经》，即《黄帝三部针灸甲乙经》，亦称《针灸甲乙经》。”是《千金翼方》时，“三部”内容之《甲乙经》，已存世。

《太素·卷十一·本输》："肺出少商，少商者，手大指内侧也，为井；溜于鱼际，鱼际者，手鱼也，为荥；注于太渊，太渊者，鱼后下陷者之中也，为输；行于经渠，经渠者，寸口之中也，动而不居，为经；入于尺泽，尺泽者，肘中之动脉也，为合。"

《甲乙经·卷三》："肺出少商，少商者，木也。在手大指端内侧，去爪甲如韭叶，手太阴脉之所出也。为井，刺入一分，留一呼，灸一壮；鱼际者，火也。在手大指本节后内侧，散脉中，手太阴脉之所溜也。为荥。刺入二分，留三呼，灸三壮；太渊者，水也。在掌后陷者中，手太阴脉之所注也。为俞。刺入二分，留二呼，灸三壮；经渠者，金也。在寸口陷者中。手太阴之所行也，为经。刺入三分，留三呼。不可灸，灸之伤人神明。"

《太素》所引，以经脉俞穴之走向流行为主。而"三部"《甲乙》之论述，则更多地采用了《明堂图》中的俞穴位置及刺灸要求等内容。

《甲乙经·卷七·六经受病发伤寒热病》："肝热病者，小便先黄，腹痛多卧，身热，热争则狂言及惊，胸中胁满痛，手足躁，不得安卧，庚辛甚，甲乙大汗出，气逆则庚辛死。刺足厥阴少阳……心热病者……刺手少阴太阳……"这是《素问·刺热篇》的内容，而不是《甲乙经》初本之内容。

"《素问》曰：五十九者，头上五行，五行者，以越诸阳之热逆也。大抒、膺俞、缺盆、背椎，此八者，以泻胸中之热；气冲、三里、巨虚、上下廉，此八者，以写胃中之热；云门、髃骨、委中、髓空，此八者，以泻四肢之热。五脏俞旁五，此十者，以写五脏之热。凡此五十九者，皆热之左右也。"

这是《素问·水热穴论》的内容，"三部"之《甲乙》添加于原始本《甲乙经》之中的。

《甲乙经·卷七·阴阳相移发三疟第五》："疟脉满大急，刺背俞，用中针，傍五胠俞各一遍，肥瘦出血；疟脉小实急，灸胫少阴；刺指井；疟脉缓大虚，便用药，不宜用针……"

"足太阳疟，令人腰痛头重，寒从背起，先寒后热，渴渴止，汗乃出，难已。间日作，刺腘中出血；足少阳疟，令人身体解㑊，寒不甚，恶见人，心惕惕然，热多汗出甚，刺足少阳；足阳明疟，令人先洒淅洒淅，寒甚，久乃热。热去汗出，喜见日月光火气乃快然。刺阳明趺上及调冲阳（《素问·刺疟篇》无'及调冲阳'四字）；足太阴疟，令人不乐，好太息，不嗜食，多寒少热（《素问·刺疟篇》二'少'字）汗出，病至则呕，呕已乃衰，即取之足太阴（《素问》刺疟篇无'足太阴'三字）；足少阴疟，令人呕吐甚，多寒少热（《素问·刺疟篇》无'少'字），欲闭户牖而处，其病难已。取太溪（《素问·刺疟篇》无'取太溪'三字）；足厥阴疟，令人腰痛，少腹病，小便不利如癃状。非癃也，数便，意恐惧，气不足，腹中悒悒，刺足厥阴。肺疟者，令人心寒甚热（《素问·刺疟篇》'甚'前有'寒'字），热间，善惊……"

此为《素问·刺疟篇》文。

"痞疟，神庭及百会主之；痞疟，上星主之。先取譩譆，后取天牖、风池、大杼；痞疟，取完骨及风池、大杼、心俞、上窌、譩譆、阴都、太渊、三间、合谷、阳池、少泽、前谷、后溪、腕骨、阳谷、侠溪、至阴、通谷、京骨皆主之。疟振寒热甚狂言，天枢主之；疟热盛，列缺主之……"

此等病症取穴论述，均为"三部"之《甲乙》添加之文，而非《甲乙》初之原文。

又如《甲乙经·卷八·五脏传病发寒热》："寒热骨痛，玉枕主之；寒热懈懒，淫泺胫酸，四肢重病，少气难言，至阳主之……"

《甲乙经·卷八·气奔肫》："息贲时唾血，巨阙主之；腹中积上下行，悬枢主之……"

《甲乙经·卷八·五脏六腑胀》："心胀者，心俞主之，亦取列缺；肺胀者，肺俞主之……"

《甲乙经·卷九》："心腹中卒痛而汗出，石门主之……"

《甲乙经·卷十》："骨痹烦满，商丘主之；足下热痛，不能久坐，湿痹不能行，三阴交主之……"

《甲乙经·卷十一》："狂癫疾，阳谷及筑宾主通谷主之；癫疾狂，多善食善笑，不发于外，烦心，渴，商丘主之……"

《甲乙经·卷十二》："喉痛瘖不能言，天突主之；暴瘖气硬喉痹咽痛，不得息，食饮不下，天鼎主之……"

此等穴位主病之例，均为后起之"三部"内容之《甲乙经》之文，而非原始《甲乙经》之文。

《甲乙经》的成书年代

1. 原始的《甲乙经》早于《素问》

《甲乙经·卷二·经脉根结第五》："太阳根于至阴，结于命门。命门者，目也；阳明根于历兑，结于颃颡。颃颡者钳大，钳大者，耳也；少阳根于窍阴，结于窗笼，窗笼者，耳也。太阳为开，阳明为阖，少阳为枢。故开折则内节渎缓而暴病起矣。故候暴病者，取之太阳。视有余不足。渎缓者，皮肉缓，膲而弱也。阖折则气无所止息，而痿病起矣。故痿病者取之阳明。视有余不足。无所止息者，真气稽留，邪气居之也。枢折则骨摇而不能安于地。故骨摇者取之少阳，视有余不足。节缓而不收也，当核其本。

太阴根于隐白，结于太仓；厥阳根于大敦，结于玉英，络于膻中；少阴根于涌泉，结于廉泉。太阴为开，厥阴为阖，少阴为枢。故开折则仓廪无所输，膈洞。膈洞者，取之太阴。视有余不足。故开折者，则气不足而生病。阖则气弛而善悲。善悲者，取之厥阴。视有余不足。枢折则脉有所结而不通。不通者，取之少阴。视有余不足，有结者，皆取之。"

《素问·阴阳离合论》："岐伯曰：圣人南面而立，前曰广明，后曰太冲。太冲之地，名曰少阴。少阴之上，名曰太阳。太阳根起于至阴，结于命门，名曰阴中之阳。中身而上，名曰广明。广明之下，名曰阴中之少阳。是故三阳之离合也，太阳为开，阳明为阖，少阳为枢。三经者，不得相失也。搏而勿浮，命曰一阳。

帝曰：原闻三阳，岐伯曰：外者为阳，内者为阴。然则中为阴。其冲在下，命曰太阴。太阴根起于隐白，名曰阴中之阴。太阴之后，名曰少阴。少阴根起于涌泉，名曰阴中之少阴。少阴之前，名曰厥阴。厥阴根起于大敦。阴之绝阳，名曰阴之绝阴，是故三阴之离合也。太阴为开，厥阴为阖，少阴为枢。三经者，不得相失也。搏而勿沉，名曰一阴。"

《素问·阴阳离合论》三阳经三阴经之根结起止之说，是沿袭《甲乙经》而来的，其中出现了解释、发挥、脱文、概括等现象。

例如"前曰广明，后曰太冲。太冲之地，名曰少阴。少阴之上，名曰太阳"等句，为解释之文。"名曰阴中之阳""名曰阴中之少阳"等，为发挥之文。

《素问》除太阳有"根于""结于"外，其他五经只有"根于"而无"结"，是脱文。

宋代林亿等《新校正》："按《素问》太阳言根结，余经不言结。《甲乙》今具。"

《素问》认为六经之"开""阖""枢"，是经脉解剖生理现象之归纳总结，所以说"是故三阳之离合也""是故三阴之离合也"。"离合"，在此或当为"络"音之分离。在《素问》中，"络""脉"每互文同义。《素问·缪刺论》"邪客于手阳明之络""邪气客于足阳跷之脉""邪客于足阳明之经

(《甲乙》《太素》'经'作'络')",是"络""经""脉"互文同义之证。此"三阳之离合""三阴之离合",即"三阳之络""三阴之络",亦即三阳经、三阴经之义,这也是一种概括。

《甲乙经》三阳经三阴经之开、阖、枢失调,皆有病症表现论述,而《素问》却概括成了一句话:三经者,不得相失也。

另,《素问·痿论》:"论言治痿者独取阳明何也?"此"论言",正指《甲乙经》之"阖折则气无所止息,而痿病起矣,故痿病者,皆取之阳明"。

《甲乙经》认为,阳明经病,是痿证之因,所以治痿"皆取之阳明"。《素问·痿论》:"阳明者,五脏六腑之海,主润宗筋,宗筋主束骨而利机关也。冲脉者,经脉之海也,主渗灌溪谷,与阳明合于宗筋。阴阳总宗筋之会,会于气街,而阳明为之长,皆属于带脉,而络于督脉。故阳明虚则宗筋纵,带脉不引,故足痿不用也。"这是在《甲乙经》痿病病因上的进一步发挥阐释。

《素问·脉解篇》,宋代林亿等《新校正》认为系沿袭发挥是《甲乙经》之篇。《新校正》说:"详此篇所解,多《甲乙经》是动所生之病,虽复少有异处,大概则不殊矣。"

我们不妨比较一下:

《素问·脉解篇》:"阳明所谓洒洒振寒者。阳明者午也。五月盛阳之阴也。阳盛而阴气加之,故洒洒振寒也。所谓胫肿而股不收者,是五月阳盛之阴也。阳者衰于五月,而一阴气上,与阳始争,故胫肿而股不收也。所谓上喘而为水者,阴气下而复上,上则邪客于脏腑间,故为水也。所谓胸痛少气者,水气在脏腑也。水者阴也。阴气在中,故胸痛少气也。所谓甚则厥,恶人与火,闻木音则惕然而惊者,阳气与阴气相薄,水火相恶,故惕然而惊也。所谓欲独闭户牖而处者,阴阳相薄也。阳尽而阴盛,故欲独闭户牖而居。所谓病至则欲乘高而歌,弃衣而走者,阴阳复争,而外并于阳,故使之弃衣而走也。所谓客孙脉则痛鼻鼽腹肿者,阳明并于上,上者则其孙络太阴也,故头痛鼻鼽腹肿也。"

《甲乙经·卷二·十二经脉络脉支别第一》:"胃足阳明之脉……是动则病凄凄然振寒,善伸数欠,颜黑,病至则恶人与火,闻木音则惕然惊心欲动,独闭户塞牖而处,甚则欲上高而歌,弃衣而走,贲响腹胀,是谓臂厥。是主血所生病者,狂瘈,温淫汗出,鼽衄,口歪,唇紧,颈肿,喉痹,大腹,水肿,膝髌肿痛。"

二者主要病症其本相同,可证《新校正》之说不缪。

《素问·脉解篇》:"厥阴所谓癞疝,妇人少腹肿者。厥阴者辰也,三月阳中之阴,邪在中,故曰癞疝少腹肿也。所谓腰脊痛不可以俯仰者,三月一振,荣华万物,一俯而不仰也。所谓癞癃疝肤胀者,曰阴亦盛而脉胀不通,故曰癞癃疝也。所谓甚则嗌干热中者,阴阳相薄而热,故嗌干也。"

《甲乙经·卷二·十二经脉络脉支别第一》:"肝足厥阴之脉……是动则腰痛不可以俯仰,丈夫癞疝,妇人少腹肿,甚则嗌干,面尘脱色。"

癞疝,少腹肿、腰痛、嗌干等主要病症相同,《脉解篇》多解释发挥之词。

《甲乙经·卷五·针道终始第五》:"人迎一盛,病在足少阳,一盛而躁,在手少阳;人迎二盛,病在足太阳,二盛而躁,在手太阳;人迎三盛,病在足阳明,三盛而躁,在手阳明。人迎四盛,且大且数,名曰溢阳,溢阳为外格。

脉口一盛,病在足厥阴,一盛而躁,在手心主;脉口二盛,病在足少阴,二盛而躁,在手少阴;脉口三盛,在足太阴,三盛而躁,在手太阴;脉口四盛,俱大且数,名曰溢阴。溢阴为内关。不通者,死不治。人迎与太阴脉口俱盛四倍已上,名曰关格。关格者,与之短期。"

《素问·六节藏象论》:"人迎一盛,病在少阳;二盛病在太阳;三盛病在阳明;四盛已上为格阳。寸口一盛，病在厥阴，二盛病在少阴；三盛病在太阴；四盛以上为关阴。人迎与寸口俱盛四倍已上为关格。关格之脉羸，不能极于天地之精气，则死矣。”

《素问》省略了“一盛而躁”“二盛而躁”等句，且只有“少阳”“太阳”等经名，而不用“足少阳”“足太阳”之名，又省去了“手少阳”“手太阳”等手经之名。

《素问》将“溢阳”“外格”合并称之为“格阳”；将“溢阴”“内关”合并称之为“关阴”。

《甲乙经》“关格者，与之短期”，《素问》意释为“关格之脉羸，不能极于天地之精气，则死矣。”

《甲乙经·卷六·逆顺病本末方宜形志大论行二》：“形乐志苦，病生于脉，治之以灸刺；形苦志乐，病生于筋，治之以熨引；形乐志乐，病生于肉，治之以针石；形苦志苦，病生于咽嗌，治之以甘药。形数惊恐，经络不通，病生于不仁，治之以按摩醪醴，是谓五形。故志曰：刺阳明出血气；刺太阳出血恶气；刺少阳出气恶血；刺太阴出气恶血；刺少阴出气恶血；刺厥阴出血恶气。”

《素问·血气形志篇》：“形乐志苦，病生出脉，治之以灸刺；形乐志乐，病生于肉，治之以针石；形苦志乐，病生于筋，治之以熨引；形苦志苦，病生于咽嗌，治之以百药；形数惊恐，经络不通，病生于不仁，治之以按摩醪药，是谓五形志也。刺阳明出血气，刺太阳出血恶气，刺少阳出气恶血，刺太阴出气恶血，刺少阴出气恶血，刺厥阴出血恶气也。”

二者相比较，有三点可以说明《素问·血气形志篇》袭《甲乙经》时致误。

其一，《甲乙经》“治之以甘药”，《素问》作“治之以百药”。将“甘”形误成“百”致使义不可通。形志皆苦，内外皆伤，人体正虚，所以要用甘味和缓之药来补益。

其二，将“治之以按摩醪醴”之“醪醴”意变成了“醪药”。因认为其含义相同，所以抄袭时发生了意变词汇。

其三，将“是谓五形，故志曰”误变成了“是谓五形志也。”《甲乙经》“故志”之“志”，为“之”之音转。“故志曰”，即“故之曰”，义连下句。《素问·血气形志篇》袭用时不明此故，导致错误。

《墨子·天志》孙诒让注：“‘之’，一本用‘志’”。是“志”“之”古通之证。

《甲乙经·卷五·针灸禁忌第一》：“刺法曰：无刺熇熇之热，无刺漉漉之汗，无刺浑浑之脉，无刺病与脉相逆者。”

《太素·卷二十三·量顺刺》及《灵枢·逆顺》此段均与《甲乙经》相同。

《素问·疟论》：“经言无刺熇熇之热，无刺浑浑之脉，无刺漉漉之汗。故为其病逆，未可治也。”

《甲乙经》《太素》《灵枢》三者相同，是《甲乙经》所载此段文字为最始。《素问》沿袭引录此段时，“无刺漉漉之汗”与“无刺浑浑之脉”，次序互易。“无刺病与脉相逆者”意误为“故为其病逆，未可治也”。《素问·疟论》之“经言”，正指《甲乙经》此说。此《素问》在后，袭用《甲乙经》之文之证。

《甲乙经·卷五·针道第四》：“夫针之要，易陈而难入。粗守形，上守神。神乎神，客在门。

未睹其病，恶知其原？刺之微，在速迟。粗守关，上守机。机之不动，不离其空。空中之机，清静以微。其来不可逢，其往不可追。知机道者，不可挂以发，不知机者，叩之不发。知其往来，要与之期。粗之暗乎，妙哉！上独有之。往者为逆，来者为顺。明知逆顺，正行无问。迎而夺之，恶得无虚？追而济之，恶得无实？迎而随之，以意和之，针道毕矣。”

《素问·八正神明论》：“夫子数言形与神，何谓形？何谓神？愿卒闻之。岐伯曰：请言形，形乎形，目冥冥。问其所病，索之于经。慧然在前，按之不得，不知其情，故曰形。

帝曰：何谓神？岐伯曰：请言神。神乎神，耳不闻，目明心开而志先。慧然独悟，口弗能言，俱视独见，适若昏，昭然独明，若风吹云，故曰神。”

这是对上述所引《甲乙经》“粗守形，上守神”的解释阐发之文，其时当在《甲乙经》之后。

《素问·离合真邪论》：“夫邪去络入于经也，舍于血脉之中，其寒温未相得，如涌波之起也，时来时去，故不常在。故曰其方来也，必按而止之，止而取之，无逢其冲而泻之。真气者，经气也。经气太虚，故曰其来不可逢，此之谓也。故曰候邪不审，大气已过，泻之则真气脱，脱则不复，邪复至，而病益蓄。故曰其往不可追，此之谓之。不可挂以发者，待邪之至时而发针泻矣。若先若后者，血气已尽，其病不可下，故曰知其可取如发机，不知其取如叩椎。故曰知机道者不可挂以发，不知机者叩之不发。此之谓也。”

《素问·离合真邪论》此段，是对《甲乙经》“其来不可逢，其往不可追”“知机道者，不可挂以发，不知机者，叩之不发”等句的解释之文。其当在《甲乙经》之后。

《甲乙经·卷七·阴阳相移发三疟第五》：“曰：其作日晏与其日早，何气使然？曰：邪气客于风府，其明日下一节，故其作也晏。此皆邪客于脊背，每至于风府，则腠理开，腠理开则邪气入，邪气入则病作。以此日作稍益晏也。其出于风府，日下一节，二十一日下至骶骨，二十二日，入于脊内，注于太冲之脉。其气上行九日，出于缺盆之中，其气日高，故作日益早。其间日发者，由邪气内薄于五脏，横连募原，其道远，其气深，其行迟，不能与营气俱行，不能皆出，故间日乃作。

曰：卫气每至于风府，腠理乃发，发则邪入，入则病作。今卫气日下一节，其气之发，不当风府，其日作奈何？曰：风无常府，卫气之所发，必开其腠理，邪之所合，则其病作。

曰：风之与疟，相似同类，而风独常在，疟气随经络次以内传，故卫气应，乃作。”

《素问·疟论》：“其作日晏与其日早者，何气使然？岐伯曰：邪气客于风府，循膂而下。卫气一日一夜大会于风府。其明日日下一节，故其作也晏。此先客于脊背也，每至于风府，则腠理开，腠理开则邪气入，邪气入则病作。以此日作稍益晏也。其出于风府，日下一节，二十五日下至骶骨，二十六日入于脊内，注于伏膂之脉。其气上行，九日出于缺盆之中。其气日高，故作日益早也。其间日发者，由邪气内薄于五脏，横连募原也。其道远，其气深，其行迟，不能与卫气俱行，不得皆出，故间日乃作也。

帝曰：夫子言卫气每至于风府，腠理乃发，发则邪气入，入则病作。今卫气日下一节，其气之发也，不当风府，其日作者奈何？岐伯曰：此邪气客于头项膂而下者也。故虚实不同，邪中异所，则不当其风府也。故邪中于头项者，气至头项而病；中于背者，气至背而病；中于腰脊者，气至腰脊而病；中于手足者，气至手足而病。卫气之所在，与邪气相和，则病作。故风无常府，卫气之所发，必开其腠理，邪气之所合，则其府也。

帝曰：善。夫风之与疟也，相似同类，而风独常在，疟得有时而休者何也？岐伯曰：风气留其处，故常在。疟气随经络，沉以内薄，故卫气应，乃作。”

二者相比较，《素问》“二十五日下至骶骨，二十六日入一脊内”之“二十五日”，《甲乙经》作“二十一日”；《素问》之“二十六日”，《甲乙经》作“二十二日”。可能系《素问》抄录《甲乙经》时发生的错误。

《太素·卷二十五·疟解》《灵枢·岁露论》《病源·卷十一·疟病诸候》等，并作“二十一日”和“二十二日”。林亿《新校正》：“全元起本‘二十五日’作‘二十一日’，”“二十六日作‘二十二日’。《甲乙》《太素》并同。”姚止庵：“按脊骨本二十一节，日下一节，止应二十二日。”是王冰本

《素问》抄袭之错。

《素问·疟论》“注于伏膂之脉”，“伏膂”，《甲乙经》作“太冲”。《病源·卷十一·疟病诸候》及《灵枢·岁露》均作“伏冲”。郭霭春：“‘伏’是‘伏’之误字。‘伏冲’即‘太冲’”。

“膂”是“冲”之义变字。“膂”与“脊”同义。“脊”有“直”义，“冲”也有“直”义，故《素问》将“冲”，义变为“膂”。《书·君牙》蔡沈集传：“膂，脊也”，《说文·吕部》段玉裁注：“脊骨，曰脊椎，四膂骨。”《仪礼》郑玄注：“脊者，体之正也”，《吕氏春秋·君守》高诱注“正，直也”，《中说·王道》阮逸注：“冲，直也。”

由上，则“伏”为“伏”字之误，“膂”为“冲”之义变。“伏膂之脉”，即《甲乙经》“太冲之脉”。《素问》袭录致误。

“此邪气客于头项循膂而下者也”及其后之八十八字，为今本《素问·疟论》增益补充《甲乙经》之文。林亿《新校正》：“全元起本及《甲乙经》《太素》自此‘邪客于头项’至‘则病作故’八十八字，并无”。《病源·卷十一·疟病诸候》亦无此八十八字。

《甲乙经》“邪气之所合，则其病作”，《素问》作“邪气之所合，则其府也”。“府”为“病”之误，此袭录之笔误。

《甲乙经·卷十二·卧肉苛诸息有音及喘第三》：“今邪气客于五脏，则卫气独营其外，行于阳，不得入于阴。行于阳则阳气盛，阳气盛则阳跷满，不得入于阴，阴气盛，故目不得眠。”

《素问·逆调论》：“人有逆气不得卧而息有音者，有不得卧而息无音者，有起居如故而息有音者，有得卧，行而喘者，有不得卧，不能行而喘者，有不得卧，卧而喘者，皆何脏使然？愿闻其故。岐伯曰：不得卧而息有音者，是阳明之逆也。足三阳者不行，今逆而上行，故息有音也。阳明者胃脉也。胃者六府之海，其气亦下行。阳明逆不得从其道，故不得卧也。《下经》曰：胃不和则卧不安。此之谓也。夫起居如故而息有音者，此肺之络脉逆也。络脉不得随经上下，故留经而不行，络脉之病人也微，故起居如故而息有音也。夫不得卧，卧则喘者，是水气之客也。夫水者循津液而流也。肾者水脏，主津液，主卧与喘也。”

《素问》将《甲乙经》“不得眠”之“阳盛阴虚”一种病因，发展成了“不得卧”之阳明逆、胃失和、肺络逆、水气客等多种病因。又《甲乙经·卷十二·第一》“卫气昼行于阳，夜行于阴，阴主夜，夜主卧”“阳气尽，阴气盛，则目瞑，阴气尽，阳气盛，则寝。”与此前说类同。

《甲乙经·卷十一·足太阴厥脉病发溏泄下痢第五》：“春伤于风，夏生飧泄”。“飧泄”后，当有脱文。《太素·卷三十·四时之变》：“冬伤于寒，春生瘅热；春伤于风，夏生飧泄肠澼；夏伤于暑，秋生痎疟；秋伤于湿，冬生咳嗽。是谓四时之序。”《灵枢·论疾诊尺》“飧泄”作“后泄”，其余同《太素》是《太素》之文，当是《甲乙经》之原文，今本《甲乙经》脱漏。

《素问·阴阳应象大论》：“故曰：冬伤于寒，春必温病；春伤于风，夏生飧泄；夏伤于暑，秋生痎疟；秋伤于湿，冬生咳嗽。”此《素问》袭《甲乙经》之文。“瘅热”义变为“温病”。

《甲乙经·卷五·针道第四》：“凡用针者，虚则实之，满则泄之，菀陈则除之，邪胜则虚之。大要曰：徐而疾则实，疾而徐则虚。言其实与虚，若有若无。察后与先，若存若亡。为虚与实，若得若失。虚实之妙，九针最妙。补泻之时，以针为之。”

《素问·针解篇》：“刺虚则实之者，针下热也，气实乃热也。满而泄之者，针下寒也。气虚乃寒也。菀陈则除之者，出恶血也。邪胜则虚之者，出针勿按。徐而疾则实者，徐出针而疾按之。疾而徐则虚者，疾出针而徐按之。言实与虚者，寒温气多少也。若无若有者，疾不可知也。察先与后者，知病先后也。为虚与实者，工勿失其法。若得若失者，离其法也。虚实之要，九针最妙者，为其各有所宜也。补泻之时者，与气开阖相合也。九针之名，各不同形者，针穷其所当补泻也。”

《素问·针解篇》此段，是对《甲乙经·卷五·针道》“凡用针者，虚则实之……”一段之解释。其时当在《甲乙经》之后。

《素问·玉版论要》：“容色见上下左右，各在其要。”《新校正》：“视色之法，具见《甲乙经》中。”此提示《素问》此篇之说，本于《甲乙经》。是《素问》在《甲乙》后之佐证。

《素问·脉要精微论》：“推而上之，上而不下，腰足清也。推而下之，下而不上，头项痛也。”《新校正》：“按《甲乙经》‘上而不下’作‘下而不上’……‘下而不上’作‘上而不下’。”《甲乙经》之文义较妥，当是早于《素问》之文。

《素问·平人气象论》：“乳之下其动应衣，宗气泄也。”《新校正》：“按全元起本无此十一字，《甲乙经》亦无。群上下文义，多此十一字，当去。”是全元起本亦当本于《甲乙经》，是《甲乙经》早于《素问》之佐证。

《素问·平人气象论》：“寸口脉沉而弱，曰寒热及疝瘕少腹痛。”《新校正》：“按《甲乙经》无此十五字，况下文已有寸口脉沉而喘曰寒热，脉急者曰疝瘕少腹痛。此文衍，当去。”全元起本有此15字，是全元起本袭《甲乙经》时，即误赘此15字了，系初本《素问》袭《甲乙经》之误。

（2）《甲乙经》的成书年代

原始《甲乙经》的成书年代

《七录》：“《黄帝针灸经》十二卷。亡。”清·姚振宗《隋书经籍志考证》认为此即《甲乙经》之别名。

《隋书·经籍志》：“《黄帝甲乙经》，十卷，音一卷，梁十二卷。”

《旧唐书·经籍志》：“《黄帝三部针经》，十三卷，皇甫谧撰。”

是书名中出现“甲乙”二字，始自《隋书·经籍志》，而出现“三部”之称及“皇甫谧撰”字样者，始自《旧唐书·经籍志》。《七录》及《隋书·经籍志》均未载作者之名。这就是说，皇甫谧未必是《甲乙经》的作者，根据笔者的研究分析，皇甫谧虽是晋时名儒，但却不是《甲乙经》的作者，《旧唐书》之说不可靠（详见《黄帝内经书名与成书年代考证》）。

葛洪是晋时的一位药物学家和医学家。据王明《抱朴子内篇校释·序言》，葛洪的生卒年代为283—363年。《晋书·葛洪传》说葛洪著有“《金匮药方》一百卷，《肘后备急方》四卷，另“抄五经史汉百家之言方技杂事三百一十卷”。葛洪还著有《抱朴子内篇》《抱朴子外篇》《玉函方》《神仙服食药方》《服食方》《黑发酒方》等六十多种著作。《抱朴子内篇·卷五·至理》中说：“越人救虢太子于既殒，胡医活绝气之苏武，淳于能解颅以理脑，元化能刳腹以浣胃，文挚愆期瘳危困，仲景穿胸以纳赤饼”。

葛洪在《抱朴子内篇·卷十五·杂应》中又说：“余见载霸、华他所集《金匮绿囊》《崔中书黄素方》及《百家杂方》五百许卷，甘胡、吕傅、周始、甘唐通、阮南河等，各撰集《暴卒备急方》，或一百十，或九十四，或八十五，或四十六，世人皆为精悉，不可加也。”尽管葛洪博学广识，著述甚丰，在其提到的多个名医中及其著作中，没有皇甫谧之名，也只字未提医书之《甲乙经》，更未引录其文了。是葛洪时，也就是363年前，尚无《甲乙经》之书。

葛洪《抱朴子内篇·卷十三·极言》：“五味入口，不欲偏多。故酸多伤脾，苦多伤肺，辛多伤肝，咸多伤心，甘多伤肾。此五行自然之理也。”

《甲乙经·卷六·五味所宜五藏生病大论》：“酸先走肝”“苦先走心”“辛先走肺”“甘先走脾”“咸先走肾”。

《素问·宣明五气篇》:“辛走气，气病无多食辛；咸走血，血病无多食咸；苦走骨，骨病无多食苦；甘走肉，肉病无多食甘；酸走筋，筋病无多食酸。”“五味所入：酸入肝，辛入肺，苦入心，咸入肾，甘入脾。”

《素问·五藏生成篇》:“是故多食咸，则脉凝泣而变色；多食苦，则皮槁而毛拔；多食辛，则筋急而爪枯；多食酸，则肉胝䐢而唇揭；多食甘，则骨痛而发落。”

葛洪之说，与《甲乙经》截然不同。是葛洪之时，尚无《甲乙经》之说及其书之佐证。《素问·五脏生成篇》之说，与葛洪之说合，《素问·宣明五气篇》之说又与《甲乙经》合，提示葛洪在《甲乙经》之前，而《素问》在《甲乙经》之后。

晋时尚养生，且流行服用丹石。葛洪《抱朴子·卷十三·极言》:“体已素病，因风寒暑湿者以发之耳。苟令正气不衰，形神相卫，莫之能衰也”。葛洪本人，又极善炼丹修练，好神仙长生之术。此期养生神仙之书，又极为丰富。据《抱朴子内篇·卷十九·遐览》所载，就有《九生经》《二十四生经》《九仙经》《灵卜仙经》《养生书》等二百多种。但在《甲乙经》中，无养生之论说，即便是后来的“三部”《甲乙经》，也只有卷一第二后人补入《素问·四气调神大论》之“逆春气则少阳不生”一段外，未见养生其他专论，此《甲乙经》成书不在晋时佐证之一。

据《中国文化史年表》，562 年，南北朝陈人知聪，携《针灸甲乙经》《明堂图》等一百六十余卷医书抵日本。其后不久，即公元 7 世纪初，日本规定医学必修《甲乙经》《本草》《素问》等书（见山东中医学院编《甲乙经校释·前言》）。

这就说明，《甲乙经》产生在 562 年之前。我们前面的论述说明，原始的《甲乙经》，不在晋代成书。这就使初本《甲乙经》的成书时间有了一个大致的范围，即 420—562 年之间。

梁阮孝绪《七录》即载有《黄帝甲乙经》十二卷，音一卷。又载有《甲乙经》之别本《黄帝针灸经》十二卷。这表明距梁时不远，就已有了《甲乙经》初本，所以《七录》才得以载录其书名。南北朝之梁朝，在公元 502 ～ 557 年之间。这又可将《甲乙经》初本的成书时间的下限，由 562 年提前到 502 年，即其范围在 420—502 年之间。

北齐魏收所著的《魏书·崔彧传》中说：“彧少尝诣青州，逢隐逸沙门，教以《素问》《九卷》及《甲乙经》，遂善医术。中山王英子略曾病，王显（483—515 年人）等不能疗，彧针之，抽针即愈。”

北齐为 550—577 年。魏收著《魏书》的年代，离《甲乙经》成书之时较近。其时《甲乙经》已经流传较广，作为医者学习之书而普及。崔彧为中山王英子略治病的时间，大致在 500 年间左右。此时崔彧习《甲乙经》后已医术大长。是原始本《甲乙经》之书，问世后不久即传播开来，受到医家欢迎，并且很快又传播到日本。

隋代李百药《北齐书·方伎列传》:“马嗣明，河内人，少明医术，博综经方，《甲乙经》《素问》《明堂》《本草》莫不咸诵……嗣明隋初卒。”是彼时《甲乙经》之书，已较盛行。又提示当时“三部”之《甲乙经》尚未问世，所以《甲乙经》《素问》《明堂》三部书一一分别罗列，并不混杂。

过去认定《甲乙经》的成书年代，多以《甲乙经》皇甫谧序中之“甘露”年为依据，说是 256 年左右。

郭霭春《中国医史年表》说皇甫谧生于 216 年，卒于 283 年。《晋书·皇甫谧传》说其卒于太康三年，即 282 年，时年 68 岁，则皇甫谧之生卒年当为 214—282 年。而我们的研究分析认为，《甲乙经》初本成书于 450 年左右。此时皇甫谧早已去世，则不可能是《甲乙经》的作者了。《甲乙经》序中的“甘露”年，亦不能为凭。因为《甲乙经》之序，并非皇甫谧所撰，皇甫谧不可能在其死后一百七十年再为《甲乙经》作序。

《甲乙经·序》中说："《黄帝内经》十八卷，今有《针经》九卷，《素问》九卷。二九十八卷，即《内经》也。"《素问》《针经》均晋以后之书，皇甫谧均不得见，怎能引在序中？此唐人借皇甫谧其名其时，撰述其序及其"三部"之《甲乙经》，所以不能依此序去认定《甲乙经》的作者及成书年代。

托名冠名，是古医书之通病。如《黄帝内经》《扁鹊内经》《神农本草经》《秦越人难经》《华佗中藏经》等。此则《皇甫谧甲乙经》，例同。均非本人所撰著，只是托名而已。

皇甫谧为晋之名儒，故《晋书》为其立传。但在《皇甫谧传》通篇中，并未说过他著过《甲乙经》之书。

《晋书·皇甫谧传》："皇甫谧，字士安，幼名静。安定朝那人。居贫。躬自稼穑，带经而农。遂博综典籍百家之言。沉静寡欲，始有高尚之志。以著述为务，自号玄晏先生。著有《礼乐圣真之论》。"

"后得风痹疾，犹手不辍卷。究宾主之论，以难解者，名曰《释劝》。曰：'若黄帝创制于九经，岐伯剖腹以蠲肠，扁鹊造虢而尸起，文挚徇命于齐王，医术显术于秦、晋，仓公发秘于汉皇，华佗存精于独识，仲景垂妙于定方。生不逢乎若人，故乞命诉乎明王'。"武帝频下诏敦逼不已，并不应。

太康三年卒，时年68。所著诗赋主粮誄颂论难甚多，又撰《帝王世纪》《年历》《高士》《逸士》《列女》等传，《玄晏春秋》，并重于世。

清代吴士鉴《补晋书·经籍志》载皇甫谧著有《礼乐圣直论》。

《玉海书目》："晋·正始初，安定皇甫谧以汉纪残缺，博案经传，旁观百家，著《帝王世纪》并《年历》，合十二篇，起太昊帝，讫汉献帝。"

《隋志》载皇甫谧撰《高士传》六卷、《玄晏春秋》三卷。《隋志》《唐志》载皇甫谧著《逸士传》一卷，《列女传》六卷，《征士皇甫谧集》二卷。

皇甫谧虽然"以著述为务"，而且著述"甚多"，但并无医学著作之记载，所以说其并不是《甲乙经》的作者。也就是说，初始本《甲乙经》，并不是成书于皇甫谧时代。

据《晋书·皇甫谧传》所载皇甫谧生平之事，多为著述文史之书，并无习医成为医家并撰著医书之说。虽然"得风痹疾"，"犹手不辍卷"，但并未指出他得病后开始习医并著医书之说。即使是托名皇甫谧所撰的《甲乙经·序》中，也未指出他病后习医著医书之说。《甲乙经·序》只是在《晋书·皇甫谧传》"后得风痹病"的基础上，推算添加了"甘露中，吾病风"之时间。

"甘露"之年号，有两个时间概念。据《中国历史年代简表》，一指三国·魏之甘露年，即256—260年，注家多持此说。一指西晋之甘露年，即265—266年。若依《晋书》所载之"后得风痹疾"，则当此皇甫谧晚年得风痹疾，应以265—266年为是，此值皇甫谧56岁，与《晋书》所说之"后"相合。

《甲乙经序》为什么省去了《晋书》"风痹疾"之"痹疾"二字，而只说"吾病风"之"风"一字呢？这是障人眼目之法。伪造皇甫谧自序之人，唯恐被人识破绽，所以不敢全文袭用《晋书》之说。尽管如此，《甲乙经序》仍然是沿袭《晋书》之说，因其风病之本质，并未发生改变。

《晋书》是唐贞观年间房乔等人集体编撰。贞观指627—649年之间。可知伪造《甲乙经序》者，当在唐贞观之后，并非皇甫谧本人所撰。

皇甫谧晚年患了"风痹"病，就是现在说的关节、肌肉疼痛或麻木不仁之病，并不是瘫痪或半身不遂之病。所以他仍然能够伏案书写著书，"手不辍卷"。但《晋书》并未说他自此开始习医，改著医书了。所以我们说皇甫谧并不是医学家。

将皇甫谧误认为是医学家，一是因于《旧唐书·经籍志》。他将《甲乙经》冠为皇甫谧撰，这就误使后人认为皇甫谧是医学家。另一原因，归咎于《太平御览》所引《晋书》之增文。《太平御览·卷七百二十二》引《晋书》说：“《晋书》曰：皇甫谧，字士安，幼沉静寡欲，有高尚之志，以著述为务，自号玄晏先生。后得风痹疾。因而学医，习览经方。手不辍卷，遂尽其妙。”由于在《晋书》的基础上，在“后得风痹疾”与“犹手不辍卷”之间，增添了“因而学医，习览经方”八字（也不排除此八字或为注文，后误入正文）遂使文义骤变，皇甫谧变成医学家了。

《太平御览》成书于太平兴国八年，即公元983年，彼时冠名“皇甫谧”及“三部”之《甲乙经》，早已问世。《太平御览》引录《晋书》者，遂据当时《甲乙经》之署名为皇甫谧，在《晋书·皇甫谧传》原本无此八字的情况下，增此八字以助文义，因此误导了后人。前面说过，皇甫谧既不是医学家，也没有医学著作，“因而学医，习览经方”之说自然无所凭据，也无从谈起。

古之《针经》《灸经》《脉书》《诊经》等，每有名称上的混淆，如最早记录《甲乙经》书名的《七录》，就出现了《甲乙经十二卷》《针灸经十二卷》，分明是一书二名。

公元552年，我国赠《针经》予日本钦明天皇（《中国医史年表》据日藤井尚久《医学文化年表》）。此《针经》，实即《甲乙经》之衍生本或别名。

关于《甲乙经》书名中的“甲乙”二字，或为“灸”音之分离。《针经》《灸经》之名常易混淆或合称，《针经》也常称为《灸经》。

综上所述，《甲乙经》原始本，即非“三部”内容之《甲乙经》，成书于450年左右。

“三部”《甲乙经》的成书年代

“三部”，指《素问》《针经》《明堂》三书。林亿在《新校正黄帝针灸甲乙经序》中说：“晋皇甫谧博综典籍百家之言，沉静寡欲，有高尚之志，得风痹，因而学医，习览经方，遂臻至妙（这是沿袭《太平御览》卷722引《晋书》之说。《晋书·皇甫谧传》原本并无“因而学医，习览经方”八字，是《太平御览》所赘加），取《黄帝素问》《针经》《明堂》三部之书，撰为《针灸经》十二卷。历古儒者之不能及也。或曰《素问》《针经》《明堂》三部之书，非黄帝书，似出于战国……《针经》三卷，最出远古。”

林亿看到的《甲乙经》，已是三部内容之《甲乙经》，所以有此序中所说。但“三部”之《甲乙经》，实是后起之书，并不是原始的《甲乙经》。林亿这句话说得不错：“《针经》三卷，最出远古”。的确，原始本《甲乙经》前，就有古《针经》《脉书》等的存在，所以林亿说他“最出远古”。而原始《甲乙经》的前身，正是古《针经》《脉书》一类的古代文献。也就是说，原始《甲乙经》是古《针经》《脉书》的延承与发展。而“三部”内容之《甲乙经》，则是在原始《甲乙经》问世后二百多年后才出现的书。此时已将《素问》及《明堂》的内容添加于原始本《甲乙经》之中了，所以称他为“《黄帝三部针经》”“《黄帝三部针灸经》”“《黄帝三部针灸甲乙经》”。

《黄帝三部针灸甲乙经》署名皇甫谧之序：“按《七略》《艺文志》，《黄帝内经》十八卷。今有《针经》九卷，《素问》九卷，二九十八卷，即《内经》也。亦有所忘失。其论遐远，然称事多而切事少，有不编次。比按《仓公传》，其学皆出于《素问》，论病精微。《九卷》，是原本《经脉》，其义深奥，不易觉也。又有《明堂孔穴针灸治要》，皆黄帝岐伯选事也。三部同归，文多重复，错互非一。甘露中，吾病风，加苦聋。百日方治，要皆浅近，乃撰集三部，使事类相从，删其浮词，除其重复，论其精要，至为十二卷。”

此自序说，将《素问》《九卷》《明堂孔穴针灸治要》三部书相合整理而成《甲乙经》。《九卷》

《针经》实为一书，二者的前身均为原始本之《甲乙经》。原始本《甲乙经》之前后，均有《针经》之书。正如林亿所说，《针经》一书，最为远古。原始本《甲乙经》前之《针经》，是初本《甲乙经》的底本与基础，是古《针经》的延续与发展。而原始《甲乙经》后之《针经》，和《九卷》一样，都是原始本《甲乙经》的沿承与发展。

唐代李百药《北齐书·方伎列传》："马嗣明，河内人，少明医术，博综经方，《甲乙经》《素问》《明堂》《本草》莫不咸诵……嗣明隋初卒。"

隋朝自581年开始，马嗣明隋初即逝世，说明其当时学习的《甲乙经》是原始本的《甲乙经》而不是"三部"内容之《甲乙经》。且《北齐书》论述书名，"《甲乙经》""《素问》""《明堂》"三部书平行并列，各自分明，是当时三部书之内容并没有合并，而是各自单独存在。如果一本《甲乙经》就包括了"《素问》""《明堂》"在内的三部书之内容，何必再平行列出"《素问》"与"《明堂》"之书名呢？

《北齐书》为唐代李百药在其父亲李德林等编撰的《齐史》二十七卷的基础上编成的，成书于贞观十年，即636年。此时尚无"三部"之《甲乙经》问世，所以《北齐书》仍然"《甲乙经》""《素问》""《明堂》"三部书分别并列提及。

公元636年时，"三部"内容之《甲乙经》，尚未问世。至652年孙思邈之《备急千金要方》时，"三部"之《甲乙经》，仍然没有问世，《千金方·卷一·序例·大医习业》："凡欲为大医，必须谙《素问》《甲乙》《黄帝针经》《明堂流注》……。"这里，"《素问》"《甲乙》"《黄帝针经》""《明堂流注》"也是平行分列，并不混合，说明此时"三部"内容之《甲乙经》，仍然没有问世。况且孙思邈在《千金方·卷二十九·明堂三人图》中说："鸠集古今明医《明堂》，以述《针灸经》一篇，用补私阙，依图知穴，按经识分，则孔穴亲疏，居然可见矣。旧《明堂图》年代久远，传写错误，不足指南。今一依甄权等新撰为定云耳。"

既然孙思邈"一依甄权等新撰为定"，说明当时的《甲乙经》中，尚无《明堂图》之内容，所以孙思邈以甄权之《明堂图》为定。

《明堂图》又称《明堂》《黄帝明堂》《黄帝明堂经》《明堂孔穴》等名，是古时标识穴位之书，其书目首载于梁阮孝绪之《七录》。早期的名称又叫"《虾蟆图》""《孔穴虾蟆图》""《黄帝虾蟆图》"等。

《七录》：

《针经并孔穴虾蟆图》三卷。徐悦、龙衔素撰，亡。

《偃侧杂针灸经》三卷。秦承祖撰，亡。

《明堂流注》六卷，亡。

《明堂孔穴》二卷，亡。

《新撰针灸穴》一卷，亡。

《偃侧图》八卷。

《偃侧图》二卷。

上述除《偃侧图》外，均亡佚不存。

《隋书·经籍志》：

《黄帝流注脉经》一卷。梁有《明堂流注》六卷，亡。

《明堂孔穴》五卷。梁《明堂孔穴》二卷，《新撰针灸穴》一卷，亡。

《明堂孔穴图》三卷。

《明堂孔穴图》三卷。梁有《偃侧图》八卷，又《偃侧图》二卷。

据《隋书·经籍志》,《七录》所载之《偃侧图》，似乎更名成了《明堂孔穴图》。《七录》标明亡佚的“《明堂流注》六卷”，在《隋志》中成了“《黄帝流注脉经》一卷”。《七录》中已亡佚的“《明堂孔穴》二卷”,《隋志》中出现了“《明堂孔穴》五卷”。

《旧唐书·经籍志》:

《明堂图》三卷，秦承祖撰。

《龙衔素针经并孔穴虾蟆图》三卷。

《黄帝内经明堂》十三卷。

《黄帝十二经脉明堂五脏图》一卷。

《黄帝十二经脉偃侧人图》十二卷。

《黄帝明堂》三卷。

《黄帝内经明堂类成》十三卷，杨上善撰。

《黄帝明堂经》三卷，杨玄孙撰注。

到了唐代孙思邈《千金翼方》时（682 年），已经出现了“三部”内容之《甲乙经》。《千金翼·卷二十六·取孔穴法上》:“余退以《甲乙》校秦承祖图，有旁庭、脏会等一十九穴，按六百四十九穴有目无名，其角孙、景风一十六穴,《三部针经》具存焉。然其图缺漏，仍有四十九穴，上下倒错，前后易处，不合本经。”

因为“三部”内容之《甲乙经》已经问世，所以孙思邈才能据此来校秦承祖之《明堂图》。孙思邈说的“《三部针经》”，李景荣:“《三部针经》，即《黄帝三部针灸甲乙经》，亦称《针灸甲乙经》。”

上述的资料说明，“三部”之《甲乙经》，产生于《千金方》与《千金翼方》之间，即 652 年至 682 年之间。

《晋书·皇甫谧传》:“皇甫谧，字士安……后得风痹疾，犹手不辍卷。”托名皇甫谧所撰的《甲乙经序》，正是在《晋书·皇甫谧传》“后得风痹病”之说的基础上，推算出了“甘露中，吾病风”之时间。

《晋书》是唐贞观年间房乔等人集体编撰。贞观指 627—649 年间，既以《晋书》之说为基础，可知伪选《甲乙经序》者是在唐贞观年之后，也就是 649 年之后。这与 652 年成书的《千金方》中，尚无“三部”《甲乙经》之引录，是合拍的。即彼时“三部”之《甲乙经》尚未问世。

我们之所以不厌其烦地去讨论原始本《甲乙经》的成书时代，就是为了证明原始《甲乙经》时，寸口脉诊寸关尺定位尚未出现。也就是说 450 年左右成书的原始本《甲乙经》中，没有寸关尺定位之说。所以《难经》不会成书于原始本《甲乙经》之时（450 年左右）。因为寸关尺定位之说，是证明《难经》成书年代的一个最重要、最基本的证据。

“三部”《甲乙经》时（670 年左右),《难经》已经存世了，所以“三部”《甲乙经》之中，引有《难经》之文：

《甲乙经·卷二·奇经八脉第二》:“《难经》曰：督脉者，起于下极之俞，并于脊里，上至风府，入属于脑，上巅循额，至鼻柱。阳脉之海也。”

“《难经》曰：阳跷脉者，起于跟中，循外踝上行，入风池。阴跷脉者，亦起于跟中，循内踝上行，入喉咙，贯冲脉。又曰阳维阴维者，维络于身，溢畜不能环流溉灌者也。故阳维起于诸阳会，阴维起于诸阴交也。又曰带脉起于季胁，回身一周。又曰阴跷为病，阳缓而阴急。阳跷为病，阳缓而阴急。阳维维于阳，阴维维于阴，阴阳不能相维，为病腰腹纵容，如囊水之状。”

《甲乙经·卷七·六经受病发伤寒热病第一》：“《八十一难》曰：阳虚阴盛，汗出而愈，下之即死；阳盛阴虚，汗出而死，下之即愈。”

《甲乙经·卷八·经络受病入肠胃五藏积发伏梁息贲肥气痞气奔肫第二》：“《难经》曰：心之积，名曰伏梁，起于脐上，上至心下，大如臂，久久不愈。病烦心，心痛。以庚辛日，得之。肾病传心，心当传肺，肺以秋王不受邪，因留结为积。

《难经》曰：肺之积，名曰息贲，左右胁下，覆大如杯。久久不愈。病洒洒恶寒，气逆喘咳，发肺痈。以春甲乙日得之。心病传肺，肺当传肝，肝以春王不受邪，因留结为积。

《难经》曰：肝之积，名曰肥气。在左胁下，如覆杯，有头足，如龟鳖状。久久不愈，发咳逆㾬疟，连岁月不已。以季夏戊己日得之。肺病传肝，肝当传脾。脾以季夏王不受邪，因留结为积。

《难经》曰：脾之积，名曰痞气。在胃脘覆大如盘，久久不愈。病四肢不收，发黄疸，饮食不为肌肤。以冬壬癸日得之。肝病传脾，脾当传肾，肾以冬王不受邪，因留结为积。

《难经》曰：肾之积，名曰贲肫。发于腹上至心下，若豚状，或上或下无时。久久不已。令人喘逆，骨痿少气。以夏丙丁日得之。肺病传肾，肾当传心。心以夏旺不受邪，因留结为积也。”

“三部”之《甲乙经》中，之所以出现这么多《难经》之引文，是其成书晚于《难经》之佐证之一。

3.《素问》无寸关尺定位之说

（1）《难经》成书于《素问》之后

医界普遍认为《难经》成书于《内经》之后，并对《内经》之说多有继承、阐发与创新。

唐代杨玄操在《难经注释·序》中说：“黄帝有《内经》二帙，帙各九卷，而其义幽颐，殆难穷览，越人乃采摘英华，抄撰精要，二部经内凡八十一章，勒成卷轴，伸演其旨，探微索隐，传示后昆，名为《八十一难》。以其理趣深远，非卒易了故也。既弘畅圣言，故首称黄帝。斯乃医经之心髓，救疾之枢机，所谓脱牙角于象犀，收羽毛于翡翠者矣。”

宋·《崇文总目》说：“《黄帝八十一难经》二卷。秦越人撰。秦越人采《黄帝内经》精要之说，凡八十一章，编次为十三类。理趣深远，非易了，故曰《难经》。”

元代刘仁本在《难经本义》序中说：“黄帝作《素问》《内经》，凡受病根源俞府，皆切脉而知。故秦越人因之，设为八十一难问答，究竟精微，尽医师之道焉。世之医者，率熟诊而察脉，而审证，而治药。若《难经》一书，诚大本领，苟不由《难经》而出，基亦庸医呼？”

元代揭汯《难经本义》序：“《素问》《灵枢》，医之大经大法在焉。后世诸方书，皆本于此。然其言简古渊涵，未易通晓。故秦越人发为《八十一难》，所以推明其义也。”

元代滑寿《难经汇考》：“《隋书·经籍志》《唐书·艺文志》俱有秦越人《黄帝八十一难经》二卷之目。又唐诸王侍读张守节作《史记正义》，于《扁鹊仓公传》，则全收《难经》文义释其义。传后全载四十二难与第一难、三十七难原文。由此知古之传以为秦越人所作者，不诬也。详其设问之辞，称经言者，出于《素问》《灵枢》二经之文，在《灵枢》者尤多。亦有二经无所见者，岂越人别有摭于古经，或自设为问答也耶……纪天锡云：秦越人将《黄帝素问》疑难之义，八十一篇重而明之，故曰《八十一难经》……殊不知脉之所以分两手者，出于《素问·脉要精微论》，其文甚明。越人复推明之，于十难中言一脉变为十，以五脏六腑相配而言，非始于叔和也。且三部之说有二：

一则四难所谓心肺俱浮，肾肝俱沉，脾者中州，与第五难菽法轻重同。而三部之中，又各自分上中下云；一则《脉要精微论》之五脏部位，即二难之分寸关尺，十难之一脉变十脉也。若止以心肺俱浮，肾肝俱沉，脾为中州一法言之，则亦不必分寸关尺。而十难所谓一脉十变者，何以而推之？”

明代熊宗立《勿听子俗解八十一难经》序：“《素问》《灵枢》，医之大经，法诊候证治，悉有枢机。然其经旨幽深，不无疑难。赖扁鹊之圣，重而明之，设以问答，发为《八十一难》，词义周密，法理玄微，后世医乃大备。若此经不作，虽千万世，使医之道，犹触途冥行。此经既作，则部候虚实，显然分明；脏腑邪变，罔能闲隐；井荥得穴，经络有归。启迪后人，何其幸欤！”

明代屠隆《难经正义》序：“夫《难经》者，难《内经》也。神圣之作，当何难哉？曰神圣之作无所事难，乃其旨玄妙，后世罕窥，非解其说不明，非辨其理不畅。故《难经》者，余以为敷玄抽秘，羽翼《内经》者也。岂讲轩辕之业而操戈相向乎？即其间与《内经》之旨似稍有一二不合，其大要同矣。”

《四库全书·难经本义提要》：“其曰《难经》者，谓经文有疑，各设问难以明之。其中有此称经云，而《素问》《灵枢》无之者，则今本《内经》传写脱简也。其文辨析精微，词致简远……《樱宁生传》称《难经》本《灵枢》《素问》之旨，设难释义，其间荣卫部位，脏腑脉法，与夫经络腧穴，辨之博矣。”

明代马莳《难经正义》：“至于七难之论，三阳三阴；十难之论，刚柔微甚；十六难之言六十首；十八难之论积聚痼疾；十九难之论女得男脉；二十难之言重阳重阴；二十三难之言寸口人迎；三十难之言清者为营，浊者为卫，营行脉中，卫行脉外；三十一难等难之论三焦；三十二难之言血营气卫；三十五难之论六腑非清净之处；三十七难之论关格；四十一难之论太阳太阴；五十八难之论寒热。亦未可究竟其义者。若夫六十二难已后，则越人之言甚精。缘于《灵枢》相合。而后人则失其大义者多矣。是以《内》《难》两书，义若霄壤，而岐黄经典，仅同覆瓿……《难经》既以《内经》为难，则凡各篇称‘经言’者，皆宜本之《内经》也。但越人有‘经言’二字，而未尝明言出自何篇，今据各篇‘经言’，以考《素问》《灵枢》等篇，有全同者，有半同者，有偶有一、二句相同者……盖《难经》止有八十一义耳，设欲以尽合者而始入之，则《内经》之见遗者多矣。况神圣精微之词，如赵璧隋珠，宁失太详，毋失少略。不然，则后学何由以博览也……今考《八十一难》，出自《灵枢》者，十之六、七。出之《素问》者，十之三、四。盖春秋以前，针法必重，故越人述《灵枢》者居多也……愚见后世医籍，不分《内经》，或出《素问》，或出《灵枢》皆名‘经曰’，至有引《难经》者，亦名‘经曰’。岂知《内经》可以经称，而《难经》则以《内经》为难，其‘经’之一字，正指《内经》之‘经’耳，非越人自名其书为经也。”

清徐大椿《难经经释》序：“《难经》，非经也。以《灵》《素》之微言奥旨引端未发者，设为问答之语，俾畅厥义也。古人书篇名义，非可苟称。难者，辩论之谓。天下岂有以难名为经者，故知《难经》非经也。

自古言医者，皆祖《内经》。而《内经》之学，至汉而分。仓公氏以诊胜，仲景以方胜，华佗氏以针灸杂法胜。虽皆不离乎《内经》，而师承各别。逮晋、唐以后，则支流愈分，徒讲乎医之术，而不讲乎医之道，则去圣远矣。惟《难经》，则悉本《内经》之语，而敷畅其义。圣学之传，惟此为得其宗……故以《难经》视《难经》，则《难经》自无可议。以《内经》之义疏视《难经》，则《难经》正多疵也。余始也，盖尝崇信而佩习之，习之久而渐疑其或非，更习之久而信已之必是。非信已也，信夫《难经》之必不可违乎《内经》也。于是本其发难之情，先为申述《内经》本意，索其条理，随文诠释。既乃别其异同，辨其是否。其间有殊法异义，其说不本于《内经》，而与今

《内经》相发明者，此则别有师承，又不得执《内经》而议其可否。惟夫遵《内经》之训而诠释未洽者，则摘而证之于经，非以《难经》为可訾也。正所以彰《难经》于天下后世，使知《难经》之为《内经》羽翼，其渊源如是也。”

清代丁锦《古本难经阐注》序：“《难经》者，扁鹊之所著也。何为乎而名经，本于《内经》，故名也。《内经》，黄帝之《灵枢》《素问》也。其阐发天地阴阳五行之理，动植飞潜之性，合于五脏六腑，声气臭味之微，未病而知其病之来，已病而知其病之源。不定法，故法无不神；不立方，故方无不备。犹夫六经之垂于万世也。

扁鹊去古未远，能微其源委，合《灵》《素》之一十八卷，各八十一篇，批隙导窾，条分缕析，共列八十一难。亦述而不作之意也。其词虽出于《灵》《素》，而晦者明之，繁者省之，缺者补之，复者略之，无微不徹，无义不详。故《灵》《素》而下，首推《难经》。虽有继起名贤，安能出其范围哉！数千年来，尚有人知《灵》《素》之义者，独赖此书之存。”

清代叶霖《难经正义》序：“自古言医者，皆祖述《内经》，而《内经》十八卷，西晋乱后，亡佚益多。《素问》九卷，梁《七录》全元起注本，只存其八，已佚第七一卷。王太仆拉杂《阴阳大论》之文，以补其亡，妄托得自张公秘本，殊不足据。《针经》九卷，唐人搜其残帙，易名《灵枢》，亦非庐山真面。越人之去古未远，采摘《内经》精要，意周旨密。虽为华元化烬余之书，经吕广编次，不无衍阙。然医经补逸，独赖此篇，厥功伟矣。”

清代莫熺《难经直解》序：“《史记》载扁鹊，姓秦氏，名越人，渤海郡，郑人也。受业于长桑君，授秘方，饮以上池之水，能见垣一方人。其后起虢世子之死，诊越简子之脉，视齐桓侯之疾。真精义入神，非凡流可及。溯《灵》《素》之源流，演《难经》八十一篇，首取寸口，以明肺之一经，乃脉之要会。一取关部，以分阴阳之界，脉以胃气为本。一取尺内，以明肾为生气之原，乃十二经根本。三部既明，则脉之大纲已判然矣。其脏腑之部位，气血之流行，阴阳升降之义，五行生克之理，四时逆从之论，虚实补泻之分，三焦命门之解，七冲八会之区，色脉之参应，针法之迎随，奇经八脉，无一不详且尽。”

清代钱熙祚《难经集注》跋：“先秦医书之存于今者，《素问》《灵枢》，并为后人窜乱，惟《难经》尚系原本……《难经》为秦越人作，盖唐以前已有此说，故医家重之。惟其以右肾为命门，以两寸候大小肠，与《内经》不合，遂起后人难端。今按《素问·三部九候论》，以头面诸动脉为上三部，两手动脉为中三部，两足动脉为下三部。而《难经》以寸关尺为三部，浮中沉为九候。则二书诊法，本自不同。不得以彼难此。诸家疑大小肠在下焦，不当候之两寸。不知两手六部，皆非脏腑定位，不过借手太阴一经动脉，以候五脏六腑之有余不足。吴草庐、李濒湖已有定论，即《难经》所言脉位，乃是因五行之气而推。

《十八难》云：‘金生水，水流下行而不能上，故为下部；木生火，火炎上行而不能下，故为上部；土主中宫，故为中部。’观《灵枢》十二经脉，虽各有起止，各有支别，而实一气贯注，如环无端。故两手六部，亦展转相生。今谓二肠之气，不得随经而至于两寸，岂其然乎？

‘命门’二字，并不见于《内经》。《素问·刺禁论》：“‘七节之旁，中有小心’，杨上善以为肾，马元台以为心包，亦无命门之说。乃后人谓命门在两肾中间，形如胡桃。此真无稽之谈。而俗医靡然从之。《难经》之意，不过以肾为一身之根本，人身左血右气，血为阴，气为阳，两肾之中，以右肾为尤重，元名之曰命门。”

清代周学海《难经本义增辑》序：“《难经》继《灵》《素》而起，为医家之正宗，前人久无异议……夫《难经》非全书也，非因《内经》之难明，而有意诠释之也。古之习于《内经》者，心有所会，撮记旨要，以期无志焉耳。故有直抒所见，不必出于《内经》者，有意取经文为问答，绝不参以己说者。察其所言，皆《内经》之精髓，不易之定法。其于大义，已为不赅，而不必如《内经》之详且备也。读《内经》者，必及《难经》，非读《难经》，即可废《内经》。后世厌《内经》之繁而难通，但取《难经》而索之，无怪其窒而滋之惑也。"

任锡庚《难经笔记》自序："《八十一难》者，医经之枢纽也。《黄帝内经》已阐医学之理。仲景之书，始昭医学之实。而《难经》承《内经》之理，启《伤寒》之实，谈理之处固多，尚实之处亦复不少。体用兼备，华实并茂者也。微《难经》不足以见《内经》之实，微《难经》不足以得《伤寒》之理。证之《七十五难》，东实西虚，即见《内经》之实；方之《四十九难》五邪见证，即得《伤寒》之理。《六十六》难通行三气，束《内经》之归。《五十八难》伤寒有五，发《伤寒》之始。《灵枢经》《素问》《八十一难》《伤寒论》《金匮要略》，其理自属一贯，达其理所以得其实。第《灵枢》《素问》，文法散漫；《伤寒》《金匮》条目纷繁。恒以难寻端绪，废而不读。惟《八十一难》篇章井然，依类而集。故善学者，必先熟读《难经》，而后上溯《内经》之理，下探仲景之实，由《素问》而《灵枢》，由《伤寒》而《金匮》，按序循阶，登堂入室。医经之理虽深，自不难得其原旨也。"

米锡礼《难经会通》跋："《难经》者，何为而作也？秦越人阐发《灵》《素》之微言奥旨，辨论疑难而作也。盖自吾华医学道统之传有自来矣，而其书见于历代史典，以及经籍、艺文各志，授受渊源，详于《文苑莫华》王勃序中。是书为医家之宝典，《灵》《素》之阶梯。吾人业斯学者，欲启《灵》《素》之蕴，必先明斯经之旨，方能深造精诣，而登于堂奥。"

吴考槃《难经正义》校后记："《八十一难》之名，始见于张仲景《伤寒论》序。梁阮孝绪《七录》有《黄帝众难经》之目。众，即'八十一'之谓。名曰'难'者，一般看法，大都认为作解释《内经》疑难之义。如杨玄操《集注难经序》：黄帝有《内经》二帙，帙各九卷，而其义幽赜，殆难究览。越人乃采摘英华，抄撮精要，二部经内凡八十一章，勒成卷轴，伸演其旨，探微索隐，传示后昆，分为八十一难。以其理趣深远，非卒易了故也。既弘畅圣言，故首称黄帝。又有解作'难以理解'者，如黎泰辰虞庶《难经注》序谓：世传《八十一难》，谓之'难'者，得非以人之五脏六腑隐于内，为邪所干，不可测知，唯以脉理，究其仿佛耶……《难经》学说，和《素问》师承有别。故其理解方法，亦有不同。如以论脉言，《素问》以厌厌聂聂，如落榆荚为肺平，而《难经》则作肝平。《素问》以实而盈数，如鸡举足为脾病，而《难经》则作心病。《素问》以喘喘连属，其中微曲为心病，而《难经》则作肾病。《素问》说气口独为五脏主，气口太阴也。而《难经》则说寸口者，脉之大会。《素问》以头、手、足为三部，部各有三候。而《难经》则说三部者，寸关尺也，九候者浮中沉也。《素问》说，冲脉者，起于气街，并少阴之经。而《难经》则说，冲脉者，起于气冲，并足阳明之经。以论证言，《素问》说邪入于阳则狂，搏阳则为癫疾。而《难经》则说重阳者狂，重阴者巅。《素问》说，热病者，皆伤寒之类也。凡病伤寒而成温者，先夏至日者为病温，后夏至日为病暑。而《难经》则说伤寒有五，有中风，有伤寒，有湿温，有热病，有温病，其所苦各不同。"

王树权《图注八十一难经译·前言》："《八十一难经》成书在《黄帝内经》之后，对《黄帝内经》的学术理论作了进一步充实和发挥。对脉法、经络流注，营卫三焦，荣腧经穴，用针补泻等方面的学术发展，起了积极的推动作用。例如'命门'这一名词，虽然最早见于《黄帝内经》，但与以后的命门学说完全无关。所以有关命门的记载，最早应该从《八十一难经》算起。在第八难中谈道：'诸十二经脉者，皆系生气之原。'并指出：'所谓生气之原者，谓十二经之根本也，谓肾间动气也。’第三十六难又讲：‘左者为肾，右者为命门。命门者，谓精神之所舍，原气之所系也。’并讲了‘男子以藏精，女子以系胞’的作用。又在第三十九难中，强调了肾为万物之元的重要，这些引起了‘命门即右肾’和‘命门在两肾之间’的争论。虽然在临床方面没有什么实际意义，但这对后世把命门和相火的作用联系起来，强调命门主火的作用，有重要意义。命门学说，促进了中医学理论的发展……原书以质疑问难的形式对“八十一难”一一进行讲解（并非如《黄帝内经》有问有答，而是提出问题，即进行讲解）。《黄帝内经》开篇是，黄帝‘问于天师曰’，黄帝向天师岐伯提出问题后，‘岐伯对曰’，岐伯回答。是问答形式。《八十一难经》是，说出假设的问题，直接解释。”

《难经》中的《素问》之说

《难经·一难》：“十二经皆有动脉，独取寸口，以决五脏六腑死生吉凶之法，何谓也？然：

寸口者，脉之大会，手太阴之脉动也。”

“十二经皆有动脉”“独取寸口以决五脏六腑死生吉凶”“寸口者，脉之大会，手太阴之脉动”等说，均是在《素问·三部九候论》《素问·五藏别论》《素问·经脉别论》等篇的基础上，沿承与发展形成的论说观点。

《素问·三部九候论》：“故人有三部，部有三候，以决死生，以处百病，以调虚实，而除邪疾。帝曰：何谓三部？岐伯曰：有下部，有中部，有上部。部各有三候。三候者，有天有地有人也。必指而导之，乃以为真。上部天，两额之动脉；上部地，两颊之动脉；上部人，耳前之动脉。中部天，手太阴也；中部也，手阳明也；中部人，手少阴也。下部天，足厥阴也；下部地，足少阴也；下部人，足太阴也。故下部之天以候肝，地以候肾，人以候脾胃之气。帝曰：中部之候奈何？岐伯曰：亦有天，亦有地，亦有人。天以候肺，地以候胸中之气，人以候心。帝曰：上部以何候之？岐伯曰：亦有天，亦有地，亦有人。天以候头角之气，地以候口齿之气，人以候耳目之气。三部者，各有天，各有地，各有人。三而成天，三而成地，三而成人。三而三之，合则为九。”

《素问·五藏别论》：“帝曰：气口何以独为五脏主？岐伯曰：胃者，水谷之海，六腑之大源也。五味入口，藏于胃，以养五脏气。气口亦太阴也。是以五脏六腑之气味，皆出于胃，变见于气口。”

《素问·经脉别论》：“食气入胃，散精于肝，淫气于筋。食气入胃，浊气归心，淫精于脉。脉气流经，经气归于肺，肺朝百脉，输精于皮毛。毛脉合精，行气于府。府精神明，留于四脏，气归于权衡，权衡以平，气口成寸，以决死生。”

《素问·玉版论要》：“行奇恒之法，从太阴始。行所不胜曰逆，逆则死；行所胜曰从，从则活。”

《难经·一难》：“人一呼，脉行三寸，一吸脉行三寸。呼吸定息，脉行六寸。人一日一夜，凡一万三千五百息，脉行五十度，周于身。漏水下百刻，荣卫行阳二十五度，行阴亦二十五度，为一周也。故五十度复会于手太阴。寸口者，五脏六腑之所终始，故法取于寸口也。”

《素问·平人气象论》：“人一呼脉再动，一吸脉亦再动，呼吸定息脉五动，闰以太息，命曰平人。”

《甲乙经·卷一·气息周身五十营四时日分漏刻第九》：“周天二十八宿，宿三十六分，人气行一周千八分。人经络上下左右前后二十八脉，周身十六丈二尺，以应二十八宿，漏水下百刻，以分昼夜。故人一呼，脉再动，气行三寸，一吸脉亦再动，气行三寸。呼吸定息，气行六寸。十息脉行六尺，日行二分，二百七十息，气行十六丈二尺。气行交通于中，一周于身。下水二刻，日行二十分有奇。五百四十息，气行再周于身，下水四刻，日行四十分有奇。二千七百息，气行十周于

身，下水二十刻，日行五宿，二百十分有奇。一万三千五百息，气行五十营于身，水下百刻，日行二十八宿，漏水皆尽，

脉已终矣……阳主昼，阴主夜，故卫气之行，一日一夜五十周于身。昼日行于阳二十五周，夜行于阴亦二十五周，周于五脏。”

《甲乙经·卷一·营气第十》：“谷入于胃，气传之肺，流溢于中，布散于外。精专者行于经隧，常营无已，终而复始，是谓天地之纪，故气从太阴出，循臂内上廉，注手阳明，上行至面，注足阳明，下行至跗上……下注肺中，复出太阴。此营气之行，逆顺之常也。”

《甲乙经·卷一·营卫三焦第十一》：“谷入于胃，气传于肺，五脏六腑皆以受气。其清者为营，浊者为卫。营行脉中，卫行脉外，营周不休，五十而复大会。阴阳相贯。如环无端。卫气行于阴二十五度，行于阳亦二十五度，分为昼夜。故至阳而起，至阴而止。故日中而阳陇为重阳；夜半而阴陇，为重阴。故太阴主内，太阳主外。各行二十五度分昼夜。”

《难经·三难》：“脉有太过，有不及，有阴阳相乘，有覆有溢，有关有格，何谓也？”

《素问·六节藏象论》：“故人迎一盛，病在少阳；二盛病在太阳；三盛病在阳明；四盛已上为格阳。寸口一盛，病在厥阴；二盛病在少阴；三盛病在太阴，四盛已上为关阴。人迎与寸口俱盛四倍已上为关格。关格之脉羸，不能极于天地之精气，则死矣。”

《素问·平人气象论》：“欲知寸口太过与不及，寸口之脉中手短者，曰头痛，寸口脉中手长者，曰足胫痛。寸口脉中手促上击者，曰肩背痛。寸口脉沉而坚者，曰病在中。寸口脉浮而盛者，曰病在外。寸口脉沉而弱，曰寒热及疝瘕少腹痛。寸口脉沉而横，曰胁下有积，腹中有横积痛。寸口脉沉而喘，曰寒热。脉盛滑坚者，曰病在外。脉小实而坚者，病在内。脉小弱以涩，谓之久病。脉滑浮而疾者，谓之新病。脉急者，曰疝瘕少腹痛。脉滑曰风，脉涩曰痹，缓而滑曰热中，盛而紧曰胀。”

《难经·三难》：“是其真脏之脉，人不病而死也。”

《素问·玉机真藏论》：“真肝脉至，中外急如循刀刃，责责然，如按琴瑟弦，色青白不泽，毛折，乃死；真心脉至，坚而搏，如循薏苡子累累然，色赤黑不泽，毛折，乃死；真肺脉至，大而虚，如以毛羽中人肤，色白赤不泽，毛折，乃死；真肾脉至，搏而绝，如指弹石辟辟然，色黑黄不泽，毛折，乃死；真脾脉至，弱而乍数乍疏，色黄青不泽，毛折，乃死。诸真脏脉见者，皆死不治也。

黄帝曰：见真脏曰死，何也？岐伯曰：五脏者，皆禀气于胃。胃者五脏之本也。脏气者，不能自至于手太阴，必因于胃气，乃至于手太阴也。故五脏各以其时，自为而至于手太阴也。故邪气胜者，精气衰也。故病甚者，胃气不能与之俱至于手太阴，故真脏之气独见，独见者病胜脏也，故曰死。帝曰：善。”

《难经·四难》：“脉有一阴一阳，一阴二阳，一阴三阳；有一阳一阴，一阳二阴，一阳三阴。

如此之言，寸口有六脉俱动邪？然：此言者，非有六脉俱动也，谓浮沉长短滑涩也。浮者阳也，滑者阳也，长者阳也；沉者阴也，短者阴也，涩者阴也。所谓一阴一阳者，谓脉来沉而滑也；一阴二阳者，谓脉来沉滑而长也；一阴三阳者，谓脉来浮滑而长，时一沉也。所谓一阳一阴者，谓脉来浮而涩也；一阳二阴者，谓脉来长而沉涩也；一阳三阴者，谓脉来沉涩而短，时一浮也。各以其经所在，名病逆顺也。”

《素问·阴阳别论》：“鼓一阳曰钩，鼓一阴曰毛，鼓阳胜急曰弦，鼓阳至而绝曰石，阴阳相过曰溜……阴搏阳别谓之有子，阴阳虚肠澼死；阳加于阴谓之汗；阴虚阳搏谓之崩。三阴俱搏，二十日夜半死；二阴俱搏，十三日夕时死；一阴俱搏，十日死；三阳俱搏且鼓，三日死；三阴三阳俱

搏，心腹满，发尽，不得隐曲，五日死；二阳俱搏，其病温，死不治，不过十日死。”

《素问·五藏生成篇》：“夫脉之小、大、滑、涩、浮、沉，可以指别；五脏之象，可以类推；五脏相音，可以意识；五色微诊，可以目察。能合脉色，可以万全。赤，脉之至也，喘而坚，诊曰有积气在中，时害于食，名曰心痹，得之外疾，思虑而心虚，故邪从之。白，脉之至也，喘而浮，上虚下实，惊，有积气在胸中，喘而虚，名曰肺痹，寒热，得之醉而使内也。青，脉之至也，长而左右弹，有积气在心下支胠，名曰肝痹，得之寒湿，与疝同法，腰痛足清头痛。黄，脉之至也，大而虚，有积气在腹中，有厥气，名曰厥疝。女子同法。得之疾使四肢汗出当风。黑，脉之至也，上坚而大，有积气在小腹与阴，名曰肾痹。得之沐浴清水而卧。”

《素问·脉要精微论》：“夫脉者，血之府也。长则气治，短则气病，数则烦心，大则病进，上盛气高，下盛气胀，代则气衰，细则气少，涩则心痛。浑浑革至如涌泉，病进而色弊，绵绵其去如弦绝死。”

《素问·阴阳类论》：“所谓三阳者，太阳为经，三阳脉至手太阴，弦浮而不沉，决以度，察以心，合之阴阳之论；所谓二阳者，阳明也，至手太阴，弦而沉急不鼓，炅至以病皆死；一阳者，少阳也，至手太阴，上连人迎，弦急悬不绝，此少阳之病也，专阴则死。

三阴者，六经之所主也，交于太阴，伏鼓不浮，上空志心；二阴至肺，其气归膀胱，外连脾胃；一阴独至，经绝，气浮不鼓，钩而滑。此六脉者，乍阴乍阳，交属相并，缪通五脏，合于阴阳。先至为主，后至为客……二阳一阴，阳明主病，不胜一阴，脉软而动，九窍皆沉。三阳一阴，太阳脉胜，一阴不能止，内乱五脏，外为惊骇。二阴二阳，病在肺，少阴脉沉，胜肺伤脾，外伤四肢。二阴二阳皆交至，病在肾，骂詈妄行，巅疾为狂。二阴一阳，病出于肾，阴气客游于心脘，下空窍堤，闭塞不通，四肢别离。一阴一阳代绝，此阴气至心，上下无常，出入不知，喉咽干燥，病在土脾。二阳三阴，至阴皆在，阴不过阳，阳气不能止阴，上合昭昭，下合冥冥，诊决死生之期。”

《难经·七难》：“经言少阳之至，乍大乍小，乍短乍长；阳明之至，浮大而短；太阳之至，洪大而长；太阴之至，紧大而长；少阴之至，紧细而微；厥阴之至，沉短而敦。此六者，是平脉邪？将病脉邪？然：皆王脉也。”

《素问·平人气象论》：“太阳脉至，洪大以长；少阳脉至，乍数乍疏，乍短乍长；阳明脉至，浮大而短。”

北宋林亿等《新校正》：“按《扁鹊阴阳脉法》云：太阳之脉，洪大以长，其来浮于筋上，动摇九分，三月四月甲子王。吕广云：太阳王五月六月，其气大盛，故其脉洪大而长也。

少阳之脉，乍小乍大，乍长乍短，动摇六分，王十一月甲子夜半，正月二月甲子王。吕广云：少阳王正月二月，其气尚微，故其脉来进退无常。

少阴之脉紧细，动摇六分，王五月甲子日中，七月八月甲子王；太阴之脉，紧细以长，乘于筋上，动摇九分，九月十月甲子王；厥阴之脉，沉短以紧，动摇三分，十一月十二月甲子王。”

《脉经·卷五·扁鹊阴阳脉法第二》：“少阳之脉，乍小乍大，乍长乍短，动摇六分，王十一月甲子夜半，正月二月甲子王。”

太阳之脉，洪大以长，其来浮于筋上，动摇九分，三月四月甲子王。

阳明之脉，浮大以短，动摇三分。大前小后，状如蝌蚪，其至跳，五月六月甲子王。

少阴之脉紧细，动摇六分。王五月甲子日中，七月八月甲子王。

太阴之脉，紧细以长，乘于筋上，动摇九分，九月十月甲子王。

厥阴之脉，沉短以紧，动摇三分，十一月十二月甲子王。

厥阴之脉急弦，动摇至六分以上，病迟脉寒，少腹痛引腰，形喘者，死。脉缓者，可治。刺足厥阴入五分。

少阳之脉乍短乍长，乍大乍小，动摇至六分以上，病头痛，胁下满，呕可治。扰即死。刺两季肋端足少阳也，入七分。

阳明之脉洪大以浮，其来滑而跳，大前细后，状如蝌蚪，动摇至三分以上。病眩头痛腹满痛，呕可治。扰即死。刺脐上四寸，脐下三寸，各六分。"

《难经·七难》："其气以何月，各王几日？然：冬至之后，得甲子少阳王，复得甲子阳明王，复得甲子太阳王，复得甲子太阴王，复得甲子少阴王，复得甲子厥阴王。王各六十日，六六三百六十日，以成一岁，此三阳三阴之王时日大要也。"

《素问·脉解篇》："正月太阳寅，寅太阳也。正月阳气出在上而阴气盛。"

"少阳戌也，戌者心之所表也，九月阳气尽而阴气盛。"

"阳明者午也，五月盛阳之阴也。阳盛而阴气加之。"

"太阴子也，十一月万物气皆藏于中。"

"少阴者申也，七月万物阳气皆伤……阴气在下，阳气在上。"

"厥阴者辰也，三月阳中之阴……三月一振，荣华万物，一俯而不仰也。"

元代滑寿《难经本义》："刘温舒曰：《至真要论》云：厥阴之至，其脉弦；少阴之至，其脉钩；太阴之至，其脉沉；少阳之至，大而浮；阳明之至，短而涩；太阳之至，大而长。亦随天地之气卷舒也。如春弦、夏洪、秋毛、冬石之类，则五运六气四时，亦皆应之，而见于脉尔。"

张山雷《难经汇注笺正》："以今《素问》考之，则《至真要大论》三阳三阴俱备，其三阳次序，先少阳而阳明而太阳，犹为未误。然少阳为阳之初，而彼则曰少阳之至大而浮，已非初春少阳应有之脉象。其三阴则唯彼条太阴之至，其脉沉，犹为近是，而次序则先厥阴，次少阴。盖浅者妄以厥阴风木，少阴君火之次序改之。而又曰厥阴之至其脉弦，少阴之至其脉钩，全非时令中厥、少二阴之脉义。则浅者仍以足厥阴肝、手少阴心之脉象妄改。必非古书本色。此以意逆之，而所以致讹之由，皆尚隐隐然可以推测。乃各注家徒知望文生义，如涂涂附，愈说而愈不可通。良由目光甚短，不能参考诸书，以互为订正之咎也。"

《素问·至真要大论》乃王冰时后起之篇，《难经》之成书，早于其时，所以《难经》不能看到并引录《至真要大论》之说。同样，我们也不能用《素问·至真要大论》之说去衡量对比《难经》中之说。由此知滑氏、张氏此说不妥。

《难经·九难》："何以别知脏腑之病耶？然：数者腑也，迟者脏也。数则为热，迟则为寒。诸阳为热，诸阴为寒，故以别知脏腑之病也。"

《素问·阴阳应象大论》："阴胜则阳病，阳胜则阴病。阳胜则热，阴胜则寒。"

《素问·平人气象论》："人一呼脉一动，一吸脉一动，曰少气。人一呼脉三动，一吸脉三动而躁，尺热曰病温，尺不热脉滑曰病风，脉涩曰痹。人一呼脉四动以上曰死。"

《难经·十难》："一脉为十变者，何谓也？然：五邪刚柔相逢之意也。假令心脉急甚者，肝邪干心也；心脉微急者，胆邪干小肠也；心脉大甚者，心邪自干心也；心脉微大者，小肠邪自干小肠也。心脉缓甚者，脾邪干心也；心脉微缓者，胃邪干小肠也。心脉涩甚者，肺邪干心也；心脉微涩者，大肠邪干小肠也。心脉沉甚者，肾邪干心也；心脉微沉者，膀胱邪干小肠也。五脏各有刚柔邪，故令一脉辄变为十也。"

《素问·气厥论》："黄帝问曰：五脏六腑，寒热相移者何？岐伯曰：肾移寒于脾，痈肿少气。

脾移寒于肝，痈肿筋挛。肝移寒于心，狂，隔中。心移寒于肺，肺消。肺消者饮一溲二，死不治。肺移寒于肾，为涌水。涌水者，按腹不坚，水气客于大肠，疾行则鸣濯濯如囊裹浆，水之病也。

脾移热于肝，则为惊衄。肝移热于心，则死。心移热于肺，传为膈消。肺移热于肾，传为柔痓。肾移热于脾，传为虚，肠澼，死不可治。胞移热于膀胱，则癃溺血。膀胱移热于小肠，膈肠不便，上为口糜。小肠移热于大肠，为虚瘕，为沉。大肠移热于胃，善食而瘦入，谓之食亦。胃移热于胆，亦曰食亦。胆移热于脑，则卒频鼻渊。鼻渊者，浊涕不止也。”

《素问·血气形志篇》:“足太阳与少阴为表里，少阳与厥阴为表里，阳明与太阴为表里，是为足阴阳也。手太阳与少阴为表里，少阳与心主为表里，阳明与太阴为表里，是为手之阴阳也。”

《素问·标本病传论》:“夫病传者，心病先心痛，一日而咳，三日胁支痛，五日闭塞不通，身痛体重。三日不已，死。冬夜半，夏日中。

肺病喘咳，三日而胁支满痛，一日而身重体痛，五日而胀，十日不已，死。冬日入，夏日出。

肝病头目眩，胁支满，三日体重身痛，五日而胀，三日腰脊少腹痛，胫酸。三日不已，死。冬日入，夏早食。

脾病身痛体重，一日而胀，二日少腹腰脊痛胫酸，三日背䏚筋痛，小便闭。十日不已，死。冬人定，夏晏食。

肾病少腹腰脊痛，䯒酸，三日背䏚筋痛，小便闭，三日腹胀，三日两胁支痛。三日不已，死。冬大晨，夏晏晡。

胃病胀满，五日少腹腰脊痛，䯒酸，三日背䏚筋痛，小便闭，五日身体重。六日不已，死。冬夜半后，夏日昳。

膀胱病小便闭，五日少腹胀，腰脊痛，䯒酸，一日腹胀，一日身体痛。二日不已，死。冬鸡鸣，夏下晡。

诸病以次是相传，如是者，皆有死期。”

《素问·大奇论》:“心脉满大，痫瘛筋挛。肝脉小急，痫瘛筋挛。肝脉骛，暴有所惊骇，脉不至若瘖，不治自已。肾脉小急，肝脉小急，心脉小急不鼓皆为瘕。

肾肝并沉为石水，并浮为风水，并虚为死，并小弦欲惊。肾脉大急沉，肝脉大急沉，皆为疝。心脉搏滑急为心疝，肺脉沉搏为肺疝。三阳急为瘕，三阴急为疝，二阴急为痫厥，二阳急为惊。

脾脉外鼓沉为肠澼，久自已。肝脉小缓为肠澼，易治。肾脉小搏沉为肠澼下血，血温身热者死。心肝澼亦下血，二脏同病者可治，其脉小沉涩为肠澼，其身热者死，热见七日死。

胃脉沉鼓涩，胃外鼓大，心脉小坚急，皆隔，偏枯，男子发左，女子发右。”

《难经·十二难》:“经言五脏脉已绝于内，用针者反实其外；五脏脉已绝于外，用针者反实其内。内外之绝，何以别之？然：五脏脉已绝于内者，肾肝气已绝于内也，而医反补其心肺；五脏脉已绝于外者，其心肺脉已绝于外也，而医反补其肾肝。阳绝补阴，阴绝补阳，是谓实实虚虚，损不足益有余。如此者死。医杀之耳。”

《素问·宝命全形论》:“人有虚实，五虚勿近，五实勿远。至其当发，间不容瞚。手动若务，针耀而匀，静意视义，观适之变，是谓冥冥，莫知其形，见其乌乌，见其稷稷，从见其飞，不知其谁，伏如横弩，起如发机。

帝曰：何如而虚？何如而实？岐伯曰：刺虚者须其实，刺实者须其虚。经气已至，慎守勿失。”

《素问·八正神明论》:“诛罚无过，命曰大惑，反乱大经，真不可复。用实为虚以邪为真，用针无义，反为气贼，夺人正气，以从为逆，荣卫散乱，真气已失，邪独为著，绝人长命，予人无殃。”

《素问·针解篇》：“刺虚则实之者，针下热也，气实乃热也。满而泄之者，针下寒也。气虚乃寒也。菀陈则除之者，出恶血也。邪胜则虚之者，出针勿按……为虚与实者，工勿失其法……刺实须其虚者，留针阴气隆至，乃去针也。刺虚须其实者，阳气隆至，针下热乃去针也。经气已至，慎守勿失者，勿变更也。深浅在志者，知病之内外也。”

《难经·十三难》：“经言见其色而不得其脉，反得相胜之脉者即死；得相生之脉者，病即自已。色之与脉当参相应，为之奈何？然：五脏有五色，皆见于面，亦当与寸口尺内相应。假令色青，其脉当弦而急；色赤，其脉浮大而散；色黄，其脉中缓而大；色白，其脉浮涩而短；色黑，其脉沉濡而滑。此所谓色之与脉，当参相应也。”

《素问·五藏生成篇》：“五脏之气，故色见青如草兹者死，黄如枳实者死，黑如炲者死，赤如衃血者死，白如枯骨者死。此五色之见死也。青如翠羽者生，赤如鸡冠者生，黄如蟹腹者生，白如豕膏者生，黑如乌羽者生。此五色之见生也。生于心，如以缟裹朱；生于肺，如以缟裹红；生于肝，如以缟裹绀；生于脾，如以缟裹栝楼实；生于肾，如以缟裹紫。此五脏所生之外荣也。

色味当五脏：白当肺，辛；赤当心，苦；青当肝，酸；黄当脾，甘；黑当肾，咸。故白当皮，赤当脉，青当筋，黄当肉，黑当肾。

“夫脏之小、大、滑、涩、浮、沉，可以指别；五脏之象，可以类推；五脏相音，可以意识；五色微诊，可以目察。能合脉色，可以万全。赤，脉之至也，喘而坚，诊曰有积气在中，时害于食，名曰心痹，得之外疾，思虑而心虚，故邪从之。白，脉之至也，喘而浮，上虚下实，惊，有积气在胸中，喘而虚，名曰肺痹，寒热，得之醉而使内也。青，脉之至也，长而左右弹，有积气在心下支胠，名曰肝痹，得之寒湿，与疝同法，腰痛足清头痛。黄、脉之至也，大而虚，有积气在腹中，有厥气，名曰厥疝，女子同法，得之疾使四肢，汗出当风。黑，脉之至也，上坚而大，有积气在小腹与阴，名曰肾痹，得之沐浴清水而卧。”

《素问·移精变气论》：“欲知其要，则色脉是矣。色以应日，脉以应月。常求其要，则其要也。夫色之变化，以应四时之脉，此上帝之所贵，以合于神明也。”

“治之要极，无失色脉，用之不惑，治之大则。逆从到行，标本不得，亡神失国……余闻其要于夫子矣，夫子言不离色脉，此余之所知也。”

《素问·脉要精微论》：“帝曰：有故病五脏发动，因伤脉色，各何以知其久暴至之病乎？岐伯曰：悉乎哉问也！征其脉小色不夺者，新病也；征其脉不夺色夺者，此久病也；征其脉与五色俱夺者，此久病也；征其脉与五色俱不夺者，新病也。肝与肾脉并至，其色苍赤。”

《难经·十三难》：“脉数，尺之皮肤亦数；脉急，尺之皮肤亦急；脉缓，尺之皮肤亦缓；脉涩，尺之皮肤亦涩；脉滑，尺之皮肤亦滑。”

《素问·平人气象论》：“尺缓脉涩，谓之解㑊，安卧脉盛，谓之脱血。尺涩脉滑，谓之多汗。尺寒脉细，谓之后泄。脉尺粗，常热者，谓之热中。”

《难经·十五难》：“经言春脉弦，夏脉钩，秋脉毛，冬脉石，是王脉耶，将病脉也？然：弦、钩、毛、石者，四时之脉也。春脉弦者，肝，东方木也，万物始生，未有枝叶，故其脉之来，濡弱而长，故曰弦。夏脉钩者，心，南方火也，万物之所茂，垂枝布叶，皆下曲如钩，故其脉之来疾去迟，故曰钩。秋脉毛者，肺，西方金也，万物之所终，草木华叶，皆秋而落，其枝独在，若毫毛也。故其脉之来，轻虚以浮，故曰毛。冬脉石者，肾，北方水也，万物之所藏也，盛冬之时，水凝如石，故其脉之来，沉濡而滑，故曰石。此四时之脉也。

如有变奈何？然：春脉弦，反者为病。何谓反？然：其气来实强，是谓太过，病在外；气来虚微，是谓不及，病在内。气来厌厌聂聂，如循榆叶曰平；益实而滑，如循长竿曰病；急而劲益强，如新张弓弦曰死。春脉微弦曰平，弦多胃气少曰病，但弦无胃气曰死，春以胃气为本。

夏脉钩，反者为病。何谓反？然：其气来实强，是谓太过，病在外；气来虚微，是谓不及，病在内。其脉来累累如环，如循琅玕曰平；来而益数，如鸡举足者曰病；前曲后居，如操带钩曰死。夏脉微钩曰平，钩多胃气少曰病，但钩无胃气曰死，夏以胃气为本。

秋脉毛，反者为病。何谓反？然：其气来实强，是谓太过，病在外；气来虚微，是谓不及，病在内。其脉来蔼蔼如车盖，按之益大曰平；不上不下，如循鸡羽曰病；按之萧索，如风吹毛曰死。秋脉微毛曰平，毛多胃气少曰病，但毛无胃气曰死，秋以胃气为本。

冬脉石，反者为病。何谓反？然："其气来强实，是谓太过，病在外；气来虚微，是谓不及，病在内。脉来上大下兑，濡滑如雀之啄曰平；啄啄连属，其中微曲曰病；来如解索，去如弹石曰死。冬脉微石曰平，石多胃气少曰病，但石无胃气曰死，冬以胃气为本。"

《素问・玉机真藏论》："黄帝问曰：春脉如弦，何如而弦？岐伯对曰：春脉者肝也，东方木也，万物之所以始生也，故其气来，软弱轻虚而滑，端直以长，故曰弦。反此者病。帝曰：何如而反？岐伯曰：其气来，实而强，此谓太过，病在外；其气来，不实而微，此谓不及，病在中。帝曰：春脉太过与不及，其病皆何如？岐伯曰：太过则令人善忘，忽忽眩冒而巅疾；其不及则令人胸痛引背，下则两胁胠满。

帝曰：善。夏脉如钩，何如而钩？岐伯曰：夏脉者心也，南方火也，万物之所以盛长也。故其气来盛去衰，故曰钩。反此者病。帝曰：何如而反？岐伯曰：其气来盛去亦盛，此谓太过，病在外；其气来不盛去反盛，此为不及，病在中。帝曰：夏脉太过与不及，其病皆何如？岐伯曰：太过则令人身热而肤痛，为浸淫；其不及则令人烦心，上见咳唾，下为气泄。

帝曰：善。秋脉如浮，何如而浮？岐伯曰：秋脉者肺也，西方金也，万物之所以收成也。故其气来，轻虚以浮，来急去散，故曰浮，反此者病。帝曰：何如而反？岐伯曰：其气来，毛而中央坚，两傍虚，此谓太过，病在外；其气来，毛而微，此谓不及，病在中。帝曰：秋脉太过与不及，其病皆何如？岐伯曰：太过则令人逆气而背痛，愠愠然；其不及，则令人喘，呼吸少气而咳，上气见血，下闻病音。

帝曰：善。冬脉如营，何如而营？岐伯曰：冬脉者肾也，北方水也，万物所以合藏也。故其气来沉以搏，故曰营。反此者病。帝曰：何如而反？岐伯曰：其气来如弹石者，此谓太过，病外；其去如数者，此谓不及，病在中。帝曰：冬脉太过与不及，其病皆何如？岐伯曰：太过与不及，其病皆何如？岐伯曰：太过则令人解㑊，脊脉痛而少气不欲言；其不及，则令人心悬如病饥，眇中清，脊中痛，少腹满，小便变。帝曰：善。"

《素问・平人气象论》："春胃微弦曰平，弦多胃少曰肝病，但弦无胃曰死，胃而有毛曰秋病，毛甚曰今病，脏真散于肝，肝藏筋膜之气也。

夏胃微钩曰平，钩多胃少曰心病，但钩无胃曰死。胃而有石曰冬病，石甚曰今病。脏真通于心，心藏血脉之气也。

长夏胃微软弱曰平，弱多胃少曰脾病，但代无胃曰死。软弱有石曰冬病，弱甚曰今病。脏真濡于脾，脾藏肌肉之气也。

秋胃微毛曰平，毛多胃少曰肺病，但毛无胃曰死。毛而有弦曰春病，弦甚曰今病。藏真高于肺，以行荣卫阴阳也。

冬胃微石曰平，石多胃少曰肾病，但石无胃曰死。石而有钩曰夏病，钩甚曰今病。脏真下于肾，肾藏骨髓之气也。

夫平心脉来，累累如连珠，如循琅玕，曰心平。夏以胃气为本。病心脉来，喘喘连属，其中微曲，曰心病。死心脉来，前曲后居，如操带钩，曰心死。

平肺脉来，厌厌聂聂，如落榆荚，曰肺平。秋以胃气为本。病肺脉来，不上不下，如循鸡羽，曰肺病。死肺脉来，如物之浮，如风吹毛，曰肺死。

平肝脉来，软弱招招，如揭长竿末梢，曰肝平。春以胃气为本。病肝脉来，盈实而滑，如循长竿，曰肝病。死肝脉来，急益劲，如新张弓弦，曰肝死。

平脾脉来，和柔相离，如鸡践地，曰脾平。长夏以胃气为本。病脾脉来，实而盈数，如鸡举足，曰脾病。死脾脉来，锐坚如乌之喙，如鸟之距，如屋之漏，如水之流，曰脾死。

平肾脉来，喘喘累累如钩，按之而坚，曰肾平。冬以胃气为本。病肾脉来，如引葛，按之益坚，曰肾病。死肾脉来，发如夺索，辟辟如弹石，曰肾死。”

《难经·十六难》：“脉有三部九候，有阴阳，有轻重，有六十首。一脉变为四时，离圣久远，各自是其法。”

《素问·三部九候论》：“故人有三部，部有三候，以决死生，以处百病，以调虚实，而除邪疾。帝曰：何谓三部？岐伯曰：有下部，有中部，有上部。部各有三候。三候者，有天有地有人也。必指而导之，乃以为真。

上部天，两额之动脉；上部地，两颊之动脉；上部人，耳前之动脉。中部天，手太阴也；中部地，手阳明也；中部人，手少阴也。下部天，足厥阴也；下部地，足少阴也；下部人，足太阴也。

故下部之天以候肝，地以候肾，人以候脾胃之气。帝曰：中部之候奈何？岐伯曰：亦有天，亦有地，亦有人。天以候肺，地以候胸中之气，人以候心。帝曰：上部以何候之？岐伯曰：亦有天，亦有地，亦有人。天以候头角之气，地以候口齿之气，人以候耳目之气。三部者，各有天，各有地，各有人。三而成天，三而成地，三而成人。三而三之，合则为九。”

《素问·方盛衰论》：“是以圣人持诊之道，先后阴阳而持之，奇恒之势乃六十首。诊合微之事，追阴阳之变，章五中之情。其中之论，取虚实之要，定五度之事，知此乃足以诊。是以切阴不得阳，诊消亡，得阳不得阴，守学不湛。”

王冰：“《奇恒六十首》，今世不传。”

《难经·十八难》：“脉有三部，部有四经，手有太阴、阳明，足有太阳、少阴，为上下部。”

《素问·阴阳别论》：“人有四经十二从，何谓？岐伯对曰：四经应四时，十二从应十二月，十二月应十二脉。脉有阴阳，知阳者知阴，知阴者知阳。”

王冰：“春脉弦，夏脉洪，秋脉浮，冬脉沉，谓四时之经脉也。”

滑寿《难经本义》：“人十二经脉凡有三部，每部之中有四经。今手有太阴、阳明，足有太阳、少阴，为上下部。何也？盖三部者，以寸关尺分上中下也。四经者，寸关尺两两相比，则每部各有四经矣。手之太阴、阳明，足之太阳、少阴，为上下部者，肺居右寸，肾居左尺，循环相资，肺高肾下，母子相望也。经云：脏真高于肺，脏真下于肾是也。”

《难经·十八难》：“脉有三部九候，各何主之？然：三部者，寸关尺也。九候者，浮中沉也。上部法天，主胸以上至头之有疾也；中部法人，主膈以下至脐之有疾也；下部法地，主脐以下至足之有疾也。审而判之者也。”

任锡庚：“《素问·脉要精微论》云：‘尺内两傍，则季胁也，尺外以候肾，尺里以候腹中，附以左外以候肝，内经候膈，右外以候胃，内以候脾。上附上右，外以候肺，内以候胸中。左外以候心，内以候膻中，前以候前，后以候后。上竞上者，胸喉中事也，下竞下者，少腹腰股膝胫足中事也。’此乃明上中下三部，隐寓寸关尺者也。寸主上焦，以候胸中；关主中焦，以候膈中；尺主下焦，以候腹中。心肺居上，候于寸；肝脾胃居中，候于关；肾居下，则候两尺。府不及胆者，寄于肝，不及大小肠、膀胱者，统于腹中也。”

张山雷：“《脉要精微论》曰：尺内曰中，附上曰上，附上，是黄帝于寸口无三部之名，已有三部之义矣。越人直揭之曰：三部者，寸关尺也；九候者，浮中沉也。自此寸口诊法精且备矣。非越人孰能辟千古之奥耶？盲者乃谓《内经》只言寸尺，未尝言关，以越人为违古也，异哉！”

徐大椿：“即《素问》所云‘上竞上者，喉中事也。下竞下者，少腹、腰、股、膝、胫、足中事也’……按《素问·脉要精微论》：‘尺内两旁，则季胁也。尺外以候肾，尺里以候腹中，附上，左外以候肝，内以候鬲；右外以候胃，内以候脾。上附上，右外以候肺，内以候胸中，左外以候心，内以候膻中。前以候前，后以候后。’其诊法与《脉经》《难经》俱互异。此篇所论六经部位，乃《素问·血气形志论》所谓‘足太阳与少阴为表里，少阳与厥阴为表里，阳明与太阴为表里，是为足阴阳也。手太阳与少阳为表里，少阳与心主为表里，阳明与太阴为表里，是为手之阴阳也。’以此为据，而后世《脉经》《脉诀》因之。但《素问》止言经络表里如此，并不指为诊脉之位，今乃以右尺诊心主、少阳，及第八难以肾为三焦之原，三十九难又谓命门气与肾通，皆互相证明也。”

按《素问·三部九候论》：“三部，指上部、中部、下部。九候，指‘上部天，两额之动脉；上部地，两颊之动脉；上部人，耳前之动脉。中部天，手太阴也；中部地，手阳明也；中部人，手少阴也。下部天，足厥阴也；下部地，足少阴也；下部人，足太阴也。’今乃以寸、关、尺为三部，以浮、中、沉为九候，总无一合。盖《内经》诊脉之法，其途不一。而《难经》则专以寸口为断，于是将经中诊法尽附会入之。”

《难经·二十难》：“重阳者狂，重阴者癫。脱阳者见鬼，脱阴者目盲。”

《素问·宣明五气篇》：“邪入于阳则狂，邪入于阴则痹，搏阳则为巅疾，搏阴则为瘖。阳入之阴则静，阴出之阳则怒……春得秋脉，夏得冬脉，长夏得春脉，秋得夏脉，冬得长夏脉，名曰阴出之阳，病善怒不治。”

《素问·通评虚实论》：“帝曰：癫疾何如？岐伯曰：脉搏大滑，久自已；脉小坚急，死不治。帝曰：癫疾之脉，虚实何如？岐伯曰：虚则可治，实则死……黄疸暴痛，癫疾厥狂，久逆之所生也。”

《素问·阳明脉解篇》：“病甚则弃衣而走，登高而歌，或至不食数日，逾垣上屋，所上之处，皆非其素所能也，病反能者何也？岐伯曰：四肢者诸阳之本也，阳盛则四肢实，实则能登高也。帝曰：其弃衣而走者何也？岐伯曰：热盛于身，故弃衣欲走也。帝曰：其妄言骂詈，不避亲疏而歌者何也？岐伯曰：阳盛则使人妄言骂詈，不避亲疏而不欲食，不欲食故妄走也。”

《素问·厥论》：“阳明之厥，则癫疾欲走呼，腹满不得卧，面赤而热，妄见而妄言。”

《素问·病能论》：“帝曰：有病怒狂者，此病安生？岐伯曰：生于阳也。帝曰：阳何以使人狂？岐伯曰：阳气者，因暴折而难决，故善怒也，病名曰阳厥。帝曰：何以知之？岐伯曰：阳明者常动，巨阳少阳不动，不动而动大疾，此其候也。帝曰：治之奈何？岐伯曰：夺其食即已。夫食入于阴，长气于阳，故夺其食即已。使之服以生铁落为饮，夫生铁落者，下气疾也。”

《素问·阴阳类论》：“二阴二阳皆交至，病在肾，骂詈妄行，巅疾为狂。”

张山雷：“唯其阳盛而尽在于上，故气血冲脑，神经失其知觉，而为瞀乱昏狂，正与今西学家谓为脑神经病之理，同符合撰。《素问》明明谓之下虚上实，且以狂巅疾三字合而为名，是何可以二者判别其一阳一阴划分冰炭？《厥论》：阳明之厥，巅疾走呼，妄见妄言。亦以阳盛言之，非阳明之经络。《通评虚实论》谓癫病脉搏大滑，久自已，脉小急坚，死不治。王注亦言阳病而见阴脉，故死不治。《宣明五气篇》又言邪入于阳则狂。又曰：搏阳则为巅疾（《灵枢·九针论》亦曰：邪入于阳则狂。又曰：邪入于阴，转则为癫疾。寿颐按：今本《灵枢》此篇，此间一大段，皆即《素问·宣明五气》原文，但字句小有不同，则所谓转则为癫疾者，'转'字盖即'搏'字之讹）。《经脉篇》亦言足阳明之别，实则癫狂。此皆《内经》癫狂同为阳病之确据。所以《千金方》亦谓邪入于阳，传则为癫疾。"

《难经·二十四难》："手足三阴三阳，气已绝，何以为候？何知其吉凶不？然：足少阴气绝，即骨枯。少阴者，冬脉也，伏行而温于骨髓。故骨髓不温，即肉不着骨；骨肉不相亲，即肉濡而却，肉濡而却步故齿长而枯，发无润泽，无润泽者，骨先死。戊日笃，己日死。

足太阴气绝，则脉不营其口唇。口唇者，肌肉之本也。脉不营，则肌肉不滑泽。肌肉不滑泽，则肉满，肉满则唇反，唇反则肉先死。甲日笃，乙日死。

足厥阴气绝，即筋缩引卵与舌卷。厥阴者，肝脉也。肝者，筋之合也。筋者，聚于阴器而络于舌本。故脉不营，则筋缩急，筋缩急即引卵与舌。故舌卷卵缩。此筋先死。庚日笃，辛日死。

手太阴气绝，即皮毛焦。太阴者，肺也。行气温于皮毛者也。气弗营，则皮毛焦，皮毛焦，则津液去，津液去，即皮节伤，皮节伤，则皮枯毛折。毛折者，则毛先死。丙日笃，丁日死。

手少阴气绝，则脉不通，脉不通，则血不流，血不流，则色泽去，故面色黑如黧，此血先死。壬日笃，癸日死。

三阴气俱绝者，则目眩转，目瞑，目瞑者，为失志，失志者，则志先死，死即目瞑也。

六阳气俱绝者，则阴与阳相离。阴阳相离，则腠理泄。绝汗乃出，大如贯珠，转出不流，即气先死，旦占夕死，夕占旦死。"

《素问·诊要经终论》："太阳之脉，其终也，戴眼反折瘈疭，其色白，绝汗乃出，出则死矣。少阳终者，耳聋，百节皆纵，目瞏绝系，绝系一日半死，其死也色先青白，乃死矣。阳明终者，口目动作，善惊妄言，色黄，其上下经盛，不仁，则终矣。少阴终者，面黑齿长而垢，腹胀闭，上下不通而终矣。太阴终者，腹胀闭不得息，善噫善呕，呕则逆，逆则面赤，不逆则上下不通，不通则面黑皮毛焦而终矣。厥阴终者，中热嗌干，善溺心烦，甚则舌卷卵上缩而终矣。此十二经之所败也。"

《难经·二十五难》："有十二经，五脏六腑十一耳。其一经者，何等经也？然：一经者，手少阴与心主别脉也。心主与三焦为表里，俱有名而无形，故言经有十二也。"

《素问·五藏别论》："脑、髓、骨、脉、胆、女子胞，此六者，地气之所生也，皆藏于阴而象于地，故藏而不泻，名曰奇恒之府。夫胃、大肠、小肠、三焦、膀胱，此五者，天气之所生，其气象天，故泻而不藏。此受五脏浊气，名曰传化之府，此不能久留，输泻者也。魄门亦为五脏使，水谷不得久藏。所谓五脏者，藏精气而不泻也，故满而不能实。六腑者，传化物而不藏，故实而不能满也。"

《素问·金匮真言论》："言人身之脏腑中阴阳，则脏者为阴，腑者为阳。肝心脾肺肾五脏皆为阴，胆胃大肠小肠膀胱三焦六腑皆为阳。"

王冰："《灵枢经》曰：三焦者，上合于手心主。又曰：足三焦者，太阳之别名也。《正理论》曰：三焦者，有名无形，上合于手心主，下合右肾，主谒道诸气，名为使者也。"

《难经·二十八难》:“督脉者，起于下极之俞，并于脊里，上至风府，入属于脑。任脉者，起于中极之下，以上毛际，循腹里，上关元，至喉咽。冲脉者，起于气冲，并足阳明之经，夹脐上行，至胸中而散也。”

《素问·骨空论》:“任脉者，起于中极之下，以上毛际，循腹里上关元，至咽喉，上颐循面入目。冲脉者，起于气街，并少阴之经，侠脐上行，至胸中而散。任脉为病，男子内结七疝，女子带下瘕聚。冲脉为病，逆气里急。督脉为病，脊强反折。

督脉者，起于少腹以下骨中央，女子入系廷孔。其孔，溺孔之端也。其络循阴器合篡间，绕篡后，别绕臀，至少阴与巨阳中络者合，少阴上股内后廉，贯脊属肾，与太阳起于目内眦，上额交巅，上入络脑，还出别下项，循肩髆，内侠脊抵腰中，入循膂络肾。其男子循茎下至篡，与女子等，其少腹直上者，贯脐中央，上贯心入喉，上颐环唇，上系两目下之中央。此生病，从少腹上冲心而痛，不得前后，为冲疝。其女子不孕，癃痔遗溺嗌干。督脉生病治督脉，治在骨上，甚者在脐下营。”

《难经·二十九难》:“冲之为病，逆气而里急。督之为病，脊强而厥。任之为病，其内苦结，男子为七疝，女子为瘕聚。”

《难经·三十二难》:“五脏俱等，而心肺独在膈上者何也？然：心者血，肺者气。血为荣，气为卫。相随上下，谓之荣卫，通行经络，营周于外，故令心肺在膈上也。”

《素问·平人气象论》:“脏真高于肺，以行荣卫阴阳也。”

《素问·五藏生成篇》:“诸血者皆属于心，诸气者皆属于肺。”

王冰:“血居脉内，属于心也。《八正神明论》曰：血气者，人之神。然神者心之主，由此故诸血皆属于心也。”

《难经·三十四难》:“五脏各有声色臭味，皆可晓知以不？然：十变也。肝色青，其臭臊，其味酸，其声呼，其液泣；心色赤，其臭焦，其味苦，其声言，其液汗；脾色黄，其气香，其味甘，其声歌，其液涎；肺色白，其臭腥，其味辛，其声哭，其液涕；肾色黑，其气腐，其味咸，其声呻，其液唾。是五脏声色臭味也。”

《素问·阴阳应象大论》:“东方生风，风生木，木生酸，酸生肝，肝生筋，筋生心，肝主目。其在天为玄，在人为道，在地为化，化生五味，道生智，玄生神。神在天为风，在地为木，在体为筋，在脏为肝，在色为苍，在音为角，在声为呼，在变动为握，在窍为目。在味为酸，在志为怒。怒伤肝，悲胜怒。风伤筋，燥胜风。酸伤筋，辛胜酸。

南方生热，热生火，火生苦，苦生心，心生血，血生脾。心主舌。其在天为热，在地为火，在体为脉，在脏为心，在色为赤，在音为徵，在声为哭，在变动为忧，在窍为舌，在味为苦，在志为喜。喜伤心，恐胜喜。热伤气，寒胜热。苦伤气，咸胜苦。

中央生湿，湿生土，土生甘，甘生脾，脾生肉，肉生肺，脾主口。其在天为湿，在地为土，在体为肉，在脏为脾，在色为黄，在音为宫，在声为歌，在变动为哕，在窍为口，在味为甘，在志为思。思伤脾，怒胜思。湿伤肉，风胜湿。甘伤肉，酸胜甘。

西方生燥，燥生金，金生辛，辛生肺，肺生皮毛，皮毛生肾，肺主鼻。其在天为燥，在地为金，在体为皮毛，在脏为肺，在色为白，在音为商，在声为哭，在变动为咳，在窍为鼻，在味为辛，在志为忧。忧伤肺，喜胜忧，热伤皮毛，寒胜热，辛伤皮毛，苦胜辛。

北方生寒，寒生水，水生咸，咸生肾，肾生骨髓，髓生肝，肾主耳。其在天为寒，在地为水，在体为骨，在脏为肾，在色为黑，在音为羽，在声为呻，在变动为栗，在窍为耳，在味为咸，在志为恐。恐伤肾，思胜恐，寒伤血，燥胜寒。咸伤血，甘胜咸。”

《素问·宣明五气篇》：“五味所入：酸入肝，辛入肺，苦入心，咸入肾，甘入脾，是谓五入。

五气所病：心为噫，肺为咳，肝为语，脾为吞，肾为欠为嚏。

五脏化液：心为汗，肺为涕，肝为泪，脾为涎，肾为唾，是谓五液。”

《难经·三十四难》：“五脏有七神，各何所藏耶？然：脏者，人之神气所舍藏也。故肝藏魂，肺藏魄，心藏神，脾藏意与智，肾藏精与志也。”

《素问·宣明五气篇》：“五脏所藏：心藏神，肺藏魄，肝藏魂，脾藏意，肾藏志，是谓五脏所藏。

《难经·三十五难》：“经言小肠者，受盛之腑也；大肠者，传泻行道之腑也；胆者，清净之腑也；胃者，水谷之腑也；膀胱者，津液之腑也。一腑犹无两名，故知非也。小肠者，心之腑；大肠者，肺之腑；胆者，肝之腑；胃者，脾之腑；膀胱者，肾之腑。”

《素问·灵兰秘典论》：“胆者，中正之官，决断出焉。膻中者，臣使之官，喜乐出焉。脾胃者，仓廪之官，五味出焉。大肠者，传道之官，变化出焉。小肠者，受盛之官，化物出焉……膀胱者，州都之官，津液藏焉，气化则能出矣。”

《素问·五藏别论》：“胃者，水谷之海，六腑之大源也。”

《难经·四十九难》：“肝主色，自入为青，入心为赤，入脾为黄，入肺为白，入肾为黑。”

《素问·五藏生成篇》：“色味当五脏：白当肺，辛；赤当心，苦；青当肝，酸；黄当脾，甘；黑当肾，咸。”

《难经·四十九难》：“脾主味，入肝为酸，入心为苦，入肺为辛，入肾为咸，自入为甘。”

《素问·宣明五气篇》：“五味所入：酸入肝，辛入肺，苦入心，咸入肾，甘入脾，是谓五入。”

《难经·四十九难》：“肺主声，入肝为呼，入心为言，入脾为歌，入肾为呻，自入为哭。”

《素问·阴阳应象大论》：“肝主目……在声为呼”“心主舌……在声为笑”“脾主口……在声为歌”“肺主鼻……在声为哭”“肾主耳……在声为呻。”

《难经·四十九难》：“肾主湿，入肝为泣，入心为汗，入脾为涎，入肺为涕，自入为唾。”

《素问·宣明五气篇》：“五脏化液：心为汗，肺为涕，肝为泪，脾为涎，肾为唾。是谓五液。”

《难经·五十一难》：“病有欲得温者，有欲得寒者，有欲得见人者，有不欲得见人者，而各不同。病在何脏腑也？然：病欲得寒，而欲见人者，病在腑也；病欲得温，而不欲见人者，病在脏也。何以言之？腑者阳也，阳病欲得寒，又欲见人；脏者阴也，阴病欲得温，又欲闭户独处，恶闻人声。故以别知脏腑之病也。”

《素问·逆调论》：“黄帝问曰：人身非常温也，非常热也，为之热而烦满者何也？岐伯对曰：阴气少而阳气胜，故热而烦满也。帝曰：人身非衣寒也，中非有寒气也。寒从中生者何？岐伯曰：是人多痹气也。阳气少，阴气多，故身寒如从水中出。

帝曰：人有四肢热，逢风寒如炙如火者何也？岐伯曰：是人者阴气虚，阳气盛。四肢者阳也，两阳相得，而阴气虚少，少水不能灭盛火，而阳独治，独治者不能生长也，独胜而止耳。逢风而如炙如火者，是人当肉烁也。

帝曰：人有身寒，汤火不能热，厚衣不能温，然不冻栗，是为何病？岐伯曰：是人者，素肾气盛，以水为事，太阳气衰，肾脂枯不长，一水不能胜两火，肾者水也，而生于骨，肾不生则髓不能满，故寒甚至骨也。所以不能冻栗者，肝一阳也，心二阳也，肾孤脏也。一水不能胜二火，故不能冻栗，病名曰骨痹，是人当挛节也。”

《素问·阳明脉解篇》:“黄帝问曰：足阳明之脉病，恶人与火，闻木音则惕然而惊，钟鼓不为动，闻木音而惊何也？愿闻其故。岐伯对曰：阳明者胃脉也，胃者土也，故闻木音而惊者，土恶木也。帝曰：善。其恶火何也？岐伯曰：阳明主肉，其脉血气盛，邪客之则热，热甚则恶火。帝曰：其恶人何也？岐伯曰：阳明厥则喘而惋，惋则恶人。”

徐大椿：“按《素·阳明脉解论》阳明脉‘恶人与火’，此云欲见人，意正相反，何也？盖彼指阳明一经热甚而烦惋者言，此则统论凡为脏腑之大概，乃阴阳之正义。盖经则举其一端，而此则言其全体，义实无碍也。”

《难经·五十三难》:“经言七传者死，间脏者生，何谓也？然：七传者，传其所胜也。间脏者，传其子也。何以言之？假令心病传肺，肺传肝，肝传脾，脾传肾，肾传心。一脏不再伤，故言七传者死也。”

“假令心病传脾，脾传肺，肺传肾，肾传肝，肝传心，是子母相传，竟而复始，如环无端，故曰生也。”

《素问·玉机真藏论》:“五脏受气于其所生，传之于其所胜，气舍于其所生，死于其所不胜。病之且死，必先传行至其所不胜，病乃死。此言气之逆行也，故死。肝受气于心，传之于脾，气舍于肾，至肺而死。心受气于脾，传之于肺，气舍于肝，至肾而死。脾受气于肺，传之于肾，气舍于心，至肝而死。肺受气于肾，传之于肝，气舍于脾，至心而死。肾受气于肝，传之于心，气舍于肺，至脾而死。此皆逆死也。一日一夜五分之，此所以占死生之早暮也。

黄帝曰：“五脏相通，移皆有次，五脏有病，则各传其所胜。不治，若三月若六月，若三日若六日，传五脏而当死，是顺传所胜之次。”

王冰：“受气所生者，谓受病气于己之所生者也。传所胜者，谓传于己之所克者也。气舍所生者，谓舍于生己者也。死所不胜者，谓死于克己之分位也。所传不顺，故必死焉。”

《素问·玉机真藏论》:“今风寒客于人，使人毫毛毕直，皮肤闭而为热。当是之时，可汗而发也。或痹不仁肿痛。当是之时，可汤熨及火灸刺而去之。弗治，病入舍于肺，名曰肺痹，发咳上气。弗治，肺即传而行之肝，病名曰肝痹，一名曰厥，胁痛出食。当是之时，可按若刺耳。弗治，肝传之脾，病名曰脾风，发瘅，腹中热，烦心出黄。当此之时，可按可药可浴。弗治，脾传之肾，病名曰疝瘕，少腹冤热而痛，出白，一名曰蛊。当此之时，可按可药。弗治，肾传之心，病筋脉相引而急，病名曰瘈。当此之时，可灸可药。弗治，满十日，法当死。肾因传之心，心即复反传而行之肺，发寒热，法当三岁死。此病之次也。然其卒发者，不必治于传。或其传化有不以次，不以次入者，忧恐悲喜怒，令不得以其次，故令人有大病矣。”

《素问·气厥论》:“黄帝问曰：五脏六腑，寒热相移者何？岐伯曰：肾移寒于脾，痈肿少气。脾移寒于肝，痈肿筋挛。肝移寒于心，狂，膈中。心移寒于肺，肺消，肺消者饮一溲二，死不治。肺移寒于肾，为涌水。涌水者，按腹不坚，水气客于大肠，疾行则鸣濯濯，如囊裹浆，水之病也。

脾移热于肝，则为惊衄。肝移热于心，则死。心移热于肺，传为膈消。肺移热于肾，传为柔痓。肾移热于脾，传为虚肠澼，死不可治。胞移热于膀胱，则癃溺血。膀胱移热于小肠，膈肠不便，上为口糜。小肠移热于大肠，为虚瘕，为沉。大肠移热于胃，善食而瘦入，谓之食㑊。胃移热于胆，亦曰食㑊。胆移热于脑，则辛頞鼻渊。鼻渊者，浊涕不止也，传为衄衊瞑目，故得之气厥也。”

《素问·标本病传论》:“夫病传者，心病先心痛，一日而咳，三日胁支痛，五日闭塞不通，身痛体重。三日不已，死。冬夜半，夏日中。

肺病喘咳，三日而胁支满病，一日身重体痛，五日而胀，十日不已，死，冬日入，夏日出。

肝病头目眩，胁支满，三日体重身病，五日而胀，三日腰脊少腹痛，胫酸。三日不已，死。冬日入，夏早食。

脾病身痛体重，一日而胀，二日少腹腰脊痛胫酸，三日背胎筋痛，小便闭。十日不已，死。冬人定，夏晏食。

肾病少腹腰脊痛，䯒酸，三日背胎筋痛，小便闭，三日腹胀，三日两胁支满。三日不已，死。冬大晨，夏晏晡。

胃病胀满，五日少腹腰脊痛，䯒酸，三日背胎筋痛，小便闭，五日身体重。六日不已，死。冬夜半后，夏日昳。

膀胱病小便闭，五日少腹胀，腰背痛，䯒酸，一日腹胀，一日身体痛。二日不已，死。冬鸡鸣，夏下晡。

诸病以次是相传，如是者，皆有死期，不可刺，间一脏止，及至三四脏者，乃可刺也。"

徐大椿："至于间传之说，《素问·标本病传篇》云：'间一脏止，及至三、四脏者，乃可刺也。'其所称间脏之义，经文亦以相克之序为传，若传至第二传，则间所克之脏为生我之脏，三传则为我生之脏，四传则为克我之脏，若间此一脏，或三、四脏而病止不复传，乃可刺也，与间传亦微别。"

《难经·五十五难》："病有积，有聚何以别之？然：积者，阴气也；聚者，阳气也。故阴沉而伏，阳浮而动。气之所积名曰积，气之所聚名曰聚。故积者，五脏所生，聚者，六腑所成也。积者，阴气也，其始发有常处，其痛不离其部，上下有所终始，左右有所穷处。聚者，阳气也，其始发无根本，上下无所留止，其痛无常处，谓之聚。故以是别知积聚也。"

《素问·平人气象论》："寸口脉沉而横，曰胁下有积，腹中有横积痛。"

《素问·骨空论》："任脉为病，男子内结七疝，女子带下瘕聚。"

《素问·五藏生成篇》："赤，脉之至也，喘而坚，诊曰有积气在中，时害于食，名曰心痹。"

"白，脉之至也，喘而浮，上虚下实，惊有积气在胸中，喘而虚，名曰肺痹。"

"青，脉之至也，长而左右弹，有积气在心下支胠，名曰肝痹。"

"黄，脉之至也，大而虚，有积气在腹中，有厥气，名曰厥疝，女子同法。"

"黑，脉之至也，上坚而大，有积气在小腹与阴，名曰肾痹。"

《素问·四时刺逆从论》："厥阴……涩则病少腹积气；少阴……涩则病积溲血；太阴……涩则病积，心腹时满；阳明……涩则病积，时善惊；太阳……涩则病积，善时巅疾；少阳……涩则病积，时筋急，目痛。"

《难经·五十六难》："心之积，名曰伏梁，起脐上，大如臂，上至心下。久不愈，令人病烦心。以秋庚日得之。何以言之？肾病传心，心当传肺，肺以秋适王，王者不受邪，心欲复还肾，肾不肯受，故留结为积。故知伏梁为秋庚辛日得之。"

《素问·腹中论》："帝曰：病有少腹盛，上下左右皆有根，此为何病？可治不？岐伯曰：病名曰伏梁。帝曰：伏梁因何得之？岐伯曰：裹大脓血，居肠胃之外，不可治，治之每切按之致死。帝曰：何以然？岐伯曰：此下则因阴，必下脓血，上则迫胃脘，生膈，侠胃脘内痈，此久病也，难治。居脐上为逆，居齐下为从。论在《刺法》中。帝曰：人有身体髀股䯒皆肿，环脐而痛，是为何病？岐伯曰：病名伏梁，此风根也。其气溢于大肠而著于肓，肓之原在脐下，故环脐而痛也。不可动之，动之为水溺涩之病。"

《素问·奇病论》："帝曰：人有身体髀股䯒皆肿，环脐而痛，是为何病？岐伯曰：病名曰伏梁，此风根也。其气溢于大肠而著于肓，肓之原在脐下，故环脐而痛也。不可动之，动之为水溺涩之病也。”

《难经·五十六难》：“肺之积，名曰息贲，在右胁下，覆大如杯。久不已，令人洒淅寒热，喘咳，发肺壅。以春甲乙日得之。何以言之？心病传肺，肺当传肝，肝以春适王，王者不受邪，肺复欲还心，心不肯受，故留结为积。故知息贲以春甲乙日得之。”

《素问·阴阳别论》：“二阳之病发心脾，有不得隐曲，女子不有，其传为风消，其传为息贲者，死不治。”

王冰：“大肠病甚，传入于肺，为喘息而上贲。然肠胃脾肺，兼及于心，三脏二腑，互相克薄，故死不治。”马莳：“火乘肺金，而喘息上贲，痰嗽靡宁矣。此非肺积之息贲，乃喘息而贲。”

《难经·五十七难》：“泄凡有几，皆有名不？然：泄凡有五，其名不同。有胃泄，有脾泄，有大肠泄，有小肠泄，有大瘕泄，名曰后重。

胃泄者，饮食不化，色黄；脾泄者，腹胀满，泄注，食即呕吐逆；大肠泄者，食已窘迫，大便色白，肠鸣切痛；小肠泄者，溲而便脓血，少腹痛；大瘕泄者，里急后重，数至圊而不能便，茎中痛。此五泄之要法也。”

《素问·生气通天论》：“因而饱食，筋脉横解，肠澼为痔……是以春伤于风，邪气留连，乃为洞泄。”

《素问·金匮真言论》：“长夏善病洞泄寒中……故冬不按跷……长夏不病洞泄寒中。”

《素问·阴阳应象大论》：“清气在下，则生飧泄……春伤于风，夏生飧泄。”

《素问·阴阳别论》：“一阳发病，少气，善咳，善泄……阴阳虚，肠澼死。”

《素问·脉要精微论》：“胃脉实则胀，虚则泄……久风为飧泄。”

《素问·平人气象论》：“尺寒脉细，谓之后泄。”

《素问·玉机真藏论》：“脉细，皮寒，气少，泄利前后，饮食不入，此谓五虚。帝曰：其时有生者何也？岐伯曰：浆粥入胃，泄注止，则虚者活；身汗得后利，则实者活。此其候也。”

《素问·藏气法时论》：“脾病者……虚则腹满肠鸣，飧泄食不化。”

《素问·通评虚实论》：“帝曰：肠澼便血何如？岐伯曰：身热则死，寒则生。帝曰：肠澼下白沫何如？岐伯曰：脉沉则生，脉浮则死。帝曰：肠澼下脓血何如？岐伯曰：脉悬绝则死，滑大则生。帝曰：肠澼之属，身不热，脉不悬绝何如？岐伯曰：滑大者生，悬涩者死，以脏期之。”

《素问·刺热篇》：“脾热病者……腹满泄。”

《素问·气厥论》：“肾移热于脾，传为虚肠澼，死不可治。”

《素问·举痛论》：“怒则气逆，甚则呕血及飧泄。”

《素问·风论》：“久风入中，则为肠风飧泄……胃风之状……食寒则泄。”

《素问·痹论》：“肠痹者，数饮而不得出，中气喘争，时发飧泄。”

《素问·大奇论》：“脾脉外鼓沉为肠澼，久自已，肝脉小缓为肠澼，易治。肾脉小搏沉为肠澼下血，血温身热者死。心肝澼亦下血，二脏同病者可治，其脉小沉涩为肠澼，其身热者死，热见七日者死。”

《难经·五十八难》：“伤寒有几？其脉有变不？然：伤寒有五，有中风，有伤寒，有湿温，有热病，有温病，其所苦各不同。”

《素问·热论》：“今夫热病者，皆伤寒之类也……人之伤于寒者，则为病热……伤寒一日，巨阳受之，故头项痛腰脊强。二日阳明受之，阳明主肉，其脉侠鼻络于目，故身热目疼而鼻干，不得卧也。三日少阳受之，少阳主胆，其脉循胁络于耳，故胸胁痛而耳聋。三阳经络皆受其病，而未入于脏者，故可汗而已。四日太阴受之，太阴脉布胃中络于嗌，故腹满而嗌干。五日少阴受之，少阴脉贯肾络于肺，系舌本，故口燥舌干而渴。六日厥阴受之，厥阴脉循阴器而络于肝，故烦满而囊缩。三阴三阳，五脏六腑皆受病，荣卫不行，五脏不通，则死矣。其不两感于寒者，七日巨阳病衰，头痛少愈，八日阳明病衰，身热少愈。九日少阳病衰，耳聋微闻。十日太阴病衰，腹减如故，则思饮食。十一日少阴病衰，渴止不满，舌干已而嚏。十二日厥阴病衰，囊纵少腹微下，大气皆去，病日已矣……凡病伤寒而成温者，先夏至日者为病温，后夏至日者为病暑。”

《素问·生气通天论》：“冬伤于寒，春必温病。”

《素问·阴阳应象大论》：“故喜怒伤气，寒暑伤形……冬伤于寒，春必温病。

王冰：“夫伤于四时之气，皆能为病，以伤寒为毒者，最为杀伤之气，中而即病，故曰伤寒。不即病者，寒毒藏于肌肤，至春变为温病，至夏变为暑病。故养生者，必慎伤于邪也。”

张山雷：“《难经》此条，本与《素问·热病》同意，五者并行，皆言当时所感之外邪，原是明白晓畅，一望可知。”

《难经·五十八难》：“伤寒有汗出而愈，下之而死者，有汗出而死，下之而愈，何也？然：阳虚阴盛，汗出而愈，下之即死；阳盛阴虚，汗出而死，下之而愈。”

《素问·热论》：“伤寒……三阳经络皆受其病，而未入于脏者，故可汗而已……其未满三日者，可汗而已；其已满三日者，可泄而已。”

《难经·六十难》：“头心之病，有厥痛，有真痛，何谓也？然：手三阳之脉，受风寒，伏留而不去者，则名厥头痛。入连在脑者，名真头痛。其五脏气相干，名厥心痛。其痛甚，但在心。手足青者，即名真心痛。其真心痛者，旦发夕死，夕发旦死。”

《素问·五藏生成篇》：“是以头痛巅疾，下虚上实，过在足少阳、巨阳，甚则入肾。”

《素问·脉要精微论》：“帝曰：诊得心脉而急，此为何病？病形何如？岐伯曰：病名心疝，少腹当有形也。帝曰：何以言之？岐伯曰：心为牡脏，小肠为之使，故曰少腹当有形也。”

《素问·玉机真藏论》：“真心脉至，坚而搏，如循薏苡子累累然，色赤黑不泽，毛折，乃死……黄帝曰：见真脏曰死，何也？岐伯曰：五脏者，皆禀气于胃，胃者五脏之本也。脏气者，不能自至于手太阴，必因于胃气，乃至于手太阴也。故五脏各以其时，自为而至于手太阴也。故邪气胜者，精气衰也。故病甚者，胃气不能与之俱至于手太阴，故真脏之气独见，独见者病胜脏也，故曰死。”

《素问·阴阳别论》：“所谓阴者，真脏也，见则为败，败必死也。”

《难经·六十一难》：“经言望而知之谓之神，闻而知之谓之圣，问而知之谓之工，切而知之谓之巧，何谓也？然：望而知之者，望见其五色以知其病；闻而知之者，闻其五音以别其病；问而知之者，问其所欲五味，以知其病所起所在也；切脉而知之者，诊其寸口，视其虚实，以知其病，病在何脏腑也。经言以外知之曰圣，以内知之曰神。此之谓也。”

《素问·五藏生成篇》：“五脏之气，故色见青如草兹者死，黄如枳实者死，黑如炲者死，赤如衃血者死，白如枯骨者死。此五色之见死也。青如翠羽者生，赤如鸡冠者生，黄如蟹腹者生，白如豕膏者生，黑如乌羽者生。此五色之见生也。生于心，如以缟裹朱；生于肺，如以缟裹红；生于肝，如以缟裹绀；生于脾，如以缟裹栝楼实；生于肾，如以缟裹紫。此五脏所生之外荣也。”

“色味当五脏：白当肺、辛；赤当心、苦；青当肝、酸；黄当脾、甘；黑当肾、咸、故白当皮，赤当脉，青当筋，黄当肉，黑当骨。”

《素问·五脏别论》:“凡治病必察其下，适其脉，观其志意，与其病也。”

《素问·移精变气论》:“色脉者，上帝之所贵也，先师之所传也。上古使僦贷季，理色脉而通神明，合之金木水火土，四时八风六合，不离其常，变化相移，以观其妙，以知其要。欲知其要，则色脉是矣。色以应日，脉以应月，常求其要，则其要也。夫色之变化，以应四时之脉，此上帝之所贵，以合于神明也。所以远死而近生，生道以长，命曰圣王。”

“治之要极，无失色脉，用之不惑，治之大则。逆从倒行，标本不得，亡神失国。”

《素问·五藏生成篇》:“夫脉之小、大、滑、涩、浮、沉、可以指别；五脏之象，可以类推；五脏相音，可以意识；五色微诊，可以目察。能合脉色，可以万全。

《素问·方盛衰论》:“诊有十度度人：脉度、脏度、肉度、筋度、俞度。阴阳气尽，人病自具。脉动无常，散阴颇阳……起所有余，知所不足，度事上下，脉事因格。是以形弱气虚，死；形气有余，脉气不足，死；脉气有余，形气不足，生。是以诊有大方，坐起有常，出入有行，以转神明，必清必静，上观下观，司八正邪，别五中部，按脉动静，循尺滑涩，寒温之意，视其大小，合之病能，逆从以得，复知病名，诊可十全，不失人情。故诊之，或视息视意，故不失条理。”

《素问·征四失论》:“夫经脉十二，络脉三百六十五，此皆人之所明知，工之所循用也。所以不十全者，精神不专，志意不理，外内相失，故时疑殆。诊不知阴阳逆从之理，此治之一失矣……诊病不问其始，忧患饮食之失节，起居之过度，或伤于毒。不先言此，卒持寸口，何病能中，妄言作名，

为粗所穷，此治之四失也……不明尺寸之论，诊无人事，治数之道，从容之葆，坐持寸口，诊不中五脏，百病所起，始以自怨，遗师其咎。”

《素问·疏五过论》:“凡未诊病者，必问尝贵后贱，虽不中邪，病从内生，名曰脱营。尝富后贫，名曰失精，五气留连，病有所并。医工诊之，不在脏腑，不变躯形，诊之而疑，不知病名……治之一过也。

凡欲诊病者，必问饮食居处，暴乐暴苦，始乐后苦，皆伤精气，精气竭绝，形体毁沮。暴怒伤阴，暴喜伤阳，厥气上行，满脉去形。愚医治之，不知补泻，不知病情，精华日脱，邪气乃并，此治之二过也。

善为脉者，必以比类奇恒从容知之，为工而不知道，此诊之不足贵，此治之三过也。

诊有三常，必问贵贱，封君败伤，及欲侯王，故贵脱势，虽不中邪，精神内伤，身必败亡……凡诊者，必知终始，有知余绪，切脉问名，当合男女。”

《难经·七十难》:“春夏刺浅，秋冬刺深者，何谓也？然：春夏者，阳气在上，人气亦在上，故当浅取之；秋冬者，阳气在下，人气亦在下，故当深取之。”

《素问·诊要经终论》:“正月、二月，天气始方，地气始发，人气在肝。三月、四月，天气正方，地气定发，人气在脾。五月、六月，天气盛，地气高，人气在头。七月、八月，阴气始杀，人气在肺。九月、十月，阴气始冰，地气始闭，人气在心。十一月、十二月，冰复，地气合，人气在肾。

故春刺散愈，及与分理，血出而止，甚者传气，闲者环也。夏刺络俞，见血而止，尽气闭环，痛病必下。秋刺皮肤，循理，上下同法，神变而止。冬刺俞窍于分理，甚者直下，闲者散下。春夏秋冬，各有所刺，法其所在。”

《素问·四时刺逆从论》:“春气在经脉，夏气在孙络，长夏气在肌肉，秋气在皮肤，冬气在骨髓中。

帝曰："余原闻其故。岐伯曰：春者天气始开，地气始泄，冻解冰释，水行经通，故人气在脉。夏者经满气溢，入孙络受血，皮肤充实。长夏者，经络皆盛，内溢肌中。秋者天气始收，腠理闭塞，皮肤引急。冬者盖藏，血气在中，内著骨髓。"

《素问·八正神明论》："天温日明，则人血淖液而卫气浮，故血易泻，气易行；天寒日阴，则人血凝泣而卫气沉。"

《难经·七十七难》："经言上工治未病，中工治已病者，何谓也？然：所谓治未病者，见肝之病，则知肝当传之与脾，故先实其脾气，无令得受肝之邪，故曰治未病焉。中工者，见肝之病，不晓相传，但一心治肝，故曰治已病也。"

《素问·四气调神大论》："是故圣人不治已病治未病，不治已乱治未乱，此之谓也。夫病已成而后药之，乱已成而后治之，譬犹渴而穿井，斗而铸锥，不亦晚乎！"

《素问·移精变气论》："上古使僦货季，理色脉而通神明……中古之治病，至而治之，汤液十日，以去八风五痹之病。十日不已，治以草苏草荄之枝，本末为助，标本已得，邪气乃服。暮世之治病则不然，治不本四时，不知日月，不审逆从，病形已成，乃欲微针治其外，汤液治其内，粗工凶凶，以为可攻。故病未已，新病复起。"

《素问·八正神明论》："上工救其萌芽，必先见三部九候之气，尽调不败而救之，故曰上工。下工救其已成，救其已败。救其已成者，言不知三部九候之相失，因病而败之也。"

《素问·刺热篇》："病虽未发，见赤色者刺之，名曰治未病。"

《难经·七十九难》："经言迎而夺之，安得无虚？随而济之，安得无实？虚之与实，若得若失，实之与虚，若有若无，何谓也？"

《素问·针解篇》："言实与虚者，寒温气多少也。若无若有者，疾不可知也。察后与先者，知病先后也。为虚与实者，工勿失其法。若得若失者，离其法也。虚实之要，九针最妙者，为其各有所宜也。"

（2）《素问》的成书年代

《难经》既然在《素问》之后，那么确定《素问》的成书时间，就能成为判定《难经》成书年代重要的佐证。

①从语法关系看《素问》的成书年代

著名古汉语学家王力先生在《汉语史稿》中说："'其'作主语，在南北朝以后。"我们来看一看《素问》中，"其"字作主语的情况。

《素问·金匮真言论》："东方青色……其应四时，上为岁星。"主"应"，动词，"应合"之义，作谓语。"其"，在此作主语。下文"其应四时，上为荧惑星""其应四时，上为镇星"等，例同。《素问·阴阳应象大论》："其盛，可待衰而已""其高者，因而越之；其下者，引而竭之；中满者，泻之于内，其有邪者，渍形以为汗；其在皮者，汗而发之；其慓悍者，按而收之；其实者，散而泻之。"

"其盛""其高者""其下者""其有邪者""其在皮者""其慓悍者""其实者"等"其"，均作主语。

《素问·阴阳别论》："二阳之病发心脾，有不得隐曲，女子不月，其传为风消，其传为息贲者，死不治。"

"消"为"哮"之音转。"风消"即"风哮"，指哮喘病。哮喘病如风之鸣响，所以叫它"风哮”。“其”，在此作主语，指代病。“其传为风消”，即“病转变为哮喘”之义。

“贲”有“大”“急”义。“息贲”指气精而急之症。《尚书·大传》郑玄注：“贲，大也。”《素问·缪刺论》王冰注：“贲，谓气奔也。”“其传为息贲”，即“病变为气急气喘之症”义。此“息贲”，与前之“风消”，互文同义。

《素问·阴阳别论》：“三阳为病发寒热，下为痈肿，及为痿厥腨痟。其传为索泽，其传为颓疝。”

“索泽”，口渴求水，当为消渴病之别称。“颓疝”，指阴囊肿大之类的病症。“其传为索泽，其传为颓疝，”即“病转变为消渴，病转变为阴囊肿大”之义。“其”，在此作主语。

《素问·阴阳别论》：“一阳发病，少气善渴，善泄。其传为心掣，其传为隔。”

“心掣”，心悸之类的病症。

“隔”为“鬲”之音转。《汉书·地理志》颜师古注：“鬲与隔同”同“鬲”是盛器。《说文·鬲部》：鬲，鼎属，实五谷，斗二升。《广雅·释器》：“鬲，釜也。”“鬲”，在此引指膨胀之病。

“其传为心掣，其传为隔”，即“病变为心悸证，病变为膨胀证”之义。“其”，作主语。

《素问·五藏生成篇》：“心之合脉也，其荣色也，其主肾也；肺之合皮也，其荣毛也，其主心也；肝之合筋也，其荣爪也，其主肺也；脾之合肉也，其荣唇也，其主肝也；肾之合骨也，其荣发也，其主脾也。”

“荣”，动词，“荣养”之义。“其荣色”，即“它荣养色泽”义。“其荣毛”，即“它荣养生”之义。

“主”通“注”，动词，“通”“连”义。五脏通过经络相互通连，所以说“注”。“其主肾”“其主心”，即“它通连肾”“它通连心”之义。“其”，在此作主语，指代相应的脏器。

《素问·诊要经终论》：“太阳之脉，其终也，戴眼，反折瘛瘲。”“终”，动词，作谓语。“其”，代词，作主语。

《素问·诊要经终论》：“其死也，色先青白，乃死矣。”

“死”，动词，死亡之义。“其”，代词，作主语。

《素问·脉要精微论》：“其软而散者，当消环自已”“其软而散者，当病灌汗”“其软而散色泽者，当病溢饮”“其软而散者，当病食痹”“其软而散色不泽者，当病足骭肿”“其软而散者，当病少血。”

“其软而散者”“其软而散色泽者”“其软而散色不泽者”等，均为主语。

《素问·脉要精微论》：“其有躁者在手”“其有静者在足。”“在”，“察”义。《管子集校》：“在，察也。”“其有躁者”“其有静者”，在此均作主语。

《素问·玉机真藏论》：“其不及，则令人胸痛引背，下则两胁胠满。”

“其不及，则令人烦心，上见咳唾，下为气泄。”

“其不及，则令人喘，呼吸少气而咳，上气见血，下闻病音。”

“其不及，则令人心悬如病饥，眇中清，脊中痛，少腹满，小便变。”

“其不及，则令人九窍不通。”

上述之“其”，均作主语。

《素问·玉机真藏论》：“其至皆悬绝沉涩者，命曰逆。”

“其至皆悬绝沉涩者”，主语。

《素问·三部九候论》：“其应过五寸以上，蠕蠕然者不病；其应疾，中手浑浑然者病；中手徐徐然者病；其应上不能至五寸，弹之不应者死。”

“其”，指代“脉”，作主语。

“其可治者奈何？”

“其可治者”，主语。

《素问·八正神明论》：“腠理开，逢虚风，其中人也，微。”

“中”，“伤”义。动词。“其”，作主语。

《素问·离合真邪论》：“余愿闻邪气之在经也，其病人何如？”

“病”，在此作动词。“其”，指代邪气。作主语。

《素问·离合真邪论》：“经之动脉，其至也，亦时陇起。其行于脉中循循然，甚至寸口，中手也，时大时小。”

“至”，动词，“到来”之义。“行”，动词，“运行”之义。三“其”，均指代经血之气，在此作主语。

《素问·阳明脉解篇》：“其妄言骂詈，不避亲疏而歌者，何也？”

“其妄言骂詈不避亲疏而歌者”，主语。

《素问·热论》：“其未满三日者，可汗而已；其满三日者，可泄而已。”

“其未满三日者”“其满三日者”，主语。

《素问·评热病论》：“其为病也，使人强上冥视，唾出若涕，恶风而振寒。”

“其”，指代前文“劳风”之病。在此作主语。

《素问·疟论》：“其出于风府，日下一节，二十五日下至骶骨。”

“其”，指代疟邪，在此作主语。

《素问·疟论》：“其但热而不寒者，阴气先绝，阳气独发。”

“其”，指代疟病。主语。

《素问·刺疟篇》：“十二疟者，其发各不同时。”

“发”，动词，发作。“其”，指代十二疟，主语。

《素问·腹中论》：“其时有复发者，何也？”

“其时有复发者”，主语。

《素问·痹论》：“其有五者，何也？”

“其有五者”，主语。

《素问·痹论》：“其入脏者死；其留连筋骨间者，疼久；其留皮肤间者，易已。”

“其入脏者”“其留连筋骨者”“其留皮肤间者”，均为主语。“其”，指代痹邪。

《素问·痹论》：“其不痛不仁者，病久入深，荣卫之行涩，经络时疏，故不通。”

“其”，指代痹病，主语。

《素问·皮部论》：“其入于络也，则络脉色盛变；其入客于经也，则感虚而陷下；其留于筋骨之间，寒多则筋挛骨痛，热多则筋弛骨消。”

“其”，指代邪气，主语。

《素问·骨空论》：“其少腹直上者，贯脐中央，上贯心入喉，上颐还唇齿。”

“其少腹直上者，”指督脉从小腹直上者。“其”指代督脉。主语。

《素问·调经论》：“夫邪之生也，或生于阴，或生于阳。其生于阳者，得之风雨寒暑；其生于阴者，得之饮食居处，阴阳喜怒。”

“其生于阳者”“其生于阴者”，主语。“其”，指代邪气。

《素问·缪刺论》：“其不时闻者，不可刺也。”

“其”，指代病人。“其不时闻者”，主语。

《素问·征四失论》：“其时有过失者，请闻其事解也。”

“其”，指代医生。主语。

②从词汇看《素问》的成书年代

澼

《素问·生气通天论》：“因而饱食，筋脉横解，肠澼为痔。”

杨上善：“肠澼洩脓血也。”张景岳：“风气既淫于外，因而饱食，则随客阳明，必肠胃横满，横满则有损伤，故筋脉弛解，病而为肠澼为痔，而下利脓血也。”程士德：“肠澼二字，《内经》中凡十见，多指赤白滞痢而言，故以杨注较切。痔，亦是下利脓血之症。所以这里的‘为’字应作‘或’字解，即或为肠澼，或为痔疮。”

“澼”字，《说文》不载。汉前较少应用。从《庄子·逍遥游》：“世世以洴澼绕为事”之注解看，“澼”是“击”义，与医学之应用关系不大。成玄英注：“澼，擗也”。王念孙：“澼言擗，谓击也。”

《素问·通评虚实论》：“帝曰：肠澼便血何如？岐伯曰：身热则死，寒则生。帝曰：肠澼下白沫何如？岐伯曰：脉沉则生，脉浮则死。帝曰：肠澼下脓血何如？岐伯曰：脉悬绝则死，滑大则生。帝曰：肠澼之属，身不热，脉不悬绝何如？岐伯曰：滑大者曰生，悬涩者曰死。”

吴崑：“肠澼，滞下也，利而不利之谓；便血，赤痢也。”姚止庵：“肠澼，痢疾也。今世下利见红白积者是也。然下文帝有白沫，脓血两问，则此似兼红白，而下更分言也。”

高士宗：“肠澼便血，则阴虚于内，身热则阳虚于外，《阴阳别论》云：阴阳虚，肠澼死。故身热则死。寒者身不热也，不热则阴虚而阳不虚，故生。”

“澼”有“病”义。其音义皆由“痹”音发展而来。从这一意义上来说，“痹”与“澼”是古今字。

“痹”在东汉时即有“病”义。《说文·疒部》：“痹，湿病也。”又：“痿，痹也。”《广雅·释诂》：“痿，病也。”《广韵·至韵》：“痹，脚冷湿病也。”《汉书·哀帝纪赞》颜师古注：“痿，病两足不能相过曰痿。”是“痹”“痿”均有“病”义。

《汉书·贾谊传》颜师古注：“辟，足病”《诗·荡》陆德明释文：“辟，邪也”，《说文通训定声》：“辟，假借又为痺。”王筠《说文句读》：“痺，俗伪为痺。”“澼”从“辟”音，则“澼”又可为“痹”之音转。

《素问·大奇论》：“心肝澼亦下血。”此“澼”，正为“病”义。

由此知，“痹”字的使用在前，“澼”字的使用在后。

长夏

《素问·金匮真言论》：“长夏善病洞泄寒中。”

《素问·平人气象论》：“长夏胃微软弱曰平”

《素问·脏气法时论》：“病在心，愈在长夏。”

《素问·六节脏象论》：“春胜长夏，长夏胜冬。”

“长夏”一词的使用，在晋代以后。“长夏”指农历六月。在《礼记·月令》中，将六月称为“溽暑”。至三国时之魏·何晏《景福殿赋》时，仍称六月为“溽暑”。

《素问》中广泛使用“长夏”一词，是词汇的时代变迁所致。这说明《素问》的成书年代，当晚于晋代。

肉

左民安在《细说汉字》一书中说：“‘肌’字和‘肉’字，在先秦时代各有各的含义。一般说来，‘肉’是指禽兽的肉，‘肌’是指人的肉。可是到了汉代以后，除了‘肌’字仍不能指禽兽的肉以外，‘肉’也能用来指人的肌肉了。”

我们来看《素问》中“肉”指人肌肉的情况：

《素问·上古天真论》：“四八筋骨隆盛肌肉壮满”“独立守神，肌肉若一”。

《素问·生气通天论》：“失之则内闭九窍，外壅肌肉”“陷脉为瘘，留连肉腠”“营气不从，逆于肉里，乃生痈肿”“清静则肉腠闭拒，虽有大风苛毒，弗之能害。”

《素问·金匮真言论》：“是以知病之在肉也。”

《素问·阴阳应象大论》：“中央生湿……脾生肉，肉生肺……在体为肉。”

《素问·五藏生成篇》：“脾之合肉也”“多食酸，则肉胝䐢而唇揭。”

《素问·平人气象论》：“脾藏肌肉之气也。”

《素问·玉机真藏论》：“大骨枯槁，大肉陷下。”

《素问·脏气法时论》：“脾病者，身重，善肌肉痿。”

《素问》中的“肉”，被广泛用来指人的肌肉，说明其成书时间至少在汉代以后。

霥

《素问·阴阳离合论》：“阴阳霥霥，积传为一周，气里形表而为相成也。”

“霥”字，《说文》不载，为《四声篇海》引《搜真玉镜》之字，《搜真玉篇》约成书于宋初，该书收录了其前的大量俗字及难字、怪字，且以注音为主（反切和直音）。说明此字出现的年代较晚。据《新校正》，其读音当为“冲”音（chōng）。林亿《新校正》说：“按别本‘霥’作‘衝衝’。”“衝”读音为“冲”。

王冰《素问·阴阳离合记》注：“霥霥，言气之往来也。”此“霥”之义，是运行不息之义。《说文·雨部》：“雩（音 yù），羽舞也”，《尔雅·释训》：“舞，雩也。”段玉裁《说文解字注》：“雩，或作‘亏’。”《史记·刺客列传》司马贞《索隐》：“重，犹复也。”“舞（雩）”是运动，“重”是反复。此“霥霥”字组成之义，即喻往返运行，循环不止之义。

据《新校正》，“霥”为“衝”之音转，而“衝”又为“憧”之音转。“憧”音亦读“冲”，所以我们说“霥”音当读“冲”（chōng）。

《广雅·释训》：“憧憧，往来貌”。王念孙疏：“《咸·九四》：‘憧憧往来，朋以尔思’。《释文》：‘憧憧’，亦作‘恒恒’《易林·咸之坤》云：‘心恶来怪，衝衝何惧，’并字异而义同。”

《易·咸》陆德明释文：“憧憧，往来不绝貌。”《说文通训定声》：“‘恒’，假借为‘憧’。”是憧、恒、霥、衝、古并通。

王冰《素问》本用“霥”字，而《新校正》说《素问》之别本用“衝”字。说明“霥”字的产生，距王冰不远。

据段逸山《素问全元起本研究与辑复》，全元起本《阴阳离合论》中，亦用“霥”字，则王冰本为沿袭全元起本而来。

癃

“癃”，本指疲劳之病。至汉《五十二病方》时，“癃”指小便不利之病。到了《素问》时，

“癃”在小便不利之义的基础上，又衍生出了“病”义。这更是一种后起义。说明《素问》的时代较晚。

《五十二病方》:“瘩（癃），弱（溺）不利，脬盈。”

《素问·宣明五气篇》:“膀胱不利为癃。”

《素问·奇病论》:“有癃者，一日数十溲。”

《素问·气厥论》:“胞移热于膀胱，则癃溺血。”

《说文·疒部》:“癃，罷病也”;《汉书高帝纪》“年老癃病”，颜师古注:“癃，疲病也”;《资治通鉴·齐纪二》胡三省注引《释名》:“疲病曰癃。”是“癃”本“疲病义”。

西汉淳于意之《诊籍》时，尚无“癃”病之记载。《史记·扁鹊仓公列传》:“涌疝也，令人不得前后溲”;“齐王太后病，召臣意入诊脉，曰：风瘅客脬，难于大小溲，溺赤”“病气疝，客于膀胱，难于前后溲，而溺赤……出于病得之欲溺不得。”是此时只称“不得前后溲”“难于大小溲”“难于前后溲”“欲溺不得”，而无“癃”之说。

《素问·刺疟论》:“小便不利如癃状”。王冰注:“癃，谓不得小便也。”《素问·宣明五气篇》“膀胱不利为癃”，吴昆:“膀胱为水注之府，若邪实，膀胱不得通利，则谓之癃。”

《素问·气厥论》:“胞移热于膀胱则癃”，张琦注:“相火强则胞热，胞与膀胱逼近，故受其邪。三焦相火入络于膀胱，约下焦，实则癃闭。”

是“癃”有小便闭阻不利之义，《集韵·东韵》:“癃，或作瘩。”

《素问·奇病论》:“有癃者，一日数十溲，此不足也。”此“癃”，当为“病义”。

皻、痤

《素问·生气通天论》:“劳汗当风，寒薄为皻，郁乃痤。”

皻（音 zhā），《说文》《广韵》不载，是一个后起字。《集韵》音“庄加切”。

“皻”，是晋代以后产生的字，其含义指鼻面部之小疹疱。《素问·生气通天论》张志聪注:“皻，面鼻赤瘰也。”《类篇·皮部》:“皻，鼻上皮包。”今称之为“酒皻鼻”，指鼻部之红疹疱点。

《素问·生气通天论》王冰注:“形劳汗发，凄风外薄肤腠，居寒，脂液遂凝稸于玄府，依空渗涸，皻刺长于皮中，形如米，或如针，久者上黑，长一分余，色白黄而瘦，于玄府中，俗曰粉刺。解表已。玄府谓汗空也。痤谓色赤䐜愤，内蕴血脓，形小而大，如酸枣或如按豆，此皆阳气内郁所为。”张景岳:“形劳汗出，坐卧当风，寒气薄之，液凝为皻，即粉刺也。若郁而稍大，乃或小节，是名曰痤。”

王注之“皻”，当今之“痤疮”，今仍俗称为“粉刺”。是痤疮之称为“粉刺”，由来已久。王注之“痤”，为“皻”之病重者。当今之“瘢痕型痤疮”之病。

痤（音 cuó），本指小疖肿。至《素问》时，则与皻为一类病，均指今之痤疮病。《说文·疒部》:“痤，小肿也。”《荀子·君道》王先谦集解:“痤，疖也。”《山海经·中山经》郭璞注:“痤，痈痤也。”《管子集校》:“痤疽，痈也。”此《素问》痤指粉刺之有脓脂之重者之义，为后起之义。

许

《素问·五藏别论》:“病不许治者，病必不治。治之无功矣。”

“许”的本义是“听”。《说文·言部》:“许，听也。”《孟子·梁惠王》焦循正义:“许，听也。”由“听”，引伸为“从”“顺”义。《玉篇·言部》:“许，从也。”段玉裁《说文解字注》:“许，引伸之凡顺从曰许。”

有认为“许”的本义为答应。《吕氏春秋·首时》高诱注:“许，诺。”左民安《细说汉字》:

"'许'的本义是'答应'。如《左传·僖公五年》:'许晋使'。也就是说，答应了晋国的使者。由答应之义又可引伸为'赞许'，如《三国志·蜀志·诸葛亮传》:'时人莫之许也'。意思是：当时的人没有不赞许他的。"

"许"作"准许"之义，也是一种引伸义。由"从"义引伸而来。其时间可能在晋代后。《广韵·语韵》:"许，许可也。"是《广韵》时，"许"已记载有"准许"之义了。

飧泄

《素问·四气调神大论》:"逆之则伤肺，冬为飧泄。"

王冰:"飧泄者，食不化而泄出也。"

张志聪:"秋收而后冬藏，阳藏于阴，而为中焦釜底之燃，以腐化水谷。秋失其收，则奉藏者少，至冬寒水用事，阳气下虚，则水谷不化而为飧泄矣。"

《黄帝内经太素·阴阳大论》"清气在下，则飧泄"杨上善注:"清气是阳，在上；浊气为阴，在下。今浊阴既虚，清阳下并，以其阳盛，所以飧泄也。清阳既虚，浊阴上并，以其阴盛，所以䐜胀飧泄也，食不化而出也。"

丹波元简:"飧，本作餐，又作湌。《说文》:'餐，吞也。'《玉篇》:'飧，水和饭也。'《释名》:'飧，散也。投水中自解散也。'《列子·说符》注:'湌，水浇饭也。'盖水谷杂下，犹水和饭，故云飧泄也。"

《素问·阴阳应象大论》:"清气在下，则生飧泄；浊气在上，则生䐜胀。"

《素问·脏气法时论》:"脾病者……虚则腹满肠鸣，飧泄食不化。"

吴崑:"脾虚则失其健运之用，而中气失治，故腹满鸣飧泄，而食物不变。"

《素问·痹论》:"肠痹者，数饮而不得出，中气喘争，时发飧泄。"

程士德:"此指邪入大、小肠，受盛变化、传导化物的功能失常，以致邪气奔喘于中，攻冲肠鸣，而大便泄泻之证。"

"飧"(音 sūn)，本指食物。《国语·晋语》韦昭注:"熟食曰飧。"《左传·昭公五年》:"飧有陪鼎"，杜预注:"熟食为飧。"《诗·大东》陆德明释文:"飧，熟食也。"《周礼·司仪》郑玄注:"飧，食也。"《群经平议·春秋外传国语二》俞樾按:"飧者，夕食也。"《孟子·告子》孙奭疏:"朝食曰饔，夕食曰飧。"

"飧"字又作"湌"，《集韵·魂韵》:"'飧'，或作'餐'，通作'湌'。"

在《甲乙经》初本中，"飧"尚只为"食"义。《甲乙经·卷八·五藏六府胀第三》:"大肠胀者，肠鸣而痛濯濯，冬日重感于寒，则泄湌不化。"《甲乙经·卷八·气奔豚第二》:"多寒则肠鸣，飧泄不化。"

这里的"湌"或"飧"，均为"食"义。指食物。"泄湌不化"，即"泄出不消化的食物"义。"飧泄不化"，即"食物泄出不消化"之义。

《甲乙经》初本成书于450年左右，此时"飧"尚不作为病名使用，而只是"食物"的含义。至《素问》时，"飧泄"已作为病名来使用，所以《素问·脏气法时论》在"飧泄"后又增加了"食"字。由《甲乙经》之"不化"，成了"食不化"。《甲乙经》之"飧"，不指病名，若增"食"字则义与"飧"字之"食"义重复，因此《甲乙经》无"食"字。《素问》则不同了，它将"飧泄"视为一个病名，所以其后复云"食不化"，以解释飧泄病的具体症状。

《素问》成书晚于《甲乙经》，所以我们说"飧泄"一词作为病名使用，始自450年以后的《素问》。

在《甲乙经》前，西汉淳于意之《诊籍》《五十二病方》《汉代武威医简》等，均看不到“飧泄”一词。《难经·五十七难》的“五泄”（胃泄、脾泄、大肠泄、小肠泄、大瘕泄），没有“飧泄”。《难经》将“饮食不化”之泄，归之于“胃泄”一条中。《难经·五十七难》说：“胃泄者，饮食不化。”因此，我们说“飧泄”一词，作为病名，出现较晚。

躄

《素问·玉版论要》：“搏脉痹躄，寒热之交。”

“躄”音 bì。“痹躄”，即“病躄”，病足跛不能行之义。

“躄”是一个后起字，今本《说文》不载。《汉书·贾谊传》“辟且病痱”，颜师古注：“辟，足病。”《慧琳音义·卷六十一》注引《字书》：“躄，亦足病也。”是“辟”与“躄”为古今字。“辟”字原本有“足病”的含义，后人干脆增一“足”字或“躄”，以示其足病之义。

《广韵》收载“躄”字，是“躄”字的使用较晚。《广韵·昔韵》：“躄，跛躄”。是“躄”指脚跛不能行走之病。

《史记·平原君虞卿列传》“民家有躄者”，张守节正义：“躄，跛也。卷二十四注又说：“躄，谓足偏枯不能行也。”

《文选·七发》李善注：“躄，跛不能行也。”

柳宗元《起废答》蒋之翘注：“躄，人不能行也。”

《广雅·释诂》王念孙疏：“跛者足曲不伸，故亦谓之躄。”

㑊

《素问·平人气象论》：“尺缓脉涩，谓之解㑊。”

《素问·玉机真脏论》：“冬脉太过与不及，其病皆何如？岐伯曰：太过则令人解㑊，脊脉痛而少气不欲言。”

《素问·气厥论》：“大肠移热于胃，善食而瘦入，谓之食㑊。”

《素问·刺疟篇》：“足少阳之疟，令人身体解㑊。”

《素问·刺要论》：“刺骨无伤髓，髓伤销铄胻酸，体解㑊然不去矣。”

《素问·四时刺逆从论》：“夏刺经脉，务气乃竭，令人解㑊。”

程士德：“《内经》中‘解㑊’一词数见。如《素问·平人气象论》曰：‘尺脉缓涩，谓之解㑊’。《素问·玉机真藏论》曰：‘冬脉……太过则令人解㑊。’《素问·刺疟篇》曰：‘足少阳之疟，令人身体解㑊。’《素问·刺要论》曰：‘刺骨无伤髓，髓伤则销铄胻酸，体解㑊然不去矣。’《素问·四时刺逆从论》曰：‘夏刺经脉，血气乃竭，令人解㑊。’《灵枢·论疾诊尺》曰：‘尺肉弱者解㑊。’是解㑊皆懈怠乏力之意。”

《素问识》：“《释音》：‘㑊，音亦。’熊（立宗）同。高（士宗）云：‘解、懈同㑊，音亦，余篇㑊同，犹懈怠。’（张）志（聪）云：‘懈惰也’。杭世骏《道古堂集》云：解㑊二字，不见他书。解，即懈。㑊，音亦。倦而支节不能振耸，惫而精气不能检摄，筋不束骨，脉不从理。解解㑊㑊，不可指名。非百病中有此一症也。”

《内经》言此者凡五。《平人气象论》云：尺脉缓涩，谓之解㑊。王氏注：㑊，不可名。㑊，弱困也。按《宋书·明恭王皇后传》：后在家，为㑊弱妇人。《玉机真藏论》云：冬脉太过，则令人解㑊。此从脉起见也。《刺疟论》云：足少阳之疟，令人身体解㑊，寒不甚，热不甚，恶见人，见人心惕惕然，热多汗出甚。此从疟起见也。《刺要论》云：刺骨无伤髓，髓伤则销铄胻酸，体解㑊然不去矣。《四时刺从论》云：夏刺经脉，血气乃竭，令人解㑊。此从刺而究其极也。要皆从四末以起见，如经所言堕怠，小变其词，而意较微眇尔。

丹波元简："志（张志聪）、高（高士宗）及杭氏（杭世骏）之说为稳帖。解㑊字，亦见《论疾诊尺》篇。云：尺肉弱者，解㑊也。盖解㑊，即懈惰懈倦之谓。《四时刺逆从论》解㑊，《诊要经终论》作解惰；《刺疟论》解㑊，《巢源》作解倦，此可以证也。

㑊，即亦字从人者，与易通。王注《气厥论》云："'食亦者，谓食入移易而过，不生肌肤。亦，易也。'《甲乙》引《气厥论》作食㑊。《骨空论》'易髓无孔'王注云：'易，亦也。'此可以证㑊亦同，而与易通也。"

胡天雄："解㑊一词，见于《素问》者，除㑊外，尚有《玉机真藏》《刺疟》《刺要》《四时刺逆从》等共五篇，见于《灵枢》者，有《论疾诊尺》一篇。解㑊之义，各家说不一，当以解怠无力者为是。盖尺肤弛缓者则全身肌肉亦弛缓，其人懈怠无力可知。故《素问》以尺缓脉涩为解㑊，《灵枢》以尺肉弱者为解㑊"

"㑊"音 yì，是个后起字，见《四声篇海》引《余文》。"在《素问》中，"㑊"又与"亦"同。《素问·气厥论》"食亦"条张志聪注："亦，解㑊也。"是"㑊"与"亦"同。

"亦"，本指"腋"，"亦"与"腋"为古今字。《说文·亦部》："亦，人之臂亦也。"徐锴系传："亦，人之腋也。"王筠注："亦，在臂下曲隈之处。"段玉裁《说文解字注》："亦，腋古今字。"

《素问》之"㑊"，当为"易"之音转。"病"义。"解㑊"，即"身体松弛无力之病"义。"食㑊"，即"食病"之义。

《诸子平议·孟子》俞樾按："'亦''易'二字古通用。"《经义述闻》："易者，疾也。《论语·阳货》皇侃疏："疾，谓病也。"是"亦"通"易"而有"病"义。

"解㑊"一词，其产生年代，可能在450年以后《素问》成书之时。

念

《素问·阴阳类论》："却念上下经，阴阳从容，子所言贵，最其下也。"

此"念"作"读"解，是后起义。"念"本义为"思念"。《说文·心部》："念，常思也。"《尔雅·释诂》："念，思也。"《史记·陈涉世家》司马贞索隐："念者，思也。"《尔雅·释言》郭璞注："念，相思念。"

"念"音转为"谂"，"告知"义。《书·盘庚》刘逢禄注："念，读为谂，告也。"《说文通训定声》："谂，读为念"。《国语·鲁语》韦昭注："谂，告也。"

"念"作"读"义，当由"谂"之"告"义引申而来，是一种后起之义。

掣

《素问·阴阳应象大论》："血实宜决之，气虚宜掣引之。"

程士德："掣，《太素》《甲乙经》均作'掣'，古通用。掣，牵曳也。张介宾注：'气虚者，无气之渐，无气则死矣，故当挽回其气而引之使复也。如上气虚者，升而举之；下气虚者，纳而归之；中气虚者，温而补之。是皆掣引之义。'又吴昆注：'气虚，经气虚也。经络之气，有虚处必有实处，宜掣引其实者，济其虚者。'张注言药治，吴注言针刺，二说义皆通。"

《素问·阴阳别论》："一阳发病，少气，善咳，善泄，其传为心掣，其传为隔。"

《素问识》："吴（昆）云：'心引而动也。'张（景岳）云：'心动不宁，若有所引，名曰心掣。'志（张志聪）云：'心虚而掣痛。'（多纪元）简按：《圣济总录》云：'古无怔忡之名，名曰心掣者，是也。'"

"掣""掣"二字《说文》均无，均为后起字。"掣"音 shi，"掣"音 che。《中华大字典》：

“掣”，时制切，音誓。霁韵。‘觢’或字。《集韵》：‘觢’，一角仰也，一曰牛角立谓之觢。或作‘掣’‘掣’。

《诗·大雅》郑玄笺：“掣，拽也。”

《释名·释姿容》：“掣，制也，制顿之使顺已也。”

《文选·西征赋》李善注：“掣，牵也。”

《玄应音义·卷十二》注：“掣，挽也。”

杜甫《寓目》仇兆鳌注：“掣，牵挽也。”

《慧琳音义·卷二十七》注引《玉篇》：“掣，引而纵之也。”

痝

《素问·评热病论》：“有病肾风者，面胕痝然壅，害于言。”

张景岳：“痝然，失色貌。”

吴崑：“面胕痝然壅者，肾风并于上，而令率先塞也。”

高士宗：“庬然，肿貌。”

《素问识》：“王注《奇病论》则云：‘痝然，谓面目浮起而色杂色。’与此少异。又注《风论》‘面庬然浮肿’乃与本篇同。《广韵》：‘痝，莫江切，病困。’并与此不相涉。因疑‘痝’即‘庞’，‘庞’又作‘痝’。《奇病论》‘痝然’，马本作‘庞’。而考《说文》：‘庞，石大貌，一日厚也。’《玉篇》：‘大也’。知庬然即庞然，为肿大貌。”

《素问·风论》：“肾风之状，多汗恶风，面痝然浮肿，脊痛不能立，其色炲，隐曲不利。诊在肌上，其色黑。”

王冰：“痝然，言肿起也。”

张琦：“面肿者，风挟水气上行，即《评热病论》之风水也。”

《素问·奇病论》：“有病痝然而肿，如有水状，切其脉，大紧，身无痛者，形不瘦，不能食，少食，名为何病？岐伯曰：病生在肾，名为肾风。肾风而不能食，善惊，惊已心气痿者死。”

王冰：“痝然，谓面目浮起而色杂也。”

杨上善：“庞然者，面皮起之貌。”

马莳：“庞然而率先，如有水状。”

胡天雄：“《素问》言肾风者有《评热病论》《风论》及本篇。其论病形各异，唯面部浮肿，则三篇皆同，符合‘面肿曰风’这一原则。《风论》‘肾风之状，多汗恶风’，本篇‘切其脉大紧’。凭此推之，前者脉必浮缓，后者身必无汗可知也。《风论》明言‘脊痛不能正立’，本篇则云‘身无痛者’，是二者的显著差异。总观三篇所述，《风论》之肾风，为外邪所中，所谓‘风中五脏六腑之俞，亦为脏腑之风’也；本篇之肾风，为表实里虚之证，故脉大紧而不能食。脉大紧者表实，不能食者里虚。‘不能食者，精无俾也’（《评热病论》语），故多死证。《评热病论》之肾风，则纯为虚证，且足阴阳两虚证。阴虚则热胜，阳虚则水停。阴虚虚在肾，阳虚虚在脾。”

“痝”音 máng，《说文》不载，为后起字。《中华大字典》：“莫江切，音龙，江韵。一，病困也。一曰病洒。见《集韵》。二，肿起貌。《素问·风论》：‘肾风之状，多汗恶风，面痝浮肿。’”

膂

《素问·气穴论》：“中胆两旁各五，凡十穴。”

《素问·标本病传论》：“三日背胆筋痛，小便闭。”

金·韩道昭《改并五音类聚四声篇海》：“音吕”，又“胆，脊也。”“胆”字，是《四声篇海》收录《原本玉篇》之俗字及背篇隐注之字。而《原本玉篇》之成书时间，543 年，正与我们考证的《素问》成书时间甚近。由《素问》中“胆”字的使用，可印证其成书时间当在彼时。

③《素问》成书于公元 490 年左右

前面说过，《甲乙经》之初本，早于《素问》。《甲乙经》初本的成书年代为 450 年左右，那么《素问》成书年代的上限据此可以基本上确定，即不能早于 450 年。也就是说较纪昀、周贞亮等说的《素问》产生于汉晋之间的年限，又延后二百多年。

我们再来讨论一下《素问》成书年代的下限。

《素问》书名的记载，是从南北朝时期开始的。梁阮孝绪《七录》载“《黄帝素问》八卷”。此载录早于《隋书・经籍志》。南朝的梁代是 502—557 年。

北齐・魏收《魏书・崔彧传》:“彧少尝诣青州，逢隐逸沙门，教以《素问》《九卷》及《甲乙经》，遂善医术。中山王英子略曾病，王显等不能疗，彧针之，抽针即愈。”

北齐的年代是 550—577 年。此时，《素问》已成为习医者的教材。

隋代李百药《北齐书・方伎列传》:“马嗣明，河内人，少明医术，博综经方，《甲乙经》《素问》《明堂》《本草》莫不咸诵。”是此时《素问》之书，在医界颇有影响，拟为学医者必读之书。

自南北朝以后，《素问》之学逐渐被医界公认并普及，流传不衰。段逸山《素问全元起本研究与辑复》中说:“隋朝建立于 589 年，已是六世纪末，距全元起注释《素问》，几近百年。马嗣明所诵《素问》，也有可能是全元起本。嗣后引用《素问》者，联绵不断。萧吉的《五行大义》、虞世南的《北堂书钞》、孙思邈的《千金要方》以及《昭明文选》李善注，《史记・扁鹊仓公列传》张守节正义、王焘的《外台秘要》都曾引过《素问》的材料。萧吉卒于 614 年，虞世南卒于 638 年，孙思邈卒于 682 年，李善卒于 689 年。张守节的《史记正义》作于唐玄宗开元二十四年（736 年），而王焘卒于 755 年，距离王冰注释《素问》的唐代宝应元年（762 年），不过 7 年而已。

由此可见，“《素问》自问世以来，直至王冰改编之时，其本一直流传”。

南北朝时既然有上述之书对《素问》书名的载录及内容之引用，说明《素问》一书至少产生在南北朝时期，甚或应稍早一些。

根据史料的记载，有四个人的生卒年代可作为《素问》成书年代的参考时限。

王显

据《魏书》载，王显为当时的名医。生于北魏孝文帝太和七年，即 483 年。《魏书・王显传》:“文昭皇太后之怀世宗也，梦为日所逐，化而为龙而绕后，后寝而惊悸，随成心疾。文昭太后敕召徐謇及显等为后诊脉。謇云:‘是微风入脏，宜进汤加针’。显云:‘案三部脉，非有心疾，将是怀孕生易之象。’果如显言。”

王显死于北魏宣武帝延昌四年，即 515 年。《魏书・王显传》:“四年正月，世宗夜崩，肃宗践祚，显参奉玺策随从……显既蒙任遇，兼为法官，恃势使威，为时所疾。朝宰托以侍疗无效，执之禁中，诏削爵位，临执呼冤，直阁以刀镮撞其腋下，伤中吐血，至右卫府，一宿死。”

据《魏书・崔彧传》中山王英子略患病，王显治不好，却被崔彧针刺治愈。而崔彧少时就习读《素问》。是王显之时，已有《素问》行世。

王僧孺

《梁书・王僧孺传》说王僧孺武帝时“普通三年卒，时年五十八岁”。那么王僧孺的生卒年是 464—522 年，比王显约长二十岁。

王僧孺的生卒年代之所以和《素问》的成书年代发生了联系，是因为全元起编撰《素问》时，曾请教过王僧孺有关砭石的问题。

王僧孺是当时的名儒，知识渊博，所以作为当时名医的全元起，慕名向其请教。《南史·王僧孺传》："僧孺工属文，善楷隶，多识古事。侍郎全元起欲注《素问》，访以砭石。僧孺答曰：'古人当以石为针，必不用铁'。《说文》有此'砭'字。许慎云：'以石刺病也。'《东山经》：'高氏之山多针石'。郭璞云：'可以为砭针。'《春秋》：'美疢不如恶石'，服子慎注云：'石，砭石也。'季世无复佳石，故以铁代之尔。"

据《素问·宝命全形论》"四曰制砭石小大"林亿《新校正》之按语，此说当属史实。《新校正》说："按全元起云：'砭石者，是古外治之法。有三名，一针石，二砭石，三镵石，其实一也。古来未能铸铁，故用石为针，故名之针石。言工必砥砺锋利，制其小大之形，与病相当。黄帝造九针以代镵石。上古之治者，各随方所宜。东方之人多痈肿聚结，故砭石生于东方。'"

王僧孺解"砭石"为"石针"，全元起解释与之相同，是《南史》之说不谬。是王僧孺成名之时，正为《素问》编撰之时。古人多云"三十而立"（见《论语》），若依上王僧孺之生时，公元464年，加上三十年为494年，当为王僧孺成名之时，正在490年左右，也就是我们分析推算的《素问》成书年代的大概时间。

全元起

关于全元起的生卒年代，史书不载。北宋林亿等《重广补注黄帝内经素问·序》中说："昔在黄帝……乃与岐伯上穷天纪，下极地理，远取诸物，近取诸身，更相问难，重法以福万世。于是雷公之伦，授业传之，而《内经》作矣。历代宝之，未有失隊。苍周之兴，秦和述六气之论，具明于《左史》。厥后越人得其一二，演而述《难经》。西汉仓公传其旧学，东汉仲景撰其遗论。晋皇甫谧刺而为《甲乙》。及隋杨上善，纂而为《太素》。时则有全元起者，始为之训解，阙第七十一通。迄唐宝应中，太仆王冰笃好之，得先师所藏之卷，大为次注。犹是三皇遗文，烂然可观。"

这是林亿认为的《内经》之产生转变过程。其中提到了全元起，且紧依《太素》之后，而说"时则有"，是认为全元起为隋人。

明代徐春甫《古今医统大全·卷一》："全元起以医鸣隋，其实不在巢、杨之下。一时缙绅慕之如神，患者仰之。得则生，舍则死。其医悉祖《内经》。所著《内经训解》行世。"徐春甫亦认为全元起是隋人。

史书虽无全元起生平事迹的直接记载，但我们从《南史·王僧孺传》全元起向王僧孺请教砭石一事中，可以间接知道，全元起与王僧孺是同时之人。王僧孺的生卒年代为464—522年。全元起当与之同时，至少是出生年代几为同时，否则，怎么会向王僧孺去请教呢?

段逸山先生认为，全元起的生活年代较王僧孺稍晚。他在《素问全元起本研究与辑复》一书中说："王僧孺卒于梁武帝普通二年（《梁书·王僧孺传》言僧'普通三年卒，时年五十八'），即521年，大体与王显同时，全元起既然向王僧孺请教，则其生活年代也当比王僧孺稍后。既然这样，那么全元起与崔彧的生活时期应当相仿，大致在5世纪下半叶至6世纪上半叶间，但是两人的活动地域一南一北。"

我们的观点比较倾向于全元起与王僧孺是同时的，而且比王僧孺年长一些。因为全元起当时向王僧孺请教时，已是名医，且在朝中任侍郎之职（三品之官）。王僧孺则是当时之名儒，为齐之太学博士，且精通历史知识。一为名医，一为名流。当时，全元起官居三品，所以我们认为其年龄较王僧孺为长。全元起认为自己古典之学不如王僧孺，所以慕名前去求教。

崔彧

据《魏书·崔彧传》载，崔彧也是当时之名医。其年龄略小于王显，但其医术却后来者居上。王显未能治愈中山王英子略之病，而经崔彧针刺治愈。崔彧又“广教门生，令多救疗。其弟子清河赵约、勃海郝文法之徒，咸亦有名。”崔彧年少时即习《素问》，其教门生，自当以《素问》之说为旨。这对于《素问》之传播，无疑起了积极作用。

王显生卒年为483—515年，崔彧略晚，当生于486年左右。其年少时正值500年左右，其时《素问》已问世，所以崔彧才能得以学习。至510年左右，崔彧始能“善医术”。崔彧少年时（约500年左右），即有人传授《素问》之学。是在此之前，《素问》之书即当问世。而书载《素问》之名，又都在500年之后。考虑到《素问》初本问世后，当有一段流行传播时间，所以我们推测《素问》之成书时间，为490年左右。此时间既在450年（《甲乙经》初本成书时间）之后，又符合《魏书》《南史》的有关记载。

据《南史·王僧孺传》，王僧孺卒于梁武帝普通二年，即521年，则全元起不可能在521年之后再去请教王僧孺并撰写《素问》。又据《南史·王僧孺传》，梁天监初，即502年，王僧孺已离开梁都出任南海太守，则此时全元起也不可能再去找他请教砭石之事。全元起最有可能请教王僧孺的时间，应该是王僧孺为齐太学博士之时，且在建武初（494年）之前。因建武初，王僧孺已被荐举做了钱唐县令，而这一段时间正是490年左右。

4.《伤寒论》中寸关尺之说及《伤寒论》的成书年代

（1）《伤寒论》中寸关尺之说

《伤寒论》第49条：“脉浮数者，法当汗出而愈，若下之，身重，心悸者，不可发汗，当自汗出乃解。所以然者，尺中脉微，此里虚。须表里实，津液自和，便自汗出愈。”

程郊倩：“夫寸主表，尺主里。荣主血，而对之卫则亦为里。今脉虽浮数，而尺中则微，是为表实里虚，须用和表实里之法治之，使表里两实，则津液自和，而邪无所容。不须发汗而自汗出愈矣。可见验脉之法，全凭尺寸相应。尺脉不但主乎荣血，卫气亦出于下焦，而始行于中焦。凡验表里虚实汗下法，于此庶为得其所宜，不至犯其所禁也已。”

成无已：“经曰：诸脉浮数当发热而洒淅恶寒。言邪气在表也。是当汗出而愈。若下之身重心悸者，损其津液，虚其胃气。若身重心悸而尺脉实者，则下后里虚，邪气乘虚转里也。今尺脉微，身重心悸，知下后里虚，津液不足，邪气不传里，但在表也。然以津液不足，则不可发汗，须里气实，津液足，便自汗出而愈。”

喻嘉言：“要知仲景云，尺脉微者，不可发汗。又云，尺脉微者，不可下，无非相人津液之奥者。”

此寸脉主表，尺脉主里之说。

《伤寒论》第50条：“脉浮紧者，法当身疼痛，宜以汗解之。假令尺中迟者，不可发汗，何以知？然，以荣气不足，血少故也。”

黄坤载：“卫候于寸，荣候于尺。尺中迟者，荣气不足。以肝脾阳虚而血少故也。汗泄荣中温气，则生亡阳诸变，故不可发汗。然者，答词，与《难经》‘然’字同义。”

钱天来：“浮紧，伤寒之脉也，法当身疼腰痛，宜以麻黄汤汗解之为是。假若按其脉而尺中迟者，不可发汗。何以知之，夫尺主下焦，迟则为寒。尺中迟，是以知下焦命门真阳不足，不能蒸谷气而为荣卫也。盖汗者荣中之血液也，为热气所蒸，由荣达卫而为汗。若不量其虚实而妄发之，则亡阳损卫，固不待言。此以寒气伤荣，汗由荣出。以尺中脉迟，则知肾脏真元衰少，荣气不足，血少之故。未可以汗夺血也。”

沈芊绿：“法者，脉也。以浮紧之脉法言，当身痛宜发汗。然必三部浮紧，乃可发汗。今浮紧之脉虽见寸口，而尺中迟，则不得主发汗之法矣。且尺主血，血少而尺迟，虽发汗亦不能作汗，不但身疼不除，必至亡血亡津之变。”

张路玉：“尺中脉迟不可用麻黄发汗，当频与小建中和之。和之而邪解，不须发汗。设不解，不妨多与。俟尺中有力，乃与麻黄汗之可也。”

黄竹斋：“《活人书》先以小建中汤加黄芪，以养其血。尺脉尚迟，再作一剂，然后晬时用小柴胡汤、桂枝二越婢一汤辈，小剂随证治之。”

“《本事方》昔有乡人邱生者，病伤寒，予为诊视。发热头疼，烦渴，脉虽浮数而无力，尺以下迟而弱。予曰：虽属麻黄证，而尺迟弱。仲景云：尺中迟者，荣气不足，血气微少，未可发汗。予于建中汤加当归黄芪，令饮。”

《伤寒论》第 108 条：“伤寒，腹满谵语，寸口脉浮而紧，此肝乘脾也。名曰纵。刺期门。”

《桂林古本伤寒论·辨太阳病脉证并治中》此条作：“伤寒，腹满，谵语，寸口脉浮而紧，关上脉弦者，此肝乘脾也。名曰纵。刺期门。”

据《古本伤寒论》，“关上”与“寸口脉”对举，则此“二寸口脉”，当指“寸脉”义。

张隐庵：“伤寒腹满，病在脾也。谵语者，脾是动病。上走于心，心气烦乱，故谵语也。《辨脉篇》脉浮而紧者，名曰弦也。以脾土之病证，而见肝木之弦脉，此肝乘脾也。《平脉篇》曰水行乘火，木行乘土，名曰纵。盖邪留于有形之脏腑者，当以经取之也。”

柯琴：“脉浮而紧者，名曰弦。弦为肝脉。《内经》曰：诸腹胀大皆属于热。又曰：肝气甚则多言。是腹满由肝大，而谵语乃肝旺所发也。肝旺则侮其所胜，直犯脾土，故曰纵。刺期门以泻之，庶不犯厥阴汗下禁，此条是肝乘脾。”

《医宗金鉴》：“伤寒脉浮紧，太阳表寒证也。腹满谵语，太阴阳明里热也。欲从太阳而发汗，则有太阴阳明之里；欲从太阴阳明而下之，又有太阳之表。主治诚为两难。故不药而用刺法也。”

《伤寒论》第 128 条：“问曰：病有结胸，有脏结，其状何如？答曰：按之痛，寸脉浮，关脉沉，名曰结胸也。”

成无己：“结胸者，邪结在胸；脏结者，邪结在脏。二者皆下后，邪气乘虚入里所致。下后邪气入里，与阳相结者为结胸。以阳受气于胸中故尔；与阴相结者，为脏结。以阴受之，则入五脏故尔。气与宜通而塞，故痛。邪结阳分，则阴气不得上通；邪结阴分，则阳气不得下通。是二者，皆心下硬痛。寸脉浮，关脉沉，知邪结在阳也；寸脉浮，关脉小细沉紧，知邪结在阴也。阴结而阳不结，虽心下结痛，饮食亦自如，故阴气乘肠虚而下，故时时自下利。阴得阳则解，脏结得热证多，则易治。”

《伤寒论》第 130 条云：“脏结无阳证，不往来寒热，其人反静，舌上苔滑者，不可攻也。”成无己注：“脏结于法当下。无阳证，为表无热；不往来寒热，为半表半里无热；其人反静，为里无热。经曰：舌上如苔者，以丹田有热，胸中有寒，以表里皆寒，故不可攻。”

喻嘉言：“无阳证者，无表证也；不往来寒热，无半表半里证也。舌上有滑苔，则以丹田有热，胸中有寒。夫丹田阴也，反有热；胸中，阳也，反有寒。则病不在表里而在上下，邪相悖而不相入，所以不可攻也。试思脏已结矣，匪攻而结胡由开耶？但其阴阳悖逆拒格而不入，与里证已具，表证未除者，相去不远，而转凶危耳。然温中败邪，俾阴气渐下而内消，客邪渐上而外散。”

柯琴：“结胸是阳邪下陷，尚有阳证见于外，故脉虽沉紧有可下之理。脏结是积渐凝结而为阴，五脏之阳已竭也。外无烦躁潮热之阳，舌无黄黑芒刺之苔。虽有硬满之证，慎不可攻。理中四逆辈温之，尚有可生之义。”

张隐庵：“邪正之气并陷于内，故动数之脉变为迟矣。下之则邪逆于内，故膈内拒痛，而胃中空虚。客邪乘虚动膈，故短气躁烦，盖膈之上心肺也，膈之下肝肾也。呼出心与肺，吸入肝与肾。邪结于中则呼吸不利，故短气。上下水火不交，故躁烦也。邪留于中，故心中懊侬。阳气内陷，故心下因硬则为结胸。”

陈亮师：“结胸者，结于胸中而连于心下也。身之有膈所以遮上下也。膈能拒邪则邪但留于胸中。膈不能拒邪则邪胸而及于胃。胸胃俱病，乃成结胸。如胸有邪而胃未受邪，则为胸胁满之半表半里证。如胃受邪而胸不留邪，则为胃家实之阳明病。皆非结胸也。故必审辨分明，庶无差误。”

《伤寒论》第 129 条：“何谓脏结？答曰：如结胸状，饮食如故，时时下利，寸脉浮，关脉小细沉紧，名曰脏结。舌上白苔滑者，难治。”

秦皇士：“此条辨结胸脏结之证。惟在饮食如故，时时下利上以别证。寸脉浮，关脉沉，舌上有苔，不可用辛温。白苔而滑，不可用寒凉。故曰难治。”

陈修园：“少阴上火而下水，其气交会于阳明中土。故脏结脉现于关沉，与结胸无异。而小细紧为脏阴虚寒结证所独也。”

汪苓友：“舌上白苔者，经云，丹田有热，胸中有寒。今者苔滑，则是舌涩润而冷也。此系误下太过而变成脏寒之证，故难治也。”

《伤寒论》第 154 条：“心下痞，按之濡，其脉关上浮者，大黄黄连泻心汤主之。”

成无己：“心下硬，按之痛，关脉沉者，实热也。心下痞，按之濡，其脉关上浮者，虚热也。大黄黄连汤，以导其虚热。《内经》曰：火热受邪，心病生焉。苦入心，寒除热。大黄、黄连之苦，以导泻心下之虚热。但以麻沸汤渍服者，取其气薄而泄虚热。”

钱天来：“心下者心之下，中脘之上，胃之上脘也。胃居心之下，故曰心下也。其脉关上浮者，按之濡，乃无形之邪热也。热虽无形，然非苦寒以泄之不能去也。故以此汤主之。”

《伤寒论》第 166 条：“病如桂枝证，头不痛，项不强，寸脉微浮，胸中痞硬，气上冲喉咽不得息者，此为胸有寒也。当吐之，宜瓜蒂散。”

成无己：“病如桂枝证，为发热，汗出，恶风，言邪在表也。头痛、项强，为桂枝汤证具。若头不痛，项不强，则邪不在表而传里也。浮为在表，沉为在里。今寸脉微浮，则邪不在表，亦不在里。而在胸中也。胸中与表相应，故知邪在胸中者，犹如桂枝证而寸脉微浮也。以胸中痞硬，上冲咽喉不得息，知寒邪客于胸中而不在表也。《千金》曰：气浮上部，填塞心胸，胸中满者，吐之则愈。与瓜蒂散，以吐胸中之邪。其高者越之，越以瓜蒂、豆豉之苦。在上者涌之，以赤小豆之酸。《内经》曰：酸苦涌泄为阴。”

尤在泾：“此痰饮类伤寒证。寒为寒饮非寒邪也。《活人》云：痰饮之为病，能令人憎寒发热，状类伤寒。但头不痛，项不强，为异。正此之谓。脉浮者，病在膈间而非客邪，故不盛而微也。胸有寒饮，足以阻清阳而碍肺气。故胸中痞硬，气上冲咽喉不得息也。经曰：其高者因而越之。《千金》云：气浮上部，顿塞心胸，胸中满者吐之则愈。瓜蒂散能吐胸中与邪相结之饮也。”

柯琴：“此阳明涌泄之峻剂，治邪结于胸中者也。胸中为清虚之府，三阳所受气，荣卫所由行。寒邪凝结于此，胃气不得上升，内热不得外达，以致痞硬。其气上冲咽喉不得息者，此寒格于上也。寸脉微浮，寒束于外也。此寒不在荣卫，非汗法所能治，因得酸苦涌泄之品因而越之。上焦得通，中焦得达，胸中之阳气复，肺气之治节行，痞硬可得而消也。瓜蒂能提胃中阳气以除胸中之寒热。为吐剂中第一品。然其性走而不守，故必得谷气以和之。赤小豆可以保心气。黑豆性本沉重，霉热而使经浮，能令肾家之精气交于心，胸中之浊气出于口。作为稀糜，调服二味，虽快吐而不伤神。奏功之捷，胜于汗下矣。"

《伤寒论》第244条："太阳病，寸缓关浮尺弱，其人发热汗出，复恶寒，不呕，但心下痞者，此以医下之也。如其不下者，病人不恶寒而渴者，此转属阳明也。小便数者，大便必硬，不更衣十日，无所苦也。渴欲饮水，少少与之，但以法救之。渴者，宜五苓散。"

成无己："太阳病，脉阳浮阴弱，为邪在表。今寸缓，关浮，尺弱，邪气渐传里，则发热汗出，复恶寒者，表未解也。传经之邪入里，里不和者必呕。此不呕但心下痞者，医下之早，邪气留于心下也。如其不下者，必渐不恶寒而渴，太阳之邪转属阳明也。若吐、若发汗后，小便数，大便硬者，当与小承气汤和之。此不因吐下、发汗后，小便数，大便硬，若是无满实，虽不更衣十日，无所苦也。候津液还入胃中，小便数少，大便必自出也。渴欲饮水者，少少与之，以润胃气。但审邪气所在，以法救之，如渴不止，与五苓散是也。"

喻嘉言："不恶寒而渴，邪入阳明审矣。然阳明津液既偏渗于小便，则大肠失其润，而大便之硬与肠中热结，自是不同。所以旬日不更衣亦无苦也。以法救之，救其津液也。与水及五苓即其法也。"

《伤寒论》第268条："三阳合病，脉浮大，上关上，但欲眠睡，目合则汗。"

成无己："关脉以候少阳之气。太阳之脉浮，阳明之脉大。脉浮大上关上，知三阳合病。胆热则睡。少阴病但欲眠睡，目合则无汗。以阴不得有汗。但欲眠睡，目合则汗，知三阳合病，胆有热也。"

舒驰远："脉浮大上关上，阳盛之诊也。欲眠睡者，热盛神昏之意也。寒中少阴，但欲寐者，其人恶寒。热盛神昏者，不恶寒反恶热也。目合盗汗，阳虚阳盛皆有之，不必凿解。"

程郊倩："大为阳明主脉。太阳以其脉合，故浮大上关上。从关部连上寸口也。少阳以其证合，故但欲眠睡，目合则汗。但欲眠为胆热，盗汗为半表半里也。当是有汗则主白虎，无汗则主小柴胡汤也。"

吴遵程："上关上，热势弥漫之象也。"

《伤寒论》第363条："下利，寸脉反浮数，尺中自涩者，必清脓血。"

成无己："下利者，脉当沉而迟，反浮数者，里有热也。涩为无血，尺中自涩者，肠胃血散也。随利下，必便脓血。清与圊通。《脉经》曰：清者厕也。"

张子和："热邪之陷于阴中已深，因阴中有热一时不能自止，故至便脓血也。脉反浮数，宜其阳出于阴而愈矣。止因尺中涩，故又至便脓血也。"

舒驰远："关前为阳，寸脉浮数，阳盛可知。关后为阴，尺中自涩，阴亏可知。今以阳热有余，逼迫微阴，所以必圊脓血也。"

秦皇士："寸脉主气，尺脉主血。今寸脉浮数，气中有热。尺中自涩，血分受伤。热胜于血，故必圊脓血。"

《宋本伤寒论·辨脉法第一》：

"若数脉见于关上，上下无头尾，如豆大，厥厥动摇者，名曰动也。"

"问曰：脉病，欲知愈未愈者，何以别之？答曰：寸口、关上、尺中三处，大小、浮沉、迟数同等，虽有寒热不解者，此脉阴阳为和平，虽剧当愈。”

《宋本伤寒论·平脉法第二》：

“问曰：脉有三部，阴阳相乘。荣卫血气，在人体躬。呼吸出入，上下于中。因息游布，津液流通。随时动作，效象形容。春弦秋浮，冬沉夏洪。察色观脉，大小不同。一时之间，变无经常。尺寸参差，或短或长。上下乘错，或存或亡。病辄改易，进退低昂。心迷意惑，动失纪纲。”

问曰：“子之所问，道之根源。脉有三部，尺寸及关。荣卫流行，不失衡铨。肾沉、心洪、肺浮、肝弦，此自经常，不失铢分。出入升降，漏刻周旋。水下百刻，一周循环，当复寸口，虚实见焉。变化相乘，阴阳相干，风则浮虚，寒则牢坚，沉潜水滀，支饮急弦。动则为痛，数则热烦。设有不应，知变所缘。三部不同，病各异端。”

“假令下利，寸口、关上、尺中，悉不见脉，然尺中时一小见，脉再举头者，肾气也。若见损脉来至，为难治。”

“师曰：寸脉下不至关，为阳绝；尺脉上不至关，为阴绝。此皆不治，决死也。若计其余命生死之期，期以月节克之也。”

“问曰：翕奄沉，名曰滑，何谓也？师曰：沉为纯阴，翕为正阳。阴阳和合，故令脉滑。关尺自平，阳明脉微沉，食欲自可，少阴脉微滑。滑者，肾之浮名也。此为阴实，其人必股内汗出，阴下湿也。”

“寸口脉浮而大，浮为虚，大为实。在尺为关，在寸为格。关则不得小便，格则吐逆。”

“寸口脉微，尺脉紧，其人虚损，多汗，知阴常在，绝不见阳也。”

（2）《伤寒论》是一本唐代的书

传统的说法，《伤寒论》是汉代之作，如果是这样，那么寸关尺之说在汉代就已经出现了，《难经》也就可以视为汉代之作了。惜《伤寒论》并不是一部汉代的书，其作者也不是张仲景。此时如果再用《伤寒论》中寸关尺之说法佐证《难经》的成书年代，就不可靠了。

从目前的文献资料来看，唐代王焘之《外台秘要》是首次收载“张仲景《伤寒论》”方剂的书。之前没有任何书籍以“张仲景《伤寒论》”的称谓收载《伤寒论》中的方剂。甚至连“《伤寒论》”这一书名，也没有见到过。见到的只是“仲景”及“张仲景”的人名称谓。既然见不到“张仲景《伤寒论》”这一全称，自然不能臆想或人为地把张仲景和《伤寒论》一书联系在一起。也就是说，张仲景之名和《伤寒论》一书，在《外台秘要》之前的书籍中，并没有什么联系。

《伤寒论》一书，并非张仲景本人所撰，只是托其名而已。这一点基本上是可以肯定的。为什么？因为张仲景是民间传说中的汉代名医，唐以前的史书无载。最早记载张仲景传说的是晋代葛洪的《抱朴子内篇》。该书在卷五《至理》篇中说：“仲景穿胸以纳赤饼。”此时记载仲景的医技，竟与华佗之“刳腹以浣胃”相仿，而不是长于治疗伤寒之病证。

隋代巢元方《诸病源候论·卷六》说仲景又善于审方识药。该书在《寒食散发候》中说：“然则寒食草石二方，出自仲景，非佗也。且佗之为医，或刳断肠胃，涤洗五脏，不纯任方也。仲景虽精，不及于佗。至于审方物之候，论药之宜，亦妙绝众医。”

尽管史书不载，自晋代以来，直至唐代，张仲景的传说越来越广，其名气也越来越大。甚至比起华佗的名气，也是有过之而无不及。名气大了。自然不乏借用其名之人。于是自晋至唐，出了多种署名张仲景撰著的书。其实没有一本是张仲景本人所撰，只不过是冠其名罢了。《伤寒论》也不例外，它是一本唐代才产生的书，所以不可能是汉人所撰。

《外台秘要》的作者，是确确实实见到了当时冠名张仲景的《伤寒论》一书，所以才能全称谓地引录“张仲景《伤寒论》”中的方剂，并注明出自该书何卷。由此，我们也可得知，《伤寒论》一书成书年代的下限，不会晚于《外台秘要》，而应该在其前。

在笔者撰著的《伤寒论金匮要略成书年考证》一书中，通过《金匮玉函经》与《千金翼方》之条文方剂比较，可以获得一个清晰的概念：《金匮玉函经》成书时间晚于《千金翼方》。又根据《金匮玉函经》因避讳“玄”字，而将《千金翼方》之“玄武汤”改名为“真武汤”的情况，该书的成书时间应该在《千金翼方》之后，即682年以后，约当710年左右。所以说《金匮玉函经》也是一本唐代的书，而且成书于710年左右。李华安在《伤寒论东考》一书中说：“《金匮玉函经》，此书出于唐代。”

在《金匮玉函经》中，只字未提《伤寒论》之书名。这和《千金翼方》一样，虽然偶有提及仲景之名，但绝无《伤寒论》之名。这只能说明《金匮玉函经》成书时间早于《伤寒论》，他自然无法见到《伤寒论》并提及它了。

《外台秘要》成书于752年，这是《伤寒论》一书成书时间的下限，而《金匮玉函经》又成书710年左右，这应视为是《伤寒论》一书成书时间的上限。因此笔者推定《伤寒论》的成书时间，在730年左右。

《隋书·经籍志》载有“《张仲景方》十五卷”“《张仲景疗妇人方》二卷”“《张仲景辨病要方》一卷”，又载“《张仲景辨伤寒十卷》”。唯独没有张仲景《伤寒论》之书目。据王重民《中国目录学史论丛》，在《隋书·经籍志》中，凡隋代人撰著之书，不冠朝代名称。据此，《张仲景方》《张仲景疗妇人方》二书，为隋人所著之书。

《旧唐书·经籍志》收载713年前之书目中，亦无《伤寒论》一书，这说明713年之前，《伤寒论》尚未问世。

752年，唐代王焘《外台秘要》，已明载“张仲景《伤寒论》”之书名，且收录了该书大量内容。

宋代王溥《唐会要·卷八十二》载：“乾元元年（758年）二月五日制，自今已后，有以医术入仕者，同明经例处分。至三年（760年）正月十日，右金吾长史王淑奏，医术请同明法选人，自今已后，各试医经方术策十道……张仲景《伤寒论》二道”。在760年之医试题中，已有“张仲景《伤寒论》”之两道题了。这与《外台秘要》所载录《伤寒论》的时间上，大体相当。宋代林亿《伤寒论序》（1064年）称该书名称是“张仲景《伤寒论》”，与《外台秘要》所载名称相合。这说明“《伤寒论》”就是原书名，该书产生于713—752年之间。

《新唐书·艺文志》（1060年）载：“王叔和《张仲景药方》十五卷，又《伤寒卒病论》十卷。”书名和作者均与《外台秘要》《唐会要》、林亿《伤寒论序》等不合。这除了说明《伤寒论》的作者只是一个署名外（不管是张仲景还是王叔和，都不是一个真实的作者），还可说明后来的“《伤寒卒病论》”书名，晚于“《伤寒论》”原书名，是唐末宋初出现的书名。

至于《伤寒论》的卷数，《外台秘要》引录的《伤寒论》原书是十八卷。《新唐书·艺文志》说“《伤寒卒病论》十卷”。康平本《伤寒论》（1060年）自序中只说“为《伤寒卒病论》”，未说卷数。宋本《伤寒论·自序》中却出现了“十六卷”之说。当以《外台秘要》十八卷之数为确。

《伤寒卒病论》之“卒”字，本是“急”义，后来被误为“雜”义、“雜”字。《汉书·成帝纪》颜师古注：“卒，谓急也”；段玉裁《说文解字注》：“卒，猝古今字”；《方言·卷十》戴震疏证：“卒、猝古通用”。

宋代林亿在《校正千金翼方表》中说："疾病之急，无急于伤寒"，又在《校正千金翼方后序》中说："夫疾病之急者有三：一曰伤寒，二曰中风，三曰疮痈。是三种者，疗之不早，或治不对病，皆死不旋踵。"

《伤寒卒病论》，就是"伤寒急病论"之义，没有半点"杂（雜）病"的含义。

既便是"杂（雜）"字，也当为"急"义。《方言·卷十三》："雜，猝也"。《广雅·释诂》《玉篇·佳部》《广韵·合韵》等均云："雜，猝也。""猝"通"卒"，"急"义。

无独有偶，光绪十年《畿辅通志·卷一百三十五·艺文略》及《畿辅通志·卷二百九十·杂传》载，唐代开元年间之张果，著有《伤寒论》一卷。且不论张果是否著有《伤寒论》一书，其卷数是否为一卷。仅其时间，却与本书考证之《伤寒论》成书时间暗合，即唐代开元盛世年间（730年左右）。

下面从几个唐代产生或使用的词义，来印证《伤寒论》成书于唐代。

①将息

"将息"一词，作为"调理""调养"之义，产生在唐代。唐《韩愈与罗群书》："将息之道，当先理心"；唐白居易诗："亦知数出妨将息，不可端居守寂寥"；唐代王建诗："千万求方好将息，杏花寒食约同行。"

《伤寒论》第14条"桂枝加葛根汤方"下之"余如桂枝将息及禁忌"；《伤寒论》第21条、22条"桂枝去芍药汤"及"桂枝去芍药加附子汤方"下均云："将息如前法"；《伤寒论》31条"葛根汤方"下之"余如桂枝法将息及禁忌"；《伤寒论》第35条"麻黄汤方"下之"余如桂枝法将息"。

②再

"再"，作为副词，专指第二次，唐代开始普遍使用。郭锡良主编的《古代汉语》："到了唐代，'再'可以专指第二次。如杜甫《后游修觉寺》诗："寺意新游处，桥憐再渡时。"

《伤寒论》中"再"专指第二次的例子：

《伤寒论》第29条"四逆汤方"下之"分温再服"；34条"葛根黄芩黄连汤方"下之"分温再服"。

《伤寒论》第76条、79条、80条之"栀子豉汤方""栀子甘草豉汤方""栀子生姜豉汤方""栀子厚朴汤方""栀子干姜汤方"后均云："分二服，温进一服。"可证上29条及34条之"再"，专指第二次而言。

③便

"便"作为副词，唐以前多为"立即""当即"之义。而"就""于是"之义，是后起之义。如唐代杜甫诗《闻官军收复河南河北》："即从巴峡穿巫峡，便下襄阳向洛阳。"

《伤寒论》49条："须表里实，津液自和，便自汗出愈。"此处"便"，解作"立即"之义，显然是不妥的。"便"，"于是""就"义。

④却

"却"，唐以前多有返回、返还之义。郑玄《礼记》注："却，返也"；《助字辨略·卷五》："却，还也。"《尔雅·释言》："还，返也。"邢昺疏："回，返也。""返"与"反"通。《左传·哀公十六年》陆德明释文："返，通作反。"

至唐代，"却"始产生出"反而"之义。唐·李白诗："人攀明月不可得，肹却与人相随"；唐·司空图诗："逢人渐觉乡音异，却恨莺声似故山。"《辞通》："却，犹反也。"

《伤寒论》24条："太阳病，初服桂枝汤，反烦不解者，先刺风池、风府，却与桂枝汤则愈"；

104 条："凡柴胡汤病证而下之，若柴胡证不罢者，复与柴胡汤，必蒸蒸而振，却发热汗出而解"；355 条"伤寒厥而心下悸，宜先治水，当服茯苓甘草汤，却治其厥，不尔，水渍入胃，必作利也。"

三条之"却"，均为连词，"反而"义。

⑤血室

把子宫称作"血室"，是唐代的事，汉晋南北朝之时，并无此称谓。

隋代《诸病源候论》卷七："阳明病，下血而谵语者，此为热入血室。"此时"血室"，尚不指子宫。

《千金翼方·卷九·太阳病杂疗法第七》："妇人中风，发热恶寒，经水适来，得之七、八日，热除而脉迟，身凉，胸胁下满，如结胸状，谵语。此为热入血室，当刺期门，随其虚实而取之"；"妇人中风七八日，续得寒热，发作有时，经水适断者，此为热入血室。其血必结，故使如疟状，发作有时，小柴胡汤主之"；"妇人伤寒发热，经水适来，昼日了了，暮则谵语，如见鬼状，此为热入血室。无犯胃气及上二焦，必当自愈。"此"血室"，首次指子宫。

《金匮玉函经·卷三·辨太阳病形证治下第四》："妇人中风，发热恶寒，经水适来，得之七、八日，热除而脉迟，身凉，胸胁下满，如结胸状，其人谵语，此为热入血室。当刺期门，随其虚实而取之"；"妇人中风七、八日，续得寒热，发作有时，经水适断者，此为热入血室。其血必结，故使如疟状，发作有时，小柴胡汤主之"；"妇人伤寒，发热，经水适来，昼日明了，暮则谵语，如见鬼状者，此为热入血室。无犯胃气及上二焦，必当自愈。"

《伤寒论》第 143 条："妇人中风，发热恶寒，经水适来，得之七八日，热除而脉迟身凉，胸胁下满，如结胸状，谵语者，此为热入血室。当刺期门，随其实而取之"；第 144 条："妇人中风七八日，续得寒热，发作有时，经水适断者，此为热入血室。其血必结，故使如疟状，发作有时，小柴胡汤主之"；第 145 条："妇人伤寒发热，经水适来，昼日明了，暮则谵语，如见鬼状，此为热入血室。无犯胃气及上二焦，必自愈。"

《金匮要略·妇人杂病脉证并治第二十二》："妇人中风七八日，续得寒热，发作有时，经水适断，此为热入血室。其血必结，故使如疟状，发作有时，小柴胡汤主之"；"妇人伤寒发热，经水适来，昼日明了，暮则谵语，如见鬼状，此为热入血室。治之无犯胃气及上二焦，必自愈"；"妇人中风，发热恶寒，经水适来，得七八日，热除脉迟，身凉和，胸胁满，如结胸状，谵语者，此为热入血室。当刺期门，随其实而取之。"

⑥一厢

《外台秘要·卷二》引张仲景《伤寒论》百合滑石代赭汤煎服法云："右三味，先以泉水二升，煮百合取一升，去滓，置一厢，又以泉水二升，煮和二味，取一升。""一厢"，为唐时语。"一旁"之义。王维《送李睢阳》："黄纸诏书出东厢"，赵殿成注："正殿两旁有室，即厢也。"

⑦脚

"脚"的本方旬"小腿"。《说文·肉部》："脚，胫也。"《中华大字典》："脚者，膝下踝上，兼胫胻腓之总名。""脚"字指现在的脚，且在书面语言上的使用，是晋以后，大约公元四百年之后的事。

610 年成书之《诸病源候论·卷十三》有"脚气诸病候"。据其中"其状自膝至脚有不仁""或脚指反膝胫洒洒尔""将两手急捉脚涌泉"等句，此"脚"字，正指现在的脚。隋唐时期，尤其是唐代。"脚"字在书面语言上的使用，逐渐增多并普及。于是唐代出现了"脚力""脚价"脚钱""日脚""雨脚"等"脚"字的关联或引伸词。

《伤寒论》中有“脚挛急”“其脚”“两脚“等语，这可视其成书于唐代的又一个佐证。

《伤寒论》第29条：“伤寒，脉浮，自汗出，小便数，心烦，微恶寒者，脚挛急，反与桂枝欲攻其表，此误也。得之便厥，咽中干，烦躁吐逆者，作甘草干姜汤与之，以复其阳。若厥愈足温者，更作芍药甘草汤与之，其脚即伸。”

《伤寒论》第30条：“问曰：证象阳旦，按法治之而增剧，厥逆，咽中干，两胫拘急而谵语。师曰：言夜半手足当温，两脚当伸。”

另，从炙甘草的使用特征，来佐证《伤寒论》成书于唐代。

汉时并无炙甘草的使用。晋时开始使用“炙甘草”。晋时之《范汪方》《刘涓子鬼遗方》《小品方》等，均有使用炙甘草的方剂。

唐代孙思邈《备急千金要方·卷一·序例》：“凡用甘草、厚朴、石南、茵芋、藜芦、皂角之类，皆炙之。”这说明当时似已形成惯例，凡用甘草必炙。但在孙氏的《备急千金要方》中却恰恰相反，方剂中的甘草，基本上都是生用。至682年时，孙思邈之《千金翼方》时，开始真正印证了逢甘草必炙的说法。方剂中用的，几乎全是炙甘草。个别用生甘草的方剂中，反倒要注明“生用”二字。

在《伤寒论》112首方剂中，就有68首方剂中有“炙甘草”，生甘草几乎不用。这与孙思邈凡用甘草必炙的说法，并且与《千金翼方》（682年）凡用甘草必炙的用药特征相符合，这说明《伤寒论》的成书年代距《千金翼方》不会很远。

5.《帝王世纪》之说质疑

《帝王世纪》一书，为晋代皇甫谧所撰。《晋书·皇甫谧传》：“皇甫谧，字士安，幼名静。安定朝那人，汉太尉嵩之曾孙也……谧乃感激，就乡人席坦受书，勤力不怠。居贫，躬身稼穑，带经而农，遂博综典籍百家之言，沉静寡欲，始有高尚之志，以著述为务……谧所著诗赋诔颂论难甚多，又撰《帝王世纪》《年历》《高士》《逸士》《列女》等传、《玄晏春秋》，并重于世。”

《帝王世纪》是专述帝王世系、年代及事迹的一部史书。所叙上起三皇，下迄汉魏。内容多采自经传图纬及诸子杂书，载录了许多《史记》及《汉书》《后汉书》阙而不备的史事。《帝王世纪》是继司马迁《史记》之后，第二个整理历代帝王世系的历史书典，对三皇五帝至曹魏数千年间的帝王世系作了较为详尽的考证和整理。《史记》只将黄帝作为上古历史的开端，而皇甫谧则第一次对黄帝以前的帝王世系进行了研究，排出了三皇时期的帝王世系。

值得注意的是，在《太平御览》（983年）引录的《帝王世纪》中，出现了“《难经》”之书名，于是医家常据此来推断《难经》的成书年代。《太平御览》引录《帝王世纪》之文如下：

《太平御览·卷721》：“《帝王世纪》曰：伏羲氏仰观象于天，俯观法于地。观鸟兽之文与地之宜，近取诸身，远取诸物。于是造书契以代结绳之政，画八卦以通神明之德，以类万物之情。所以六气、六腑、五脏、五行、阴阳四时、水火升降，得以有象。百病之理，得以有类。乃尝味百药而制九针以拯夭枉焉。

又曰：炎帝神农氏长于姜水，始教天下耕种五谷而食之，以省杀生。尝味草木宣药疗疾，救夭伤之命。百姓日用而不知，著本草四卷。

又曰：黄帝有熊氏命雷公岐伯论经脉，傍通问难八十一为《难经》。教制九针，著《内外术经》十八卷。

又曰：“岐伯，黄帝臣也。帝使岐伯尝味草木，典主医病。《经方》《本草》《素问》之书咸出焉。”

《帝王世纪》原书，至唐代已经亡佚。唐以后辑录之本，或有增赘之语，亦或注文误入正文之例。《太平御览》所引，恐是《帝王世纪》辑录之本。《素问》《难经》均为晋以后之书，皇甫谧均不得见，何以引录书名于《帝王世纪》中？况《太平御览》所引《帝王世纪》文中，前文已有“伏羲氏……尝味百药而制九针以拯夭枉”，后又重复“黄帝有熊氏……教制九针……帝使岐伯尝味草木，典主医病”。前面说伏羲氏“尝味百药”，后面却又说岐伯“尝味草木”；前说伏羲“制九针”，后面又说黄帝“制九针”。这种前后矛盾不一的说法，当非《帝王世纪》原文。又，“岐伯，黄帝臣也”，则明显为注文，却出现在了正文之中。

清代姚振宗《隋书经籍志考证》：“《晋书》本传，谧字士安，幼名静，安定朝那人，汉太尉嵩之曾孙也。就乡人席坦受书，勤力不怠，带经而农，遂博综典籍百家之言。始有高尚之志，以著述为务，号玄晏先生，后得风痹疾，犹手不辍卷。武帝频下诏徵为议郎著作郎，并不起。太康三年卒，时年六十八。所著《帝王世纪》《年历》等，并重于世。门人挚虞、张轨、牛综、席纯，皆为晋名臣。”

司马贞《补三皇本纪·序》曰：“近代皇甫谧作《帝王代纪》、徐整《三五历记》，皆论三皇以来事。《唐书·经籍志》：‘《帝王代纪》十卷，皇甫谧撰。’《唐书·艺文志》：‘皇甫谧《帝王代纪》十卷。’《宋史·艺文志》编年类：‘皇甫谧《帝王世纪》九卷。’《玉海》艺文杂史类：‘《中兴书目》曰：晋正始初，安定皇甫谧，以《汉纪》残阙，始博案经传，旁观百家，著《帝王世纪》并《年历》合十二篇。起太昊，迄汉献帝。又曰:《帝王世纪》,《中兴书目》：九卷。’阙周中一卷。按：正始，为魏齐王芳年号。此称晋正始者，犹《汉书叙例》称魏建安也，或是秦始之误。其谓《汉纪》残缺者，指《东观汉纪》也。”

章氏考证《尚书·尧典》正义曰：“《晋书·皇甫谧传》云：女占子外弟梁柳得古文尚书，故作《帝王世纪》，往往载孔传五十八篇之书。今《晋书·谧传》无此语。当是逸《晋书》，又《周易·系词》。正义引谧《纪》太皞、神农、黄帝、少皞、帝喾、尧、舜事。《礼记正义》《初学记》《艺文类聚》帝王部并引之。《御览》皇王部所引尤详。又《御览》州郡部载谧所纪都邑，其书征引《春秋传》世本《战国策》《国语》秦本纪，《汉·地理志》，体裁主于考证。《初学记》引魏武晋爵魏文受禅，《御览》引高贵乡公为成济所害，陈留王就国治邺，正符《隋志》，尽汉魏之语。宋人《书目》谓讫汉献帝，误也。《后魏书·元延明传》称延明注《帝王世纪》，前《志》未见著录。谧又有《年历》六卷，见《唐志》。《隋志》不著录。”

嘉庆十七年，长洲宋翔凤辑本序目曰：“《帝王世纪》，唐以后亡矣。今由旧书略加收采，粗分卷帙，校定其文，灿然可诵。

自开辟至三皇第一，五帝第二，夏第三，殷第四，周第五，秦第六，前汉第七，后汉第八，魏第九，星野及历代垦田户口数第十。又补遗数条。”

《帝王本纪》十卷，来奥撰。来奥始末未详。

《唐书·经籍志》：“《帝王本纪》十卷，来奥撰。”

《唐书·艺文志》：“来奥《帝王本纪》十卷。”

《玉海·艺文》曰：“沈约谥例序云：吴兴人乘奥撰《帝王世纪》，其一篇是谥法。今隋、唐《志》作《帝王本纪》。隋书又作来奥。未知孰是。”

章氏考证《玉海》引沈约谥例序曰：“吴兴人乘奥撰《帝王世纪》，其一篇是谥法。今代所异者。又曰：采乘奥《帝王世纪》谥法篇之异者以为书。隋、唐《志》著作‘来奥’。未识孰是。奥书有谥法篇，则亦分类为篇也。”

按本志传记篇别有访来传十卷，来奥撰。则确为来氏非乘氏，沈隐侯引其书则晋宋时人。

钱熙祚《帝王世纪》序：“皇甫谧《帝王世纪》，南宋人犹太及见之，至宋末始亡。元明人所称述，皆即诸书中辗转授引，非尚见全书也……周官太师、太傅、太保，兹惟三公之文，乃先见于郑志。可见魏晋之际，真古文未尽亡，好事者搜集遗文，重为补缀，盖不出于一，亦不成于一时，宋以后儒者，类能攻驳古文，或断然以为出皇甫谧手，是未取《帝王世纪》之文与孔书互相勘也。西京而下，史籍大备。而秦以前事，惟有太史公书。又疏略已甚。皇甫谧博采经传杂书以补史迁之缺，所引世本诸书，今皆亡佚。断璧残圭，弥堪宝重。其论地理，能于旧说外自出新意……去古既远，梁武通史、无晖科录之类，无一存者，而《世纪》一书，诸家征引独多。”

宋翔凤《帝王世纪集校·序》：“今考《世纪》夏商二代引五子之歌、仲虺之诰，按校文谊，上下不属。又日曷丧之义，上同于伏生。罪在联躬之祷事符于吕墨，较于梅书，违异绝甚。《北史·刘炫传》言炫伪造《连山》《易》，而《世纪》亦引《连山》之文。凡此诸科，大抵羼入。”

《太平御览·卷722》引《晋书·皇甫谧传》时，也出现过增赘文字之错误。《太平御览·卷722》：“《晋书》曰：皇甫谧，字士安，幼沉静寡欲，有高尚之志，以著述为务，自号玄晏先生。后得风痹疾，因而学医，习览经方，手不辍卷，遂尽其妙。”

皇甫谧晚年患了“风痹”病，就是现在所说的关节肌肉疼痛、麻木不仁之病，并不是瘫痪或半身不遂之病。所以他仍然能够伏案著书，“手不辍卷”。同时，皇甫谧又是一位服食“寒食散”的受害者。

《晋书·皇甫谧传》：“臣以尫弊，迷于道趣……久婴笃疾，躯半不仁，右脚偏小，十有九载。又服寒食药，违错节度，辛苦荼毒，于今七年。隆冬裸袒食冰，当暑烦闷，加以咳逆，或若温疟，或类伤寒，浮气流肿，四肢酸重，于今困劣。”

《晋书·皇甫谧传》：“皇甫谧，字士安，幼名静，安定朝那人……后得风痹疾，犹手不辍卷。”

据《晋书·皇甫谧传》，皇甫谧并不是一位医学家。《晋书》也未说皇甫谧得“风痹”病后开始习医，改著医书了。只因为《太平御览》在《晋书·皇甫谧传》“后得风痹疾”句后，增赘了“因而学医，习览经方”八字，遂使文义骤变，皇甫谧变成医学家了。

综上所述，《帝王世纪》由于“诸家征引独多”“辗转授引”的情况，自身容易出现增赘脱讹，再加上《太平御览》所引，也有赘误之失，所以《太平御览》引《帝王世纪》关于《难经》之说，就不足为凭了。

6.《难经》成书于公元510年左右

《难经》成书于《素问》之后，这是古今大多数医家的见解与共识。仅比较两书的内容，就可以证明此说不误。《难经》中每引用或引申《素问》之说，而对于《难经》中诸多创新之说及独家见解，《素问》中却未能出现。为什么？因为《素问》成书在《难经》之前，他不可能看到并引用《难经》之新说。

除了前面说过的《难经》最重要的创新之说——寸关尺定位诊法外，还有一些对后世影响深刻的实用或理论上的创新之说，《素问》中也没有。例如：

（1）“五难曰：脉有轻重，何谓也？然：初持脉，如三菽之重，与皮毛相得者，肺部也；如六菽之重，与血脉相得者，心部也；如九菽之重，与肌肉相得者，脾部也；如十二菽之重，与筋平者，肝部也；按之至骨，举指来疾者，肾部也。故曰轻重也。”

滑寿《难经本义》:“肺最居上，主候皮毛，故其脉如三菽之重；心在肺下，主血脉，故其脉如六菽之重；脾在心下，主肌肉，故其脉如九菽之重；肝在脾下，主筋，故其脉如十二菽之重；肾在肝下，主骨，故其脉按之至骨，举指来实。肾不言菽，以类推之，当如十五菽之重。今按此法以轻重言之，即浮、中、沉之意也。然《枢》《素》无所见。”

叶霖《难经正义》:“菽，豆之总名。诊脉轻重，何独取乎豆，且不言三菽四菽五菽，而必以三累加之？盖豆在荚，累累相连，与脉动指下相类。以此意推之，言三菽重者，非三菽加于一部之上，乃一指下如有一菽重也。通称三部，则三菽也。肺位高而主皮毛，故轻。六菽重者，三部各有二菽重也。心在肺下主血脉，故稍重。九菽重者，三部各有三菽重也。脾在心下主肌肉，故又稍重。十二菽重者，三部各有四菽重也。肝在脾下主筋，故较脾又加重一菽也。肾在肝下而主骨，故其脉之至骨。沉之至也。”

张山雷《难经汇注笺正》:“菽，大豆也。”见《诗经·采菽》郑笺，及《闷宫》“植稺菽麦”释字、《礼记》“檀弓啜菽饮水”释文，又《左·成十八年传》“不能辨菽麦”注，又《公羊·定元年经》“冬十月霣霜杀菽”注，皆同。是古之通诂。若以为豆之总名，则《齐民要术》所引杨泉《物理论》一见之。要知豆类甚多，大小不一。即其轻重，相去甚远。《难经》欲以为辨别轻重之准，不当反以无定之说作主。洄溪之信，非是。

此节言诊脉时下指轻重之分，即所以辨别五脏之气。如三菽则最轻，以察浮部之脉。此属于肺气者；稍用力加重得之，则属于心气者；又递加理以按脾气、肝气、肾气。”

“上言三菽、六菽、九菽、十二菽之重，皆言以指按脉，用力分量之轻重，尤为明白了解。徐洄溪一语道破，直曰持脉、按脉言，最是直接爽快。虽三菽、六菽、九菽、十二菽，亦不过借以标示指下用力之浅深，以求分察浮、中、沉三候之脉气。固当以意逆之，必不能手握权衡以较量其是否确性。但按指轻重，亦自有一定之程度耳。菽为大豆，荅为小豆。自古有至确之训诂，不可诬也。”

王树权《图注八十一难经译》:“本难讲述了诊脉的基本指法。医生以手指灵敏的触觉来体验病者寸口脉搏时，要采取先轻手浮取（医生的三个手指好比在荚中累累相连的豆），手指的指力以一粒大豆的重量按下，以后逐渐加重指力，这样是为了体察不同深度的脉象变化。”

（2）“八难曰：寸口脉平而死者，何谓也？然，诸十二经脉者，皆系于生气之原。所谓生气之原者，谓十二经之根本也，谓肾间动气也。此五脏六腑之本，十二经脉之根，呼吸之门，三焦之原，一名守邪之神。故气者，人之根本也。根绝则茎叶枯矣。寸口脉平而死者，生气独绝于内也。”

“脐下肾间动气者，人之生命也。十二经之根本也，故名为原。”

滑寿《难要本义》:“肾间动气，人所得于天以生之气也。肾为子水，位乎坎，北方卦也。乃天一之数，而火、木、金、土之先也。所以为生气之原，诸经之根本，又为守邪之神也。原气胜则邪不能侵，原气绝则死，如木根绝而茎叶枯矣。故寸口脉平而死者，以生气独绝以内也。

此篇与第一难之说，义若相悖。然各有所指也。一难以寸口决生死者，谓寸口为脉之大会，而谷气之变见也。此篇以原气言也。人之原气盛则生，原气绝则寸口脉虽平犹死也。原气言其体，谷气言其用也。”

叶霖《难经正义》:“肾间动气，为生气之原。即《素问·阴阳离合论》曰：‘太冲之地，名曰少阴’者是也。太冲者，肾脉与冲脉合而盛大，故曰太冲。夫肾间则冲脉所出之地，外当乎关元之分，而三焦气化之原，十二经之气，皆系于此，故曰根本也。挟任脉上至咽喉，以通呼吸，故曰呼吸之门。上系手三阴三阳为支，下系足三阴三阳为根，故越人引树以设喻也。是气也，为十二经之原，三焦之府，主宣行营卫者也。又为精神所舍，元气之所系也。一名守邪之神者，以命门之神固守，邪气不得妄入，入则死。若肾气先绝于内，其人不病，病即危矣。

按："肾间动气，为十二经生气之原，统辖营卫者也。盖人身气血之升降，必由呼吸以循环，吸入天之阳，呼出地之阴。心主君火，吸入之气，乃天阳也，亦属火。其气由鼻入肺历心，引心火从心系循督脉入肾，又从肾系以达下焦胞室，挟膀胱至下口，其吸入天之阳气，合心火蒸动膀胱之水，化而为气，循冲任而上，过膈入肺，而还出于口鼻，上出之气，在口舌脏腑之中，则为津液。由诸气街外出于皮毛，以熏肤润肌则为汗，此火入水中化气之理，即乾坤相交三索之义，故曰人与天地相参也。"

徐大椿《难经经释》："肾间，两肾之中间也。动气，气所开合出入之处，即所谓命门也，其说详三十六难中，吸入肾与肝，故为呼吸之门，即所谓动气是也。三焦与肾同候，而肾属下焦，故曰三焦之原，谓三焦所从出也。守邪未详，或谓元气既足，则邪不能伤，故曰守邪，未知是否。气，即原气也。原气在人，犹草木之有根本，若草木根绝，则茎叶枯落。人之原气，亦犹是也。"

丁锦《古本难经阐注》："此章首明命门三焦一气同原之义。所谓生气之原者，即两肾中间命门原也。呼出气起于此，吸入气纳于此，故十二经脉之气，皆系于此，所以为五脏六腑之本，十二经脉之根，呼吸之门，三焦之原也。人有此原气，邪气不能伤其身，守于内，而充于外，故曰守邪之神。若此气绝，犹草木之根绝，茎叶即枯。虽寸口脉平，必死。若此气未绝，虽寸口脉无，亦不死也。是即十四难之上部无脉下部有脉，虽困无能为害也。"

黄元御《难经悬解》："气根于水。肾间动气，是谓人身生气之原，五脏六腑之本，十二经脉之根，呼吸之门，三焦之原，一名守邪之神。此气者，人之根本，譬如树木，根绝则茎叶枯矣。寸口脉平而人死者，水中生气独绝于内也。守邪之神，保固真气，捍御外邪也。"

王树权《图注八十一难经译》："此难指出肾气在人体生理上的重要意义。中医学认为，肾藏精。精是来源于水谷维持人体生命活动的基本营养物质，藏于肾，而又能随时供应五脏六腑的需要。生殖方面的精，是人类所以能够生育繁殖最基本的物质，也藏于肾。人体的整个生长发育过程都是与肾气（肾的功能）有关。十二经脉之所以根源于肾，主要是有赖于肾水（肾阴）、（肾阳）命火（即'命门之火'，命门是生命之本的意思）之相济。肾藏精，又主命门之火（心主'君火'，肾火对心而言，为'相火'），为人身元阴、元阳之气的所在，也就是说，五脏六腑和十二经脉，只有得此气（'肾间动气'）之助，才能各自发挥正常的生理功能。

古代学者吕广解释说："十二经皆系生气之原，所谓生气之原者，为十二经本原也。夫气冲之脉者，起于两肾之间，主气，故言肾间动气；挟任脉上至咽喉，通喘息，故云呼吸之门；上系手三阴三阳为支，下系足三阴三阳为根，故圣人引树以设喻也。其三焦之原者，是三焦之府，宣行荣卫，邪不妄入，故曰：守邪之神也。人以尺脉为根本，寸脉为茎叶，寸脉虽平，尺脉绝，上部有脉，下部无脉者，死也。"这一解释，清楚指出"人身十二经脉，全靠肾间动气以为生长发育。肾气犹存，好比树木之有根，枝叶虽枯，根本不坏，尚有生机。肾气未绝，则脉必有根。沉以候肾，尺以候肾，尺脉沉取应指有力的，是有根的脉象。诊脉时，尺脉有根无根是一个重要问题。"

山田业广《难经辑释备考》："夫气冲之脉者，起于两肾之间，主气，故言肾间动气（按桂山先生云，所谓五脏六腑之本，十二经之根，与《灵枢》曰五脏六腑之海者，所指必同。且《阴阳离合论》云，太冲之地，名曰少阴。《动输篇》云：与少阴大络，起于肾。则吕氏之说，有所据焉。三十一难，有故名曰三焦，其府在气街，一本曰冲一语，盖亦吕氏所据，详见《医賸》）挟任脉，上至喉咽（按《脉诀集成》引，作'咽喉'），通喘息，故云呼吸之门。上系手三阴三阳为支，下系足三阴三阳为根，故圣人引树以设喻也……柳洪先生云：按肾间动气，《补注》《经释》为命门之气，《本义》为人所得以生之气，不若吕注之长矣。吕氏去古不远，必有师受。且考之经文，其言凿凿可据矣。夫肾间则冲脉所出之地，外当乎关元（按脐下三寸，足三阴任脉之会，小肠之募）之分，而三焦气化之所原也。其所称动气者何？静者为阴，动者为阳，动气则阳气之谓也。《素问·阴阳离合论》曰：大冲之地，名曰少阴。《次注》：大冲者，肾脉与冲脉，合而盛大，故曰大冲。又《举痛论》曰：冲脉起于关元，随腹直上，寒气客则脉不通，脉不通则气因之，故喘动应手矣（王言起自此穴，即随腹而上，非生出由此也。其本原乃起于肾下也），又《骨空论》曰：冲脉者，起于气冲（在毛际西旁，鼠鼷上，同身寸之一寸也），并少阴之经，侠脐上行。《灵枢·海论》：冲脉者，为十二经之海。《逆顺肥瘦》曰：冲脉者，五脏六腑之海也。五脏六腑皆禀焉，其下者，注少阴之大络，出于气街。《动输篇》曰：冲脉者，十二经之海也，与少阴之络起于肾。《百病始生篇》曰：虚邪之中人也，其著伏于伏冲之脉者，揣之应手而动。是则冲脉所出之地，在于两肾之间，实为十二经脉之根本也。六十六难曰：脐下肾间动气者，人之生命也，十二经之根本也。名曰原。三焦者，原气之别使也，主通行三气，经历于五脏六腑。原者，三焦之尊号也。是则与此段之义，互相发挥。可见动气者，冲脉所主之气，真元之阳，三焦气化之原，而生命系焉。”

（3）“三十六难曰：脏各有一耳，肾脏独有两者，何也？然：肾两者，非皆肾也。其左者为肾，右者为命门。命门者，谓精神之所舍，原气之所系也。男子以藏精，女子以系胞。故知肾有二也。”

“三十九难曰：经言腑有五，脏有六者，何也？然：六脏者，正有五腑也。然五脏亦有六脏者，谓肾有两脏也。其左为肾，右为命门。命门者，为精神之所舍也。男子以藏精，女子以系胞。其气与肾通，故言脏有六也。”

腑有五者，何也？

然：“五脏各一腑，三焦亦是一腑，然不属于五脏，故言腑有五焉。”

徐大椿《难经经释》：“《灵》《素》并无右肾为命门之说。惟《灵·根结篇》云：‘太阳根于至阴，结于命门，命门者目也。’《灵·卫气篇》亦云：‘命门者目也。’《素·阴阳离合论》云：‘太阳根于至阴，结于命门，名曰阴中之阳。’经文所云止此。又《灵·大惑论》云：‘五脏六腑之精气，皆上注于目而为之精。’此目之所以称命门之义也。若肾之有两，则皆名为肾，不得名为命门。盖肾为牝脏，其数偶，故北方玄武，变有龟蛇二物。龟为阴中之阴，蛇为阴中之阳，即是道也。若命门之说，则《黄庭经》所谓‘后有幽阙前命门，’意颇相近。而注家又以命门为脐，则其说亦不足引据。愚谓命门之义，惟冲脉之根柢足以当之。《素·举痛论》云：‘冲脉起于关元，’关元穴在脐下三寸。《灵·逆顺肥瘦论》云：‘冲脉者，五脏六腑之海……其下者，注少阴之大络，出于气街。’《海论》又以冲脉为血海，此其位适当两肾之中，真可称为命之门。其气虽与肾通，然不得以右肾当之也。”

叶霖《难经正义》：“肾有两枚，左右各一。一主水，一主火，应乎升降之机也。命门者，以其为三焦之根，十二经元气之海，藏精施化之具，系胞受孕之处，为人生命之原，故曰命门也。

《灵枢·根结篇》《素问·阴阳离合论》所谓太阳根起于至阴，结于命门。命门者，目也。此指太阳经穴终于睛明，睛明所夹之处为脑心，乃至命之穴，故曰命门，与此义不同。然实指右肾为命门，恐未尽是。以气脉论之，水升于左，火降于右，左右者，阴阳之道路，升降之枢机。越人诊脉独取寸口，以左尺候水，右尺候火，故左名肾，右名命门。其义或取于此。按：西医言肾形如豆，色紫质坚，颇类猪羊之肾，左右两枚，长约三寸，阔约寸半，厚约七、八分，其重约三两至四两。人高肾大，人矮肾小，位在脊骨十二节间，周围三焦脂膜包裹。肾中有油膜一条，贯于脊骨，名为肾系，下通网膜。又有气管由肺而下，附脊循行，下入肾系，而透入网膜，达于丹田下焦之原。

夫两肾属水，中间肾系属火，即命门也。《素问·刺禁论》云：‘七节之旁，中有小心’者，即指命门言也。人与天地相参。命门与太极相似，太极生两仪，两仪生四象，四象生八卦，八卦生六十四卦。自命门生两肾，两肾生六脏六腑，六脏六腑生四肢百骸之类。故人之交媾，未有精聚，先有火会，是火为先天之本始，水为天一之真元。肾中之火，名曰相火，即坎中龙雷之火也。是一阳陷于二阴之中，乃成乎离，而位于坎，即两肾有命门之义也。

命门乃三焦之根，为相火之宅。相火布于三焦，即由命门始也。陈无铎谓有脂状如手大，正与膀胱相对，有白脉自中出，夹脊而上贯于脑者，亦指三焦肾系而言也。越人独取寸口诊候，此相火生脾土，命脉寄夫右尺，故作左为肾，右为命门以解之。亦水升于左，火降于右之义也。”

丁锦《古本难经阐注》：“此承录上章，复发明命门在于两肾中间之义，所以又补出原气之所系也。盖所谓原者，即三焦之原。六十六难云：脐下肾间动气者，人之生命也，故名曰原。观此亦可以无疑矣。但后人不明此义，将谓三焦与胞络为表里，出自《内经》一阴一阳之定耦，初无命门三焦表里之说，惟《灵枢·根结》及《素问·阴阳离合》等篇，有‘太阳根于至阴，结于命门。命门者目也。’此指太阳经穴终于睛明，睛明所夹之处，是脑心乃至命之处，故曰命门。此外并无命门之说。而右肾为命门，实见于此。但《难经》皆出于《内经》，必有确据，诚如滑氏之注七难云，篇首有‘经言’二字，考之《灵》《素》并无，或越人时别有上古之本，是未可知也。惟是右肾为命门，男子藏精，女子系胞，则肾将藏何物，此又无怪乎其疑也。观《经脉篇》，有左为肾，右为子户。夫所谓子户者，即子宫也。即俗名子肠也。子肠居直肠之前，膀胱之后，当关元、气海穴之间，男精女血，皆存乎此。曰丹田、曰气海，实则一子宫耳。子宫之下有一门，女子曰产门，男子即泄精之道。男之施由此门而出，女之摄由此门而入。胎元既足，复由此而出。即如四十四难七冲门者，皆指出入之处。乃见凡出入皆谓之门。而此系先天立命之本，焉得不谓之命门呼？是即男子藏精，女子系胞，皆有归着，正合六十六难脐下肾间动气之说。而千古之疑可顿释矣。至于十二经之阴阳表里，固已天然配就，若以命门再配一经，是肾脏惟一，而经居其二，必无是理。且《内经》有督脉十椎中是命门原属于肾之句，当以‘原’字读断，则知命门在原，并知两肾俱非藏精系胞之所。其天一真阴，藏于两肾中间，命门之原，而气通于左。坎中之真阳，藏于两肾中间，命门之原，而气通于右。故左肾为水，右肾为火，越人以命门之真阳，分配右尺臣火之位，理宜然也……人身命门之气，无不流通。但阴脉独荣五脏，阳脉独荣六腑耳。阴脉者，三阴脉也；阳脉者，三阳脉也。循环无已，行于五脏六腑而不覆溢者，谓不倾而不满也。又曰，人气内温于脏腑，外濡于腠理者，言人命门一阳之气，内则温养脏腑，外则濡润腠理，无微不到，无处不周。”

张山雷《难经汇注笺正》：“肾虽有两，其体其用，究无分别。《难经》于此，独以左右分析言之。盖出于周秦之世，学说分歧，好为新颖，借以自树一帜，此亦当时风气使然。固不必尽合于化育原理。然谓命门为精神之所舍。原气之所系，则仍以为此是吾身精气神之根柢，固亦与肾元所区别。三十九难且谓其气与肾通，是离别立命门之名。三十九难且谓其气与肾通，是离别立命门之名，而肾中水火阴阳，并未劈分为二，于生理尚无甚大悖。不意后人因此，遂生左水右火之议，自谓从《难经》得来。其实《难经》数节，何有定说？此所谓李斯学荀卿而又甚者，岐之又岐，当亦为古人所不及料。伯仁此节本义，亦未说到水火分配左右，犹有斟酌。若灵胎据《素》《灵》以驳命门非肾，立说固自有征，其实彼此各是一义。《难经》之为此说者，初非以此之命门，以附《素》《灵》。肾为牝藏，其说是也。北方龟蛇，借以取象，原无不可，然必谓左水右火，已非《难经》本旨。而又以《黄庭经》为证，则左道旁门，即从《难经》附会为之，岂可为据？考西学家言生殖器官，女子有子宫，而阳精则聚于外肾，且与内肾竟无关系。可知男子藏精，女子系胞之说，本是理想之辞，至今日已当置之杞宋无征之例。则所谓命门者，不过悬拟言之，原非确有此一物。而灵胎必欲求其处以实之，亦只见其穿凿附会耳。"

山田业广《难经辑释备考》："肾之有两者，以左者为肾，右者为命门也。丁云，言命门者为人之生命之门也。男子于此而藏精，受五脏六腑之精，而藏之也。女子于此而系胞，是得精而能施化，胞则受胎之所也。柳沜先生云，《素问·上古天真论》曰：肾者主水，受五脏六腑之精而藏之，故五脏盛乃能泻焉。是男子所言藏精也。先子曰：女子系胞之胞，指子宫言焉。然《说文》曰：胞，儿裹也，从肉包声。《汉书·外戚传》颜师古注曰：胞，谓胎之衣也，即胞衣之义，非子宫也。唯《素问·五脏别论》曰：脑髓骨脉胆女子胞，此六者，地气之所生也。《气厥论》曰：胞移热于膀胱，则癃溺血。《灵枢·五音五味篇》曰：冲脉任脉，皆起于胞中云者，与此段同义。

原气，谓齐下肾间动气，人之生命，十二经之根本也。（八难）此篇言非皆肾也。三十九难亦言，左为肾，右为命门。而又云，其气与肾通。是两肾者，其实则一尔。此通三十八、三十九难诸篇，前后参考，其义乃尽。

徐云，按《灵》《素》并无右肾为命门之说，惟《灵·根结篇》云，太阳根于至阴，结于命门。命门者，目也。《灵·卫气篇》亦云，命门者目也。《素·阴阳离合论》云，太阳根于至阴，结于命门……又柳沜先生云，按《五行大义》曰，八十一问云，脏各有一，肾独两者，何也？左者肾右者命门。命门者精神之所会也。问云，前释肾阴故双，今言左肾右命门，此岂不自乖张乎？答曰："命门与肾，名异形同，水脏则体质不殊，故双。主阴数为名，则左右两别，故各有所主。譬如三焦膀胱，俱水府，不妨两号。此说实得经旨。"

王树权《图注八十一难经译》："本难论述了肾与命门的区别及命门的部位和功能。'命门'，是'生命的根本'的意思，《难经》首开右肾为命门之说，并详细地论述了其功能。中医对命门十分重视，提出'命门为元气之根，为水火之宅'。历代医家皆视命门为重要的生殖之本，命门之火就是生命之火。如命门之火不足，可以引起性欲减退或阳痿等症。反之，命门之火妄动，可以引起性欲亢进。然而历代著述，对命门部位论述欠详。有人认为，命门有形体存在，居两肾中间，与肾阳作用相似。也有人认为，命门无形，是肾功能的一部分，即肾阳。本难'肾两者，非皆肾也，其左者为肾，右者为命门'的说法，不妥切。根据命门的功能及结合现代医学的研究，命门很可能是指肾上腺而言。

此问题有进一步探讨的必要。'左右'两个字，不能以人体的部位左右来对待，应从肾阴、肾阳两方面的功能来理解。同理，男左、女右和左火、右水，也都是在讨论阴阳的道理。"

凌耀星《难经校注后记》："突出以肾（命门）元气为根本，三焦为别使的生理病理学说，是《难经》不同于《内经》的独特的理论体系。它也贯穿于诊断，治疗等各个方面。这种对生命的基本观点，反映了人体内在的统一整体思想……命门系原气，舍精神，其气与肾通。肾有两脏，'其左者为肾，右者为命门'。命门者，诸精神之所舍，原气之所系也。男子以藏精，女子以系胞（三十六难）'命门者……其气与肾通。'这里虽说左为肾，右为命门，但两者之气既相通，同为原气之所系。且命门之'藏精''系胞''精神之所舍'与'肾藏精与志'（三十四难）亦完全一致。可见命门与肾两者一而二，二而一，原不可分割……以肾（命门）——元气——三焦为轴心的生命观，贯穿于医学的各个环节，自成系统。这一理论开命门学说的先河，对历代医家产生极为深远的影响。如华佗《中藏经·论肾脏虚实寒热生死逆顺脉证之法》云：'肾者，精神之舍，性命之根……肾气绝则不尽其天命。'明·虞抟《医学正传》云：'夫人有生之初，先生二肾，号曰命门，元气之所司，性命之所系焉。是故肾元盛则寿延，肾元衰则寿夭，此一定之理也。’明·张介宾《景岳全书·传忠录》云：‘命门为精血之海……为五脏六腑之本，为元气之根’‘一阳之元气，必自下而升，而三焦之普护，乃各见其候……此以三焦论火候，则各有所司，而皆归之命门……此实生生之本也。’诸家之论，显然均渊源于《难经》。”

《素问》成书于490年左右，而《难经》在《素问》之后，故其成书上限当在490年之后。

阮孝绪的《七录》成书于公元523年，书中载有“《黄帝众难经》一卷，吕博望注”。唐代李善《文选·七发》注引用了《难经》之文。《文选·七发八首》“虚中重听，恶闻人声”，李善注：“《素问》曰：何谓虚？答曰：精气夺则虚。《黄帝八十一问》曰：阴病，恶闻人声。”

隋代萧吉《五行大义·卷三》（525—606年）：“《八十一问》云：五脏俱等，心肺独在膈上何？何曰：心主气，肺主血，血行脉中，气行脉外，相随上下，故曰营卫，故令心肺在膈上也。”此为《难经·三十二难》之文。三十二难云：“五脏俱等，而心肺独在膈上者，何也？然：心者血，肺者气。血为荣，气为卫，相随上下，谓之荣卫，通行经络，营周于外，故令心肺在膈上也。”

自《素问》之490年之后，《七录》之523年之前，所以我们说《难经》之初本，约成书于510年左右。

7. 范行准《黄帝众难经注、玉匮针经作者吕广的年代问题》

范行准先生通过翔实的考证，指出吕广不是三国时孙吴之人，而是梁隋之人，并肯定了清代姚际恒《古今伪书考》认为的《难经》为六朝人伪托之说。这对于考证《难经》的成书年代来说，确有发蒙解惑、指点迷津的作用。现全文引录如下（该文刊载于《上海中医药杂志》1957年10月号）。

（一）

吕广在中国医学历史上是一位重要的人物。据说他是第3世纪孙权赤乌二年（239年）太医令，为第一个注解《黄帝八十一难经》的医家。他较第一个注《素问》的全元起，还早二百多年。所以日本丹波元胤评吕广注《众难经》说“盖医经之有注，莫先于此书”是也。依此看来，他在中国医学历史上是应秉笔特书的。但我以为这是因袭的历史传说。换言之，他的历史年代是有问题的。只有先把它弄清楚之后，才能对他的历史评价作出正确的估计。

最早记载吕广注解《黄帝八十一难经》的是梁阮孝绪《七录》：

《黄帝众难经》一卷，吕博望注，亡（《隋书·经籍志》注引）。

这里没有说明吕博望是什么朝代的人。虽然这书在唐初长孙无忌等撰《隋书·经籍志》时已经亡佚了，但只能说亡佚的是此书的单行本。其亡佚的原因，可能是杨玄操《黄帝八十一难经注》的行世之后。因杨玄操《难经注》固把吕广的《难经》注文全部收进去的。玄操自序《难经注》说：

逮于吴太医令吕广为之注解，亦会合玄宗，足可垂训；而所训未半，余皆见阙……吕氏未解，今并注释，吕氏注未尽，因亦申之。

可知杨注就是因吕广之注而扩充的。宋代晁公武《郡斋读书志》著录玄操《难经注》云：

《黄帝八十一难经》一卷，右秦越人撰。吴吕广注，唐杨玄操演……（卷三下，医家类）。

但仍没有说吕广是什么朝代人。这里的吕广，即《七录》的吕博望。熊均《医学源流》说：“按名医图有吕博无吕广，予疑博即广也。”而日本僧幻云作《史记·扁鹊仓公传》附标时，所见吕广《八十一难经注》本有二，一作吕广，谓“吕氏本名‘广’，避隋代国讳，遂传为‘博’”。丹波元简亦言其说，谓“吕博望即吕广也。魏・张揖《广雅》，隋曹宪为之音释，避炀帝讳，更名《博雅》（详见丹波氏《医籍考》）。清・姚振宗《隋书经籍志考证》亦主此说。并云“本志作吕博望，似即其字”。我以为吕博望即吕广，没有问题。但说博望即吕广之字，恐未必然。可能是“吕广望”。六朝时称谓人名往往减去其中一字，故称吕广（其说详后）。

但首先说吕广为三国孙吴时人，为唐人所作的《玉匮针经》序：

吕博，少以医术知名，善诊脉论疾，多所著述。吴赤乌二年为太医令，撰《玉匮针经》，及注《八十一难经》，大行于代（《太平御览卷七百二十四》）。

按《玉匮针经》一书，见于《隋志》。其书至北宋尚存。王尧臣《崇文总目》著录其书，作“《金滕玉匮针经》二卷”，盖其全书之名。《宋史・艺文志》又有“吕广《金韬玉鑑经》二卷”。其书原为三卷，宋绍兴时《秘书省编到四库阙书目录》，作“《金韬玉镜经》三卷”，注云：“阙”。盖其书原为三卷，至绍兴时已佚去一卷了。故《宋志》作二卷。根据吕广以“《金滕玉匮》”“《金韬玉镜》”等字眼来作书名，结合到杨玄操序《难经》中提到吕广《难经注》是“亦会合玄宗，足可垂训”等语，不难看出吕广也是一位有道家修养的人。但当孙权时，由于于吉与孙策关系，道教并不为他们所重视。如吕广其人，恐亦不会用作宫廷医生。所以说吕广在孙权赤乌二年为太医令，是与当时客观实际情况不相符合的。

那么为什么《玉匮针经》序文的作者会把第六世纪时的医家吕广，说成第三世纪时的太医令呢？我想由于当时盛行张子存的“《赤乌神针经》”一书所附会的。《赤乌神针经》一卷，见于《隋志》。不著撰人姓氏。但旧、新《唐志》并著“张子存撰”。据唐代李林甫《大唐六典・太医署门》所说，《赤乌神针经》，是唐代太医署针科博士教授针生的教科书，它与《素问》《黄帝针经》《明堂脉诀》《流注偃侧图》等书，有同等地位。姚振宗说：“《赤乌神针经》，似即吕广《玉匮针经》而论述之，故冠以赤乌年号。”虽是本末倒置的话，却已点破两书曾经发生过相互的关系。说他本末倒置，是因“《赤乌神针经》”一书在前，而“《玉匮针经》”在后。前代人的书是不能采用后代人的书的。所以我们只能说“《玉匮针经》”有采用“《赤乌神针经》”，而不能说“《赤乌神针经》即《玉匮针经》而论述之”的话。此因姚氏不知张子存是第四世纪左右之人，所以有此错误。但他指出两书发生过轇葛这一点，是不错的。我们应循这一点做进一步的探讨，以期明了吕广是第六世纪年代的人，而并不是第三世纪年代的人，才能纠正过去说他是第一位注解医经人物的错误看法。

（二）

《赤乌神针经》一卷，《隋志》虽不著录撰人姓氏，但两《唐志》都说它是张子存撰。而此书又是唐时针生的教科书，当是可靠的。但张子存始末无考。我以为是西凉刘昞《燉煌实录》所载的张存。《实录》说：

张存善针，有奴逃亡，存宿行针缩奴脚，欲行则使针解之（《太平御览》卷八百五一引）。

此事北魏・崔鸿《十六国春秋・前凉录・张存传》中亦载之。盖本于刘昞之书。张存与张子存当是一人。犹医家胡道洽之称胡洽，陶弘景之称陶景，以及前说吕广望之作吕广。六朝时颇多此例。张存把他的针术，来压制奴隶，固属一种残酷行为，但不能不说他的针术是神妙的。明・冯犹龙《谭概》，录之以入《灵迹》，盖非无因。今详刘昞《燉煌实录》，是一部收录河西燉煌先贤明德的地方性传记书。自然张存是这一地区的人物，故崔鸿把他列入《前凉录》。前凉是那时五胡乱华时北方惟一属于汉族人张轨父子所管辖的河西地区。前凉的兴亡年代起西晋惠帝永宁元年，迄东晋孝武太元元年（301—376 年）。前凉的疆域奄有今之陕甘内蒙青海等省区之一部地区，那末张存是生活于第四世纪和那一地区的有名的针医。但他的针术虽神，并有著作，却因远处边陲，又值华戎混战，中原云扰，未能远播。其书至隋统一中国后才流入中原。

至宋代张杲《医说》，有《张子信传》，说他亦以医术知名。《医说》所据的是张太素《齐书》。今《北齐书》亦有《张子信传》。《太平广记·方士类》引《三国典略》，亦有《张子信传》，并属北齐人。此与《燉煌实录》的张存，自属两人。

张子存的《神针书》何以冠以"赤乌"两字？这是应当首先解决的问题。我以为作者是"赤乌"那个地方的人。或其书在"赤乌"地方做成的，故把"赤乌"这一地名冠于书名之上。原来当时的凉州（今武威）城内，有"赤乌镇"这一地名。唐·李吉甫《元和郡县图志》在赤水军下注云：

在凉州城内……本赤乌镇（卷四十·凉州）。

按此"赤乌镇：，盖即《穆天子传》的"赤乌氏"地方："天子自春山西征，至于赤乌氏"，那么"赤乌"地名，早在公元前周穆王时代已有了。张子存书所以冠以"赤乌"二字，我以为有两种原因：其一，是张子存可能是凉州人，住过赤乌镇上，并在这个地方写成了《神针经》，故冠以"赤乌"地名以示纪念。而其人后来又流寓于燉煌，故《燉煌实录》为之立传；盖自来地方志传，即有收录流寓人物的通例。其次则张存原籍是燉煌人，流寓于凉州，其原籍的志传亦往往著其人物。至书名冠用地望，亦不始于张子存。以吾医家的著作而言，如三国时代魏之阮炳，其方书名为"《阮河南药方》"，因阮炳曾为河南尹。事详《三国志·魏书》杜恕传注。东晋·范汪有《范东阳方》，则以范汪曾做过东阳（金华）太守。他们把书名冠以地望，并有纪念之意（但亦有为后人所题称的）。

盖作吕广《玉匮针经》序者，不知"赤乌"二字之义，把张子存《赤乌神针经》的"赤乌"两字附会为孙吴时代的"赤乌"年号，并因吕广是吴地人和或曾为梁隋间的太医令，遂附会为孙吴赤乌二年"太医令"。其实论时间，两人相距两三个世纪；论地点，一在塞外，一在江南，相距不下万里而遥，如何可以互为混淆泥？这因当时张子存的《赤乌神针经》，和吕广《玉匮针经》有过混淆。作《玉匮针经》序文的人，只知"赤乌"是孙权的年号，不详其为地名。吕广又是吴人，做过太医的，因而有"吴赤乌二年为太医令"的附会。至张子存的《赤乌神针经》，在唐代虽为一部教授针生的教科书之一，但宋后就亡佚了。《玉匮针经》虽也早已亡佚，但我们尚能在第 11 世纪初的日本康赖《医心方》中，找到一条计十六字的遗文。

（三）

张子存的《赤乌神针经》，约成于第 4 世纪的中叶，而吕广《玉匮针经》约成于第 6 世纪中叶（按吕广书见于阮孝绪《七录》，阮氏卒于梁大同二年，即 536 年）。我说吕广是梁隋间人，是根据明嘉靖刊本的北宋党永年《神秘名医录》范枢密（范仲淹？）《残议难经》中的话的。它是现存文献中最早记载吕广是隋代吴地人的一部书。《名医录》说：

公尝谓虞国有名师越人，授桑君之术，为一代之良医。后得黄帝之妙，属《素问》残遗之篇，法曰黄帝之称，述曰《八十一残经》也。传于隋，则有吴·吕广，辄为解注。广患润释难备，始为之《难经》也。后有杨玄操再加编次，疏解未尽，沿旧称呼号"难"……（卷上·议残难经）。

其次，元·吕复亦持此说：

吕复云：……隋时有吕博望注本，不传（《医说续编·卷一·论难经》）。

清代咸丰时李炳芬《医林集传》亦有"隋·吕博望《难经注》，今失传"之说。盖本《医说续编》所引吕复的话。因李氏在《医林集传》吕博望前又说“还有吴·吕广，官太医令，著《难经》”。这显然也把一个人分属两个朝代而成为两个人了。因为他只知沿守旧说，抄袭陈篇，没有想到吕广与吕博望原是一人之故。

从以上的文献上看来，都可证明吕广是隋以前人而非孙吴时人，是极显明的。

吕广所注《难经》，唐初虽已失传，但几乎全部保存于宋代王九思《难经五家注》中。丹波元胤所谓：“其说辑在王翰林《集注》，几乎所谓名亡而实不亡者，亦幸哉！”我曾从王氏《集注》中辑出吕广书原文，觉得它并没有魏晋以前医家如张仲景、皇甫谧诸人撰述的风格。民国初年，并研廖平作《难经经释补证》时，已斥为假讬。他说：

《提要》以《难经》为真越人，已可怪。至以吕注为真出三国，则尤为无识。考《难经》，《新唐书》乃题秦越人，原不足据。吕注亦必出依托无疑。《隋志》注中虽有“《七录》有《吕注》”，明言已亡。是《吕注》，《隋志》已不著录。今复有传本，必后人假托为之。伪中之伪。此有实据，非空言也。考吕称吴太医令，其人与康成、仲景相先后，在叔和、士安之前。仲景书几亡而赖叔和以存，吕书乃能附《难经》以独传？经至宋（唐？）始题撰名，而注则早在千载以上，一也。康成、仲景笃守古法，叔和、士安不参异学，虽下至《千金》《外台》亦然。吕氏一人乃于三国时已创专诊两手之法，经脱而注先，万无此理，二也……吕氏时代，乃与仲景同，远在隋明千载以上，使果真书，岂非医门至宝？扁鹊遗法，必多存留。今考吕注空疏谫陋，顺文敷衍，与纪（天锡）、滑（寿）晚出之书有何分别？以此为真古书，则申培诗传、子夏诗序，亦真三代汉初之书矣，三也。三国时吴人注书，今所存《国语》韦注，陆氏《易说》，与两汉不甚相远。今以吕注比韦、陆、何啻霄壤之别，四也。

专诊两寸，创于《难经》，丹波元简、唐容川言之详矣。唐君（彭县人）康成之寸口，阳明九脏同法《内经》。仲景于妇女亦诊趺阳少阴。吕氏生长其时，何能突改古法，创诊两手？此齐梁之后，妇女不便诊喉足，乃立此法以求食。《经》在叔和以后，《注》出叔和以前，五也。大抵今本《吕注》因《隋志》之文而补撰，《隋志》即伪，此本尤伪中之伪。纪熊号为博极群书，善于甄鉴，以《灵枢》为伪，以《吕注》为真，其与三家村学究相去几何？此则不能不曲为之讳者也……（总论）。

廖氏说《吕注难经》不像三国时人所做，这是正确的。但末后说今本《吕注》是金元以后医家根据隋注而伪撰，那就错误了。因如据廖氏此说，势必认吕广确属三国时吴人，无异说吕广曾经注过《难经》，而其后亡了，复有人为之补撰，否则是不能这样说的。他不知吕广是齐梁间人，入隋犹在，故党氏《名医录》引范氏说称为“隋人”。犹颜之推经齐梁诸朝，至隋犹在。以吾医家书而言，则有杨上善《黄帝内经太素》作于北周，而其人至隋犹在。至阮孝绪《七录》有吕广书，亦不足怪。

如唐代长孙无忌等人所撰《隋书·经籍志》中，也往往有唐初医家的著作，如宋侠《经心录》一书，即见于《隋志》。而指吕广为吴者，并非孙吴之吴而是吴地之吴。吴为郡望，殆因其人在梁隋间曾做过太医令，故简称“吴太医令”。玄操诸人叙其行谊，遂据以入说。晁公武诸家簿录，亦仍而不改，廖平稽古论学，昧于人世，徒持真伪之说以聒人，是亦今文家公羊学派的通病。

今本《黄帝八十一难经》，不见于梁《七录》，而见于《隋志》，至五代时刘昫等撰《唐书·经籍志》，始题“秦越人撰”，欧阳修等《新唐志》仍之。盖宋齐以前尚无今本《难经》，是可以肯定的。在三国时更不能有孙吴太医令吕广其人来为它作注。廖说“经晚而注先，万无此理”是不错的。

但这里不免很快地就有人提出《伤寒论》序文的“撰用《素问》《九卷》《八十一难》”那一句话来作有力的反驳，我以为这反驳是错误的。根据清代张志聪《伤寒论集注》以“八十一难”作《素问》《九卷》八十一篇的解释，除不知《九卷》即《针经》外，以“八十一难”作八十一篇问难之旨，是不错的。日本康平本《伤寒论》把这一句析为注文，这说明它本来不是仲景原文，而是传写者误入正文，所以说仲景自序中有《八十一难经》之说，更不能成立。盖《伤寒论·序》中之“撰用《素问》《九卷》八十一难”，是指《素问》《九卷》(《针经》，亦称《灵枢》) 二书，每书各有八十一篇黄帝岐伯君臣论难的文字，所以仲景《自序》“八十一难”，绝不是指今日传本之《黄帝八十一难经》的书名，是不难理解的。至宋高承《事物纪原》引《帝王世纪》曰：“黄帝命雷公岐伯论经脉，旁通问难八十一章，为《难经》”，则为后人误解仲景序文而附会之。而丹波元胤《医籍考》云：“自仲景以来，叔和《脉经》，士安《甲乙》，往往引其文，则后人所撰”，仍误解仲景自序之文。而《脉经》之文多有后人从《难经》窜入者。《甲乙经》士安自序亦无引用《八十一难经》之说。其余各书中有偶同《难经》文字者，则以《难经》基本上根据《内经》，诸书亦多出入《内经》，本是同一来源，未可指为仲景、士安诸人之书已引用《难经》的确证。要之，姚际恒说《难经》是六朝人所伪托的话，可成定论。而吕广是隋以前的吴地人而不是三国时人，也是可以肯定的。然而此说，自我发之。